受体研究技术

（第2版）

主　编　贺师鹏　胡雅儿　夏宗勤

编　委　（以姓氏笔画为序）

王　琪　王子玫　王荣福　韦日生
尹长城　卢汉平　朱文玉　刘志强
李　刚　李平风　李前伟　杨　铭
吴奕钦　何其华　张　敏　张礼和
张永芳　苑普庆　周德敏　侯桂华
洪远凯　聂松青　郭彦伸　喻德华
强永刚　樊景禹

北京大学医学出版社

图书在版编目（CIP）数据

受体研究技术（第2版）/贺师鹏，胡雅儿，夏宗勤主编. —
2版. —北京：北京大学医学出版社，2010

ISBN 978-7-81116-965-2

Ⅰ. ①受…　Ⅱ. ①贺…②胡…③夏…　Ⅲ. 受体—
研究　Ⅳ. ①R329.2

中国版本图书馆 CIP 数据核字（2010）第 130600 号

受体研究技术（第2版）

主　　编：贺师鹏　胡雅儿　夏宗勤
出版发行：北京大学医学出版社（电话：010-82802230）
地　　址：(100191) 北京市海淀区学院路 38 号　北京大学医学部院内
网　　址：http://www.pumpress.com.cn
E - mail：booksale@bjmu.edu.cn
印　　刷：北京画中画印刷有限公司
经　　销：新华书店
责任编辑：董采萱　李　娜　　责任校对：金彤文　　责任印制：张京生
开　　本：787mm×1092mm　1/16　　印张：36.25　　插页：2　　字数：923 千字
版　　次：2011 年 1 月第 2 版　2011 年 1 月第 1 次印刷　　印数：1 - 2000 册
书　　号：ISBN 978-7-81116-965-2
定　　价：110.00 元

本书由
北京大学医学部科学出版基金
资助出版

再 版 序 言

近年来，基因组学、蛋白质组学及结构基因组学的进展使受体的研究取得了巨大发展。一些膜蛋白的三维结构得到解析，受体与配基之间的相互作用有了进一步的理解，一些重要的受体介导的信号通路有了更深入的研究。更有一些新的受体及亚型不断出现，给受体的研究拓展了新的领域（Nature Reviews，Drug Discovery，2010，9：293-307）。受体的研究不仅为揭示复杂的生命过程及了解疾病的发生发展提供了基础，也为新药的研究提供了药物筛选、设计的靶点。

新药研究尤其关注受体研究的进展，目前上市的化学合成药中以受体为靶点的药物占45%（Science，2000，287：1962）。以 G 蛋白偶联受体（G protein-coupled receptors，GPCRs）为例，这一超级蛋白家族组成占全部人类基因组的 1% 以上，在 800～1000 个 GPCRs 基因中，已知的内源性配基只有 210 个（Nature，2001，409：860-921；Science，2001，291：1304-1351）。其介导的各种功能为研究心血管疾病、胃肠道疾病、中枢神经系统疾病、免疫疾病、糖尿病和肿瘤等提供了重要基础，也为研究相关药物提供了靶点。据统计，目前市场上的 200 个畅销药中的 25% 是以 GPCRs 为靶点的药物（Pharmacol Rev，2003，55：575-578）。随着对 GPCRs 与配基相互作用模式的深入了解，区别以往正位作用（orthosteric sites）的药物设计，新的变构作用模式（allosteric sites）引起了人们的极大兴趣。一批作用于乙酰胆碱受体的变构药物（allosteric drug）已出现在临床评价的药物目录中（Nature Reviews，Drug Discovery，2009，8：41-45）。

在深入研究受体生物学的同时，各种新的检测技术也在不断发展，除传统的同位素标记配基的受体结合实验外，各种生物的、化学的和物理的方法也在不断涌现。如加强的荧光光谱、表面等离子共振（surface plasmon resonance，SPR）、用于蛋白质谱学研究的双向电泳/质谱等技术也都用于受体的研究。结合基因敲除技术的细胞功能研究更使受体激动剂和拮抗剂的研究进入到更具有实用价值的阶段。为此，本书在第 1 版的基础上，结合近几年的研究进展，修订和增补了新的内容。这本书也是北京大学医学部及其他兄弟院校的老师们长期教学和科研积累的心得，凝聚了他们辛勤的劳动。感谢三位主编组织本书的全体作者，查阅文献、深入讨论、精益求精，使本书内容更加充实。我相信第 2 版的出版将为高等学校和研究机构的研究生和科研工作者提供一本有参考价值的教材和工具书。

张礼和

天然药物及仿生药物国家重点实验室，药学院

北京大学

再 版 前 言

本书从第1版出版到现在已经六年多，编写本书的初衷主要是希望提供一本有用的研究受体的参考书。现在再版，主要是因为受体的研究发展非常迅速，需要作必要的增补修订。

受体研究的发展之所以迅速，主要有以下三方面原因：第一，受体是调节细胞功能的有高度特异性的"门户"，而细胞功能的改变是很多疾病的基础，因此研究受体结构功能的改变和各种重要疾病发病机制的关系受到很多人的高度重视。第二，寻找有高度选择性的药物一直是药物研究工作者的追求目标，受体的激动剂、拮抗剂以及调节受体结构和功能的药物正是这方面极有前途的研究对象。第三，从更深层次上看，受体和配基的结合属于研究蛋白质三维结构的重要内容，在分子生物学已进入后基因时代的今天，这方面的研究有很重要的理论意义。正因为以上几方面的原因，不少研究生、博士后研究人员和中青年科技工作者向往着从事这方面的工作，以期为医学科学事业作出贡献。

我们在多年从事受体研究的工作中，经常遇到的问题涉及面非常广泛，特别是标记配基的选择、亚型的分析、影响配基-受体亲和力的各种因素、受体的调节以及受体后的信号转导等。在这些大量涉及实践的问题背后还有大量的理论问题，如受体和配基结合的高度特异性涉及三维结构，配基结合的高亲和力涉及受体的二聚化，受体功能的改变涉及受体分子的突变，还有不少受体最终引起效应时需要另外一些蛋白质分子，即所谓协同激活因子或协同抑制因子的参与等。如此广范围的问题，一方面使我们备受鼓舞，一方面也使我们感到邀请有关专家共同编写一本研究受体参考书的必要性。我们希望通过大家共同编写，各自分工写自己的专长部分，使本书有较高的水平，使读者能得到真正有益的知识，从而不仅能找到有用的方法，而且能举一反三，通过自己的思考和实践来解决各种各样的问题。

受体的研究迄今有些重要问题尚未取得完全一致的意见。例如，在诸多标记物中，很多人认为，必须不改变标记配基的结构（如 ^{3}H 标记）或把结构的改变尽可能降低到最低程度（如 ^{125}I 标记物）才能用于受体结合反应，酶、荧光物质、化学发光物质等连接到配基分子上往往会改变配基和受体的结合特性，因此不适合用作配基的标记物，尤其不适用于定量工作；但是也有人认为这些标记配基也可以应用。又如，数据处理时，直线化数学模型误差较大，很多人都主张通过计算机进行直接曲线拟合，Scatchard 作图已变为主要用来判断是否存在双位点或正负协同作用的方法；但是国内外文献中还是可以见到用 Scatchard 作图来进行定量数据处理。再如，用免疫组化的方法来研究受体的分布，灵敏度和特异性都较令人满意，但是所用抗体的抗原决定簇如果不在配基结合位点，则可能得到的结果和放射配基结合分析的结果不一致。近年来还有很多工作用测定受体的 mRNA 来研究受体，对发现受体亚型和新受体作出了很多贡献，但是测定 mRNA 时所用的引物对所得结果和放射配基结合分析的结果是否一致的影响则很少研究。我们认为，研究人员了解这些分歧是有益的，可以开拓思路，向更高的境界迈进。因此我们对本书各章节在这些方面不强求一致，留待读者在今后的实践中选择、考核和判断。

本书包括总论和各论两大部分，总的是围绕受体的放射配基结合分析这一主题。总论各章侧重介绍和受体放射配基结合有关的基本理论和基本方法，此次再版时都作了一定修改补充，还增加了表面等离子体共振技术在受体研究中的应用、受体药物靶标的确认技术、病毒受体三章。在介绍基本理论和基本方法时，必然会遇到受体分类的问题。国际药理学联盟在 20 世纪 90 年代后期提出了一种从药理学角度对受体分类的方法，近年来又作了一些补充修改。我们也作了一些相应的修订。但是综观最近几年各学科对受体的论著，这一分类方法并未被其他学科普遍接受。本书采取了各家兼容并蓄、择优采用的做法（具体见第二章），是否妥当请广大读者批评。总论中还包括了若干种研究受体结构和功能的新技术及各自的理论基础，但是远非全面，如 X 线衍射和核磁共振等出现较早的技术，其他著作已有较多介绍，又如分子生物学技术，在第三章中已多次述及，其一般方法在分子生物学著作中都有介绍，所以本书对这些技术就没有安排专门的章节。各论包括 107 种受体及其亚型的放射配基结合分析，作者都尽可能提供一些比较成熟的方法，可供读者在具体工作时参考。至于受体放射配基结合反应的计算机数据处理，我们在总论第六章中对几种常用的曲线拟合作了比较具体的介绍。对 Scatchard 作图和 Hill 作图等直线回归，以及较少应用的受体结合速率常数和解离速率常数的计算，则仅在第五章介绍了一般原理。

本书的编写、出版是一个新的尝试，主编者的知识又有局限性，因此肯定会有不足之处，不妥或错误也在所难免，谨请广大读者批评指正。

夏宗勤　贺师鹏　胡雅儿
2010 年 6 月

目　录

总　论
受体技术中的基本概念与理论

第一章　受体的概论 ………………………………………………………… 1

第一节　受体概念的形成与发展 ……………………………………………… 1

第二节　受体与配基结合反应的基本特性 ………………………………… 4

第三节　受体与配基相互作用几个问题的进一步探讨 …………………… 5

第四节　受体学说从经典调节模型到变构机制 …………………………… 15

第五节　受体的调节 ………………………………………………………… 23

第二章　受体特征和受体分类 …………………………………………… 28

第一节　判断受体特征的主要指标 ………………………………………… 28

第二节　受体分类的意义 …………………………………………………… 28

第三节　受体的分类 ………………………………………………………… 29

第三章　受体的结构和功能 ……………………………………………… 35

第一节　G 蛋白偶联膜受体的结构和功能 ……………………………… 35

第二节　单一跨膜区、有激酶活性的受体 ……………………………… 40

第三节　与胞浆内可溶性酪氨酸激酶偶联的受体 ……………………… 45

第四节　离子通道受体 ……………………………………………………… 47

第五节　核受体 ……………………………………………………………… 51

第四章　受体的信号转导系统 …………………………………………… 59

第一节　生物膜在细胞信息传递中的作用 ……………………………… 59

第二节　信息分子 …………………………………………………………… 62

第三节　受体介导的信号转导 ……………………………………………… 63

第五章　受体与配基相互结合的动力学 ………………………………… 73

第一节　受体放射配基结合分析 …………………………………………… 73

第二节　受体与配基相互结合的二态模型 ……………………………… 86

第六章　受体放射配基结合分析的基本方法 …………………………… 91

第一节　放射性配基的制备 ………………………………………………… 91

第二节　受体标本的制备 ……………………………………………… 95

第三节　放射配基结合反应 …………………………………………… 100

第四节　受体分析的数据处理 ………………………………………… 105

第五节　几种常用受体配基结合反应的基本方法 …………………… 109

第七章　病毒受体及研究病毒受体的分子生物学方法 ………… 117

第一节　绪言 …………………………………………………………… 117

第二节　病毒受体的研究进展 ………………………………………… 117

第三节　病毒受体的研究方法 ………………………………………… 130

第八章　组织化学技术在受体定位研究中的应用 ……………… 136

第一节　在受体定位研究中免疫组化的原理和方法 ………………… 136

第二节　研究受体内化的荧光免疫组织化学方法 …………………… 144

第三节　在受体定位研究中原位杂交组织化学的原理和方法 ……… 146

第四节　激光捕获微切割技术结合组织化学研究受体的基因表达 … 153

第九章　荧光共振能量转移技术在受体研究中的应用 ………… 159

第一节　荧光共振能量转移技术的基本概念与理论 ………………… 159

第二节　荧光共振能量转移在研究受体结构、功能中的应用 ……… 163

第十章　激光扫描共焦显微镜在受体研究中的应用 …………… 170

第一节　激光扫描共焦显微镜的原理 ………………………………… 170

第二节　激光扫描共焦显微镜的功能 ………………………………… 172

第三节　激光扫描共焦显微镜在受体研究中的应用 ………………… 175

第四节　荧光相关光谱技术及在受体研究中的应用 ………………… 192

第十一章　受体研究的冷冻电子显微镜方法 …………………… 200

第一节　冷冻电镜技术 ………………………………………………… 200

第二节　生物大分子的三维重构 ……………………………………… 202

第三节　冷冻电镜在受体研究中的应用 ……………………………… 206

第十二章　表面等离子体共振技术在受体研究中的应用 ……… 212

第一节　绪言 …………………………………………………………… 212

第二节　表面等离子体共振基本原理 ………………………………… 213

第三节　表面等离子体共振具体方法 ………………………………… 215

第四节　表面等离子体共振技术在受体研究中的进展 ……………… 218

第十三章　受体药物筛选与设计 ………………………………… 223

第一节　受体药物的筛选 ……………………………………………… 223

第二节　受体药物的分子设计 ………………………………………… 230

第十四章　受体药物靶标的确认技术 ································· 247

　　第一节　引言 ··· 247

　　第二节　受体药物靶标的标准和开发程序 ··············· 248

　　第三节　受体药物靶标确认技术 ························· 249

第十五章　临床放射性核素受体显像应用研究 ··············· 257

　　第一节　概述 ··· 257

　　第二节　受体显像的必备条件 ··························· 258

　　第三节　受体显像的临床应用研究 ····················· 260

　　第四节　典型放射性配基介绍 ··························· 263

　　第五节　展望与思考 ······································· 282

各　论
受体的放射配基结合分析目录
（以受体的英文首字母为序）

1. Adenosine A_1 Receptor（腺苷 A_1 受体）································ 286

2. Adenosine A_{2A} Receptor（腺苷 A_{2A} 受体）···························· 287

3. Adenosine A_3 Receptor（腺苷 A_3 受体）······························ 288

4. Adrenergic α_1 Receptor（肾上腺素 α_1 受体）························· 290

5. Adrenergic α_2 Receptor（肾上腺素 α_2 受体）························· 291

6. Adrenergic β Receptor（肾上腺素 β 受体）···························· 291

7. Adrenocorticotropic Hormone Receptor（促肾上腺皮质激素受体）··· 296

8. Adrenomedullin Receptor（肾上腺髓质素受体）······················ 321

9. γ - Aminobutyric Acid$_A$ Receptor（γ -氨基丁酸$_A$ 受体）············· 305

10. γ - Aminobutyric Acid$_B$ Receptor（γ -氨基丁酸$_B$ 受体）············ 306

11. Amylin Receptor（糊精受体）·· 320

12. Angiotensin Ⅱ Receptor（血管紧张素Ⅱ受体）······················ 307

13. Bradykinin B_1 Receptor（缓激肽 B_1 受体）························· 312

14. Bradykinin B_2 Receptor（缓激肽 B_2 受体）························· 313

15. Calcitonin Receptor（降钙素受体）···································· 315

16. Calcitonin Receptor（人肾细胞降钙素受体）·························· 318

17. Calcitonin Gene - Related peptide Receptor（大鼠脑降钙素基因相关肽受体）······ 321

18. Chemokine CC Receptor（趋化因子CC受体）························· 323

19. Chemokine CXC Receptor（趋化因子 CXC 受体） ································· 326

20. Chemokine CX3C Receptor（趋化因子 CX3C 受体） ··························· 329

21. Chemokine XC Receptor（趋化因子 XC 受体） ······························· 331

22. Cholecystokinin/Gastrin Receptor（胆囊收缩素/胃泌素受体） ················· 333

23. Corticotropin Releasing Factor Receptor（促肾上腺皮质激素释放因子受体） ····· 337

24. Diazepam Receptor，central（中枢型安定受体） ····························· 343

25. Diazepam Receptor，peripheral（外周型安定受体） ·························· 344

26. Dopamine D_1 Receptor（多巴胺 D_1 受体） ································· 345

27. Dopamine D_2 Receptor（多巴胺 D_2 受体） ································· 347

28. Endothelin Receptor（内皮素受体） ······································· 348

29. Epidermal Growth Factor Receptor（表皮生长因子受体） ····················· 351

30. Erythropoietin Receptor（促红细胞生成素受体） ···························· 353

31. Follicle Stimulating Hormone Receptor（卵泡刺激素受体） ···················· 358

32. Ghrelin Receptor（生长素受体） ··· 361

33. Glutamate Receptor（谷氨酸受体） ··· 363

34. Glycin Receptor（甘氨酸受体） ·· 365

35. Glucagon Receptor（胰高血糖素受体） ······································ 366

36. Gonadotropin Releasing Hormone Receptor（促性腺激素释放激素受体） ········· 372

37. Granulocyte Colony-Stimulating Factor Receptor（粒细胞集落刺激因子受体） ····· 377

38. Granulocyte-Macrophage Colony-Stimulating Factor Receptor（粒细胞-巨噬细胞集落刺激因子受体） ······································· 383

39. Histamine H_1 Receptor（组胺 H_1 受体） ··································· 390

40. Histamine H_2 Receptor（组胺 H_2 受体） ··································· 391

41. Histamine H_3 Receptor（组胺 H_3 受体） ··································· 391

42. Human Chorionic Gonadotropin Receptor（人绒毛膜促性腺激素受体） ··········· 392

43. Human Growth Hormone Receptor（人生长激素受体） ························ 395

44. 5-Hydroxytryptamine Receptor（5-羟色胺受体） ····························· 399

45. 5-Hydroxytryptamine$_{2A}$ Receptor（5-羟色胺$_{2A}$受体） ······················· 400

46. Inositol Triphosphate Receptor（1,4,5-三磷酸肌醇受体） ····················· 401

47. Insulin-Like Growth Factor-Ⅰ Receptor（胰岛素样生长因子-Ⅰ受体） ··········· 404

48. Insulin Receptor（胰岛素受体） ··· 408

49. Interleukin-1 Receptor（白介素-1受体） ···································· 412

50. Interleukin-2 Receptor（白介素-2受体） ···································· 415

51. Interleukin – 3 Receptor （白介素-3 受体） ·· 417

52. Interleukin – 4 Receptor （白介素-4 受体） ·· 419

53. Interleukin – 5 Receptor （白介素-5 受体） ·· 421

54. Interleukin – 6 Receptor （白介素-6 受体） ·· 423

55. Interferon – γ Receptor （干扰素-γ 受体） ·· 428

56. Interferon – α Receptor （干扰素-α 受体） ·· 429

57. Leukotriene LTC₄ Receptor （白三烯- LTC₄ 受体） ····························· 431

58. Leukotriene LTB₄ Receptor （白三烯- LTB₄ 受体） ····························· 432

59. Leptin Receptor （瘦素受体） ·· 432

60. Luteinizing Hormone Receptor （促黄体生成激素受体） ····················· 434

61. Macrophage Colony – Stimulating Factor Receptor （巨噬细胞集落刺激因子受体）
··· 439

62. Melanocyte – Stimulating Hormone Receptor （促黑色素细胞激素受体） ··· 444

63. Melatonin Receptor （褪黑激素受体） ·· 448

64. Motinlin Receptor （胃动素受体） ··· 451

65. Muscarinic, non – selective Receptor （毒蕈碱乙酰胆碱受体，无选择性） ··· 452

66. Muscarinic, M₁ Receptor （毒蕈碱乙酰胆碱，M₁ 受体） ····················· 455

67. Muscarinic, M₂ Receptor （毒蕈碱乙酰胆碱，M₂ 受体） ····················· 455

68. Natriuretic Peptide ANP Receptor （利尿钠肽 ANP 受体） ·················· 460

69. Natriuretic Peptide BNP Receptor （利尿钠肽 BNP 受体） ·················· 460

70. Neuropeptide Y Receptor （神经肽 Y 受体） ····································· 465

71. Neuropeptide Y₁ Receptor （神经肽 Y₁ 受体） ·································· 467

72. Nerve Growth Factor Receptor （神经生长因子受体） ························· 469

73. Nicotinic Acetylcholine Receptor （烟碱样乙酰胆碱受体） ··················· 471

74. Opioid μReceptor （阿片 μ 受体） ·· 474

75. Opioid κReceptor （阿片 κ 受体） ·· 476

76. Opioid δReceptor （阿片 δ 受体） ··· 476

77. Orexin Receptor （食欲素受体） ··· 478

78. Oxytocin Receptor （催产素受体） ·· 484

79. Parathyroid Hormone Receptor （甲状旁腺素受体） ··························· 485

80. Platelet-Activating Factor Receptor （血小板活化因子受体） ··············· 488

81. Platelet-Derved Growth Factor Receptor （血小板源生长因子受体） ······ 490

82. Prolactin Receptor （催乳素受体） ·· 492

83. Prostaglandin CRTH$_2$ Receptor（前列腺素 CRTH$_2$ 受体）·············· 498

84. Prostaglandin DP Receptor（前列腺素 DP 受体）·············· 498

85. Prostaglandin EP Receptor（前列腺素 EP 受体）·············· 499

86. Prostaglandin TXA$_2$ Receptor（前列腺素 TXA$_2$ 受体）·············· 500

87. Retinoids RAR$_\gamma$ Receptor（维甲酸 RAR$_\gamma$ 受体）·············· 501

88. Retinoids RXR$_\alpha$ Receptor（维甲酸 RXR$_\alpha$ 受体）·············· 502

89. Ryanodine Receptor（Ryanodine 受体）·············· 503

90. Somatostatin Receptor（生长抑素受体）·············· 505

91. Stem Cell Factor Receptor（干细胞因子受体）·············· 509

92. Steroid Hormone（Estrodiol）Receptor（甾体激素-雌激素受体）·············· 515

93. Steroid Hormone（Progesterone）Receptor（甾体激素-孕激素受体）·············· 516

94. Steroid Hormone（Androsterone）Receptor（甾体激素-雄激素受体）·············· 518

95. Steroid hormone（Dexamethasone）Receptor（甾体激素-糖皮质激素受体）········ 520

96. Tachykinins NK$_1$ Receptor（速激肽 NK$_1$ 受体）·············· 523

97. Tachykinins NK$_2$ Receptor（速激肽 NK$_2$ 受体）·············· 525

98. Tachykinins NK$_3$ Receptor（速激肽 NK$_3$ 受体）·············· 526

99. Thyroid Hormone Receptor（甲状腺激素受体）·············· 527

100. Tumor Necrosis Factor α Receptor（肿瘤坏死因子 α 受体）·············· 531

101. Tumor Necrosis Factor β Receptor（肿瘤坏死因子 β 受体）·············· 531

102 Transforming Growth Factor－β Receptor（转化生长因子－β 受体）·············· 537

103. Transferrin Receptor（转铁蛋白受体）·············· 540

104. Urotensin－Ⅱ Receptor（尾加压素-Ⅱ受体）·············· 543

105. Vasopressin Receptor（血管升压素受体）·············· 546

106. Vascular Endothelial Growth Factor Receptor（血管内皮生长因子受体）·········· 548

107. Vasoactive Intestinal Peptide Receptor（血管活性肠肽受体）·············· 552

108. Vitamin D Receptor（维生素 D 受体）·············· 556

关键词索引·············· 560

编后语·············· 565

第一章　受体的概论

第一节　受体概念的形成与发展

一、受体发展史

受体的概念始于一百多年前。Ehrlich（1854—1915 年）在许多领域中都是先驱者，包括毒物学、组织化学、免疫学和化疗学（包括抗寄生物和抗癌）。他的工作重心是了解试剂对生物体的选择性，他的研究推动受体生物学的发展。尽管如此，Ehrlich 从来没有使用过"受体"这个术语[*]。

同一时期，Langley（1852—1926 年）在 1901 年挑战占主导地位的假设，即药物在神经末梢起作用，即使在变性断绝的节前神经末梢，尼古丁仍作用于交感神经节。1905 年，他提出新的概念——骨骼肌表面上的接受物质（receptive substance）介导药物的作用。他还假设，这些接受物质在不同的物种上有不同的感受。但是，只有在 Raymond Ahlquist（1948 年）鉴定了肾上腺素，表明它对两种不同的受体有不同的效应后，受体介导药物生物学效应的理论才获得认可。

1905 年，Elliott 在研究麦角作用时，发现它在不同组织中有不同的效价（potency），从而提出了受体有组织的特异性分布。

20 世纪 20 年代末，Clark 在研究乙酰胆碱对离体蛙心肌作用时，对乙酰胆碱的量效关系做了定量分析，指出许多生物活性物质与其特异性受体之间的反应是一个可逆的处于动态平衡的过程，符合质量作用定律，还提出了生物活性物质与相应受体亲和力的概念，以及药物产生的效应与受体的结合量呈正比关系的概念。他于 1933 年在《药物对细胞的作用方式》一书中对受体占领理论（occupancy theory）作了详细的叙述。Clark 学说对药理学研究有深远影响，但占领理论也有不足之处，它不能解释不同药物作用于同一类受体会诱发不同的反应。1954 年，Ariens 在研究胆碱酯的衍生物和双季胺化合物的双重作用后提出内在活性（intrinsic activity）的概念，即每种活性物质所产生的最大效应取决于分子本身的性质，可以依它们所作用的组织不同，分为完全激动剂、部分激动剂和完全拮抗剂。1956 年，Stephenson 进一步提出药物的效能（efficacy）概念，即使占领相同百分比的受体，不同激动剂产生反应的程度也是不相同的，也就是说一种激动剂与受体结合所产生的效应取决于该物质的效能而不取决于占领受体的量。Stephenson 公式：$S_A = e_A P_{AR}$（S_A 是激动剂 A 与受体结合所产生的生物效应，P_{AR} 是所占领受体的百分比，e_A 是激动剂 A 的效能）。

1961 年，Paton 提出速率理论，他认为受体与配基相互作用，激动剂所引起的效应与其占领受体的速率成正比。这些概念与理论都起到修正和补充受体占领理论不足的作用。

1966 年，Furchgott 又引入药物内在效能（intrinsic efficacy，ε）概念，$\varepsilon = e_A / R_T$（R_T：

---

[*]　参见本章参考文献 5。

受体总浓度），就是每个受体的效能。1983 年，Black 和 Leff 提出另一种描述激动剂效能的物理量。他们用 τ(tau)$=R_T/K_E$ 表示这一物理量，此处 K_E 是占领受体引起组织 50% 最大响应的受体-配基复合物的浓度。Stephenson 的效能概念以及 Black 和 Leff 的 τ 概念，是利用实验观察激动剂对完整组织活性的有用方法。

最近对受体功能的了解有新的进展，确定激动剂占领受体与激活受体是有区别的。早期研究没有考虑这种区别。更详细的受体模型能够更好地解释激动剂激活受体能力的差异。现在经常使用的受体模型是异构化模型和三元模型。

直到 20 世纪 60 年代前受体还基本上是一个理论上的概念，对受体的研究主要靠宏观上应用受体激动剂或拮抗剂，观察它们的生理或药理效应，实际上并不知道受体是什么物质，位于细胞的什么部位，更不能从分子水平上认识受体的本质，有很多受体还没有被发现。虽然这些概念的发展为以后的受体研究打下了一定基础，却还有很大的局限性。20 世纪 60 年代后受体研究进入新的突飞猛进的阶段。

首先是放射性同位素技术用于受体的研究，建立了放射性配基结合分析法（radioligand binding assay，RBA），使人们真正能够感受到受体分子的存在。它不仅为受体研究提供定量测量受体亲和性与受体数量的方法，而且为研究受体提供了灵敏、可靠的方法，发现了不少新的受体和受体的亚型，而且可以对受体分子进行纯化，从而了解到受体分子都是有特定结构的蛋白质分子，为从分子水平上研究配基与受体的相互作用打下了坚实的基础。所以，RBA 的出现大大推进了受体研究，具有划时代的意义。

其次，20 世纪 70 年代 Sutherland 发现环磷酸腺苷（cAMP）作为激素作用的第二信使物质，从而为探索胰高血糖素和儿茶酚胺等受体介导信号转导奠定了基础。Sutherland 首先证明腺苷酸环化酶以三磷酸腺苷（ATP）为底物产生 cAMP，cAMP 具有细胞内"细胞的第二信使调节剂的功能作用"。另外，Sutherland 和他的同事首先假设，激素调节是在酶分子的调节位点上的酶变构调节。受体后的信号转导研究发展很快，很多受体后信号转导已经比较清楚。过去只知道神经递质和激素可以引起细胞功能的变化，现在则知道它们在什么受体上及通过什么转导机制引起细胞功能的变化，这对疾病的认识和干预有极大好处。

第三，分子生物学技术的迅猛发展很快渗透到受体研究领域。最早的实例是电鳗器官中富含 N-乙酰胆碱受体，通过增溶、溶脱、DNA 重组，得到 N-乙酰胆碱受体的四种亚型互补 DNA（cDNA）克隆，从 cDNA 顺序推断出了 N-乙酰胆碱受体四种亚型的一级结构。现在，不仅可以通过克隆技术较快地弄清楚几乎每一种受体的蛋白质一级结构，还可以通过基因同源性的研究找到很多过去用其他方法难以发现的受体或受体的新亚型，这就为研究受体结构和功能的关系提供了必不可少的前提。受体蛋白的三维结构信息对认识受体的本质、阐明受体疾病的分子机制以及受体药物的设计极为重要。在这方面，目前已有越来越多的新手段被引用到受体研究，成为受体研究的一个新热点。

总之，受体研究中利用同位素技术、分子生物学技术、生物化学和生物物理学技术，在受体基因、受体分子立体结构、受体激活与信号转导等方面都取得令人鼓舞的进展。受体研究早已不仅是药理学的重要内容，而且也是生命科学中其他很多重要学科如神经生物学、内分泌学、免疫学以及很多临床学科十分活跃的研究领域。

二、受体的现代概念

受体是细胞的功能大分子，它的功能是介导配基的生物学效应。配基是细胞内外的化学信号物质，如激素、神经递质、细胞因子、生长因子、某些药物等。这些信号物质与其受体结合引起细胞功能的改变。一个受体分子可以是单链蛋白质，也可能由双链蛋白质组成。在某些情况下，一个受体可能需要由多个亚单位组成大分子集合体，最常见的有所谓同源性二聚体或异源性二聚体。这种由多个亚单位组成的集合体，往往涉及不同种类受体组成，如何命名就会发生问题，NC－IUPHAR（国际药理学联合委员会受体命名和药物分类）建议根据个别亚单位使用一个临时名称。另外，NC－IUPHAR 建议的受体定义中不包括受体的配置体蛋白质，如在 G 蛋白偶联受体（GPCRs）中不包括 G 蛋白。

受体与配基结合，使受体激活且产生信号转导，启动细胞内相应的生物效应。受体与信号转导相联系是现代受体学的新概念，已为大家所接受，也成为受体研究的重要内容。

受体是生物在进化过程中形成的，受体及其亚型的品种越多，说明该种生物对内外环境变化的识别和反应能力越精细。从这一概念出发，目前认为，每一种受体都有一定的内源性配基。如果发现细胞上有某种蛋白质，具备了受体的各种主要特征，但是没有找到内源性配基（endogenous ligand），则只能暂时称为"孤儿受体"，待找到内源性配基后再正式列入受体的范畴。

受体研究的内容不仅仅限于受体与配基的相互作用，而且还包括受体的激活机制、受体激活后如何启动后续信号转导机制、信号转导的具体途径以及如何引起相应的生物学效应等。受体的研究方兴未艾，研究内容也必将随科学的进步而有新的发展。

三、受体的结合位点和变构调节剂

配基结合的受体大分子区域统称为受体结合位点，也称受体识别位点。

受体生物学效应始于与配基的结合，但受体生物学效应的真正动力是受体自身的结构，而受体结合位点的结构则是关键因素。现已发现特别是 G 蛋白偶联受体存在着性质不相同的两类结合位点。

（一）正位位点或内源性位点（orthosteric site or endogenous site）

内源性激动剂主要的结合区域被称为内源性结合位点，亦称正位结合位点。内源性配基包括小分子激动剂、部分激动剂、拮抗剂和反向（inverse）激动剂。应当指出的是，不同的 GPCRs 被不同的激动剂激活时，在正位结合位点的定位和作用范围有所不同。

正位位点定位在 G 蛋白偶联受体的何处？见彩图 1－1：

A 类 G 蛋白偶联受体的正位位点定位在 7 次跨膜疏水区内（橙色）；

B 类 G 蛋白偶联受体的正位位点定位在细胞膜外环内（橙色）；

C 类 G 蛋白偶联受体的正位位点定位在细胞膜外环的捕蝇草样功能域（Venus-flytrap-like domain）（橙色）。

（二）变构位点（allosteric site）

变构位点是不同于正位位点的配基结合位点。原则上，变构位点与正位位点彼此分离，不应该有任何重叠。变构位点具有独特的功能，它的存在允许有额外的配基-受体的相互作用。变构位点定位在 G 蛋白偶联受体的何处？如彩图 1－1 所示：

A 类 G 蛋白偶联受体的变构位点（绿色点）在细胞膜外环与细胞跨膜螺旋顶部相交处；

B 类 G 蛋白偶联受体的变构位点（绿色点）在 7 次跨膜疏水区内；

C 类 G 蛋白偶联受体的变构位点（绿色点）在 7 次跨膜疏水区内。

（三）变构调节剂（allosteric modulator）

经 NC - IUPHAR 界定的变构调节剂至少有四个：

1. 变构调节剂（allosteric modulator）：是一种结合在受体大分子变构位点（不同于正位位点）的配基，它能使正位激动剂或拮抗剂的活性增加或减少。

2. 变构增强剂（allosteric enhance）：是一种调节剂，它能增强正位配基的亲和性或正位激动剂效能，而它自身对受体无影响。

3. 变构激动剂（allosteric agonist）：是一种能够识别与结合其受体的变构位点，并介导其活性的配基。它不能识别与结合正位位点，与变构增强剂作用不同。

4. 中性变构配基（neutral allosteric ligand）：是结合于变构结合位点但不影响正位配基的结合和功能，而又能阻断其他变构调节剂在同一变构位点的作用的变构配基。

未经 NC-IUPHAR 定义而广泛使用的另外三个变构调节剂：

1. 正变构调节剂（positive allosteric modulator，PAM）：是一种通过增加受体蛋白质的变构位点活性间接影响受体活性的药物。它类似于激动剂，使受体整体激活，但又不同于激动剂作用。PAM 以一种独特的功能方式起作用。

2. 负变构调节剂（negative allosteric modulator，NAM）：是一种通过降低受体蛋白质的变构位点活性间接影响受体活性的药物。它类似于反向激动剂，使受体整体激活，但又不同于反向激动剂作用。NAM 以一种独特的功能方式起作用。

3. 激动-变构调节剂（ago-allosteric modulator）：是一种对受体本身既有激动剂功能，也具有对正位配基的效能或效价起变构调节剂功能的配基。激动-变构调节剂对效能和效价两个方面的影响可以是正面的，但也可能是负面的或抑制的。例如，对效价的影响是正面的，对效能的影响也是正面的。

对变构结合位点与变构调节剂特性的研究，大大丰富了人们对受体生物学的认识，为新药开发提供了强大的理论基础。

（四）变构调节剂的作用模式

各种不同类型的变构调节剂对受体发挥的作用各具不同的特点，所以它们的作用方式也一定不同，可概括为三种主要作用模式（彩图 1 - 2）：

1. 调节正位激动剂与正位位点的结合亲和性（红色）。变构调节剂与变构位点结合会使受体构象变化，从而影响正位激动剂的亲和性的变化。

2. 调节正位激动剂的效能作用（蓝色）。变构调节剂与变构位点结合直接干扰信号通路，影响正位激动剂的内在效能，从而影响正位激动剂效能的变化。

3. 发挥激动-变构调节剂的作用（绿色）。这种变构剂自身既具有激动剂功效，又具有对正位配基的效能或效价起变构调节的功能。

第二节　受体与配基结合反应的基本特性

一、可饱和性

尽管每种细胞所含特定受体的数量差异可以很大，如 EGF 受体，有的小于 10^4 个结合位点/细胞，有的如 A431 细胞高达 1.5×10^7 个结合位点/细胞。但是对某种特定的细胞来说，每种特定的受体，其数量又有一定限度。因此，配基与受体结合的反应具有可饱和性，也就是说，当配基浓度逐步增加，它和受体的特异结合也会逐步增加，但是当配基升高到一定浓度时，会使绝大多数受体都被结合，再增加浓度，复合物的升高就很有限，表现出受体被饱和的现象。特异的受体结合反应其受体呈高亲和性和低容量；非特异结合反应则呈低亲和性和高容量，而且它的剂量反应曲线不呈饱和性。

二、可逆性

内源性配基和特异受体的结合反应属于可逆反应，当周围的配基浓度降低时，形成的复合物就会解离，重新变成游离的配基和受体，解离后的配基和受体都是原形。这种可逆性是受体对周围环境变化快速和正确反应的基础。外源性配基则有两类不同的情况，很多外源性配基和受体的结合也是可逆反应，解离后的配基也是原形，但是另有一类外源性配基（多为不可逆阻断剂）与受体形成的复合物是不可逆的，最终导致受体分子的破坏和配基的代谢变化。

三、特异性和亲和力

受体具有特异识别配基的性能。受体识别配基的基础是受体某个部位的立体结构，其中主要是受体蛋白的构象，而蛋白质的构象是容易改变的；另外，还包括组成蛋白质的单位氨基酸的构型（体内氨基酸均为 L 型）以及蛋白质中肽键具有局部双键性质，不能自由旋转，蛋白质和氨基酸的构型是不会轻易改变的。各种受体的识别能力是不同的，受体识别能力强，其特异性就好。受体的识别还与配基的构型和构象有关，只有存在严格构型和构象的配基分子才能选择性地与其受体结合。受体的特异性还表现在器官或组织的专一性（称靶器官）上，如子宫、阴道、乳腺等器官对雌激素敏感，是因为这些器官上雌激素受体的数量明显高于非靶器官。

受体的亲和性就是受体和配基的结合能力，受体亲和性高说明受体和配基容易结合而不容易解离。受体亲和性的定量指标是受体的解离平衡常数 K_d，K_d 越小则亲和力越大。受体的 K_d 值一般在 $10^{-8} \sim 10^{-12} \, mol/L$ 之间，K_d 值小于 $10^{-9} \, mol/L$ 的通常称为高亲和性。受体的亲和性与配基品种有关，评价 K_d 值的绝对值大小必须指明配基的品种。

四、和生物效应的相关性

受体的主要功能是介导配基的生物学效应。如果一种蛋白能与某种物质相结合而并不介导特定的生物学效应，那么这种蛋白不能被称为受体。这里，生物学效应和受体结合反应需有两方面的匹配：一是浓度上的匹配，二是组织分布的匹配。如果某种化合物与某种受体有结合，但该化合物的结合浓度明显不同于它引起生物学效应的浓度，或者它引起生物学效应的组织和它结合的组织不一致，那么这种化合物和受体的结合是否属于特异结合就有疑问。所以用生物学效应作为观察受体和配基反应的指标是十分必要的。

第三节　受体与配基相互作用几个问题的进一步探讨

一、受体与配基相互作用的结合能和结合力

受体与配基相互作用的结合能和结合力的分析是研究受体的基础理论问题。受体与配基的相互作用作为一种化学反应，必然有成键过程，因此一定有能量的释放，根据 Hammett

方程计算：

$$\Delta G^0 = -RT\ln K_a \tag{1-1}$$

此处的 R 是气体常数，T 是绝对温度，K_a 是结合平衡常数，ΔG^0 是成键时释放的标准自由能。在受体研究领域中习惯用解离平衡常数 K_d 值，$K_d = 1/K_a$，因此在一定的温度条件下，ΔG^0 与 K_a 值成正比，而与 K_d 值成反比，K_d 愈小，说明受体与配基相互作用时释放的能量愈大，成键性愈好，配基与受体的亲和性愈好。K_d 值是评估受体结合特性的物理量，因此在受体和配基结合研究中测定受体 K_d 值的变化，借以说明受体和配基结合时成键状态是否发生改变，是十分重要的研究指标。另外，需要说明的是，按 NC - IUPHAR 第 38 号报告中称，由于解离平衡常数的测定方法不同，K 值的名称有所不同。K 值下标可以由三种不同字母表示，即 K_d、K_i、K_b。

（1）K_d 值是表示在结合实验中利用标记配基（过去常用放射性核素作标记）直接测定配基的离解平衡常数。

（2）K_i 值是表示在竞争性的放射配基结合实验中，用某一非标记配基（拮抗剂）竞争性地抑制放射配基与受体的反应，在平衡条件下测定非标记配基的离解平衡常数，此值称拮抗剂的抑制常数。

（3）K_b 是指用生物功能方法检测配基（拮抗剂）的解离平衡常数（传统的方法是在实验中用竞争性的拮抗剂抑制受体与激动剂的反应）。

受体与配基的相互作用力源自于带电荷基团间的静电作用或者非极性分子间的吸引作用，成键时所释放的能量大小与化学键的类型有关。其关系如下：

化学键类型	$\Delta G^0/\mathrm{kJmol^{-1}}$
共价键	$-(170\sim420)$
离子键	$-(21\sim42)$
偶极键	$-(4\sim29)$
氢键	$-(4\sim29)$
疏水键	-4
范德华力	$-(2\sim4)$

实验证据表明，配基与受体相互作用的最显著特点是可逆反应，因此，它们之间的作用力大多数是属于较弱的次级键，其中包括静电作用、氢键、范德华力和疏水键等。这些次级键作用力的性质分述如下：

（一）静电作用

静电作用是指荷电基团、偶极以及诱导偶极之间的各种静电吸引力。受体蛋白质等生物大分子的表面都有可电离的基团和偶极基团，易与含极性基团的配基生成离子键和发生其他静电作用。这些生物大分子的活性中心大都有极性区域。就药物而言，它和受体的最初作用通常是由生物大分子活性中心的极性基团对它的吸引所引起，许多药理效应的关键作用步骤要求通过电荷中心的作用来实现。

静电作用包括离子键、离子-偶极相互作用和偶极-偶极相互作用等三个方面的相互作用。

1. 离子键：在生理条件下，一些氨基酸如精氨酸、赖氨酸可以形成正离子，含有这些氨基酸的蛋白质受体在体内就可形成正离子，可以与电性相反的配基或药物分子以离子键形式相结合，这种离子键可以解离，因此离子间的吸引力是可逆结合。

2. 离子-偶极相互作用：配基或药物分子和受体分子中 O、S、N 或 C 等原子的电负性均不相等，这些原子由于电负性的差值可以产生偶极现象，这种偶极部分可以与持久电荷形成静电作用。离子-偶极相互作用一般比离子键小得多，键能与距离的平方差成反比。由于偶极矩是个向量，电荷与偶极的取向会影响药物-受体的作用强度，随方向的变化而变化。

3. 偶极-偶极相互作用：两个原子的电负性不同，产生价键电子的极化作用，成为持久的偶极。偶极-偶极相互作用的大小取决于偶极的大小，也和它们之间的距离和相互位置有关。这种相互作用非常普遍，常发生在水溶液中。水分子是偶极分子，它可与带有羰基或杂原子的药物作用。这些药物也可与蛋白质受体大分子中的极性基团作用。偶极-偶极作用对配基-受体相互作用的特异性和立体选择性非常重要。氢键可以看做是偶极-偶极相互作用的一种特殊情况。

（二）氢键

氢键是由两个负电性原子（N、O、S 等）对氢原子的静电引力所形成的一种特殊的偶极-偶极键。它是质子给予体 X－H 和质子接受体 Y 之间一种特殊类型的相互作用，是一种在流动的 H 原子和电负性很强的杂原子之间作用的键，即 X－H⋯Y－R，其中 X、Y 表示 F、O、N、Cl 和 S 等电负性大而半径小的原子。在氢键中，最常见的质子给予体有 OH、NH，而 SH 是很弱的质子给予体。质子接受体均有未成键的 ρ 电子或 π 电子，通常有 OH、OR、NH_2、N（芳香氮）、NH－R、卤素、SR、C＝C、C＝N 等。在生物体系中，基本溶剂水以及蛋白质、核酸等都含有大量能形成氢键的基团。药物进入生物体系与受体分子间相互作用的过程中，氢键对分子的取向有非常重要的作用。最常见的氢键在羟基和氨基之间形成。此外，生物体系中超分子的自组装也离不开氢键的参与，比如 tRNA 分子中的 A：U 和 G：C 残基间二氢键作用，以及聚合物中 G 残基环状氢键的堆积作用。

氢键的键能比共价键弱，比范德华力强，在生物体系中通常为 4～29kJ/mol。键长为 0.25～0.32nm，比共价键键长短。氢键虽然很弱，但对稳定生物大分子的高级结构起重要作用。

总的说来，氢键的形成不像共价键那样需要严格的条件，其键长、键角、方向性等各个方面都可在相当大的范围内变化，具有一定的适应性和灵活性。氢键键能不大，但对物质性质影响却很大。一方面是由于物质内部趋于尽可能多地生成氢键而降低体系的能量，又称为形成氢键最多原理；另一方面因为键能小，它的形成和破坏所需的活化能小，加上形成氢键的空间条件比较灵活，在物质内部分子间和分子内不断运动变化的条件下，氢键能不断地断裂和形成。保持一定数量的氢键结合，对物质的理化性质非常重要。

（三）范德华力

这是一种普遍存在的作用力，是一个原子核吸引另一个原子外围电子所产生的作用力。它是一种比较弱的、非特异性的作用力。此种作用力非常依赖原子间的距离，当相互靠近到大约 0.4～0.6nm（4～6Å）时，这种力就表现出较大的集合性质。范德华力包括吸引力和排斥力，具体涉及四种作用力（静电力、诱导力、色散力和排斥力）。范德华力的能量则由这四种作用力的能量组成：

$$E＝E_{引}＋E_{斥}＝E_{静}＋E_{诱}＋E_{色}＋E_{斥}$$

式中 $E_{静}$、$E_{诱}$、$E_{色}$、$E_{斥}$ 分别是静电力、诱导力、色散力、排斥力所表示的能量。

1. 诱导力：永久偶极矩将诱导邻近分子发生电荷位移，出现诱导偶极矩。永久偶极矩和诱导偶极矩之间存在吸收作用，此相互作用的能量称为诱导能。

诱导力通常是较弱的，并且随温度升高而降低，这种作用力的大小随偶极矩指向的不同而不同，是有方向性的。

2. 色散力：非极性分子有瞬间偶极矩。瞬间偶极矩将在邻近分子中诱导出新的偶极矩。瞬间偶极矩与诱导偶极矩间的相互作用力就叫色散力，该相互作用的能量叫色散能。

在非极性分子之间只有色散力；在极性分子和非极性分子之间有诱导力，也有色散力；在极性分子之间，静电力、诱导力和色散力都存在。这些作用力不仅存在于不同的分子间，而且还存在于同一分子内的不同原子和基团之间。实验表明一般分子之间的这三种作用力，除个别极性很强的分子外，诱导力和静电力一般较小，色散力是主要的。色散力由分子的极化率（α）决定，它反映分子中电子云是否容易变形。当分子中电子数目增加时，原子变大，外层电子离核较远，α 增加，色散力增加，如卤素分子的 α 值随分子量的增加而增大。此外，当分子中有 π 键，其电子云也较 σ 键容易变形，若有离域 π 键，则 α 一般都比较大，色散力增加，分子间作用力增强。

3. 排斥力：当分子间相距适当远时，表现为范德华引力；当分子靠得很近时，则会出现排斥力。和吸引力相比，排斥力是短程力。相邻分子相互接触的原子间的距离即为该两原子的范德华半径和，范德华半径比共价半径大，其变动范围也大，守恒性差。现在应用最广泛的范德华半径是由 Pauling 所给定的数值，而数据最全又被一些人认为是最合适的范德华半径是由 Bondi 所给定的数值。

总之，范德华力是瞬息间作用力，时间大约为 10^{-8} s，范德华引力与原子间距离的 7 次方成反比。因此，在分子间相互作用中，只有非常接近而且有众多原子或基团时，方能出现作用。换句话说，范德华力是非特异性的作用力，分子越复杂，原子或基团间接触点越多，其引力总和越大。根据热力学计算，甾体类化合物与受体结合能的主要来源是疏水作用与范德华力。

（四）疏水作用

简单地说，疏水作用是亲脂性的有机分子在水溶液中，由于有机基团间的静电力和氢键力的作用，使有机分子倾向于聚集在一起，因而产生排斥水分子的作用，或者说水分子为恢复原有结构而排斥有机分子的倾向，使疏水基团相互聚集所产生的能量效应和熵效应。就配基和受体而言，它们的非极性部分在体液中均为水合状态，即被水分子所包围，当配基与受体接近到某一程度时，非极性部分周围的水分子便被挤出水合状态，被置换出来的水分子呈无序状态，因而体系的熵增加，焓变值减少，使两个非极性区域间的接触稳定化，这种缔合就是疏水基团相互作用的结果。

受体蛋白质的表面通常具有非极性链或区域，这是由构成它们的氨基酸侧链上的烷基链或苯环在空间上相互接近时形成的。高分子的蛋白质可形成分子内疏水链、疏水腔或疏水缝隙，可以稳定肽链的折叠构象或蛋白质的高级结构。配基疏水部分与受体疏水区域的这种相互作用，对于形成配基–受体复合物并使之稳定化，往往具有重要作用。

除了配基与受体间的疏水作用外，近年来人们把视线转移到亲水基团的相互作用。已有热力学和光谱方面的证据证明在 α - 氨基酸的手征性识别中，除了有两性离子的静电作用，还有氨基酸侧链亲水基团所产生的协同作用。人们越来越认识到亲水作用和疏水作用一样，对配基与受体间相互作用力的分析也非常重要。

二、受体与配基相互作用的构型和构象的概念

受体是位于细胞膜表面或细胞内的功能蛋白质。受体的功能与受体的结构关系密切，所谓结构决定功能。受体与配基相互作用的强弱与受体的结构，特别是其三维空间结构关系十分密切。对受体蛋白质三维空间的正确认识是研究受体结构与功能的关键。

受体蛋白质的结构是立体的、多层次的，它具有一般蛋白质分子一级到四级结构的所有特征。蛋白质是由 L 型 α-氨基酸通过与 α-碳原子上的取代基（氨基或羧基）间形成酰胺键而成的多肽链。蛋白质的一级结构指多肽链中氨基酸的排列顺序。一个多肽链的二级结构有三种不同的结构单元，即 α 螺旋、β 折叠、β 转角结构。此三种结构单元则可组成所谓的功能域。三级结构是指整个多肽链盘绕折叠成特定的空间结构（三维结构），包括侧链的排列。四级结构是由几个相同或不相同的具有特定三级结构的多肽链（称为亚单位或亚基）通过非共价键相互结合而成的大分子体系。多肽链二级结构以上都存在构象问题。

构型（configuration）和构象（conformation）的概念：构型和构象是描述分子中一些原子和基团相对位置的立体化学概念。

一个分子的构型是它的化学键在空间排布所产生的永久几何图形，一组相同的原子可形成两个或多个不同的构型分子，这种异构体被称为几何异构（geometric isomerism）或顺-反异构（cis-trans isomerism），它属于化学中的立体异构现象之一。一般而言，这样的异构体中都含有双键（或环状结构），因此它不能自由旋转，所以要改变分子构型，涉及分子中共价键的断裂和生成。

在氨基酸分子中还存在光学异构现象，它亦是立体异构现象之一，因此氨基酸有 L 型或 D 型之分，天然蛋白质主要由 L 型氨基酸组成。

肽键的构型问题：蛋白质的肽键是由两个氨基酸中的氨基和羧基脱水而形成的酰胺键，其键长为 1.32 埃（Å），介于有机胺的 C - N 单键长 1.49 埃（Å）和异氰化合物 C＝N 双键长 1.27 埃（Å）之间。因此酰胺键 C - N 带有部分双键的性质，因而不能任意旋转。与肽键相连接的两个 α-碳原子的取代基取向不同会出现顺式（cis）和反式（trans）两种构型。两个 α-碳原子的取代基在同侧称为顺式肽键，在两侧的为反式肽键（图 1 - 3）。

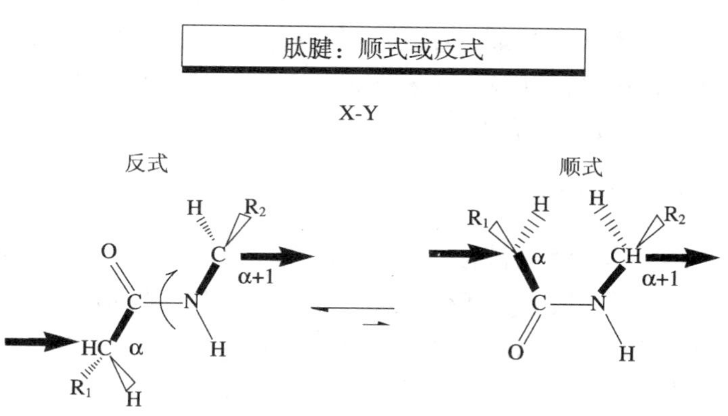

图 1 - 3　蛋白质中的顺式肽键（Cis peptide bond）和反式肽键（Trans peptide bond）

顺式肽键是不稳定的，反式肽键是稳定的。在蛋白质分子中大多数的肽键为反式结构，顺式结构很少，顺、反式之比通常为 1：1000，只有脯氨酸参与的肽键顺、反式之比为 1：4。因此，蛋白质肽键的构型在一般情况下不能自动互换，构型不会轻易改变。

构象是围绕单键自由旋转而引起的分子空间上瞬时定向的任何一种排布（或者说是分子中原子和基团的相对空间位置），构象改变不产生共价键断裂。可以看出，构型和构象有着明显不同的含义，不能把它们视为等同的概念。

受体分子的构象问题：一个伸展或随机排布的多肽链没有任何生物活性而言。多肽链必须按照一定规律折叠成三维结构即蛋白质的构象，才具有生物活性。蛋白质的生物活性来自构象。受体和配基结合后，受体被激活了，此时受体结构的改变主要涉及构象的改变，因此受体蛋白质结构的研究主要是对其构象的研究。

受体和配基的相互作用有着严格的立体化学要求。这一作用过程遵守两个关键的原则：一是互补性原则（complementarity）。配基与受体的互补包括空间结构的互补性及电性特征的互补性。空间结构的互补既包含静态也包含动态和诱导契合，也可称为构象的重组织。在电性特征方面，是指在氢键的形成、静电相互作用、π 键的堆积及疏水作用中键合位点上电荷分布的最佳匹配。二是预组织原则（preorganization）。它是指受体与配基相互作用之前，受体容纳配基的环境的组织状态。这个动态过程完成得越好，受体与配基之间所形成的复合物越稳定。总而言之，受体与配基之间具有生物学效应的相互作用应该具备如下特点：

首先，受体和配基之间的接触面积要大。在受体作用位点附近应该有足够的包容小分子的空间，有机会产生较多的非共价键相互作用，增加可结合点，以提高选择性。

其次，受体和配基之间只有分子间或原子间的相互作用，而不形成新的共价键。所以，受体和配基之间必须在空间结构和电性特征上有很强的互补性才能产生有效的作用。

第三，必须照顾到刚性与柔性的平衡。受体分子结构的稳定性需要刚性的分子结构，但是作用过程中构象的转换、变构过程以及调控、协同作用都需要具备一定的柔性，特别是在生物体系中，受体分子的柔性是非常重要的。柔性也是一个动态性质的表征，有柔性才会发生构象重组织。照顾到刚性与柔性的平衡，也是兼顾了动态及静态两方面的性质。

在分子水平上描绘配基与受体相互作用的可能方式和可能途径时，除考虑受体蛋白质结构的构型和构象问题外，还必须考虑与其相结合的配基或药物分子在光学异构、几何异构及构象等方面的问题，否则将会无效。例如：抗高血压药甲基多巴胺只有 L 型有活性，D 型多巴胺是无活性的光学异构体。己烯雌酚是 E 型有活性，Z 型己烯雌酚是无活性的几何异构体。一个组胺分子有两种构象，以偏转（gauche）构象作用于 H_1 受体，而以反式（Trans）构象作用于 H_2 受体，多巴胺、儿茶酚胺也有类似情况。

三、受体激活的分子机制问题

长期以来人们关注受体激活机制的研究。早在 20 世纪 60 年代，借用酶学变构理论，认为受体分子与配基结合和解离时，受体构象发生可逆性变化，激动剂与受体诱导契合后，使受体构象发生变化而产生生物活性，拮抗剂虽与受体结合，但不能诱导同样的构象变化，所以不引起生物效应。然后，人们对受体的构象是如何改变的，受体构象改变又如何启动诸如 G 蛋白或效应酶的活化，以及活化后信号转导的过程进行了研究。由于受体的类型繁多，每类受体的活化机制很可能各不相同，目前尚无统一的理论。但是已经积累了不少资料，下面介绍几种目前流行的假设：

（一）结合口袋（binding pocket）学说

G 蛋白偶联受体（G protein-coupled receptor，GPCR）是人体内数量在 2000 多种的一类超家族受体，与 GPCR 相结合的配基种类繁多，因此形成与受体结合的多样性，但也存在着共同性。根据目前的资料，G 蛋白偶联受体的配基大致可分三类：第一类是非肽小分子配基（如肾上腺素、去甲肾上腺素、羟色胺、乙酰胆碱、视黄醛等），它们的结合位点可能只分布在跨膜区；第二类配基是氨基酸数目小于 40 的多肽激素，它们的结合位点在膜外和跨膜区均有分布；第三类配基是大分子糖蛋白（如绒毛膜促性腺激素、促黄体激素、促甲状腺激素等），它们除了插入跨膜区与受体相结合外，与受体膜外部亦相结合，相应的受体 N 末端也应该比较长。这三类配基与 GPCR 结合的共同特点是在 GPCR 的跨膜区都有结合位点，而且有由若干个结合位点组成的结合区域，称之为结合口袋。研究受体跨膜结合口袋内各结合位点分布与结构特征等成为这类受体活化机制的关注点。

血管紧张素 II 1 亚型（AT$_1$）受体是个典型的 G 蛋白偶联的 7 次跨膜受体（见第二章及第三章），由 359 个氨基酸残基组成，跨膜区的 7 个疏水性的 α 螺旋反复穿越细胞膜的脂双层，细胞膜内外各有 3 个环（loop）将它们相连，α 螺旋之间存在相互作用，它们对维系受体构象十分重要。胞外区有 2 个二硫键（Cys^{18} - Cys^{274} 及 Cys^{101} - Cys^{180}），对维持受体构象稳定有重要作用。胞外区的 3 个天冬酰胺（Asn^4、Asn^{176}、Asn^{188}）N - 糖基化。G 蛋白与双脂膜的结合是通过 γ 亚单位 C 末端的半胱氨酸与异戊二烯基形成硫醚键，以及 α 亚单位 N 末端的甘氨酸与肉豆蔻酸形成酰胺键的两条脂肪链进入双脂层而被相对固定的（图 1 - 4）。

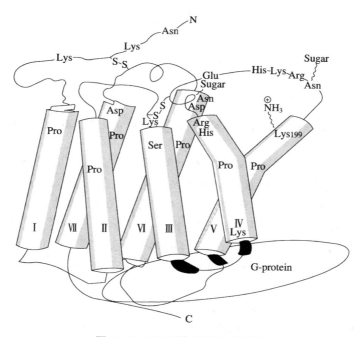

图 1 - 4 AT$_1$ 受体 G 蛋白的定位

AT$_1$ 受体 G 蛋白的定位：实验证明，AT$_1$ 受体的 G 蛋白定位在胞内二、三环之间，且与二、三环有相互作用，与 C 末端也有相互作用。最近又证明，胞内第三环中的 Leu^{222} 残

11

基是对 G 蛋白激活起关键作用的氨基酸残基，如果将其换成 Val（非极性氨基酸），受体活性仍将保留，若换成 Ser（极性氨基酸），受体活性将完全丧失。而且，许多 G 蛋白偶联的受体在相似位置都含有非极性氨基酸。由此说明，G 蛋白和受体第三环中的 Leu^{222} 有相互作用。

1996 年，Noda 等人以 AT_1 受体为例，提出 G 蛋白偶联受体活化机制的设想，认为受体的活化是由于激动剂与受体分子相结合引起跨膜螺旋构象的改变。也就是说，受体应该至少存在非活性态受体（R）与活性态受体（R*）两种构象，激动剂可以促进 R 向 R* 转变，而拮抗剂则没有这种促进作用。

1997 年，Inoue 等人也以 AT_1 为例，提出了更为详细的 G 蛋白偶联受体活化机制。具体的内容是：GPCR 的跨膜区内往往存在着与配基相互作用的若干个结合位点。受体与配基结合前，受体分子的跨膜螺旋之间就存在着相互作用，例如 AT_1 受体的 Lys^{102}（TM3）-Asp^{278}（TM7）、Arg^{166}（TM4）-Asp^{263}（TM6）配对形成盐键，Lys^{102}（TM3）-Tyr^{277}（TM7）、Lys^{199}（TM5）-Phe^{259}（TM6）通过芳香环大 π 键与铵离子相互作用，Asn^{111}（TM3）-Asn^{295}（TM7）之间则形成氢键（图 1-5）。

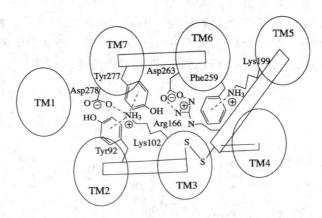

图 1-5　存在于 AT_1 受体跨膜区结合口袋内 α 螺旋之间的相互作用

血管紧张素 Ⅱ（Ang Ⅱ）是个八肽：Asp - Arg - Val - Tyr - Ile - His - Pro - Phe（天冬-精-缬-酪-异亮-组-脯-苯丙）。经基因突变和放射配基结合实验（RBA）及核磁共振研究，认为 Ang Ⅱ 八肽呈扭曲形插入受体跨膜区结合口袋中。Ang Ⅱ 中的 Asp^1、Arg^2 氨基酸残基与 AT_1 受体膜外的 His^{183}、Asp^{281} 氨基酸残基相结合，Ang Ⅱ 中的 Tyr^4、His^6、Phe^8 氨基酸残基插入 AT_1 受体的跨膜区，分别与 AT_1 受体的第三跨膜螺旋（TM3）中的 Lys^{102}、Ser^{105}、Asn^{111} 氨基酸残基，与 TM5 中的 Lys^{199} 氨基酸残基，与 TM6 中的 Asp^{263}、His^{256}、Phe^{259} 氨基酸残基相结合。

当激动剂 Ang Ⅱ 与 AT_1 受体结合时，原来在跨膜区内 α 螺旋之间的相互作用的平衡一定会被打破。如果 Ang Ⅱ 与 AT_1 受体的结合引起 TM3 顺时针转动，就会带动 TM2 顺时针转动，通过 TM2 中的 Asp^{92} 与 TM7 中的 Asp^{278}、Tyr^{277} 以及 TM3 中的 Lys^{102} 之间芳香环大 π 键与铵离子相互作用，TM2 和 TM3 顺时针转动，其结果一定会使 TM7 也产生顺时针转动，从而又启动 TM6 的转动。概括而言，一个螺旋的转动会引起多个螺旋的转动，其原动力来自 TM3 的转动。这种多个螺旋的转动使 G 蛋白活化。拮抗剂则不同，它与受体结合时可能破坏受体分子内某一环节的相互作用，例如 Cys^{102} – Asp^{278} 相互作用，它只使氨基酸残基的侧链转动，但不会使一个螺旋转动，也不能使 G 蛋白活化。如图 1 – 6 所示：拮抗剂 Losartan 与 AT_1 受体跨膜区结合口袋内的 α 螺旋相互作用。

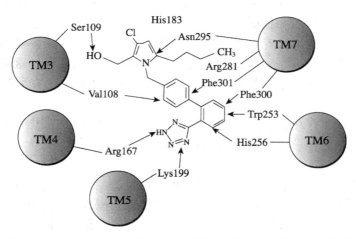

图 1 – 6　Losartan 与 AT_1 受体跨膜区结合口袋内的 α 螺旋相互作用

(引自 Kenakin T. Br J Pharmacol，2008，153（5）：841 – 843.)

激动剂参与两个以上关键功能基团的结合。如果拮抗剂参与的结合位点与激动剂相同，则称其为竞争性拮抗剂。如果拮抗剂只参与其中之一的结合位点，此时受体有空余的结合位点，激动剂虽可与受体结合，但不能完全排除拮抗剂，反应不能逆转，此拮抗剂称为不可逆拮抗剂（insurmountable antagonist），通常也称为不可逆阻断剂（irreversible blocker）。

（二）受体二聚化作用

现已发现，很多受体在与配基结合后，两个受体分子之间可以发生二聚化作用，二聚化后的受体活力明显提高。

胰岛素受体和表皮生长因子（EGF）受体是最早被证实通过受体二聚化作用激活的受体。以后发现几乎所有自身含酪氨酸激酶的受体（RTK）都通过受体二聚化作用被激活。不仅如此，G 蛋白偶联受体和核受体都可以发生二聚化作用。所以，受体二聚化作用成为研究受体激活机制的重要领域。

由于每种受体分子的结构不同，二聚化作用产生的具体机制各不相同。EGF 分子分别与其受体胞膜外两个不同的结合位点相互作用形成二聚体，胰岛素受体通过二硫键形成稳定的二聚体。血小板衍生生长因子（PDGF）由两条通过二硫键相连的分子组成，其受体有 α、β 两种亚基，没有配基时，两种亚基以独立的单体或不稳定的二聚体形式存在，当与 PDGF 配基结合时，可以形成 αα 同源二聚体或 ββ 同源二聚体（homodimer），也可以形成 αβ 异源二聚体（heterodimer）。配基结合后诱导形成二聚体受体，其结果必然使受体胞浆内的功能域并列，从而引起受体分子构象的改变，激活催化亚单位。

自身不含酪氨酸激酶的单链跨膜受体也会形成二聚体，但通常都在和配基结合后形成，对激活胞内含酪氨酸激酶的信号分子如 JAK – STAT 系统具有较高活性，从而启动各种信号转导。

关于 G 蛋白偶联受体，已往认为它们的功能源自单聚体，但近期在 $β_2$-肾上腺素受体、

13

α_2-肾上腺素受体、多巴胺受体、组胺受体、血小板激活因子受体、阿片受体、血管紧张素Ⅱ受体等 G 蛋白偶联受体中发现二聚体。越来越多的研究表明，G 蛋白偶联受体二聚体对受体的激活可能起重要作用，通常认为受体二聚体会提高受体的亲和性、增强信号转导、受体内化、胞内物质运输等能力。有些 G 蛋白偶联受体在同种 G 蛋白偶联受体之间形成同源性二聚体，还能在异种 G 蛋白偶联受体之间形成异源性二聚体。也有报道，趋化因子受体 CCR5 的抗受体 N 端的抗体和激动剂都能抑制 HIV-1 复制，同时诱导受体形成二聚体，但抗其他部位的抗体则不能诱导受体二聚化，也不能抑制 HIV-1 感染。这说明该抗体有激动剂功能，受体的二聚化启动受体信号转导。趋化因子受体 CCR2b 也有类似现象。不过二聚化是否是 G 蛋白偶联受体活化和启动信号转导的普遍规律尚需进一步研究。

核受体绝大多数都在和配基结合时形成二聚体，可以是同源二聚体，也可以是异源二聚体。通常核受体都只是在形成二聚体后才具有高活性。

（三）磷酸化

蛋白质的可逆磷酸化几乎调节着生命活动的所有过程。现在知道，受体被激活后在绝大多数后续信号转导中，蛋白质可逆磷酸化占有非常重要的位置。除此以外，很多受体被活化的过程本身也有蛋白质可逆磷酸化的参与。磷酸化主要发生在蛋白质的酪氨酸、丝氨酸、苏氨酸的羟基。凡是可以发生可逆磷酸化的受体，都在蛋白质分子上有一个或更多的磷酸化部位。促进受体蛋白磷酸化的是蛋白激酶，而这些激酶又是由同种受体或异种受体介导的，例如酪氨酸激酶、PKA、PKC、钙调蛋白Ⅱ等，促进不同受体磷酸化的激酶是不同的。

大多数受体磷酸化后活性明显提高，能有效地启动受体后的信号转导。例如本身具有酪氨酸激酶功能域的单跨膜受体（如神经生长因子），其磷酸化的部位就是胞浆内的酪氨酸激酶功能域，磷酸化后酶活力明显提高；具有丝氨酸/苏氨酸激酶功能域的受体〔如转化生长因子受体Ⅱ（TβRⅡ）〕有类似情况，被磷酸化的是丝氨酸/苏氨酸激酶功能域；本身没有激酶的单跨膜受体（如细胞因子 IL-2）与配基结合后，在活化胞浆内可溶性激酶的同时，又使受体分子本身被磷酸化，很可能这是进一步加强可溶性激酶活性的重要条件。对大多数核受体来说，磷酸化是促进配基结合的核受体与 DNA 结合或促进转录的重要条件，雌激素受体磷酸化位点发生在 Try^{573}，而孕激素受体的磷酸化位点是丝氨酸/苏氨基酸残基。最近发现，有的配基门控离子通道受体磷酸化后也有活力的提高，例如谷氨酸受体亚单位 $GluR_6$ 上的 Ser^{684} 磷酸化后，激动剂引起的反应明显加强。

同一个受体分子上如果有两个以上磷酸化位点，则并不是每一位点磷酸化后都有同样的效果，往往是一定位置磷酸化后才显示效果。例如甲状腺素受体 α_1 亚型的 Ser^{12} 磷酸化后并不明显促进受体活性，Ser^{28} 的磷酸化对受体活性则至关重要。

一般认为，二聚化可以加强受体蛋白的磷酸化。例如本身具有激酶活性域的单跨膜受体，往往二聚化后两个受体分子靠近，于是其中一个受体分子的激酶就容易促进另一分子的激酶活性域磷酸化。也有人认为，磷酸化又反过来提高二聚体的稳定性。后一方面由于方法学上的问题，还只有间接的证据，例如受体分子的再循环必须先有受体的去磷酸化。

然而，并不是所有受体磷酸化的后果都是激活作用，G 蛋白偶联受体就是一个特殊情况。一般认为，G 蛋白偶联受体并不需要磷酸化后才活化，反过来，已经证明，有些 G 蛋白偶联受体如肾上腺素受体、M 胆碱受体，磷酸化后活力反而降低（失活），而且是受体再循环的前提。有些递质门控离子通道受体也有类似情况，例如 $GABA_A$ 受体的 Ser^{409} 被磷酸化后，活力不是提高而是降低。

第四节　受体学说从经典调节模型到变构机制

在过去的 25 年中，受体理论的一大进展是从细胞系统的生物功能支持的药物与受体相互作用的运作模型（operational model）到扩展的三元复合物模型（extended ternary complex model），定量模拟配基与受体的反应行为。它已经成为发现新药和评价其治疗价值强有力的理论手段。

利用受体模型设计已有多年，模型设计的准确性已为大家熟知，受体定量研究的焦点是应用数学模型描写药物的行为。然而，最好的模型是那些有明确的规则，而且允许应用简单的数学模型作定量预测的模型。

药物与受体特异结合产生一定数量的激活细胞。受体是药物产生生物学功能的最小单位，细胞为药物受体的活动提供了简单的空间，即使早期构建的最简陋的受体理论模型也是有效的。在过去几十年的积累中，细胞学系统已经形成受体药理学和药物行为的基础理论框架。这些系统的重要基石是激动剂和拮抗剂与受体的相互作用，现在解释这种作用正从经典调节模型向变构模型转变。

一、占领学说 (Occupation theory)

Clark AJ（1885—1941 年），英国药理学家，他第一个利用数学方程描写化学试剂对组织中酶产生的动力学影响，并把相似的方法应用到受体动力学中。他的目标是用已知的物理化学规律解释药物对细胞产生的影响。

药物对组织中酶和受体作用的重要区别是激动剂反应的定量预测，平常称内在活性（intrinsic activity）。

Stephenson RP 1956 年提出关于定量刺激、反应功能性和效能的概念，特别是药物刺激受体产生的反应效应的大小取决于药物的效能（efficacy）而不取决于药物的量，如取得效应大小一样，有的药物用量小，有的药物用量大，用量小的药物其效能就强。

一般而言，受体学的"经典理论"概念最早是在 1933 年由 Clack 提出的，演变到 20 世纪 70 年代则形成较为完整的系统。占领学说中的两个方程是非常重要的。

1. Gaddum 方程：当反应平衡时，配基 A、B 与受体是竞争性结合的，配基 A 占领的百分比为 P_{AR}，P_{AR} 有时用 f 表示。

$$P_{AR} = \frac{[A]}{[A] + K_d(1 + \frac{[B]}{K_B})} \tag{1-2}$$

此处 ［A］为 平衡反应中游离配基 A 的浓度，［B］为平衡反应中游离配基 B 的浓度。K_d 是配基 A 与受体的解离平衡常数，K_B（K_b）是配基 B 与受体的解离平衡常数。Gaddum 方程式所描述的是受体已被激动剂占领时，竞争性拮抗剂存在时的反应特征。

2. Schild 方程

$$R = \frac{A'}{A} = (1 + \frac{[B]}{K_B}) \tag{1-3}$$

R：剂量比率（dose-ratio）。

A：受体结合反应平衡时，激动剂单独存在时（无拮抗剂）所产生的 50％最大响应的激动剂浓度（EC_{50}）。

A'：受体结合反应中加入某一浓度的拮抗剂所产生的 50％最大响应的激动剂浓度（EC_{50}）。

A'/A 称为剂量比率。你不必知道激动剂占领和响应之间的上述分析的剂量-反应曲线方程的关系，也不必知道在 EC_{50} 时占领受体的哪个部分，无论占领什么，只要响应是相同的，占领也是相同的。当存在某个浓度的拮抗剂时，EC_{50} 的剂量 A' 比无拮抗剂时激动剂的浓度 A 要大。如果拮抗剂与激动剂对受体是竞争性的结合，两条曲线则是平行的，而且两条剂量曲线的最大值是相近的，如图 1-7 显示的那样。

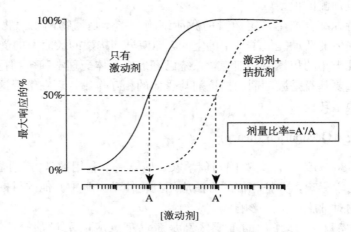

图 1-7　拮抗剂剂量-反应曲线

Schild pot：

将方程 1-3 改写成： 剂量比率－1＝[B]/K_B (1-4)

对上式两边取对数：log（剂量比率－1）＝log[B]－logK_B

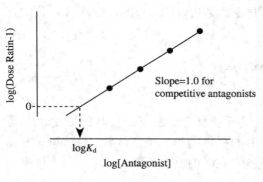

图 1-8　Schild 图

如果进行不同浓度的拮抗剂实验，则会取得一组数据，以 log［拮抗剂浓度］为 x 轴，以 log（剂量比率－1）为 y 轴作图，便可得到图 1-8 所示。如果激动剂和拮抗剂是竞争性的，图中直线斜率为 1.0，则与 x 轴的截距将等于 logK_d，为拮抗剂解离平衡常数值，即是本文的 K_B 值。

所以图 1-8 的直线斜率为 1.0，激动剂和拮抗剂与受体的结合是竞争性的，说明它们之间是单位点结合。本方法虽然只适用于简单单位点竞争性结合反应，但实验无需放射性标记配基，方法简便易行、操作性强，是值得提倡的。

二、运作模型（Operational model）

占领学说的一个理论缺点是效能术语的特定性质（ad hoc nation）。从剂量-反应曲线确定的 EC_{50} 反映了药物与其受体的亲和性及药物引起的效能。EC_{50} 可以使你观察到不同的例子，激动剂可以有非常高的亲和性，但是也有低的亲和性，或者它可以是低亲和性但具有很高的效能。两个非常不同的药物可能有相同的 EC_{50} 和最大反应（在同一组织中），一种药物可能具有很高的亲和性和很低的效能，而另一个药物则可能具有很低的亲和性却有很高的效能。由于效能反映了激动剂和组织的特异性，所以某种药物对受体的作用属性可能在不同组织中表现为不同的 EC_{50} 值。

1983 年，Black 和 Leff 推出了革命性的想法，即对于效能的经验常数可以由实验观察来估计，并以此作为运作模型的基础。本模型的独创性在于将效能建立在药理学系统的实验行为观察上，即对受体刺激和反应之间饱和关系的观察。发展运作模型，以帮助了解激动剂和部分激动剂的作用，并发展实验方法来确定激动剂亲和性，根据剂量-反应曲线的最大值来测量激动剂效能。

从一个简单的假设开始：激动剂和受体结合，根据质量作用定律，当它们处于平衡状态时，激动剂浓度（[A]）和激动剂占领的受体浓度（[AR]）之间的关系可用双曲线方程描述如下：

$$[AR] = \frac{[R_T] \cdot [A]}{[A] + K_A} \qquad (1-5)$$

[R_T] 代表受体总浓度，K_A 代表激动剂 A 与受体解离平衡常数（习惯应用 K_d 表示）。激动剂占领的受体（AR）和受体作用之间是什么关系？Black 和 Leff 推了"实际的"或"运作的"方程，它包含了这些未知的生化级联反应的行为。他们开始观察到的剂量-反应曲线往往有一个斜率为 1.0 的反 S 形的曲线（响应对激动剂浓度绘制的曲线是双曲线，响应对激动剂浓度的对数绘制的曲线是反 S 形的）。然后，他们用数学方法证明，如果激动剂结合是双曲线的剂量-反应曲线，其斜率为 1.0，则方程表达的激动剂占领受体的浓度反应也必须是双曲线。受体占领引起的响应的数学表达式为：

$$Effect = \frac{Effect_{max} \cdot [AR]}{[AR] + K_E} \qquad (1-6)$$

参数 $Effect_{max}$ 可能是系统中的最大响应。参数 K_E 是能够引起 50% 最大组织反应的 AR 浓度。一个激动剂的效能取决于 K_E 和组织中的总受体浓度（[R_T]）。Black 和 Leff 综合这两个参数形成一个比例（[R_T]/K_E），称此比例参数为 tau（τ），也称为"传感器常数"。综合双曲线占领方程，用传感器函数的方程式描述任何激动剂浓度的影响：

$$Effect = \frac{Effect_{max} \cdot \tau[A]}{(K_A + [A]) + \tau \cdot [A]} \qquad (1-7)$$

这个方程也可以改写成如下公式，使之更容易比较激动剂占领受体的方程的运作模型。

$$Effect = \frac{Effect_{max} \cdot \tau \cdot [A]}{K_A + [A] \cdot (\tau + 1)} = \frac{[A] \cdot \left(Effect_{max} \cdot \frac{\tau}{\tau + 1}\right)}{\frac{K_A}{\tau + 1} + [A]} \qquad (1-8)$$

此方程的形式明确规定了特定激动剂的最大效应，它不是 $Effect_{max}$，而是由 $Effect_{max} \times \tau/(\tau+1)$。只有在组织中完全激动剂与受体的效价（$\tau$ 值最高值）将产生一个最大的响应时，才是 $Effect_{max}$ 的真正表达方式。EC_{50} 值不等于 K_A（激动剂与受体的结合能力，称为解离平衡常数），而等于 $K_A/(1+\tau)$。一个强大的激动剂，结合多于一半的受体才能真正产生最大的反应，所以 EC_{50} 比 K_A 值要小。1-9 图显示了一个部分激动剂的剂量-反应曲线，并显示在运作模型中 EC_{50} 和最大反应之间的关系。

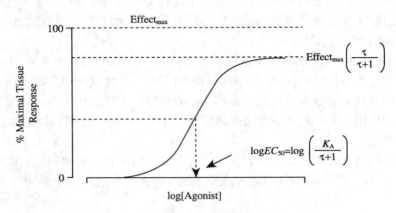

图 1-9　部分激动剂的剂量-反应曲线

参数 τ 是功能的实际衡量指标。它等于激动剂的占领引起 50％最大组织反应的受体浓度（K_E）除以系统中受体总浓度 R_T，$\tau = R_T/K_E$。如果 τ 等于 10％，这意味着只有 10％的受体占领即导致了 50％最大反应。如果 τ 等于 100％，这意味着它需要所有的受体（100％的受体）占领以产生 50％最大反应。因为 τ 具有组织和受体系统两方面的属性，所以它不是内在效能的直接衡量，通常被定义为属于激动剂-受体复合物的属性，不论检验系统是如何测量的。这个方程展示激动剂刺激的响应，因此曲线均从零开始。

三、三元复合物模型（Ternary complex model）

（一）扩展三元复合物模型（extended ternary complex model，ETC）

早期的简单线性两态受体模型逐步演变为更复杂的配基-受体相互作用模型。首先，三元复合物模型（ternary complex model，TCM）不只考虑受体、配基之间的相互关系，同时还要考虑受体的活化态（R*）和 G 蛋白的关系，从而出现了四点二维模型（TCM）。即使在没有激动剂结合时受体还会自发激活，它与 G 蛋白的相互作用导致扩展三元复合物模型（extended ternary complex model，ETC）的产生，于是产生六点二维模型。下面详细介绍使用最广泛的 ETC 模型，将其解释如下：一个受体 R 与配基 A 作用，反应平衡时，反应系统至少存在活性态 R* 和非活性态 R 两种受体，它们能够活化 G 蛋白，这些构象可共存于系统之中，两者之比称为构象常数（L）。

$$L = R^*/R \tag{1-9}$$

配基 A 与非活性态 R 的亲和常数为 K_a（解离平衡常数），配基 A 与活性态 R* 的亲和常

18

数为 αK_a（K_a 为解离平衡常数，α 为协同因子）。R^* 和 G 蛋白的亲和常数为 K_g，AR^* 优先和 G 蛋白结合，其亲和常数为 γK_g。反应系统中受体活性产物（$R^* + AR^*$）与受体总数（R_T）之比 ρ 用下列公式表示：

$$\rho = \frac{L[G]/K_G(1+\alpha\gamma[A]/K_A)}{[A]/K_A(1+\alpha L(1+\gamma[G]/K_G))+L(1+[G]/KG)+1} \tag{1-10}$$

此处的 $K_A = 1/K_a$，$K_G = 1/K_g$、K_A、K_G 分别是受体活性态 R^*、AR^* 的解离平衡常数。[A]、[G] 为反应系统中游离配基 A 和 G 蛋白的浓度。α 是非活性态 R 的活化常数，亦称协同因子；γ 是 G 蛋白的活化常数。

（二）变构三元复合物模型（allosteric ternary complex model，ATCM）

1. 模型说明：GPCR 是天然的原型变构蛋白，配基与其结合改变了受体的蛋白质构象，影响受体蛋白质与 G 蛋白相互作用，激活 G 蛋白，从而启动下游的信号通路。GPCR 功能的发现导致几种分子模型的发展，最受大家关注的首推三元复合物模型（ternary complex model，TCM）。然而近年来，用公认的经典的受体学说来处理许多新颖的配基-受体相互作用已经不适宜了。许多 GPCRs 可以与变构配基结合，调节受体的活性，其结合位点不同于正位位点，且不与正位位点重叠，这些新颖的配基包括正变构调节剂（positive allosteric modulators，PAM）、调节增强剂、激动-变构调节剂等各种变构调节剂，它们已成为医药发现计划的焦点，引起越来越多基础研究学者的关注。变构调节剂的发现和优化发展要求修订和扩充古典的受体模型，已为大家接受的模型图如下所示（图 1-10）：

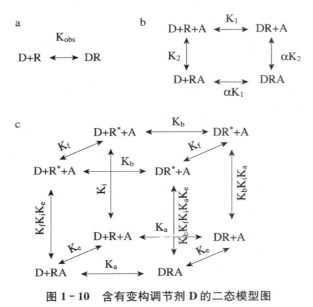

图 1-10　含有变构调节剂 D 的二态模型图

（引自 Ehlert FJ, et al. J Pharm Exper Ther, 2008, 325：1039）

一个 GPCR 受体中存在两种性质不同的配基结合位点，两者彼此独立，互不重叠，一个称为正位结合位点（orthosteric site），另一个称为变构结合位点（allosteric site）。前者与内源性激动剂（或称正位激动剂）结合，后者与变构调节剂结合。我们提供的图形说明具有变构作用的受体与变构调节剂的结合模型（图 1-11）。

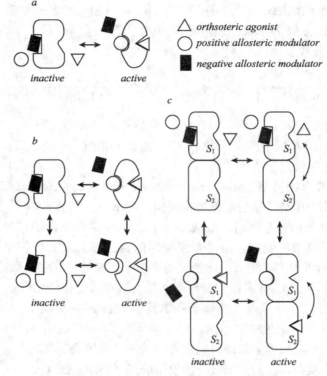

图 1-11　三元变构复合物的模型扩展成不同的两个态的模型

（引自 Ehlert FJ, et al. J Pharm Exper Ther, 2008, 325: 1039）。

　　a 为简单的两态模型。药物 D 与受体结合与一个简单单位点模型特征 K_{obs} 相一致。受体复合物存在两个态——非活性态和活性态。在无配基的情况下，受体以非活性态构象为主。激动剂和正变构调节剂各自与正位和变构位点结合，表现为复杂的两态模型 b 的活性构象的选择，而负变构调节剂的结合表现为非活性构象的选择。

　　b 为复杂的两态模型。结合的药物 D 可分为 DR 与 DRA 两类复合物，它们的微观亲和常数分别为 K_1 和 αK_1 及 αK_2。每个复合物形成 50% 最大反应所需 D 的浓度相当于 K_{obs} 值（宏观亲和常数）。

　　c 为二聚体受体串联两个位点的两个态的模型。该受体复合物表面上有一个传递位点（S_1）和一个指示激动剂激活位点（S_2）。在两个构象中存在传递位点，它连接变构结合位点。正变构调节剂选择的构象对内源性配基表现高亲和性，负变构调节剂选择的构象对内源性配基表现出低亲和力。在两态中存在非活性态和活性态的活化位点，它经历构象变化独立于传递位点。在内源性配基不存在的情况下，非活性态成为主体。激动剂对活性态显示了选择性。

　　2. 变构三元复合物模型（allosteric ternary complex model，ATCM）实例：如果一个 GPCR 体系和两个配基（例如一个内源性激动剂 A 和一个变构调节剂 D）相互作用，通过实验测试 EC_{50} 或 IC_{50}（K_{obs}）和最大效应（E_{max}）两个参数，利用变构三元复合物模型分析评估变构调节剂对受体非活性态和活性态的各种微观平衡常数的影响。下面就是实例：

　　从图中（图 1-12）每条剂量-反应曲线都可求产生 50% E_{max} 所需的配基浓度，此浓度值就是该配基的 K_{obs}（宏观解离平衡常数）。

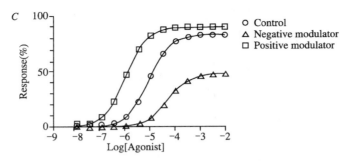

图 1 - 12　正、负变构调节剂对 M$_2$ muscarinic 受体与激动剂系统剂量-反应曲线的影响
（○：只有激动剂的剂量-反应曲线；△：激动剂＋负变构调节剂使剂量-反应曲线同向高剂量区移动，最大反应变小；□：激动剂＋正变构调节剂使剂量-反应曲线同向低剂量区移动，最大反应变大）

（引自 Ehlert FJ, et al. J Pharm Exper Ther, 2008, 325: 1039）。

每一类型的复合物受体可以进一步分为两个态——非活性态（R）和活性态（R*），这些构象可共存于系统之中，两者之比称为异构化常数（K_i）。

$$K_i = R^* / R \qquad (1-11)$$

用解离平衡常数描写受体和每一个配基之间的相互作用，每一个表现为独特的微观亲和常数。药物 D 为 K_1，一个二元药物 D-受体复合物（DR）表现出微观亲和常数分别为 K_1 和 αK_1。药物 D-受体复合物之一形成 50% 最大反应所需 D 的浓度等于实验观察值或称宏观平衡常数 K_{obs}，$K_{obs} = \alpha K_1$。三元药物-受体调节剂复合物（DRA）表现出微观亲和常数分别为 K_2 和 αK_2。

非活性态（R）与 D 结合平衡常数 $K_a = [DR]/[D][R]$，活性态（R*）与 D 结合平衡常数 $K_b = [DR^*]/[D][R^*]$。

变构配基对受体活性态（K_f）和非活性态（K_e）的微观亲和常数之比为 K_f/K_e，正位配基对受体活性态（K_b）和非活性态（K_a）的微观亲和常数之比为 K_b/K_a。

α 协同因子是一种参与两个配基对受体亲和力彼此相互协同的措施。$\alpha > 1.0$ 被称为负协同因子；$\alpha < 1.0$ 被称为正协同因子；$\alpha = 1.0$ 是指消极的协同因子，不改变受体对其他配基的亲和力（即一个中立的调节剂）。

$$\alpha = \frac{(1+K_i)(K_a K_e + K_b K_f K_i)}{(K_e + K_f K_i)(K_a + K_b K_i)} \qquad (1-12)$$

β 参数使 ATCM 增加了一种微妙且非常有用的扩展，包括一个变构调节剂对另一个配基与受体结合效力的影响（有别于亲和力）。当变构位点被占领时，β 表示为激动剂的内在效能。

$$\beta = \varepsilon' / \varepsilon \qquad (1-13)$$

$$\varepsilon = \frac{1}{1 + \dfrac{K_a}{K_b K_i}} \qquad (1-14)$$

$$\varepsilon' = \frac{1}{1+\dfrac{K_a K_e}{K_b K_f K_i}} \quad\quad (1-15)$$

$$\beta = \frac{K_a K_f + K_b K_f K_i}{K_a + K_e + K_b K_f K_i} \quad\quad (1-16)$$

式 1-12 和式 1-16 相乘后合并，得式 1-17：

$$\alpha\beta = \frac{K_f + K_f K_i}{K_e + K_f K_i} \quad\quad (1-17)$$

在一般情况下 $K_i \ll 1$，所以：

$$\alpha\beta \approx \frac{K_f}{K_e} \quad\quad (1-18)$$

在简单的二态模型中，宏观平衡常数、宏观内在效能（ε）与微观平衡常数的关系如下：

变构调节剂	宏观平衡常数（K_{obs}）	宏观内在效能（ε）
对照组	$\dfrac{1+K_i}{K_a + K_b K_i}$	$\dfrac{1}{1+\dfrac{K_a}{K_b K_i}}$
对照组+调节剂	$\dfrac{K_e + K_f K_i}{K_a K_e + K_b K_f K_i}$	$\dfrac{1}{1+\dfrac{K_a K_e}{K_b K_f K_i}}$

四、受体变构调节剂的药物开发前景

1. 现已发现在 G 蛋白偶联受体多样性的变构调节作用方面存在潜力巨大的大分子。G 蛋白偶联受体不仅以单体形式存在，而且以同源或异源二聚体形式存在。A1a/D1、A2a/D2 受体形成受体异聚复合体构成了受体-受体之间相互作用的分子基础，腺苷和多巴胺受体之间在细胞水平以及行为水平上拮抗性的相互作用为其在帕金森病、精神分裂症、舞蹈病和药物依赖等疾病的治疗上提供了新的靶向。

2. 变构的结合位点可能是一种新的药物靶点。一个 GPCR 分子有两个彼此分离的结合位点。其中之一供传统的内源性激动剂结合，称为正位结合位点；另一个则是供变构调节剂结合的位点，称为变构结合位点。变构调节剂所结合的变构结合位点与受体的正位结合位点不同，它引起的构象变化可能会对蛋白质功能产生深远的影响。变构结合位点可能是一种新的药物靶点。这种潜在的能力源自变构结合位点提供的独特的选择性和良好的调节控制受体的介导作用。对于作为药物靶点的变构结合位点，使用变构调节剂作为治疗药比经典的正位配基有其优势，即受体变构结合位点靶点具有高度的选择性。因为 GPCR 变构结合位点不像正位结合位点那样面临适应内源性配基多样化进化的压力，因此，GPCR 变构结合位点的靶点可能获得更多的选择性。变构调节剂具有独特的选择性的基础是协同性，一个变构调节剂超越该受体所有亚型，例如 $\alpha = 1.0$ 的协同因子，不改变其他配基对受体的亲和力，即为一个中立的调节剂，此称为绝对亚型选择性。

3. 由于变构调节剂对天然配基没有竞争性，而有的正位调节剂需要在更高的剂量时才

对天然配基有竞争作用，所以由变构调节剂和正位调节剂所产生的治疗药物可以在低剂量范围内工作，有效剂量在安全范围内，提高了治疗的安全性。因此，目前人们对采用变构调节剂和正位调节剂研制新药产生了很大的兴趣。

4. 即使在内源性配基不存在的情况下，激动-变构调节剂也可以提供一种波动较小的方式来影响生物系统的功能。当靶点一直难以选择正位调节剂时，有些情况下可以改选高选择性的变构调节剂。即使它们在不同的结合位点，也有可能使正位药物与变构调节剂联合发挥作用。

5. 研究应采用传统的放射配基结合实验和细胞功能实验相结合的方法。G 蛋白偶联受体变构调节剂所作用的受体的结合位点与内源性激动剂所识别的正位（orthosteric）结合位点在立体结构（topographically）上是不同的。变构调节剂与标准的正位（orthosteric）药物相比具有某些优势。迄今为止，临床上可用的变构药品缺乏，这反映了传统的放射配基结合实验偏向于正位配基的检测。然而，新的细胞功能分析方法的出现增加了 G 蛋白偶联受体变构配基的检测几率。目前以调节剂为基础发现 GPCRs 药物需要将传统的放射配基结合实验和细胞功能实验两方面的优势相结合，这才是发现和验证变构配基的最好思路。

总之，变构调节剂具有上述优越性，是一类新出现的可供患者口服的小分子治疗药物，可能比传统的小分子疗法有更好的结果。变构调节剂将成为小分子药物开发的前沿，引起人们极大的关注。

第五节　受体的调节

神经递质、激素、细胞因子和药物等通过与靶细胞的膜受体或胞内受体相互作用而引发一系列生物效应。与此同时，这些物质（也称配基）在与受体相互作用的过程中也必然对受体的数目、亲和力产生影响。同一细胞的不同受体之间、受体与受体后信号转导之间也存在着复杂的相互作用。各种因素使细胞上受体发生质和量变化的过程称为受体调节。受体调节的生理意义在于通过调节使机体能更好地适应内外环境的变化，例如受体反应性减弱可保护细胞免受过量或长期刺激而导致生理功能紊乱，但受体调节过度则又会引起一系列病理性的后果。

一、受体的失敏和增敏

1. 受体失敏：在与配基作用一段时间后，受体对配基的敏感性和反应性下降的现象称为失敏（desensitization）。失敏可以由于受体数目（密度）的减少（下行调节，down regulation）和/或由于受体与配基亲和力降低所致，它通常具有剂量依赖性、时间依赖性和可逆性等特点。

失敏又可分以下两种情况：失敏如果发生在与配基特异性结合的受体上，称为同种失敏（homologous desensitization），即某种受体被配基激活后引起的失敏仅为该受体本身，而同一细胞上的其他受体系统并无实质性变化。如支气管哮喘患者长期应用 β-肾上腺素受体激动剂异丙肾上腺素后，会出现该受体降解增强、受体密度下调而使药效减弱的现象。

失敏如果发生于配基的非特异性受体上，即某种激动剂在作用一段时间后，不仅使其特异性受体对其反应降低，还使同一细胞上其他受体对它们各自激动剂的反应减弱。例如长期与去甲肾上腺素接触后，细胞不仅对去甲肾上腺素的反应性降低（同种失敏），而且对前列腺素的反应性也降低，这种失敏称为异种失敏（heterologous desensitization）。

2. 受体增敏：增敏（hypersensitization）是与失敏相反的一种现象，即当配基与受体作用一段时间后，受体的数目增加（上行调节，up regulation）和/或亲和力增加的现象。增敏也可发生于同种受体或异种受体。例如在长期使用β-肾上腺素受体阻滞剂的情况下突然停药可出现β受体敏感性比正常增高（同种增敏）；又如大鼠长期饲以甲状腺素后可出现心肌中β-肾上腺素受体的合成增加，结合位点增加（异种增敏）。

二、受体介导的失敏机制

在受体特性的动态变化中伴随着诸如脱敏的受体功能变化，现在把受体失敏事件的视线转至G蛋白偶联受体信号通路的敏感性调节。许多实验室的研究结果表明，多元的局部的反应功能丢失或衰弱将有损功能反应，特别是同源性的脱敏常常发生在一种化学试剂多次激活G蛋白偶联受体（GPCR）后，从而导致该受体失敏。以β-肾上腺素受体为例研究GPCR的失敏、内吞、循环回收、降解作用等现象，从而已经制定出一种模型（图1-13）。由图可见受体介导的脱敏机制。

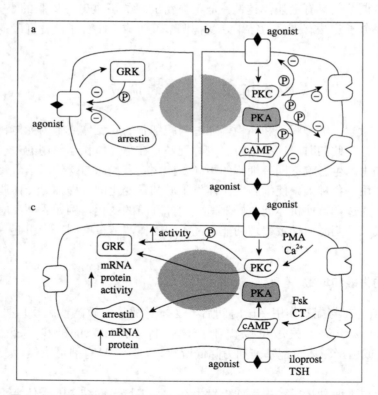

图1-13 同种失敏（a）、异种失敏（b）和同种失敏的异种调节（c）

GRK：G蛋白偶联受体激酶；PKC：蛋白激酶C；PKA：蛋白激酶A；P：磷酸化；arrestin：机能上有关的抑制性蛋白；Fsk：forskolin；pMA：Phorbol-12-myristate B-acetate；CT：霍乱毒素

（引自 Chuang TT，et al. TIPS，1996，17：416-421）

1. 受体的磷酸化：目前认为，磷酸化（phosphorylation）可在激动剂作用后数秒至数分钟内发生，它削弱了受体对后续刺激的反应性和产生第二信使的能力，是失敏的重要机制

24

之一。同种失敏与异种失敏磷酸化作用的分子机制不完全相同。

在同种失敏中，有两种蛋白具有重要作用，即 G 蛋白偶联受体激酶（GRKs）和在功能上有关的抑制性蛋白（arrestin）。同种失敏的主要步骤是：①配基与受体结合后激活 G 蛋白；②由 G 蛋白释放出来的 β、γ 亚单位将 GRKs 锚定在膜上，并与配基占领的受体相互作用，使其发生磷酸化；③GRKs 只能引起受体少量失敏，但磷酸化使受体对 arrestin 的亲和力增强；④arrestin 与受体结合，阻断受体与 G 蛋白偶联，最终导致大量的同种失敏（图 1-13a）。

参与异种失敏的主要是第二信使依赖的激酶——蛋白激酶 A（PKA）和蛋白激酶 C（PKC）。它们不仅使配基作用的受体磷酸化，并引起同一细胞上其他兴奋性受体与 G 蛋白脱偶联，致使第二信使生成减少，细胞内信号转导减弱而失敏（图 1-13b）。

同种失敏和异种失敏虽然各有独立的过程，但近年来资料表明，PKA 和 PKC 也参与 GRKs 和 arrestin 的细胞表达和活性，因此，同种失敏也受参与异种失敏的第二信使依赖激酶（PKA、PKC）的调节（图 1-13c）。

2. 受体内移：内移（internalization）是一种特殊的胞吞作用。在没有激动剂作用的情况下，膜受体也会以较慢的速率向细胞内移动，但在激动剂作用下，内移速率加快。多数受体在内移入细胞后可以再回到膜表面，称为再循环（recycling）；部分内移的受体在细胞内被溶酶体降解。

影响受体内移、再循环和降解的因素都可影响受体的数目。一般情况下，内移的速度与结合于细胞表面配基的浓度成正比。内移的速度也与温度有关。

3. 细胞膜脂质层的变化：膜表面受体与构成细胞膜的脂质双分子层相互作用而镶嵌于细胞膜中，因此，影响膜的性状、受体结构及受体在膜脂质双分子层中位置等因素都可影响激动剂与受体的结合。如膜磷脂酰乙醇胺甲基化产生的磷脂酰胆碱可增加膜的流动性，使隐蔽的受体去屏蔽，导致受体数目增多。

近年来磷脂酶 A$_2$（PLA$_2$）在受体调节中的作用颇受关注。由于 PLA$_2$ 抑制剂可以完全防止胆碱受体激动剂氯化卡巴胆碱（carbachol）长时间作用引起的胆碱受体结合力降低，而用 PLA$_2$ 激动剂则可产生相反的效果，说明膜中 PLA$_2$ 活性增强与胆碱受体失敏有密切关系。在 PLA$_2$ 作用下，膜脂质的变化有助于受体从细胞膜表面向胞浆中内移。

4. 其他：细胞膜上的受体多为糖蛋白。因此，影响转录、翻译、糖基化等蛋白质生物合成过程的因素都可通过影响受体的合成、降解、化学修饰及结构而影响受体的数目和结合功能。例如甲状腺激素长期作用可使大鼠正常腺垂体细胞上的甲状腺激素受体蛋白合成减慢、受体蛋白半衰期缩短而引起受体数目减少。

受体是机体本身的蛋白质，正常情况下机体的免疫系统不会产生针对受体的抗体，但在某些病理情况下，机体却会对某一受体蛋白产生特异性抗体。抗受体抗体的产生可阻断受体与配基的结合或加速受体的降解，导致受体功能异常。

近年来的研究还表明，一种受体可与多种 G 蛋白偶联，不同 G 蛋白介导的信号转导途径之间的交叉作用有可能对受体功能产生协调性或拮抗性的调节作用。

三、受体调节的临床实践意义

随着受体研究的深入，人们发现许多疾病的发生、发展与受体的变化有关。受体调节及其机制的研究还为新的治疗措施的研发提供了广阔前景。

1. 受体病：以受体的改变为起因的疾病称为受体病。导致疾病的受体改变主要有受体数目、亲和力和特异性的改变，异常受体及异常偶联蛋白的表达，受体的免疫性改变等。例如 M 胆碱受体数目的增加可能与哮喘时支气管平滑肌痉挛有关，绒毛膜癌时过量的绒毛膜促性腺激素（hCG）可激活促甲状腺素受体而产生甲状腺功能亢进状态，N 胆碱受体自身抗体的产生可能导致重症肌无力，胰岛素和表皮生长因子（EGF）受体的基因改变可激活该受体的致癌潜能，生长素受体基因突变可引起一种称为 Laron Dwarf 的矮小症等。近年来还发现 G 蛋白偶联受体的改变可能导致垂体瘤、卵巢瘤和色盲等疾病。

除上述由于受体的变化导致疾病发生外，临床上还有许多疾病在其发病过程中可继发性引起受体变化，从而产生某些病症。在受体的同种和异种调节中已有举例，这里不再赘述。

2. 受体改变在药物治疗和开发新药中的意义已愈来愈受到重视。如前所述，大剂量或长期使用药物时有可能引起受体的同种失敏或异种失敏而使药效降低，而长期使用拮抗剂则有可能引起受体增敏。因此，针对这些变化施用药物，在临床上常可取得较好的疗效。例如甲状腺功能亢进时因 β-肾上腺素受体密度增加（异种增敏）可引起心动过速、心律失常等症状，给予普萘洛尔等 β-肾上腺素受体拮抗剂常能缓解这些症状。

新近的研究还发现，心力衰竭患者心室肌中的 GRK_2 的 mRNA 水平和激酶活性均较正常对照者增加数倍之多，由于这种变化可加重 β-肾上腺素受体的失敏，因此用药物或基因治疗抑制心力衰竭患者心肌 GRK 活性，以及研制激酶的特异性抑制剂将是一个有价值的、有待开发的方向。

（贺师鹏　杨铭　朱文玉　夏宗勤）

参 考 文 献

1. 夏宗勤. 实验核医学与核药学. 上海：同济大学出版社，1988：220-240.
2. 刘长征，等. 实验核医学与核药学. 北京：人民卫生出版社，1999：218-240.
3. 杨铭. 药物研究中的分子识别. 北京：北京医科大学中国协和医学大学联合出版社，1999.
4. 徐筱杰，陈丽蓉. 化学及生物体系中的分子识别. 化学进展，1996，8（3）：189.
5. Limbird LE. The receptor concept：a continuing evolution. Mol Interv, 2004, 4（6）：326-336.
6. Hunyady L, Balla T, catt KJ. The Ligand binding site of the angiotensin AT_1 receptor. Trends in Pharmacol Sci, 1996, 17：135.
7. Noda K, Saad Y, Kinoshita A, et al. Tetrazole and carboxylate groups of angiotensin receptor antagonists bind to the same subsite by different mechanisms. J Bio Chem, 1995, 270：2284-2289.
8. Inoue Y, Nakamura N, Inagami T. A review of mutagenesis studies of angiotensin II type 1 receptor, the three-dimensional receptor model in search of the agonist and antagonist binding site and the hypothesis of a receptor activation mechanism. J Hypertensine, 1997, 15：703.
9. Devi LA. Heterodimerization of G protein coupled receptor：pharmacology, signaling and trafficking. Trends in Pharmacol Sci, 2001, 22：532.
10. Dell KR, Williams LT. A novel form of fibroblast growth factor receptor 2. J Bio Chem, 1992, 267：21225-22129.
11. Digabriele AD, Lax I, Chen DI, et al. Structure of a heparin-linked biologically active dimer of fibroblast growth factor. Nature, 1998, 393：812-817.
12. Saunders C, Limbird LE. Localization and trafficking of α_2-adrenergic receptor subtypes in cells and tissues. Pharmacol Ther, 1999, 84：193-205.

13. Kenakin T. What systems can and can't do. Br J Pharmacol, 2008, **153**: **841**-3.

14. Ahlquist RP. A study of the adrenotropic receptors. Am J Physiol, 1948, 155: 586-600.

15. Neubig RR, Spedding M, et al. IUPHAR. ⅩⅩⅩⅧ. Pharmacol Rev, 2003, 55: 597-606.

16. Spedding M, Bonner TI, et al. IUPHAR. ⅩⅩⅩⅥ. Pharmacol Rev, 2002, 54: 231-232.

17. Schwartz TW, Holst B, et al. Allosteric enhancers, allosteric agonists and ago-allosteric modulators: where do they bind and how do they act? Trends in Pharmacological Science, 2007, 28: 366-373.

18. Kenakin T. Principles: receptor theory in pharmacology. Trends in Pharmacological Science, 2004, 25: 186-192.

19. Ehlert FJ, Griffin MT, et al. Two-state models and the analysis of the allosteric effect of gallamine at the M_2 muscarinic receptor. Journal of Pharmacology and Experimental Therapeutics, 2008, 325: 1039-1060.

20. Chuang TT, Lacovelli L, Sallese M, et al. G-protein coupled receptors: heterologous regulation of homologous desensitization and its implications. Tips, 1996, 17: 416-421.

21. Pin JP, Neubig R, Bouvier M, et al. International Union of Basic and Clinical Pharmacology. LⅩⅦ. Recommendations for the recognition and nomenclature of G protein-coupled receptor heteromultimers. Pharmacol Rev, 2007, 59: 5-13.

22. Bridges TM, Lindsley CW. G protein-coupled receptors: from classical modes of modulation to allosteric mechanisms. ACS Chemical Biology, 2008, 3: 530-540.

23. Spedding M, Bonner TI, Watson SP. International Union of Pharmacology. ⅩⅩⅪ. Recommendations for the nomenclature of multimeric G protein-coupled receptors. Pharmacol Rev, 2002, 54: 231-232.

24. Conn PJ, Christopoulos A, Lindsley CW. Allosteric modulators of GPCRs: a novel approach for the treatment of CNS disorders. Nature Reviews, 2009, 8: 41-54.

第二章 受体特征和受体分类

第一节 判断受体特征的主要指标

在受体概论中已经述及，受体（不包括神经系统中引起感觉的受体，如压力受体、温度受体等）都是存在于细胞表面或细胞内的，具有特异识别细胞内外某些特定化学信号物质的功能，并能与之发生可逆性结合的，有特定结构的蛋白质。化学信号物质（通常也称配基）有内源性和外源性之分，内源性配基可以是激素、神经递质、细胞因子和生长因子等，与受体结合后，能使受体激活且引起受体后的信号转导，最终启动细胞内相应的生物效应。外源性配基则是药物或毒物，有激动剂和拮抗剂之分。

根据以上对受体的界定，判断每一种受体的特征时应当包括以下三项主要内容，也可以看作三项主要指标。

1. 受体蛋白的结构：最主要的是氨基酸的序列、受体的拓扑图（立体结构）以及在细胞上的立体定位（在细胞膜或细胞核上，如在细胞膜上，又是如何镶嵌的）。显然这些结构上的特点都和受体的功能有非常密切的关系。此外还有糖基化水平、是否形成同源性或异源性二聚体或寡聚体等。

2. 受体对配基的识别和结合：受体的功能包括两方面，一是识别配基并与之结合，二是引起后续的信号转导。有人把这两方面的功能称为"运作（operation）"。受体蛋白对配基有高度识别能力，每一种受体只能和某一种或几种配基结合，其中对内源性配基的选择性是最重要的。有时一种受体可以对一种以上的内源性配基有结合能力，但是往往只对其中的一种有高亲和力。此外，不同受体与激动剂结合后，效能（efficacy）也不尽相同。

3. 受体的信号转导：总体上讲，信号转导可以分作若干类型，不同类型的信号转导最终引起的细胞功能变化有很大差别。显然这对于评估受体的性质也有非常重要的意义。有人认为，只有转运功能而没有明显信号转导机制的蛋白质，如低密度脂蛋白受体，不应看做是受体。但是对此还有不同的看法，认为转运本身也包含着信号转导，把此类蛋白质排除在外未必妥当。

以上评估受体特征的三项标准不是相互孤立而是相互关联的，只有将这三项标准综合起来考虑，才能对每一种特定受体的特征有一个完整的认识。

第二节 受体分类的意义

受体的品种很多，现在大家的看法已经基本一致，认为应当综合考虑每一种受体的结构特点、配基结合的特性以及信号转导的特点来进行受体的分类。对受体进行正确的分类具有十分重要的意义，如果不分类或者是不正确地分类，会导致对受体的认识杂乱无章，而正确的分类实际上就是通过分类来掌握受体结构和功能的规律性。

对已知的受体来说，把结构相近、功能相近的受体归于一类，既可举一反三，便于掌握它们与配基结合的特点，掌握它们的信号转导机制，又可对它们互相比较，找出不同点，深入了解结构和功能的关系。例如，把所有和 G 蛋白偶联的 7 次跨膜区受体归为一大类，可以发现它们的 G 蛋白有共同的活化机制，后续信号转导机制也有很多相似之处（如很多都是通过 cAMP 途径或磷脂肌醇途径）。又从相互比较中可发现，不同受体偶联的 G 蛋白，其 α、β、γ 亚单位不同。

又如，配基门控的离子通道受体，最早研究的是烟碱乙酰胆碱受体，发现有 5 个亚单位围绕一个中央管道，竖插在细胞膜上。对其他一些配基门控的离子通道受体采用类似的方法研究，很快就发现它们都有类似而又不全相同的结构（如亚单位数量不同）。如果不是这样举一反三，而是每一种受体都从头开始进行探索，显然进程将慢得多。

对未知受体的探索性研究来说，掌握正确的分类也十分重要。事实上，很多受体的亚型就是依靠同源克隆技术发现的。所谓同源克隆，就是在低严格度的条件下克隆已知亚型，从中可以较快找到同种受体的未知亚型。即使不是同源克隆法找到的新的受体，如果知道了它属于哪一类受体，例如知道它是 G 蛋白偶联受体，那么对它的信号转导机制和生理效应的研究也将有捷径可走。

第三节 受体的分类

国际药理学联盟 1998 年提出，对受体分类采用类（class）、亚类（subclass）、型（type）、亚型（subtype）四级，以代替以往各家很不一致的分类方法如超家属（superfamily）、家属（family）等。本书将采用这一新的四级分类法。

一、类的划分

文献上各家对受体究竟划分为几个大类以及各大类的名称，意见迄今尚不统一。从适用于多数学科出发，参照国际药理学联盟的建议和其他一些著作的意见，把所有的受体划分为五大类是较为妥当的办法，即首先分为膜受体和核受体，膜受体又分为四大类（图 2-1，G 蛋白偶联 7 次跨膜区和配基门控离子通道受体另见图 2-2 及 2-3）。五大类受体各自的主要特征见表 2-1。

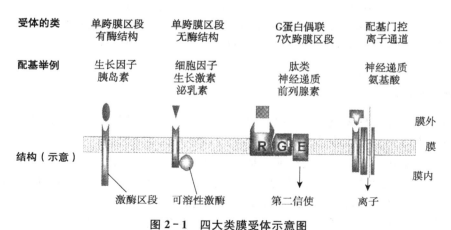

图 2-1 四大类膜受体示意图

（引自 Williams Textbook of Endocrinology. 9th ed. 1998. Fig 5-7）

表 2-1 五类受体的名称及主要特征

类别	名称	特　征
1	配基门控离子通道受体	由两个或更多竖插在膜结构中的亚单位聚合而成，中间有一孔道。每一亚单位的氨基酸链来回穿插在膜结构中，形成若干跨膜区段。膜外部分组成配基结合部位，配基的结合或解离控制孔道开关，从而调节离子进出（例见图 2-2）
2	G 蛋白偶联 7 次跨膜受体	一条氨基酸链在膜中来回穿插，有 7 个跨膜区段。氨基端和三个环在膜外（o1、o2、o3），与部分跨膜区段形成和配基结合的立体结构；三个环（i1、i2、i3）和羧基端在膜内，其中部分是和 G 蛋白偶联的部位。当配基和受体结合时，G 蛋白活化并把信号传给后续信号转导机制（例见图 2-3）
3	有酶结构的单次跨膜受体	都是一条氨基酸链单次跨膜的结构。膜外部分是配基结合部位，膜内部分有酶的结构域，多数是酪氨酸激酶，少数是丝氨酸/苏氨酸激酶，个别是鸟苷酸环化酶。配基结合时酶活化，导致效应酶的磷酸化。后续信号转导以 MAPK 为主（详见第三章）
4	无酶结构的单次跨膜受体	都是一条氨基酸链单次跨膜的结构。膜外部分是配基结合部位，膜内部分没有酶的结构域，配基结合引起受体分子构型变化，从而激活胞浆中的可溶性激酶，导致效应酶的磷酸化。后续信号转导以 JAK-STAT 为主（详见第三章）
5	核受体	没有跨膜区段，整个氨基酸链都在细胞内。它们的配基都是脂溶性物质，透过细胞膜而在细胞内和受体分子结合，结合后直接作用于细胞核的 DNA 链，各自对特定的基因表达起调节作用

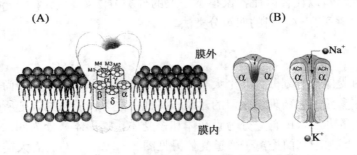

图 2-2 配基门控离子通道受体实例示意图

A 显示 5 个亚单位围绕中央管道，每个亚单位有 4 个跨膜区段（M1、M2、M3、M4）；

B 显示无配基结合时中央管道关闭（左），乙酰胆碱结合后中央管道开放（右）

（引自 Felig P，Frohman LA. Endocrinology and Metabolism. 4th ed. 2001. Fig 4-36 及 4-37）

二、亚类的划分

亚类的正确划分对掌握受体的规律也十分重要，显然也应当综合考虑结构、配基结合、信号转导三个方面。但是迄今为止，对有些大类的受体，亚类的划分还难于兼顾这三个方面，各家的意见也相差较大。亚类的编号是在类的编号后加点再加亚类的编号。

1. 第 1 类配基门控离子通道受体的亚类，国际药理学联盟 1998 年提出的亚类划分比较具体，列于表 2-2 供参考。1.1 亚类在膜外 N 端都是每 15 个氨基酸有 1 对半胱氨酸，而且每个亚单位都是由 4 个跨膜区段组成。1.2 亚类每个亚单位都是由 3 个跨膜区段和 1 个嵌膜区段组成（此处跨膜区段是从里到外或从外到里穿透膜结构，用 TM 表示；而嵌膜区段只

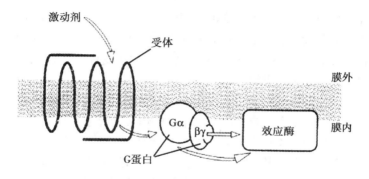

图 2-3　G 蛋白偶联 7 次跨膜受体示意图

(引自 Felig P, Frohman LA. Endocrinology and Metabolism. 4th ed. 2001. Fig 4-21)

是嵌入膜结构中而并未穿透,用 P 表示)。其余 1.3 亚类到 1.8 亚类分别是 6TM+P、2TM、2TM、2TM+P、12TM 和 10~12TM。实际上最重要的配基门控离子通道是前四类,最后两类是转运蛋白,是否应算作受体尚有不同看法。

表 2-2　国际药理学联盟 1998 年对受体亚类的建议

编号	受体亚类	配基特点及范围
1.1	Cys-环受体	胞外 GABA、甘氨酸、5-羟色胺、乙酰胆碱、谷氨酸(阴离子通道)
1.2	谷氨酸门控阳离子通道	胞外谷氨酸
1.3	相关于电压门控的阳离子通道	胞内环核苷酸、IP3
1.4	相关于非肽类配基门控 Na^+ 通道	胞外嘌呤类
1.5	相关于肽类配基门控 Na^+ 通道	软体动物分离到的肽类
1.6	相关于内向整流 K^+ 通道	胞内 ATP
1.7	相关于 ATPase 连接的转运蛋白	胞内 ATP
1.8	相关于氨基酸转运蛋白	胞外谷氨酸、多巴胺、5-HT 等

2. 第 2 类 G 蛋白偶联 7 次跨膜受体包括的受体最多,目前主要是根据配基及受体膜外的配基结合部位来划分亚类,有的划分为 5~6 类,有的则划分为 3 类。后者把很多受体都划分在一个亚类,不利于了解不同类型受体的特点。表 2-3 是 Felig P 和 Frohman LA 的建议。这些划分都没有涉及后续信号转导的特点,有待于进一步完善。

表 2-3　G 蛋白偶联 7 次跨膜受体的亚类

编号	配基	受体分子上配基结合部位的特点
2.1	小分子配基	跨膜区段近膜外部分缠结组成口袋,识别和结合配基
2.2	寡肽	跨膜区段和外三环共同组成口袋,识别和结合配基
2.3	多肽及蛋白质	较长的 N 端链参与跨膜区段和外三环,识别和结合配基
2.4	凝血酶	N 端一段被切除后参与跨膜区段和外三环,识别和结合配基
2.5	糖蛋白	特别长的 N 端与外三环共同识别和结合配基
2.6	Ca^{2+}、谷氨酸及 GABA	特别长的 N 端识别配基,并与外三环共同和配基结合

(引自 Felig P, Frohman LA. Endocrinology and Metabolism. 4th ed. 2001. Chapter 4)

3. 第 3 类有酶结构的单次跨膜受体的亚类，主要是突出酶结构的特点。依据受体分子的细胞内部分所具有的酶的特异性，通常可分为 3 个亚类，即有酪氨酸激酶结构的受体、有丝氨酸/苏氨酸激酶结构的受体及有鸟苷酸环化酶结构的受体。这样划分亚类，实际上也兼顾了信号转导机制，是比较合理的。

4. 第 4 类无酶结构的单次跨膜受体的亚类，不能根据膜内结构的差异分类，它们的膜内部分氨基酸链较短，不含激酶结构域，受体后的信号转导系统也没有明显的规律性可供分类，所以主要根据膜外部分来划分亚类。通常可分为第 1 类细胞因子受体和第 2 类细胞因子受体两个亚类。前者包括绝大多数的白介素受体、多数造血因子受体、经典激素中的生长激素及泌乳素受体，后者则主要是干扰素受体、肿瘤坏死因子受体和低亲和力神经生长因子受体。前者膜外部分是 1 条氨基酸链分成两段互成直角的 III 型纤连蛋白（fibronectin）样的 β 折叠结构，第一段上有 2 个二硫键，第二段上有 1 个保守的 WSXWS（色-丝-任意-色-丝）序列。这样的结构代表了一种特殊的配基结合部位，它们的二聚体形成一个口袋，特别适合和细胞因子配基的 α 螺旋结合（例见图 2-4）。第 2 类细胞因子受体膜外部分的 III 型纤连蛋白样的 β 折叠结构有一定变形，而且没有 WSXWS 序列，因此另成一个亚类。此外，有人主张第 1 类细胞因子受体还可分为简单型和复合型，后者膜外部分氨基酸链较长，含有附加结构如类似 IgG 或额外的类似 III 型纤连蛋白的结构。但是这种附加结构的作用有待进一步研究。

5. 第 5 类核受体分为以甾体类激素为配基和以非甾体类激素为配基两个亚类。这样的划分主要是根据配基的种类，但是也能表达功能上的一部分差异。例如，前者不与配基结合时常常和热休克蛋白结合，有相当一部分游离在细胞质中；后者通常不与热休克蛋白结合，即使不与配基结合，也存在于细胞核上。此外，两类受体和 DNA 结合的区段的氨基酸排列（P 盒和 D 盒）也不同。但是也有人提出，如果更多地考察受体的结构和功能，则甾体激素受体中的雌激素受体和其他甾体激素受体差别较大，例如氨基酸的同源性以及 DNA 结合域的氨基酸排列差别均较明显，应当另列，共分为 3 个亚类。这将在第三章中进一步讨论。

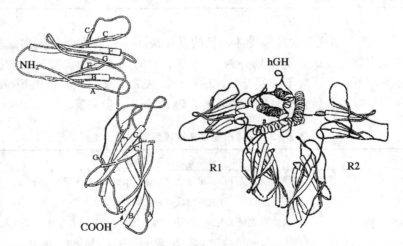

图 2-4 无酶结构的单次跨膜受体第 1 亚类的结构举例（生长激素受体，获自 X 线衍射）

左图为一个受体分子的膜外部分，两段 β 折叠结构互成直角，每段包括 7 个来回折叠；

右图为两个受体分子形成二聚体，中间是一口袋，一个 hGH 分子正好结合在其中

（引自 de Vos AM, et al. Science, 1992, 255: 306-312)

三、受体的型和亚型

一般来说，一种内源性配基的受体划分为一个型，并且以该配基的英文缩写后面加"受体（receptor）"作为受体型的名称，为了避免书写上的混淆，不赞成用缩写字母 R 来代表。例如肾上腺素 ADRα 的受体称为 ADRα receptor，阿片受体称为 OP receptor。实际上人们仍经常使用过去的习惯名称，例如 ADRα receptor 称为 α receptor，阿片受体称为 δ、κ、μ receptor。有些受体虽然是同一种内源性配基，但已有较充分的资料（例如氨基酸序列的同源性较低）证明有两类甚至三类差异较大的受体，则可分为两个或三个型。例如肾上腺素受体分为 α_1、α_2、β 三个型的依据见表 2-4。可以看出，在内源性配基基本相同的前提下，基因的接近程度及信号转导机制的接近程度对分型有很重要的意义。

表 2-4 α receptor 分为三个型的依据

分型	内源性配基	基因	偶联的 G 蛋白
α_1	NA≥Adrenaline	ADRA1C，B，或 D	$G_{q/11}$
α_2	Adrenaline > NA	ADRA2A，B，或 C	$G_{i/o}$
β	NA > 或 = 或 < Adrenaline	ADRB1，2，或 3	G_s

每一型受体又可分为若干亚型。只有内源性配基相同而氨基酸序列同源性很高的受体才可列为同一型的不同亚型。但是不同的亚型往往可以找到不同的高亲和力外源性配基，可以用来区别它们。亚型的名称是在受体型的名称后加下标，用 1、2、3 或 A、B、C 或 α、β、γ 等来区分，例如 β-肾上腺素受体分为 β_1、β_2、β_3 三种亚型，5-羟色胺 1 受体分为 $5-HT_{1A}$、$5-HT_{1B}$、$5-HT_{1D}$ 亚型，维 A 酸受体分为 RAR_α、RAR_β、RAR_γ 亚型等。同一型受体的不同亚型往往糖基化情况及受体拓扑学图形相似，但是组织或细胞分布往往不同，后续信号转导机制也往往有差异，这些都反映出亚型是生物进化过程中逐步形成的更为精细的调节机制，对疾病发病机制的认识及开发新药都很重要。例如，现在知道多巴胺受体有 5 种亚型，其中 D_1、D_5 和 G 蛋白中的 G_s 偶联，后续信号转导是激动腺苷酸环化酶，而 D_2、D_3、D_4 则和 $G_{i/o}$ 偶联，后续信号转导正好相反，是抑制腺苷酸环化酶。正是这一事实导致了对精神分裂症的新认识，认为不同亚型的平衡失调有很重要的作用，新的更有效的药物应是选择性地抑制 D_2、D_3、D_4 亚型和/或选择性地激动 D_1 和 D_5 亚型。又如，支气管平滑肌的 β-肾上腺素受体主要是亚型 β_2，而心肌主要是亚型 β_1，为了治疗支气管哮喘选用亚型 β_2 的选择性激动剂，以避免引起心脏方面的不良反应。因此，对亚型的研究成为当前认识疾病发病机制及开发新药很重要的方向。

应当指出，基因的高同源性对亚型的确定非常重要，很多受体的亚型是通过分子生物学的方法发现的。然而，基因序列确定后并不等于表达出来的蛋白质一定具有受体功能，最终还需通过放射配基结合分析和药理试验来确定亚型的地位。在这方面，外源性选择性配基的应用有十分重要的作用。

（贺师鹏　夏宗勤）

参 考 文 献

1. Humphrey PPA. The characterization and classification of neurotransmitter receptors. In: Trist DG, et al.

eds. Receptor classification. New York: The New York Academy of Sciences, 1997.

2. Barnard EA. Protein structures in receptor classification. In: Trist DG, et al. eds. Receptor classification. New York: The New York Academy of Sciences, 1997.

3. Kleuss CH, et al. Selectivity in signal transduction determined by gamma subunits of heterotrimeric G proteins. Science, 265: 10320.

4. Cloleman RAWL, et al. International Union of Pharmacology. Classification of prostanoid receptors: properties, distribution and structure of their receptors subtypes. Pharmacol Rev, 1994, 46: 205.

5. Bolander FF. Molecular endocrinology. 2nd ed. San Diego: Academic Press, 1994.

6. Wilson JD, et al (eds). Williams textbook of endocrinolocy. 9th ed. New York: Sauders, 1998.

7. Felig P, Frohman LA. Endocrinology and metabolism. 4th ed. New York: MacGraw Hil, 2001.

第三章　受体的结构和功能

目前已知的受体有上千种，每一种受体都有特定的配基，并且有特定的信号转导方式，引起细胞特定的功能变化。受体为什么有如此精密的调节作用？答案必须从多方面去寻找，其中很重要的一个方面是每一种受体蛋白的分子结构，也就是必须弄清楚受体蛋白的氨基酸排列和受体蛋白的立体结构与功能之间的关系。这不仅和了解正常受体功能有关，也和受体的功能异常有密切关系。这是研究受体结构和功能关系的第一层意义。

受体品种很多，如何分类是一个大问题，合理的分类既有利于掌握已知受体的功能特点，也有利于寻找目前尚未阐明的受体。合理的分类方法必须兼顾结构和功能。这是研究受体结构和功能关系的第二层意义。

当前蛋白质的研究已经成为分子生物学的又一重点，也就是说，在基本弄清人类基因组的前提下，对基因表达主要产物的研究，即蛋白质的结构和功能正在越来越受到重视。受体的功能明确，种类繁多，是研究蛋白质结构和功能的非常好的对象。这是研究受体结构和功能关系的第三层意义。

目前这方面的研究方兴未艾，资料还在不断积累。本章就已有知识把受体结构和功能的关系分为几大类作一简要叙述。

第一节　G蛋白偶联膜受体的结构和功能

一、G蛋白偶联膜受体结构上的基本特点

很多神经递质和激素的受体属于这一类。它们的基本结构特点是都有7个疏水区段。这些疏水区段以α螺旋的形式镶嵌在细胞膜中，把整条氨基酸链分隔成1个位于膜外的氨基末端区段、3个膜外环（o1、o2、o3）、3个胞内环（i1、i2、i3）及1个位于膜内的羧基末端区段（图3-1），故也称7次跨膜区受体（seven transmembrane segment receptors，7-TMSR）。又因在膜中来回穿插形状像蛇，也称蛇样受体（serpentine receptors）。更具特征性的是，它们都在膜内侧和G蛋白偶联，当激动剂作用于受体时，通过激活G蛋白，再通过受体后的信号转导机制把信号传递到效应器，引起细胞功能变化。

G蛋白偶联受体品种繁多。首先是神经递质的受体，除一部分离子通道型受体外，都属于G蛋白偶联受体，包括β-肾上腺素受体、α-肾上腺素受体、M-乙酰胆碱受体、多巴胺受体、5-羟色胺受体、组织胺受体、代谢型谷氨酸受体、腺苷受体等。其次是下丘脑激素（神经肽）的受体，包括促甲状腺素释放激素（TRH）受体、促性腺激素释放激素（GnRH，亦称LHRH）受体、生长激素释放因子（GHRF）受体、生长抑素（SRIF，即Somastatin）受体、促肾上腺皮质激素释放因子（CRF）受体、垂体腺苷酸环化酶激活多肽（PACAP）受体等。再其次是除生长激素和泌乳素以外的所有垂体前叶激素受体。此外还有很多其他肽类蛋白类激素以及前列腺素等生物活性物质的受体，包括其他一些神经肽的受体、某些经典激素的受体（如甲状旁腺激素受体）、大多数消化道激素的受体（如血管活性肠肽受体）、一些

局部激素的受体。

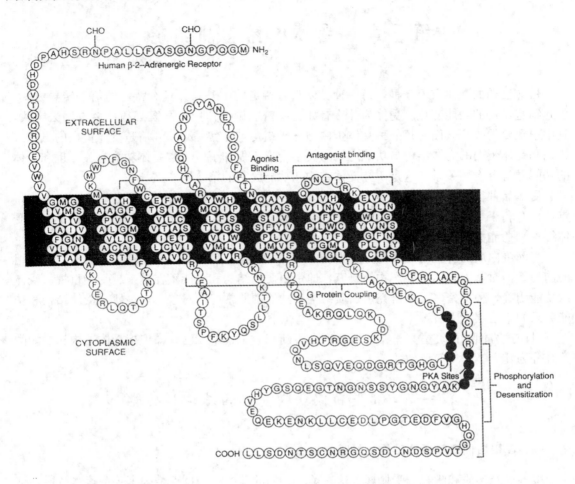

图 3-1　一个典型的 G 蛋白偶联受体分子（人的 β₂-肾上腺素受体）结构示意图

黑色区为细胞膜，其上为膜外，其下为膜内。每一圆圈代表一个氨基酸，其中的英语字母为氨基酸代码。o1、o2、o3 及 i1、i2、i3 分别表示外三环和内三环。NH₂ 和 COOH 代表氨基端和羧基端

（引自 Dohlman HG, et al. Biochemistry, 1987, 26：2657-2664）

二、G 蛋白偶联膜受体的配基结合部位

　　电镜观察显示：7 次跨膜区段并非作有规律的先后排列，而是互相缠结在一起，各有一小部分和外三环及氨基端链一起突出在膜的表面，中间形成一个"口袋"。用基因突变技术对多种受体进行的研究表明，激动剂结合位点包括几个跨膜区，所以推断，"口袋"是由几个跨膜区的膜外侧部分拼接而成的，激动剂则跨坐在口袋上，其分子的不同部分和不同跨膜区发生共价键结合或氢键结合，从而总体上形成三维结合。

　　实际上 G 蛋白偶联膜受体的膜外部分变化较多，和不同类型的内源性配基有密切关系（图 3-2）。对于小分子配基，如生物胺、核苷酸、前列腺素、乙酰胆碱等，主要由几个跨膜区形成的口袋与之结合（图 3-2A）；寡肽类配基需要胞外环的参与（图 3-2B）；蛋白类

配基分子较大，需要氨基端链的参与，凝血酶原受体比较特殊，在与受体结合时切除氨基端的部分氨基酸链（图 3 - 2C）；糖蛋白类激素分子很大，它们的受体也有一条特别长的氨基端链，是配基结合的重要部位，但是膜外环也很重要，共同组成配基结合部位（图 3 - 2D）。所以一般来说，氨基端链的长度和内源性配基分子的大小成正相关。但是有几个小分子内源性配基的受体比较特殊，有很长的氨基端链，该氨基端链在配基识别上有重要意义，它们是代谢型谷氨酸受体、GABA$_B$受体、Ca^{2+}受体。

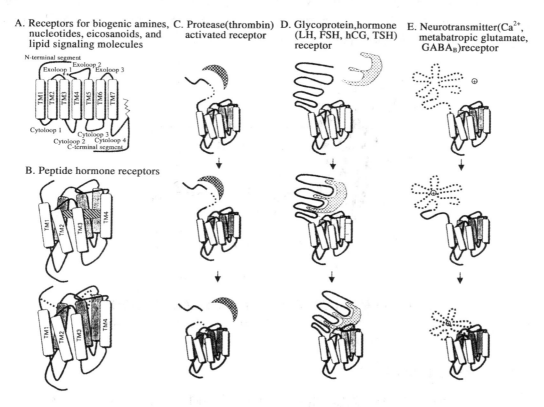

图 3 - 2　G 蛋白偶联膜受体不同亚类膜外结构示意图

显示与配基结合的结构特征

（引自 Felig P, Frohman LA. Endocrinology and Metabolism. 4th ed. 2001. Fig 4 - 21）

用基因突变技术还发现，拮抗剂的结合部位与激动剂不完全相同。一般是：它们只和激动剂结合位点中的一部分结构结合，所以结合后不起激动作用，却能阻断激动剂与受体的结合。例如，有报道，β-肾上腺素受体的激动剂结合位点包括Ⅱ～Ⅶ跨膜区段，但有的拮抗剂只和Ⅵ、Ⅶ区段结合。

三、受体与 G 蛋白偶联的部位

根据现有资料，受体和 G 蛋白偶联的主要部位是第三个内环 i3 和羧基端链的近膜段，特别是 i3 的最后 10～20 个氨基酸。失去这一部分就丧失与 G 蛋白的结合能力。G 蛋白方面则是 α 亚单位的羧基端链直接与受体偶联。该羧基端链同时也有与效应器偶联的部位。受体 i3 环这部分氨基酸序列是非保守区，不同受体差异甚大。鉴于不同受体可共用同一种 G 蛋白，多数学者认为，决定每种受体与何种 G 蛋白偶联的主要因素就不可能是氨基酸序列，很可能是受体分子这一部分的三维结构。

大多数属于本类的受体在其羧基端链近膜段上有一个半胱氨酸残基，通过疏基与一个棕榈酸分子结合，后者的烃链插在膜结构中，对受体分子的这部分结构起定位作用，可能有利于与 G 蛋白的偶联。G 蛋白也有两个和疏水链结合的位点，一个在 α 亚单位上的 N 端甘氨酸残基，通过其氨基与一个肉豆蔻酸（14 烷酸，Myristic acid）结合，另一个在 γ 亚单位的半胱氨酸残基，后者的疏基连接一个由 3 或 4 个异戊烯单元（isopentenyl unit）连成的疏水链，后者也插在胞膜中。这两个结构的主要功能可能是对 G 蛋白的空间位置起定位作用。显然，受体和 G 蛋白的相对位置对两者的偶联和脱偶联有重要意义（图 3-3）。

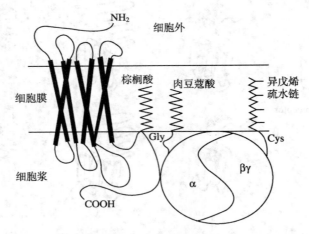

图 3-3　受体和 G 蛋白通过一些疏水链保持稳定的相对位置示意图
（引自 Watson S，Arkinstall S. The G-Protein Linked Receptor. 1995. p307）

四、G 蛋白的基本结构及功能

1. 天然存在的 G 蛋白是三聚体，由 α、β 和 γ 三个不同基因编码的亚单位组成。分子克隆技术表明，α 亚单位的分子具有多样性，至少有 17 种 G_α 基因，分子量为 39 000～52 000。目前根据 α 亚单位的氨基酸序列将 G 蛋白分成四大类，分别命名为 $G_{\alpha s}$、$G_{\alpha i}$、$G_{\alpha q}$ 和 $G_{\alpha 12}$，它们又各自有为数不多的几种亚型。已知的 β 亚单位有 4 种，分子量为 35 000～36 000。γ 亚单位有 6 种，分子量为 6000～10 000。这一类 G 蛋白分子量较大，通常称为大 G 蛋白，以区别于其他一类分子量较小的 G 蛋白，后者通常称为小 G 蛋白。

G_α 是与受体偶联，并向后续信息传递机制（如腺苷酸环化酶、磷脂肌醇系统等）输出信息的主要亚单位。通过基因突变、单克隆抗体阻断、选择性酶解等手段，发现 G_α 结构可划分为若干功能域（图 3-4）。基因突变及其他一些实验表明，从羧基端开始，首先是与受体偶联的部位，其次是与后续信息转导系统偶联的部位，氨基端则和 G 蛋白在胞膜上的定位以及与 βγ 亚单位的偶联有关。此外，G_α 上有几个高度保守区（在不同亚型中基本相同），推测可能是与 GDP/GTP 结合并起 GTP 水解酶作用的区域。

2. 受体依赖的 G 蛋白活化和失活：目前为大多数人所接受的 G 蛋白活化和失活的模式示意如图 3-5。G 蛋白的 α 亚单位具有 GTP 或 GDP 的结合位点。在静息状态时，G 蛋白的

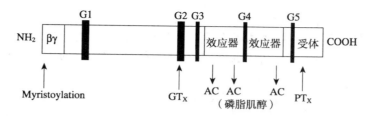

图 3-4 G_{αs}结构域示意图

标明了和受体偶联的区域、与效应器密切相关的区域、和 G_β 及 G_γ 偶联的区域。另外，G1~G5 代表高度保守的、和 GTP 水解酶作用有关的区域。Myristoylation 表示肉豆蔻酸连接的部位，CT_X 和 PT_X 分别代表霍乱毒素和百日咳毒素作用的部位

（引自 Watson S, Arkinstall S. The G-Protein Linked Receptor, 1995. p309）

α 链与 GDP 相结合（图 3-5 中的 1）。当激动剂与受体结合，引起胞膜内侧 G 蛋白三聚体的激活（图 3-5 中的 2）。首先释出 GDP，无活性的 G 蛋白转变成暂时空缺 GDP 或 GTP 的状态（图 3-5 中的 3）。GTP 随即结合到鸟苷酸结合部位，导致 G 蛋白活化（图 3-5 中的 4）。活化分两步进行，第一步是在 Mg^{2+} 存在的条件下，αβγ-GTP 构象转化为 α*βγ-GTP 复合物（图 3-5 中的 5），第二步是 α*βγ-GTP 复合物解离形成游离的 α*-GTP 和 βγ 二聚体，游离的 α*-GTP 在调控活化一系列效应器酶（effector enzymes）和离子通道（ion channels）中起主要作用（图 3-5 中的 6）。

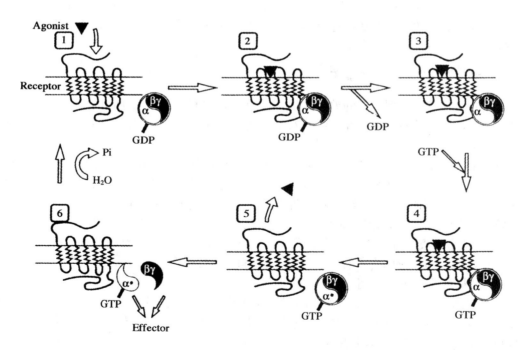

图 3-5 G 蛋白的活化和失活

（引自 Watson S, Arkinstall S. The G-Protein Linked Receptor. 1995. p301）

G 蛋白的 α 亚单位同时具有 GTP 酶（GTPase）的活性。所以，α*-GTP 形成并发挥生理效应后，随即被这种内源性 GTP 酶水解，终止调控效应器的能力，并导致 α-GDP 再与 βγ

二聚体偶联而形成 G 蛋白三聚体。GTP 酶的活性在这一反应中至少起两个关键性的作用：第一，GTP 的水解是不可逆的，使整个信息转导呈单向性。第二，GTP 水解有一个过程（解离速率常数为 $0.05 \sim 5 \text{min}^{-1}$），所以每个 $\alpha^* - GTP$ 分子形成后可使多个效应器酶分子激活，起信息放大作用。

G 蛋白的 β、γ 亚单位作用尚不很清楚。如上所述，γ 亚单位上有一个半胱氨酸残基与 G 蛋白的定位有关；$\beta\gamma$ 二聚体可促进受体与 α 亚单位的偶联，对激动剂促进受体磷酸化可能也有促进作用。最近还有资料表明，$\beta\gamma$ 二聚体可能也直接起某些信号传递作用。

五、G 蛋白偶联受体的磷酸化部位和糖基化部位

1. 磷酸化部位：大多数 G 蛋白偶联受体的胞内部分都有一个富含丝氨酸/苏氨酸的区域，或位于羧基端链，或位于 i3 环，在丝氨酸激酶的作用下，该区域容易磷酸化。磷酸化的结果是导致受体和 G 蛋白解偶联，是受体失敏的机制之一。没有该区域的受体，失敏往往很慢。有资料表明，棕榈酸酯的形成对受体的磷酸化有阻碍作用，因此可能还和受体失敏快慢有关。由于棕榈酸酯位于羧基端链的近膜段，对于磷酸化位点在羧基端链的受体，它的影响可能更大些。

2. 糖基化部位：本类受体和其他不少受体相似，在氨基端链上常连有几个糖基。实验表明，如果用糖苷水解酶将膜受体上的糖基除去，不影响配基-受体的结合，也不影响生物效应。但是如果用特殊的糖基化制剂抑制受体生成过程中的糖基化，或用基因突变法去除精氨酸糖基接受位点，则配基结合和生物效应都会受到严重影响。所以受体的糖基化是形成正常受体的过程所必需的，而不是已有受体发挥正常功能所必需的。一般认为，糖基化的作用是使受体分子在膜中正确折叠和定位。

六、受体亚型的结构、功能关系

G 蛋白偶联受体亚型之间的差别主要表现在对配基的亲和力不同。此外，有不少 G 蛋白偶联受体，它们的不同亚型在组织分布上不同。有些受体，不同亚型的受体后信息转导机制也不同。

现已基本肯定，大多数 G 蛋白偶联受体的配基结合部位主要由几个跨膜区靠近膜表面的部分组合而成。因此对亚型与配基亲和力的差异也主要从这些跨膜区的结构方面进行研究。尽管已经发现，个别氨基酸对结合特异性有重要影响（例如 D_2 受体的 Asp80 被取代后，结合特异性有明显变化），但有资料表明，几个跨膜区都参与决定亚型的特异性。例如，更换 β_2-肾上腺素受体Ⅰ、Ⅱ、Ⅲ、Ⅳ跨膜区中任何一个高度保守的氨基酸，都对配基结合特异性有显著影响。所以有人提出，亚型与配基结合的相对特异性是几个跨膜区共同决定的，三维结构可能有重要作用。

关于受体不同亚型和 G 蛋白偶联的特异性问题，已从受体的 i3 环和羧基端链及 G 蛋白羧基链两方面进行了一些研究，但进展不快。目前还只能说明，受体 i3 环的近羧基端部分氨基酸和 G_α 的近羧基端部分氨基酸有重要意义。根据现有资料，尚无法判断究竟是氨基酸序列还是三维结构对偶联的特异性起决定作用。

第二节　单一跨膜区、有激酶活性的受体

此类受体也称酶联受体（enzyme-linked receptors）。它们都具有相似的基本结构，亦即

都只具有一个跨膜区，把整个蛋白分子分为三个相连的部分：一个具有氨基末端的含配基结合位点的区段位于细胞膜外，一个疏水跨膜区段镶嵌在细胞膜中，一个具有羧基末端的区段位于细胞质中。胞浆区段有一段氨基酸链具有激酶的结构和功能，受体与激动剂结合使该区段的酶激活，从而把细胞外的信号传递到细胞内该酶的底物，引起功能变化。这种属于受体分子中的酶通常也称为受体酶。根据受体酶的性质，酶联受体又可分为酪氨酸激酶受体（使底物蛋白中的酪氨酸残基磷酸化）、丝氨酸激酶受体（使底物蛋白中的丝氨酸和苏氨酸残基磷酸化）、鸟苷酸环化酶受体（使 GTP 环化产生 cGMP）3 个亚类。

一、酪氨酸激酶受体

1. 酪氨酸激酶受体膜外部分的主要结构和功能：酪氨酸激酶受体的激动剂绝大多数是含几十个至百余个氨基酸的各种生长因子。受体则是含数百至一千多个氨基酸的糖蛋白。激动剂与受体结合后的主要生理效应是促进靶细胞的增殖。有些激动剂还有其他重要生理效应，如胰岛素对糖类和脂肪代谢的调节作用，但不是此类受体的通性。

酪氨酸激酶受体的膜外部分呈多样性，据此可以把酪氨酸激酶受体分为 4 个类型，它们的代表分别是：表皮生长因子受体（epidermal growth factor receptor，EGFR）、胰岛素受体（insulin receptor，IR）、血小板衍生生长因子受体（platelet derived growth factor receptor，PDGFR）和神经生长因子受体（nerve growth factor receptor，NGFR）。它们的结构示意图见图 3-6。酪氨酸激酶受体的功能主要是促进细胞增殖，包括增殖、修复、分化、存活等。EGFR 主要促进上皮细胞增殖，PDGFR 类受体主要促进结缔组织细胞和血管内皮细胞增殖，NGFR 类受体主要促进神经组织的生长发育、修复以及维持正常功能，IR 类受体则对各种组织的生长发育有广泛影响。细胞生长繁殖是复杂过程，其受体后的信号转导将在第四章讨论。

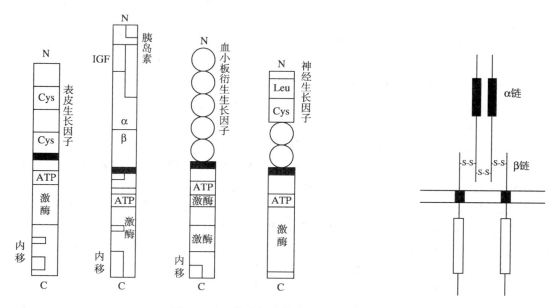

图 3-6 四种酪氨酸激酶受体结构示意图

左图上半部为膜外结构，下半部为膜内结构，中间黑色带为跨膜结构；右图显示两个胰岛素受体
分子由中间的二硫键形成稳定的二聚体

（引自 Bolander FF. Molecular Endocrinology. 1994. p152，略有删节）

EGFR 的膜外部分有两个富含半胱氨酸的区域，配基结合域就在它们的中间。通过基因克隆，发现人体内还有几个和 EGFR 有高同源性的基因，称为 HER2、HER3、HER4。它们的内源性配基和生理意义尚待深入研究。有报道，HER2 的配基可能是雌二醇，是后者引起快速反应时的受体，也有人认为 HER2 的内源性配基是一种分子量为 44 000 的糖蛋白，称为 heregulin，与 HER2 结合后有促进某些肿瘤细胞分化的作用。有待积累更多资料才能得出结论。

IR 的膜外部分也有富含半胱氨酸的区域，有一个二硫键把整个 IR 分成 α、β 两段，从氨基端起是 α 段，全部在膜外，富含半胱氨酸的区域就在 α 段。β 段则紧随其后，跨膜直到羧基端。胰岛素样生长因子受体（IGF-1R）的结构类似。它们的配基结合部位都在 α 段上富含半胱氨酸的区域，两种受体的这一段氨基酸序列有一定相同之处，但又不尽相同。基因突变实验表明，IR 需要另一段氨基酸序列的存在才能和胰岛素有高亲和力，所以两种受体各自对自己的配基有相对特异性。

PDGFR 代表另一类酪氨酸激酶受体的结构，除 PDGFR 外还包括纤维母细胞生长因子受体（FGFR）、血管内皮生长因子受体（VEGFR）、集落刺激因子-1 受体（CSF-1R）、角质细胞生长因子受体（KGFR）、干细胞生长因子受体（SCFR）等。它们膜外结构都由若干个免疫球蛋白样的结构组成，每一种受体的免疫球蛋白样环的数量和结构不同。基因突变实验表明，这种结构的破坏或缺损会明显影响配基的结合，所以这些免疫球蛋白样结构很可能就是配基结合部位。

NGFR 又代表另外一类酪氨酸激酶受体的结构，它们包括 NGFR、脑源性神经营养因子受体（brain derived neurotrophic factor receptor，BDNFR）和另一些神经营养因子（neurotrophins，NTs）的受体。它们的膜外结构除有几个免疫球蛋白样结构外，在近氨基端还包括一个富含亮氨酸和半胱氨酸的区域。缺损突变的实验发现，这个区域和配基结合密切相关。近年来发现，一种最初在胶质细胞中发现的因子 GDNF（glial cell line derived neurotrophic factor）实际上也可由多种其他神经元产生，它的受体比较特殊，包括一个 40 000 的膜外小肽 $GFR_{\alpha 1}$ 和一个 150 000 的含酪氨酸激酶域的跨膜多肽 Ret。两者在没有配基结合时可能并不连接在一起，但是当 GDNF 和 $GFR_{\alpha 1}$ 结合后，两者就连接起来，发挥一个完整酪氨酸激酶受体的作用。有人因为结构上差异较大，主张应该把这种受体和 NGFR 分开，另列一类。

以上四个类别的受体都属酪氨酸激酶受体亚类，它们和配基结合时都形成二聚体。其中的 IR 和 IGF-1R 更是由二硫键形成稳定的二聚体，即使没有配基时也是二聚体（图 3-6 右）。此外，目前认为，酪氨酸激酶受体都是单基因受体，也就是不存在不同的亚型。

2. 膜内酪氨酸激酶活性结构域：这是酪氨酸激酶受体最主要的特征，存在于胞浆区段，包括一个 ATP 结合位点和一个具有酪氨酸激酶活性的结构域，后者在有的受体可能分散为两个邻近的区域。由于是受体分子的一部分，所以也称受体酪氨酸激酶（receptor tyrosine kinase，RTK）。RTK 平时处于无活性或低活性状态，当激动剂与受体结合，就使受体发生二聚化，伴随构象变化，如果此时有 ATP 结合在 ATP 结合位点，则 RTK 发生自身磷酸化。一般认为主要是交叉作用，即一个受体分子上的激酶使另一个受体分子磷酸化。磷酸化的部位是其中的酪氨酸残基。这时，受体就能被胞浆中一类含 SH2 结构域的底物分子识别并与之相互结合，结合的结果是将 RTK 被激活的信号传递到胞浆中可溶性底物，使底物中的酪氨酸残基发生磷酸化，由此引发一系列生化反应，最终导致细胞功能变化，其中最重要的是通过连接物蛋白 Grb2 或 IRS-1 触发 Ras-MAKP 通路（见第四章）。

　　SH2 结构域（Src homology 2 domain）最初是在 Src 蛋白中发现的一段约 100 个氨基酸的保守性序列，而后在很多信号传递的蛋白质中也陆续发现。它们本身没有酶活性，但是能识别含磷酸化酪氨酸的蛋白质分子并与之结合，将其信号传递给其他分子，也就是在蛋白质-蛋白质间起中间媒介作用。因此含 SH2 序列的蛋白质常被称为连接物蛋白（adaptor protein）。不同的酪氨酸激酶往往连接物蛋白不相同，这是因为它们和酪氨酸的结合还受临近几个氨基酸的制约（图 3-7）。例如，EGFR 的连接物蛋白主要是 Grb2，而 IR 的连接物蛋白主要是 IRS-1。

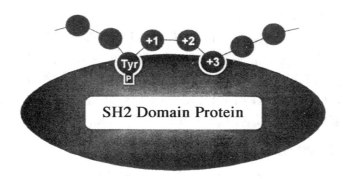

图 3-7　酪氨酸蛋白和含 SH2 结构域蛋白的相互作用

酪氨酸的磷酸化是高亲和力的前提，+1、+2、+3 位置上的氨基酸（常是甲硫氨酸或支链氨基酸）则和结合特异性有关。其他几个邻近的氨基酸对特异性也有一定影响

（引自 Kahn CR, et al. William's Endocrinology. 9th ed. 1999. p122）

　　3. 膜内其他磷酸化部位：酪氨酸激酶受体除激酶活性区可被磷酸化而改变其激酶的活性外，在膜内部分还有其他一些部位可被磷酸化，有的部位磷酸化后使酪氨酸激酶的活性提高，有的部位磷酸化后反而使酪氨酸激酶的活性降低，还有的部位磷酸化和受体内移有关。以 EGFR 为例（图 3-8），在临近细胞膜处有两个磷酸化位点，一个可被 PKC 磷酸化，磷酸化的结果使受体的酪氨酸作用减弱；另一个可被 MAP 激酶磷酸化，和受体的内移有关。又如 S-1046 和 S-1047 可被钙调蛋白激酶 II 磷酸化，磷酸化的结果使酪氨酸激酶的活性降低。反过来，Y992 是磷脂酶 C（γ亚型）的结合位点，EGFR 活化后可以使磷脂酶 C（γ亚型）和 PI3（phosphoinositide 3）激酶磷酸化而活性加强。磷脂酶 C、PKC、钙调蛋白激酶 II 等都是其他受体的重要信号分子，所以以上现象是各种受体互相影响、互相制约的实例。IR 和 IGF-1R 的胞内部分也有另外一些磷酸化位点，有的和受体内移及葡萄糖转运有关（如 Y1162 和 Y1163），有的和促生长及 DNA 合成有关（如 Y1146）。点突变实验发现，如果这些部位的酪氨酸被其他氨基酸取代，则将丧失有关功能。

　　4. 其他：实验表明，每一种酪氨酸激酶受体都在近羧基端有 1～2 个区域和细胞内移有关，内移的结果是导致受体失活，详见第一章第五节"受体的调节"。

　　前已述及，每一种酪氨酸激酶受体通常只有一个基因序列，不存在亲和力不同的亚型，但多点饱和结合实验有时可以得到高、低两种亲和力，Scatchard 作图是一条向上凹的曲线，这在胰岛素和 IR 的结合尤为明显。目前的解释是存在着负合作现象，亦即胰岛素和 IR 形成的复合物越多，解离速率常数越高（解离平衡常数越大）。也有人认为是由于部分胰岛素

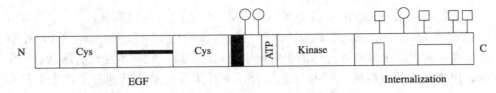

图 3-8 表皮生长因子受体结构示意图

边上的小圆圈或方块代表其他磷酸化部位

(引自 Bolander FF. Molecular Endocrinology. 1994. p152)

降解，降解的胰岛素亲和力有变化。

此外，神经生长因子类受体的低亲和力结合属于一种特殊现象，是由一种称为低亲和力神经生长因子受体（LNGFR）造成的。LNGFR 是一种分子量约为 75 000 的分子，其分子结构接近 Ⅱ 类细胞因子受体，而和前述的高亲和力神经生长因子受体有很大区别。它和各种神经营养因子的亲和力几乎相同，但是比高亲和力受体低 2～3 个数量级，而且本身并没有激酶活性。迄今为止，LNGFR 的作用尚不清楚，一般认为，它能使高亲和力受体的活力提高或维持在高水平状态（易与配基结合或更易发生自身磷酸化）。

二、丝氨酸/苏氨酸激酶受体

丝氨酸/苏氨酸激酶受体的总体结构与酪氨酸激酶受体相仿。配基结合部位位于膜外富含半胱氨酸的区域，胞内部分含 ATP 结合位点和激酶区，激酶的底物是丝氨酸残基及苏氨酸残基，对酪氨酸残基无作用。目前已知的丝氨酸激酶受体仅有少数几种：β-转化生长因子（TGF-β）、activin 及 anti-Mullerian hormone 的受体（后两者的激动剂都是睾丸产生的激素）等。

TGF-β 可由多种细胞产生，受体在全身有广泛分布，具有促进细胞分化的作用，因此近年来备受肿瘤研究者的关注。受体分子有三个亚单位（Ⅰ、Ⅱ、Ⅲ）。根据现有资料，对Ⅲ的看法分歧较大。有的人认为必须有Ⅲ的参与受体才显示高亲和力及高特异性，有的人则认为这方面的证据尚不充分。Ⅰ的存在使受体具有抑制细胞过度生长的作用，Ⅱ主要促进细胞外基质的合成和激活转录因子 Jun。但是Ⅰ并不直接和配基结合，而是在Ⅱ和配基结合并磷酸化后，与Ⅱ形成寡聚体。TGF-β 受体只是在形成寡聚体后，才能有效地向后续的信号转导系统发出信息（图 3-9）。这些现象提示，TGF-βR 各亚单位胞内部分偶联的丝氨酸激酶可能不全相同。在后续信号转导中，一种称为 Smad 的蛋白质起着重要作用，能将信号传递到细胞核引起细胞分化方面的反应。

三、鸟苷酸环化酶受体

鸟苷酸环化酶有两类。一类是可溶性的，存在于细胞质中，主要是 G 蛋白偶联受体的受体后信号转导的一个环节，将在第四章中讨论。另一类是一种单跨膜区膜受体的组成部分，此处讨论的是这一类。此类受体的总体结构也与酪氨酸激酶受体相仿，包括含氨基末端的膜外部分、含羧基末端的胞内部分及连接这两部分的单一疏水跨膜部分。迄今为止已知的含鸟苷酸环化酶的膜受体只有一种，即心钠素受体（ANFR）。心钠素（atrial natriuretic factor，ANF）由心房在过度扩张时产生，是约含 30 个氨基酸的肽，其主要作用是引起排钠性利尿效应。脑组织能产生一种与心钠素相似的物质，称脑钠素（CNF），其生理意义尚待研

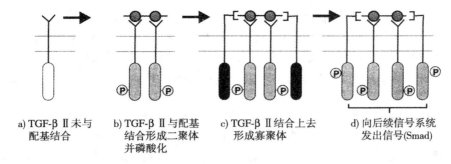

a) TGF-β Ⅱ 未与　　b) TGF-β Ⅱ 与配基　c) TGF-β Ⅱ 结合上去　d) 向后续信号系统
配基结合　　　结合形成二聚体　　形成寡聚体　　发出信号(Smad)
并磷酸化

图 3-9　TGF-β 受体自身磷酸化并形成寡聚体向后续信号转导系统发出信号的示意图

(引自 Felig P，Frohman LA. Endocrinology and Metabolism. 4th ed. 2001. Fig 4-42，略有修改)

究。ANFR 分子的胞内部分有两个相邻的区域：近羧基端是具有鸟苷酸环化酶（GC）活性的功能域，近跨膜部分的区域则是起调节作用的功能域，受体未激动时该部分对环化酶活性有抑制作用，受体激动时 ATP 结合到调节区，解除其对 GC 的抑制作用。GC 激活后能促进 GTP 转化为 cGMP，后者激活 PKG。PKG 是多底物的蛋白激酶，能促进多种蛋白质磷酸化，并能通过减少 IP_3 形成而降低胞浆 Ca^{2+} 浓度。ANFR 的利尿作用可能是 Ca^{2+} 浓度降低引起肾小球入球动脉扩张的结果。

第三节　与胞浆内可溶性酪氨酸激酶偶联的受体

这一类受体的配基包括绝大多数细胞因子（cytokines）和造血因子（hematopoietic growth factors），经典激素中的生长激素和泌乳素的受体在功能上和结构上有类似之处，也归于这一类。它们的共同特征是：只有一个疏水的跨膜区段，受体分子本身没有激酶活性，主要激活胞浆内某些可溶性酪氨酸激酶引起后续信号传递和生物效应。它们膜外配基结合部位的结构都类似纤维结合素（fibronectin）第 3 型的基本结构，所以也称 fibronectin 样受体。纤维结合素第 3 型是一条氨基酸的 β 螺旋链，有 6 个转折，使一条链分为 7 段基本平行的往返结构，并由二硫键起稳定作用，从而形成与细胞或肝素结合的界面。本类受体的膜外部分大多数包含这样的结构，有的较典型，有的有一定变异。本类受体与相应的配基结合后，都是通过信号转导系统影响某一种或某些基因的转录。例如生长激素受体激动后引起骨骼生长，白介素-2 受体激动后促进 T 细胞繁殖，促红细胞生成素受体激动后促进红细胞发育繁殖等。

根据膜外结构，可将本类受体分为两个亚类：Ⅰ型和Ⅱ型。前者包括大多数细胞因子受体，膜外结构有典型的纤维结合素样结构；后者的膜外结构有一定变异，主要包括干扰素受体、肿瘤坏死因子受体及低亲和力神经营养因子受体。Ⅰ型又因膜外是否有附带结构而分为简单型和复合型。

一、膜外结构和功能

1. 简单型Ⅰ型细胞因子受体：由两条 β 链相连而成，在近氨基端有半胱氨酸形成的二硫键，对两链之间形成的直角起稳定作用。在近羧基端则有一个保守的色氨酸/丝氨酸结构（WSXWS，其中 X 可以是任何氨基酸），称为 WS 盒，少数几种受体略有变异，如 IL-3R 第一个氨基酸是 L，生长激素受体是 YGXFS。WS 盒的意义迄今未阐明，只知道如果有缺损则配基结合能力将明显降低。通常此类受体以二聚体的形式存在，形成一个"口袋"，中心是配基结合部位，配基分子可插入其中与受体结合，但是不同受体和不同配基的结合位点不同（图3-10）。目前已发现的此类受体很多，它们在氨基酸序列上无明显同源性，但均有上述结构。其中的生长激素受体已由 X 射线衍射分析进行较详细的研究，可参见图2-4。

2. 复合型 I 型细胞因子受体：少数细胞因子受体除也有上述简单型的结构外，还有附带结构，如 IL-3Rβ、IL-6R 等。附带结构可以是上述简单型结构的重复，也可以是类似免疫球蛋白的结构，或一段 fibronectin 第 3 型基本结构。这些附带结构的作用不明，可能与此类受体的激动剂大多是较复杂的大分子有关。

3. II 型细胞因子受体：膜外结构虽也有类似的往返转折的 β 螺旋链，但有一定变形。每个 β 螺旋链由 4 个转折分为 5 个平行段，再由 4～6 个 β 螺旋链直线相连。这种受体也形成二聚体，与配基结合时把配基的蛋白分子包在中间，TNF（tumor necrosis factor）受体的两种亚型（α、β）、IFN（interferon）的两个亚型（α/β、γ）、IL-10 的受体及 NGF 的低亲和力受体属于这种结构。图3-11 是 TNF 受体膜外部分的结构示意图。

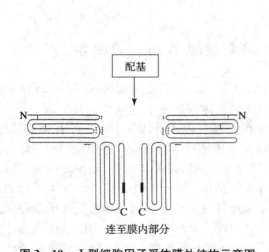

图 3-10　I 型细胞因子受体膜外结构示意图

近 N 端的直线表示二硫键，近 C 端的黑色小方块代表 WS 盒，主要结合位点用星号标出

（引自 Bolander FF. Molecular Endocrinology. 1994. p170，略有修改）

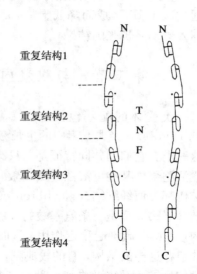

图 3-11　TNF 受体膜外部分的结构示意图

（引自 Bolander FF. Molecular Endocrinology. 1994. p171）

二、膜内结构和功能

1. 寡聚化：最近几年的研究表明，大多数细胞因子的受体除以二聚体的形式与配基结合外，在与配基结合的过程中往往要进一步聚合成寡聚体才能发挥正常作用。例如 IL-2R 在发挥作用时形成四聚体，IL-6R 是六聚体。从寡聚体的角度来看，前述的膜外结构主要是指 α 亚单位，α 亚单位的主要作用就是和配基结合，决定受体对配基的选择性，提高对特异配基的亲和力，它的胞内部分往往很短，对信息传递不起重要作用。其他亚单位的名称尚未

规范化，在不同场合被称为β、γ、gp130（糖蛋白130）等。除α亚单位外，其他亚单位的膜外部分研究不多，一般认为它们或者和配基无亲和力，或者亲和力不强，它们的主要作用是在配基与α亚单位结合后，接受α亚单位传递的信息，再传递给后续信息分子。已经发现，几种受体可共用一种γ、β或gp130亚单位，只是α亚单位各不相同。以上仅是本类受体中居多数的情况，由于这方面的研究起步较迟，尚有不少受体的情况未阐明。

2. 可溶性酪氨酸激酶的激活：本类受体与配基结合并形成寡聚体的生物效应主要是促进造血细胞和免疫细胞的分化、活化和增殖。很多研究表明，这种作用是通过受体被激动后激活靶细胞内的可溶性酪氨酸激酶来实现的。受体本身并无激酶活性区，但是在胞内近细胞膜处有两个保守区域，称为Box1（一段富含脯氨酸的氨基酸序列）和Box2（一段富含带电荷氨基酸的序列），与可溶性酪氨酸激酶的激活有密切关系。当配基和细胞因子受体结合并引起受体寡聚化时，Box1和Box2就对JAK有高亲和力。JAK是Janus Kinase的简称，是一组可溶性酪氨酸激酶。STAT是信号转导和转录活化因子（signal transducer and activator of transcription）的简称，含SH2功能域，也能被磷酸化。与Box1和Box2的结合使JAK磷酸化而呈现高活性，其结果是使STAT磷酸化，磷酸化的STAT随即引起后续信号转导（图3-12）。

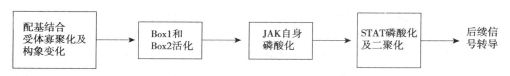

图3-12　细胞因子受体与配基结合后的JAK-STAT通路示意图

细胞因子受体与配基结合后也能通过Ras-MAKP通路引起基因表达的变化，但是细胞因子如何引起这一通路的活化尚无定论。有人认为，可能也是Box1和Box2与JAK起重要作用，通过JAK使受体寡聚化复合物上另一些酪氨酸残基磷酸化，能被一种含SH2的称为Shc的连接物蛋白所识别，然后Shc上的酪氨酸就被磷酸化并把信号传给下游分子如Grb2。

上述两条途径的后续效应还涉及其他很多酶，现在看来很多都属中间信号分子，有的将在第四章涉及，此处不再详述。

第四节　离子通道受体

离子通道受体的主要特征是：受体蛋白本身组成一个跨膜的离子通道，通道的开或关控制一些离子的跨膜流量，并通过改变细胞内离子浓度影响细胞功能。通道的开关则由配基与受体的结合或解离控制。本类受体可分为若干亚类，此处仅择要介绍其中最重要的Cys环类离子通道受体及谷氨酸调控的阳离子通道受体。此外，在本节的最后还将简要述及和G蛋白偶联的离子通道。

一、Cys环类离子通道受体

1. 此类受体包括大多数重要的配基门控离子通道受体，见表3-1。

表 3-1 主要的 Cys 环类离子通道受体

受体名称	主要分布范围	通道开放效应	受体被激动时的主要效应
N-乙酰胆碱受体	中枢神经系统中分布广泛	Na^+ 内流，K^+ 外流，Ca^{2+} 内流	中枢神经系统兴奋
	神经肌肉接头后膜		骨骼肌收缩
	交感、副交感神经突触后膜		神经节节后神经元兴奋
$GABA_A$ 受体	中枢神经系统中分布广泛	Cl^- 内流	中枢神经系统抑制
甘氨酸受体	脊髓和脑干	Cl^- 内流	脊髓和脑干抑制
$5-HT_3$ 受体	外周神经元	Ca^{2+} 内流	外周神经元兴奋

注：①以上受体都以内源性配基命名，故受体名称中的化合物即为相应的内源性配基

②$GABA_A$ 受体与所谓"安定受体"的关系目前尚无最后结论。过去提出脑中有"安定受体"，但未找到内源性配基，现知 $GABA_A$ 受体的某些亚单位也能与安定结合，所以很可能"安定受体"就是 $GABA_A$ 受体或是 $GABA_A$ 受体的一部分

③对中枢神经系统，GABA 和甘氨酸受体被称作抑制性受体，谷氨酸受体（属第 2 亚类）被称作兴奋性受体

④各种通道开放的效应：Na^+/K^+ 通道：Na^+ 内流，K^+ 外流→膜电位↓→细胞兴奋性↑（快）；Cl^- 通道：Cl^- 内流→突触后膜超极化→细胞兴奋性↓；Ca^{2+} 通道：Ca^{2+} 内流→膜电位↓→细胞兴奋性↑（慢）→胞浆 Ca^{2+} ↑→Ca^{2+}-CaM↑→生化反应

⑤GABA 受体和谷氨酸受体都另有一种亚型属 G 蛋白偶联受体，表中未列出

2. Cys 环类离子通道受体分子的结构和功能：此类受体的结构有很多相似之处，都由几个亚单位形成稳定的多聚体。各亚单位平行竖立围成一个中央细管穿插在细胞膜中，形成喇叭口状的膜外部分、带中央管道的跨膜部分及胞内部分。每个亚单位由 4 个 α 螺旋（M1、M2、M3、M4）组成，来回穿插通过细胞膜，最后的羧基端很短且在膜外。它们在近氨基端处都有一对半胱氨酸形成二硫键，几个亚单位围绕成一个半胱氨酸环，所以统称为 Cys 环类，见图 3-13。

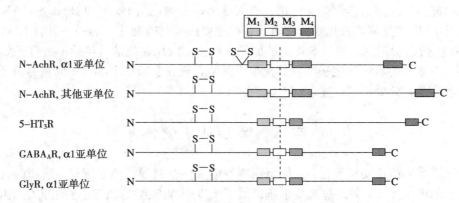

图 3-13 Cys 环类各亚单位的一些共同特点

$GABA_A R$ 和 GlyR 仅显示了 α1 亚单位，其他亚单位类似，$5-HT_3 R$ 目前仅发现一种亚单位

（引自 Nestler EJ, et al. Molecular Neuropharmacology. 2001. p205）

受体的周围是双层磷脂的不透水膜结构，受体的中央管道则是亲水结构，开放时可以让离子通过。下面以 N-乙酰胆碱受体为主做进一步说明。

电鳐的电器官富含 N-乙酰胆碱受体，通过增溶、配基（α 银环毒素）亲和层析、高效液相分离等，得到高度浓集的 N-乙酰胆碱受体标本。SDS-PAGE 分析得到 4 个条带，分子量

分别是 40 000、48 000、58 000、64 000，分别定名为 α、β、γ、δ。它们的摩尔比接近 2：1：1：1，表明受体分子是 $\alpha_2\beta\gamma\delta$ 五聚体。这和高等动物的神经元 N-乙酰胆碱受体的 $\alpha_2\beta_3$ 略有差异，而在神经肌肉接头的 N-乙酰胆碱受体则是 $\alpha_2\beta\gamma\epsilon$（ε 与 δ 在氨基酸序列上有一定差别）。

用分子克隆技术分别得到各亚单位的 cDNA，推断出各自的氨基酸序列，发现它们有很高的同源性，而且都有 4 个疏水区段。据此推断，每个亚单位都由 4 个 α 螺旋（分别称为 M1、M2、M3、M4）连接形成（参见图 2-2）。进一步分析各条 α 螺旋的氨基酸序列，发现 M2 螺旋虽与其他螺旋一样有较强疏水性（含较多脂溶性残基），但每隔约 4 个氨基酸有 1 个亲水残基（侧链带电荷）。由于 α 螺旋平均每绕一圈的氨基酸数正好接近 4 个（精确的数字为 3.6 个），所以公认的模型是：每个亚单位的 M2 螺旋都面向中央管道（电子显微镜下估计其内径约为 1.5～2.0nm），组成管道的壁，使管道具备较强的亲水性，开放时有利于水和离子的进出。配基结合引起通道开放，显然和中央管道壁的立体构型发生变化有关。

3. 类似的研究发现，其他属于 Cys 环离子通道受体的结构和 N-乙酰胆碱受体有很多相似之处，$GABA_A$ 受体是 $\alpha_2\beta_2\gamma$ 或 $\alpha_2\beta\gamma_2$ 五聚体，甘氨酸受体可能是 α_5 或 $\alpha_3\beta_2$ 五聚体，$5HT_3$ 受体是 α_5 五聚体。各亚单位也都有 α 螺旋结构和中央管道。它们的亚单位和 N-乙酰胆碱受体都有一定程度的同源性。此外，一种昆虫中的谷氨酸受体也是阴离子通道，结构也和 N-乙酰胆碱受体相似。

4. 进一步分析表明，两个 α 亚单位的膜外部分各有一个配基结合位点。N-乙酰胆碱受体的点突变实验表明，这两个结合位点的核心部分很可能位于近 M1 螺旋的氨基端链上，包括 185～196 位的氨基酸区段。在喇叭口的外缘向内，在管道最狭窄处的 M2 螺旋向管道中央的一面上正好是两个疏水氨基酸（V^{255} 及 L^{251}），很可能起一种闸门的作用。如果用亲水氨基酸取代这些疏水氨基酸，则通道在关闭时出现泄漏现象。向最狭窄处的外侧是亲水的酸性氨基酸（E^{262}），这不仅提供了一个亲水的环境，而且可能和通道的离子选择性有关（甘氨酸受体及 $GABA_A$ 受体的氯离子通道在此处是碱性或中性残基）。在上述疏水圈的下面，仍是管道最狭窄处，有两圈丝氨酸/苏氨酸（氯离子通道是一圈），目前认为可能是起一种对离子大小进行甄别选择的作用。再向内侧又有两圈酸性（甘氨酸受体及 $GABA_A$ 受体是碱性或中性）残基，可能也是起一种对离子进行甄别选择的作用。N-乙酰胆碱受体的示意图见图 3-14。

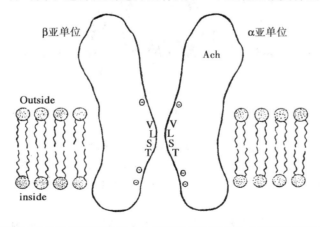

图 3-14　N-乙酰胆碱受体纵切面显示靠中央管道的 M2 亚单位在近最狭窄处几个氨基酸的排列

（引自 Bolander FF. Molecular Endocrinology. 1994. p179，略有修改）

二、谷氨酸阳离子通道受体

谷氨酸离子通道受体是体内最主要的配基门控阳离子通道。过去分为 3 种，分别按各自的非内源性高亲和力激动剂而称为使君子酸（quisqualic acid）受体（或以使君子酸类似物 amino-3-hydroxy-5-methylisoxazole-4-propionic acid 命名为 AMPA 受体）、红藻酸（kainate，KA）受体及 N-甲基-D-门冬氨酸（N-methyl-D-aspartate，简称 NMDA）受体。前两者有很多相似处，所以现在也有人倾向于仅分两类，前两类合称非 NMDA 受体。它们在中枢神经系统都有广泛分布，在激动剂作用下对神经元起兴奋作用。非 NMDA 受体兴奋主要是促使 Na^+ 内流和 K^+ 外流，NMDA 受体除对 Na^+/K^+ 有类似作用外，还对 Ca^{2+} 有显著的促进内流作用。非 NMDA 受体和 NMDA 受体的内源性配基都是谷氨酸。

1. 结构上的亚单位：基因克隆发现，AMPA、KA、NMDA 三种受体至少有 15 种亚单位，AMPA 受体是 $GluR_1 \sim GluR_4$，KA 受体是 $GluR_5 \sim GluR_7$ 及 KA_1、KA_2 受体，NMDA 受体是 NR_1 及 NR_{2A}、NR_{2B}、NR_{2C}、NR_{2D-1}、NR_{2D-2}。它们的分子量都在 100 000 左右，组内同源性分别达到 50%～70%。目前认为，每种受体基本都是由不同亚单位组成的五聚体。

2. 此类受体结构上最大的特点是：每个亚单位由 3 个跨膜区和 1 个嵌膜区组成。所谓嵌膜区，就是有一段氨基酸链嵌入膜结构，但是没有透过膜从另一侧穿出，而是中途折回到同一侧膜外，再连到后面的一个跨膜区。在谷氨酸受体，嵌膜区就相当于 Cys 环受体的 M2，而谷氨酸受体的 M2 和 M3 则相当于 Cys 环受体的 M3 和 M4，羧基端则在膜内（图 3-15）。正因为如此，整个中央孔道壁的氨基酸排列也和 Cys 环受体有较大差别，迄今没有完全阐明。

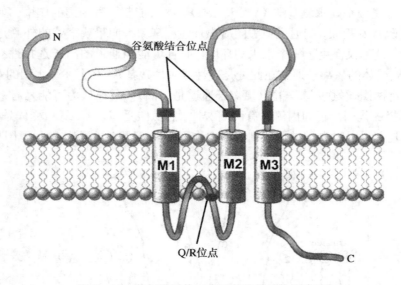

图 3-15 谷氨酸受体一个亚单位的结构示意图

M1 和 M2 间是嵌膜段。氨基段较长，与胞外环都是配基结合所必需的，Q/R 是 AMPA 受体上发现的一个关键性氨基酸，AMPA 受体必须至少有一个亚单位上该氨基酸是精氨酸才能防止 Ca^{2+} 的通过

3. NMDA 受体的特点：NMDA 受体有一个与其他任何受体都不同的特点，就是配基结合区有两个结合位点，必须有两个不同的配基同时结合才能被激动，一个主要的激动剂是

谷氨酸，另一个协同的激动剂是甘氨酸（图 3-16）。两者单独都不能引起受体的激动效应。为什么需要甘氨酸的协同作用从原理上还没有合理的解释，但是已经有证据表明，甘氨酸结合位点是某些 NMDA 受体调节药物的作用靶点。

三、和 G 蛋白偶联的离子通道

有不少报道提出，在神经细胞，有多种 G 蛋白偶联受体与激动剂结合时会出现 K^+ 通道的活化，K^+ 外流增快而引起超极化。这些受体偶联的 G 蛋白绝大多数属于抑制 AC 的类型，包括腺苷受体 A_1、肾上腺素受体 α_2、$GABA_B$ 受体、5-羟色胺受体 $5-HT_{1A}$、多巴胺受体 D_2、生长抑素受体、阿片受体 μ 和 δ 等。由于①无受体专一性，②对同一种细胞各种受体的激动剂所引起的最大反应相仿，③一种受体的激动剂引起最大反应后其他受体的激动剂即不起作用，④这种作用可被百日咳毒素（PTX）阻断，目前多数意见认为这种 K^+ 通道是和 $G_{\alpha i}$ 或 $G_{\alpha o}$ 偶联的，受体激活后由这一类 G 蛋白介导。另有报道，上述能激活 K^+ 通道的受体激动剂也能影响多种神经细胞和腺细胞的 Ca^{2+} 通道，但作用和对 K^+ 通道的作用相反，是抑制 Ca^{2+} 通道。这种作用也能被 PTX 阻断，所以被认为也是通过 $G_{\alpha i}$ 或 $G_{\alpha o}$ 介导的。但抑制 Ca^{2+} 通道和激活 K^+ 通道是否同时发生迄今很少报道。

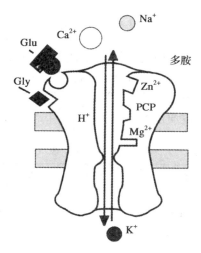

图 3-16　NMDA 受体示意图

显示多种结合位点，PCP 即 MK-801，为 Phencyclidine 的缩写

（引自 Felig P, Frohman LA. Endocrinology and Metabolism. 4th ed. 2001. Fig 4-38，略有补充）

第五节　核受体

核受体与膜受体有很大区别。最主要的是，它们不在细胞膜上，而是在细胞核上，而且和核内特定的 DNA 相结合，通过这种结合影响遗传信息的转录。此类受体往往在细胞质中也能测到，目前认为这是因为当它们未与配基结合时，对核的亲和力较低而解离下来的缘故，从本质上看，不应认为是"浆受体"。由于核受体本身不在细胞表面，其内源性配基和外源性配基都必须透过细胞膜才能起作用，因此必然有不同程度的脂溶性。

本类受体的内源性激动剂主要影响靶细胞的生长、发育和分化等，有的又通过靶细胞表现出更广泛的生理效应（例如甲状腺激素能促进其他激素或递质受体的生成）。所以本类受体的作用，其核心是特异性地调节基因表达。但也不排除有些配基（如甲状腺激素和维生素 D_3 即 1,25-二羟基胆钙化醇）进入细胞后可能有部分作用不通过相应的受体实现。

已知的核受体包括性腺激素受体 [雄激素受体（AR）、雌激素受体（ER）、孕激素受体（PgR）]、肾上腺皮质激素受体 [糖皮质激素受体（GR）、盐皮质激素受体（MR）]、甲状腺激素受体（TR）、维 A 酸受体（RAR 和 RXR）、维生素 D_3 受体（VDR）、过氧化物酶体增殖蛋白激活性受体（PPAR）等。每种受体又分为几个亚型。总起来说，核受体为数比膜受体少很多，但都是很重要的受体，它们的生理作用也大多是很明确的。近年来通过分子克隆发现，和核受体分子结构相近而功能尚不清楚的蛋白质较多，也就是孤儿受体（orphan receptor）较多，很多问题尚待研究。

一、核受体的亚类

核受体的亚类划分各家意见比较有分歧。最近的倾向是以 C 区与靶基因结合的结构特征为主，结合其他特征，分为 3 类。其中第三类即雌激素受体类，既有类似糖皮质激素受体类之处，也有类似甲状腺激素受体类之处，因此也有人仅分两类，而把雌激素受体类划在糖皮质激素受体类中或甲状腺激素受体类中。3 类受体的主要成员及特点列于表 3-2。

表 3-2　核受体 3 个亚类的主要成员及各自的主要特点

特征	糖皮质激素受体类	雌激素受体类	甲状腺激素受体类
成员	GR, MR, PgR, AR	ER_α, ER_β	TR, VDR, RAR, RXR
氨基端	长	短到中	短
二聚体	同二聚体	同二聚体	同或异二聚体①
P 盒的氨基酸序列	CCSCKV	CEGCKA	CEGCKG
应答元件的碱基序列	GGTACA - N_3 - TGTTCT	AGGTCA - N_3 - TGACCT	变化多②
热休克蛋白位点	有	有	无

注：①RXR 能和 TR 类受体中的任何成员形成异二聚体，使 TR 的活性提高。有的学者认为本类受体都必须与 RXR 形成异二聚体才具活性，但这种看法证据还不足。此外，有材料表明，同二聚体与 DNA 的结合特性与 RXR 的异二聚体有一定差异。②详见表 3-4

二、结构与功能

1. 一般理化性质：核受体都是分子量 80 000～100 000 的可溶性蛋白，不含糖基，无酶活性，超速离心法测得的沉降系数为 8S。整个分子是长条状，电镜下可见到两端膨大呈球形而中间细长。与 DNA 结合时大多形成二聚体，糖皮质激素受体类和雌激素受体类均能与热休克蛋白（HSP）结合，复合物在高渗溶液中或加热时解离，HSP 被认为能对受体分子起稳定作用。

2. 分区：受体分子用蛋白水解酶水解可得到 3 个组分（分别定名为 A/B、C、E），其中两个组分（E 和 C）分别能和特异配基及 DNA 结合，将这些组分以不同的顺序重新组合成一个分子，仍能表现出受体的功能，说明该几个组分各自的功能基本上能独立完成。通过分子克隆和基因突变发现，配基结合的功能域和 DNA 结合的功能域之间还有一个区域（D）。所以目前公认，核受体一般都由 4 个功能域串接而成，自氨基端起分别定名为 A/B、C、D、E 区。某些受体（如雌激素受体）在 E 区之后还有一个功能不明的 F 区。三类核受体的分区示意图见图 3-17。

3. 配基结合功能域：现已有很多实验证据表明，核受体的配基结合位点位于羧基端的 E 区，而且对配基的识别需要一段较长的氨基酸序列。基因突变法更换羧基端的氨基酸序列，发现结合位点位于最后 200～250 个氨基酸。将这部分氨基酸链与 $c-myc$ 基因融合，后者的基因调控作用出现激素依赖性。通过对患者的调查，发现 E 区氨基酸的点突变可使受体结合能力下降，但每一患者点突变的位置不一样，也支持配基结合需要较长一段氨基酸序列。

4. DNA 结合功能域：缺损突变实验表明，DNA 结合部位在 C 区。嵌合受体实验发现，用 GR 的 C 区 66 个氨基酸取代 ER 的相应氨基酸，ER 不再引起原有的基因表达反应，而引

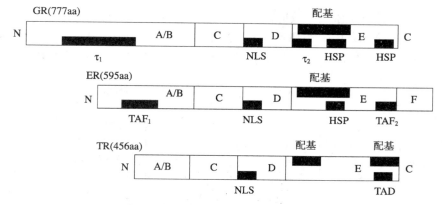

图 3-17 三类核受体的结构域示意图

NLS 代表核定位功能域，HSP 代表热休克蛋白，TAF、TAD、τ代表转录活化部位

起 GR 的基因表达反应，说明不同受体的 DNA 结合部位与 DNA 的不同结构基因结合。

各受体的 DNA 结合部位氨基酸序列有高保守性，而且都有 9 个半胱氨酸，其中 8 个成对作有规律的排列。每个 DNA 结合部位能和两个 Zn 原子络合，这种情况和一种已知转录因子 TFⅢA 很相似。后者每个 Zn 原子和 4 个氨基酸残基络合，使一段氨基酸序列弯曲成手指样，称锌指（zinc finger）。推测核受体的 DNA 结合功能域也形成锌指，有利于与 DNA 较牢固地结合（锌指可以嵌入 DNA 双螺旋的凹槽）。这一推断已经由 X 线衍射对 GR 和核磁共振对 ER 及 RXR 的分析得到证实。习惯上把近氨基端和近羧基端的锌指分别称为第一锌指和第二锌指。它们各有两个转折处，从氨基端起算，第一锌指的第二个转折和第二锌指的第一个转折与 DNA 结合的特异性有关，分别命名为 P 盒和 D 盒。ER_α 受体的锌指结构示意图见图 3-18。

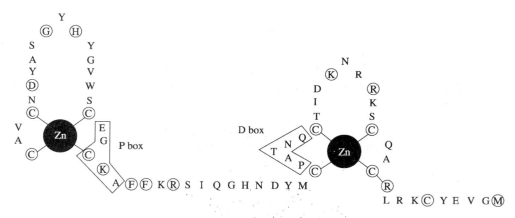

图 3-18 ER_α 的锌指结构示意图

带圆圈的字母代表保守的氨基酸

每种受体 DNA 结合功能域与 DNA 的不同区段结合，这种结合的特异性与锌指的氨基酸排列有关。例如，如果用基因突变法改造 GR 的 P 盒（CGSCKV），以谷氨酸（E）取代甘氨酸（G），使之成为 CESCKV，则受体引起的基因表达由单纯糖皮质激素的效应变为包括

部分雌激素和部分糖皮质激素的效应；如进一步再用 G 取代 GR 的 S（丝氨酸），使之成为 CEGCKV，则几乎全部基因表达都表现为雌激素的效应。对 ER 类和 TR 类受体来说，D 盒可能对 DNA 结合的特异性也有重要意义。不同核受体 P 盒和 D 盒的氨基酸序列见表 3-3。

表 3-3　不同核受体（人）P 盒和 D 盒的氨基酸序列

	↓ ↓	↓ ↓	↓ ↓	↓ ↓	
TRα1	CVVCGDKATGYHYRCIT	CEGCKG	FFRRTIQKNLHPTYSC	KYDSCVIDKITRNQCQLCRFKKCIAVAM	53
TRβ1	CVVCGDKATGYHYRCIT	CEGCKG	FFRRTIQKNLHPSYSC	KYEGKCVIDKVTRNQCQECRFKKCIYVGM	102
RARα	CFVCQDKSSGYHYGVSA	CEGCKG	FFRRSIQKNM--VYTC	HRDKNCIINKVTRNRCQYCRLQKCFEVGM	88
RARβ	CFVCQDKSSGYHYGVSA	CEGCKG	FFRRSIQKNM--IYTC	HRDKNCVINKVTRNRCQYCRLQKCFEVGM	81
RARγ	CFVCNDKSSGYHYGVSS	CEGCKG	FFRRSIQKNM--VYTC	HRDKNCIINKVIRNRCQYCRLQKCFEVGM	90
RXRα	CAICGDRSSGKHYGVYS	CEGCKG	FFKRTVRKDL--TYTC	RDNKDCLIDKRQRNRCQYCRYQKCLAMGM	
RXRβ	CAICGDRSSGKHYGVYS	CEGCKG	FFKRTIRKDL--TYSC	RDNKDCTVDKRQRNRCQYCRYQKCLATGM	
RXRγ	CAICGDRSSGKHYGVYS	CEGCKG	FFKRTIRKDL--IYTC	RDNKDCLIDKRQRNRCQYCRYQKCLVMGM	
VDR	CGVCGDRATGFHFNAMT	CEGCKG	FFRRSMKRKA--LFTC	PFNGDCRITKDNRRHCQACRLKRCVDIGM	24
PPARα	CRICGDKASGYHYGVHA	CEGCKG	FFRRTIRLKL--VYDKC	--DRSCKIQKKNRNKCQYCRFHKCLSVGM	
PPARβ	CRVCGDKASGFHYGVHA	CEGCKG	FFRRTIRMKL--EYEKC	--ERSCKIQKKNRNKCQYCRFQKCLALGM	
PPARγ	CRVCGDKASGFHYGVHA	CEGCKG	FFRRTIRLKL--IYDRC	--DLNCRIHKKSRNKCQYCRFQKCLAVGM	
PgR	CLICGDEASGCHYGVLT	CGSCKV	FFKRAMEGQH--NYLC	AGRNDCIVDKIRRKNCPACRLRKCCQAGM	567
AR	CLICGDEASGCHYGALT	CGSCKV	FFKRAAEGKQ--KYLC	ASRNDCTIDKFRRKNCPSCRLRKCYEAGM	558
GR	CLVCSDEASGCHYGVLT	CGSCKV	FFKRAVEGQH--NYLC	AGRNDCIIDKIRRKNCPACRYRKCLQAGM	421
MR	CLVCGDEASGCHYGVVT	CGSCKV	FFKRAVEGQH--NYLC	AGRNDCIIDKIRRKNCPACRLQKCLQAGM	603
ERα	CAVCNDYASGYHYGVWS	CEGCKA	FFKRSIQGHN--DYMC	PATNQCTIDKNRRKSCQACRLRKCYEVGM	185
ERβ	CAVCSDYASGYHYGVWS	CEGCKA	FFKRSIQGHN--DYIC	PATNQCTIDKNRRKSCQACRLRKCYEVGM	

P 盒　　　　　　　D 盒

注：箭头所指是 4 对半胱氨酸，右边一列数据代表第一个半胱氨酸在氨基酸链中的编号

5. 针对受体分子上的 DNA 结合功能域，靶基因 DNA 上有一定的序列作为应答元件（response element，RE）。对人工合成的各种不同碱基序列的 DNA 片段进行筛选，已基本阐明对几类核受体有高亲和力的特定碱基序列（表 3-4）。对于甾体激素受体，主要是位于 3 个非特异碱基两侧的特定碱基序列起决定作用；对于非甾体激素受体，则中间非特定碱基的数目也有重要意义。

表 3-4　几种重要核受体的应答元件

受体	RE 碱基序列 (5′→3′)
GR, MR, PgR, AR	GGTACA - NNN - TGTTCT
ER	AGGTCA - NNN - TGACCT
TR	AGGTCA - TGACCT
	AGGTCA - NNN - AGGTCA
	TGACCT - NNNNNN - AGGTCA
RAR	AGGTCA - NNNNN - AGGTCA
VDR	AGGTCA - NNN - AGGTCA

6. 核定位功能域：受体的核定位（染色体定位）对配基正确发挥作用有重要意义。现知 D 区在核定位方面有重要作用，起作用的是紧接在 C 区后面的一段含较多碱性氨基酸的序列（表 3-5）。

表 3-5　核定位功能域的氨基酸序列

受体	起始氨基酸	序列
GR	491	R K T K K K I K
MR	673	R K S K K L G K
AR	628	R K L K K L G N
PR	637	R K F K K F N K
ER	256	R K D R R G G R
T_3R_β	179	K R L A K R K L
RAR	162	R K A H Q E T F
VDR	102	R K R E M I L L

7. 其他

（1）转录活化区：除 DNA 结合区是受体作用于 DNA 并激活转录的主要功能域外，运用嵌合受体及其他技术还发现，大多数受体的 A/B 区和 E 区各有一定的部位对 DNA 结合区激活转录有一定的加强作用（图 3-17 中的 TAF、TAD、τ）。

（2）热休克蛋白结合区：核受体在未与配基结合时，往往与热休克蛋白（主要是 HSP90）形成复合物。一旦配基与受体结合，热休克蛋白就解离下来。目前认为，热休克蛋白主要是对受体分子起稳定作用。热休克蛋白的结合位点在 E 区。

（3）磷酸化部位：核受体的磷酸化部位主要在 A/B 区。对磷酸化的意义尚无统一认识，可能与受体分子的降解和再生有关，也有报道和核受体与配基的结合有关。核受体调节基因转录的作用虽不是通过磷酸化作用实现的，但是核受体分子的磷酸化是和它们与其他受体的作用密切联系的环节，因此也是值得进一步研究的领域。

三、核受体与配基的结合

核受体与配基结合后的主要作用是影响靶基因的转录。DNA 上的应答元件 RE 位于结构基因启动子（promotor）的上游，具有典型的增强子（enhancer）特性。但是 RE 在未与受体结合前没有促进转录的作用。

1. 二聚化：受体与配基结合的过程也就是受体脱离热休克蛋白的过程。紧接着受体和配基的复合物就形成二聚体，并和靶基因上相应的 RE 结合，起激活作用。X 线衍射和双向核磁共振（NMR）技术证明，受体二聚体主要和 DNA 双螺旋的大沟形成紧密的结合，其中 P 盒及其下游的若干氨基酸处于中心位置，推测它们可能对受体在靶基因的特异性定位方面起很重要的作用。两个受体分子的第二锌指则共同占据中间的小沟，显然对受体的二聚化有重要意义（图 3-19）。甾体激素受体大多是以同二聚体的形式与 DNA 结合，在未与配基结合时至少有相当一部分游离在细胞质中。TR、VDR、RAR 等非甾体激素则不同，即

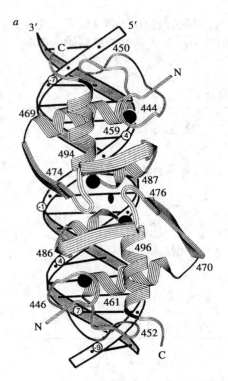

图 3-19　X 线衍射研究 GR 二聚体与相应 DNA 结合的部分结果

GR 的 P 盒从第 457 个氨基酸到第 462 个氨基酸，D 盒从第 477 个氨基酸到481 个氨基酸。背景是 DNA 双螺旋，黑色圆球表示锌原子，上面一个受体分子从 N 端约第 444 个氨基酸开始到第 469 个氨基酸卧在大沟中，下面一个受体也以大致相仿的一段氨基酸卧在另一个相邻的大沟上。两个受体分子从第 474（476）个氨基酸到第 494（496）个氨基酸则共同占据一个小沟（引自 Luisi BF, et al. Nature, 1991, 352: 497-505）

使未与配基结合也大部分和 DNA 结合，而且和配基结合时往往与 RXR 形成异二聚体。RXR 的主要内源性配基是 9-反式维 A 酸，当它和其他受体（如 TR、RAR、VDR）形成异二聚体时，并不需要 9-反式维 A 酸的结合，但是对 TR、RAR、VDR 的亲和力却有明显的提高作用，对引起 TR、RAR、VDR 激活的后续效应有重要意义。为此，近年来对 RXR 与 DNA 结合的特点也有不少研究。

2. 基因表达的活化：以往认为，一旦配基和受体结合，形成二聚体并与靶基因的 DNA 应答元件相结合，就会直接影响靶基因的启动子，使之活化，促进转录。近年的研究显示，配基-核受体的复合物和靶基因结合时位于靶基因启动子的上游，中间有一定量氨基酸的间隔。因此除了直接影响启动子外，多数情况下还有一些辅助因子的参与，才能显著影响转录。这些辅助因子也是蛋白质，和配基-受体复合物发生蛋白质-蛋白质反应，促进转录者称为协同激活因子（coactivator），抑制转录者称为协同抑制因子（corepressor）。已经报道了多种协同激活或协同抑制因子，将在第四章中讨论。对协同激活因子的研究中，最受关注的问题之一是它们是如何起作用的。此处以研究已较多的、公认有重要意义的 CBP 为例作简要说明。

CBP 最初是在研究 cAMP 激活某些转录过程时发现的。cAMP 通过 PKA 使 CREB（cAMP response element protein）磷酸化，磷酸化的 CREB 能与另一蛋白结合，而后者是直接和一些转录因子结合并起激活作用的蛋白质，称为 CREB binding protein，简称 CBP。现在知道，CBP 不仅是 cAMP 激活基因表达的中介蛋白质，也是很多核受体及酶联受体激活基因表达的中介蛋白质。对核受体来说，CBP 途径可能还需另一蛋白质的参与，该蛋白质最初是在研究甾体激素受体时发现的，称为甾体激素受体协同激活因子（steroid receptor coactivator, SRC），它的参与方式可能有两种，见图 3-20。

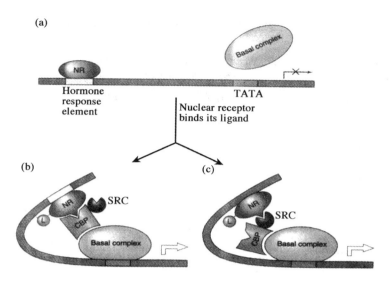

图 3 - 20　CBP 和 SRC 在核受体对基因表达调控中的作用

核受体与配基结合后能与 CBP 结合。CBP 活化后可直接影响基本转录因子，对基因表达有较强的激活作用，SRC 起辅助作用（b）。核受体与配基结合后也可能先作用于 SRC，通过 SRC 再激活 CBP（c）

（夏宗勤）

参 考 文 献

1. Bolander FF. Molecular endocrinology, 2nd ed. San Diego：Academic Press, 1994.

2. Wilson JD, Foster DW, Kronenberg HM, et al（eds）. Williams textbook of endocrinology, 9th ed. Section 1. Philadelphia：WB Saunders Co, 1998：1-164.

3. Barnes NM, Sharp T. A review of 5-HT receptors and their function. Neuropharmacology, 1999, 38：1083-1152.

4. Watson S, Arkinstall S. The G-protein linked receptors. London：Academic Pr, 1994.

5. Souverian M, Issad T. Molecular basis of insulin action. Diabetes Metab, 1998, 24（6）：477-489.

6. Friedman WJ, Greene LA. Neurotrophin signaling via Trks and p75. Exp Cell Res, 1999, 253：131-142.

7. Cobb MH, Goldsmith EJ. How MAP kinases are regulated. J Biol Chem, 1995, 270：14843-14846.

8. Schindler C, Darnell JE, Jr. Transcriptional responses to polypeptide ligands：the JAK and STATs. Ann Rev Biochem, 1995, 64：621-651.

9. Carter-Su C, Schwartz J, Smit LS. Molecular mechanism of growth hormone action. Ann Rev Physiol, 1996, 58：187-207.

10. Mehta AK, Ticku MK. An update on $GABA_A$ receptors. Brain Res Brain Res Rev, 1999, 29：196-217.

11. Hollman M. Cloned glutamate receptors. Ann Rev Neurosciences, 1994, 17：31-108.

12. Swope SL, Moss SI, Raymond LA, et al. Regulation of ligand-gated ion channels by protein phosphorylation. Adv Second Messenger Phosphoprotein Res, 1999, 33：49-78.

13. Felig P, Frohman LA. Endocrinology & metabolism. 4th ed. New York：McGraw-Hill, 2001.

14. Waxman DJ. P450 Gene induction by structurally diverse xenochemicals：central role of nuclear receptors CAR, PXR, and PPAR. Archives of Biochemistry and Biophysics, 1999, 369（1）：11-23.

15. Nestler EJ, Hyman SE, Malenka RC. Molecular Neuropharmacology. 北京：人民卫生出版社，2001：1-137.

16. Weaver RF. Molecular biology. 2nd ed. 北京：人民卫生出版社，2002：91-132 和 342-379.

17. 吕宝璋，卢建，安明榜. 受体学. 合肥：安徽科学技术出版社，2000.

18. 金国章. 脑内多巴胺的生物医学. 上海：上海科学教育出版社，1998.

第四章　受体的信号转导系统

多细胞生物能对自然界的变化和信息或刺激作出适当的反应，这是生物得以生存、繁殖、延续所必需的。这种针对内外信息所产生的细胞应答过程称为信号转导（signal transduction）。其最终目的是使机体在整体上对外界环境的变化作出最为适宜的反应，其实质就是机体内一部分细胞发出信号，另一部分细胞接收信号并将其转变为细胞功能上的变化的过程。阐明细胞信号转导的机制就意味着认清细胞在整个生命过程中的增殖、分化、代谢及死亡等诸方面的表现和调控方式，进而理解机体生长、发育和代谢的调控机制。从这个角度看，生命现象是信息在同一或不同时空传递的现象，生命的进化实质上就是信息系统的进化。一方面信息物质如核酸和蛋白质信息在不同世代间的传递维持了种族的延续；另一方面生物信息系统的存在使有机体得以适应其内外部环境的变化，维持个体的生存。

第一节　生物膜在细胞信息传递中的作用

细胞是人体和其他生物体一切生命活动结构与功能的基本单位。体内所有的生理功能和生化反应都是在细胞及其基质的物质基础上进行的。生物膜的出现是生命物质由简单到复杂的长期演化过程中的一次飞跃，它使细胞能够既独立于环境而存在，又能通过生物膜与周围环境进行有选择的物质交换而维持生命活动。因此生物膜是一个具有特殊结构和功能的选择性通透膜，它的主要功能可归纳为：能量转换、物质运送、信息识别与传递。

一、生物膜的基本结构与组成

生物膜是细胞结构的基本形式，对细胞内很多生物大分子的有序反应和整个细胞的区域化都提供了必需的结构基础，使各个细胞器和亚细胞结构既各自具有恒定、动态的内环境，又相互联系、相互制约，从而使整个细胞活动有条不紊、协调一致地进行。

生物膜的形成对于生物体能量的贮存及细胞间的通讯起着中心作用。物质运送、能量转换、激素和药物作用、细胞识别、肿瘤发生等都与生物膜有关。

（一）生物膜的基本结构

流体镶嵌模型（fluid mosaic model）是目前普遍认可的、针对生物膜的结构提出的一种模型。在这个模型中，生物膜被描述成镶嵌有蛋白质的流体脂双层，脂双层在结构和功能上都表现出不对称性。有的蛋白质"镶"在脂双层表面，有的则部分或全部嵌入其内部，有的则横跨整个膜。另外，脂和膜蛋白可以进行横向扩散。

（二）膜的分子组成

生物膜几乎所有的质量都由蛋白质和极性脂质组成，少量的糖类也是糖蛋白或糖脂的一部分。蛋白质和脂类的相对比例因不同的膜而不同，反映出膜生物学作用的广泛性。如神经元的髓鞘主要由脂类构成，表现为一种被动的电子绝缘体；但细菌细胞膜、线粒体膜、叶绿体膜上有许多酶催化的代谢过程发生，含有的蛋白质比脂类要多。

对各种膜性结构的化学分析表明，膜主要由脂质、蛋白质和糖类等物质组成。生物膜所具有的各种功能，在很大程度上决定于膜内所含的蛋白质。细胞和周围环境之间的物质、能量和信息的交换，大多与细胞膜上的蛋白质有关。细胞膜蛋白质就其功能可分为以下几类：一类是能识别各种物质，在一定条件下有选择地使其通过细胞膜的蛋白质，如通道蛋白；另一类是分布在细胞膜表面，能"辨认"和接受细胞环境中特异的化学性刺激的蛋白质，统称为受体；还有一大类膜蛋白质属于膜内酶类，种类甚多；此外，膜蛋白质可以是和免疫功能有关的物质。总之，不同细胞都有它特有的膜蛋白质，这是决定细胞在功能上的特异性的重要因素。一个进行着新陈代谢的活细胞，不断有各种各样的物质（从离子和小分子物质到蛋白质大分子，以及团块性物质或液体）进出细胞，包括各种供能物质、合成新物质的原料、中间代谢产物和代谢终产物等，它们都与膜上特定的蛋白质有关。

二、膜的物质转运功能

跨过生物膜的物质运送是生物膜的主要功能之一。物质运送可分为被动运送和主动运送两大类。被动运送是物质从高浓度一侧，顺浓度梯度的方向，通过膜运送到低浓度一侧的过程，这是一个不需要外界供给能量的自发过程。而物质的主动运送，是指细胞膜通过特定的通道或运送载体把某种分子（或离子）逆浓度梯度转运到膜的另一侧去。

（一）被动转运

当两种含同种物质不同浓度的溶液相邻地放在一起时，溶质分子会顺着浓度差或电位差（合称电化学差）产生净流动，这种不需要能量支持的转运叫被动转运（passive transport）。被动转运分为以下两种形式。

1. 单纯扩散和渗透

（1）单纯扩散：在生物体中，物质的分子或离子顺着电化学梯度通过细胞膜的方式称为单纯扩散（simple diffusion）。

（2）渗透：当细胞膜两侧溶剂渗透压不同时，水分子便由渗透压低的一侧向渗透压高的一侧移动，这种物质转运方式称为渗透（osmosis）。

2. 易化扩散：非脂溶性物质由膜的高浓度一侧向低浓度一侧移动时，依赖于膜结构中一些特殊蛋白质的协助，这种物质转运方式称为易化扩散（facilitated diffusion）。

易化扩散有两种形式：以载体为中介的易化扩散和以通道为中介的易化扩散。

（1）载体介导的易化扩散：载体是细胞膜上的一类特殊蛋白质，在溶质浓度较高的一侧，它们同溶质发生特异性结合，并且构象发生改变，把溶质转运到低浓度一侧将之释放出来，载体蛋白恢复到原来构象，重新进行新一轮转运，直到膜两侧溶质浓度相等为止。

（2）通道介导的易化扩散：在细胞膜上，有一类蛋白质能形成"水相孔道"，它们可以让一些带电的离子，如 Na^+、K^+、Ca^{2+}、Cl^- 等通过，这一类膜蛋白称为离子通道。以离子通道中介的易化扩散的特点是：①速度快，较载体中介快 10^3 倍，比主动转运快 10^5 倍。②对转运离子具有选择性，取决于通道打开时水相孔道大小和孔道壁的带电情况。③通道的开放与关闭是受精密调控的，不是自动持续进行的。

（二）主动转运

细胞通过本身的某种耗能过程，将某种物质分子或离子逆着电化学梯度由膜的一侧移向另一侧，这种物质转运方式称为主动转运（active transport）。

1. 原发性主动转运：在主动转运中，如果所需的能量是由 ATP 直接提供的，则称为原发性主动转运（primary active transport）。例如在各种细胞膜上普遍存在着一种 $Na^+ - K^+$

泵的结构，简称钠泵，这是镶嵌在膜脂质双分子层中的一种特殊蛋白，它除了能逆着浓度差将细胞膜内的 Na^+ 移出膜外，同时还能把胞外 K^+ 移入膜内。这种逆浓度差的主动转运，是因为它本身具有 ATP 酶活性，能分解 ATP 释放能量，并利用能量进行 Na^+ 和 K^+ 的主动转运，所以这种转运方式为原发性主动转运。

2. 继发性主动转运：为两种不同溶质的跨膜的偶联转运。可利用一个转运蛋白形成的储备势能，来完成其他物质逆着浓度梯度的跨膜转运，即能量间接来自 ATP，这种形式的转运被称为继发性主动转运（secondary transport）或联合（或协同）转运（cotransport）。执行这种主动转运的主要是 Na^+ 依赖式转运体蛋白，该蛋白必须与 Na^+ 和被转运物质的分子（如葡萄糖）同时结合后，才能顺着 Na^+ 浓度梯度方向将它们逆浓度梯度转运。

（三）出胞与入胞式转运

1. 出胞（exocytosis）：是通过一个耗能过程将细胞内物质分泌到细胞外的过程。如内分泌腺分泌激素，外分泌腺分泌酶原颗粒或黏液，神经细胞分泌、释放神经递质。

2. 入胞（endocytosis）：是指细胞外某些物质团块，例如细菌、病毒、异物、血浆中脂蛋白及大分子营养物质等进入细胞的过程。入胞时，靠近团块的细胞膜向细胞内内陷，将物质团块包裹，然后在凹陷起始处的细胞膜断裂，形成一个小泡，进入细胞质中，这种物质被质膜吞入，并以膜衍生出的脂囊泡（物质在囊泡内）带入到细胞内的过程称为入胞。被摄取的物质如果是固体，则可形成较大的囊泡，称为吞噬作用（phagocytosis）；如果是微小的液滴状液体，则形成较小的囊泡，称为胞饮（pinocytosis）。

三、细胞膜的信号传递功能

通过生物膜的信号传递是生物膜的另一个主要功能，也就是细胞间的通讯。细胞通讯主要有以下三种方式。

（一）细胞间隙连接

细胞间隙连接（gap junction）是细胞间的直接通讯方式。两个相邻的细胞以连接子（connexon）相联系。连接子中央为直径 1.5 nm 的亲水性孔道，允许分子量为 1500 以下的小分子物质如 Ca^{2+}、cAMP 通过，有助于相邻同型细胞对外界信号的协同反应，如可兴奋细胞的电耦联现象。

连接子为一个多基因家族，现已发现 12 个成员。在肿瘤生长和创伤愈合等过程中都观察到某些类型连接子表达的变化。因此，连接子可能对细胞的生长、分化、定位及细胞形态的维持具有重要意义。

（二）膜表面分子接触通讯

膜表面分子接触通讯也属于细胞间的直接通讯，是指细胞通过其表面信号分子与另一细胞表面的信号分子选择性地相互作用，最终产生细胞应答的过程，即细胞识别（cell recognition）。可分为：①同种同类细胞间的识别，如胚胎分化过程中神经细胞对周围细胞的识别；②同种异类细胞间的识别，如精子和卵子之间的识别、T 与 B 淋巴细胞间的识别；③异种异类细胞间的识别，如病原体对宿主细胞的识别。

（三）化学通讯

化学通讯是间接的细胞通讯，指细胞分泌一些化学物质（如激素）至细胞外，作为信号分子作用于靶细胞，调节其功能。根据化学信号分子可以作用的距离范围，可分为以下 3 类：

1. 内分泌（endocrine）：内分泌细胞分泌的激素随血液循环运输至全身，作用于靶细胞。其特点是：①低浓度，仅为 $10^{-8}\sim10^{-12}$ mol/L；②全身性，随血液流经全身，但只能与特定的受体结合而发挥作用；③长时效，激素产生后经过漫长的运送过程才起作用，而且血流中微量的激素就足以维持长久的作用。

2. 旁分泌（paracrine）：细胞分泌的信息分子通过扩散作用于邻近的细胞。包括：①各类细胞因子，②气体信息分子（如一氧化氮）。

3. 自分泌（autocrine）：与上述两类不同的是，信号发放细胞和靶细胞为同类或同一细胞，常见于癌变细胞。如大肠癌细胞可自分泌产生胃泌素，介导调节 $c-myc$、$c-fos$ 和 ras、$p21$ 等癌基因表达，从而促进癌细胞的增殖。

在高等生物体内最主要的细胞通讯方式为化学通讯，其基本规律为：特定的细胞释放信息分子，信息分子经扩散或血循环到达靶细胞后与靶细胞的受体特异性结合，进而启动细胞内信使系统，产生生物学效应。

第二节　信息分子

在细胞间或细胞内进行信息传递的化学物质称为信息分子（signal molecule）。目前已知的生物体内信息分子有神经递质、激素、细胞因子等。根据化学性质可以将这些信息分子分为：①亲水性信息分子：蛋白质和肽类以及氨基酸及其衍生物；②亲脂性信息分子：类固醇激素和脂酸衍生物；③ 气体信息分子（一氧化氮）。

根据作用部位，信息分子可以分为细胞间信息分子和细胞内信息分子。

一、细胞间信息分子

细胞间信息分子又名配基（ligand），需要与特殊的受体结合，通过激活受体发挥作用。

（一）神经递质

以旁分泌的方式，通过神经递质将信息由上一个神经元传给下一个神经元。

递质根据化学本质不同可分为 4 类：①胆碱类：如乙酰胆碱；②胺类：如儿茶酚胺类；③氨基酸类：如 γ-氨基丁酸、5-羟色胺；④肽类：如脑啡肽。

（二）激素

激素（hormone）多由特殊分化的细胞（内分泌腺）产生，在细胞外发挥作用，又称第一信使。激素的作用方式一般以内分泌方式为主，通过血液循环将激素携带的信息传给远端的靶细胞。

激素根据化学本质不同可分为 2 类：①水溶性激素主要为蛋白质、肽类（如胰岛素等）和氨基酸及其衍生物（如儿茶酚胺类、甲状腺素）；②脂溶性激素为类固醇激素（包括糖皮质激素、盐皮质激素和性激素）和脂酸衍生物（如前列腺素）。

（三）局部化学介质

多由一般细胞分泌，其作用方式以自分泌和旁分泌为主，经扩散作用传播，又名旁分泌信号（paracrine signal）。

根据化学本质的不同，局部化学介质可分为：①细胞因子（cytokine）：目前分离的具有促进细胞生长、分化作用的蛋白质或多肽类的细胞因子称为生长因子（growth factor，GF）。生长因子的表达调控与肿瘤的发生有关，有些癌基因的表达产物就是生长因子或生长因子的受体。生长因子成为目前研究的热门课题。②气体分子：如一氧化氮是目前备受关注的信息分子，对维持心血管系统处于恒定的舒张状态、调节血压、调节冠状动脉基础张力和心肌血流灌注有重要作用。

二、细胞内信息分子

细胞内信息分子是指细胞受第一信使刺激后产生的、在细胞内传递信息的化学分子，又称第二信使（secondary messenger）。目前已知的细胞内信息分子有：①无机离子，如 Ca^{2+}；②脂类衍生物，如 DAG、IP_3；③核苷酸类，如 cAMP、cGMP；④信号蛋白分子，如 Ras 和底物酶（JAK、Raf）等。

第三节　受体介导的信号转导

一、G 蛋白偶联受体介导的信号转导

G 蛋白偶联受体（G protein coupled receptors，GPCRs）为单一肽链形成 7 个 α 螺旋来回跨越细胞膜，GPCR 的 N 末端位于细胞外，C 末端位于细胞内。其配基是各种各样的，由它们引起的生物学反应必然也是各种各样的，因此由配基引发的信号通路当然具有多样性。具体如图 4-1 所示。

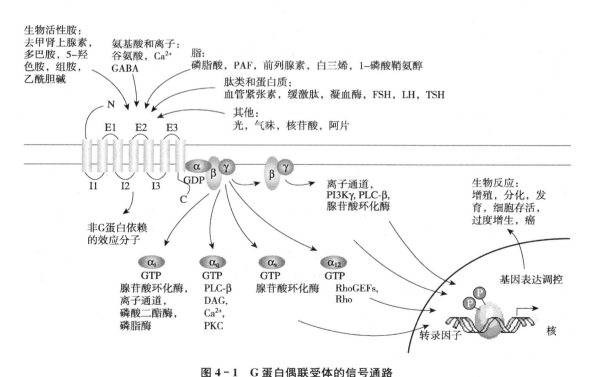

图 4-1　G 蛋白偶联受体的信号通路

（引自 Marinissen MJ，Gutkind JS. Trends in Pharmacological Sciences，2001，22：368-376）

与受体偶联的 G 蛋白（G protein）以 αβγ 异三聚体形式存在于细胞质膜内侧，G 蛋白根据 α 亚基的功能进行分类。

63

（一）G 蛋白的 $G_{\alpha s}$ 对腺苷酸环化酶活性的调节

$G_{\alpha s}$ 主要激活腺苷酸环化酶（adenylate cyclase，AC）活性。GPCRs 激活后，通过 $G_{\alpha s}$ 亚单位激活 AC，由 AC 催化 ATP 生成 cAMP。当 AC 活性升高时，胞浆内 cAMP 水平也升高，cAMP 是首个被确定为第二信使的物质。cAMP 的靶分子主要是 cAMP 依赖的蛋白激酶 A（protein kinase A，PKA），PKA 可使多种功能蛋白的丝氨酸/苏氨酸残基磷酸化，如在胞浆中使糖原合酶激酶、糖原磷酸化酶磷酸化调节糖原合成和分解代谢，进入核内引起 CREB 的磷酸化，进一步调控靶基因的活化，产生各种生理效应。

（二）G 蛋白的 $G_{\alpha i}$ 对 AC、cGMP、PDE、PI3Kγ 活性的调节

1. $G_{\alpha i}$ 抑制腺苷酸环化酶活性。$G_{\alpha i}$ 可以与 $G_{\alpha s}$ 竞争性参加对 AC 的结合，从而抑制 AC 的活性。由于解离 $G_{\alpha i}$ 生成的 $G_{\beta\gamma}$ 复合物数量比解离 $G_{\alpha s}$ 生成的 $G_{\beta\gamma}$ 复合物多 5～10 倍，所以使 $G_{\beta\gamma}$ 复合物与 $G_{\alpha s}$ 结合倾向加大，$G_{\alpha s}$ 的活性相对下降。

2. $G_{\alpha gust}$ 和 $G_{\alpha t}$ 也属于抑制型 G 蛋白家族，可以激活视网膜和味觉细胞中的磷酸二酯酶（PDE）活性。在视网膜中有两种光细胞组成，杆状细胞膜上存在视紫红质受体，受光后受体激活，它的 G 蛋白由 GDP - $G_{\alpha t}$ 变成 GTP - $G_{\alpha t}$ 和 $G_{\beta\gamma}$ 的复合物，GTP - $G_{\alpha t}$1 激活 cGMP PDE 活性，使胞内 cGMP 浓度下降，减少 Na^+ 内流，细胞超极化，产生视觉神经冲动。锥状细胞存在的 $G_{\alpha t}$2 也有同样的作用。

（三）G 蛋白的 $G_{\alpha q}$ 对磷脂酶 C - β（PLC - β）活性的调节

磷脂酶 C 存在于细胞膜上，也存在于胞浆中。PLC 有 3 类：PLC - β、PLC - γ、PLC - δ。它们都由一条肽链组成，都含血小板 - 白细胞 C 激酶底物同源结构域（pleckstrin homology，PH）。PLC - β 除含有 PH 结构域外，还含有 G 蛋白相互作用区，以及被称为 X（170 氨基酸）和 Y（260 氨基酸）的结构域，它们有催化功能。PLC - γ 除含有 PH、XY 结构域外，还含有 2 个 SH2 和 1 个 SH3 功能域，可与磷酸化酪氨酸相互作用。

$G_{\alpha q}$ 主要激活 PLC - β。PLC - β 使细胞膜上的磷脂酰肌醇 4,5 - 二磷酸（phosphatidyl inositol 4,5 - bisphosphate，PIP_2）水解生成二酰甘油（diacylglycerol，DAG）和肌醇三磷酸（inositol 1,4,5 - triphosphate，IP_3），DAG 和 IP_3 都是第二信使物质。

IP_3 是水溶性分子，进入胞浆中，作用于内质网上 IP_3 受体，激活钙通道，Ca^{2+} 将从内质网中释放至胞浆中，Ca^{2+} 与钙结合蛋白结合（主要是钙调蛋白，CaM），然后通过靶蛋白将信号向下传递。

胞浆中 Ca^{2+} 浓度增高，还可与 DAG 及膜上磷脂酰丝氨酸共同激活蛋白激酶 C（protein kinase C，PKC）。PKC 是一种 Ca^{2+}/磷脂依赖型丝氨酸/苏氨酸蛋白激酶，它不同于 PKA，也不同于 Ca^{2+}/CaM 依赖型蛋白激酶，其最大活性的维持需要 Ca^{2+} 和磷脂酰丝氨酸及 DAG。PKC 广泛分布于各种组织细胞中，由牛脑纯化的 PKC 是一个分子量为 85 000 的单体蛋白，PKC 分子中的一个疏水区能结合磷脂和 Ca^{2+}，一个亲水区可催化底物中丝氨酸/苏氨酸残基的磷酸化。PKC 有很多类型，不同类型的 PKC 功能是不同的。PKC 是一种促有丝分裂信号，对细胞分化、增殖、死亡至关重要。

（四）G 蛋白的 $G_{\alpha 12/13}$ 对 Rho 蛋白 GTPase 活性的调节

GPCRs 激活 Rho 信号通路见图 4 - 2。

Rho 蛋白是 Ras 家族成员之一，有结合 GTP/GDP 的能力，也具有 GTPase 活性，将 GTP 水解成 GDP，此与 Ras 相似。但是也有与 Ras 不同的功能，Rho 能调节细胞骨架肌动蛋白并能影响细胞的形态，Rho 还在基因转录、细胞周期调控、膜泡运输中起重要作用。

64

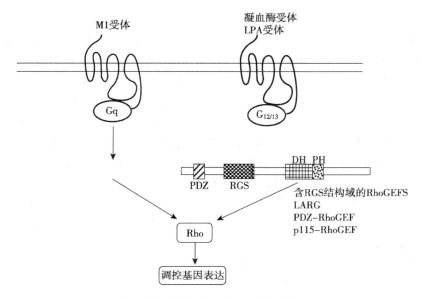

图 4 - 2　GPCRs 激活 Rho 信号通路

(引自 Fukuhara S，et al. FEBS Letters，2000，485：183 - 188)

Rho GTPase 还参与细胞内信号通路的调节。

Rho 蛋白受 3 种蛋白质分子 GEF、GAP、GDI 的调控。Rho 与 GEF（guanine nucleotide exchange factor）相互作用时，便结合 GTP 而被激活；与 GAP（GTPase activating protein）相互作用时，结合 GDP 而成失活状态；GDI 对 Rho GTPase 的稳定起一定作用。经研究证实，p115 - RhoGEF、PDZ - RhoGEF、LARG（leukemia-associated Rho guanine nucleotide exchange factor）等 Rho 的鸟苷酸交换因子都由 250 个氨基酸残基组成，都含有 G 蛋白信号调节子（regulator of G-protein signaling，RGS）。一般分子内含有 RGS/LH、DH、PH 等结构域，DH（Db1 homology）具有核苷酸交换活性的功能，RGS/LH（Lsc homology）则含有活化的 $G_{\alpha12/13}$ 结合区域。最新研究认为，RGS 能加速 G_α GTP 的水解，变成 G_α GDP，使 G 蛋白失活，从而限制 G 蛋白激活的强度和持续时间，调节信号转导过程。所以大部分 RGS 通过 GAP 方式发挥作用，是 G 蛋白信号转导的负调节子。

例如溶血磷脂酸（lysophosphatidic acid，LPA）与其受体结合后，激活 G 蛋白，产生 $G_{\alpha12/13}$ 和 $G_{\beta\gamma}$ 复合物。$G_{\alpha12/13}$ 激活 RhoGEF，催化 Rho 分子中的 GDP 转换成 GTP（RhoGTP），RhoGTP 又去激活 PKN（Rho-kinase），PKN 使肌球蛋白结合亚单位（MBS）磷酸化，也可使肌球蛋白轻链（MLC）直接磷酸化，使肌肉收缩。$G_{\alpha12/13}$ 还可与 RhoGEF 分子中 G 蛋白信号调节子结构域 RGS 相结合，并使其激活。激活的 RGS 使 RhoGTP 水解成 RhoGDP，从而终止信号转导。

这就是 $G_{\alpha12/13}$ 通过 RhoGEF 激活 Rho 的信号通路。$G_{\alpha q}$ 亦能激活 Rho 的信号通路，但迄今详细机制不清。

（五）G 蛋白的 $G_{\beta\gamma}$ 复合物对 PI3K 活性的调节

PI3K（phosphoinositide 3 - kinase）是胞内一种磷脂酰肌醇激酶，由 85 000（P85）调节亚单位和 110 000（P110）的催化单位构成。P85 的氨基端含有 SH3 结构域和富含脯氨酸区域，羧基端则含两个 SH2 结构域，在 SH3 和 SH2 之间还有 Bcr 结构域，Bcr 范围内具有

GTPase 激活活性。PI3K 能特异地催化细胞膜上磷脂酰肌醇 4,5 -二磷酸（PIP_2）的肌醇环上 3 位羟基磷酸化，生成磷脂酰肌醇 3,4,5 -三磷酸（PIP_3），它是第二信使物质。

蛋白激酶 B（PKB）是一种分子量约 60 000 的蛋白激酶，因为它的氨基酸序列与蛋白激酶 A 有 68％的同源性，与蛋白激酶 C 有 73％的同源性，因此将它命名为蛋白激酶 B 或 RAC - PK（related to the A and C kinases）。同时又因反转录病毒 AKT8，其癌基因 $v-akt$ 编码的 Akt 蛋白与 PKB 同源，Akt 蛋白是 PKB 和该病毒的 Gag 蛋白的融合蛋白，因此 PKB 也可称为 Akt。PKB 分子约由 480 个氨基酸残基组成，氨基端的调节区含有 AH 结构域（Akt homology domain，1～147 氨基酸），其中 1～106 氨基酸为 PH 结构域，也称 AH/PH 结构域，148～411 氨基酸为激酶区，含有 ATP 结合部位。

业已证明，PI3K 能联通 GPCRs 与 PKB 之间的信号转导。当 GPCRs 被配基激活，使 G 蛋白解离成 G_α 和 $G_{\beta\gamma}$ 复合物，$G_{\beta\gamma}$ 复合物便激活 PI3K→PKB→IKK→NF - κB 通路。

（六）G 蛋白偶联受体与生长因子受体信号转导互联效应（cross talking）

现在愈来愈清楚，GPCRs 与 RTK 两个信号转导系统之间是可以互联沟通的，而不是彼此独立互不往来的，互联渠道也很多，详见图 4 - 3。

1. $G_{\alpha q}$→PLC - β→PKC→Raf→MEK→MAPK
2. $G_{\alpha s}$→cAMP→PKA→EPAC→Rap→B - Raf→MEK→MAPK
3. $G_{\beta\gamma}$ 复合物→PI3Kγ→Shc - Grb2 - Sos 复合物→Ras→Raf→MEK→MAP
4. $G_{\beta\gamma}$ 复合物→GEFs→Rac→PAK/MLKs→Raf→MEK→MAPK

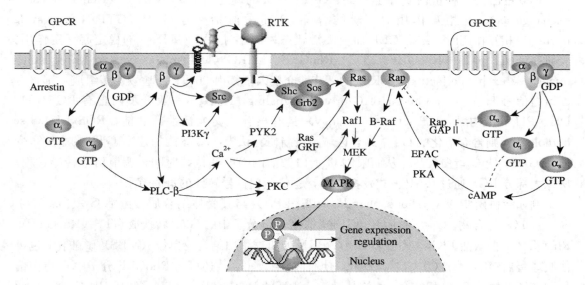

图 4 - 3　GPCRs 多通路互联丝裂原活化蛋白激酶（MAPK）

（引自 Marinissen MJ，Gutkind JS．Trends in Pharmacological Sciences，2001，22：368 - 376）

在两个信号系统的互联沟通中，$G_{\beta\gamma}$ 复合物起重要作用。过去认为 $G_{\beta\gamma}$ 复合物只起调节 G_α 亚单位活性的作用，现在研究表明 $G_{\beta\gamma}$ 复合物的作用决非仅仅如此。$G_{\beta\gamma}$ 复合物除了与 G_α 亚单位结合，起调节 G_α 亚单位的作用外，还能与含 PH 功能域的信号蛋白结合。PH 由 7 个反平行 β 折叠而形成的一根 β 束和一个 α 螺旋的羧基端组成，通过专一识别多聚磷脂肌醇带电荷的头部基团，介导蛋白与脂质之间的结合以帮助蛋白在质膜定位。胞浆中 GAP、GEF、

GRK（G蛋白偶联受体激酶）、细胞骨架蛋白、磷脂酶及PI3K等71种蛋白都含此功能域结构。

在上述信号转导系统中出现的Grb2、Shc、Sos等蛋白分子，既无激酶活性，又无转录因子活性，但可介导信号蛋白分子之间或信号蛋白与脂类分子间的相互作用。将这类蛋白分子称为接头蛋白（adapter protein），它把多种信号分子连接起来，在连接上下游信号转导中起重要的衔接和调控作用。接头蛋白都具有一些特殊的结构域和特定的氨基酸序列（或称基序，motif）。如Src同源区2（Src homology2，SH2）可与蛋白中酪氨酸磷酸化结构相结合，通常识别的基序为pYXXγ，其中pY代表磷酸化的酪氨酸，X代表任意氨基酸，γ代表疏水氨基酸。Src同源区3（Src homology3，SH3）可识别和结合信号蛋白分子中富含脯氨酸基序，R/KXXPXXP或PXXPXR/P，其中R为精氨酸，K为赖氨酸，P为脯氨酸。磷酸化酪氨酸连接结构域（phosphotyrosine binding domain，PTB）识别和结合pYXY基序，其中pY代表磷酸化酪氨酸，Y代表非磷酸化酪氨酸。Grb2是最早发现的接头蛋白，分子中仅含一个SH2区和两个SH3区，SH2在两个SH3之间；Sos是T细胞的鸟苷酸交换因子，分子中富含脯氨酸区；Shc的C端含SH2结构域，N端含PTB结构域。Grb2可通过其SH3结构域与Sos中富含脯氨酸区相连接。Shc与Grb2–Sos相连接，形成Shc–Grb2–Sos复合物。

Ras属于单肽链低分子量G蛋白，在Ras蛋白表面有两个称为开关的结构域。开关1中的氨基酸残基形成一个环，它为效应物的结合区，当与效应物结合时效应物被激活并传出信号。开关2内存在着GTPγ-磷酸根的结合位点。开关1区和效应物结合区是重叠的，效应物结合区的构象不随GDP/GTP改变而变化。Ras蛋白端含有CAAX结构，其中C代表Cys，A代表脂肪族氨基酸，X代表任意氨基酸，Cys可脂酰化，它插入细胞膜的双脂层中，起锚定作用。Ras与GDP结合为无活性构象，与GTP结合为有活性构象。Ras的活性也受三种蛋白质分子（GEF、GAP、GDI）调控，其作用方式与Rho一样。

Raf-1是胞浆中丝氨酸/苏氨酸蛋白激酶，分子量为74 000，是Ras的靶蛋白，MAPK级联反应的起始物。Raf-1蛋白的N端是调节区，在51～131氨基酸区段是Ras结合区，它可以和Ras开关1中效应物结构域相互作用。Raf-1蛋白中还存在CX₂CX₉CX₂C（C代表Cys，X代表任意氨基酸，2和9表示氨基酸的个数）基序，与Ras激活结构域相互作用，使Raf-1激活。Raf-1 N端附近还存在催化功能域，具有激酶结构域和MEK的结合位点。

二、生长因子及细胞因子受体介导的信号转导

（一）自身含有酪氨酸激酶活性的受体信号转导的途径

这一亚类受体的信号通路详见图4-4。

尽管这一亚类受体间在结构上会有差异，但这一亚类受体的信号转导机制却有许多共同性。当生长因子与其受体结合后，受体产生"二聚化"与构象的变化，其结果是使受体的膜内酪氨酸激酶（RTK）被激活。一条链上的RTK催化另一条链上酪氨酸残基磷酸化。现有大量研究证明，磷酸化的受体肽链成为细胞内一些信号蛋白的结合位点，

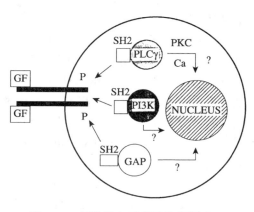

图4-4　受体酪氨酸激酶信号通路

67

这些信号蛋白有磷脂酶 C－γ（PLC－γ）、磷脂酰肌醇-3 激酶（PI3K）、RasGAP、Grb2、Shc、Sos、STAT 等，它们的分子中都含有一个或两个 SH2 结构。因为 SH2 结构域可专门识别和结合磷酸化的酪氨酸受体，同时还能与下游信号蛋白连接或接头，所以 SH2 结构域在信号转导中起重要作用。由 *src*、*yes*、*lyn*、*fyn*、*lck*、*blk*、*fgr*、*hck*、*yrk* 9 个原癌基因编码的蛋白质产物都具有相似的功能域——Src 同源功能域（Src homology，SH），多数含有酪氨酸激酶活性，在细胞内参与信号传递。所谓功能同源区是在比较 Src 家族成员后发现它们都有相似的结构形式，即从肽链的羧基端至氨基端由 SH1、SH2、SH3 至 SH4 依次排列，其中 SH1 为酪氨酸激酶的活化中心，SH2 可以与磷酸化的酪氨酸结合，SH3 与富含脯氨酸的蛋白质结合，SH2 和 SH3 是 Src 家族参与信号传递和蛋白质-蛋白质相互作用的分子基础，SH4 与 Src 家族在细胞内的定位关系密切。Src 的活性也是通过磷酸化和去磷酸化形式表现出来的。

不仅 Src 家族含有 SH2、SH3，其他的酶（如 PLC－γ、RasGAP、PI3K、Src 家族激酶、VAV）、接头蛋白（Nck、Crk、Grb2、Irs－1、SHC）及信号分子（Sos、STAT）也含有 SH2、SH3 结构域。

SH2 约由 100 个氨基酸组成。由核磁共振、X 线晶体分析表明，SH2 中央有一大的 β 折叠层和小的 β 折叠层反平行相连，侧翼被两个 α 螺旋包围，所有的 SH2 功能域几乎具有相同的空间结构，磷酸化肽链复合物中结合的顺序为磷酸酪氨酸-谷氨酸-谷氨酸-异亮氨酸。SH2 缺乏催化区，因此 Src 家族中 SH2 经常是与 SH3 一起存在的。

SH3 约有 60 个氨基酸组成三个反平行相连的 β 折叠，每个 β 折叠之间有转角的球形结构。SH3 端与 SH2 相连，SH3 识别富含脯氨酸的左手螺旋基序。

参与生长因子受体胞内信号转导的通路至少有三条：Ras 通路、磷脂酶 C－γ（PLC－γ）通路和 PI3K 通路。

（1）Ras 通路：生长因子-受体复合物→接头蛋白（如 Grb2）→鸟苷酸交换因子（如 Sos）→Ras 蛋白→Raf－1→MAPKK→MAPK→转录因子（c－jun、c－myc、c－fos 等）→DNA 合成。Ras 蛋白是低分子量 G 蛋白，它既能结合鸟苷酸（Ras－GDP），又能水解 GTP（GTPase activity），所以 Ras 蛋白有两种构象：GTP 结合构象（Ras－GTP）、GDP 结合构象（Ras－GDP）。在一定条件下两者可以互换，Ras 在胞内信号转导网络中被称为分子开关，是多种信号途径的交汇点之一。Raf－1→MAPKK→MAPK 这三个蛋白激酶反应系统称为有丝分裂原活化的蛋白激酶级联反应。它们中的每一个分子既是上一级激酶反应底物，其本身又是下一级反应的激酶。

（2）磷脂酶 C－γ（PLC－γ）通路：PLC－γ 是磷脂酶 C 同工酶中的一种，其结构中也含有 SH2、SH3 成分。它被 RTK 激活后就将细胞膜上的磷脂酰肌醇 4,5－二磷酸（PIP_2）水解成肌醇 1,4,5－三磷酸（IP_3）和 1,2－二酰基甘油（DAG）。IP_3 是水溶性的，进入胞浆，激活内质网上的钙通道，将 Ca^{2+} 从内质网释放进入胞浆中。DAG 是脂溶性的，留在胞膜内，激活 PKC，PKC 可促使 Na^+/H^+ 交换，提高细胞内的 pH。

（3）PI3K 通路：PI3K 除可被 $G_{\beta\gamma}$ 复合物激活外，还可被活化的 RTK 激活，从而使该通路活化。

（二）自身不含有酪氨酸激酶活性的受体信号转导途径

这类受体最大的特点是受体本身不含酪氨酸激酶活性，从受体自身结构需要出发，由细胞内获取特异的含酪氨酸激酶活性的信号分子（如 JAK、Scr、Fps/Fes、Tec/Btk、Syk/

ZAP70 等），从而连接相应的通路。

例如 STATs 通路：受体与配基结合后，吸引胞浆中有酪氨酸蛋白激酶功能域的分子 JAK（janus kinases），并使其活化，发生自身酪氨酸磷酸化。活化的 JAK 还可使受体酪氨酸磷酸化。胞浆内有一组与转录过程有关的蛋白分子，它们称为信号转导和转录激活因子（signal transducers and activators of transcription，STATs）。STATs 分子共有 6 个，它们的分子中也含有 SH2 和 SH3 结构。STATs 分子中的 SH2 结构与受体分子中的磷酸化酪氨酸残基结合，SH3 可与富含嘌呤的 DNA 结合。JAK 继而使 STATs 分子中的酪氨酸残基磷酸化。活化的 STATs 分子从受体上解离下来，穿过核膜进入核内与特定的 DNA 序列结合，引发转录过程，调控特定的基因表达（图 4-5）。

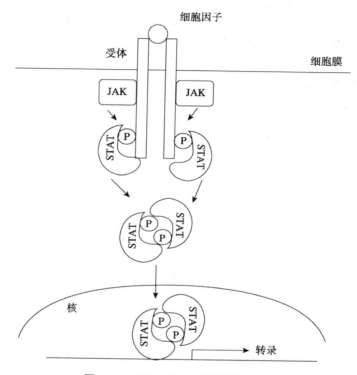

图 4-5　JAK-STAT 信号转导通路

（引自 Krebs DL. J Cell Science, 2000, 113: 2813-2819）

现在已经知道，虽然组成细胞因子受体的结构各异，但也有一定规律。

如 IL-2、4、7、9、15 等受体，都含 γ 亚单位，γ 亚单位胞内部分含 Box1/Box2，有 SH2 结构域，能与磷酸化酪氨酸残基相结合，参与 JAK-STAT 通路。

如 IL-3、5，MG-CSF 等受体，都含 β 亚单位，β 亚单位不同区域可以和 STAT 或 Ras 相互作用，参与 JAK-STAT 和 Ras-MAPK 通路。

如 IL-6、11，CNTF，OSM，LIF 等受体，都含 gp130 亚单位，通过 gp130 二聚化引起 gp130 胞内部分的酪氨酸磷酸化，参与 JAK/STAT 和 Ras-MAPK 通路。

EPO、G-CSF、GH、PRL 等受体由单肽链组成，但它胞内部分含有 Box1/Box2 结构，能与 JAK 相互作用，参与 JAK-STAT 通路。干扰素受体参与 JAK-STAT 信号转导通路。

细胞因子受体参与的信号通路是复杂的，有的只参与一条通路，有的可同时参与两条或三条通路。

（三）自身含有丝氨酸/苏氨酸激酶活性的受体信号转导途径

转化生长因子超家族如转化生长因子β（transforming growth factor - β，TGF - β）、骨形成蛋白（bone morphogenetic proteins，BMPs），其受体属于跨膜丝氨酸/苏氨酸蛋白激酶受体。受体分为Ⅰ型和Ⅱ型。配基与受体结合后，Ⅰ型和Ⅱ型受体聚合，Ⅱ型受体使Ⅰ型受体胞内区丝氨酸/苏氨酸残基被磷酸化而激活，进而激活 Smads。Smads 分为 3 种类型：①膜受体激活的 Smads（receptor-regulated Smads，R - Smads）：包括 Smad1、2、3、5、8 亚型，其 C 末端含有一个磷酸化位点 SSXS（S 代表 Ser）；②通用的 Smad（common-partner Smad，Co - Smad）：目前只有 Smad4，其 C 端没有磷酸化位点，不能与受体相互作用，但可与 Smad 家族中的其他成员相互作用并形成稳定的异源多聚体，并对靶基因进行转录调节；③抑制性 Smads（inhibitory Smads）：包括 Smad6、7，其 C 端缺乏磷酸化位点，能与受体结合，但不能被磷酸化和被释放，它与受体结合后即阻止 R - Smads 与受体的结合。R - Smads 与 Smad4 形成的活性复合物可调控基因表达，产生生物学作用（图 4 - 6）。

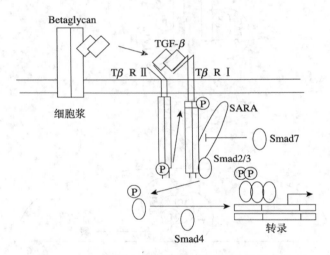

图 4 - 6 受体丝氨酸/苏氨酸激酶信号转导途径

（四）自身含鸟苷酸环化酶活性的受体信号转导途径

心房分泌的心钠素（ANF）可作用于血管平滑肌及肾小管，其受体即为具有鸟苷酸环化酶活性的跨膜受体。其跨膜区仅一条螺旋，胞外区可与 ANF 结合，胞内区具鸟苷酸环化酶结构。心钠素与细胞膜表面受体结合后，使鸟苷酸环化酶活化，产生第二信使 cGMP。cGMP 继而激活 cGMP 依赖的蛋白激酶 G（cGMP-dependent protein kinase，PKG）。蛋白激酶 G 为一条肽链，有调节区段和催化区段。当其调节区段与 cGMP 结合后，酶蛋白空间构象发生变化，催化区段表现催化活性，使其效应蛋白的丝氨酸/苏氨酸残基磷酸化，产生生物学效应，使血管舒张，排钠利尿。

三、核受体基因转录调控机制

核受体与其相应的配基结合。从受体激活到基因表达，它的机制无法简单地用一般受体理论来解释。核受体是一种配基依赖性的基因转录因子，它对基因表达的调控是一个极其复杂和精细的过程，其活性不仅受激素或相应配基的调控，还受到众多辅助激活因子或辅助抑制因子的调节，这样才能完成核受体对靶基因表达的精密调节。

由于甾体类与非甾体类核受体在细胞内存在的位置和形式不同，因此它们对基因转录调节的机制必然有所不同，所以对它们分别讲述。

（一）甾体类核受体对基因转录调节的机制

1. 核受体调节基因转录中主要的调节因子

（1）前起始复合物：在 RNA 聚合酶Ⅱ（pol Ⅱ）介导下，由 TFⅡA、B、D、E、H、J 等因子形成前起始复合物。

（2）辅助激活因子（co-activator）：与靶基因转录激活有关。

①Trip：与基因转录激活有关。Trip1 是酵母 SUG1 蛋白同源物，能与 AF2 结构域相互作用。

②TIF：转录中介因子（transcriptional intermediary factors），属于 RING 家族，能与 AF2 结构域相互作用，能提高核受体的转录激活作用。

（3）辅助抑制因子（co-repressor）：与转录抑制作用有关。

①N－COR：核受体辅助抑制因子（nuclear receptor co-repressor），和受体的铰链区及配基结合区相结合。N－COR 与受体结合后，阻止受体与配基结合，抑制转录。

②SMRT：静止中介因子（silencing mediator for RAR and TR），与 N－COR 有高度同源性，所以其性能与 N－COR 相似。

（4）乙酰转移酶活性：染色体转录需要先活化。除了染色体重塑外，需核小体核心组蛋白乙酰化，即组蛋白残基乙酰化，它使相邻的核小体聚合受阻，并影响泛素与组蛋白分子结合。核受体在启动子区募集大量具有组蛋白乙酰转移酶活性的辅助激活因子，使组蛋白乙酰化，以利于基因表达。

（5）辅助激活因子的核受体保守序列区（盒区）：对多个辅助激活因子的研究表明，核受体存在一段保守的序列区，它是激活因子和配基结合的结构域，此结构域为 LXXLL（L 代表 Leu，X 代表任意氨基酸），这个序列可以在一个辅助激活因子中重复多次。

2. 甾体类核受体对基因转录调节的机制

甾体类激素如糖皮质激素、性激素等与其胞浆内受体结合后，引起受体构象变化，使原来结合的热休克蛋白解离，受体二聚化并暴露 DNA 结合域（DBD）表面，进而进入核内与靶基因启动子区的激素反应元件（HREs）结合。甾体类激素与其受体结合改变了配基结合域（LBD）的构象，使其 AF2 功能区表面暴露，辅助激活因子便结合到该功能区，便于激活基因转录。RNA 多聚酶Ⅱ在基因启动子区与转录因子（TFⅡD、A、B、H、J 等）形成前起始复合物。核受体-配基-HRE 复合物通过辅助激活因子（Trip1、TIF1）与前起始复合物结合，才能促进靶基因转录。

（二）非甾体类激素受体

非甾体类激素如维 A 酸、维生素 D、甲状腺素等，其受体与甾体类激素核受体不同，表现在：①非甾体类激素受体在与其配基结合前，就在细胞核中与 HRE 结合，但无转录活性；②非甾体类激素受体以异二聚体形式与 HRE 结合；③非甾体类激素受体结合的 HRE 的核心核苷酸序列为 AGGTCA；④非甾体类激素受体在与配基结合前就和一些辅助抑制因子结合，如核受体辅助抑制因子（N－COR）和静止中介因子（SMRT）。当非甾体类激素受体与其配基结合后，它与辅助抑制因子解离，再与辅助激活因子相互作用发挥促进转录的作用。

（三）信号通路间的互联效应（cross talking）激活核受体信号通路

核受体的活化除呈配基依赖方式外，还存在非配基依赖方式。近年来的研究表明，一些生长因子能使核受体信号通路激活，如 EGF、IGF－1、TGF－α 能激活雌激素受体，使靶基因转录增强，促进切除卵巢小鼠子宫增殖，与雌激素引起的效应一致。EGF 的这种效应可被雌激素拮抗剂阻断。不仅生长因子受体信号通路与核受体信号通路间有互联效应，多巴胺通过 D_1 受体也能活化 ER、PR 信号通路，而且它的效应也能被其拮抗剂阻断。这种膜受体的信号通路和核受体的信号通路间的互联效应是核受体不依赖配基活化的方式之一。然而，受体信号通路间的互联效应的交互点还不完全清楚，但是这种现象却为细胞内信号间网络联系提供了依据。

（李平凤　李　刚）

参 考 文 献

1. Marinissen MJ, Gutkind JS. G-protein-coupled receptors and signaling networks: emerging paradigms. Trends in Pharmacological Sciences, 2001, 22: 368-376.
2. Geer PVD, Hunter T, Lindberg RA. Receptor protein-tyrosine kinases and their signal transduction pathways. Annu Rev Cell Biol, 1994, 10: 251-337.
3. Seasholtz TM, Majumdar M, Brown JH. Rho as a mediator of G protein-coupled receptor signaling. Molecular Pharmacology, 1999, 55: 949-956.
4. Fukuhara S, Chikumi H, Gutkind JS. Leukemia-associated Rho guanine nucleotide exchange factor (LARG) links heterotrimeric G protein of the G_{12} family to Rho. FEBS Letters, 2000, 485: 183-188.
5. Lopez-llasaca M, Crespo P, Pellici PG, et al. Linkage of G protein receptors to the MAPK signaling pathway through PI3-kinase γ. Science, 1997, 275: 394-397.
6. 梁琳慧，杨克恭. 辅助调节因子在核受体调节基因表达中的作用. 国外医学·分子生物学分册, 2002, 24: 357-361.
7. 贺师鹏，黄天贵，郭淑英，等. 雌激素拮抗剂对胎盘 EGF 受体及其基因表达的影响. 生物化学杂志, 1994, 10: 291-295.
8. 吕宝璋，卢建，安明榜. 受体学. 安徽：安徽科学技术出版社, 2000: 228-255.

第五章　受体与配基相互结合的动力学

第一节　受体放射配基结合分析

20世纪20年代末，A. J. Clark在研究乙酰胆碱对离体蛙心肌作用时，发现药物效应与受体的结合量呈正比以及药物的活性与受体的亲和性有关。20世纪30年代，他提出受体和配基相互作用的占领理论。60年代初在受体研究中采用放射性标记核素并建立了受体放射配基结合分析（radioligand binding assay of receptors，RBA），它的理论基础是占领学说。该理论认为受体与配基以单分子相互结合（分子比为1∶1），结合反应是可逆的，亲和性相同，配基在结合和解离后不被代谢，也不与其他类型受体结合，受体与配基结合后产生的生物学效应的强度与受体被占领的量成正比，受体结合反应平衡后服从质量作用定律。它为受体亲和力和受体数量定量研究提供可靠、灵敏的方法，大大推动了受体理论研究。如今，RBA仍然是研究受体亲和力的主要方法。

一、单位点受体与配基结合反应的数学表达式

受体与配基结合作用的反应式如下：

$$[R]+[L] \underset{k_2}{\overset{k_1}{\rightleftharpoons}} [RL]$$

结合反应速率为 $v_1 = k_1[R][L]$，解离反应速率为 $v_2 = k_2[RL]$，当反应达到平衡时，$v_1 = v_2$，所以：

$$K_d = \frac{k_2}{k_1} = \frac{[R][L]}{[RL]} \tag{5-1}$$

$[R]$、$[L]$、$[RL]$ 分别为平衡时游离受体、游离配基、配基-受体复合物的摩尔浓度。k_1、k_2 分别是结合速率常数、解离速率常数，K_d 是解离平衡常数，单位为 mol/L。K_d 值的大小作为衡量配基与受体相互结合能力的一个重要物理量，因为 $[R]$、$[L]$ 越小或 $[RL]$ 越大时 K_d 值越小，所以 K_d 值愈小结合能力愈大。解离平衡常数又称为亲和常数或亲和力，K_d 值愈小亲和能力愈大。

设：$[RT]$ 为受体的初始浓度

$$[R] = [RT] - [RL]$$

$$K_d = \frac{[R][L]}{[RL]} = \frac{\{[RT]-[RL]\}[L]}{[RL]} \tag{5-2}$$

将（5-2）式代入（5-1）式，经整理后便得：

$$\frac{[RL]}{[L]}=\frac{[RT]-[RL]}{K_{d}}=\frac{[RT]}{K_{d}}-\frac{1}{K_{d}}[RL] \tag{5-3}$$

（5-3）式就是 Scatchard 方程，以$\dfrac{[RL]}{[L]}$为纵轴，[RL] 为横轴作图（图 5-1）。

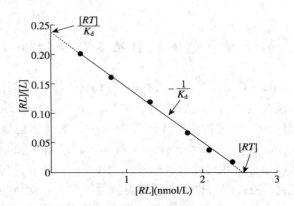

图 5-1　受体结合分析的 Scatchard 作图

当[RL]/[L]=0 时，[RT]=[RL]，直线的横轴截距就是受体总量 [RT] 值，纵轴截距就是 [RT]/K_{d}，直线斜率倒数的负值是受体的亲和常数 K_{d}值。

同理可推出：

$$\frac{[L]}{[RL]}=\frac{K_{d}}{[RT]}+\frac{1}{[RT]}[L] \tag{5-4}$$

（5-4）式称 Woolf 方程（图 5-2）。

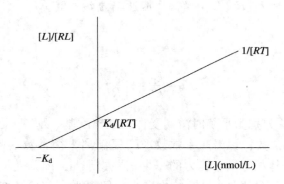

图 5-2　受体结合分析的 Woolf 作图

$$\frac{1}{[RL]}=\frac{1}{[RT]}+\frac{K_{d}}{[RT]}\times\frac{1}{[L]} \tag{5-5}$$

（5-5）式为 Lineweaver-Burk 方程或称双倒数方程（图 5-3）。

（5-3）至（5-5）式都是简单单位点系统的直线方程，从每个方程均可求得受体的 [RT]、K_{d}。

设：[LT] 是总配基浓度，[L]=[LT]-[RL]，将[L]=[LT]-[RL]和[R]=[RT]-

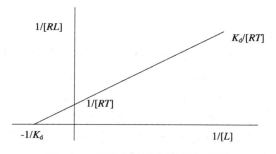

图 5 - 3　受体结合分析的双倒数图

[RL]代入（5-2）式，经整理可得：

$$[RL]^2 - [RL]\{[RT] + [LT] + K_d\} + [RT][LT] = 0 \tag{5-6}$$

（5-6）式则是双曲线的一元二次方程，当[RT]、K_d固定时，[RL]随[LT]的变化，开始上升很快，以后逐渐趋向水平，这就是饱和曲线（图5-4）。

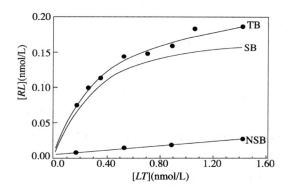

图 5 - 4　受体结合分析的饱和曲线图

将（5-1）式变成下式：

$$\frac{[RL]}{[RT]} = \frac{[L]}{K_d + [L]} \tag{5-7}$$

设$[RL] = \frac{1}{2}[RT]$，$[L] = [L]_{1/2}$，（5-7）式变成：

$$\frac{\frac{[RT]}{2}}{[RT]} = \frac{[L]_{1/2}}{K_d + [L]_{1/2}}$$

上式整理后得：$K_d = [L]_{1/2}$。

这就是说在50%受体结合时，体系中游离配基的浓度就是受体的解离平衡常数K_d值。所以由饱和曲线亦能求受体的[RT]、K_d。由结合实验取得数据，通过（5-3）、（5-4）、（5-5）、（5-6）方程式计算均可求得受体总量[RT]和受体亲和常数K_d值。

二、双位点系统

一种配基可以和两种受体结合，这两种受体往往是某类受体的两种亚型。如所选用的某种放射配基进行多点饱和实验，用 Scatchard 作图得到的不是直线而是向上凹的曲线（图 5－5 右图），这条曲线是由高、低亲和性不同的两条直线加合成的。图 5－5 左图是双位点饱和曲线，这种双位点系统是近年来备受注意的问题，所以发展了很多方法用来进行双位点系统受体亚型的研究。这些方法大体上说有两类实验：一是运用选择性放射配基进行多点饱和实验，二是用非选择性放射配基和选择性非放射配基进行竞争性取代实验。原则上它们也都可以用于多种亚型的分析，但是由于配基选择性的限制及实验误差的存在等原因，多数成功的例子仅限于双位点系统。

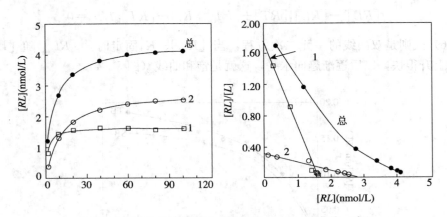

图 5－5　双位点饱和曲线（左）和 Scatchard 曲线（右）

（一）选择性放射配基的饱和曲线

选用的是选择性放射配基，它对一种亚型有高亲和力，而对另一种亚型则为低亲和力。多点饱和实验显示，随着［LT］加大，［RL］先是因高亲和力的大部分结合趋向饱和，然后由于低亲和力亚型结合增多，曲线又往上翘。用 Scatchard 作图得到的不是直线而是向上凹的曲线，也就是说，随着［LT］增加，曲线前部分斜率很陡（主要由于高亲和力亚型结合），后部分斜率平坦（主要由于低亲和力亚型结合）（图 5－5）。但是应该指出，即使［LT］很小时，低亲和力亚型也不是完全不结合，所以不能把饱和曲线或 Scatchard 作图曲线截然分成两段，前一段是高亲和力亚型结合，后一段是低亲和力亚型结合，实际上每段曲线都是两种亚型结合的总和，只是每种亚型所占比率多少不等而已。在实际分析数据工作中，首先需用合理的受体结合反应的数学模型，然后是运用计算机程序处理，才能得到两种亚型受体的［RT］和 K_d 值。

双位点饱和实验法：运用 Scatchard 方程分两种受体亚型，由于系统中放射配基 L 是相同的，它们各自的结合为：

$$[RL_1] = \frac{[L]\,[RT_1]}{K_{d1} + [L]}$$

$$[RL_2] = \frac{[L]\,[RT_2]}{K_{d2} + [L]}$$

实际上，实验中测量得到的是 $[RL]$，而不是 $[RL_1]$ 和 $[RL_2]$，$[RL]=[RL_1]+[RL_2]$，所以：

$$\frac{[RL]}{[L]}=\frac{[RT_1]}{K_{d1}+[L]}+\frac{[RT_2]}{K_{d2}+[L]} \quad\quad (5-8)$$

上式中 $[RL]$、$[L]$ 是实测值，$[RL_1]$、$[RL_2]$、K_{d1}、K_{d2} 为 4 个待测参数，只要有足够多的实验点，就可以用最小二乘回归法或稳健回归法去求 4 个参数，并根据参数再拟合成两种亚型的图形（图 5-5）。

（二）非选择性放射配基和选择性非放射配基竞争结合

所选用的放射配基对两种亚型受体的亲和力相同，而选用的非放射配基对一种亚型有高的亲和力，对另一种亚型则是低亲和力的。在一定浓度的放射配基和受体系统中加入不同浓度的选择性非放射配基作竞争结合反应，高亲和力的配基容易与受体结合而取代放射配基，表现为部分结合位点在低浓度竞争剂时即明显丧失放射性，而另一部分受体在高浓度竞争剂时对放射配基有明显抑制作用。实际上也和双位点饱和曲线一样，这种区分不是绝对的，也必须通过计算机拟合才能得到两种亚型的各自参数。20 世纪 80 年代，Molinoff 等人提出的数学模型经计算机拟合有较好的效果。

如果只有一种亚型受体系统，放射配基和选择性非放射配基（即抑制剂 I）与受体反应时分别产生：

$$K_d=\frac{[R][L]}{[RL]}$$

$$K_i=\frac{[R][I]}{[RI]} \quad （K_i \text{ 为抑制剂的解离平衡常数}）$$

$$[RT]=[R]+[RL]+[RI]$$

反应体系中 $[R]$ 是共同的，上述三方程组成联立方程，即可得如下函数：

$$[RI]=\frac{[RT][I]}{IC_{50}+[I]}$$

如果同一系统中有两种亚型受体，则上式变为：

$$[RI]=[RI_1]+[RI_2]=\frac{[RT_1][I]}{IC_{50}^1+[I]}+\frac{[RT_2][I]}{IC_{50}^2+[I]} \quad\quad (5-9)$$

三、Hill 方程与正、负协同作用

何谓正、负协同作用？它是指当一部分受体与配基结合后使相邻的受体的亲和力发生改变，亲和力下降称为负协同作用，亲和力增大称为正协同作用。它们在 Scatchard 作图中曲线斜率会发生变化，如图 5-6，负协同作用曲线的斜率变小，正协同作用曲线的斜率变大。

如何判别协同作用的性质？用 Hill 作图法可判别协同作用的性质。其原理如下：倘若一个受体可以和 n 个配基结合，并且 K_d 值相同，那么（5-2）式可写为：

$$K_d=\frac{\{[RT]-[RL]\}[L]^n}{[RL]}$$

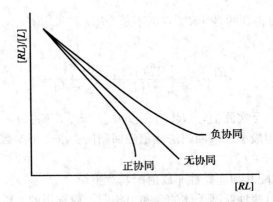

图 5 - 6 Scatchard 作图中的正、负协同作用

移项得：

$$\frac{[RL]}{[RT]-[RL]}=\frac{[L]^n}{K_d}$$

对上式两边取对数：

$$\lg\frac{[RL]}{[RT]-[RL]}=\lg\frac{[L]^n}{K_d}=-\lg K_d+n\lg[L] \qquad (5-10)$$

（5-10）式仍为线性方程，以 $\lg\dfrac{[RL]}{[RT]-[RL]}$ 为纵坐标，$\lg[L]$ 为横坐标作图（图 5-7）：

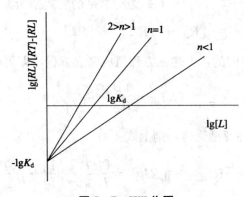

图 5 - 7 Hill 作图

当 $\lg\dfrac{[RL]}{[RT]-[RL]}=0$，$[L]=[L]_{1/2}$，则 $\lg K_d=n\lg[L]_{1/2}$。

如果：$n=1$ 则： $\lg K_d=\lg[L]_{1/2}$

$\qquad\quad n<1 \qquad\qquad \lg K_d<\lg[L]_{1/2}$

$\qquad\quad n>1 \qquad\qquad \lg K_d>\lg[L]_{1/2}$

此处的 n 称为 Hill 系数：

（1）$n=1$ 或接近 1，$K_d=[L]_{1/2}$，即为简单单位点系统。

（2）$n=2$ 及其他整数，说明一个受体可与 n 个配基结合。因为 K_d 相同，仍属单位点系统。

(3) $n<1$，$K_d < [L]_{1/2}$，为负协同作用。

(4) $2>n>1$，$K_d > [L]_{1/2}$，为正协同作用。

因此 Hill 系数可判别正、负协同作用。

四、反应速率常数的测定

测定受体-配基反应的速率常数是研究受体反应动力学性质的一种研究方法。反应速率常数有结合速率常数（k_1）和解离速率常数（k_2）之分。反应达到平衡时其 k_2/k_1 的值就是 K_d，即解离平衡常数。用此法测得的 K_d 值应与饱和实验所得的 K_d 值在理论上是一致的。本节专门讨论反应速率常数测定法。

（一）结合速率常数

根据质量作用定律

$$[R]+[L] \underset{k_2}{\overset{k_1}{\rightleftharpoons}} [RL]$$

$v_1 = k_1[R][L]$，$v_2 = k_2[RL]$，复合物 $[RL]$ 生成的速率为：

$$\frac{d[RL]}{dt} = k_1[R][L] - k_2[RL]$$

设受体总浓度为 $[RT]$，配基总浓度为 $[LT]$，则：

$$\frac{d[RL]}{dt} = k_1\{[RT]-[RL]\}\{[LT]-[RL]\} - k_2[RL] \qquad (5-11)$$

当反应达到平衡时，$v_1 = v_2$，$\dfrac{d[RL]}{dt} = 0$，设此时复合物的浓度为 $[RL_e]$，则

$$\frac{d[RL]}{dt} = k_1\{[RT]-[RL_e]\}\{[LT]-[RL_e]\} - k_2[RL_e] = 0 \qquad (5-12)$$

设：$[LT] \gg [RT]$，在反应过程中 $[LT]$ 变化很小，则 $[LT]-[RL_e]$ 或 $[LT]-[RL]$ 都近似等于 $[LT]$。因此，(5-11) 式可简化为：

$$\frac{d[RL]}{dt} = k_1\{[RT]-[RL]\}[LT] - k_2[RL] \qquad (5-13)$$

(5-12) 式可简化为：

$$\frac{d[RL]}{dt} = k_1\{[RT]-[RL_e]\}[LT] - k_2[RL_e] = 0$$

$$k_2 = \frac{k_1\{[RT]-[RL_e]\}[LT]}{[RL_e]} \qquad (5-14)$$

将 (5-14) 式代入 (5-13) 式：

$$\frac{d[RL]}{dt} = k_1\{[RT]-[RL]\}[LT] - \frac{k_1\{[RT]-[RL_e]\}[LT]}{[RL_e]}[RL]$$

经整理得：

$$\frac{d[RL]}{dt}=k_1[LT][RT]\frac{[RL_e]-[RL]}{[RL_e]}$$

$$\frac{d[RL]}{[RL_e]-[RL]}=\frac{k_1[LT][RT]}{[RL_e]}dt \tag{5-15}$$

（5-15）式积分得：

$$\int_0^{RL}\frac{d[RL]}{[RL_e]-[RL]}=\int_0^t\frac{k_1[LT][RT]}{[RL_e]}dt$$

即：

$$\ln\frac{[RL_e]}{[RL_e]-[RL]}=\frac{k_1[LT][RT]}{[RL_e]}t \tag{5-16}$$

先将（5-14）式整理为：

$$\frac{[LT][RT]}{[RL_e]}=\frac{k_2}{k_1}+[LT] \tag{5-17}$$

再将（5-17）式代入（5-16）式：

$$\ln\frac{[RL_e]}{[RL_e]-[RL]}=k_1(\frac{k_2}{k_1}+[LT])t=(k_2+k_1[LT])t \tag{5-18}$$

$k_1[LT]$ 称为假一级速率常数；$k_表=k_2+k_1[LT]$，称为表观速率常数（复合物净生成速率常数）。所以（5-18）式变成：

$$\ln\frac{[RL_e]}{[RL_e]-[RL]}=k_表\cdot t \tag{5-19}$$

（二）解离速率常数

当受体与配基的结合反应达到平衡时，加入大于 50 倍体积的反应缓冲液，或者大于 100 倍量的非标记配基，使标记配基与受体不再结合而且平衡破坏，受体-配基复合物发生解离，于是可测到复合物的放射性随时间延长而减少。

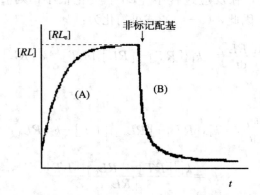

图 5-8　受体放射配基反应时，受体-配基复合物时相曲线

曲线［A］是复合物结合时相曲线，曲线［B］是复合物解离时相曲线

结合达到平衡时，$v_1=0$，即（5-11）式中的 $k_1\{[RT]-[RL]\}\{[LT]-[RL]\}=0$，所以：

$$\frac{\mathrm{d}[RL]}{\mathrm{d}t}=-k_2[RL] \qquad (5-20)$$

$$\frac{\mathrm{d}[RL]}{[RL]}=-k_2\mathrm{d}t \qquad (5-21)$$

积分（5-21）式得：

$$\int_{RL_e}^{RL}\frac{\mathrm{d}[RL]}{[RL]}=-\int_0^t k_2\mathrm{d}t$$

即：

$$\ln\frac{[RL]}{[RL_e]}=-k_2t \qquad (5-22A)$$

或：

$$[RL]=[RL_e]e^{-k_2t} \qquad (5-22B)$$

当 $[RL]=\dfrac{1}{2}[RL_e]$，$t=T_{1/2}$，代入上式得：

$$k_2=\frac{\ln2}{T_{1/2}} \qquad (5-23)$$

根据图 5-8（B）曲线求复合物解离一半所需时间即 $T_{1/2}$，再根据（A）曲线不同时间测得 $[RL]$，以 $\ln\{[RL_e]/([RL_e]-[RL])\}$ 为纵坐标，t 为横坐标作图得图 5-9，图中直线斜率由（5-19）式可知，它为 $k_{表}$ 值，再由 $k_{表}=k_2+k_1[LT]$ 关系式，便可求得 k_1 值。

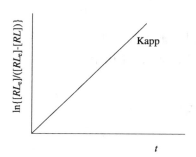

图 5-9　$\ln\{[RL_e]/([RL_e]-[RL])\}$ 与时间 t 的关系的时相曲线图

五、受体的竞争性和非竞争性结合反应

在一个受体和放射配基的反应系统中加入另一个化合物，它若能和受体结合，则会抑制放射配基与受体的结合反应。加入的化合物称为受体反应的抑制剂，抑制剂可以是激动剂，也可以是拮抗剂。拮抗剂按其作用机制又可分为竞争性拮抗剂和非竞争性拮抗剂。

竞争性拮抗剂的抑制作用是它与激动剂竞争受体的相同或邻近的部位，竞争性拮抗剂与激动剂对受体结合作用是相互排斥的，竞争性拮抗剂与受体结合只减少激动剂与受体的结合数量，竞争性拮抗剂与受体结合后不改变受体分子的结构，受体仍可与激动剂继续结合，而且可完全排除竞争性拮抗剂，表现出可逆反应的特性。

非竞争性拮抗剂与受体结合后，则改变受体分子的结构，激动剂不能完全排除拮抗剂，表现为不可逆反应特性。因此对拮抗剂竞争类型的鉴别是十分重要的，鉴别的方法通常用双倒数作图法或 Scatchard 作图法。

1. 拮抗剂的 K_i 值：拮抗剂 K_i 值称拮抗剂的抑制常数，或称拮抗剂的解离平衡常数。如果它是竞争性抑制作用，双倒数作图可得图形如图 5-10 所示。

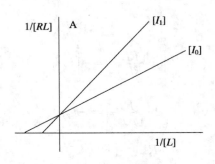

图 5-10　拮抗剂双倒数法

图中的 $[I_0]$ 是抑制剂浓度为零，$[I_1]$ 是拮抗剂浓度为 I_1。从图可知，竞争性拮抗剂的特点是随拮抗剂浓度的增加，受体的结合位点数不变而亲和性变小。其平衡常数 $K_{d表}$ 称为表观解离平衡常数，$K_{d表}$ 与 K_d 的关系如下：

$$K_{d表} = K_d \left(1 + \frac{[I]}{K_i}\right)$$

所以：
$$K_i = \frac{[I]}{K_{d表}/K_d - 1} \tag{5-24}$$

K_i 值是表征拮抗剂与受体结合能力的物理常数，不随实验条件而变化。

2. 非竞争性拮抗剂：利用双倒数法作图得图 5-11。

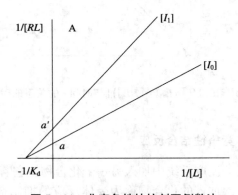

图 5-11　非竞争性拮抗剂双倒数法

从图 5-11 可知，非竞争性拮抗剂的特点是随拮抗剂浓度的增加受体的亲和性不变，而受体的结合位点数变小。受体结合位点数变小的原因可能是非竞争性拮抗剂与受体结合后改变受体分子的结构。双倒数图中拮抗剂浓度为 $[I_1]$ 时，曲线的纵轴截距 $a'=\dfrac{K_\text{d}\left(1+\dfrac{[I]}{K_\text{i}}\right)}{[RT]}$；拮抗剂浓度为 $[I_0]$ 时，曲线的纵轴截距 $a=\dfrac{K_\text{d}}{[RT]}$。

$$\frac{a'}{a}=1+\frac{[I]}{K_\text{i}}$$

$$K_\text{i}=\frac{[I]}{a'/a-1} \tag{5-25}$$

3. 拮抗剂的 IC_{50} 值

表征拮抗剂抑制作用强弱的另一个常用指标是 IC_{50} 值（或称 I_{50}）。IC_{50} 定义为抑制 50% 最大受体结合反应时所用抑制剂的浓度。IC_{50} 值求解的实验方法如图 5-12 所示。

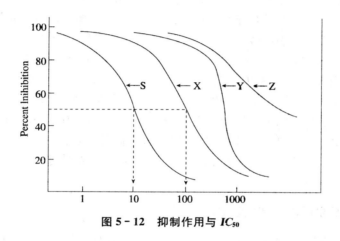

图 5-12 抑制作用与 IC_{50}

IC_{50} 值大，表明拮抗剂抑制作用小，但它不是特征常数，而随实验所用的 $[RT]$、放射配基含量不同而变化，不同拮抗剂只能在同批实验条件下作比较。IC_{50} 值只表明拮抗剂抑制作用大小，不能指出拮抗剂是属于什么性质的抑制作用。对于一个属于竞争性的拮抗剂而言，在受体 R 和放射配基 L 反应系统中加入一个竞争性拮抗剂（I），反应平衡时分别为：

$$[R]+[L]\underset{k_2}{\overset{k_1}{\rightleftharpoons}}[RL]$$

$$[R]+[I]\underset{k_4}{\overset{k_3}{\rightleftharpoons}}[RI]$$

$$K_\text{i}=\frac{k_4}{k_3} \tag{5-26}$$

$$[RL]=\frac{[RT][L]}{K_\text{d}\left(1+\dfrac{[I]}{K_\text{i}}\right)+[L]}$$

（5-26）式是当有拮抗剂存在时，结合放射配基的表达式，K_i 是拮抗剂的抑制常数。

当 $[I]=[I_0]$ 时：

$$[RL]=\frac{[RT][L]}{K_\text{d}+[L]}$$

当 $[I]=[I_{50}]$ 时：
$$[RL]_{I_0}=2[RL]_{IC_{50}}$$

$$\frac{[RT][L]}{K_d+[L]}=2\frac{[RT][L]}{K_d(1+\frac{IC_{50}}{K_i})+[L]}$$

整理上式便得 IC_{50} 与 K_i 的关系式如下：

$$K_i=\frac{IC_{50}}{1+[L]/K_d}$$ (5-27)

由上式可知，在 K_d、$[L]$ 相同条件下，K_i 正比于 IC_{50}。因此，在同一实验条件下，可以比较不同拮抗剂的 IC_{50} 值，来判断受体亲和作用大小。上式中的 $[L]$ 是反应平衡时游离标记配基的浓度，$[L]$ 值不易取得，如果 $[RT]$ 值远远小于总标记配基浓度 $[LT]$，结合配基浓度 $[RL]$ 很少，那么 $[LT]$ 近似等于 $[L]$，所以（5-27）式中的 $[L]$ 即可用 $[LT]$ 代替。因此，利用 IC_{50} 值确定 K_i 值时必须注意：①受体的浓度 $[RT]$ 远远小于总标记配基浓度 $[LT]$，否则会引起较大误差；②拮抗剂属于竞争抑制结合才能利用上式，所以当不知道拮抗剂抑制性质时不能利用（5-27）式 IC_{50} 求 K_i 值。值得注意的是，K_i 与 IC_{50} 都可判断受体亲和作用大小，但是 IC_{50} 只能在同一实验条件下，比较各拮抗剂的抑制作用；而拮抗剂的 K_i 值不随实验条件变化而变化，只要是同一个拮抗剂，即使在不同实验条件求得的值仍可比较。IC_{50} 值只表明抑制作用大小，不表示拮抗剂的抑制性质，而双倒数作图法由曲线与纵横轴相交部位或不相交，即可判断拮抗剂的抑制性质，必须事先知道拮抗剂的性质才可使用（5-27）式由 IC_{50} 值求解 K_i 值。由于方法简单，同时可作若干个化合物的比较，所以也是常规的实验方法。

六、杂质污染放射配基对结合参数的影响

放射配基结合研究通常能提供结合反应动力学参数，如受体密度、受体亲和性、结合反应的解离速率常数等。人们习惯的思维是只要看到受体密度和亲和性的改变，就马上联想到它是否是因为受体生理调节功能的问题而造成的，很少会从杂质污染放射配基而带来的影响考虑，最近 Lazareno S 等人在理论上回答了此问题。

首先，他们假定在单位点受体系统中，放射配基为 L，结合浓度为 $[L]$；未标记杂质为 C，结合浓度为 $[C]$；拮抗剂为 I，结合浓度为 $[I]$。它们都属竞争性结合作用，杂质污染比率为 F，图 5-13（a）、（b）为理论的饱和曲线和抑制曲线，曲线中的每一点按下述公式计算：

$$B\%=K_L[L]/(1+K_L[L]+K_L[L]F)（饱和曲线）$$
$$B\%=K_L[L]/(1+K_L[L]+K_L[L]F+K[I])（抑制曲线）$$

式中的 $K_L=1/K_d$，$K=1/K_i$，K_d 是放射配基的解离平衡常数，K_i 是拮抗剂的抑制常数，表 5-1 中的参数是由饱和曲线和抑制曲线按非线性方程计算得到的，K_i 值利用 Cheng-Prusoff 方程由 IC_{50} 计算得到。

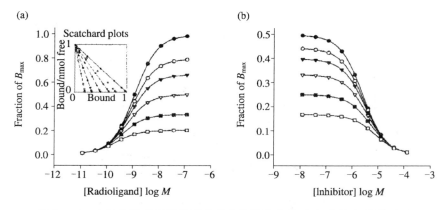

图 5-13　杂质污染放射配基所作的理论饱和曲线（a）和抑制曲线（b）

表 5-1　拟合动力学参数

污染比率	放射配基（log$M$）	拮抗剂（log$M$）	
F	实测 K_d	IC_{50}	$1/K_i$
0.0（●）	-9.00	-5.70	-6
0.25（○）	-9.10	-5.65	-6
0.5（▼）	-9.17	-5.60	-6
1.0（▽）	-9.28	-5.52	-6
2.0（■）	-9.48	-5.40	-6
4.0（□）	-9.69	-5.22	-6

从图 5-13（a）、（b）和表 5-1 资料可知：

1. 表观最大结合值（表观 B_{max}）随杂质污染程度增加而减小。

2. 放射配基表观 K_d 值随杂质污染程度增加而减小，亲和性变强。

3. 拮抗剂 IC_{50} 值随杂质污染程度增加而减小，但是拮抗剂的抑制常数 K_i 却保持不变。

4. 杂质污染对结合反应的速率常数的影响比较复杂，纯放射配基的结合反应属于时间一级指数函数，实测结合速率常数（K_{obs}）随放射配基浓度增加呈线性增加关系（图 5-14）。杂质对放射配基结合的影响取决于每个配基的相对解离速率。当杂质的解离速率比放射配基快得多时，放射配基结合反应仍然是一级指数函数关系，但是实测结合速率常数不再是线性依赖放射配基浓度；当杂质的解离速率常数接近放射配基时，实测速率常数值仍然不依赖于放射配基浓度，但是曲线也不再是一级指数函数了。当杂质的比率小于 0.2 时，实测结合速率常数（K_{obs}）对放射配基浓度曲线呈线性或近乎线性，所以含杂质与不含杂质的表观 K_d 和最大结合率（B_{max}）差别是难以区别的。这些结果给放射配基结合分析带来深刻影响，但也为实验结果的分析带来更多的选择。如果实验所得的 K_d 和 B_{max} 值比期望的要低，特别是实测的解离速率常数变成不依赖于放射配基浓度时，此时可考虑放射配基中是否存在未标记的竞争性杂质。

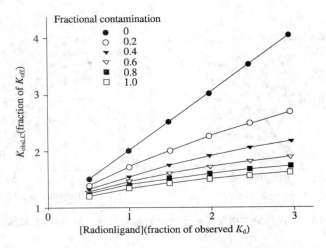

图 5-14　实测结合速率常数对放射配基浓度依赖关系曲线

第二节　受体与配基相互结合的二态模型

随受体结构、药理学及分子生物学知识不断更新和发现，经典的占领理论显得过于简单化，不能适应现代药理学的需要，但是它所建立的模型仍被广泛用于受体动力学参数的计算。近些年来受体领域中最引人关注的概念是固有受体活性（constitutive receptor activation）和反向激动剂效应（inverse agonism）的发现，所以需要建立新的理论模型和实践加以解释和证明。为此建立了许多新的受体动力学模型，本节主要介绍受体的二态理论。

一、受体活化的二态模型

它借用 Monod-Wyman-Chaneux 酶的变构理论解释受体和配基结合后引起受体构象改变导致受体活化的机制。最早是 Castillo 和 Katz 利用此概念解释乙酰胆碱和烟碱乙酰胆碱受体结合引起受体构象改变导致离子通道打开，后来 Colquhoun 和 Leff 等人提出较为完整的数学模型，该模型的基本内容是：

（一）反应式

$$
\begin{array}{ccc}
 & \mathrm{A} & & \mathrm{A} \\
 & + & \mathrm{L} & + \\
 & \mathrm{R} & \rightleftharpoons & \mathrm{R}^{*} \\
K_{\mathrm{A}} & \updownarrow & & \updownarrow & K_{\mathrm{A}*} \\
 & \mathrm{AR} & \rightleftharpoons & \mathrm{AR}^{*} \\
 & (\text{resting}) & & (\text{active})
\end{array}
$$

（二）受体分子的构象

受体分子由一个或多个寡聚体多肽链亚基组成，理论上一个分子可以有无限个构象式同时存在，但是由于分子间的相互作用及立体障碍，受体同时存在无限个构象式的可能性很小，只有分子势能最低的构象式才有可能存在，分子势能最低的构象称为优势构象或称基态构象。所以天然受体分子系统中同时存在两个构象式在理论上是可能的。

反应系统中天然受体允许存在两种状态受体，即非活性态受体（R）和活性态受体（R*），多数受体处于非活性态组成的静息态（quiescent or resting state）系统，少数受体处于活性态组成的活性态（active state）系统，控制这两种状态受体数量分布的常数称为平衡常数（亦称变构常数）L。激动剂 A 对 R 的亲和常数（或解离平衡常数）是 K_A，激动剂 A 对 R* 的亲和常数是 K_{A^*}。

$$L = \frac{[R]}{[R^*]}$$

$$K_A = \frac{[R][A]}{[AR]}$$

$$K_{A^*} = \frac{[R^*][A]}{[AR^*]}$$

反应系统中受体的总量由四种形式的受体组成：

$$[R]_{tot} = [R] + [R^*] + [AR] + [AR^*]$$

总受体浓度中活性态受体浓度所占的比例（f_{R^*}）为：

$$f_{R^*} = \frac{K_{A^*} + [A]}{K_{A^*}(1+L) + (1 + L\frac{K_{A^*}}{K_A})[A]} \tag{5-28}$$

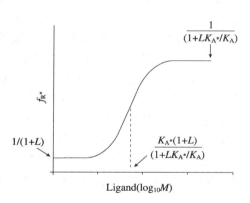

图 5-15 激动剂浓度与受体中活性受体浓度（f_{R^*}）关系曲线

根据方程（5-28），以 f_{R^*} 对激动剂 A 浓度的对数作图所得曲线如图 5-15 所示。曲线中点相应配基的浓度代表配基结合的表观亲和性（apparent affinity constant，K_{app}）：

$$K_{app} = K_{A^*}(1+L)/(1 + L K_{A^*}/K_A)$$

此图代表受体结合曲线，也可视为激动剂浓度-效应曲线。如果此假设成立，活性受体浓度（f_{R^*}）与测量的效应直接成比例。

受体二态模型说明两个基本思想：①激动剂的亲和性和效能之间有十分密切的关系，激动剂效应的强度直接取决于 K_{A^*}/K_A 比例值，而此比例值又依赖于配基的数量，因此配基的数量决定了激动剂效应的强度。②激动剂按其性质可分为完全激动剂（full agonist）、部分激动剂、休止激动剂（silent agonist）、部分反向激动剂、完全反向激动剂（inverse agonist）。完全激动剂对活性态受体有优先亲和结合作用，休止激动剂对非活性态和活性态受体有相同的亲和性，反向激动剂对非活性态受体有优先亲和结合作用。

如何估算受体的 K_A 和 K_{A^*} 值：见图 5-15 激动剂浓度与受体中活性受体浓度（f_{R^*}）的关系。

曲线的最大值：
$$f_{max}^* = 1/(1 + L\,K_{A^*}/K_A)$$

曲线的最小值：
$$f_{min}^* = 1/(1 + L)$$

表观亲和性：
$$K_{app} = K_{A^*}(1 + L)/(1 + L\,K_{A^*}/K_A)$$

因此，
$$K_{app} = K_{A^*}\,f_{max}^*/f_{min}^*$$

曲线的最大值 f_{max}^* 和最小值 f_{min}^* 可由实验曲线求得：

$$K_{A^*} = K_{app}\,f_{min}^*/f_{max}^*$$

$$L = (1 - f_{min}^*)/f_{min}^*$$

$$K_A = K_{A^*}\,L\,f_{max}^*/(1 - f_{max}^*)$$

二、受体的固有活性（constitutive activity）

现已有报道，一些天然受体在无激动剂的情况下，表现出相当高的生化反应行为，如 Na^+ 的移动，此受体的活性称天然受体的固有活性，因此受体的固有活性是天然自发产生的。Carton、Coteccchia 及 Lefkowitz 等人利用点突变方法将 α_{1B}-AR 胞内第 3 环 Arg^{288}、Lys^{290}、Ala^{293} 分别换成 Lys^{288}、His^{290}、Leu^{293}，突变后的受体与拮抗剂的亲和性不变，但与去甲肾上腺素的亲和性及其引起的肌醇磷脂水解的效价和效能明显增强，即使在没有激动剂存在的情况下，在表达这些突变受体的细胞中肌醇磷脂水解的基础也显著增强。此后他们又在突变的 β_2-AR 发现类似现象，突变体不仅与激动剂亲和性显著增高，而且在无激动剂存在时，β_2-AR 的突变受体所偶联腺苷酸环化酶的基础活性非常高，甚至达到完全激动剂作用于野生型的水平。这些结果表明，野生型肾上腺素受体胞内第 3 环的固有结构与相应的 G 蛋白有结合，引起胞内信号传递，产生生物学效应。但由于 C 末端某些关键氨基酸残基与受体某部分结构相互作用，从而限制了这一功能的表现，但当将这些关键氨基酸残基突变时，受体自发变构使受体构象发生改变，从而解除这种限制作用，则其固有活性得以表现。此时的受体就是活性态受体，即使此时无激动剂存在，受体仍表现出相当高的基础活性。

三、反向激动剂

反向激动剂是近年对激动剂性质的新认识，在一些受体实验中发现。并不是所有的拮抗剂与受体结合后都不产生生物学效应，有一部分拮抗剂在一定条件下，可以产生与激动剂相反的效应。1986 年 Ehlert 在研究拮抗剂与苯二氮䓬受体结合时，发现在无激动剂存在时，可产生与激动剂相反的效应。1989 年 Costa 等用拮抗剂 ICI174864 作用于 NG108 细胞株，能明显地抑制阿片受体所产生的 GTP 酶活性，以后在 β_2-肾上腺素受体、α_2-肾上腺素受体、5-HT_{2C} 受体等均有类似现象。因此这类拮抗剂称为反向激动剂。

反向激动剂是由于其与非活性态受体亲和性高，使活性态和非活性态受体的平衡反应向非活性态受体方向移动，从而减少活性态受体数量，起到抑制生物学效应的作用。

四、不可逆拮抗剂（irreversible antagonist）

（一）竞争性拮抗剂

竞争性拮抗剂对活性态和非活性态受体具有相同的亲和性。图 5-16 中的实线是激动剂结合曲线。曲线点值向上方向升，激动剂倾向于活性态受体（R*）的结合反应，此激动剂为（正向）激动剂；曲线点值向下方向降，激动剂倾向于非活性态受体（R）的结合反应，此激动剂为反向激动剂。虚线是拮抗剂 B 的竞争性取代曲线，向上虚线是竞争性拮抗剂对正向激动剂取代反应，向下虚线是竞争性拮抗剂对反向激动剂取代反应。竞争性拮抗剂对反向激动剂取代反应效应随剂量增加而减少，而对正向激动剂取代反应效应随剂量增加而增加。因此，竞争性拮抗剂能可逆地取代正、反向激动剂反应。

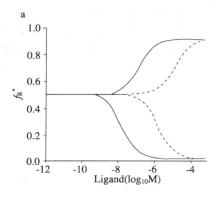

图 5-16　竞争性拮抗剂取代正、反向激动剂反应

（引自 Leff P. Trends in Pharmacol Sci, 1995，16：89）

（二）不可逆拮抗剂（irreversible antagonists）

不可逆拮抗剂与受体结合，产生非竞争性作用，使受体不可逆地失活。不可逆拮抗剂对激动剂和反向激动剂的取代反应的结果如图 5-17 所示。

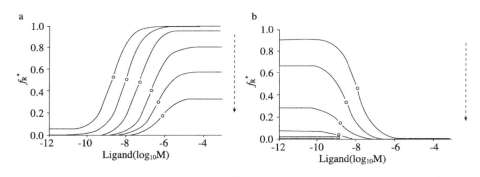

图 5-17　不可逆拮抗剂对正、反向激动剂的取代反应

a：不可逆拮抗剂对激动剂的取代反应，随 L 值逐步加大，取代曲线向右移动，曲线形状变小，不可逆拮抗作用加大，曲线的中点亦向右移动，K_{app} 值变大。b：不可逆拮抗剂对反向激动剂的取代反应，随 L 值逐步加大，取代曲线向左移动，曲线形状变小，不可逆拮抗作用减小，曲线的中点亦向左移动

（引自 Leff P. Trends in Pharmacol Sci, 1995，16：89）

（贺师鹏　尹长城）

参　考　文　献

1. 夏宗勤. 实验核医学与核药学. 上海：同济大学出版社，1988.
2. 刘长征，等. 实验核医学与核药学. 北京：人民卫生出版社，1999.
3. Lazareno S, Birdsall NJM. Effects of contamination on radioligand binding parameters. Trends in

Pharmacol Sci, 2000, 21: 57-60.

4. Leff P. The two-state model of receptor activation. Trends in Pharmacol Sci, 1995, 16: 89.

5. Kenakin T. Protein agonists keys to receptor active states. In: Trist DG, Humphrey, et al, eds. Receptor classification. New York: The New York Academy of Sciences, 1997.

6. Motulsky HJ, Mahan L. The kinetics of competitive radioligand binding predicted by the law of mass action. Molecular Pharmacology, 1984, 25: 1.

第六章　受体放射配基结合分析的基本方法

第一节　放射性配基的制备

制备优良的放射性配基是受体结合实验的首要条件。对一个受体系统，通常有几种放射性配基可供选择。选择应从放射性配基的基本性质和实验目的两方面予以考虑。

一、放射性配基的基本性质和选择

（一）对放射性配基的基本要求

1. 比活度高：组织细胞内的受体浓度一般都很低，约在 $10^4 \sim 10^5$ 个/细胞或 $10 \sim 3000\text{fmol/mg}$ 蛋白的水平，受体的解离平衡常数多在 $0.1 \sim 10\text{nmol/L}$ 之间。因此低比活度标记配基难于达到分析灵敏度的要求。有学者计算，若细胞受体结合位点为 $10^4 \sim 10^5$ 个/细胞，标记配基比活度为 $(3.7 \sim 7.4) \times 10^{11}\text{Bq}$（$10 \sim 20\text{Ci}$）$/\text{mmol}$，它的最大结合容量大约每 10^6 个细胞也只有几百 cpm，故一般要求放射配基比活度至少为 $3.7 \times 10^{11}\text{Bq}$（$10\text{Ci}$）$/\text{mmol}$。另外，放射性配基比活度高，加入反应管的放射性配基的化学量就可减少，有利于降低非特异性结合。

2. 亲和力高：如果配基和受体的亲和力较低，必须用较多的配基才能达到基本饱和，不仅会增加非特异性结合，而且费用会大大增加。此外，亲和力高则配基与受体的复合物解离就慢，可进行有效的结合和游离标记配基的分离，有利于减少实验误差。

3. 特异性高：一般都应选择专一性高的标记配基。如果配基与受体结合的特异性不高，可能与其他受体有交叉结合，影响结果的可靠性，有时甚至必须用一定方法抑制交叉结合才能得到可信的结果。例如 ^{3}H-spiperone 作为多巴胺受体 D_2 亚型的配基和 5-HT 受体有明显的交叉反应，用于测定 D_2 受体时需要用大量非标记 tetanserine 占领 5-HT 受体才能得到 D_2 受体可靠的数据。

4. 稳定性好：所谓稳定性好有两重含义。首先是标记原子引入配基分子应当不影响配基的性质，也就是标记配基能代表非标记配基。^{3}H 标记配基一般满足这一要求，而实验室自行制备 ^{125}I 标记配基时，要注意这一问题，应当尽量采用较温和的方法保证不在制备过程中引起被标记分子的氧化，如是制备标记肽类，还应尽量做到每一蛋白分子只连接一个 ^{125}I 原子。其次，标记的配基应当稳定性好，还应定期考察标记配基贮藏过程中的辐射自分解，需要时进行纯化。比活度太高的 ^{3}H 标记配基容易发生辐射自分解，应当根据工作需要，在灵敏度和减少辐射自分解之间进行合理的选择（例如雌二醇可以选每一分子带 2 个、4 个或 6 个 ^{3}H 的标记物）。

（二）具体工作中标记配基的选择

在具体工作中如果有多种标记配基可供选择，则需要根据研究对象和研究目的作综合考虑。①很多受体对拮抗剂的亲和力明显高于激动剂，特异性也好，如果实验目的只是测定受体的密度和/或亲和力，标记拮抗剂应是首选。②内源性配基和受体结合时，既受某些附带条件的影响（如 GTP 的存在与否），亲和力又不如拮抗剂，即使使用高浓度也不一定能达到很高的结合率，所以在没有合适的标记拮抗剂可用时，才推荐使用内源性标记配基。③对同一种受体的不同亚型，有的配基有选择性，有的没有选择性。如果实验目的是测定总的受体，应当选没有选择性的标记配基。如果要分别测定不同亚型，则应考虑使用选择性标记配基，但仍需注意其选择性是否很高，如果不高，则结果各亚型有交叉，应对实验方法及数据处理有特殊设计，具体见双位点测定一节。④标记配基有水溶性和脂溶性之分，如果测定完整细胞表面的受体，应当选用水溶性标记配基，以减少因配基进入胞浆引起的误差。

二、^{125}I 标记放射性配基的制备

受体放射分析中常用的放射性核素是 ^3H 和 ^{125}I。^3H 标记配基一般都是商品，普通实验室不能自行制备。此处主要介绍 ^{125}I 标记多肽或蛋白的技术，也可用以制备 ^{125}I 标记小分子化合物。

（一）^{125}I 标记放射性配基的几个共同性问题

凡是多肽或蛋白中含有酪氨酸残基的都可引入放射性碘，最常用的核素是 ^{125}I，它的半衰期为 60.2 天，最大放射性比活度为 2175Ci/mmol，以核外电子俘获的方式衰变，主要发射低能量 X 线和 γ 线。蛋白质的碘标记技术比较成熟，操作简便，一般生物学工作者均可自行操作。但是真正要制备一个优良的标记多肽配基仍有一些深层次的问题需要考虑。

首先，放射性标记多肽配基的碘标记技术是利用氧化剂将负碘离子氧化为碘分子，碘分子自行分裂成正碘和负碘离子，正碘离子便置换酪氨酸分子中酚羟基邻位氢而生成放射性碘标记的酪氨酸残基。所以多肽碘标记技术要使用氧化剂，最常用的是氯胺-T、乳过氧化物酶-过氧化氢、氯甘脲（Iodogen）3 种，这 3 种氧化剂都可得到较高的标记率，但是应注意避免氧化剂引起配基结合活性和生物活性丢失。主要的原因是多肽分子中的甲硫氨酸、半胱氨酸对氧化剂十分敏感，使甲硫氨酸中的硫原子氧化成亚砜基团，半胱氨酸则可能形成二硫键。

其次，利用放射性碘标记多肽或蛋白分子属于非同位素标记，酪氨酸残基酚羟基邻位有两个氢原子都可被置换，生成一碘标记物、双碘标记物，往往一碘标记物是有效的，双碘标记物无效。例如，血管紧张素 Ⅱ（AⅡ）的一碘标记物有很高的结合活性，而二碘标记物的结合活性却不高。如何分离纯化是制备碘标配基时常需考虑的问题之一。此外，一个多肽分子可能存在一个以上的酪氨酸残基，不同位置的酪氨酸残基的亲和性是不同的。例如，胰高血糖素（glucagon）虽都是一碘标记物，但因碘标位置不同，不但结合活性不一样，而且亲和力也不同，$[^{125}I-Tyr^{13}]$-标记物和 $[^{125}I-Tyr^{10}]$-标记物对肝细胞受体的 K_d 值分别是 1.3nmol/L 和 0.3nmol/L，两者相差 4 倍。假如不能将两者分开，用混合物做实验，Scatchard 作图将是双曲线，从而得出错误的结论，认为肝细胞胰高血糖素受体有两种亚型，而实际上是 ^{125}I 标记位置不同造成的差异。

第三，对受体的测定来说，由于要靠标记配基的比活度来计算受体的数量和亲和力，所以配基的比活度必须准确标定。对 ^{125}I 标记的配基来说，还需考虑储存引起的衰变，而且必须考虑衰变后是否仍有和受体结合的活性。衰变后的结合活性一般有两种情况：一是仍保留原有的结合活性，如大多数标记多肽失去 ^{125}I 后仍为多肽，结合活性不变；二是衰变可能导致化合物某些键的断裂，结果衰变产物失去和受体结合的能力，如某些小分子标记配基。

如果原始标记物以无载体 ^{125}I 为原料，则标记配基衰变后分别属于以下两种情况：①衰

变后仍有结合活性。此时总配基分子数不变，$M_t = M_0$（M为摩尔浓度），而放射性分子数按一般衰变规律减少，$N_t = N_0 \times e^{-\lambda t}$（N为原子数），故比活度的变化为：$SA_t = N_0 \times e^{-\lambda t}/M_0 = SA_0 \times e^{-\lambda t}$。②如果衰变后配基分子失活，则 $M_t = M_0 \times e^{-\lambda t}$，$N_t = N_0 \times e^{-\lambda t}$，结果比活度不变：$SA_t = N_t/M_t = (N_0 \times e^{-\lambda t})/(M_0 \times e^{-\lambda t}) = SA_0$。

如果原始标记物以有载体 ^{125}I 为原料，则情况比较复杂。设起始时 ^{125}I 的丰度为 $B\%$，则标记配基衰变后也分别属于以下两种情况：①衰变后配基仍有结合活性。此时总配基分子数不变，$M_t = M_0$，而放射性分子数按一般衰变规律减少，$N_t = N_0 \times e^{-\lambda t}$，故比活度变化为：$SA_t = N_t/M_t = N_0 \times e^{-\lambda t}/M_0 = SA_0 \times e^{-\lambda t}$。②如果衰变后配基分子失活，则 M_t 由两部分组成，非标记部分不变，仍为初始值 $= M_0 \times (1-B\%)$，标记部分随衰变而减少 $= M_0 \times B\% \times e^{-\lambda t}$，放射性则是 $N_t = N_0 \times e^{-\lambda t}$，结果比活度的改变是 $SA_t = N_t/M_t = (N_0 \times e^{-\lambda t})/[M_0 \times B\% \times e^{-\lambda t} + M_0 \times (1-B\%)] = SA_0 \times e^{-\lambda t}/[B\% \times e^{-\lambda t} + (1-B\%)]$。

以上不同情况下的比活度变化可归结为表 6-1。如果某一标记配基属于哪一种情况不明，可以通过预实验加以确定（同一标本在不同日期用同一批标记配基作结合实验，观察结果符合哪种情况）。

表 6-1　几种不同情况下标记配基比活度因衰变引起的变化

几种不同情况	比活度的变化
无载体，衰变后配基结合活性不变	$SA_t = SA_0 \times e^{-\lambda t}$
无载体，衰变后配基无结合活性	$SA_t = SA_0$
有载体，衰变后配基结合活性不变	$SA_t = SA_0 \times e^{-\lambda t}$
有载体，衰变后配基无结合活性	$SA_t = SA_0 \times e^{-\lambda t}/[B\% \times e^{-\lambda t} + (1-B\%)]$

应当指出，还有一种更复杂的可能性，就是放射性配基衰变后保留结合活性，但是亲和力和未衰变前不同，于是上述几种衰变校正的方法都不适用。这在非同位素标记的多肽和小分子配基都不是没有可能的，所以如果情况不明，最好是只在同一时间内做实验，对不同组别作相对比较，不要用来比较前后时间间隔较长的样品。

（二）几种常用的碘标技术

1. 氯胺-T 法：氯胺-T 的化学名称为 N-氯代甲苯磺酰胺钠盐，迄今此法仍然是实验室最常用的碘化方法之一。氯胺-T 在水溶液中产生次氯酸，它使碘的阴离子氧化成碘分子，碘分子裂解成正碘离子和负碘离子，正碘离子和酪氨酸分子中酚羟基邻位氢置换。氧化 1 mCi（0.46 纳克原子数）无载体、无保护剂的 $Na^{125}I$ 理论上只要用 $0.075\mu g$ 氯胺-T，实际上氯胺-T 的用量比理论值要大得多，过量的氯胺-T 使反应极快完成；其次如果碘源含保护剂（Na_2SO_3），一般认为还要加 3～5 倍的氯胺-T 氧化还原剂，所以氯胺-T 用量为 10～20μg 比较合适。碘化反应完成后，还需加 1.5～2 倍的还原剂偏重亚硫酸钠（$Na_2S_2O_5$）中和多余的氯胺-T。反应常用 0.5mol/L（pH 7.6）磷酸缓冲液，使反应在中性偏碱的环境中进行，标记蛋白的用量一般是 1～20μg，碘化反应的体积控制在 0.1ml 之内，反应时间为 1min 左右。蛋白质中甲硫氨酸、半胱氨酸对氧化剂敏感，如果这两种氨基酸被氧化而影响蛋白质的生物活性，则要进一步减少氯胺-T 的用量和缩短作用时间。

2. Iodogen 法：Iodogen 商品名为氯甘脲，化学名 1,3,4,6-四氯 3α,6α-二苯-甘脲，它与氯胺-T 同属氯酰胺类，也是氧化剂，氧化作用中等，不溶于水，可溶于二氯甲烷等有机溶剂中，将其溶液涂布于试管表面，干后形成固相氧化剂，碘化反应就在涂有固相氧化剂的试管内进行。Iodogen 用量在 $10\sim20\mu g$ 左右，反应时间长短视不同蛋白质而定，一般在 $1\sim5min$ 之间，碘化反应完毕吸出反应混合物，反应即终止。过程简单方便，碘化产率在 $30\%\sim50\%$ 之间，也有不少碘化产率很高的报道。此反应主要优点是对蛋白质损伤小，它不用还原剂，不存在因还原剂引起对蛋白质中二硫键的破坏。

3. 乳过氧化物酶法：乳过氧化物酶（LPO）在本法中用作催化剂，它和过氧化氢作用，生成新生态氧，使负碘离子氧化成分子碘，最后形成正碘离子，置换蛋白质中酪氨酸残基中酚羟基邻位的氢。在反应中，乳过氧化物酶用量极少，仅为标记配基 1% 的量，以减少酶自身碘化而引入放化杂质。过氧化氢的用量也很少，起始加入 $50\sim100ng$，以后每隔 $10\sim15min$ 补加过氧化氢（$30\sim50ng$）一次，共 4 次左右，最后用巯基乙醇终止反应。本法也比较温和，但操作比较麻烦，现在多数已被 Iodogen 法取代。

4. 偶联标记法：也称间接标记法，或 Bolton-Hunter 法。如果待标记的配基不含酪氨酸残基，上述三种方法将有困难，可以考虑采用偶联标记法。首先以氯胺-T 法制备碘标记的 3,5-(4-羟基苯)-丙酸-N-羟基琥珀酰亚胺酯（HPNS），然后与蛋白质中的游离氨基缩合，生成含放射性碘的蛋白质或多肽配基（图 6-1）。现已有 ^{125}I 标记的 HPNS 商品供应。但是本法由于引入一个额外的较大的基团，对小分子配基往往会改变配基和受体的结合特性，只适合于蛋白质和多肽。

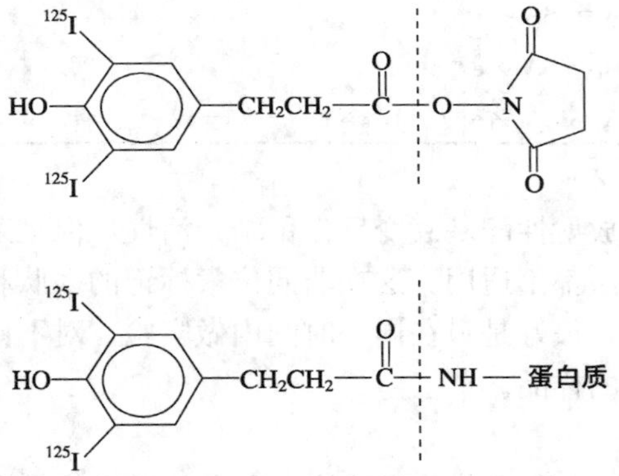

图 6-1 Bolton-Hunter 试剂标记多肽示意图

上面是 ^{125}I 标记的 HPNS。下面是 ^{125}I 标记 HPNS 脱去羟基琥珀酰亚胺基，连接到多肽链的末端游离氨基，形成氨基末端加 ^{125}I 标记 3-(4-羟基苯)-丙酸的标记多肽

三、放射性配基的质量鉴定

放射性配基制备后，必须对其质量作适当的鉴定，以保证受体结合分析结果的准确性。放射性配基质量鉴定的内容主要有以下几个方面。

1. 放射化学纯度：放射性配基的放射化学纯度（简称放化纯度）对受体结合率及分析灵敏度均有较大影响。除新鲜制备的产品外，存放一定时间后的标记配基均应重测其放化纯度，以保证分析的准确性。一般要求放化纯度应在 95% 以上。

2. 结合活性的鉴定：受体结合分析中，放射性配基和受体的结合活性特别重要。目前，测定配基的活性主要是指与受体的结合能力（bindability），即测定其最大结合百分率，理论上应为 100%。现介绍 JC Kermode 提出的一种方法如下：①以定量标记配基加逐级增加至过量的受体制剂进行反应，测定结合百分率。②以结合百分率的倒数对受体浓度的倒数作图，获得一条直线。③延长直线与纵坐标的交点，即可算出该标记配基结合活性百分率（图 6-2）。

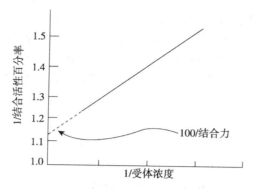

图 6 - 2　标记配基结合活性测定示意图

交点值为 1.14，结合活性＝1/1.14＝88.7％

3. 放射性配基比活度的测定：受体结合分析最后结果计算时离不开准确的比活度数据，而且一般都是以复合物中配基和受体的分子比，从配基的比活度算出复合物的比活度，然后复合物的放射性活度除以该比活度，算出受体的分子数。测定配基的比活度，关键是准确测定配基的化学量。近年来一些正规厂家生产的标记配基，不论是 ^{3}H 标记物还是 ^{125}I 标记物，也不论是小分子化合物或多肽、蛋白质，由于制备时成规模，较易求得准确的化学量，而且几乎都用高效液相色谱等先进手段纯化并作放射活度和化学量的定量，因此给出的比活度通常都比实验室自行测定更为准确，通常不需要在实验室再测定，但是可以按一般的放射性衰变规律作衰变校正。

若是实验室自行制备 ^{125}I 标记放射性配基，则最好也用高效液相色谱等高精度的方法进行定量。文献中过去还报道过一些其他方法，如放射受体自身替代法，误差较大，现已少用，可参阅有关书籍（如刘长征，等. 实验核医学与核药学. 北京：人民卫生出版社，1999：89）。

第二节　受体标本的制备

在受体的放射配基结合实验中，所用的受体材料可以是组织切片完整细胞的悬液，或者是细胞、组织块经初步分离得到的亚细胞组分如细胞膜、微粒体、细胞质，也可以是经过进一步纯化或基因工程合成的受体蛋白标本。不论哪一类标本，一个最基本的前提是必须保证其待测受体的生物活性不受损伤。

一、组织切片

用组织切片进行放射配基结合反应的目的主要是用放射自显影法观察受体的宏观或微观分布。为此，有两种方法进行结合反应：一种是先给活体动物注射放射配基，经一定时间在体内形成配基-受体复合物后取出有关脏器，切片后作放射自显影；另一种是先制备组织切片，在切片上加放射配基形成配基-受体复合物，然后作放射自显影。两种方法最后都是观察自显影图上放射配基的分布以反映靶受体的分布。

第一种方法实质上和人体受体显像相近，只是最后观察的手段不同。但是整体应用放射配基需要较大的剂量，密度低的受体难以得到可信的结果。为了防止配基-受体复合物在制备切片时解离，可以采用灌流固定的方法，即活体动物在麻醉下切开动脉，高压灌注含多聚甲醛的生理盐水，使组织迅速固定，然后取出所需组织，用常规方法作大体、光镜或电镜切片并进行自显影曝射。为了正确估计非特异结合，应当用相同的动物同时注射放射配基及大量非放射配基，以这些动物的自显影结果作为非特异结合的数据。这种方法的流程见图6-3。

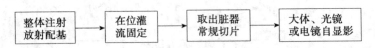

图6-3　组织切片整体给放射配基的操作流程图

第二种方法是先进行切片再进行结合反应，因此需要特别注意保证切片过程不损害受体和配基结合的活性，通常只能用冰冻切片法，而且应当用新鲜的组织来制作切片。切片厚度一般为5~50μm。用明胶将切片粘贴于玻片上，在切片表面基本无水但是切片本身并未干燥时，加含一定浓度标记配基的缓冲液进行结合反应，注意在饱和水蒸气的环境中保温，以防引起标记配基浓度变化。反应结束后洗去多余配基，然后吹干，加自显影材料进行曝射。这种切片方法可以用于大体和各种光学显微镜的自显影，但是不能直接用于电子显微镜的超薄切片，后者必须应用的固定剂会损害受体的结合活性。如果要作电子显微镜观察，可以在光镜切片完成结合反应并洗去多余配基后，再用锇酸固定作超薄切片。也就是说，对电镜自显影来说，仍然是结合反应在先，切片在后。此种方法的流程见图6-4。

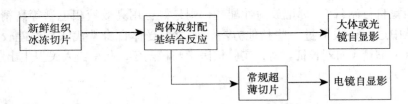

图6-4　组织切片离体给放射配基的操作流程图

近年来电镜技术有显著发展，出现了冷冻电子显微镜技术，不用固定剂，而是把冷冻技术用到超薄切片和电镜观察上，显然对电镜的放射自显影是一大进步，但是由于需要专用设备，目前这种技术还主要用于受体的三维结构的研究。受体的冷冻电子显微镜技术详见第十一章。

二、完整活细胞

虽然在受体放射分析中大量使用的是组织块经初步分离的亚细胞组分，但也有不少情况使用的是完整活细胞。完整活细胞可以是血细胞、传代培养的单层细胞、肿瘤的腹水型细胞，也可以是原代的单层细胞。使用完整活细胞的优点是：①受体处于原有的正常环境中，细胞膜未受扰乱，受体与其相连的效应系统（如G蛋白）也保存完好。②在受体功能反应完全的情况下研究受体，可以同时观察配基与受体结合的情况和细胞的生物效应，所得的结果更能反映受体的生理特点。③能直接给出平均每一个细胞的受体数。

用完整活细胞进行结合反应有两种方法：一是用细胞悬液进行，二是用贴壁细胞进行。

第一种方法是先制备细胞悬液，然后在试管内加放射配基进行结合反应，反应结束后定量取一小部分计数细胞，其余部分用抽滤法将细胞收集在玻璃纤维滤膜上，测量放射性。结果以每 10^5 或 10^6 个细胞的受体数表示。整个制样过程必须注意保证受体完好无损。对血细胞及肿瘤的腹水型细胞最为适用。肝、脾等的新鲜组织剪碎后加缓冲液用尼龙网过筛也可得到损伤轻微的细胞悬液。培养细胞多为贴壁生长，需要用胰蛋白酶（0.1%～0.25%）等处理（消化）才能获得游离细胞，必须注意酶处理条件要尽量温和以减轻对受体的损伤，贴壁细胞从培养皿脱落后立即用不含酶的培养液终止酶反应，并迅速换成反应缓冲液。

第二种方法的基本做法是：培养的单层细胞长满培养皿的 90% 左右即倾去培养液，换为配基结合反应的缓冲液或其他生理性溶液（如 Hank's 液），细胞不做成悬液，直接向贴壁细胞加放射配基进行结合反应。反应结束时倾去上清液，用冰冷的缓冲液洗去多余的游离配基，然后收集细胞，测定放射性。此种方法近年来由于细胞生物学的迅速发展而应用越来越多。有几个问题需要注意：①不论是用培养瓶还是多孔培养皿，开始时加入的细胞数应各瓶或各孔相等，培养条件应相同，这样，最后每瓶或每孔的细胞数应相同。②少数孔或少数瓶可不加放射配基供细胞定量用，或者定蛋白量，或者做成细胞悬液计数。③收集细胞可以有多种方法，如用刮勺将贴壁细胞刮下并抽滤到玻璃纤维滤膜上，用胰蛋白酶消化后收集细胞，用碱性溶剂消化后收集溶液，最后都是测定放射性。④应当有一定数量的培养瓶或孔作非特异结合。这种方法的缺点是细胞数或蛋白定量是在不同培养瓶或孔的标本上进行的，可能引入额外误差，但是配基结合反应在原培养瓶或孔中进行，又避免了细胞转移引起的额外误差。所以熟练的操作人员往往能得到满意的结果。

完整细胞的膜受体有时在温度较高时会发生受体内移现象（internalization），导致测定结果不正确。例如 EGF 受体，完整细胞在 37℃ 温育可有 80% 的受体内移。如果发现某种受体有明显内移，可以改用 4℃ 孵育。

三、亚细胞组分的差速离心法分离

（一）差速离心法分离亚细胞组分的原理及基本方法

很多情况下需要测定整体动物组织中的受体密度，离体细胞不能满足这种要求，而简单的匀浆杂质太多，往往密度低而非特异结合高，而且干扰因素太多（如含过多的蛋白水解酶使测定结果不稳定）。因此需要进行简单的初步纯化，使结果可以作互相比较，满足生理学、病理学和药理学的需要。这种初步纯化的方法应当保留待测受体的结合活性，并且只是对受体数量起单纯的浓缩和相对纯化作用，而不引起明显的丢失。为此目的，最常用的就是差速离心法，而且每一个研究项目都应当对离心方法规范化，以利于不同组别的相互比较。

从第二章对受体的分类中可以看出，组织中有很多种受体，很多是穿插在细胞膜上的膜受体，少数是穿插在亚细胞结构膜上的受体，另一些受体则是可溶性蛋白质，位于细胞核中，核受体特别是甾体激素受体在没有和配基结合时可有一部分以可溶性蛋白质的形式存在于细胞质中。如果把组织块打碎成匀浆，不同的受体就有不同的密度，在一定的介质中它们的沉降速度不同，这就是差速离心法分离并进行初步纯化的基础（图 6-5）。最常用的介质是含 0.25mol/L 蔗糖的缓冲液。文献报道的缓冲液品种繁多，最常用的是磷酸缓冲液、Tris-HCl 缓冲液及 HEPES 缓冲液。

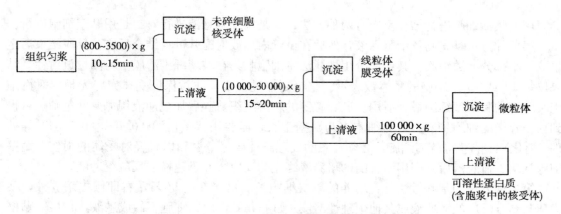

图 6-5 差速离心法分离并初步纯化受体示意图

①全过程在 0～4℃下进行。②制备缓冲液的蔗糖密度、离子强度、pH 及其他物质（如 EDTA、Mg^{2+}）应严格控制。③组织匀浆条件一般先用高速分散器，然后用 Teflon 匀浆器使组织捣碎，细胞破裂。匀浆器本身及匀浆的时间、速度、温度应保持一致。④离心的时间、速度、温度应保持恒定。⑤有的受体易被蛋白酶水解，可加蛋白酶抑制剂，见下一节。⑥如果所需的标本是颗粒性标本（膜或核），则加反应缓冲液低速匀浆制成悬浮液；如是可溶性蛋白标本（胞浆中的核受体），则上清液可直接或冷冻浓缩后应用。

（二）亚细胞组分制备中的几个具体问题

多数情况亚细胞组分的制备按照图 6-5 的步骤进行已可满足受体放射配基结合分析的需要，但是有时还需进一步处理。

1. 去除内源性配基及蛋白水解酶：当实验目的是希望去除内源性配基（即测定受体总量），可改用含蛋白水解酶抑制剂的离心缓冲液介质，初步分离后的颗粒标本悬浮在该介质中，体积可以是沉淀物的 10～20 倍或更多，低温振摇 20～30min，40 000×g 离心 15～30min，收集沉淀。该步骤重复 3 次以上，使原已结合的内源性配基被解离下来，并和其他可溶性杂质包括蛋白水解酶一起被除去。离心速率高于图 6-5 中的要求是因为力求得到更高的回收率。有人甚至主张用（70 000～100 000）×g，每次离心 30min，这对受体密度很低的标本可以提高得率，但是需要超速离心机。对受体密度不很低的标本则并非必要。最后得到的沉淀仍然是用反应缓冲液制成悬浮液。这种方法最常用于膜制剂，所以也称为洗膜法。变通（离心速率）的方法可用于核中的受体。常用的蛋白水解酶抑制剂见表 6-2，更详细的资料可参阅生物化学的实验手册。

表 6-2 常用于受体放射配基测定介质中的蛋白水解酶抑制剂

名称	应用浓度	名称	应用浓度
EDTA	1～10mmol/L	亮抑蛋白酶肽（Leupeptin）	1～2μg/ml
EGTA	1～10mmol/L	胃蛋白酶抑制剂（Pepstatin A）	1～2μg/ml
苯甲基磺酰氟（PMSF）	100μg/ml	TLCK（tosyllysine chloromethyl ketone）	50μg/ml
抑蛋白酶肽（Aprotinin）	1～2μg/ml	TPCK（tosylphenylalanine chloromethyl ketone）	100μg/ml

可溶性蛋白标本显然不能用上述办法处理，但是为了抑制蛋白水解酶对受体的破坏作用，可在分离到的组分中加入一定蛋白水解酶抑制剂。

洗膜过程是否满意最终主要以受体结合反应来衡量，必要时也可以某些酶的活力作指标来判断膜制剂的纯度，如 5'-核苷酸酶、酸性磷酸酶、葡萄糖-6-磷酸酶等。还可以用高倍光学显微镜或电子显微镜观察膜制剂的纯度。

2. 受体标本的保存：组织中的受体蛋白在缺血缺氧的情况下很容易被蛋白水解酶破坏，时间稍长还可能发生组织自溶。因此不论是科研标本还是临床检验用的标本，都应当在脱离正常供血的环境后迅速在 0～4℃下做成匀浆，并且除配基结合反应的一段时间外一直在 0～4℃下操作。如果不能当时就做成匀浆，则应切成小块迅速装入试管，加盖后−70℃保存。所有这些对于动物实验都不难做到。我们的经验是，将组织块匀浆后保存，或者制得所需组分的悬浮液后保存，在−70℃可保存 6 个月，M_1 和 M_2 受体、D_1 和 D_2 受体以及胞浆中 E_2 受体的密度和亲和力都保持不变。

文献上对有些疾病（例如 Alzheimer 病）直接用尸体标本作受体测定，必须严格地注明每一标本从死亡到取材或到进入低温保存的时间，否则病人和对照者就缺乏可比性。早期（20 世纪 70—80 年代）对受体的基础知识认识还不足，报道的结果往往存在此类问题，应当引起注意。

3. 受体蛋白从膜结构或核中溶脱成为可溶性受体蛋白：膜受体制成膜碎片标本或核受体制成核颗粒标本后，如果不能通过洗涤的办法得到满意的分析结果，还可以考虑用溶脱的办法，将受体蛋白溶脱下来成为可溶性受体蛋白，然后通过离心和冷冻浓缩，达到去除干扰杂质、降低非特异结合、提高特异结合的目的，获得较满意的分析结果。核受体主要用高浓度 KCl，膜受体主要用表面活性剂，而且不同类别膜受体最佳表面活性剂也不尽相同（表6-3 中列出主要溶脱剂及条件，文献中变通较多）。

表 6-3　几种从颗粒状标本将受体溶脱下来的方法实例：主要试剂及基本条件

受体类别	主要溶脱试剂 （均用缓冲液配制）	基本溶脱条件 （不同受体可能有一定差异）
核受体	0.4mol/L KCl	0～4℃，振摇 1 小时
酪氨酸激酶受体	1%（v/v）Triton X-100	室温振摇半小时或 0～4℃振摇 1 小时
离子通道受体	1% CHAPS	0～4℃，振摇 0.5～1 小时
G 蛋白偶联受体	1.5% 毛地黄皂苷	0～4℃，振摇 0.5～1 小时

应当指出：①由于溶脱过程较长，缓冲液中需加一定蛋白酶抑制剂以防受体水解，而且除必要的时段外全过程在低温下进行。②溶脱结束后需要离心去除残余颗粒，有助于降低非特异结合。③溶脱的受体如果脱离溶脱剂可能会聚集而丧失溶解度，因此在随后的配基结合反应中仍保留溶脱剂，结果和不含溶脱剂时有差异。④溶脱效率常常不是 100%，实验者应当尽量保持溶脱条件的规范化，否则将无法作样品间的比较。⑤溶脱剂品种多，应通过预实验仔细挑选。如选择不当，可能改变受体蛋白的结构导致结合活性降低或亲和力改变。

4. 假如受体蛋白还需进一步纯化，常用高特异性的配基或抗体，以亲和层析、高效液相色谱等技术分离受体蛋白。高纯度的受体蛋白由于制备时需大量组织，制备过程中损失明显而且不恒定，所以不用来比较组织中的受体密度和亲和力，而用来分析受体的结构、结构和功能的关系，也是受体基因克隆的主要起始步骤。近年来很多受体已克隆成功，有的受体已有基因克隆的纯品供应，正在成为受体理论研究和受体药物筛选的工具，但是也不能代替组织、细胞中受体的放射配基分析。

第三节　放射配基结合反应

针对不同的实验目的，放射配基结合反应有多种类型。例如单纯求受体密度可以用单点结合分析，要同时求受体密度和亲和力则必须用多点饱和分析。又如，如果要求不同亚型的受体密度和亲和力，可用选择性放射配基做多点饱和分析，也可用无选择性的放射配基和有选择性的非标记配基作多点竞争结合分析。再如，绝大多数情况都应在反应达到平衡后终止反应才采集数据，求动力学参数（结合速率常数和解离速率常数）则需采集反应各阶段的数据。每种类型的放射配基结合分析都有本身的特点，将在本章第五节分别讨论，本节主要讨论各种类型结合反应的一些共同性问题。

一、反应介质

放射配基结合分析通常都尽量模拟生理条件，以达到高的结合率。因此一般都使用 pH 7.4～7.8 的缓冲液。缓冲液应不干扰结合反应，并有足够离子强度可在较大范围内稳定 pH。最常用的缓冲液有磷酸盐缓冲液、Tris-HCl 缓冲液、HEPES 缓冲液等。钠、镁等离子在不同的受体系统中会有不同的影响，需根据具体目的决定选用与否。

制备受体标本的缓冲液实际上就是反应缓冲液加蔗糖和其他附加成分配制而成。这些附加的成分是否应在反应缓冲液中存在，各家看法不全一致。①有些受体的测定中 0.25mol/L 蔗糖的存在与否对结合反应没有影响，制备缓冲液和反应缓冲液合二为一使用。②儿茶酚胺类的受体容易氧化失活，制备标本和反应时都应含还原剂如维生素 C。③钠、镁等离子在不同的受体系统中会有不同的影响，需根据具体目的决定选用与否。④易被蛋白水解酶破坏的受体系统制备标本时需加蛋白酶抑制剂，反应缓冲液也应含蛋白酶抑制剂，但需注意有些蛋白酶抑制剂有抑制某些受体系统特异性结合的作用，应当设法避免。⑤受体蛋白的反应终浓度最好在 0.1mg/ml 以上，蛋白量过少则可能因管壁的吸附作用而影响结果的准确性，因此有人主张在反应缓冲液中加适量非特异蛋白（如牛血清白蛋白），但是多数情况反应液中受体蛋白的量都超过 0.1mg/ml，不必再加非特异蛋白。

二、标记配基浓度

实验类型不同，选用的标记配基浓度也有不同。一般来说，应当兼顾两个方面：一是在同一实验中放射性最低的一点应能满足测量统计学的要求；二是放射配基的用量应尽可能低，使非特异结合不致太高，而且使整个实验的费用控制在能承受的范围内。一般在 0.1～10 倍 K_d 间选择，具体情况将在本章第五节讨论。

三、测量非特异结合的非标记配基浓度

不论哪一类型的放射配基结合分析，都应同时测定非特异结合。总结合减去非特异结合才是可供数据处理的特异结合。非特异结合通常都用平行管测定，该管反应体积、孵育条件、分离条件、受体浓度、放射配基浓度都和总结合管完全相同，只是另含有较大量的非标记配基，结果特异结合完全被抑制，于是测得的放射性就代表非特异结合。测量非特异结合的非标记配基浓度应当通过实验合理选定。做法如下：向反应系统中逐步增加测定非特异结

合的非放射性配基浓度，可以得到图6-6所示的曲线。低浓度时只有部分特异结合被抑制，随浓度增加而抑制逐步显著（图6-6A段）。到达一定浓度时为一个坪段。该坪段表示特异结合已完全被抑制，而放射配基的非特异结合是由非特异蛋白、分离材料等因素所引起，具有容量大而亲和力低的特点，不被非标记配基抑制（图6-6B段）。但是如果继续加大非放射性配基浓度，则非特异结合也将被抑制，坪段又开始下降（图6-6C段）。合理的选择应是坪段的浓度。测定非特异结合的非放射性配基应尽可能选和放射配基不同的化合物，不同的化合物不容易发生非特异结合也被抑制的现象，因此不容易因浓度过高引起非特异结合偏低的误差。

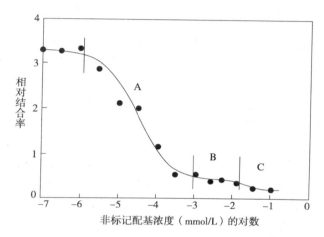

图6-6　用于非特异结合测定的非标记配基浓度的选择
应当选择B区，详见正文

非特异结合是高容量、低亲和力结合，不易饱和，如各管所加LT不同，则非特异结合通常和LT的量呈线性关系，在普通坐标上呈逐步上升的直线。据此，实际工作中不需要对每一个不同剂量的LT都做平行的非特异结合管，只需总共做3～4点，通过直线回归即可求出任何LT时的非特异结合量。

四、受体浓度

在一定的受体蛋白浓度范围内特异性结合量与受体浓度呈线性关系。在线性范围内，较高受体浓度将增加特异性结合与非特异性结合的比值。但不主张用过多的组织制备标本来增加受体浓度，因为制备标本时组织匀浆太浓会导致杂质不易去除，应当在制好标本后加大受体标本的用量。有的标本，特别是核受体的可溶性蛋白标本，可以用冷冻浓缩的办法来加大反应受体的浓度。一般建议，受体浓度应大于K_d值。

五、孵育温度与时间

孵育温度是影响反应速率的重要因素。温度高，结合快，达到反应平衡时间短。但温度低，反应平衡时间长，减少分离过程中复合物的解离。另外，孵育温度低对保持配基及受体蛋白质不受破坏有利。这就是为什么有的人选用室温，有的人选用37℃的原因。对于饱和或竞争抑制实验，应要求反应达到平衡，故孵育时间应足够长以达到平衡状态。孵育温度与平衡时间是紧密相关的，不同的受体结合系统的反应平衡时间因亲和力、孵育温度、配基及受体浓度的不同而不同。所以不同的受体结合系统最佳孵育温度要经过实验选定。对于多点法的实验，配基浓度低时所需平衡时间较长，在测试最佳孵育时间时，应当用浓度最低一点的放射性配基。

在某些情况下，可以选用4℃作为孵育温度。一是有的活细胞膜受体在温度较高时有明显内移，4℃时可明显减少内移，结果的重复性更好。另一种情况是，如果不希望测定已由内源性配基占领的受体，只要求测定未被结合的受体，4℃孵育可以显著延缓这种内源性配基的解离。

六、结合与游离配基的分离

受体配基结合分析最终以测定复合物的放射性来求解受体的数量与解离平衡常数。绝大多数情况都必须在反应达到平衡后将结合部分和游离部分配基分开，也就是除去游离的放射性配基。对分离方法有两个基本要求：一是分离必须尽量完全，也就是既完全或接近完全地除去游离放射配基，又完全或接近完全地保留复合物。理论上，一经分离，反应平衡就会破坏，形成的复合物就要重新解离。所以必须选择适当的分离方法和环境，使复合物的分离尽快完成，同时解离减少到最低程度。此外，分离方法还要简易可行，在分离时间、分离温度等方面可以保持各样品管之间的一致性，以减少分离过程造成的额外误差。

选择恰当的分离方法是受体放射分析的关键之一。常用的分离方法有离心法、过滤法、吸附法、透析法、电泳法等。选择分离方法的理论依据是在一定温度下复合物的解离速率和解离平衡常数 K_d 相关。K_d 大则解离快，所以亲和力低的受体要求分离尽快完成。表 6-4 是对不同 K_d 值的受体容许分离时间的约略估计。该表是以一个固定的结合速率常数计算所得，当然是很粗略的。但是已可看出，当 K_d 大于 10^{-8} mol/L 时一般分离方法很难保证解离不超过 10%，得到的结果误差将增大，通常以 $K_d = 10^{-8}$ mol/L 作为高亲和力和低亲和力的界限。

表 6-4　K_d 与容许分离时间的关系

K_d（mol/L）	容许分离时间
10^{-12}	1.2 天
10^{-11}	2.9 小时
10^{-10}	17 分
10^{-9}	1.7 分
10^{-8}	10 秒
10^{-7}	0.1 秒
10^{-6}	0.01 秒

注：表中数值是假设结合速率常数均为每秒 10^6（mol/L）$^{-1}$，10% 的解离是最大容许解离限度，容许分离时间是指不超过 10% 解离的最大分离时间

文献中报道过的分离方法很多，下面择要介绍几种效果较好的常用分离方法。

（一）抽滤法（滤膜法）

本法主要用于颗粒状的受体标本，如完整细胞、膜受体、核受体。选用的滤膜材料应能

阻挡复合物而又不过多地产生对标记配基的非特异性吸附。常用的滤膜是玻璃纤维滤膜，如上海虹光造纸厂生产的 49 型、69 型滤膜，Whatman GF/G 滤膜，GF-32 滤膜等。偶尔也有用 $0.25\mu m$ 孔径醋酸纤维滤膜或尼龙滤膜的报道，但是滤过速率较慢，非特异吸附较高。

本法应用很简单，可以以一个抽滤瓶连接一个水泵，抽滤瓶上通过橡皮塞接一个可放一张 25mm 直径滤膜的抽滤头，滤膜用一般缓冲液或蒸馏水浸湿，放到抽滤头上，即可开启水泵，开始抽滤。也可用专门的细胞收集器（浙江绍兴东浦医疗器械厂 ZT 系列或 Millipore 公司 1225 型）连接一个小型油泵来进行，但负压不宜过高，能顺利抽过即可。先将反应结束的受体标本连同全部反应介质冷至 $4℃$ 以下，迅速抽滤到滤膜上，然后用 5ml 冰冷反应缓冲液迅速淋洗 2 次。淋洗结束后取出膜片，如是 ^{125}I 标记物，立即可以测量，^3H 标记物则需烤干（不超过 $100℃$ 以防标记配基燃烧成 CO_2）后投入闪烁液作固相液体闪烁测量。如果所用配基是脂溶性物质，则淋洗后烤干前可能发生部分配基解离，解离后的配基可溶于闪烁液，导致测量效率的不规则变化（溶解相的测量效率高于固相）。为了排除这种情况，可以取出膜片测量闪烁液是否有放射性，以考察有无溶解相的出现。我们曾对 M 受体、α 和 β-肾上腺素受体、多巴胺受体的多种脂溶性配基进行观察，尚未发现这种淋洗后解离-脱落-溶解的现象。如果一旦发生，则应该用别的分离方法。

游离标记配基吸附在滤膜上是抽滤法非特异性结合的主要来源之一。有些游离配基这种吸附相当严重，为此需要设法减少这种吸附。可以尝试应用以下方法：①滤膜预先用较高浓度的非标记配基浸泡，使滤膜吸附大量非标记配基，以减少标记配基吸附，但必须使用与标记配基属同种化合物的非标记配基。②如果标记配基是多肽或蛋白质，用 $0.1\%\sim1\%$ 白蛋白预先浸泡滤膜有时可明显减少标记配基的吸附。③用 0.1% PEI（polyethyleneimine）预先浸泡滤膜，可以显著阻断某些品种游离配基的结合。

（二）离心法

此法适用于颗粒性样品。在反应结束后低温离心（离心力和制备时相同），收集沉淀。如果立即测量，则游离和结合部分的平衡并未破坏，所以可以用于低亲和力的样品。但是收集到的沉淀总是包含一部分溶液，其中含有较高浓度的游离配基，所以往往非特异结合较高。对高亲和力受体，因为解离较慢，可以用不含放射配基的缓冲液淋洗 2~3 次，以降低非特异结合，但是最好用快变速低温离心机（即所谓 Eppendorf 离心机）。

（三）吸附法

上述两种分离方法不适用于可溶性受体的复合物，可以改用吸附法。即将某种吸附剂加到反应液中，将游离配基吸附后离心或过滤除去，取上清液测量放射性。报道过的吸附剂很多，以右旋糖酐加膜活性炭（dextran-coated charcoal, DCC）效果较好，应用也最广泛。其他吸附剂有活性炭、滑石粉、羟磷灰石等。

DCC 法首先要制备 DCC 工作液。配制含 BSA（2%）的分析缓冲液，加入已活化的高质量活性炭，磁力搅拌 30min，放 $4℃$ 备用。也可加 NaN_3（0.01%）以延长保存期。用时在 $4℃$ 搅拌均匀后边搅拌边用微量加样器吸取，加入预冷的样品并立即混匀，每一样品 $100\mu l$ 混匀后，冷冻（$4℃$）并间歇振摇 5min 使游离配基被充分吸附，用快变速冷冻离心机离心，定量取上清液测放射性。为了达到处理条件和时间的严格控制，如是大量样品，应分批处理。只要从加 DCC 开始的随后过程各样品都控制相同的条件和时间，对高亲和力受体来说，本方法通常能得到满意结果。由于 DCC 工作液的配制可能有差异，还有工作液储存可能引起变化，最好在每批实验前，通过预实验选择最佳分离条件并严格操作规程。

（四）柱层析分离法

本法主要是用葡聚糖凝胶（不同型号的 Sephadex 或 Sepharose）装成小柱，利用排阻原理，收集配基-受体复合物，所以常称为凝胶排阻层析（gel exclusion chromatography），有时也称凝胶过滤（gel filtration）。文献中用得较多的是 Sephadex G25 或 G50，但有人认为 Sephadex LH20 对一些甾体激素的分离效果更好。凝胶溶胀后装入小柱，用反应缓冲液平衡后加入样品，然后用同一缓冲液淋洗，可得到两个放射性峰，第一峰就是复合物的位置。总结合管的第一峰放射性减去平行非特异结合管的第一峰放射性即为特异结合的放射性。凝胶材料经充分淋洗后可以反复使用。

（五）低亲和力受体的特殊分离方法

低亲和力受体的概念通常是指对内源性配基的 K_d 值等于或大于 10^{-8} mol/L（即 10nmol/L）。实际测定工作中有两种情况可以作为高亲和力受体来处理：一种是该种受体有高亲和力的外源性标记配基可以作为测定受体数量的工具；另一种情况是可以用外源性高亲和力标记配基作竞争实验，用大量非标记的低亲和力配基作为竞争剂来求出亲和力。如果实际工作中做不到上述两种情况，则只能用低亲和力的标记配基做实验，而选用比较特殊的分离方法。

上述（一）～（四）的方法中除不经洗涤的离心法外都不能适用于低亲和力的受体结合反应。离心法不经洗涤又往往非特异结合很高。为此有的作者专门设计了适用于低亲和力受体的方法，主要是平衡透析法和平衡柱。这两种方法的基本原理是，创造一个环境，使分离复合物和游离配基后，两者仍处于平衡状态，也就是不破坏原来的平衡。平衡透析法是将受体制剂放在透析袋内，放射配基则在透析袋内外浓度相同，平衡时，袋内的放射性因有复合物而高出袋外。如果平行的标本加有非标记配基，则复合物的放射性减少，袋内外的差异也就减少，由此可算出特异结合的量。必须有较大量的标本才能进行一次实验，比起不经洗涤的离心法改进并不明显。平衡柱法（例见图6-7）是平衡透析法的改进。它是以凝胶柱代替透析袋，和普通的凝胶分离相比，只是柱体事前用含标记配基的缓冲液平衡，淋洗时也用含放射配基的缓冲液，结果则也是收集第一峰测放射性。由于排除了其他各管淋洗液的游离标记配基，所以灵敏度比平衡透析法明显提高。当然非特异结合仍比普通高亲和力受体的凝胶分离法高很多。

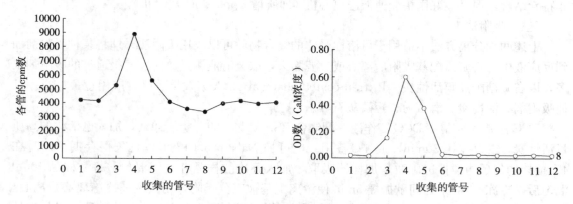

图6-7 平衡柱法的一个实例

^{3}H-bepridil 和受体 CaM（钙调蛋白）的结合，sephadex G50 柱分离。左图是 ^{3}H-bepridil 在各收集管中的分布，右图是 CaM 浓度的分布。实际计算时 2～6 管合并，排除了其他各管的非特异结合。CaM 由牛脑提取并经一定程度纯化。实测 K_d 为 2.52×10^{-6} mol/L

第四节 受体分析的数据处理

在第五章中已经讨论到：①放射配基受体结合反应直接测量到的放射性数据，需要用配基的比活度换算成受体数和亲和力；②受体结合反应服从质量作用定律，而且在绝大多数实验中都是应用可逆性配基，结合反应是可逆的；③受体结合反应有多种类型，很多情况下需要做多点法的实验来求各种参数，实验直接得到的结果不是直线，因此给数据处理带来一定的复杂性。正因为如此，数据处理的方法也有一个发展过程。随着计算机技术的不断发展和普及，对放射配基受体结合反应的数据处理已经由手工计算进入计算机自动计算，用计算机处理数据不仅快捷，而且一些复杂的计算可以从粗略估计变为更精确可靠。用计算机处理数据的具体方法随结合反应的类型而异，将在下一节讨论。本节讨论一些共性问题。

一、样品的放射性和受体密度

1. 样品中受体的摩尔数：配基和受体总是按一定的分子比例相互结合，绝大多数是 1∶1，少数是 2∶1 或 1∶2。将测得的复合物 cpm 除以测量效率，得到复合物的 dpm，这个 dpm 来自复合物中的配基，除以配基的比活度就得到复合物中配基的量（以摩尔数表示）。这一步计算实际上是很多放射性核素示踪的通用计算方法。复合物中配基的摩尔数再除以配基受体的分子比例，即为受体的摩尔数。

$$受体摩尔数 = \frac{标本中复合物\ cpm}{测量效率} \times \frac{1}{配基比活度} \times \frac{1}{复合物配基和受体的摩尔比}$$

2. 样品中受体的密度：各样品中的受体浓度是不同的，用单纯受体的摩尔数直接作样品间的比较是没有意义的，因此必须算成受体密度。所谓密度，对完整细胞来说就是一定细胞数中的受体摩尔数，对亚细胞组分或经一定纯化处理的标本来说，则绝大多数人都主张按每 mg 总蛋白中有多少受体摩尔数来计算。这里有一个用什么方法测定蛋白质浓度的问题。常用的方法有三种：一是 Lowry 测定法，二是 BCA 测定法，三是 Bradford 测定法。

（1）Lowry 测定法：又称 Folin - 酚试剂测定法。其原理是：在碱性溶液中蛋白质肽键与 Cu^{2+} 螯合，形成蛋白质—铜复合物，Folin - 酚试剂中的磷钼酸盐-磷钨酸盐被蛋白质中的酪氨酸和苯丙氨酸残基还原，产生深蓝色（钼蓝和钨蓝的混合物）。在一定条件下，利用蓝色深浅与蛋白质浓度（0.03～3mg/ml）的线性关系作标准曲线并测定样品中蛋白质的浓度。很多化学试剂如酚类、柠檬酸、硫酸铵、Tris 缓冲液、甘氨酸、糖类、甘油等均有干扰作用。低浓度的尿素（0.5%）、硫酸钠（1%）、硝酸钠（1%）、三氯乙酸（0.5%）、乙醇（5%）、乙醚（5%）、丙酮（0.5%）等溶液对显色无影响，但这些物质浓度高时，必须作校正曲线。含硫酸铵的溶液，只需加浓碳酸钠-氢氧化钠溶液，即可显色测定。若样品酸度较高，显色后会色浅，则必须将碳酸钠-氢氧化钠溶液的浓度提高 1～2 倍。另外还需注意比色的时间，加 Folin - 酚试剂时要特别小心，因为该试剂仅在酸性 pH 条件下稳定，但上述还原反应只在 pH 10 的情况下发生，故当 Folin - 酚试剂加到碱性的铜蛋白质溶液中时，必须立即混匀，以便在磷钼酸-磷钨酸试剂被破坏之前，还原反应即能发生。

（2）BCA 测定法：Smith 等人（1985 年）用 2,2′-联喹啉- 4,4′-二羧酸钠（bicinchooninic acid）替代 Lowry 法中的 Folin - 酚试剂，使测定的抗干扰性提高，操作简便，灵敏度提高。

BCA 法的原理是：在碱性条件下，蛋白将 Cu^{2+} 还原为 Cu^+，Cu^+ 与 BCA 试剂形成紫颜色的络合物，在 562nm 处测吸收值，并与标准曲线对比，即可计算待测蛋白的浓度。BCA 法测定蛋白质的浓度范围是 $20\sim2000\mu g/ml$，微量 BCA 试剂测定蛋白质的浓度范围是 $0.5\sim20\mu g/ml$，不受样品中离子型和非离子型去污剂影响。完成此反应还需要注意：①此反应对温度敏感，测定最好在水浴保温条件下完成。②样品中若含有 EDTA、EGTA、DTT、硫酸铵、脂类，会影响检测结果。

（3）Bradford 法：亦称考马斯亮蓝法。该测定法的原理是：考马斯亮蓝 G－250 染料在酸性条件下，与蛋白质中的碱性氨基酸如精氨酸、赖氨酸和芳香族氨基酸残基相结合，在 595nm 波长条件下测定吸光度值 A，A 值与蛋白质浓度成正比，依此作为比色法的基础。此种测量蛋白质含量的方法比 Lowry 法要简单、快速、灵敏度高。但是，使用此法也有许多问题需加注意：

1）pH 问题：此染料在酸性环境中，在 650nm 与 420nm 波长处也有最大吸收，所以环境中的 pH 对结果会有影响。

2）膜蛋白测量问题：在测量膜蛋白质含量时，可加 0.1mol/L NaOH，将膜蛋白样品在 85℃加热 30min，使膜蛋白变成可溶性蛋白，但是在测定此蛋白样品时，需加等体积的 0.1mol/L HCl 溶液中和 NaOH 的碱性 pH，以消除 NaOH 对测定的影响。

3）化合物干扰问题：许多去污剂如 Triton X－100、十二烷基硫酸钠（SDS）等化学物质对测量会有干扰，需确保 SDS 低于 0.01％，Triton X－100 低于 0.05％，Tween 低于 0.015％，才能使这些去污剂不干扰染料与蛋白质之间的相互作用，以保证反应的稳定性。

4）标准品蛋白问题：本法测定与特定几种氨基酸结合有关，由于各种蛋白质的氨基酸组成不尽相同，此法测量敏感度也随蛋白质不同而异，如 BAS 的敏感度比 IgG 要高，所以用本法测定的结果与所用标准品蛋白质种类有关，因此在公布实验结果时，应同时说明用什么蛋白质作标准品。

如何选择测蛋白质浓度的方法呢？应从测定方法特点和蛋白样品的浓度、化学组成两方面来考虑。现将三种方法特点列于下表，供选择时参考。

方法	Lowry 法	BCA 法	Bradford 法
剂量范围（$\mu g/ml$）	$50\sim500$	$20\sim200$	$25\sim200$
操作	较麻烦	简便	简便
干扰因素	较多	还原剂：DTT，巯基乙醇	去污剂：SDS，Triton X－100
		螯合剂：EDTA，EGTA	

从上表可知：①BCA 法测量灵敏度最高（最小检测蛋白量达到 $0.5\mu g$），其次是 Bradford 法，第三是 Lowry 法。②BCA 法和 Bradford 法操作都比 Lowry 法简便，Lowry 法比较麻烦。③干扰因素：Lowry 法受很多化学因素干扰；BCA 法受还原剂、螯合剂干扰，但去污剂对它影响不大；Bradford 法受去污剂干扰，但不受还原剂、螯合剂干扰。

二、对多点实验数据进行拟合的数学模型

多点法实验有多种类型，各自的目的不同，做法也不一样，但是有三个共同性问题，都和计算机的发展有关。

第一个问题是，在计算机推广以前，人们只能用简单的计算工具进行手工数据处理，因此只能对多点法的实验数据用直线化的数学模型进行直线回归。然而，正如第五章所述，单位点和双位点的多点饱和实验及竞争实验都是曲线，只能经过坐标转换才得到直线。例如单位点饱和实验的数学模型是二次方程，经过坐标转换可形成一次方程的模型，它们的自变量和应变量分别列于表6-5。从数学理论上讲，拟合时的自变量应该除加样误差外不存在其他实验误差。但是从表6-5可看出，除二次方程满足这一基本要求外，经过坐标转换的模型，自变量都变成了有误差的RL或L。所以，只要有可能，就应采取不经坐标转换的数学模型来完成拟合。这在目前计算机已相当普及的时代有很多情况都不难做到。

表6-5　单位点饱和实验几种数学模型的自变量和应变量

模型名称	数学模型	自变量	应变量
二次方程模型	$RL^2 - RL \times (K_d + LT + RT) + RT \times LT = 0$	LT	RL
Scatchard 函数	$RL/L = 1/K_d \times (RT - RL)$	RL	RL/L
Woolf 函数	$L/RL = 1/RT \times (K_d + L)$	L	L/RL
Lineweaver-Burk 函数	$1/RL = 1/RT \times (1 + K_d/L)$	L	$1/RL$

第二个问题是，数学模型历来有两大类：一类是模拟曲线形状的模型，另一类是根据反应理论推导的模型。受体配基的结合反应理论依据比较明确，所以不主张用单纯模拟曲线形状的数学模型。例如，过去曾用四参数 Logistic 函数来拟合竞争抑制曲线，但是沿此思路就难以导出双位点竞争抑制的数学模型，所以现在已少用。

第三个问题是，有的数学模型在推导时有一定前提。在具体实验中必须满足这一前提，否则运算结果可能有较大误差。例如竞争抑制实验中如欲从 IC_{50} 算出 K_i 值，需用以下公式：

$$K_i = \frac{IC_{50}}{1 + LT/K_d}$$

该式中的 LT 实际应是 L，但是 L 随不同浓度的竞争剂而变化，是一个变数，所以用 LT 来近似才好计算，近似的条件是 LT 必须远大于 RT，唯有满足这一条件，L 才近似等于 LT。因此实验设计中必须用较大量的 LT。类似的情况还有，将在第五节中述及。

三、多点法实验的计算程序

通常计算机程序作受体分析可分两大步骤：第一步是将实测数据 cpm 转换为供拟合的数据 mol/L，第二步是拟合并给出实验结果。第一步也可手工计算，但计算机运算要快捷很多。第二步则必须计算机才能顺利完成。

1. 第一步：将实验所得 cpm 转换为供拟合数据 mol/L：

（1）输入原始加入各试管的标记配基的体积，如是竞争抑制实验，同时输入竞争剂量。

（2）输入配基浓度（cpm/100μl）：每管所加 LT 体积×配基浓度＝该管所加 LT cpm 数。

（3）输入各总结合管和非特异结合管反应后测得的复合物 cpm。

（4）各管总结合 cpm 扣除非特异结合 cpm：各非特异结合实验所得 cpm 对相应 LT cpm

进行直线回归。然后以各总结合管所加 LT 的 cpm 代入回归方程，求出各总结合管的非特异结合 cpm。各总结合（TB）cpm－非特异结合（NSB）cpm＝特异结合（SB）cpm。

（5）输入测量效率：LT 和 SB 的 cpm 数/效率＝LT 和 SB 的 dpm 数。

（6）输入标记配基比活度：LT 和 SB dpm 数/比活度＝LT 和 SB 中放射配基的 mol 数。

（7）输入复合物配基和受体分子比：放射配基 mol 数/分子比＝复合物中受体 SB mol 数。

（8）输入反应体积：LT 和复合物中受体 SB 的 mol 数/反应体积＝相应的 mol/L。

2. 得到各反应管的 LT 和受体 SB 的 mol/L 数后，即可进入计算程序的第二步：拟合。

四、曲线拟合的方法

受体多点法的各类实验都要进行曲线拟合，但是拟合的目的和放射免疫分析不同，不是求出标准曲线的参数，然后用样品的测定值从标准曲线上去求出样品的量，而是通过拟合直接给出样品的待求参数。因此数学模型中必定包含待求的样品受体参数，而且作为未知数来对待。为此，有两类方法可用：一类是最小二乘回归法（least square regression），另一类是稳健回归法（robust regression）。

1. 最小二乘回归法：最小二乘回归法的基本原理以单点饱和曲线为例简要说明如下：①根据设定的数学模型（此处以表 6-5 的二次方程模型为例），先设定一组待求参数（此处是 RT 和 K_d）的初始值，代入数学模型，得到代表一条具体曲线的公式。②将全部实验数据的自变量（此处是 LT）分别代入，求出各应变量（此处是 RL'）。这时，算出的应变量 RL' 和实测的应变量 RL 不会相等，各有一差异称为残差。计算其平方，全部残差平方总和的均值称为平均残差平方和。第一次迭代至此完成。③然后改变待求参数 RT 和 K_d 的初始值，重新将各自变量代入计算 RL，又得到一个平均残差平方和。该平均残差平方和可能小于前一次，也可能大于前一次。④然后又进行第三次、第四次……迭代，直至平均残差平方和逐渐变小并小于预先设定的一个值。至此运算完成。本法只要初始值的设计合理，每次初始值的改变合理（一个熟练的编程者不难做到），目前的计算机运转速率通常都可在不到 1 秒的时间内完成整个运算过程，最终给出的待求参数的值和平均残差平方和。也可能拟合失败（残差平方和不能逐步缩小，即不能收敛），则多半是由于实验数据过于参差不齐。最小二乘回归法适用于各种模型，通用性强，但是如果实验中有坏点（因实验操作不当引起的某一点、两点的应变量误差很大），本方法不能识别，整条拟合曲线将受坏点影响而移动，引起最终求出的参数值有较大误差。拟合所得的 RT 以 mol/L 表示，再除以每样品中的蛋白质 mg 数或细胞数（多以 10^6 表示），即为受体密度 mol/mg 蛋白或 mol/10^6 细胞。

2. 稳健回归法：本法最初是英国 Ekins RP 为放射免疫分析法设计的。我们于 1990 年开始将其原理扩展应用于免疫放射分析和受体的多种分析方法（参见参考文献），经过十多年的考核，发现对以质量作用定律为依据的数学模型来说是一种比较好的新的曲线拟合方法。其原理仍以表 6-5 的二次方程为例简要说明如下：①设共有 8 对实验数据（LT 和 RL），因为只有两个待求参数（RT 和 K_d），则每两对实验数据代入数学模型就可通过解联立方程求得一组待求参数的值，8 对实验数据的不同组合共可求得 28 组待求参数的不同值。②接下来的工作就是从 28 组待求参数的值中选择一组最佳值。选择的方法是分别以待求参数的值作为确定值代入数学模型，得到 28 个确定性数学模型，再将 8 个自变量分别代入该确定性数学模型，求出该确定性数学模型应变量的平均残差和，共有 28 个平均残差和，平均残差和最小的一组待求参数的值就是最佳组合。于是运算结束，上述最佳组合（RT 和 K_d）及其平均残差和就是运算结果。一般来说，本法在计算机中运算，速度比最小二乘回归法更快，而且总是可以得到一个解，没有收敛不收敛的问题。如果有 3 个或 3 个以上的待求参数，同样可以运算，只是可求得的待求参数组数不同。仍以总共 8 组实验数据为例，如待求参数是 3 个或 4 个，则分别有 21 组或 15 组待求参数。实验点数越多，可供选择的待求参数也越多。本法的主要优点是，只选最佳的结果，其他实验点只是在运算中间使用，不改变结果的具体数据，因此抗坏点的能力远高于最小二乘回归法。通常 1～2 个坏点可完全不影响拟合结果。本法用平均残差和代替平均残差平方和是由于拟合方法不同，对残差的使用不同。最小二乘回归法用作收敛的指标，稳健回归则是用作判断实验实际结果的实际误差。

第五节　几种常用受体配基结合反应的基本方法

受体配基结合反应的种类很多，现选择较常用的几种分别简要介绍如下。

一、单点法测量受体密度

单点法不是指标本中只有一种受体结合位点，而是指只用一种配基浓度来完成一次测量。标本中可能存在同一种受体的不同亚型，但是实际测到的是总的受体数，不能区分不同的亚型。所以适用于两种情况：一种是标本中只有一种亚型，或者其他亚型对所用标记配基亲和力非常低，例如肠组织的 M 乙酰胆碱受体（M 受体）都属于 M_4 亚型，又如有些转基因细胞只转入某种受体的一种亚型。另一种情况是虽然标本中有不止一种亚型，但所用的标记配基无选择性，此时可以顺利地测定各亚型的总受体数。如果所选标记配基对不同亚型有选择性，选择性又不很高，则可能高亲和力的亚型被饱和而低亲和力的亚型只有一部分结合，单点法就不可用。例如用 ^{3}H-pirenzipine 和脑 M 受体作单点法结合反应，往往 M_1 亚型被饱和而其他亚型只有部分结合，结果就既不代表 M_1 亚型又不代表全部 M 受体。

单点法的标记配基浓度必须选在饱和区，一般是通过多点饱和结合实验来选定。总结合的 cpm 减去平行管的非特异结合 cpm 后，即可用配基比活度通过第四节中的公式转换成受体的摩尔数。但多点法的受体数是外推到真正的坪区计算得来的，而单点法只是在接近坪区选择配基浓度。理论上配基浓度在无穷大时才是真正的坪区，所以单点法所得受体密度总是略低于饱和曲线法，但应有良好的相关性（图 6-8）。

本法操作简便，所需材料较少，又由于饱和区的配基浓度能得到较高 cpm，如

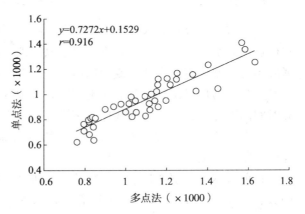

图 6-8　多点法和单点法测定脑 M 受体密度的相关性

放射配基为无选择性 ^{3}H-QNB，单点法浓度为 2.5nmol/L，多点法浓度为 0.1～2.5nmol/L

能做较多复管（3 或 4 个复管），结果是可信的，适用于很多只需求受体密度的场合。

二、单点法作受体放射自显影观察受体的组织分布

单点法作放射自显影时，对放射配基的要求和上述单点法结合反应基本相同，自显影的前期工作即组织切片已在本章标本制备一节讨论，大体、光镜、电镜自显影图的制作过程此处仅作为结合反应的一种定量方法作简单讨论。由于观察方法不同，放射自显影作为定量方法，精确度不如上述取体外标本测放射性，很多情况属于半定量。但是因为是在组织切片上观察，作为比较不同组织部位受体分布的手段来说，却有不可取代的优点。近年来由于引入了计算机图像分析仪，加上"伪彩"，可以很清晰地对密度高低作比较。彩图 6 - 9 是鼠脑切片中 M 受体分布的一个实例。以 ^{3}H - QNB 为放射配基，^{3}H - Hyperfilm 感光片曝射后用计算机图像分析仪制成"伪彩"图片，可以清楚看出受体密度的分布及三组动物的差异，并且可以取不同组动物相同部位的灰度值作统计比较。灰度值就是感光胶片单位面积上灰色的深浅程度。虽然仍属半定量，但由不同部位如大脑皮层或纹状体采集数据可以作统计比较（表 6 - 6）。

表 6 - 6　青年、老年、老年服知母水煎剂的大鼠用彩图 6 - 9 的方法作 M 受体分布的比较

	大脑皮层灰度值（受体相对密度）	纹状体灰度值（受体相对密度）
青年	30.9±0.7	45.7±0.9
老年	24.5±0.7	33.4±1.4
老年服知母水煎剂	31.7±1.5	44.4±3.0

值得注意的是，文献中也有人用选择性放射配基做放射自显影的实验。如果标本中有不同亚型，而放射配基选择性又不高，则和取标本分离复合物作放射性定量相似，也会有部分低亲和力受体有一定的显影，作结论时应有所保留。

三、多点饱和结合实验求受体的密度和亲和力（不区分亚型）

多点饱和结合实验求受体的密度和亲和力可以不区分亚型，也可以区分亚型。后者将在双位点饱和结合实验一节中讨论，此处只讨论不区分亚型的实验。和单点法相似，配基的选择应当对亚型没有选择性，或者标本本身只有一种亚型。配基浓度应在 0.1～10 倍 K_d 范围内经过预实验加以挑选，覆盖非饱和区和饱和区。标本制备、非标记配基的选择、反应条件和时间的选择、分离方法的选择都按第二节和第三节中的原则进行。通常每一标本需要 6～8 个总结合点和 3～4 个非特异结合点。得到各点的 cpm 数和受体标本中的蛋白含量，实验操作就基本完成，可以进入数据处理。

目前数据处理都通过预先编程的计算机来完成。因此很少再用坐标转换的方法如 Woolf 函数、Lineweaver-Burk 函数来计算 RT 和 K_d 值。Scatchard 作图和 Hill 作图虽然还是应用，但目的不是求 RT 和 K_d，而是考察实验结果是否符合不区分亚型的、简单单位点数学模型。

对不区分亚型的多点饱和实验，目前使用的主要模型如下（就是表 6 - 5 中的二次方程）：

$$RL^2-RL\times(K_d+LT+RT)+RT\times LT=0$$

程序要求输入的数据和拟合步骤见第四节。计算程序通过稳健回归法或最小二乘回归法直接给出 RT 和 K_d，并可根据使用者的要求打印原始数据、中间运算数据、运算结果及曲线图（图 6-10）。例见表 6-7、6-8、6-9 及图 6-10。如有需要也可指令计算机打印 Hill 函数和 Scatchard 函数的作图。

表 6-7　简单单位点多点饱和实验的原始数据实例（CHOm2 转基因细胞，^{3}H-QNB）

反应体积（ml）：0.4	总结合			非特异结合		
放射配基比活度（Ci/mmol）：42	LT (μl)	TB1 (cpm)	TB2 (cpm)	LT (μl)	TB1 (cpm)	TB2 (cpm)
测量效率：0.35	10	951	1011	15	98	122
放射配基浓度（cpm/50μl）：11 459	15	1344	1266	60	276	394
标本蛋白含量（毫克/管）：0.19	20	1395	1311	80	358	323
	30	1889	1849			
	40	1935	1766			
	50	1955	1973			
	60	2351	2164			
	80	2358	2534			

表 6-8　表 6-7 实验的运算中间运算数据实例（CHOm2 转基因细胞，^{3}H-QNB）

管号	LT (nmol/L)	TB Avg (cpm)	NSB Avg (cpm)	NSB (nmol/L)（直线回归后）	RL (SB) (nmol/L)	L (nmol/L)	RL/L	$\ln L$	$\ln\dfrac{RL}{(RT-RL)}$
1	0.1756	981		0.0079	0.0672	0.1084	0.6201	-2.222	-0.558
2	0.2634	1305	110	0.0094	0.0906	0.1728	0.5241	-1.756	-0.991
3	0.3511	1353		0.0109	0.0928	0.2583	0.3592	-1.353	0.312
4	0.5267	1869		0.0138	0.1294	0.3973	0.3297	-0.953	0.744
5	0.7023	1850		0.0167	0.1250	0.7720	0.2167	-0.550	1.118
6	0.8778	1964		0.0196	0.1309	0.7470	0.1752	-0.292	1.376
7	1.0534	2257	335	0.0225	0.1504	0.9030	0.1666	-0.102	1.566
8	1.4045	2446	341	0.0283	0.1591	1.2455	0.1277	0.220	1.889

表 6-9　表 6-7 实验的稳健回归法拟合结果实例（CHOm2 转基因细胞，^{3}H-QNB）

RT（nmol/L）	0.2182
RT（fmol/mg 蛋白质）	380.96
K_d（nmol/L）	0.1834
平均残差（nmol/L）	0.0043
Hill 系数	0.9574

四、用非标记配基逐步递增而不改变放射配基浓度的饱和结合实验

本法在一系列试管中各加相同量的受体制剂、相同量的标记配基和各管逐渐递增的非标记配基。所用放射配基的化学量应当是远未达到使受体饱和的量，最终由非标记配基使受体

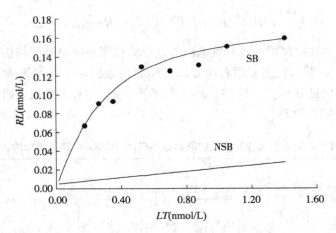

图 6 - 10　稳健回归法拟合多点饱和结合实验结果（不区分亚型）给出的曲线图实例

饱和。所以，随着非标记配基的增加，受体结合的放射配基应逐步减少。本法各管所加放射性量既然全部相同，非特异结合应基本相同，只需做一个剂量的平行非特异结合管。

在计算机数据处理方面，实际上和普通的多点饱和结合实验基本相同。不同处只是各管 LT 和 RL（SB）的 mol/L 数计算上略有不同：①各管 LT 的 mol/L 数＝放射配基的 mol/L 数（所加放射配基的 cpm/放射配基比活度）＋各管所加非标记配基 mol/L 数。②各管 RL mol/L 数的计算是根据放射配基的结合百分率和非放射配基的结合百分率相同，因此 RL（SB）的 mol/L 数 ＝ LT 的 mol/L×（实测 cpm－非特异结合 cpm）/LT 的 cpm。一旦各管 LT 和 RL（SB）的 mol/L 数算出，后面的拟合步骤就和普通多点饱和实验完全相同。

这种方法克服了多点饱和法标记配基用量较大的缺点，非特异结合测定只有一个剂量的放射配基。但是必须放射配基的比活度高，受体密度较高，而且亲和力较高，使未加非标记配基的标本能得到较高的放射性，否则复合物放射性总是随非标记配基逐步增量而降低，难于得到准确的结果。此外，此法的关键是标记配基和用于使受体饱和的非标记配基必须是同一种化合物。

五、双位点多点饱和结合实验

如果所用的放射配基对同一种受体不同亚型有不同亲和力，则在多点饱和结合实验中不论放射配基的浓度是多少，都将有两种亚型的复合物。开始时高亲和力亚型的复合物多，后来此种亚型逐步饱和，而低亲和力亚型的复合物逐渐增多。实际测到的放射性代表总的复合物，亲和力高、低两种亚型的比例随放射配基浓度的变化而不断改变。如要分别求出两种亚型受体的密度 RT_1 和 RT_2，以及各自的解离平衡常数 K_{d1} 和 K_{d2}，需要双位点的数学模型。该模型有以下特点：①实际测到的 RL 不是 RL_1 和 RL_2，而是 $RL_1＋RL_2$，因此模型中应只有总 RL。②待求参数是 RT_1、RT_2、K_{d1} 和 K_{d2}，如果用稳健回归法求解，应当是四元联立方程而不是单位点的二元联立方程，如果用最小二乘回归法，计算原理和单位点相同，但运算速率要相对慢些。③前已多次述及，坐标转换直线回归的误差大于直接曲线回归，但是由于编程技术上的困难，目前稳健回归法的双位点饱和结合数学模型需要转换成 Scatchard 模型，具体如下：

1. 将单位点的 Scatchard 模型写成如下形式：

$$RL_1 = RT_1 \times L/(L+K_{d1}),\ RL_2 = RT_2 \times L/(L+K_{d2})$$

2. 两者相加得到：

$$RL_1 + RL_2 = \frac{RT_1 \times L}{L+K_{d1}} + \frac{RT_2 \times L}{L+K_{d2}}$$

3. $RL_1 + RL_2$ 即为实际测量值 RL，$L = LT - RL$。所以上式是可以实际操作的模型。

上述模型的数据输入和单位点多点饱和结合分析相同，但是实验点数应当多些（通常要求 10 点以上），才能得到可靠结果。打印的主要实验结果举例如图 6 - 11 及表 6 - 10。也可要求打印原始输入的数据、中间运算数据及 Scatchard 作图（此处是向上凹的曲线，分解成两条直线）。

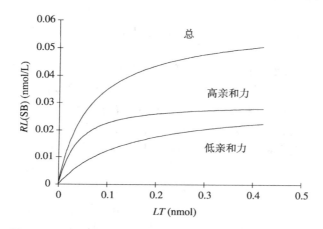

图 6 - 11　双位点饱和结合实验计算机运算给出的图形举例

表 6 - 10　双位点饱和结合实验计算机运算给出的参数举例

亲和力参数	受体参数	
$K_{d1} = 0.029$nmol/L	$RT_1 = 0.015$nmol/L	$RT_1 = 194.4$ fmol/mg 蛋白
$K_{d2} = 0.142$nmol/L	$RT_2 = 0.010$nmol/L	$RT_2 = 127.4$ fmol/mg 蛋白

双位点多点饱和结合实验中，低亲和力的受体常常所需放射配基浓度很高，不少情况难以达到饱和区。所以实际工作中有时只能比较可靠地求出高亲和力亚型的参数。放射配基的代价也较昂贵。双位点多点饱和结合实验中，也可用非标记配基逐步递增而不改变放射配基浓度的办法进行，其前提和单位点多点饱和结合实验相同。

六、单位点竞争结合实验

单位点竞争结合实验主要用于检测各种化合物是否为已知受体的拮抗剂或激动剂，以及比较它们和受体的亲和力大小。反应系统含定量受体制剂、定量标记配基及逐步递增的抑制剂。在受体研究领域，这类实验是研究受体与配基结构、功能的重要方法。在药物及药理学领域，这类实验可用来研究药物作用机制、进行药物筛选、发现新药等。

在此类实验中，放射配基是受体的已知配基，对亚型无选择性，而研究的对象则是各种非标记的配基。观察指标则是复合物中放射配基被取代的百分率，所以也称竞争抑制实验或竞争取代实验。基本做法是：选择一个较高的放射配基浓度（注意这是和前述非标记配基逐步递增而不改变放射配基浓度的多点饱和结合实验的主要不同点），和受体进行配基结合，同时加入逐步递增的待测非标记配基，使之和放射配基竞争受体的结合位点，待测非标记配基的浓度往往覆盖几个数量级，使放射配基和受体的结合从完全不受抑制逐步到被严重抑制，直到接近完全被抑制。于是得到一条竞争抑制曲线，从中获得所需要的参数，主要是竞争剂和受体的亲和力（解离平衡常数 K_i）和 50% 的放射配基结合被取代所需的竞争剂浓度（IC_{50}）。

所用的数学模型是以下二者之一：

$$[RL]^2 - RL \times \left(RT + LT + KL + \frac{KL}{K_i} \times I\right) + RT \times LT = 0$$

$$[RL]^2 - RL \times \left[RT + LT + KL + \frac{KL}{K_i}\left(IT - RT + RL + \frac{KL \times RL}{LT - RL}\right)\right] + RT \times LT = 0$$

其中 IT 和 I 是总的和游离的竞争剂浓度，各管不同，K_i 是竞争剂和受体的解离平衡常数。如果竞争剂和受体的亲和力低于放射配基，以上两个方程拟合的结果差别不大，但是第一式中的 I 不是固定值，只能用 IT 来近似。如果竞争剂有较高的亲和力，则这种近似将引入一定误差，应当用第二式。计算机程序用第二式并无困难。

计算机打印的主要内容是图形和竞争剂的参数，例见图 6-12 及表 6-11。

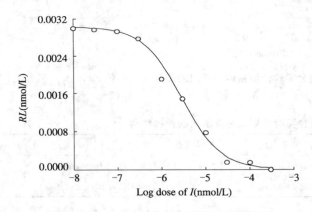

图 6-12　单位点竞争抑制实验给出的图形
人淋巴细胞 β-肾上腺素受体，^{125}I 标记 PIN，竞争剂为 Salbutamol

单位点竞争抑制实验通常要求选择的放射配基浓度应远大于受体的 mol/L 数。这有两方面的意义：首先是适用于 K_i 和 IC_{50} 之间的换算。IC_{50} 和 K_i 都是表示竞争剂性质的主要指标，但是二者的含义又不完全相同。K_i 直接表达竞争剂和受体的亲和力，与所用配基的亲和力无数学上的关联，IC_{50} 则是抑制 50% 所用配基结合的浓度，因此随不同配基而变。两者的换算公式是：$K_i = IC_{50}/(1 + L/KL)$，KL 是放射配基对受体的亲和力。L 只能用 LT 来近似，只有当 LT 远大于 RT 时，这种近似才能成立。LT 远大于 RT 的另一个含义是，此时放射配基是在饱和区工作，因此其中的"零管"即不加竞争剂的反应管实际上就是单点法求受体密度的测定管，所以就可以同时给出受体密度。

表 6-11　图 6-12 单位点竞争抑制实验给出的主要参数

RT (nmol/L) = 0.00383

K_i (nmol/L) = 600.3

IC_{50} (nmol/L) = 2885

平均残差 (nmol/L) = 0.00035

七、双位点竞争结合实验

双位点竞争结合实验的主要用途和单位点竞争结合实验不同，通常不是用来比较不同化合物对受体亲和力的大小，而是用作受体亚型定量的一种有效手段。如果用固定量的放射配基和受体标本进行结合反应，该受体标本中有同种受体的两种亚型，但是所选的放射配基对它们没有选择性，又在反应系统中加入逐渐递增的非放射性配基，并且这一非放射性配基对两种受体亚型有一定选择性（选择性竞争剂），则随着竞争剂浓度的增加，两种受体亚型和放射配基的结合都将被抑制，但是低浓度竞争剂对高亲和力亚型抑制多，高浓度时低亲和力亚型的抑制才逐步增多。设放射配基的量和亲和力是已知的（可由饱和结合实验测得），则系统中对竞争剂来说 4 个未知参数 RT_1、RT_2、K_{i1}、K_{i2} 可用下述数学模型求解（参考 Weiland GA，Molinoff PB. Life Sciences，1981，29：427）：

$$RI = \frac{RT_1 \times I}{I + IC_{50(1)}} + \frac{RT_2 \times I}{I + IC_{50(2)}}$$

计算机运算的结果给出 RT_1、RT_2、$IC_{50(1)}$、$IC_{50(2)}$，再根据 $K_i = IC_{50}/(1 + LT/KL)$ 算出 K_{i1} 和 K_{i2}（图 6-13）。

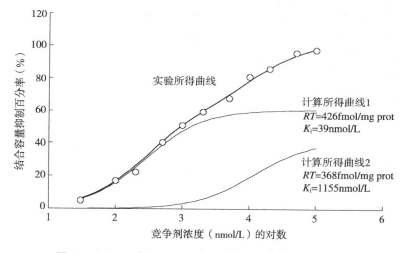

图 6-13　双位点竞争结合实验给出的竞争抑制曲线实例

脑匀浆[3]H-QNB 和非标记 pirenzepine 的竞争，高亲和力的参数（曲线 1）代表 M_1

本方法的具体实施需要注意以下几个问题：①放射配基的浓度应远高于受体结合位点的浓度，这样从 IC_{50} 换算成 K_i 才是可靠的。②因为整条竞争抑制曲线中间有拐点，实验点数应比较多（最少 10 个点）才能得到可靠的结果。③本方法原则上也适用于有 3 种或更多种亚型的标本，但需要更多实验点，误差也大。更合理的办法是，如果受体标本中有 3 种或更多种亚型，则非标记配基必须仔细选择，使之只对其中一种亚型有高选择性，此时如果仍用比较可靠的双位点竞争实验，则计算机运算所得高亲和力的参数必然就属于这一种亚型，低亲和力的参数则是其他亚型的混合，可以选对另一种亚型有高亲和力的竞争剂求该种亚型的参数，依此类推。例如 pirenzepine 只对 M_1 亚型有高亲和力，用它和[3]H-QNB 作双位点竞争，求得的高亲和力参数就属于 M_1，改用只对 M_2 有高亲和力的 methoctramine，则求得的高亲和力参数属于 M_2。

（贺师鹏　胡雅儿　夏宗勤）

参 考 文 献

1. Xia Zongqin. A new approach to the curve fitting of in vitro radioassays based on mass action law. Nuclear Science and Techniques, 1990, 1 (3)：161.
2. Strange PG. The use of radiochemicals for studying receptors. In：Evans EA, Oldham KG (eds). Radiochemicals in biochemical research. Chichester：John Wiley & Sons, 1988：56-93.
3. Schulster D. Kinetic binding constants for hormone-receptor interactions determined using radioactive ligands and static or dynamic (flowing system) methods. In：Evans EA, Oldham KG (eds). Radiochemicals in biochemical research. Chichester：John Wiley & Sons, 1988：94-117.
4. Molinoff PB, Wolfe BB, Weiland GA. Quantitative analysis of drug-receptor interactions：II. Determination of the properties of receptor subtype. Life Sciences, 1981, 29：427-443.
5. Munson PJ, Rodbard D. Ligand：a versatile computerized approaching for characterization of ligand binding systems. Anal Bioche, 1980, 107：220.
6. 胡雅儿，等. 老年大鼠 M 受体亚型的变化及知母的调整作用. 中药药理与临床，1993, 9 (1)：15-18.
7. 张文贵，等. 药理学计算与程序. 北京：人民卫生出版社，1988.
8. 夏其昌，等. 蛋白质化学研究技术进展. 北京：科学出版社，1997.
9. Wilson JD, Foster DW, Kronenberg HM, et al (eds). Williams textbook of endocrinology. 9th ed. Section 1. Philadelphia：WB Saunders Co., 1998：1-164.

第七章　病毒受体及研究病毒受体的分子生物学方法

第一节　绪　言

病毒是一类具有遗传、复制等生命（基本）特征但不具有细胞结构的微生物。病毒本身缺乏增殖所需要的酶系统，只能寄生在宿主细胞内，并利用细胞的生物合成系统来完成其遗传物质的复制和编码蛋白的表达，最后装配成完整的、有感染性的病毒单位，完成自我复制过程。绝大多数病毒复制过程可分为六步：吸附、侵入、脱壳、生物合成、组装和释放。病毒吸附包含物理吸附和特异的化学结合，而且越来越多的事实说明，病毒与宿主细胞的结合主要是通过特异的化学结合来实现的。

病毒吸附蛋白（viral attachment protein，VAP）是能够特异性地识别宿主细胞受体并与之结合的病毒结构蛋白。无包膜病毒的吸附蛋白往往是核壳的组成部分，而有包膜病毒的吸附蛋白通常为其包膜的糖蛋白，如流感病毒包膜表面的血凝素糖蛋白。痘苗病毒（Vaccinia virus）和单纯疱疹病毒（Herpes simplex virus，HSV）有数种吸附蛋白分子，而每个吸附蛋白又有数个不同的功能结构域，可以与不同的受体结合。编码吸附蛋白的基因突变，能够灭活或破坏吸附蛋白，而蛋白水解酶、β-糖苷酶及中和抗体等也可导致吸附蛋白与受体相互作用能力的丧失，进而影响病毒的感染性。

病毒受体是宿主细胞有效结合病毒的细胞表面结构，也是病毒感染细胞特异性的分子基础。大多数噬菌体的受体为细菌细胞壁上的磷壁酸分子、脂多糖分子或糖蛋白复合物，通常位于菌毛、鞭毛或荚膜上。大部分的动物病毒受体为镶嵌在细胞膜脂质双层中的糖蛋白、糖脂或唾液酸寡糖苷，它们与病毒吸附蛋白能特异性地识别和高亲和地结合。此外，有的病毒要进入宿主细胞，除了需要病毒受体外，还需要结合其他分子才能完成感染过程，这些分子称为辅助受体。研究病毒受体/辅助受体的分子结构和功能对阐明病毒感染机制，理解病毒与宿主细胞相互作用关系，研制和开发病毒疫苗、抗病毒药以及诊断试剂都有重大的理论和实践意义。

近年来，随着受体研究技术的发展，越来越多的病毒受体及其结构被发现，如 CD4 和 CCR5 是 HIV 的病毒受体，而流感病毒受体是宿主细胞表面的唾液酸糖蛋白，口蹄疫病毒的受体是整联蛋白，EB 病毒受体是 CD21，狂犬病毒受体是乙酰胆碱受体，麻疹病毒受体是 CD46，HBV 受体可能是唾液酸糖蛋白（apoH）及膜合素 V（annexin V）等。

第二节　病毒受体的研究进展

一、流感病毒（influenza virus）

世界史上曾有过多次流感大流行（瘟疫），如 1889—1890 年的大流行起始于乌兹别克，1918—1919 年的大流行起始于美国东部，而 1957 年和 1968 年的两次流行则起源于我国贵州西部和香港地区。流感由流感病毒引起，危害极大，如1918—1919年的流感曾使超过两千万人丧生。

1. 流感病毒是一种RNA病毒，其颗粒呈不同的外形，如直径约100nm的圆形（图7-1），或呈长达数千纳米的细丝形。

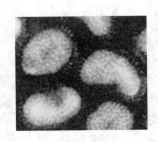

图7-1 电镜下流感病毒形态

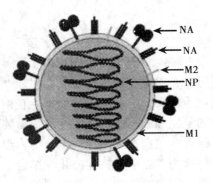

图7-2 流感病毒模型图

流感病毒包膜由基质蛋白和类脂双层膜组成，在类脂双层膜上有糖蛋白插入从而在病毒颗粒表面形成突起（图7-2）。包膜上覆盖着两种糖蛋白：一种为凝集素（hemagglutinin，HA或H），为细长的三角形样突起，能与人、鸡等多种红细胞表面N-乙酰神经氨酸（唾液酸）受体结合引起红细胞凝集。HA是由3条糖基化多肽分子以非共价键形式聚合而成的三聚体，每个单体的原始肽链（HA0）需经细胞蛋白酶裂解活化，形成含二硫键的HA1和HA2两个亚单位，这样病毒才具有感染性。HA1可与上皮细胞表面寡聚糖末端的唾液酸受体结合，HA2疏水端则具有膜融合活性。病毒经HA1吸附被吞饮后，HA2可促进病毒包膜与内体膜的融合，释放核衣壳。包膜上覆盖的另一种糖蛋白叫神经氨酸酶（neuraminidase，NA），它是由4条相同的糖基化多肽所组成的蘑菇状四聚体，头部含有酶活性中心和4个抗原位点。神经氨酸酶作用于宿主细胞表面糖蛋白末端神经氨酸与相邻糖基的连结，使其断裂从而使病毒从感染细胞膜上解离，有利于成熟病毒的释放和集聚病毒的扩散。

对于人的免疫系统而言，凝集素（HA）和神经氨酸酶（NA）是两种抗原，其三维结构已有研究（图7-3、7-4）。免疫系统通过识别HA和NA而识别流感病毒，并产生相应的抗体和其他免疫反应，从而清除病毒。流感病毒分为甲、乙和丙三型。甲型流感病毒可以感染人、鸟、猪、马、海豹、水貂、鲸鱼等多种动物，其中野生鸟类是这类病毒的天然宿主。甲型流感病毒和乙型流感病毒又可分为不同的亚型，而亚型又进一步分为不同的"毒株"。新的毒株出现后代替旧的毒株，这样的过程称为基因漂移和基因转移。基因漂移是指病毒的基因随时间变化发生的小的变化，基因转移则是指突然产生的大的变化，而后者只会偶尔发生。通过基因漂移和基因转移，病毒可以在人体内产生从未出现过的、含有新HA和NA蛋白序列的流感病毒亚型。如果此类病毒侵入人群并且在人群中传播，而多数人又对这种新亚型病毒缺少或没有抵抗力，那么流感大流行就可能发生。

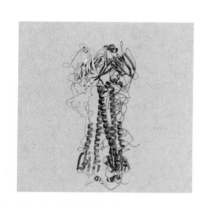 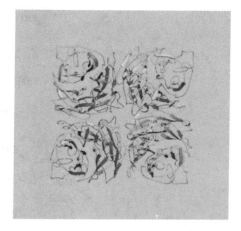

图7-3　流感病毒的凝集素（HA）三聚体的空间结构

流感病毒凝集素（HA）三聚体的空间结构，用条带模型显示 α 螺旋和 β 片层。下端含长螺旋的部分是插入类脂双层膜的部位，上端则在病毒颗粒表面形成突起

（引自 Liu J, et al. Proc Natl Acad Sci, 2009, 106: 17175 - 17180）

图7-4　流感病毒的神经氨酸酶（NA）四聚体的空间结构

流感病毒的神经氨酸酶（NA）四聚体的空间结构，用条带模型显示。每个单体为 β 片层组成的螺旋桨式结构

（引自 Liu J, et al. Proc Natl Acad Sci, 2009, 106: 17175 - 17180）

　　甲型流感病毒存在基因漂移和基因转移两种变化，而乙型流感病毒只发生基因漂移。当人体感染流感病毒后就会产生对抗该毒株的抗体，基因漂移导致新毒株不被旧毒株的抗体所识别，从而极易发生多次流感。用免疫方法对抗流感，就需要每年注射流感疫苗，而且疫苗需要不断更新以赶上新流感病毒的变化。人可以被甲、乙和丙三种流感病毒所感染，而最常见的病毒是 H1N1、H1N2 和 H3N2 等亚型。1957 年和 1968 年流行的 H2N2 亚型已不再流行，2009 年流行的流感病毒是 H1N1，即其表面存在 HA1 和 NA1 两种蛋白。野鸟是甲型流感病毒的天然宿主，并易被所有亚型感染。乙型流感病毒不分亚型只感染人类，到目前还没有引起过大流行。丙型流感病毒也不分为亚型，导致的疾病较轻且不会引起大的流行。

　　2. 禽流感病毒受体与人类流感病毒受体的糖基部分明显不同，如禽流感病毒受体的糖端基唾液酸与半乳糖以 α - 2,3 - 糖苷键相连结，而人流感病毒受体的唾液酸与半乳糖以 α - 2,6 - 糖苷键相连（图 7 - 5）。这些结构差异导致 H5N1 禽流感病毒株对大多数人不敏感，即使少数人感染了 H5N1 病毒，也不易在人与人之间传播。但是 H5N1 禽流感病毒感染对人危害很大，这是因为它的 NS1 蛋白有一段特征序列，能使 NS1 与多个细胞内受体结合，破坏细胞内的关键信号转导通道，使宿主细胞死亡，这也可能是 H5N1 型禽流感病毒高致死率的原因所在。另一个可能的原因是 NS1 蛋白能抵抗干扰素、肿瘤坏死因子等抗病毒作用，普通的人类流感病毒则没有此作用。

二、人免疫缺陷病毒（human immunodeficiency virus，HIV）

　　1981 年美国疾病控制中心（CDC）连续收到卡波西肉瘤（Kaposi sarcoma）病例的报告，这些病例与以往明显不同，死亡率高而且发病率呈快速上升趋势。1982 年 CDC 提出了获得性免疫缺陷综合征（acquired immunodeficiency syndrome，AIDS 或艾滋病）这一概念，

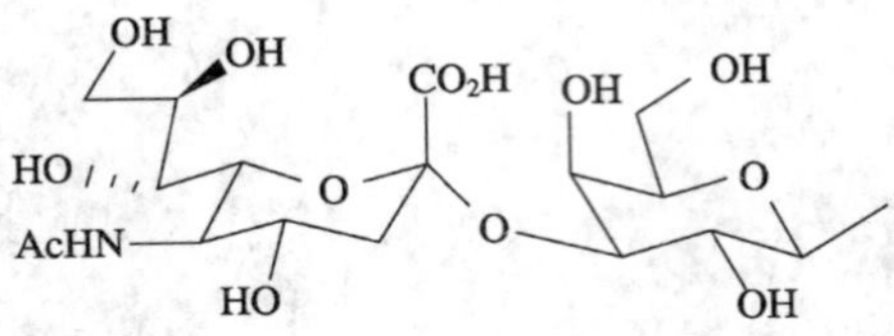

Neu5Acα2-3Gal

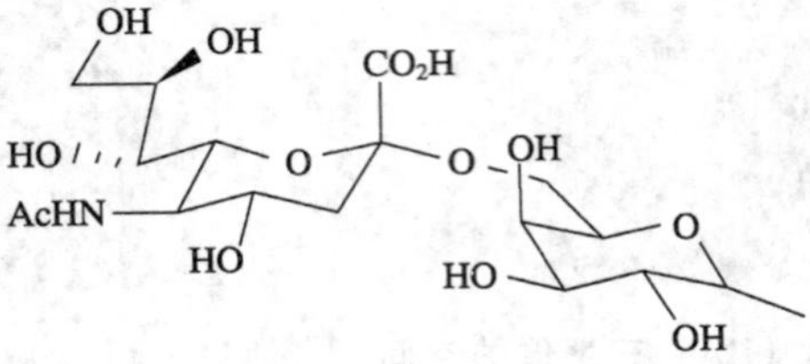

Neu5Acα2-6Gal

图 7-5　细胞外表面唾液酸分子与糖脂或糖蛋白上糖链末端连接的方式

随后的调查表明这是一种新的传染病。1983 年法国巴斯德研究所的 Montagnier 等从一淋巴瘤患者的淋巴结中分离出一种病毒，称之为淋巴结病相关病毒（lymphadenopathy associated virus，LAV）。1984 年美国国立卫生研究院国立癌症研究所的 Gallo 等从艾滋病患者的外周血单核细胞（PBMC）中分离到人嗜 T 淋巴细胞 Ⅲ 型病毒（human T-cell lymphotropic virus type Ⅲ，HTLV-Ⅲ），同年美国加州大学的 Levy 等也从艾滋病患者的外周血淋巴细胞中分离出一种病毒，称为艾滋病相关病毒（AIDS related virus，ARV）。1986 年，国际病毒分类委员会（International Committee on Taxonomy of Viruses，ICTV）将上述三种其实是一种的病毒统一命名为人免疫缺陷病毒（human immunodeficiency virus，HIV），即艾滋病病毒。

1. HIV 呈球状颗粒，直径为 90～130nm（图 7-6），其外层有脂质双层膜（lipid bilayer membrane），内插外膜糖蛋白 gp120 和跨膜糖蛋白 gp41。gp120 和 gp41 以非共价键结合成异二聚体，3 个这样的异二聚体组成的寡聚体构成病毒表面包膜的刺突状结构（图 7-7），是 HIV 与宿主细胞受体的结合位点。在脂质双层下面有一层基质蛋白（matrix protein，p17）。p17 蛋白既有助于 gp120/gp41 锚在包膜上，也有利于 HIV 的内核进入细胞后转入细胞核。病毒的内核（inner core）被一层衣壳蛋白（capsid protein，p24）包围，核内含有双链 RNA 和某些酶蛋白，如反转录酶、蛋白酶、整合酶等，p24 可防止细胞酶对它们的破坏。

HIV 为反转录病毒，其基因组为单股正链二倍体，每条 RNA 链长约 9.8kb，包括 *gag*、*pol*、*env* 3 个结构基因和 *tat*、*rev*、*nef*、*rif*、*vpr*、*vpu* 6 个调控基因。*gag* 基因由 1500 个核苷酸组成，编码病毒的核心蛋白 p24、细胞间质蛋白 p17；*pol* 基因编码病毒复制所需要的反转录酶、整合酶和蛋白酶；*env* 基因编码病毒包膜蛋白 gp120 和 gp41，两者是 HIV 免疫学诊断的主要检测抗原。6 个调控基因编码辅助蛋白，调节病毒蛋白合成和病毒基因的复制。

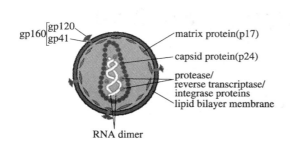

图 7-6 HIV 病毒颗粒示意图

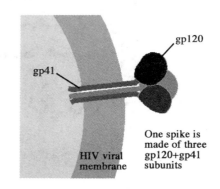

图 7-7 HIV 表面外膜糖蛋白的寡聚体刺突状结构

HIV 分为 HIV-1 和 HIV-2 两种类型，它们具有相似的结构和传播途径，主要差别是病毒表面的糖蛋白。HIV-1 的外膜糖蛋白为 gp120，跨膜糖蛋白为 gp41；HIV-2 的外膜糖蛋白为 gp105，跨膜糖蛋白为 gp36。HIV-1 广泛分布于世界各地，是引起全世界 AIDS 流行的病原体，目前 HIV 的研究也是以 HIV-1 为主。HIV-2 主要分布于非洲西部，在欧洲和美洲的一些感染者中也被检测到，其毒力和传播力都低于 HIV-1，引起的艾滋病病程较慢且较缓和。

2. HIV gp120 及其受体（CD4、CCR5 或 CXCR4）的结构

HIV 的膜蛋白 gp120 包含 5 个可变功能区（variable domains，V1～V5）和 5 个相对保守的功能区（conserved domains，C1～C5）。可变功能区的氨基酸残基变异很大，特别是 V3 区变异更大，V1/V2 区与 V3 区之间 β 折叠的 C 区组成桥联区（bridging sheet，图7-8）。

CD4 是 HIV 的受体，它是由 428 个氨基酸组成的单链跨膜糖蛋白，其中 372 个氨基酸位于细胞膜外，23 个氨基酸单次跨膜，33 个氨基酸位于胞浆内。细胞膜外的部分呈单链状，分割成 4 个相互连接的免疫球蛋白样结构域，其中结构域 D1 和 D2 在细胞膜的末端，D3 和 D4 结构域靠近细胞膜（图 7-9）。当 HIV 的 gp120 与靶细胞的 CD4 结合时，首先与 D1 接近。D1 和相邻的 D2 被称为可变结构域（V 结构域），这是因为该结构域和抗体的可变结构域同源，参与病毒的结合。D3 和 D4 为恒定结构域（C 结构域）。

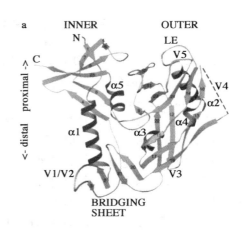

图 7-8 gp120 的结构

（引自 Peter D. Kwong, et al. Nature, 1998, 393：648-659）

CCR5（或 CXCR4）是 HIV 的辅助受体，也是众多趋化因子受体。该受体属 GPCR 家族，存在于白细胞表面，7 次跨膜。CCR5 受体由 350 个氨基酸组成，其 N 末端在细胞膜外，存在两对二硫键，一对由 Cys[20] 和 Cys[267] 所形成，另一对由 Cys[101] 和 Cys[178] 所形成（图 7-10）。

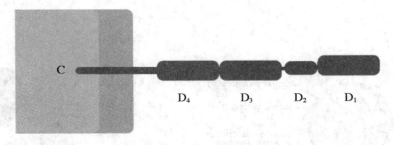

图 7 - 9 CD4 受体模式图

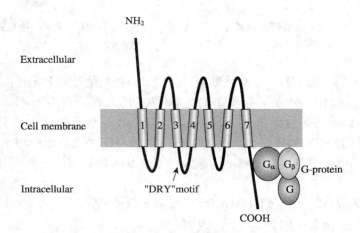

图 7 - 10 CCR5 或 CXCR4 G 蛋白偶联的 7 次跨膜受体

3. gp120 与 CD4 和 CCR5 受体的结合

当 HIV 感染靶细胞时，首先是 HIV 表面的糖蛋白 gp120 和靶细胞的 CD4 受体结合，但 gp120 和 CD4 结合还不足以使 HIV 进入细胞。研究表明，当受体 CD4 与 HIV gp120 的 V1/V2 结合时，使 gp120 的构象发生变化，暴露出其桥联区、V3 区以及掩盖着的 gp41 蛋白，进而 gp120 和 gp41 与辅助受体 CCR5 或 CXCR4 结合形成融合肽，穿透靶细胞（图 7 - 11、7 - 12）。HIV gp120 结合了辅助受体后，HIV 才能进入靶细胞。

不同的 HIV 毒株对不同类型的靶细胞的亲和性（或称嗜性）是不同的。比如有些毒株只能感染单核或巨噬细胞，而不能感染转化的 T 淋巴细胞，这样的毒株称为嗜单核或巨噬细胞性（M 嗜性，M - tropic）毒株；有的 HIV 毒株只能感染 T 淋巴细胞，而不能感染单核或巨噬细胞，这样的毒株称嗜 T 细胞性（T 嗜性，T - tropic）毒株。另外也存在 HIV 毒株，既能感染单核或巨噬细胞，也能感染 T 细胞。现在知道，T - tropic 毒株是利用 CXCR4 作为辅助受体，而 M - tropic 毒株是利用 CCR5 作为辅助受体。

三、乙型肝炎病毒（Hepatitis B Virus，HBV）

乙型肝炎（简称乙肝）是危害人类健康的重大疾病，而中国是乙肝大国，感染率接近 10％。乙肝病毒属于嗜肝 DNA 病毒。1963 年 Blumberq 在多次接受输血患者的血清中发现一种异常的抗体，直到 1967 年才明确它与乙肝有关。1970 年在电子显微镜下才观察到 HBV 的形态，1986 年将其列入嗜肝 DNA 病毒科。HBV 只感染人类和灵长动物。以往认

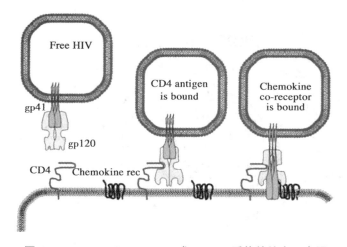

图 7 - 11　HIV - CD4 - CCR5 或 CXCR4 受体的结合示意图

（引自 Berger E A, et al. Annual review immunology, 1999, 17: 657 - 700）

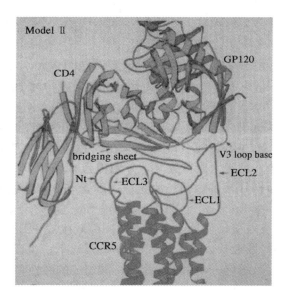

图 7 - 12　HIV gp120 与受体 CD4、CCR5 或 CXCR4 结合的机制

（引自 Yi L, et al. Journal of biological chemistry, 2006, 281: 35446 - 35453）

为它只特异地感染肝源性细胞，但越来越多的证据表明 HBV 也可以感染许多非肝源性细胞。

1. HBV 的结构

HBV 为直径约 42nm 的球状颗粒，由一个包膜（lipid envelope）和一个含有 DNA 分子的核衣壳（nucleocapsid）组成（图 7 - 13）。包膜上含有糖蛋白，包括乙肝表面抗原蛋白（HBsAg，或称 S 抗原）、前 S1 和前 S2 蛋白，这些蛋白质为乙肝抗原的主要成分，在病毒入侵过程中起着重要作用。核衣壳所含的 DNA 为双链但有缺口的 DNA，此外还含有 DNA 聚合酶。在 HBV 感染后的血液中还存在一种直径约 22nm 的小颗粒，仅由包膜组成，无

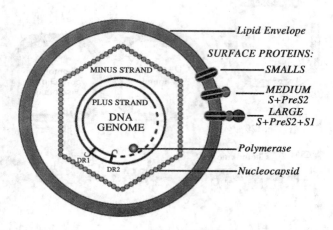

图 7-13　HBV 的结构

DNA 链和 DNA 聚合酶。目前认为这种颗粒不是完整 HBV，它可能是病毒感染肝细胞时合成过剩的包膜而游离于血循环中。另外，还有一种直径约 22nm、长度在 100～700nm 之间的管形颗粒，它们是小颗粒的聚合物，串联成一串，具有 HBsAg 的抗原性。

2. 基因结构

乙肝病毒的基因是一个呈环状结构但含有缺口的双链 DNA 分子，包括一个长度较长的负链和一个长度较短的正链，而正链与负链通过碱基配对维持其 DNA 分子的环状结构。负链缺口可能有助于 HBV DNA 在感染细胞内的整合。

乙肝病毒基因约含 3200 个核苷酸，已经全部测序。研究发现 HBV 的负链 DNA 能编码包括表面抗原（HBsAg）和核心抗原（HBcAg）在内的全部病毒蛋白，而其正链不编码病毒蛋白。HBV 的负链 DNA 含有 4 个开放区，分别称为 S、C、P 及 X，它们编码全部已知的 HBV 蛋白质。S 区编码 HBV 的表面抗原蛋白，因含有 3 个蛋白翻译起始编码子 ATG，将其分为三部分——前 *S1*、前 *S2* 和 S 基因，编码前 S1、前 S2 和 S 三种表面蛋白（表面抗原）。C 区基因包括前 C 基因和 C 基因，由两者共同编码生成 HBeAg 抗原，而仅由后者编码核心抗原（HBcAg）。P 区最长，约占基因组的 75% 以上，编码病毒体 DNA 的聚合酶。X 区（核苷酸 1374～1835）编码一个由 154 个氨基酸组成的碱性多肽。

3. HBV 的抗原性

（1）表面蛋白的抗原性

乙肝表面抗原（HBsAg 蛋白）由 HBV 基因组的 S 区编码，由于含有 3 个蛋白质翻译起始的编码子，可以翻译出大、中、小 3 种表面蛋白分子。大表面抗原蛋白分子由前 *S1*、前 *S2* 基因和 S 基因编码，总长为 400 个氨基酸；中表面抗原蛋白由前 *S2* 基因和 S 基因编码，总长 281 个氨基酸；小表面抗原蛋白由 S 基因编码，长度为 226 个氨基酸。小表面抗原蛋白（S 蛋白）是包膜表面抗原的主要成分，包括糖基化的 gp27 和非糖基化的 p24 两种形式，以二硫键相连形成二聚体。小表面抗原蛋白能刺激机体产生相应的抗体，具备完整的抗原性。由此产生的抗体是 HBV 的中和抗体，具有免疫保护作用。该类抗体的检出可作为 HBV 感染的标志性指标之一。

中表面抗原蛋白由前 S2 蛋白和 S 蛋白组成，其中前 S2 蛋白中发现含有 N-聚糖链或 O-聚糖链的结构，并且前 S2 蛋白暴露于 HBV 的包膜外层。前 S2 蛋白有良好的免疫原性，能刺激机体产生相应的前 S2 抗体，此抗体出现于急性感染恢复早期，可作为机体康复的指标之一。大表面抗原蛋白由前 S1、前 S2 蛋白和 S 蛋白组成，前 S1 蛋白有较强免疫原性，刺激机体产生相应的前 S1 抗体，并能增强前 S2 和 S 蛋白的免疫原性。前 S1 抗体有 IgM 和 IgG 两种，其中 IgM 抗体出现在 HBV 感染潜伏期，故可作为 HBV 早期感染的特异性指标，而 IgG 抗体出现稍晚，在体内维持时间较长，具有中和作用。现在认为前 S1 蛋白在 HBV 入侵肝细胞过程中起着重要作用，主要是因为肝细胞表面存在前 S1 抗原的受体，前 S1 蛋白与肝细胞膜的结合率达到 80%，表现出极好的亲和性。

（2）核心蛋白的抗原性

乙肝的核心蛋白由病毒的 C 基因编码，存在于病毒颗粒的核心。在乙肝的急性期、恢复期和乙肝核心蛋白的携带者中常可测出 HBcAb，此抗体对病毒无中和作用，通常表示 HBV 在肝内持续复制。乙肝的核心蛋白（HBcAg）由病毒的前 C 基因和 C 基因共同编码，通常由被感染的肝细胞分泌入血，在血液中可游离存在。HBcAg 阳性表明患者为乙肝病人，且病毒复制活跃，传染性高。HBcAg 阳性的孕妇可将乙肝垂直传播给新生儿，其感染的阳性率约为 90%。由 HBcAg 产生的抗体不是保护性抗体，不能抑制病毒的增殖。HBcAb 阳性多见于 HBcAg 转阴的病人，意味着 HBV 大部分被清除或抑制，是传染性降低的一种指标。

4. HBV 的病毒受体

HBV 之所以选择性侵入肝细胞与肝细胞膜上存在的特定受体有关。近几年这方面研究已经有了一定的进展，但目前还不能确定 HBV 受体。目前比较流行的学说包括唾液酸受体、白细胞介素-6 受体、apoH 受体等。

唾液酸糖蛋白受体（ASGPR）位于肝细胞的表面，其生理功能是跨膜转运唾液酸糖蛋白分子，唾液酸糖蛋白与受体的结合能引起细胞的胞饮作用。亲和实验表明 HBV 颗粒与唾液酸糖蛋白受体能特异地结合，其结合部位位于病毒膜蛋白的前 S1 部位。ASGPR 抗体阻断实验表明该抗体可以阻断 HBV 与受体的结合，随后又有许多实验证明 ASGPR 与 HBV 颗粒有着较高的亲和力，而且 ASGPR 在肝细胞上分布的密度较高，因此唾液酸糖蛋白受体可能是与 HBV 感染有关的重要膜分子。

另一个可能的受体是人白细胞介素-6（IL-6）受体。研究表明 HBV 的前 S1 蛋白能与 IL-6 上特异的位点结合形成复合物，该复合物再通过肝细胞上的 IL-6 受体附着于细胞上，而后经细胞内吞进入细胞，但目前这方面的研究还较少，结论需进一步验证。

血清载脂蛋白 H（apoH）及膜合素 V（annexin V）是另一种潜在的病毒感染细胞的介导体。研究发现 apoH 和肝细胞膜上的 annexin V 分子均与 HBV 有强的结合力，却不能与去脂的病毒结合。动物实验发现不表达 annexin V 的鼠肝细胞不被 HBV 感染，而该细胞经 annexin V 基因转染后则变成易感细胞。研究推测 apoH 和 annexin V 能够与 HBV 包膜中的脂质成分特异地结合，然后通过肝细胞膜上的 apoH 受体介导或直接通过 annexin V 介导，经胞饮作用进入细胞，这为 HBV 受体研究提供了一个新的思路。

HBV 在入侵肝细胞的过程中，病毒的膜蛋白前 S1 蛋白起着重要作用，通常认为肝细胞表面存在着该蛋白的受体，此受体很可能是人 IgA 受体，HBV 的前 S1 蛋白与肝细胞膜的结合率达到 80%，表现出极好的亲和性。此外，能与 HBV 结合的肝细胞膜蛋白分子还包括内膜素 Ⅱ（endonexin Ⅱ）、p80、p31 以及细胞膜雌激素受体等，这些膜蛋白多数能与 HBV 包膜的前 S1 蛋白结合。总之，到目前为止，关于 HBV 入侵细胞的机制还有许多问题需深入研究，弄清 HBV 入侵细胞的关键机制，找到预防 HBV 感染的突破口，其意义十分重大。

四、丙型肝炎病毒（hepatitis C virus，HCV）

1974 年 Golafield 报告了首例输血后的非甲非乙型肝炎，15 年后 Choc 等应用分子克隆技术获得该病毒基因克隆，并命名为丙型肝炎病毒（HCV）。丙型肝炎（简称丙肝）是一种主要经血液传播的疾病，病毒的长期感染导致肝炎症和纤维化，部分患者可发展为肝硬化甚至肝癌（HCC），对患者的健康和生命危害极大。丙型肝炎呈全球性流行，是欧美及日本等国家终末期肝病的最主要原因。在美国，HCV 感染者人数是艾滋病病毒感染者的 4 倍。据世界卫生组织统计，全球 HCV 的感染率约为 3%，估计约 1.7 亿人感染了 HCV，每年新发丙型肝炎病例约 315 万例。我国血清流行病学调查资料显示，一般人群抗- HCV 阳性率为 3.2%。各地抗- HCV 阳性率有一定差异，以长江为界，北方（3.6%）高于南方（2.9%），西南、华东、华北、西北、中南和东北分别为 2.5%、2.7%、3.2%、3.3%、3.8% 和 4.6%。抗- HCV 阳性率随年龄增长而逐渐上升，由 1 岁组的 2.0% 至 50～59 岁组的 3.9%。男女间无明显差异。HCV 对一般化学消毒剂敏感，100℃ 5min 或 60℃ 10h，高压蒸气和甲醛熏蒸等均可灭活病毒。

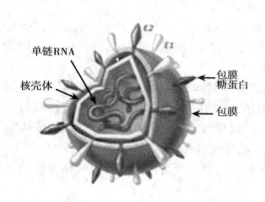

单链RNA

核壳体

包膜糖蛋白

包膜

图 7-14　HCV 结构模式图

1. HCV 的结构：HCV 呈球形，直径约 50nm（在肝细胞中为 36～40nm，在血液中为 36～62nm），为单股正链 RNA 病毒，在核衣壳外包绕含脂质的囊膜，囊膜上有刺突。由于 HCV 基因组在结构和表型特征上与人黄病毒和瘟病毒相类似，将其归为黄病毒科（*flaviviridae*），结构见图 7-14。HCV 体外培养尚未找到敏感有效的细胞培养系统，但黑猩猩对 HCV 很敏感。

2. 基因结构：HCV 由于病毒 RNA 聚合酶缺乏校对功能而易发生变异，其基因组每个核苷酸变异频率约 10^{-3}。自 1989 年 Choc 获得首株丙型肝炎病毒的基因克隆并完成核酸序列测定后，随着现代分子生物学技术的发展，人们又相继发现了许多 HCV 全序列及部分序列，对毒株序列进行比较研究，至今尚未发现序列完全一致的 HCV 株。为了更好地研究 HCV，根据 HCV 基因序列差异的多少，将 HCV 划分为不同的基因型和基因亚型，目前可分为 6 个基因型及不同亚型，已报道的基因型有 1a、1b、1c、2a、2b、2c、3a、3b、4、5 和 6。按照国际通行的方法，以阿拉伯数字表示 HCV 基因型，以小写的英文字母表示基因亚型（如 1a、2b、3c 等）。基因 1 型呈全球性分布，占所有 HCV 感染的 70% 以上。HCV1b 和 2a 基因型在我国较为常见，其中以 1b 型为主；某些地区有 1a、2b 和 3b 型报道；6 型主要见于香港和澳门地区，在南方边境省份也可见此基因型。目前国内外研究表明，不同基因型和基因亚型的 HCV 对肝损伤的程度不同，1b 亚型对肝的损伤要比其他亚型严重得多，且临床上干扰素对它们的治疗效果也不尽相同。

HCV 的基因组全长为 9.6 kb，包括 1 个大的开放阅读框（ORF）和两侧的 5′、3′非编码区（NCR）。核糖体通过 HCV 5′非编码端的内部核糖体进入位点（IRES）将 HCV 基因组翻译成一个多聚蛋白前体，该蛋白前体在宿主和病毒蛋白酶的裂解作用下，产生至少 10 个蛋白质，其排列顺序如下：核心蛋白（C），包膜蛋白 E1、E2，p7，非结构蛋白 NS2、NS3、NS4A、NS4B、NS5A 和 NS5B。另外还存在一种阅读框替代蛋白（ARFP），又称 F 蛋白，是由 HCV C 蛋白的重叠阅读框翻译获得的。这些结构和功能蛋白不但在 HCV 的生活史中发挥着重要的作用，而且也影响宿主细胞的信号转导、凋亡及物质代谢等一系列生化过程。HCV 基因组结构见图 7 - 15。

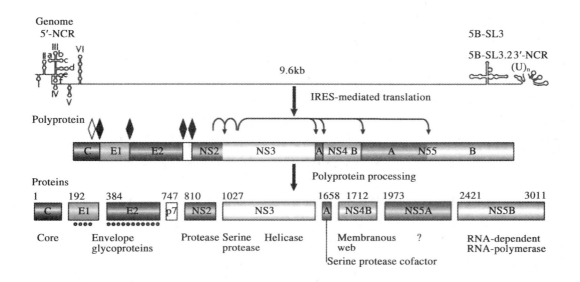

图 7 - 15　HCV 基因组结构

（引自 Sugiyama K，et al. Journal of General Virology，1997，78：329 - 336）

（1）5′非编码区：5′非编码区包含 HCV 基因组 5′端的 341 个核苷酸，是 HCV 基因组中最保守的区域，它包括 4 个茎环（stem loop，SL）结构，其中 SL Ⅱ～Ⅳ构成 IRES，可直接与 40S 核糖体亚单位结合，启动 HCV 前体蛋白的翻译。IRES 以帽非依赖方式启动下游 HCV 编码区基因的翻译，且该活性并不依赖于 HCV 蛋白的作用，因而 HCV IRES 成为抗病毒药物的一个理想靶点。此外，5′NCR 还含有 HCV 复制所需的 5′顺式复制信号区。研究显示，5′端的 125 个核苷酸序列（SL Ⅱ～Ⅲ）构成了 HCV 复制所必需的最小 5′顺式复制信号区，但其复制活性远不如完整的 5′NCR。

（2）3′非编码区：3′非编码区位于 HCV 3′末端，包括一个基因型特异的可变区、多聚 U 区（poly U）及一段高度保守的 98 个碱基的区域，称为 X2tail。不同基因型的 HCV 的多聚 U 区有不同的长度，可变区可形成两个茎环结构（VSL1 和 VSL2），而 X2tail 含 3 个非常稳定的茎环结构（从 5′至 3′依次为 SL1～3）。研究显示，完整的 3′NCR 才能发挥正常作用，不同基因型甚至同基因型不同株间 3′NCR 的互换都会导致 HCV RNA 无法复制，删除整个 poly U 或 X2tail 或 X2tail 中任何一个茎环均可彻底阻断 HCV RNA 复制。然而，删除可变区仅降低复制效率，并不彻底阻断 HCV 复制，显然 3′末端的 150 个核苷酸序列（包括多聚 U 区和 3′X2tail）含有 HCV 复制所必需的 3′顺式复制元件，可能作为启动子来启动负链 RNA 的合成；其他 3′NCR 序列对 HCV 复制起辅助作用。近来的研究提示 3′NCR，特别是 X2tail 可通过结合宿主细胞中的多聚嘧啶束结合蛋白（PTB）、自身抗原 La 或一些核糖体蛋白，增强 HCV RNA 的稳定性和翻译效率。

（3）核心蛋白：该基因位于 HCV 基因组的 342～914 核苷酸（nucleotide，nt）位点，编码 191 个氨基酸，是病毒核衣壳的重要组成部分，与糖蛋白作用组装出完整的 HCV 病毒颗粒。核心蛋白富含碱性氨基酸且高度保守，其羧基端具有高度的疏水性。核心蛋白通过与病毒 RNA 的结合来调节 HCV 基因组的翻译，其前 1～20 个氨基酸可以抑制 HCV IRES 的翻译。核心蛋白具有基因调控作用，体外的研究显示，核心蛋白可通过与宿主蛋白的相互作用调节基因的表达，对原癌基因 c2myc、IL-22、劳氏肉瘤病毒（RSV）LTR、猿猴空泡病毒 SV40 早期启动子有激活作用，并且核心蛋白可抑制肿瘤抑制基因 p53 启动子的活性，与 HCC 的发生相关。核心蛋白的另一个重要的功能是参与 HCV 感染后的免疫调控，它通过对 LAPC、PAK2、API5、BH1、Tax1BP1、DAXX、TNFAIP3PA20 等抗细胞凋亡因子的正调节来抑制细胞的凋亡，增加 HCV 感染细胞的存活率；通过对 TNFSF10、CCL20、骨桥蛋白等的负调节作用抑制了炎症应答以及巨噬细胞吞噬作用；另外核心蛋白对 Cox22 也具有负调节作用。核心蛋白对大量基因的调控作用抑制了机体的免疫应答，促进了细胞的持续感染。此外核心蛋白还参与了脂类的代谢，促进细胞脂质小体的形成，诱导肝脂肪变性。

（4）包膜糖蛋白：包膜区基因包括 E1 和 E2，位于基因组的第 915～1490 nt 位点和 1491～2579 nt 位点，分别编码 192 个和 363 个氨基酸，包膜糖蛋白构成了病毒的外膜。E1 和 E2 包膜蛋白在内质网内被大量的 N2 糖基化修饰，并通过非共价键或二硫键形成异源二聚体。E2 蛋白羧基端含有疏水锚定区域，作为跨膜结构的一部分具有以下功能：①膜区锚定，②形成 E1-E2 二聚体，③内质网定位，④包含信号序列。跨膜结构具有膜活化特性，可以改变细胞膜的通透性。E1-E2 复合体在病毒颗粒的装备和释放中的作用还不清楚。在 E2 的氨基端有 2 个高变区（HVR），分别是 HVR1 和 HVR2。当丙肝病人接受干扰素治疗时，E2 的突变增加；在慢性感染过程中，也观察到 HVR1 序列在不断改变，针对 HVR1 序列的特异抗体也相应地不断改变。E2 含有 2 个以上中和抗体表位，其中 1 个位于 HVR1，因此 E2 蛋白是免疫反应的主要目标。此外，E2 与病毒受体如 tetraspanin CD81 及 LDL 受体发生相互作用，可能在介导病毒附着、进入细胞的过程中起关键作用。研究包膜蛋白的抗原变异及宿主免疫应答规律，对 HCV 疫苗的研究和开发有重要意义。

（5）p7：p7 是从 E2 蛋白上切割下来的一段含有 63 个氨基酸的多肽，介于结构蛋白和非结构蛋白之间，位于基因组的 2580～2768 nt 间，有两个跨膜结构区。该跨膜区通过 α_2 螺旋结构两次跨膜，将 p7 定位于内质网膜上。由于 HCV 前体蛋白的加工是在宿主细胞的内膜系统上完成的，因而膜定位作用对于非结构蛋白的加工和成熟尤为重要，可能是其加工成熟的前提条件。报道显示 p7 的 CBL（conserved basic loop）是由 3 个氨基酸组成的保守环结构，具有离子通道活性，这种活性可被抗病毒药物金刚烷抑制。Griffin 等的研究也证实 p7 蛋白在 HepG2 细胞内可以形成六聚体，构成离子通道，说明 p7 属于病毒细胞外膜孔道蛋白家族（viroporin family），可能对于病毒的成熟和释放极为重要，同时可以作为抗病毒治疗的潜在靶位。此外用细胞培养系统进行病毒扩增时，p7 蛋白是不可缺少的，这些现象都说明 p7 蛋白不影响 HCV 基因组的复制，但参与了 HCV 感染细胞的过程。

（6）非结构蛋白区：4 种分子量为 23 000、52 000、60 000、116 000 的非结构蛋白分别为 NS2、NS3、NS4、NS5，其中 NS2 和 NS4 的功能还不清楚，仅发现与细胞膜紧密结合在一起。NS3 蛋白具有解旋酶活性，参与解旋 HCV RNA 分子以协助 RNA 复制。NS5 有依赖于 RNA 的聚合酶活性，参与 HCV 基因组复制。

3. HCV 的受体：HCV 仅感染人类和黑猩猩，肝细胞是主要的靶细胞，但 B 细胞和树突状细胞及其他一些细胞也可以受到感染。HCV 感染宿主细胞是多因素参与的复杂过程，可能涉及多种细胞表面分子即受体复合物。目前推测和报道的病毒受体正在增加，如 SR - B Ⅰ（B 族 Ⅰ 型清道夫受体，scavenger receptor class B type Ⅰ）、低密度脂蛋白受体（LDLR）、claudin - 1 等，然而只有 CD81 是确证的 HCV 病毒受体。

CD81 蛋白在绝大多数细胞中均有表达，广泛存在于 T 细胞、B 细胞、巨噬细胞、树突状细胞、NK 细胞上。CD81 基因位于染色体 11p15.5～11.2 位点上，由 8 个外显子和 7 个内含子组成，其 cDNA 长度为 1.5 kb，编码由 236 个氨基酸组成的 CD81 蛋白。CD81 蛋白由 4 个跨膜区、2 个胞外环和 1 个小的胞浆内环组成。在其大胞外环（LEL）中，4 个保守的半胱氨酸残基相互间形成 2 个二硫键，维系 CD81 蛋白的天然构象，结构见图 7 - 16。在还原条件下，由于 CD81 LEL 中二硫键的破坏，导致 CD81 分子丧失与 HCV E2 以及与大多数抗 CD81 单克隆抗体结合的能力。

Levy 等通过对不同物种的 CD81 氨基酸序列同源性分析发现，CD81 仅细胞外大环 LEL 的氨基酸序列互有差异，这可能是一个外显子编码的序列高变区导致的，并决定了 CD81 种属特异性。人与黑猩猩的 CD81 在 LEL 序列高度同源，而和其他动物 CD81 有着较大差异，这也可能是 HCV 仅感染人和黑猩猩的原因之一。

1996 年，Rosa 等发现 HCV 的包膜蛋白 E2 能与人淋巴细胞株（MOLT4）结合，而不能与鼠源细胞结合。哺乳动物细胞表达的重组 E2 或 E1/E2 蛋白免疫黑猩猩后，对同源 HCV 的攻击有保护作用，表明 E2 在病毒吸附靶细胞的过程中具有重要作用，同时也提示靶细胞表面存在能与 E2 结合的结构。1998 年，Piler 等建立了 MOLT4 细胞的 cDNA 表达文库，通过转染鼠成纤维细胞（WOP），然后以 E2 为探针进行筛选，在能与 E2 结合的克隆中发现了编码 CD81 的基因。此后 Flint 等研究表明可溶性 E2 糖蛋白可特异性地与细胞表面的 CD81 分子结合，进一步证明了 CD81 是 HCV 的受体，且 E2 对 CD81 的识别与其构象有关——CD81 的 LEL 上的两个二硫键在其与 E2 的结合中是必需的，而且 E2 与 CD81 结合的区域是 E2 糖蛋白上 480～493 位氨基酸和 544～551 位氨基酸区。

Hsu 等使用 HCV 假病毒（HCVpp）感染 Huh - 7 和 PLC/PR5 细胞株，表明 HCV 的入胞和感染需要包膜蛋白与 CD81 形成复合体，抗 CD81 抗体可以有效阻断 HCV 的入胞和感染。Tan 等通过建立 CD81 嵌合载体并转染细胞，观察细胞对 E2 包膜蛋白的内化，发现 CD81 与转铁蛋白建立的嵌合受体比野生型 CD81 更有效。通过对各种基因型 HCVpp 的研究，CD81 被证实在 HCV 糖蛋白介导的入胞过程中必不可少，HCV 对人原代肝细胞或肝癌细胞系的感染可被抗 CD81 的抗体阻断，而应用 RNAi 技术沉默 CD81 的表达后，HCV 也不再感染靶细胞。

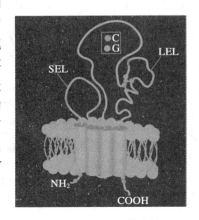

图 7 - 16　CD81 受体结构

第三节　病毒受体的研究方法

病毒受体是存在于宿主细胞细胞膜上，能特异性地与病毒结合，介导病毒进入细胞的细胞表面位点。其化学本质大多是糖蛋白，也有糖脂、蛋白聚糖。病毒与细胞表面受体的结合是病毒感染细胞的第一步，决定了病毒的组织和细胞嗜性。因此，对病毒受体的研究有助于了解病毒入侵的分子机制，为抗病毒药物的研发提供新的靶点。位于细胞膜表面的病毒受体，其含量通常很低，比如一个中等丰度的细胞受体仅有 10^3 个分子左右，1 升纯细胞培养物中的含量不超过 100ng。因此发现和鉴定病毒受体是一件很困难的工作，而分离和纯化病毒受体也就难上加难。通常情况下，人们研究病毒受体的策略是，首先在病毒易感染细胞上发现受体，然后对病毒受体进行鉴定。病毒受体鉴定的两种方法包括在病毒敏感细胞上进行病毒阻断实验，以及在病毒非敏感细胞上进行病毒受体重建以及重建后的病毒感染实验。病毒与受体的结合本质上是蛋白-蛋白相互作用，因此蛋白-蛋白相互作用的研究方法多可应用于病毒受体的研究，本文拟对这些研究方法作一介绍。

一、病毒铺覆蛋白印迹技术（virus overlay protein blot assay，VOPBA）

病毒铺覆蛋白印迹技术是很早应用于病毒受体研究的经典方法，此方法是在 Western blotting 的基础上，利用病毒与受体蛋白特异结合的特点来鉴定病毒受体。先将提取的细胞膜溶解物（可能含有病毒受体）通过聚丙烯酰胺凝胶电泳进行分离，把蛋白转印至硝酸纤维素膜上，然后加病毒，使病毒与膜上的受体特异结合。最后加标记的抗病毒抗体鉴定病毒受体结合条带。此外，也可直接用同位素来标记纯化的病毒，用放射自显影的方式来定位病毒受体结合条带。VOPBA 法可以了解病毒受体的分子大小，可以在细胞受体已知的情况下对其进行功能鉴定，在鉴别病毒受体中得到了广泛的应用。然而，此法需要细胞膜上的受体在经过电泳和转印以后依然保持本身的生物学活性，并且不能应用于受体分子为多肽复合物的情况。

二、噬菌体表面展示技术（phage display）

噬菌体表面展示技术是由 Smith 等利用丝状噬菌体表面展示外源肽而首先提出的一种基因表达筛选技术。其基本原理是将外源蛋白基因与噬菌体衣壳蛋白基因融合，待噬菌体颗粒成熟装配时，外源蛋白随着衣壳蛋白的组装而展示于噬菌体表面，并保持相对的空间结构和生物学活性。把已知的受体或者配基固定于固相表面，对某一噬菌体展示库进行筛选，洗脱掉非特异结合的重组噬菌体，解离出特异结合的重组噬菌体。然后对其重新感染、增殖、筛选，经过数轮洗脱，对得到的特异性结合的重组噬菌体的外源插入序列进行测序，即可得到目的配基（图 7-17）。Abrol 等在 1994 年首次应用噬菌体展示技术进行病毒受体的研究。他们将编码艾滋病病毒的主要受体 CD4 分子的 V1 区和 V2 区基因与噬菌体衣壳蛋白 PⅢ基因融合构建了噬菌体肽库，然后用生物素化的人类免疫缺陷病毒Ⅰ型膜蛋白 gp120 筛选该肽库，得到了能与 gp120 特异性结合的噬菌体表达产物，证实了 gp120 与 CD4 分子的相互作用。

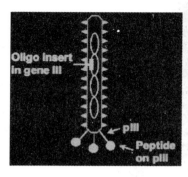
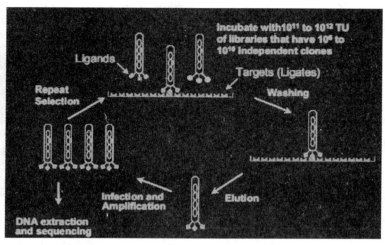

图 7 - 17　噬菌体表面展示技术原理图

（引自 Smith GP. Science，1985，228：1315 - 1317 和 Smith GP, et al. Chemical reviews. 1997，97：391 - 410）

　　噬菌体表面展示技术的最大优点是将表现型与基因型联系在一起，再利用其配基的特异性亲和力，将感兴趣的蛋白或多肽挑选出来，实现了基因型和表现型的体外转换，提供了高效率的筛选系统。其不足之处主要是插入的 DNA 片段大小有限，得不到完整的受体，甚至有可能与受体的天然构象不符合。

三、免疫共沉淀技术（co-immunoprecipitation，Co - IP）

　　免疫共沉淀技术是以抗体和抗原之间的专一性作用为基础的用于研究两种蛋白质在完整细胞内生理性相互作用的方法。其原理是：当细胞在非变性条件下被裂解时，完整细胞内存在的许多蛋白质-蛋白质间的相互作用被保留了下来。如果用蛋白质 X 的抗体免疫沉淀 X，那么与 X 在体内结合的蛋白质 Y 也能沉淀下来。这种方法常用于测定两种目标蛋白质是否在体内结合，也可用于确定与一种特定蛋白质相互作用的其他蛋白。免疫共沉淀技术应用于未知病毒受体的筛选时，首先将病毒易感细胞（^{32}P 或者^{35}S 标记）裂解，分离细胞膜蛋白成分，然后加入病毒抗原（受体结合蛋白）和针对此抗原的抗体，以及蛋白 A - Sepharose 凝胶颗粒，共孵育。将沉淀的复合物进行 SDS - PAGE 电泳，转膜，放射自显影以后分析共沉淀下来的膜蛋白成分，如使用氨基酸测序或者质谱分析（图 7 - 18）。

　　免疫共沉淀方法中相互作用的两种蛋白都经过了翻译后修饰，处于天然活性状态，避免了人为因素的影响。但是对于低亲和力或者瞬间相互作用的蛋白，以及需要第三者作为桥梁的两种相互作用的蛋白，此法并不适用。

四、酵母双杂交技术（yeast two-hybrid system）

　　酵母双杂交系统首先由 Fields 和 Yong 等在研究真核转录调控中建立。其原理是：典型的真核转录因子都含有两个启动转录必需的结构域——DNA 结合域和转录激活域。前者可识别 DNA 上的特异序列，使转录激活域定位于所调节基因的上游；转录激活域可与转录复合物的其他成分相互作用，启动它所调节基因的转录。这两个结构域分开后仍具有各自的功能，而且不同的两个结构域可重建发挥转录激活的功能（图 7 - 19）。

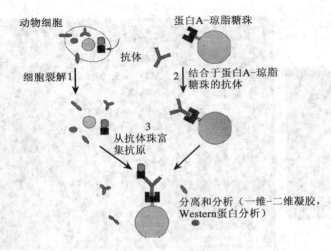

图 7 – 18　免疫共沉淀技术原理图

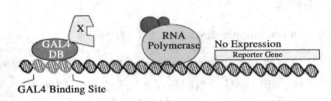

Yeast cell expressing both the GAL4 DB-X fusion protein and the GAL4 AD-Y fusion protein.

X and Y do not interact.

The GAL4 AD-Y fusion protein does not localize to the promoter to activate transcription.

Yeast cell expressing both the GAL4 DB-X fusion protein and the GAL4 AD-Y fusion protein.

X and Y do interact.

The GAL4 AD-Y fusion protein is localized to the promoter and transcription is activated.

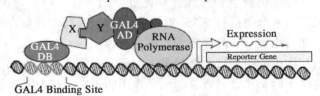

图 7 – 19　酵母双杂交技术原理图

(引自 Yang M, et al. Nucleic acids research, 1995, 23: 1152 – 1156)

　　酵母双杂交应用于未知病毒受体的筛选时, 首先建立并不易感细胞的 cDNA 文库, 将此文库与转录因子转录激活域的核酸序列融合, 构建表达融合蛋白的质粒载体 (通常称为"猎物"蛋白, prey protein)。同时, 将病毒蛋白 (受体蛋白) 的基因与转录因子的 DNA 结合域的核酸序列融合, 构建表达融合蛋白的质粒载体 (通常称为"诱饵"蛋白, bait protein)。将"猎物"质粒与"诱饵"质粒共转染同一酵母细胞, 若"诱饵"蛋白能与"猎物"蛋白相互作用就恢复转录因子的转录激活作用，从而启动报告基因的转录和翻译。若筛选到克隆，就能获得可能为该病毒受体的 cDNA 序列。酵母双杂交的方法灵敏度较高，但是容易出现假阳性，并且相互作用的蛋白需要定位于细胞核内。

五、亲和层析法

亲和层析是应用生物高分子与配基可逆结合的原理，将配基通过共价键牢固结合于载体上制得的层析系统。这种可逆结合的作用主要靠生物高分子对它的配基的空间结构的识别。常用的用于病毒受体鉴定的亲和层析方法有以下两种：一种是将病毒或者病毒吸附蛋白（viral attachment protein，VAP）偶联到 sepharose 载体上，与完整易感细胞裂解液或细胞膜裂解液中的受体成分特异性结合，然后用高浓度的底物溶液或者亲和力更强的底物衍生溶液洗脱，洗脱组分即为病毒的细胞膜受体。另外一种方法是在上述方法的基础上做了一些改良，先将可能与病毒受体结合的蛋白与谷胱甘肽转移酶（GST）融合，此融合蛋白通过GST 可与固相化在载体上的谷胱甘肽（glutathione，GTH）结合，加入细胞裂解物以后，细胞膜上的病毒受体就能与病毒或者病毒吸附蛋白结合。然后可以梯度洗脱收集各蛋白组分或者离心收集复合物，再进行 SDS‐PAGE 电泳、蛋白质测序或者质谱分析鉴定（图 7‐20）。

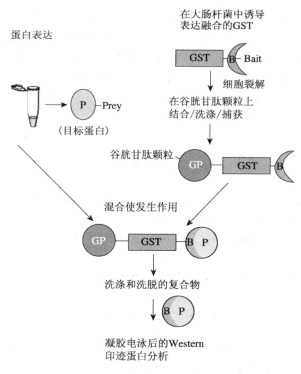

图 7‐20　亲和层析法原理图

六、单克隆抗体技术

在针对病毒易感细胞的单克隆抗体中，能保护细胞不受相应病毒感染的单抗很可能是通过与病毒受体结合而起到阻断病毒感染的作用的。针对这个单抗的膜蛋白就是病毒受体。用

133

于制备抗受体单克隆抗体的抗原多为完整细胞或者细胞膜的粗制品。用抗原免疫小鼠，然后取抗原刺激的脾细胞与骨髓瘤细胞进行融合，得到产生单克隆抗体的杂交瘤细胞。得到单克隆抗体以后，用病毒感染易感细胞，筛选能阻断病毒感染的单抗。

七、cDNA 文库

病毒易感细胞对病毒的易感性来源于细胞内编码病毒受体蛋白基因的表达，因此建立表达基因的 cDNA 文库，用适当的方法就可以筛选到病毒受体的编码基因。首先建立易感细胞的 cDNA 文库并转染非易感（non-permissive）细胞，获得了编码病毒受体基因克隆的细胞由于获得了该病毒的易感性就可以被该病毒感染。然后用病毒筛选，根据病毒感染后细胞的表型特征筛选阳性克隆，得到可能的病毒受体基因。病毒筛选常用的表型特征有以下几种：一种是有些细胞感染病毒后可与另一些细胞发生融合，挑选融合细胞就能找到阳性克隆。另外一种是在病毒基因中加入报告基因，非易感细胞感染病毒后就会表达相应的报告基因产物，该产物可以作为筛选标记。最后一种是利用流式细胞仪来筛选非易感细胞感染病毒后表达于细胞表面的特殊的抗原标志。

八、RNAi 技术

RNAi 是近年来出现的抑制基因表达的技术，其本质是通过外源双链 RNA 介导，特异地降解细胞内 mRNA，使同源的靶基因发生沉默，从而诱使细胞表现出特定基因缺失的表现。在用 RNAi 技术研究病毒受体时，通常用它来抑制可能的病毒受体基因的表达，然后用病毒来攻击易感细胞，可供检测的指标包括细胞内病毒基因的水平以及细胞表型的改变，如细胞融合或者病毒报告基因的表达等。

（龚俊　王琪　周德敏）

参 考 文 献

1. Liu J, Stevens DJ, Haire LF, et al. Structures of receptor complexes formed by hemagglutinins from the Asian influenza pandemic of 1957. Proc Natl Acad Sci, 2009，106：17175-17180.

2. Stevens J, Blixt O, Tumpey TM, et al. Structure and receptor specificity of the hemagglutinin from an H5N1 influenza virus. Science, 2006，312：404-410.

3. Liu J, Bartesaghi A, Borgnia MJ, et al. Molecular architecture of native HIV-1 gp120 trimers. Nature, 2008，455：109-113.

4. Kwong PD, Wyatt R, Robinson J, et al. Structure of an HIV gp120 envelope glycoprotein in complex with the CD4 receptor and a neutralizing human antibody. Nature, 1998，393：648-659.

5. Berger EA, Murphy PM, Farber JM. Chemokine receptors as HIV-1 coreceptors：roles in viral entry, tropism, and disease. Annual Review Immunology, 1999，17：657-700.

6. Yi L, Fang J, Isik N, et al. HIV gp120-induced Interaction between CD4 and CCR5 requires cholesterol-rich microenvironments revealed by live cell fluorescence resonance energy transfer imaging. Journal of Biological Chemistry, 2006，281：35446-35453.

7. Seeger C, Mason WS. Hepatitis B virus biology. Microbiol Mol Biol Rev, 2000，64：51-68.

8. Sehgal R. Hepatitis C virus：biology and diagnosis. Indian Journal of Pathology & Microbiology, 2000，43：377-382.

9. Meier M, Bider MD, Malashkevich VN, et al. Crystal structure of the carbohydrate recognition domain of the H1 subunit of the asialoglycoprotein receptor. Journal of Molecular Biology, 2000, 300: 857-865.

10. Sugiyama K, Kato N, Mizutani T, et al. Genetic analysis of the hepatitis C virus (HCV) genome from HCV- infected human T cells. Journal of General Virology, 1997, 78: 329-336.

11. Smith GP. Filamentous fusion phage: novel expression vectors that display cloned antigens on the virion surface. Science, 1985, 228: 1315-1317.

12. Smith GP, Petrenko VA. Phage Display. Chemical reviews, 1997, 97: 391-410.

13. Abrol S, Sampath A, Arora K, et al. Construction and characterization of M13 bacteriophages displaying gp120 binding domains of human CD4. Indian Journal of Biochemistry & Biophysics, 1994, 31: 302-309.

14. Yang M, Wu Z, Fields S. Protein-peptide interactions analyzed with the yeast two-hybrid system. Nucleic Acids Research, 1995, 23: 1152-1156.

第八章　组织化学技术在受体定位研究中的应用

第一节　在受体定位研究中免疫组化的原理和方法

免疫组织化学（immunohistochemistry）又称免疫细胞化学（immunocytochemistry），其主要原理是用标记的抗体对细胞或组织内的相应抗原（受体）进行免疫化学反应，经过组织化学呈色后用显微镜观察受体在组织细胞中的分布和定位。无论膜受体或核受体均可作为抗原，制备相应的特异性抗体，将抗体用标记物加以标记，便可进行免疫组织化学测定。用免疫组织化学方法进行受体定位有如下优缺点：

1. 特异性：抗原抗体反应是特异性最强的反应之一，其识别能力可达到单个氨基酸水平，这是其他方法难以相比的。

2. 高度敏感性：现代免疫组织化学采用各种有效方法最大限度地保存细胞和组织中待检物质的抗原性，或采用各种增敏方法，使用高敏感的和高亲和力的抗体，可检出细胞和组织内超微量的抗原成分。

3. 高分辨能力：免疫组织化学经呈色反应，在受体原位形成有色沉淀或荧光，其分辨能力远大于放射自显影技术。

4. 免疫组织化学方法唯一的缺点是无法测定受体-配基反应的亲和性（K_d 值）。

免疫组织化学的全部过程包括：

（1）抗原（受体）提取和纯化：抗原可为完整蛋白或一段特异性片段。

（2）用抗原免疫动物制备抗血清或采用杂交瘤技术制备单克隆抗体。

（3）抗体效价检测和提取。

（4）抗体标记。

（5）细胞和组织标本的制备。

（6）免疫组织化学反应和显色。

（7）观察和记录结果。

随着近年来免疫组织化学技术日新月异地发展，国内外市场各种特异性抗体、标记物及免疫组织化学试剂盒日益增多，为研究者提供了极大的方便。本节着重介绍免疫组织化学标本制备、常用免疫组织化学方法及其在受体定位中的应用。

一、免疫组织化学标本的制备

免疫组织化学是在组织和细胞上进行抗原抗体反应，抗原（受体）的准确显示和定位与制备的组织和细胞标本质量密切相关。良好的组织细胞结构有助于受体的准确定位。因此，组织细胞标本的采集制备在免疫组织化学技术中占有重要的位置。

（一）细胞和组织标本的取材

1. 细胞标本：培养细胞标本的制备可根据细胞的特征采取不同的方法。某些细胞有贴壁生长的特征，如成纤维细胞、上皮细胞、某些肿瘤细胞等，只需将载玻片插入细胞培养瓶或将细胞培养于槽式载玻片（chamber slide）上。某些细胞只能在培养液中悬浮生长，可用细胞离心机（cytospin）制成分布均匀的细胞涂片。

2. 组织标本：组织标本主要取自活组织检查标本、手术切除标本、动物模型标本以及尸解标本。前三者均为新鲜组织，后者是机体死亡 2～24h 的组织，有不同程度的自溶。无论何种来源的组织标本，取材后需速冻或立即用固定剂固定。拖延机体死亡到速冻或固定时间间隔，将导致蛋白降解及自溶。

（二）细胞和组织的固定

为了更好地保持细胞和组织的原有结构，防止组织自溶，必须对细胞和组织进行固定。固定的作用不仅使细胞和组织内蛋白质凝固，终止和抑制外源性和内源性酶活性，更重要的是最大限度地保存细胞和组织的抗原性及防止抗原的扩散。

1. 固定剂：用于免疫组织化学的固定剂种类较多，性能各异。免疫组织化学常用的固定剂有两种，即醛类固定剂和醇类固定剂。固定剂的选择取决于抗原对固定剂的敏感性。例如肾上腺素 α1 受体对酒精十分敏感，不宜用醇类固定剂固定。

（1）醛类固定剂：醛类为交联剂，其作用是交联组织中的氨基，保存抗原于原位。其特点是组织穿透力强，收缩小。以下为几种常用的醛类固定剂：

①10% 钙-甲醛溶液：浓甲醛（10 ml），饱和碳酸钙（90 ml）。

②10% 中性缓冲甲醛溶液：浓甲醛（10 ml），0.01 mol/L PBS（pH 7.4）（90 ml）。

③4% 多聚甲醛/磷酸缓冲液（pH 7.4）：将 40 g 多聚甲醛溶于 800 ml 0.1 mol/L 磷酸缓冲液（pH 7.4），加热至 60℃，搅拌并滴加 1mol/L NaOH 至液体清晰为止，冷却后过滤，加 0.1 mol/L 磷酸缓冲液至 1000 ml。该固定剂较为温和，适于组织标本较长期保存及光镜组织化学研究。

④Bouin's 固定剂：饱和苦味酸（750 ml），40% 甲醛（250 ml），冰醋酸（50 ml）。先将饱和苦味酸和 40% 甲醛混合，最后加入冰醋酸，混合后存入 4℃ 冰箱中。冰醋酸最好在临用前加入。改良 Bouin's 固定剂不加冰醋酸。该固定剂为免疫组化常用固定剂之一，对组织穿透力强，固定较好，比单独醛类固定剂更适合免疫组化染色。但因偏酸（pH 3～3.5），对抗原有一定损害，故不适于组织的长期保存。

⑤Zambonis' 固定剂：多聚甲醛（2%），饱和苦味酸（15%）。用 0.1 mol/L 磷酸缓冲液（pH 7.4）配制。先配制 16% 多聚甲醛/0.1mol/L 磷酸缓冲液（pH 7.4），取 125 ml 与 150 ml 饱和苦味酸混合，加 0.1 mol/L 磷酸缓冲液（pH 7.4）至 1000 ml。该固定剂的组织穿透性好，固定效果佳，为免疫组化常用固定剂之一。

（2）丙酮及醇类固定：该类固定剂为沉淀剂，其作用是沉淀蛋白质和糖，组织穿透性很强，保存抗原的免疫活性较好。但醇类固定剂对低分子蛋白质、多肽及胞浆内蛋白质的保存效果稍差，如和其他试剂混合，如冰醋酸、乙醚、氯仿、甲醛，则效果可大为改善。常用的醇类固定剂如：75% 乙醇、100% 甲醇。常见的混合固定剂如：

①Clarke 改良剂：100% 乙醇（95 ml），冰醋酸 5 ml。该固定剂用于冰冻切片后固定。

②Carnoy 固定剂：100% 乙醇（60 ml），氯仿（30 ml），冰醋酸（10 ml）。混合后 4℃ 保存备用。固定组织时应注意：a. 力求保持组织新鲜，勿使其干燥，尽快固定处理。b. 组织块不易过大过厚，必须小于 2cm×1.5cm×0.3cm，尤其是组织块厚度须保持在 0.3cm 以内。c. 固定剂必须有足够的量，在体积上一般大于组织 20 倍。d. 组织固定后，应充分水洗，去除固定剂，以减少固定剂造成的人为假象。

2. 固定方法

(1) 浸入法（immersion method）：将组织浸泡在固定液内，必要时可在 4℃ 环境下进行。固定时间可根据抗原的稳定性以及固定液性质而定，一般在 2～16h。

(2) 灌注法（perfusion method）：此法适用于动物实验研究。将灌注针头从左心室插入至主动脉，在右心房处切一个小口。先以泵、吊瓶或注射器注入 50～100 ml 生理盐水将血液冲出后，再注入固定剂。固定剂的量约为 150～200 ml/100 g 体重。将组织取出后，再置于同一固定剂中，于 4℃下浸泡固定 6h 或过夜。

灌注固定可使固定液迅速到达全身各组织，达到充分固定的目的。灌注冲洗还能排除红细胞内过氧化物酶的干扰。浸入法主要用于活检和手术标本，以及其他不能进行灌注的组织固定。

（三）组织切片

应用于免疫组织化学染色的切片厚度一般为 $6\mu m$，神经组织的研究要求切片厚度在20～$100\mu m$，有利于追踪神经纤维的走行。

1. 冰冻切片：是免疫组织化学染色中最常用的一种切片方法。其最突出的优点是能够较好地保存多种抗原的免疫活性，尤其是细胞表面抗原（如膜受体）更应采用冰冻切片。冰冻时，组织中水分易形成冰晶，往往影响抗原定位。一般认为冰晶少而大时，影响较小；冰晶小而多时，对组织结构损害较大。在含水量较多的组织中上述现象更易发生。可采取以下措施减少冰晶的形成：① 将组织置于 20％～30％蔗糖溶液一天，利用高渗吸收组织中的水分，减少组织中含水量。② 速冻，将组织放于特制小盒内（直径约 2 cm），用 OCT 包埋剂浸没组织，缓缓放入液氮中，大约 10～20s，组织迅速冻结成块，减少冰晶的形成。取出组织冰块立即置于－80℃冰箱贮存备用，或置于恒冷箱切片机冰冻切片。

2. 石蜡切片：其优点是组织结构保存良好，在病理和回顾性研究中有较大的实用价值，能连续切片，组织结构清晰，抗原定位准确。用于受体免疫组化技术的石蜡切片制备与常 规制片略不同：脱水、透明等过程最好在 4℃下进行，以尽量减少受体的损失。组织块大小应限于 2cm×1.5cm×0.2cm，使组织充分脱水、透明、浸蜡。浸蜡及包埋用石蜡以低熔点的软蜡为好。组织块脱水、透明、浸蜡时间可参考表 8-1。

表 8-1　组织块处理时间表

1	70％酒精	4℃	3～4 h
2	80％酒精	4℃	3～4 h
3	90％酒精	4℃	2～3 h
4	95％酒精	4℃	1～2 h
5	100％酒精Ⅰ	4℃	1.5 h
6	100％酒精Ⅱ	4℃	1.5 h
7	二甲苯Ⅰ	4℃	0.5～1 h
8	二甲苯Ⅱ	4℃	0.5～1 h
9	石蜡Ⅰ	60℃	1 h
10	石蜡Ⅰ	4℃	2 h

石蜡切片为常规制片技术，切片机多为轮转式（microtome），切片厚度为 $2\sim7\mu m$，应用范围大，不影响抗原的穿透性，染色均匀一致。由于醛类固定剂、有机溶剂和包埋剂对组织抗原有一定损害和遮蔽，使抗原特性发生改变，用石蜡切片进行免疫组织化学染色时，用蛋白酶消化，可以改善免疫染色强度。

3. 振动切片：用振动切片机（vibratome）可以把新鲜组织（不固定不冰冻）切成20～100μm 的厚片，以漂浮法（free floating）在多孔培养板进行免疫组化染色。组织不冰冻，无冰晶形成和组织抗原破坏，避免了石蜡切片所需的组织脱水、透明、包埋等步骤对抗原的损害，能较好地保存组织内脂溶性抗原物质和细胞膜抗原。

4. 载玻片处理：载玻片处理对防止切片在免疫组化染色过程中脱落尤为重要。Fisher Scientific 公司出售的 Superfronst Plus 载玻片无需进行处理，可直接贴片。其他载玻片需涂黏附剂。常用的黏附剂有 1％铬矾明胶（gelatine）和 0.01％多聚赖氨酸（poly - L - lycine）。

（1）铬矾明胶：铬矾（0.5 g），明胶（5 g），蒸馏水（1000 ml）。在 1000 ml 的烧瓶中，以 800 ml H$_2$O 加温溶解明胶，待其完全溶解后，再加入铬矾。涂片时控制水温在 70℃。

（2）多聚赖氨酸：多聚赖氨酸 5 g 溶于蒸馏水 1000 ml，充分混合后，此液浓度为 0.5％。可作为干液 4℃ 保存，用时稀释至 0.01％。

二、免疫组织化学方法

（一）免疫荧光组织化学

免疫荧光组织化学是根据抗原抗体反应的原理，先将已知的抗体标记上荧光素，再用这种荧光抗体作为探针检测细胞内相应的抗原。由于免疫组织化学的特异性、快速性和在细胞水平定位的敏感性与准确性，免疫荧光组织化学是免疫组织化学中广泛应用于受体定位的技术之一。近年来，激光共焦聚显微镜（confocal microscope）和荧光激活细胞分类器（fluorescence-activated cell sorting，FACS）的应用为免疫荧光组织化学的应用开辟了更为广阔的前景。免疫荧光组织化学分直接法、夹心法、间接法和补体法。其中直接法和间接法最为常用。

1. 直接法：这是最早的方法，用已知特异性抗体与荧光素结合，制成荧光特异性抗体，直接与细胞中的抗原相结合，在荧光显微镜下可见抗原存在部位呈现特异性荧光。此法十分简便，但敏感性较差。

2. 间接法：先用特异性抗体（或称第一抗体）与组织标本反应，随后用缓冲液洗去未与结合的抗体，再用间接荧光抗体（也称第二抗体）与结合在抗原上的抗体结合，形成抗原-抗体-荧光抗体复合物。由于结合在抗原抗体复合物上的荧光抗体显著多于直接法，从而提高了敏感性。如细胞抗原每个分子上结合 3～5 个抗体分子，当此抗体作为抗原时又可结合 3～5 个荧光抗体分子，所以和直接法相比荧光亮度可增强 3～4 倍。间接法是目前最广泛应用的免疫荧光组织化学技术。以下为免疫荧光组织化学技术显示角质细胞生长因子受体（keratinocyte growth factor receptor，KGFR）（彩图 8 - 1）。所用免疫荧光组织化学间接法的具体染色步骤如下：

（1）培养细胞

①将细胞在无菌盖玻片上或有槽载玻片上 37℃ 培养过夜使细胞贴壁。

②去掉培养液，用 PBS 洗 3 次，每次 5min。

③4％多聚甲醛或冷丙酮固定 10min。

④用 PBS 洗 3 次，每次 5min。

（2）冰冻切片

①取新鲜组织用 OCT 包埋，放入液氮中速冻。切成 4～10μm 的切片，贴于已处理好的载玻片上，室温下干燥。

②用 PBS 洗 2 次，每次 5min。

③4％多聚甲醛或冷丙酮固定 10min。

④用 PBS 洗 3 次，每次 5min。

（3）石蜡切片

组织经 4％ 多聚甲醛固定后，经常规脱水、透明，将组织包埋入石蜡，切成 4～6μm 的切片，按以下步骤将切片脱蜡，水化至 PBS：二甲苯Ⅰ（15min）→二甲苯Ⅱ（15min）→100％乙醇（10min）→95％乙醇（10min）→90％乙醇（10min）→80％乙醇（10min）→70％乙醇（10min）→50％乙醇（10min）→PBS（5min）。

（4）染色步骤

①用 10％ 正常阻断血清将细胞或组织在室温下孵育 20～30min，抑制 IgG 的非特异性结合。阻断血清必须选择与二抗同一种属的正常血清。

②PBS 洗或去掉正常血清直接加以一抗孵育，4℃过夜。抗体用 0.3％ Triton X-100/PBS 稀释。理想的一抗浓度需经试验而定。

③用 PBS 洗 3 次，每次 5min。

④用荧光标记二抗孵育，室温 1h。

⑤用 PBS 洗 3 次，每次 5min。

⑥用水溶性防荧光淬灭封固剂（VECTASHIEL Mounting Medium，Vector Laboratory）或 90％ 甘油 PBS 封片。

⑦荧光显微镜观察或于 4℃ 避光保存。

3. 双重免疫荧光染色：双重免疫荧光染色可在同一组织细胞标本上同时显示两种受体。染色方法分直接法和间接法。

直接法：A 抗体用异硫氢酸荧光素（fluorescenin isothiocyanate，FITC）标记，B 抗体用得克萨斯红（Texas Red，TR）或四乙基罗丹明（tetramethyl rhodamine，TRITC）标记。将两种不同荧光素标记的特异性一抗以适当比例混合，加在标本上孵育。洗去未结合的荧光抗体，用水溶性防荧光淬灭封固剂或 90％ 甘油 PBS 封片后，荧光显微镜下观察。FITC 的最大吸收光谱为 492 nm，发射光谱为 520nm，呈黄绿色荧光。而 TR 的最大吸收光谱为 596 nm，发射光谱为 620 nm，呈红色荧光，与 FITC 的黄绿色荧光对比清晰，因此可同时显示两种不同受体的定位。

间接法：是目前最广泛应用的双重免疫荧光组织化学技术。所用的一抗必须是来自不同种属动物的两种特异性抗体（例如：A 抗体为多克隆抗体，来自家兔。B 抗体为单克隆抗体，来自小鼠）。二抗为两种不同荧光素标记（如 FITC 和 TR）抗产生一抗的不同种属动物的 IgG（例如：FITC 标记的羊抗兔 IgG，TR 标记的羊抗小鼠 IgG）。

间接法染色步骤如下：

（1）双重免疫荧光染色两步法

①用 10％ 正常阻断血清将细胞或组织在室温下孵育 20～30min，抑制 IgG 的非特异性结合。阻断血清必须选择与二抗同一种属的正常血清。

②PBS 洗或去掉正常血清直接加 A 抗体（多克隆抗体，来自家兔）孵育，4℃过夜。抗体用 0.3% Triton X-100/PBS 稀释。理想的一抗浓度需经试验而定。

③用 PBS 洗 3 次，每次 5min。

④用 FITC 标记的羊抗兔 IgG 孵育，室温 1h。

⑤用 PBS 洗 3 次，每次 5min。

⑥用 B 抗体（单克隆抗体，来自小鼠）孵育，4℃过夜。抗体用 0.3% Triton X-100/PBS 稀释。理想的一抗浓度需经试验而定。用 PBS 洗 3 次，每次 5min。

⑦用 TR 标记的羊抗小鼠 IgG 孵育，室温 1h。

⑧用 PBS 洗 3 次，每次 5min。

⑨用水溶性防荧光淬灭封固剂（VECTASHIEL Mounting Medium, Vector Laboratory）或 90% 甘油 PBS 封片。

（2）双重免疫荧光染色一步法

①用 10% 正常阻断血清将细胞或组织在室温下孵育 20～30min，抑制 IgG 的非特异性结合。阻断血清必须选择与二抗同一种属的正常血清。

②PBS 洗或去掉正常血清。将 A 抗体和 B 抗体按不同浓度混合，4℃孵育过夜。抗体用 0.3% Triton X-100/PBS 稀释。理想的一抗浓度需经试验而定。

③将 FITC 标记的羊抗兔 IgG 和 TR 标记的羊抗小鼠 IgG 按不同浓度混合，室温孵育 1h。

④用 PBS 洗 3 次，每次 5min。

⑤用水溶性防荧光淬灭封固剂（VECTASHIEL Mounting Medium, Vector Laboratory）或 90% 甘油 PBS 封片。

结果：A 抗原免疫组化阳性呈黄绿色荧光，B 抗原免疫组化阳性呈红色荧光。

对照染色：①用免疫前血清或正常血清代替特异性免疫血清，染色结果应为阴性。②在一抗孵育液中加入过量相应抗原（100μg/ml），37℃孵育 1h，6000 转/分 离心 30min，收集上清液，以此代替特异性一抗，染色结果应为阴性。

（二）免疫酶组织化学

免疫酶组织化学技术是免疫组织化学中最常用的方法之一。它是在抗原抗体特异反应存在的前提下，借助酶组织化学的手段，检测某种物质在组织细胞中的定位：即先将抗体与酶连接，抗体与组织内特异抗原反应，再借酶对底物的特异性催化作用，生成有色的不溶性产物或具有一定电子密度的颗粒，于光镜或电镜下进行细胞表面及细胞内各种抗原成分的定位。

用于标记的酶应具备以下特点：①酶催化的底物必须是特异的且易被显示，所形成的产物易于在光镜或电镜下观察。②所形成的终产物沉淀必须稳定，即终产物不能从酶活性部位向周围组织弥散，影响组织学定位。③酶标记过程中，酶与抗体连接不影响二者的活性。④被检测组织中，不应存在与标记酶相同的内源性酶或类似物。辣根过氧化物酶（horshradish peroxidase, HRP）具有稳定性强和反应特异性高等优点，且主要分布于植物中，是目前应用最多的酶标记物。碱性磷酸酶（alkaline phosphatase, ALP）和葡萄糖氧化酶（glucose oxidase, GOD）也较为常用。HRP 的特异底物为 H_2O_2，在分解 H_2O_2 过程中，与 H_2O_2 形成复合物。无电子供体存在时，反应不再进行；当电子供体存在时，迅速形成水，酶被还原，电子供体被氧化、聚合，再经氧化环化，在酶反应部位，形成不溶性有色沉淀，与组织对比清晰。HRP 催化的酶促反应第一步是特异的——酶催化底物 H_2O_2，其余反应是非特异的，可用各种电子供体介导，所以选用不同的电子供体，可使终产物呈不同颜色。DAB（3，3′-Diaminobezidine tetrahydrchloride）是应用最为广泛的电子供体之一，形成不溶性棕色沉淀，沉淀物稳定，切片可脱水透明，永久保存，且终产物具有嗜锇性，经 OsO_4 处理，电子密度增加，适于电镜下确定抗原的存在部位。DAB 具有致癌性，应小心操作，废液须妥善处理。

酶标记抗体与荧光标记抗体的染色相同，也分直接法和间接法。直接法是将酶直接标记在第一抗体上，间接法是将酶标记在第二抗体上，检测组织细胞的特定抗原。由于酶标抗体存在一些缺点。例如：酶与抗体的共价连接可损害部分抗体和酶的活性；抗血清中的非特异性抗体被酶标记，与组织成分结合，可致背景染色等。为此，Sternberger 和 Hsu 分别相继建立了过氧化物酶-抗过氧化物酶法（peroxidase antiperoxidase method，PAP 法）和卵白素-生物素-过氧化物酶复合物法（avidin biotin-peroxidase complex method，ABC 法）。目前 PAP 和 ABC 试剂盒均已商品化，是目前应用最为广泛的免疫酶组织化学方法。

1. 过氧化物酶-抗过氧化物酶法（PAP 法）：该方法的基本原理为 PAP 复合物中的抗 HRP 抗体和第一抗体来自相同种属的动物，特异性一抗与组织细胞中抗原结合，二抗作为桥抗体将过氧化物酶-抗过氧化物酶抗体复合物（PAP）连接在与组织细胞内抗原结合的一抗上。PAP 复合物中 HRP 与抗 HRP 抗体之比为 3：2，每个 PAP 复合物分子由 3 个 HRP 分子和 2 个抗 HRP 抗体组成。

染色步骤：标本制备与免疫荧光组织化学相同。

①细胞或组织切片经 PBS 漂洗 3 次，每次 5min。

②0.3％ H_2O_2-甲醇室温下孵育 30min，封闭内源性过氧化物酶的活性。

③PBS 洗 3 次，每次 5min。

④用 10％ 正常阻断血清在室温下孵育 20～30min，抑制 IgG 的非特异性结合。阻断血清必须选择与二抗同一种属的正常血清。

⑤去掉正常血清直接加一抗孵育，4℃过夜。抗体用 0.3％ Triton X - 100/PBS 稀释。理想的一抗浓度需经试验而定。

⑥PBS 洗 3 次，每次 5min。

⑦加二抗孵育，室温 1h。

⑧PBS 洗 3 次，每次 5min。

⑨加 PAP 复合物孵育，室温 1h（PAP 复合物中的 HRP 抗体和第一抗体来自相同种属的动物）。

⑩PBS 洗 3 次，每次 5min。

⑪显色：HRP 的显色液含有 0.025％～0.05％ DAB、0.01％ H_2O_2。用 0.1 mol/L Tris - HCl（pH 7.5）配制。切片经 0.1 mol/L Tris - HCl 漂洗后，置上述显色液内 3～7min（室温，避光），终产物为棕褐色沉淀。用于电镜观察的标本显色时间应缩短，防止 DAB 终产物向周围扩散，影响超微结构定位。

⑫将切片置于 PBS，终止显色。

⑬用 Mayer's 苏木精复染 1～2min。

⑭系列酒精脱水，二甲苯透明，DXP 封固剂封片。

⑮镜检。

对照实验：

①吸收实验：在一抗孵育液中加入过量相应抗原（100μg/ml），37℃孵育1h，6000转/分离心30min，收集上清液，以此代替特异性一抗，染色结果应为阴性。

②替代实验：用免疫前血清或正常血清代替特异性一抗，染色结果应为阴性。

③阳性对照：对已知阳性的标本进行染色，以确定标本处理、染色步骤、试剂浓度及操作过程的正确性。

2. 卵白素-生物素-过氧化物酶复合物法（avidin biotin-peroxidase complex method，ABC）：卵白素（avidin）有4个与生物素（biotin）高亲和力的结合位点，其亲和力较抗原与抗体的亲和力要高出100万倍，能彼此牢固结合而不影响彼此的生物活性。ABC复合物是将HRP连接在生物素上，再将生物素-HRP与卵白素结合而成。ABC法的基本原理是特异性一抗与组织细胞中抗原结合，生物素标记的二抗再与一抗结合，ABC复合物中的卵白素分别连接生物素标记的二抗和生物素标记的HRP，最后进行显色定位。ABC法具有以下优点：①敏感性强，其敏感性较PAP法高20～40倍，能显示PAP法所不能显示的抗原。这是因为生物素与卵白素间有较强的结合力。② 特异性强，背景染色淡。由于敏感性高，第一抗体和第二抗体都可被稀释至尽可能的高度，从而减少了非特异性染色。

染色步骤：标本制备与免疫荧光组织化学相同。

①细胞或组织切片经PBS漂洗3次，每次5min。

②0.3% H_2O_2-甲醇室温下孵育30min，封闭内源性过氧化物酶的活性。

③PBS洗3次，每次5min。

④用10% 正常阻断血清在室温下孵育20～30min，抑制IgG的非特异性结合。阻断血清必须选择与二抗同一种属的正常血清。

⑤去掉正常血清直接加一抗孵育，4℃过夜。抗体用0.3% Triton X-100/PBS稀释。理想的一抗浓度需经试验而定。

⑥PBS洗3次，每次5min。

⑦加生物素标记二抗孵育，室温1h。

⑧PBS洗3次，每次5min。

⑨加ABC复合物孵育，室温1h（ABC复合物的制备：生物素与卵白素之比为1∶4时，可获最佳效果。使用Vector Laboratories生产的ABC试剂盒，取试剂A和试剂B各10μl，于1 ml PBS中混合。ABC复合物应在使用前30min配制）。

⑩PBS洗3次，每次5min。

⑪显色：HRP的显色液含有0.025%～0.05% DAB、0.01% H_2O_2。用0.1mol/L Tris-HCl（pH 7.5）配制。标本经0.1mol/L Tris-HCl漂洗后，置上述显色液内3～7min（室温，避光），亦可在镜下控制显色速度，终产物为棕褐色沉淀。用于电镜观察的标本，显色时间应缩短，防止DAB终产物向周围扩散，影响超微结构定位。

⑫将切片置于PBS，终止显色。

⑬用Mayer's苏木精复染1～2min。

⑭系列酒精脱水，二甲苯透明，DXP封固剂封片。

⑮镜检。

结果见图8-2。

对照实验：与PAP法相同。

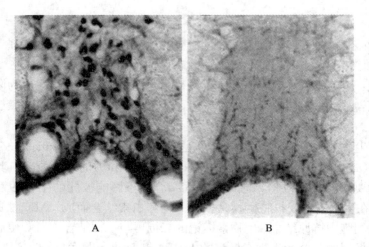

图 8-2 A. 用免疫酶组织化学 ABC 法显示甲状腺激素受体 β_2 在大鼠中缝核神经元细胞核中的定位。B. 用免疫前血清代替抗甲状腺激素受体 β_2 抗体，染色结果为阴性（标尺：50μm）

（引自 Yuan et al. Brain Research，2000，868：22）

第二节　研究受体内化的荧光免疫组织化学方法

受体内化（receptor internalization）是指 G 蛋白偶联膜受体与激动剂作用，经 G 蛋白偶联受体激酶磷酸化后，与抑制蛋白（arrestin）结合，阻止受体与 G 蛋白再结合，该过程称为脱敏（desensitization）。抑制蛋白与网格蛋白（clathrin）结合，内陷形成小囊泡，抑制蛋白与受体结合聚积在由网格蛋白包被的小囊泡内。这些小囊泡与细胞质内涵体（endosomes）融合。内涵体内 pH 偏低，促使激动剂与受体分离。内涵体可重新融合入细胞膜，其内含的受体重新回到细胞膜被再利用，或内涵体被溶酶体吞噬，内含的受体被降解。因此，受体内化是受体磷酸化脱敏后重新致敏的重要环节，是受体调节的重要机制之一。近年来，免疫荧光组织化学被广泛应用于受体内化的研究。与其他方法相比，该方法有以下优点：①无放射性同位素污染，且不需放射性同位素方法所要求的分离过程。②不需标记配基，不影响其与受体结合。③ 用抗受体抗体与受体结合，直接显示受体内化过程中受体的定位及位移。④可动态观察。⑤具有免疫组织化学方法进行受体定位的其他优点。本节将简介荧光免疫组织化学检测 G 蛋白偶联受体在经受体转染的细胞系（如 HEK296、CHO 和 RBL - 2H3）的内化。

一、细胞培养

正确的细胞制备方法对标记内化过程中的受体尤为重要。细胞的密度要适当，细胞种植网格蛋白后，需要充足的时间（过夜）确保细胞紧紧贴壁，以防染色过程中脱落。

材料：175cm^2（T175）细胞培养瓶；Dulbecco's 培养液（不含 Ca^{2+} 和 Mg^{2+}）（Life Technologies）；乙二胺四乙酸钠；标准细胞生长培养液；多聚赖氨酸处理的 4 孔细胞培养玻片（槽式载玻片）或盖玻片（用于 6 孔培养板）；50ml 离心管。

方法：

1. 将细胞在 175cm² 细胞培养瓶中生长至密度适中，倒掉培养液。

2. 加 2ml 乙二胺四乙酸钠，保证其覆盖全部单层细胞，37℃孵育至细胞开始从瓶壁脱落悬浮（需 5～10min）。

3. 加 8ml 标准细胞生长培养液中和乙二胺四乙酸钠，轻轻吹打数次，使细胞均匀悬浮。

4. 将细胞悬浮液移入 50 ml 离心管，100～200g 室温下离心 5min，去掉上清液。

5. 用 10ml 标准细胞生长培养液重新悬浮细胞，轻轻吹打数次，使细胞均匀悬浮，无细胞团块。

6. 计数细胞并调整细胞浓度至最佳种植浓度。如将细胞种植在 4 孔细胞培养玻片，每槽 50 000～200 000 细胞/0.5～1ml 培养液较为适宜。如将细胞种植在置于 6 孔培养板的盖玻片，每孔 1×10^6 细胞/0.5～1ml 培养液较为适宜。

7. 37℃培养过夜。

二、激动剂

激动剂的浓度范围完全取决于研究的受体。一般的选择原则为，如已知该激动剂的 EC50 值，可设定分别大于、等于及小于 ED50 若干浓度。如 ED50 尚未确定，高浓度可设定在 $40\mu mol/L$，之后依次稀释。

三、受体荧光免疫细胞化学

材料：

4 孔细胞培养玻片或者 6 孔培养板

生长培养液（DMEM/30mmol/L HEPES，pH 7.37，40℃）

抗受体抗体，用 1% BAS/PBS（w/v）稀释

激动剂，用 HSSS/Ca²⁺ 稀释

3.7%甲醛/PBS，pH 7.4

1mmol/L CaCl₂，溶于 TBS

渗透液

FITC 标记的二抗，用 1% BAS/PBS（w/v）稀释

荧光显微镜所需的其他试剂

方法：

1. 细胞在生长培养液，4℃培养 10min。

2. 倒掉培养液，加稀释好的一抗，4℃孵育 30～60min。该反应温度必须保持 4℃，以防受体内化。一抗孵育时间和抗体浓度依不同一抗而定。

3. 用 4℃预冷的生长培养液 4℃下洗细胞 2 次，每次 5min。

4. 加稀释好的激动剂，37℃孵育 30min。

5. 去掉激动剂，用 PBS 配制的 3.7%甲醛液（pH 7.4）4℃固定 10min。

6. 用 1mmol/L CaCl₂/TBS 室温洗细胞 3 次，每次 5min。

7. 用渗透液室温孵育细胞 10min。

8. 去渗透液，加稀释好的 FITC 标记二抗室温孵育细胞 30～60min。

9. 用 PBS 洗细胞 3 次，每次 5min。

10. 封片，荧光显微镜下观察。

染色结束后，细胞可在 PBS 内 4℃避光保存，时间最好不超过一周。

第三节　在受体定位研究中原位杂交组织化学的原理和方法

原位杂交组织化学（*in situ* hybridization histochemistry）是应用带有标记物的已知碱基序列为探针（probe），与组织、细胞中待测的核酸按碱基配对的原则进行特异性结合，形成杂交体，然后用与标记物相应的检测系统，通过放射自显影或免疫组织化学方法在核酸原有的位点进行细胞内定位观察。原位杂交组织化学是研究受体的 mRNA 在特定细胞中表达和定位的有力工具。受体合成后，可转运至细胞膜或细胞核，在神经细胞中受体可转运至远离胞体的神经突起，但编码该受体的 mRNA 仅存在于细胞质中。原位杂交组织化学通过显示受体的 mRNA 可对其进行精确的细胞学定位。许多受体有不同的亚型，有些受体亚型在药理学上仅有非常细微的差别。由于不同的亚型有不同的基因编码，检测其相应的 mRNA 可对不同的受体亚型进行鉴别和定位。原位杂交组织化学半定量分析可用来检测受体在不同试验条件下 mRNA 水平的变化，为在 mRNA 水平研究受体表达的调节提供了有用的方法。

一、探针

原位杂交组织化学常用的探针为化学合成的 DNA 寡核苷酸探针和酶促合成的 RNA 探针。用于检测 mRNA 的探针与细胞内靶 mRNA 的碱基序列互补，称为反义（antisense）链探针。而同细胞内 mRNA 碱基序列相同的探针称为正义（sense）链探针，常在阴性对照中使用。寡核苷酸探针设计和合成方法简便，不需要复杂的生物学实验条件。由于探针序列较短（一般为 30～40 个碱基），组织穿透性强，但其敏感性低于 RNA 探针。RNA 探针由插入到载体中的 cDNA 转录而来，在适当条件下，可转录 cDNA 的完整序列，因此 RNA 探针可耐受非常严格的杂交条件，从而获得强杂交信号及低背景的理想结果。许多受体的 mRNA 同某些相关受体有相同的序列，因此，制备与靶 mRNA 特异性序列互补的探针至关重要。

标记的单核苷酸可通过酶促反应连接到寡核苷酸的末端或参入到 RNA 探针中。最常用的标记物为放射性同位素。^{3}H 的分辨力高，能得到良好的细胞定位，但放射自显影时间长，一般需几周或更长。^{32}P 能量最大，放射自显影时间较短，仅需几天，但分辨力低。用 ^{35}S 标记的探针做原位杂交，其分辨力不及 ^{3}H，但明显优于 ^{32}P，能得到良好的定位，放射自显影时间约 10 天，比 ^{32}P 长，但比 ^{3}H 短。因此，^{35}S 为目前原位杂交放射性标记物中应用最为广泛的一种同位素。另一类常见的标记物为地高辛（digoxigenin）。地高辛分子可通过免疫组化用特异性抗体检测，该方法使用简便，不需特殊的保护设备，也不存在放射性污染的问题，且分辨力高。不足之处在于其敏感性较放射自显影低，且定量较为困难。

（一）RNA 探针的合成及放射性同位素标记

1. 载体质粒的线性化：含有 cDNA 模板的载体质粒为环状 DNA，必须用限制性内切酶从 cDNA 的下游将其线性化。纯化后，用乙醇沉淀。将沉淀物溶于 Tris - EDTA 缓冲剂并稀释至 1mg/ml，按 $2\mu g/\mu l$ 分装，贮存于 -80℃备用。可用葡聚糖凝胶电泳确定质粒是否完全线性化。

2. 探针的合成及标记：商品化的探针标记盒含有合成探针所需的全部试剂，可根据厂家提供的具体方法进行 RNA 探针的合成及标记。以下所列为 RNA 探针合成及标记的基本方法，如需得到高放射活性的探针，可用未稀释或浓缩的同位素标记核苷酸，或用一种以上同位素标记核苷酸，但合成的探针不稳定，须马上使用。

依此加入下列试剂到 Eppendorf 管：

5×转录缓冲剂 4μl

100mmol/L 1,4 - Dithiothretol (DTT) 2μl

RNA 酶抑制剂（RNAsin）1μl

10mmol/L GTP 1μl

10mmol/L ATP 1μl

10mmol/L CTP 1μl

100μmol/L UTP 2μl

线性化 cDNA（1μg/μl）2μl

^{35}S - UTP5 μl

RNA 聚合酶（1μl）

混匀，离心。37℃水浴 1h 后（也可再加入 1 μl RNA 聚合酶继续孵育 1h，以提高 RNA 探针的产量），加入 1μl RQ1 DNA 酶和 1μl RNAsin，37℃水浴 10min，水解模板 DNA。加 180 μl 经 DEPC 处理过的水入反应管内。

3. 探针的酚提取及乙醇沉淀：放射性同位素标记探针常用酚/氯仿提取纯化，乙醇沉淀。加 400 μl 酚：氯仿：异戊醇（25：24：1）于反应管内，混匀，4℃，8000 转/分 离心 10min，将上清液（无机相）移至新的 Eppendorf 管内，加 600μl 100%乙醇，置-80℃ 1h。4℃，12 000 转/分 离心 15min。用 80%乙醇洗沉淀物 2~3 次，上清液放射活性：沉淀物的放射活性<1：10。将沉淀物溶于 100 μl DEPC 水，贮存于-80℃备用。

4. 探针的碱水解：应用于原位杂交的探针最佳长度应不超过 1kb，探针短，易进入细胞，杂交率高，如探针超过 1kb，应在杂交前将其水解为短的片段，最为常见的水解方法为碱水解。取 50μl 探针溶液，加 0.2mol/L Na$_2$CO$_3$ 30 μl、0.2mol/L NaHCO$_3$ 20 μl（pH 10.2），混合后，60℃水浴，时间可由以下公式计算：

$$孵育时间＝(L_o-L_f)/(K\times L_o\times L_f)$$

L_o：核酸探针原长度（kb）；L_f：核酸探针水解后所需长度（kb）；K：常数，0.11kb/min

然后置于冰上，加以下试剂，终止水解反应：4.5mol/L 醋酸钠（pH 6.0）2.5 μl；10%（v/v）冰醋酸 5 μl；充分混合后，将液体离心至管底。加以下试剂，沉淀探针：4.3mol/L 醋酸钠（pH 6.0）7.5 μl；100% 乙醇 300 μl；酵母 tRNA（10mg/ml）1μl，置于-20℃ 2h，12 000转/分 离心 15min，用 DEPC 无菌蒸馏水稀释探针至 10 ng/μl。

（二）RNA 探针的地高辛标记

依次将下列试剂加入到 Eppendorf 管：

5×转录缓冲液 4μl

100mmol/L 1,4 - Dithiothretol (DTT) 2μl

RNA 酶抑制剂（RNAsin）1μl

10mmol/L GTP 1μl

10mmol/L CTP 1μl

100μl UTP 2μl

线性化 cDNA（1μl/μg）2μl

Digoxigenin - 11 - UTP 5μl

RNA 聚合酶 1μl

混匀，离心。其余步骤与放射性同位素标记探针相同。经提取、离心及沉淀后，将地高辛标记 RNA 探针溶于 30μl 20mmol/L DTT 中。如检测地高辛标记 RNA 探针的产量，可将探针滴在尼龙膜上，120℃烘烤 30min，用抗地高辛抗体进行免疫学检测（方法见后）。

（三）寡核苷酸探针的标记

标记寡核苷酸探针最常用的方法是通过末端转移酶，将放射性同位素或非放射性同位素修饰的核苷酸（如 ^{35}S - dATP，Dig - dUTP）加到寡核苷酸的 3′ 末端，因而也称寡核苷酸酶促加尾标记法。表 8 - 2 为 Boeringher Mannheim 公司生产的 DAN 加尾标记盒所用的标记方法。

37℃ 孵育 15min 后，置于冰上。加 5μl 200 mmol/L EDTA 溶液（pH 8.0）终止反应。按前述乙醇沉淀法将标记探针沉淀，溶于 20μl DEPC 水中。

表 8 - 2　加尾标记盒所用标记方法

	对照	样品
加尾缓冲液	4 μl	5 μl
$CoCl_2$	6 μl	7.5μl
对照 DNA	4 μl	—
寡核苷酸探针	—	5 pmol
DEPC 水	4 μl	—
^{35}S - dATP	1 μl	9 μl
末端转移酶	1 μl	1 μl
加 DEPC 水至终体积	25 μl	25 μl

二、原位杂交组织化学反应

原位杂交实验要求组织切片的制备既要保持完整的组织结构，同时又要保证探针能穿透组织或细胞与靶 mRNA 结合。组织学常用固定剂固定组织以确保形态学结构，其中醛类固定剂最为常用。4％多聚甲醛/PBS 为较温和的固定剂，用该固定剂固定组织，可得到较为满意的原位杂交结果。组织固定可采用灌注固定法，小块组织亦可采用浸泡固定法。固定后的组织经液氮或干冰速冻，进行冰冻切片。未经固定的组织也可于液氮或干冰速冻，冰冻切片后再进行固定。该方法可省去较为费时的灌注固定，当动物数量大，组数较多，又要做定量比较时，该方法尤为理想。作者将冰冻切片保存于－80℃，实验时取出，室温下冷风吹干，4％多聚甲醛固定 10min，获得了较为满意的原位杂交结果。

1. 放射性标记 RNA 探针的原位杂交

（1）杂交前处理：杂交前切片预处理的目的是通过降低探针与组织切片的静电结合，以减低非特异性背景着色。处理切片所用的液体均需用高压灭菌的 0.1％DEPC 水配制。所用塑料染缸及器皿均先用 0.1％DEPC 水浸泡过夜，再经高压灭菌。杂交前组织切片预处理过程如下：

0.1mol/L PBS	1min
2×SSC	1min
0.25%醋酸酐（溶于0.1mol/L三乙醇胺，pH 8.0）	10min
2×SSC	1min
70%乙醇	5min
80%乙醇	5min
95%乙醇	5min

将切片室温下干燥，或冷风吹干。

（2）杂交：准备杂交用的湿盒，将湿纸巾垫于盒底，放入孵育箱50℃预温。杂交温度是杂交成功与否的一个重要环节，RNA探针所需的杂交温度一般在37～42℃左右。杂交时间过短会造成杂交不完全，过长则会增加非特异性染色。从理论上讲，RNA探针杂交的有效反应时间为3.5h，但一般杂交反应时间定为16～20h，常常杂交过夜。杂交反应的时间与探针的长度及通透性相关，在确定杂交时间时应予以考虑，并经实验加以确定。将预先配制好的杂交液从冰箱取出解冻，加入标记探针。RNA探针在加入杂交液之前，必须加热至80℃变性，10min后，迅速置于冰上。探针的浓度一般为0.5～5.0μg/ml，作者用^{35}S标记促甲状腺激素释放激素（TRH）RNA探针（每张载玻片$1×10^6$cpm/$100\mu l$），获得满意效果。杂交液滴加在切片上，加盖适当大小的parafilm，滴加杂交液的量根据切片大小而定。

（3）杂交后处理：杂交后处理包括RNA酶消化及一系列不同浓度、不同温度的盐溶液漂洗。大多数原位杂交步骤是在低严格度下进行的，一些探针非特异地黏附到组织切片上，从而增加了背景染色。用RNA酶消化，可将单链RNA降解，而对RNA：RNA杂交体无影响。杂交后漂洗的条件如盐浓度、漂洗温度、漂洗次数及时间因探针的类型和标记物的种类不同而略有差异。以下为^{35}S标记RNA探针的杂交后处理步骤：

①2×SSC：室温，每次5min，共2次；

②RNA酶A（20μg/ml，溶于2×SSC）：37℃，30min；

③2×SSC：室温，1min；

④50%甲酰胺/2×SSC：55℃，15min，共3次；

⑤0.5×SSC：55℃，15min，共3次；

⑥0.1×SSC：室温，15min，共2次；

⑦梯度乙醇脱水：70%，90%，100%各5min；

⑧将切片冷风吹干后，进行放射自显影。

2. 放射性标记寡核苷酸探针的原位杂交：用寡核苷酸探针进行原位杂交，其严格度可低于RNA探针。原因是寡核苷酸探针较短及DNA：RNA杂交体的稳定性远低于RNA：RNA杂交体。通常杂交温度为37℃，长于36个碱基的寡核苷酸探针杂交温度可提高到42℃。杂交温度低，所需的杂交时间要长，通常需过夜。常用探针浓度为0.5μg/ml。作者用^{35}S标记的谷氨酸脱羧酶（glutamic acid decarboxylase，GAD）寡核苷酸探针获得非常满意的杂交结果（图8-3），探针浓度为每张载玻片（含两片大鼠脑冠状切片）$5×10^6$cpm/$90\mu l$。

（1）杂交前处理：与RNA探针杂交前处理基本相同，亦可在杂交前处理后进行预杂交，即在每张切片上滴加100μl杂交液（无探针），室温孵育1h。

（2）杂交：探针的稀释如前述，37～42℃杂交过夜。

（3）杂交后处理：

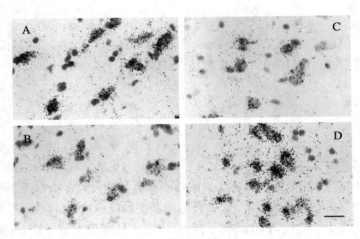

图 8 - 3 用 ^{35}S 标记的寡核苷酸探针显示谷氨酸脱羧酶（glutamic acid decarboxylase，GAD）的两种不同形式 GAD65 和 GAD67 mRNA 在大鼠内侧脚间核（endopeduncular nucleus，EP）的分布。GAD65 mRNA 的表达在 EP 头侧（A. Bregma：－1.78 mm）明显高于 EP 尾侧（B. Bregma：－2.45 mm）。与 GAD65 相反，GAD67 mRNA 的表达在 EP 头侧（C. Bregma：－1.78 mm）明显低于 EP 尾侧（D. Bregma：－2.45 mm）。标尺：20μgm

（引自 Yuan et al. Neuroscience，1997，78：87）

2×SSC		放置 5min
50%甲酰胺/2×SSC	55℃	放置 15min
0.5×SSC	55℃	放置 15min
0.1×SSC	室温	放置 15min

梯度乙醇脱水，冷风吹干。

3. 放射自显影检测：有两种不同的方法检测同位素标记的杂合体，即胶片或液体核乳胶的放射自显影。原位杂交的胶片自显影与配基结合自显影基本相同。该方法可显示杂交信号的区域性分布，选取适当的标准物将胶片灰度转换成光密度，通过图像分析，可对原位杂交结果进行定量分析。乳胶放射自显影可显示杂交信号在细胞水平的定位。切片吹干后，在暗室内将切片浸入到液体核乳胶中，晾干后，存于密闭的盒子内，于室温或 4℃曝光，再经显影和复染，于显微镜下观察。具体方法介绍如下：

切片涂布液体核乳胶，必须保证在暗室完全黑暗的条件下进行（关掉所有安全灯）。将液体核乳胶在暗室 45℃水浴中预热 1h，按核乳胶厂家要求稀释分装成每小瓶 10ml，用锡箔纸密封，4℃保存备用。分装的核乳胶一次性使用，反复冻融乳胶会增加背景。核乳胶融解后，缓慢浸入一张干净玻片清除气泡，再用两张干净玻片（无组织切片）作为检测核乳胶融解、厚度及浸片高度等的实验片。将杂交后的切片依次排列在玻片架上，逐个缓慢均匀垂直浸入核乳胶，垂直置于片架上，自然干燥后，收入放有干燥剂（如变色硅胶等）暗盒内。用胶带及锡箔纸密封，于 4℃冰箱内曝光。曝光时间因同位素种类及细胞内 mRNA 含量而异，^{32}P 约需 4～7 天，^{3}H 约需 2～3 个月，^{35}S 约需 2～4 周。可在不同时间抽片检查曝光情况。曝光结束后，取出暗盒，室温下放置 1h，然后在暗室内显影：

显影液（Kodak D19）	4min
蒸馏水	4s

| 定影液 | 5min |
| 自来水流水冲洗 | 30min |

用苏木素或焦油紫复染，梯度乙醇脱水，二甲苯透明，DXP封片。

用RNA探针杂交的切片，因经过RNA酶处理，不宜用Nissl染色。

4. 地高辛标记的RNA探针的原位杂交：该方法与同位素标记的RNA探针的原位杂交基本相同，但地高辛标记探针形成的杂交体需用标准的免疫组织化学检测。连接碱性磷酸酶的抗地高辛抗体与杂交体中的地高辛结合，用硝基蓝四唑（NBT）作为组织化学的底物进行显色。理想的探针浓度需反复实验确定。作者用地高辛标记的促甲状腺激素释放激素（TRH）RNA探针，浓度为$0.3\mu g/ml$，效果甚佳。杂交后，经RNA酶消化及盐溶液漂洗，按以下步骤进行免疫组织化学检测。缓冲液 I（100mmol/L Tris - HCl，pH7.5，150mmol/L NaCl）室温下洗5min。2%正常羊血清（用缓冲液 I 稀释）室温孵育30min。碱性磷酸酶标记的羊抗地高辛抗体（1：500，Boehringer Mannheim）室温孵育1h。抗体用含有1%正常羊血清的缓冲液 I 稀释。缓冲液 I 室温下洗5min。缓冲液 II（100mmol/L Tris - HCl，pH9.5，100mmol/L NaCl，50mmol/L $MgCl_2$）室温下洗10min。每片滴加500ml显色液，室温下避光显色。每2～3小时观察一次，直至出现蓝紫色为止。如数小时颜色仍很浅，可在4℃下显色过夜。

显色液配制：$200\mu l$显色液（NBT/BCIP，Boehringer Mannheim）溶于10 ml缓冲液 II，显色液中可含1mmol/L左旋咪唑（levamisone），用以阻断内源性碱性磷酸酶。缓冲液 III（10mmol/L Tris - HCl，pH8.0，1mmol/L EDTA）终止反应。水溶性封固剂封片（勿用乙醇脱水及二甲苯透明，因乙醇及二甲苯可溶解显色产物）。

5. 原位杂交组织化学与免疫组织化学双重染色法：双重染色法是先后在同一张切片或相邻切片用原位杂交组织化学和免疫组织化学进行染色，在同一细胞同时显示编码某种受体的mRNA和相应的受体或与其共存的其他蛋白质和多肽。邻片法可使原位杂交和免疫组化染色都获得理想的结果，易成功，但易产生空间误差和样本误差。在同一张切片上进行双重染色法可克服这些误差，但第一次染色总要不同程度地影响第二次染色。由于mRNA易被染色过程中污染有少量RNA酶的液体所降解，因而实践中往往先进行原位杂交组织化学染色，但对某些较敏感易丢失的蛋白质或生物活性物质，需要先进行免疫组织化学染色，二者须加以平衡考量。在应用双重染色法中，选用的固定剂除了能保持组织细胞良好的形态结构，还要同时有利于抗原和靶核酸的保留。4%多聚甲醛可同时满足二者的要求，为结合法中最常用的固定剂。

（1）同位素标记RNA探针原位杂交与免疫组织化学ABC法双重染色：以下为作者所在实验室用结合法在同一张大鼠延髓切片显示Fos（免疫组织化学）和促甲状腺激素释放激素（TRH）（原位杂交组织化学）的具体步骤。

杂交前所有液体均用0.1%DEPC水配制。

大鼠经灌流固定（固定剂含4%多聚甲醛、14%饱和苦味酸，用0.1mol/L磷酸缓冲液配制）后，取延髓用同一种固定剂再浸泡固定6h，在20%蔗糖浸泡4℃过夜。组织在干冰中速冻，恒冷箱切片，切片厚$20\mu m$。将切片收集在12孔细胞培养板，用ABC法进行Fos免疫组织化学漂浮染色，0.01mol/L PBS洗15min，共洗3次。

兔抗Fos抗体（1：10 000，Oncogene；用含0.3%Triton X - 100的PBS稀释）室温孵育1h后，于4℃过夜，0.01mol/L PBS洗15min，共洗3次。生物素化的羊抗兔IgG（1：1000，

Jackson Immunoresearch Lab）室温孵育 1h，0.01mol/L PBS 洗 15min，共洗 3 次，加 ABC 复合物孵育，室温 1h（ABC 复合物的制备见上一节 ABC 法），PBS 洗 5min，共洗 3 次。

显色：HRP 的显色液为含有 $0.025\%\sim0.05\%$ DAB、0.01% H_2O_2 的 0.1mol/L Tris - HCl（pH 7.5）。标本经 0.1mol/L Tris - HCl 漂洗后，置上述显色液内 $3\sim7$min（室温，避光）。将切片置于 PBS，终止显色。

将切片贴附在载玻片（ProbeOn, Fisher Scientific）上，充分干燥后，进行促甲状腺激素释放激素（TRH）原位杂交组织化学，其具体步骤与前面介绍的同位素标记 RNA 探针原位杂交相同。TRH 探针浓度为每张载玻片 1×10^6cpm/$90\mu l$。经杂交后处理，切片在暗室涂布核乳胶（Kodak NBT - 2，用蒸馏水 1：1 稀释），晾干，装入自显影盒，4℃ 曝光 4W。D19 显影液显影 4min，蒸馏水洗 4s，定影液定影 4min，自来水冲洗 30min，室温下干燥，乙醇脱水，二甲苯透明，DXP 封片。

结果：免疫组织化学显示 Fos 为棕褐色，定位于细胞核。原位杂交组织化学显示 TRH mRNA 为黑色银颗粒，分布于细胞质。

（2）地高辛标记 RNA 探针原位杂交与免疫组织化学 ABC 法双重染色：以下为作者用该双重染色法显示 TRH mRNA 和甲状腺激素受体 β_2 在大鼠中缝核神经元共存的具体步骤。

动物组织的取材及固定与以上所述相同。免疫组织化学及原位杂交均用漂浮法在 12 孔培养板内进行。甲状腺激素受体 β_2 免疫组织化学染色步骤与前述 Fos 免疫组织化学染色相同。兔抗甲状腺激素受体 β_2 抗体浓度为 1：4000。免疫组织化学染色程序完成后，进行以下步骤：

0.1mol/L PBS	1min
2×SSC	1min
0.25%醋酸酐（溶于 0.1mol/L 三乙醇胺，pH 8.0）	10min
2×SSC	1min
滴杂交液，45℃，杂交 16h，探针浓度为 $1\mu g$/ml	
2×SSC	5min
50%甲酰胺/2×SSC　55℃	15min
0.5×SSC　　55℃	15min
0.1×SSC　　　室温	15min

缓冲液Ⅰ（100mmol/L Tris - HCl pH7.5，150mmol/L NaCl），室温下洗 5min，2%正常羊血清（用缓冲液Ⅰ稀释）室温孵育 30min。

碱性磷酸酶标记的羊抗地高辛抗体（1：500，Boehringer Mannheim）室温孵育 1h。抗体用含有 1%正常羊血清的缓冲液Ⅰ稀释。

缓冲液Ⅰ室温下洗 5min。

缓冲液Ⅱ（100mmol/L Tris - HCl，pH9.5，100 mmol/L NaCl，50 mmol/L $MgCl_2$）室温下洗 10min。

每片滴加 500 μl 显色液，室温下避光显色。每 $2\sim3$h 观察一次，直至出现蓝紫色为止。如数小时颜色仍很浅，在 4℃ 下显色过夜。

显色液配制：$200\mu l$ 显色液（NBT/BCIP，Boehringer Mannheim）溶于 10 ml 缓冲液Ⅱ，显色液中可含 1mmol/L 的左旋咪唑（levamione），用以阻断内源性碱性磷酸酶。缓冲液

Ⅲ（10mmol/L Tris‐HCl，pH8.0，1mmol/L EDTA）终止反应，水溶性封固剂封片。结果：甲状腺激素受体 β_3 显示为棕褐色，定位于细胞核；TRH mRNA 显示为蓝紫色，定位于细胞质。

6. 原位杂交组织化学的对照实验

（1）已知阳性组织和已知阴性组织做对照：用探针在已知含靶核酸序列的阳性组织和已知不含靶核酸序列的阴性组织标本上进行杂交，应分别得到阳性结果和阴性结果。如果已知阳性组织出现阴性结果，则应对探针的制备及原位杂交的各个步骤进行检查。相反，如果已知阴性组织出现阳性结果，则提示存在非特异性的杂交信号。

（2）用有意义链 RNA 探针或与靶核酸序列无关的探针做对照：用标记的有意义链 RNA 探针做原位杂交是证明探针特异性较为理想的阴性对照。检测组织细胞中的 mRNA 都用反意义链 RNA 探针做杂交，因为反意义链探针的碱基序列与靶 mRNA 的碱基序列互补。而有意义链 RNA 探针的碱基序列与靶 mRNA 的碱基序列相同，因此，用它做原位杂交应得阴性结果。

（3）省去标记探针，结果应为阴性。

（4）杂交前用 RNA 酶处理切片，结果应为阴性。

（5）用 Northern 和 Southern 印渍法进一步证实原位杂交结果。

（6）放射自显影检测系统对照：放射自显影对照包括空白片的阳性对照和阴性对照。前者是将涂布乳胶空白片在光线下显影，阳性结果说明乳胶及显影过程正常。后者是将未杂交的切片涂布乳胶，显影后应为阴性。

（7）非放射性原位杂交检测系统对照：绝大部分的非放射性原位杂交用免疫组织化学来检测，可用免疫组织化学的阳性及阴性对照作为检测系统的对照实验。

第四节　激光捕获微切割技术结合组织化学研究受体的基因表达

如前所述，组织化学方法（免疫组化及原位杂交）在显示受体的定位研究中发挥了重要的作用，但其在受体的定量研究方面则存在较大的局限性。此外，免疫组化对受体的定位取决于有无特异性抗体，由于新的受体尤其是大量受体剪接变异体（splicing variants）的不断发现，而相应的特异性抗体的生产滞后，致使用免疫组化法对其进行定位受到限制。受体剪接变异是指从一个受体 mRNA 前体中通过不同的剪接方式（选择不同的剪接位点组合）产生多个不同的 mRNA 剪接异构体的过程。一个基因通过可变剪接产生多个转录异构体，各个不同的转录异构体编码结构和功能不同的蛋白质，它们分别在细胞/个体分化发育的不同阶段，在不同的组织有各自特异的表达和功能。以促肾上腺激素释放激素或因子（corticotrophin releasing factor，CRF）受体为例，CRF 1 型受体（ CRF_1 ）在人类至少有 $14\sim17$ 种剪接异构体，而 CRF 2 型受体（ CRF_2 ）在大鼠至少有 8 种剪接异构体。可变剪接是一种在转录后 RNA 水平调控基因表达的重要机制。最近发展起来的激光捕获显微切割技术（laser capture microdissection，LCM）是一项在显微镜下从组织切片中对经组织学或组织化学染色的单一类型细胞群或单个细胞进行识别、分离、纯化的技术。结合聚合酶链式反应（PCR）可对特定受体及剪接变异体在单一类型细胞群或单个细胞进行扩增，从而进行定位及定量分析。LCM 作为一个连接形态学定位与基因表达定性及定量分析的技术平台，将在受体研究中发挥重要作用。本节将概述 LCM 的原理，并结合作者用 LCM 技术研究 CRF

受体及其剪接变异体在大鼠脑及消化道的定位及调节，介绍 LCM 标本制备（包括标本固定、切片、组织学及组织化学染色）及 RT‑PCR。

一、LCM 原理

LCM 技术最初是由美国国立卫生院（NIH）、美国国家癌症研究所（NCI）、美国国家儿童健康及发展研究所联合开发，由美国 Arcturus Engineering 公司生产 LCM 系统。Arcturus Engineering Pixell Ⅱ ® 系统包括倒置显微镜、固态红外激光、二极管、激光控制装置、显微镜载物台控制杆、电耦合相机和彩色显示器等。机械臂控制悬挂覆有热塑膜的塑料帽，该热塑膜是由乙烯乙酸乙烯酯（ethylene vinylacetate，EVA）制成的，其最大吸收峰接近红外激光波长。在显微镜下选择组织切片上的目标细胞或组织区域，发射激光脉冲，瞬间升温使热塑膜局部融化，融化的热塑膜渗透到切片极微小的组织间隙中，在几毫秒内迅速凝固，细胞与热塑膜的黏合力超过了其与载玻片的黏合力，从而可以选择性地转移目标细胞。根据组织或细胞的特点以及所需的切割精确度，通过选择激光束的直径大小来分离目标细胞，可以迅速获取大量的目标细胞。目前的激光显微细胞分离系统通常能够提供 3 种规格的激光光束直径，它们分别小于 $7.5\mu m$、$15\mu m$ 和 $30\mu m$，小于 $7.5\mu m$ 光束可以分离挑选单一细胞，$15\mu m$ 和 $30\mu m$ 光束则可以分离挑选较大区域，从而可以保证系统具备较高的准确性和效率以实现对特定细胞或细胞亚群的分离挑选。分离的目标细胞收集在塑料帽内，该塑料帽与标准的 0.5 ml 离心管相匹配，从而可以将所选择的细胞转移至离心管内，并对细胞内感兴趣的分子进行后续实验。

该系统特性具有以下特点：①可以从任何组织中快速、精准地分离出高纯度的特异细胞及细胞群。能分离任何形状的单细胞，又能分离大面积组织。②适用多种制片方式包括石蜡切片、冰冻切片、活细胞或组织涂片。适用于 H&E 染色、免疫组化、荧光标记等多种染色方式。③采用了与紫外激光切割完全不同的分离方式，用近红外低能量激光，其波长远离生物组织的吸收峰，而紫外光则和生物组织中的吸收峰非常接近。采用低能量激光器，进一步保护了样本内的生物大分子的安全性。采用的激光器功率只有 100 毫瓦，仅仅是紫外激光器（75 瓦）功率的 1/750，保证了细胞结构的完整性。④细胞分离前后的相对位置和形态保持不变，方便细胞来源追踪和整个过程分离质量的控制。目前，已有数家公司生产和经营类似的 LCM 产品，不同厂家产品配置不尽相同，激光管和激光的类型也各异，对目的材料的收集方式各不相同，但究其基本原理相似，性能各具特点。

二、LCM 标本制备

冰冻或石蜡包埋处理的组织皆可用于 LCM。石蜡包埋组织可以长期保存，并且很好地保持了组织的形态学特征，但因前期的处理，可能使核酸的结构受到一些破坏。冰冻组织较完整地保存了蛋白质及核酸的完整性，但组织形态学结构较石蜡切片差。

（一）冰冻组织

1. 包埋

①将标记好的冰冻包埋模置于干冰 1min；

②加少许 OCT 覆盖包埋模底部；

③迅速将冰冻组织块放入模底；

④将 OCT 倒入模内包埋整个组织块，待 OCT 冻结变硬（颜色变白）。

2. 切片：为防止污染，切片前，载物台、机箱内部均应使用 75％乙醇擦拭、晾干，如有可能，紫外照射 30min，用抗 RNA 酶液清洁所有标本可能接触的地方，包括手套、切片、切片盒。用全新的切片盒运送切片。每例标本均应用一枚新的刀片，并且用抗 RNA 酶液擦拭，防止 RNA 的交叉污染。同时，载玻片不应涂布任何黏附剂，否则，组织与载玻片紧密结合，影响捕获。或选用覆膜载玻片（Pan-membrane，2 μm，Leica）。冰冻切片的厚度一般在 10μm 左右（大鼠脑、胃、结肠 8μm 较为理想），较厚的切片容易捕获到较多的细胞，但有可能导致非特异性地捕获上下左右邻近的细胞，切片的可视性较差。较薄的切片捕获细胞量相对较少，但捕获的细胞比较纯净。

（1）在恒冷箱切片机（－20℃）内将包埋块从冰冻包埋模中取出，用 OCT 将包埋块粘贴在载物台上；

（2）放置 15min，将组织块温度平衡至－20℃；

（3）8μm 切片，如不随后做 LCM，将切片存于－80℃。

3. 染色

（1）H&E 染色

①将准备切割的切片从－80℃冰箱取出，室温放置 5min

②75％酒精固定 10min

③DEPC 水 10s

④Mayer's 苏木素染液 2～3min

⑤蓝化液 30～60s

⑥70％酒精 2min

⑦95％酒精 2min

⑧伊红- Y 2min

⑨95％酒精 10s×（2）

⑩100％酒精 10s×（2）

⑪二甲苯 30s×（2）

⑫室温干燥 5min，确保二甲苯全部挥发

（2）组织化学染色（以显示肌间神经丛神经元 Cuprolinic blue 染色为例）

①冰冻切片经 0.6％H$_2$O$_2$（in PBS）浸泡 1min

②PBS 洗 2 次

③Cuprolinic Blue （0.3％ quinolinic phthalocyanine in 0.05M Sodium Acetate/1.0 M Magnesium Chloride buffer，pH 4.9）42℃ 2h

④DEPC 水洗 10s

⑤在 1.0 M Magnesium Chloride buffer（pH 4.9）分色 2min

⑥DEPC 水洗 10s

⑦95％酒精 10s×（2）

⑧100％酒精 10s×（2）

⑨二甲苯 30s×（2）

（二）石蜡包埋组织

1. 固定：石蜡包埋前，组织必须经过固定以保持组织的形态结构完整及防止自溶。常规甲醛溶液固定可较好地保持组织形态，但可使 RNA 和 DNA 与蛋白质交联，影响对核酸的

分析。同冰冻组织相比，由甲醛溶液固定的石蜡切片经 LCM 获得的 RNA 和 DNA 量减少。用乙醇固定剂（如 75％酒精）固定组织有助于核酸的完整性及回收，且 LCM 效果良好。

2. 包埋及切片：在保证组织包埋及良好切割性的前提下，尽量缩短组织处理及包埋时间。切片时防止 RNA 酶污染的措施如前所述。切片的厚度以 5～6μm 为宜。

3. 染色：将石蜡切片按以下步骤脱蜡、水化。

（1）二甲苯 2 次，每次 10min

（2）100％酒精 2 次，每次 5min

（3）95％酒精 1 次，5min

（4）70％酒精 1 次，5min

（5）DEPC 水 10s

染色方法同前。

三、显微切割

显微切割具体操作步骤见 LCM 系统厂家提供的仪器操作手册。进行激光显微切割时需注意以下几点：

1. 切片厚度需＜10μm，因切片未加盖玻片封片，切片过厚，影响显微镜下组织的可视性。

2. 切割前在镜下仔细检查切片，确保将塑料帽覆盖在无皱褶的组织上。如切片有皱褶，会影响塑料帽的热塑膜与切片直接接触，融化的热塑膜难以渗透到切片极微小的组织间隙中，导致切割效果不佳。

3. 切片需彻底脱水，100％酒精不要反复使用。如切割效果差，可延长切片脱水过程中在二甲苯内的时间。空气干燥，确保二甲苯彻底挥发。

四、RNA 的抽提

可选用 ARCTURUS PICOPURE RNA 抽提试剂盒提 RNA，步骤参见试剂盒说明书。用以下方法亦可获得满意的结果：

1. 激光切割后，将塑料帽插入盛有 200 μl RNA 提取液（RNA - BEE™）的 0.5 ml 离心管，将离心管倒置于冰上静置 10min，反复混摇 2min 后，将附着在塑料帽上的细胞群溶解，经瞬间离心将提取液离心至管底。

2. 将提取液移入 1.5 ml 离心管，加 40 μl 氯仿，剧烈混摇后，于冰上静置 15min。

3. 4℃下 12 000×g 离心 15min，将液体分层，上层为水相，下层为有机相。

4. 将上层无色水相转移至新的 1.5 ml 离心管。

5. 加入 100 μl 预冷的异丙醇（isopropanol）。

6. 于−80℃静置至少 30min，或过夜。

7. 4℃下 12 000×g 离心 15min。

8. 倒掉上清液。

9. 用 75％酒精洗沉淀块。

10. 4℃下 7500×g 离心 5min。

11. 倒掉上清液，去掉残留液体，空气干燥 5～10min。

12. 加适量（10～15 μl）DEPC H_2O，溶解 RNA。

156

13. 取 1μl RNA 溶液，应用 Aglient 2100 生物分析仪，RNA 6000 pico 芯片，检测 RNA 的质量。剩余 RNA －80℃ 保存备用。

RNA 样品的完整性在构建 cDNA 库、RT－PCR、体外翻译、核糖核酸酶（RNase）保护检测、Northern blotting 等分析技术中是至关重要的。因 LCM 取样量少，提取到的 RNA 含量非常低，所以必须检测总 RNA 或者信使 RNA 样品的质量。

显微切割后获得的材料也可以用于提取蛋白质、Western Blot 等蛋白质的相关分析。

五、RT－PCR

（一）反转录合成 cDNA 第一链（选用 Invitrogen 生产 ThermoScript™ RT－PCR 试剂盒）

1. 在反应管内加入以下成分：

Primer〔Oligo（dT）〕	1 μl
RNA（10～100ng）	X μl
dNTP Mixture（各 10mmol/L）	2 μl
DEPC dH$_2$O	to 12 μl

2. 65℃ 孵育 5min，之后置于冰上。

3. 准备下列混合液：

	1 次反应	10 次反应
5×cDNA 合成缓冲液	4 μl	40 μl
0.1mol/L DTT	1 μl	10 μl
RNaseOUT™	1 μl	10 μl
DEPC dH$_2$O	1 μl	10 μl
ThermoScript™ 反转录酶	1 μl	10 μl

4. 加 8 μl 以上混合液入反应管内，55℃ 孵育 5min，之后 85℃ 5min 终止反应。

5. 加 1μl RNase H 37℃ 孵育 20min。

6. 将 cDNA 于－20℃ 冰箱冻存或即刻进行 PCR。

（二）PCR 反应（选用 Invitrogen 生产 ThermoScript RT－PCR 试剂盒）

在 PCR 反应管内依次加入以下成分：

10×PCR Buffer 缓冲液	5.0 μl
50mmol/L MgCl$_2$ 10×PCR Buffer	1.5 μl
10mmol/L dNTP Mix	1.0 μl
10mmol/L 上游引物	1.0 μl
10mmol/L 下游引物	1.0 μl
PlatiumTaq DNA 聚合酶（5U/μl）	0.4 μl
模板 cDNA	2.0 μl
DEPC H$_2$O	38.1 μl
总体积	50 μl

反应条件

94℃	2min	1Cycle
94℃	40s	
50～65℃	40s	25～35Cycles
72℃	1min	
72℃	5min	1Cycle

取 PCR 产物 10μl 加 10×Loading Buffer 1μl，1‰琼脂糖凝胶电泳 120V 100mA。30min，溴化乙啶染色，照相，保存结果（彩图 8-4）。

（苑普庆）

参 考 文 献

1. Marjorie A Ariano. Receptor Localization: laboratory Methods and Procedures. A John Wiley&Son Inc., New York, USA, 1998.

2. 蔡文琴. 实用免疫细胞化学与核酸分子杂交技术. 成都：四川科学技术出版社，1994.

3. Yuan PQ, Granas C, Kastrom L, et al. Differential distribution of glutamic acid decarboxylase-65 and glutamic acid decarboxylase-67 messenger RNAs in the endopeduncular nucleus of the rats. Neuroscience, 1997, 78 (1): 87-97.

4. Yang H, Yuan PQ, Wu V, et al. Hypothyroidism increases thyrotropin-releasing hormone gene expression in caudal raphe nuclei in rats. Endocrinology, 1999, 140 (1): 43-49.

5. Yuan PQ, Yang H. Hypothyroidism induced Fos-like immunoreactivity within TRH-expression neurons located in caudal raphe nuclei in rats. Am J Physiol Endocrinol Metab, 1999, 277: E927-E936.

6. Yang H, Yuan PQ, Wang L, et al. Functional evidence that the medullary parapyramidal regions participate in the medullary regulation of gastric function. Neuroscience, 1999, 95 (3): 773-779.

7. Yuan PQ, Yang H. Hyperthyroidism increases medullary TRH gene expression: localization and quantitative analysis by in situ hybridization. Neuroscience Letter, 1999, 267: 1-4.

8. Yuan PQ, Yang H. Localization of thyroid hormone receptor 2 in the medulla of the rats. Brain Research, 2000, 868: 22-30.

9. Evans N. Methods of measuring internalization of G Protein-Coupled receptors. In Enna SJ eds. Current Protocols in Pharmacology. Hoboken, New Jersey: John Wiley & Sons, Inc. 2004; 12: 1-22.

10. Yuan PQ, Million M, Wu SV, et al. Peripheral CRF and a novel CRF$_1$ receptor agonist, stressin$_1$-A activate CRF$_1$ receptor expressing cholinergic and nitrergic myenteric neurons selectively in the colon of conscious rats. Neurogastroenterology & Motility, 2007; 19 (11): 923-936.

第九章　荧光共振能量转移技术在受体研究中的应用

目前对受体的认识越来越丰富、全面；研究越来越深入、细致。这些成果得益于不断涌现的各种创新技术，其中，广泛用于研究受体空间结构的技术，如 X 射线衍射、核磁共振、电子显微镜和原子力显微镜等；研究受体功能的方法，如放射配基结合分析、凝胶过滤、免疫沉淀、受体的组织化学技术、临床放射受体显像技术、激光扫描共焦显微镜技术等。以上提到的各种技术手段都存在各自的优点和特点，但一般来说，这些技术都要求较大量的样品，而且常常只能在非生理条件下完成，同时很难观察到实时的（in real time）分子间的反应，因而妨碍了对其问题的深入探讨。光谱技术是现代生物-医学领域中应用最普遍的技术手段，尤其是荧光光谱技术，它直接或间接地将人们引领到生物-医学的微观世界。例如荧光各向异性测量技术、荧光相关光谱等，都成功地应用于受体研究领域。由于受篇幅限制，在此不详细叙述。本章重点介绍荧光光谱学中近年来发展较快的一种技术——荧光共振能量转移（fluorescence resonance energy transfer，FRET），它广泛应用于研究受体-配基的相互作用、受体亲和常数、受体二聚化等。其显著特点是在平衡条件下测定平衡常数，无需分离游离配基和结合配基。

第一节　荧光共振能量转移技术的基本概念与理论

FRET 和其他方法对比，具有如下优点。首先是高灵敏度，现在可以用此方法研究单个受体分子，无论在溶液中或单细胞上它可以和许多技术结合，如显微镜、流式细胞计、共聚焦显微镜、稳态和瞬态荧光光谱，从各种角度和层次去研究，甚至可以在生理条件即活细胞状态下选择性地研究分子间的相互作用；另一个优点是，目前可以从商业上得到各种荧光探剂，用它们可以标记各种所要研究的无荧光特性的分子如配基，因而大大地开阔了研究途径。以上优点，再加上其高空间分辨率，使 FRET 在研究单个细胞受体、配基相互作用中，成为一个非常优秀的工具。最近在药物研制中，FRET 已被应用到筛选药物的仪器中。

一、荧光与荧光光谱

在室温下，分子中的外层电子，一般处于电子的基态 S_0（electronic ground state）能级（图 9-1a）。吸收光能以后，它可以被激发到第一电子激发态 S_1 的任意振动能级，这一过程发生在 10^{-15} s 时间内。被激发的分子，丢失其能量回到 S_1 的最低振动能级，此过程发生在 10^{-12} s 内。从 S_1 的最低振动能级回到 S_0 的各振动能级，并以光子的形式释放能量，即发射荧光。由于从 S_1 的各振动能级回到 S_0 的最低振动能级是以非辐射过程消失能量，所以发射出的荧光（从 S_1 的最低振动能→S_0 的各振动能级）总是比吸收的光能能量低，也就是说发射的荧光光谱总是向激发光谱能量较低的方向移动，荧光光谱的峰位向激发光谱的长波方向移动。至于吸收或激发时之所以形成一个光谱，主要是由于分子不只是吸收单一波长的光，而是对一定波长范围的光都有吸收，但它对不同波长的光吸收几率是不一样的，因此，会形成一个光谱；同样，吸收了光的分子从 S_1 回到 S_0 的各振动能级几率也不同，因而发射的荧光也是一个光谱即荧光光谱（图 9-1b）。

但是应当知道，并不是所有的分子都能发荧光，因为某些分子吸收光能以后，以非辐射的形式如碰撞丢失激发能，因而这些分子不发荧光。这与物质本身的结构有关。在受体研究中，如果受体或配基有一个不发荧光，则必须用荧光探剂进行标记，使其均具有荧光性质。

$$I(t) = I(t_0) e^{-t/\tau} \qquad (9-1)$$

式中 $I(t_0)$ 为 $t=0$ 时的荧光强度，$I(t)$ 为 t 时间的荧光强度，τ 为荧光寿命，当 $t=\tau$ 时，$I(t)=I(t_0)e^{-1}$，所以，荧光寿命的定义是用光脉冲激发荧光物质以后，荧光强度为 $I(t_0)e^{-1}$ 所需要的时间。τ 时间的长短和物质本身的性质有关，也决定于其周围环境。配基与受体结合时可观察到这种情况：τ 与 K_f（发光速率常数）呈反比关系，即 $K_f=1/\tau$，K_f 越大，则 τ 越小，如图 9-1c 荧光衰减曲线，实线衰减慢，发光速率常数小，τ 大，虚线衰减快，发光速率常数大，τ 小。一般物质的 τ 常为 10^{-9}s 数量级，因而测量 τ 时所用的光脉冲时间必须小于 10^{-9}s。所以，在测量 τ 时只能用光脉冲，所用仪器为瞬态荧光光谱仪。一般荧光光谱仪用氙灯产生荧光，发出的荧光是稳定的，因此普通所用的荧光光谱仪不能测量 τ。

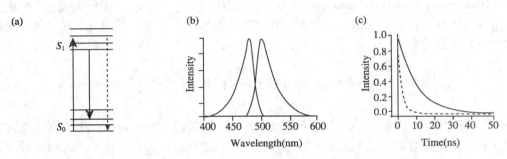

图 9-1 （a）　激发与发射图中三条线至左至右为吸收、发射和无辐射跃迁

图 9-1 （b）　激发光谱（左）与发射光谱（右）

图 9-1 （c）　荧光衰减曲线，此曲线是条指数衰减曲线，即荧光强度（I）的衰减随时间呈现指数衰减规律

二、荧光共振能量转移的理论基础

两种不同的发荧光分子，一个为 D，另一个为 A。当 D 吸收激发光，使 D 处于激发态 D*。这时如果在附近存在 A，D* 的激发能可传给附近的 A，使 A 处于激发态 A*，A* 就会发荧光：

$$D^* + A \rightarrow D + A^* \rightarrow A + h\upsilon（荧光）\qquad (9-2)$$

这一现象称为激发能量转移或称荧光共振能量转移（FRET）。D 为供能者（donor，D），A 为接受能者（acceptor，A），A 发出的荧光称敏化荧光。Förster 详细研究了以上现象，他认为这是由于频率相同的两个电偶极子产生了共振，因而提出了共振转移理论。D 和 A 这一对供体 D 和接受体 A，要产生 FRET，必须具备 3 个条件：

1. D、A 都能发荧光。

2. D 的发射光谱和 A 的激发（或吸收）光谱必须有部分重叠（图 9-2a）。

3. D 和 A 之间的距离必须小于 10nm。

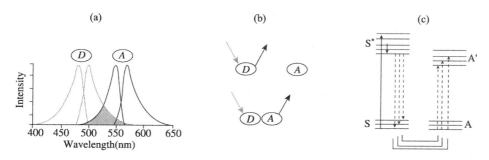

图 9-2（a）　D 的发射光谱和 A 的激发光谱有一定重叠

图 9-2（b）　D 和 A 之间相距很近

图 9-2（c）　D 和 A 之间的能级对应关系

根据 Förster 理论，D 和 A 之间能量转移的速率常数 η_{D-A} 可用下式表示：

$$\eta_{D-A} = \frac{9000\ln10K^2}{128\pi^5 n^4 N_A \tau_s^0 R^6} J_\upsilon \tag{9-3}$$

式中 N_A 为 Avogadro 常数，τ_s^0 为不存在能量转移时 D 的荧光寿命，n 为介质折射常数，K 为取向因子，它和两个振子之间夹角有关，随机分布时 $K^2 = 2/3$，J_υ 称重叠积分，它与 D 的发射光谱及 A 的吸收（激发）光谱重叠程度有关。R 为 D 与 A 之间的距离。由上式可见，J_υ 越大，R 越小，则 η_{D-A} 越大。从上式可以得知，只要测得 D 和 A 之间的能量转移速率常数 η_{D-A}，即可求得 D、A 之间的距离 R，设：$\eta_{D-A} = K_f$ 时，D 与 A 之间的距离为临界距离 R_0（critical distance），此时的能量转移速率常数用 η_{D-A}^* 表示，

$$\eta_{D-A}^* = \frac{9000\ln10K^2}{128\pi^5 n^4 N_A \tau_s^0 R_0^6} J_\upsilon \tag{9-4}$$

当 $\eta_{D-A} = K_f$ 时，$K_f = \frac{1}{\tau_s^0}$，所以　$\eta_{D-A}^* = \frac{1}{\tau_s^0}$，将上式代入式（9-4），得：

$$R_0^6 = \frac{9000\ln10K^2}{128\pi^5 n^4 N_A} J_\upsilon \tag{9-5}$$

有些 R_0 可从文献中查得，表 9-1 列出 R_0 值。

式（9-3）与式（9-4）之比，可得：

$$\frac{\eta_{D-A}}{\eta_{D-A}^*} = \frac{R_0^6}{R^6} \tag{9-6}$$

$$\eta_{D-A} = \frac{1}{\tau_s^0}\left(\frac{R_0}{R}\right)^6 \tag{9-7}$$

τ_s^0 从实验可以求得，R_0 可以从文献中取得（表 9-1），因而只要测得 η_{D-A}，即可求出 D 和 A 之间的距离 R，具体实验常常不是测量 η_{D-A}，而是测量受体有无接受体（A）时体系

的荧光强度（I_D、I_{DA}）。

设：E 为能量转移效率：

$$E = 1 - \frac{I_{DA}}{I_D} \qquad (9-8)$$

另外：

$$E = \frac{\eta_{D-A}}{K_f + \eta_{D-A}} = \frac{K_f \ (\frac{R_0}{R})^6}{K_f + K_f \ (\frac{R_0}{R})^6} = \frac{(\frac{R_0}{R})^6}{1 + \ (\frac{R_0}{R})^6} = \frac{R_0^6}{R^6 + R_0^6} \qquad (9-9)$$

合并两式即得：

$$1 - \frac{I_{DA}}{I_D} = \frac{R_0^6}{R^6 + R_0^6} \qquad (9-10)$$

式（9-7）经整理得：

$$R^6 = R_0^6 \ \frac{I_{DA}}{I_D - I_{DA}} \qquad (9-11)$$

因此，由实验测得 I_{DA}、I_D 及文献资料查得 R_0 通过式（9-11）便可计算得 R 值。

这种用荧光共振能量转移方法测量二基团之间的距离，称光谱尺（spectroscopic ruler），在受体结构、功能研究中，常用来测量受体、配基之间的距离，配基与受体相互作用过程中的平衡常数以及受体二聚化等问题。

表 9-1　某些特殊的 D 与 A 之间的 R_0 值

Donor	Acceptor	R_0（埃）	Reference
Trptophan	dansyl	8～14	10
Fluorescence	Tetramethylrhodamine	55	16
IAEDANS	fluorescein	46	16
EDANS	DABCyl	33	16
fluorescein	fluorescein	44	16
fluorescein	Qsy-7dye	61	16
Tetramethylrhodamine	Texas Rad	52	16
E_u （K）	XL 665	90	5
Cy5	C5-3	69[a]	13
		83[b]	13

[a]：in solution；[b]：conjugated to a protein

162

第二节　荧光共振能量转移在研究受体结构、功能中的应用

一、测配基、受体结合之间的距离（R）

利用 FRET 方法，测定卵母细胞在生理环境下 NK$_2$ 受体与其七肽配基相互作用时的距离，并提出受体结构的模型。具体做法是用荧光探剂 NBD（nitrobenzoxadiazole）标记在受体的不同位置，用荧光探剂 TMR（tetramethylrhodamine，四甲基罗丹明）标记配基。两探剂分别成为能量转移时的一对供体 D 与接受体 A。由于配基与受体的相互结合，标记在受体上的 NBD 被激发后发射的荧光，共振转移给 TMR（标记在配基上）。荧光光谱表现为激发 NBD（λ_{ex}：476nm）产生的 NBD 的荧光强度（λ_{em}：540nm）部分被淬灭，而 TMR 的荧光强度（λ_{em}：575nm）增强。图 9-3 为 6 张荧光光谱图表示全部实验结果，在荧光光谱图中，D 表示 NK$_2$ 受体的各种突变体不同位置标记 NBD，每张图中 D 的荧光光谱是不同的。每张图中 D-A 表示受体与配基复合物的荧光光谱。NBD 与 TMR 之间的距离 R 可通过测定 I_D，I_{DA} 运用前面所述的式（9-8）计算。6 个不同位置标记 NBD 的 NK$_2$ 受体与配基相互作用后计算出 6 个不同的 R，从图 9-4 的 5 个结果可见，插入第 V 和第 VI 跨膜螺旋区域之间的距离小于 2.5nm，其他的都比 2.5nm 大，所以作者认为在 NK$_2$ 受体的 7 次跨膜螺旋结构模型中，配基与其受体作用的位置，最大可能是插入第 V 和第 VI 跨膜螺旋区域之间。通过受体与配基相互作用二者间距离的研究，不仅肯定了 NK$_2$ 受体的 7 次跨膜螺旋结构的模型，还提出了七肽配基插入第 V、第 VI 螺旋区域之间的可能取向，因而如果另有配基存在，它与受体的结合将妨碍螺旋的堆积，这正是受体发挥功能时所必需的。

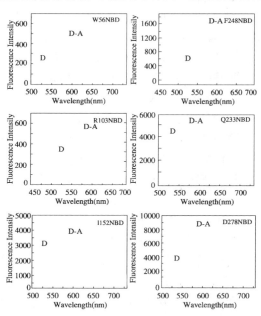

图 9-3　荧光显微镜观察卵母细胞膜上，NK$_2$ 受体的各种突变体与配基之间的能量转移图谱

（引自 Clare Stanford，Roger. Receptor：Structure and function. 2 edit. 2001. p36）

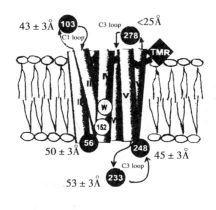

图 9-4　NK$_2$ 与配基相互作用模型

（引自 Clare Stanford，Roger. Receptor：Structure and function. 2 edit. 2001. p37）

163

二、受体二聚化（dimerization）的研究

许多研究证明，受体的二聚化过程是激动剂与受体相互作用时早期发生的事件，也是受体在信息传递过程中机制的一部分。FRET是个精确研究受体二聚化的方法。在应用FRET技术时，激动剂与受体必须都具有荧光性质。有些受体本身因含有发荧光的氨基酸（苯丙氨酸、酪氨酸、色氨酸），因而能发荧光。如果荧光太弱，则可以用荧光探剂进行标记。但由于活细胞标记受体的荧光探剂较少，这也成为FRET技术观察活细胞受体功能的一大障碍。1992年Prasher等克隆了绿色荧光蛋白（green fluorescent protein，GFP）基因，并使其表达。GFP如能与受体蛋白融合，可用分子生物学的方法使GFP定位于活细胞的某一受体蛋白上，而GFP的荧光性质保持不变。近年来还得到了波长红移或蓝移的突变体，即红色荧光蛋白（red fluorescent protein，RFP）和蓝色荧光蛋白（blue fluorescent protein，BFP）。同一细胞中可以同时表达两种荧光蛋白（GFP、RFP），这就大大方便了FRET技术观察活细胞受体功能的应用。

G蛋白偶联受体（G protein-coupled receptor，GPCR）是一个受体大家族，属于国际药理学联合会受体命名和分类委员会（NC－IUPHAR）建议的第二类受体。目前已有上千种G蛋白偶联受体被确认，它们不仅参与神经系统的各类功能活动，而且，其中多达30%是重要的药物靶标。GPCR除了能自身形成同源二聚体外，还能与不同类型的GPCR相互作用形成异源二聚体。这种广泛二聚化特征使GPCR家族具有多项药物靶点的结构基础和药理性质。充分认识受体间的这种相互作用对于新药开发将发挥非常重要的指导性作用。

1. 活细胞浆膜上促性激素释放激素受体（GnRHR）的二聚化：GnRHR是个典型的G蛋白偶联受体，针对活细胞浆膜上的促性激素释放激素受体，同时构建并表达GFP和RFP两种荧光蛋白，二者均嵌入到GnRHR的C末端，它们在浆膜上均以单体monomer形式存在。由于GFP的发射谱与RFP的激发谱存在部分重叠，GFP为donor，RFP为acceptor，如果二者距离<10nm，则可能发生FRET，即GFP吸收的光能可转移到RFP，利用这一原理研究GnRHR的二聚化过程。

具体实验过程如下：GFP和RFP共同表达并定位在GH_3细胞浆膜上。在共聚焦显微镜下可观察到活细胞膜上GFP和RFP各自的荧光。加入激动剂（buserelin）处理，分别记录处理前后RFP与GFP荧光的比值F_R/F_G，结果如图9-5所示。图中最下边的是蓝色荧光蛋白的荧光强度随时间的变化曲线（F_G），中间的是红色荧光蛋白的荧光强度随时间的变化曲线（F_R），最上边的是F_R/F_G比值随时间的变化曲线。如果不加激动剂，只加缓冲液或者加受体的拮抗剂，则比值无此变化。刚加入激动剂时，F_R/F_G约为1，二者荧光强度几乎相

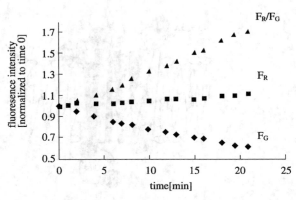

图9-5　GH_3细胞浆膜上的同一区域，F_{RFP}/F_{GFP}在加入buserlin后随时间的变化　GFP用488nm激发（A_r激光器），RFP用568nm（K_r激光器），二者的发射分别记录。GFP从500～550nm，RFP从610～617 nm

（引自 Anda Cornea et al. J Biol Chem, 2001, 276：2153-2158）

164

同，随着时间的推移，比值增加，说明 GFP 的荧光逐渐移到 RFP 上，10min 时 F_R/F_G 比值为 1.3，20min 时 F_R/F_G 比值为 1.7，之后达到稳定值。

以上结果表明，GnRH 激动剂的存在促使细胞浆膜上 GnRH 受体距离靠近，产生了微聚（microaggregation）或二聚化。其他实验室也得到了这一结果，证明了受体二聚化过程是激动剂作用于细胞后信息传递的早期事件和效应器调节机制的一部分。

2. 单分子技术可视化研究受体二聚化：Sako 等采用荧光标记表皮生长因子 EGF（epidermal growth factor，EGF），在全内反射荧光显微镜下可以观察到分布于细胞表面的单分子荧光信号。彩图 9-6 中，箭头所示两个光斑移动并相互靠近，荧光强度增强，表明 EGF 受体形成二聚体。

同时，采用单分子 FRET 技术，将 Cy3，Cy5 分别标记 EGF，当 EGF 二聚体形成时，将发生荧光共振能量转移。研究显示：Cy3-EGF 的荧光强度减弱时，Cy5-EGF 的荧光强度增强，表明了表皮生长因子受体 EGFR 的二聚化（彩图 9-7）。

进一步研究表明，细胞内 Ca^{2+} 响应必须依赖 EGF 受体的二聚化。研究表明：加入 Cy3-EGF 40～60s 内，标志双分子 Cy3-EGF 组分的信号增加，而一个 Cy3-EGF 分子组分的信号减少，提示 EGFR 二聚化的形成；而加入 EGF 1min 后，细胞内 Ca^{2+} 开始增强（图 9-8），这与 EGFR 信号转导发生在二聚化之后的理论相符，为研究 GPCR 激活和二聚化的关系提供了依据。

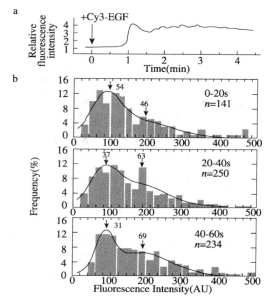

图 9-8　EGF 受体二聚化与细胞内 Ca^{2+} 响应的关系

[引自 Y Sako et al. Nature cell biology，2000，2（3）：168-172]

三、配基与受体平衡结合常数的测定

根据配基与受体的反应动力学平衡结合常数 K_a（equilibrium binding constant）测定的原理如下：

$$K_a = \frac{[RL]}{[R][L]} \tag{9-12}$$

式中，$[RL]$、$[R]$、$[L]$ 分别为结合物、游离受体和配基的浓度，平衡解离常数为 $K_d = \dfrac{1}{K_a}$。

实验时常用配基滴定受体的方法，假设滴定中某一点的结合百分数（r），即：

$$r = \frac{[RL]}{[R_T]} \tag{9-13}$$

$[R_T]$ 为作用前受体的总浓度，设：$[R_T]=[R]+[RL]$，代入上式：

$$r = \frac{[RL]}{[R] + [RL]} \qquad (9-14)$$

$[R]$、$[RL]$ 为滴定过程中某一点的游离受体和结合物的浓度，将式（9-12）分子与分母除 $[R_T]$ 得：

$$K_a = \frac{\dfrac{[RL]}{[R_T]}}{\dfrac{[R]}{[R_T]}\dfrac{[L]}{}} = \frac{r}{[L]\dfrac{[R_T]-[RL]}{[R_T]}} = \frac{r}{[L](1-r)} = \frac{1}{[L]} \times \frac{r}{1-r}$$

从上式移项后可得：

$$\frac{r}{[L]} = K_a(1-r) \qquad (9-15)$$

具体测定 K_a 的方法是：用已知浓度的配基 $[L]$ 滴定已知的浓度的受体 $[R_T]$，二者必须符合 FRET 时的条件。如果其中任意一个无荧光，可以用荧光探剂标记，使之一个成为 FRET 中的供体 D（donor），另一个为接受体 A（acceptor），然后在滴定过程中作结合饱和曲线（图 9-9a），结合达到饱和时 $r=1$，即结合过程中，激发 D 而 A 的荧光不断增强，结合达到饱和时，A 的荧光不再变化。根据结合饱和曲线，可求得滴定过程中任意一点的结合百分数 r 值，并求出相应 r 的每一点的 $[L]$（$[L]=[L_T]-[RL]=[L_T]-r[R_T]$），根据式（9-15），以 $\dfrac{r}{[L]}$ 为纵轴，r 为横轴，作图得到一条直线（图 9-9b），直线的斜率即为 K_a。直线和横轴的交点为受体总浓度。因为 $\dfrac{r}{[L]}=0$，$K_a(1-r)=0$，$1=r$，$1=\dfrac{[RL]}{[R_T]}$，$[RL]=[R_T]$。

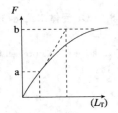

图 9-9a 配基滴定受体图

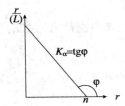

图 9-9b Scatchard 图

下面举例说明求 K_a 的过程：

MCH1 是 T 细胞的组织相容复合物，当细胞有毒性的肽存在时，二者可以形成结合物，它们先结合在内质网上，然后转移到细胞膜上。MCH1 是一个异二聚体（heterodimer），由 H-2K^d 重链（H）和 β2m（β2microglnbulin）组成。在 FRET 实验中 MCH1 是受体，即是荧光的供体 D，配基是流感病毒核蛋白序列中的 9 肽，即由 147～155 位氨基酸残基（TYQRCRALV）组成，它是荧光的接受体 A，它用 dansyl（丹磺酰氯）标记，用 dNP21 表示。具体的实验过程是：过量的 MCH1（β2m，H-2K^d）用 dNP21 平衡滴定，因为 MCH1 异二聚体中含多个色氨酸残基，激发它时，荧光会转移到 dNP21 分子上使 dNP21 分子发荧光，图 9-10a 为 dNP21 的荧光光谱。从图 9-10 可见，滴加的 dNP21 越多，其荧光强度越高。当 dNP21 滴加到一定浓度时，荧光强度不再升高即达到饱和，说明配基、受体结合达到饱和。根据滴定得到的荧光光谱（图 9-10a）作出结合饱和曲线（图 9-10b），再做 Scatchard 图（图 9-10c），从直线斜率可求 K_a。图 9-10b、c 中的曲线 1 即表示不同浓度的 β2m 所得的结果。

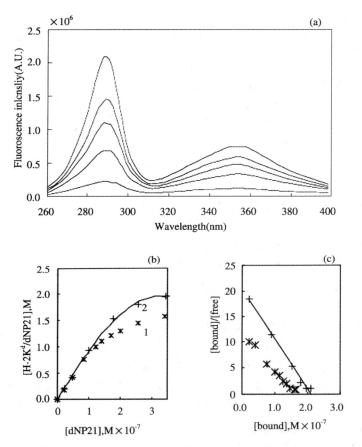

图 9-10　dNP21 的荧光光谱，MCH1 受体结合饱和曲线、Scatchard 图

a：H-2K^d 用 dNP21 滴定时的一组 dansyl 的荧光光谱随 9 肽浓度的变化关系图，

b：结合饱和曲线，c：Scatchard 图。图中曲线 1，β2m = 1μm，曲线 2，β2m = 4μm

（引自 Dmitry M, Gakamsky, et al. Biochemistry, 1996，35：14841）

四、受体与配基结合时受体构象变化的研究

Jongsoon Lee 利用荧光方法求证胰岛素与其受体结合时受体构象的变化。因为胰岛素受体含发荧光的色氨酸，当用 295nm 光激发时，胰岛素受体的荧光峰位为 352.6nm（波数为 28 361cm^{-1}）；当胰岛素受体与胰岛素（不含色氨酸）结合时，胰岛素与其受体的复合物的荧光峰位为 351.2nm（波数为 28 466cm^{-1}）；如果先用 ATP 激活后再加配基，它的荧光峰位为 351.1nm（波数为 28 480cm^{-1}），荧光峰位向短波方向移动，并且荧光强度也都上升（表 9-2）。这些变化说明胰岛素受体中的色氨酸由极性较大的区域向极性较小的区域移动的结果，也就意味着受体的构象发生了变化。ATP 的加入使胰岛素受体自磷酸化加剧，所

以对受体构象变化也产生了一定影响。

表 9-2　胰岛素受体与胰岛素结合时，胰岛素受体内在荧光性质的变化

组别	荧光强度	荧光峰位（cm^{-1}）
胰岛素受体	1.0	28 361
胰岛素受体-胰岛素	1.35±0.017	28 466
胰岛素受体-胰岛素＋ATP	1.09±0.01	28 480

化合物分子荧光各向异性变化可以作为研究分子构象变化的指标。荧光各向异性表示荧光分子在荧光寿命时间内作转动运动的一个参数。荧光各向异性值升高，表示分子不容易运动，荧光各向异性值降低，表示分子容易运动。Jongsoun Lee 等研究了胰岛素与胰岛素受体配基结合前后胰岛素受体复合物荧光各向异性（anisotropy，A）的变化。他们的研究结果显示，胰岛素与胰岛素受体配基结合后受体的荧光各向异性值明显增加（图 9-11），这表明随着胰岛素加入的增加，它深深埋入到受体分子内部，受体发荧光的色氨酸残基转动运动受阻，因此，可以说明胰岛素受体分子的构象发生了变化。

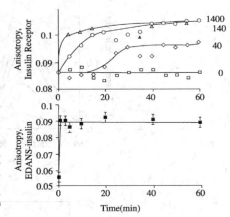

图 9-11　胰岛素与其受体结合时各向异性值变化

（引自 Jongsoun Lee et al. Biochemistry, 1997，36：2701-2708）

图中 △○◇□ 分别代表胰岛素浓度（nmol/L）1400，140，40 和 0（λ_{ex} = 280nm），胰岛素受体的浓度为 140nmol/L。上图表示标记了 EDANS 的胰岛素与受体结合时各向异性值变化的时间曲线，下图表示 EDANS-胰岛素浓度为 196nmol/L 加入到受体浓度为 96nmol/L 时，各向异性值的时间变化曲线。从图可知一个受体分子与一个配基分子即可饱和结合，即使配基浓度超过 10 倍，其各向异性值变化也与前者相同。

除以上所述外，他们还用 FRET 方法研究了胰岛素与其受体之间的结合距离。

首先，以 EDANS-胰岛素作为 FRET 中的接受体（A），胰岛素受体为供给体（D），测量在 λ_{ex} = 280nm、λ_{em} = 340nm 的条件下进行，结果在激发胰岛素受体时，EDANS-胰岛素的荧光强度升高两倍，表明二者转移率很高，并说明这时受体的荧光部分移向了配基，也说明表 9-2 所示的受体内在荧光的变化是由于色氨酸残基移向了配基的结合位置。

其次，他们将胰岛素分别用 EDANS 标记（EDANS-insulin）和 DABCyl 标记（DABCyl-insulin）。二者是 FRET 中的一对。已知 R_0=3.3nm，实验时加等摩尔浓度和不同数量的两种胰岛素到受体中，对比加一种与两种标记的胰岛素时的荧光强度，发现受体上的两种标记的胰岛素的量各占一半。FRET 研究发现其转移效率几乎相当于完全转移，计算出二者之间的距离为 2nm。

（洪远凯　聂松青）

参 考 文 献

1. Rund Hovius, Pascal vallotton, Thorsten wohlernd, et al. Review. Fluorescence techniques: Shedding light on ligand-receptor interactions. Tips, 2000, 21: 272.

2. Clare Stanford, Roger. Receptors: Structure and function. 2 edition. Oxford: Oxford University Press, 2001, 36-37.

3. Anda Cornea, Jo Ann Janovick, Guadalupe Maya-Nunez, et al. Michael Conn: Gonadotropin-releasing hormore receptor microaggregation. J Biol Chem, 2001, 276: 2153-2158.

4. Dmitry M Gakamsky, Pamela J BjorKman, Israel pecht. Peptide interaction with a class major histocompatibility complex-encoded molecular: allosteric control of the ternary complex stability. Biochemistry, 1996, 35: 14841-14848.

5. 周炜, 曾绍祥, 张智红, 等. 基于 GFP 的 FRET 应用. 生命科学 (Chinese Bulletin of Life Science), 2002, 14: 56-58.

6. 林克椿. 生物物理技术 (波谱技术及其在生物学中的应用). 北京: 高等教育出版社, 1989.

7. Jongsoun Lee, Paul F Plich, Steven E Shhoelson, et al. Conformational changes of the insulin receptor upon Insulin binding and activation as monitored by fluoresence spectroscopy. Biochemistry, 1997, 36: 2701-2708.

8. Foord SM, Bonner TI, Neubig RR, et al. International Union of Pharmacology. XLVI. G protein-coupled receptor list. Pharmacol Rev, 2005, 57 (2): 279-288.

9. Y Sako, S Minoghchi, T Yanagida. Single-molecule imaging of EGFR signalling on the surface of living cells. Nature cell biology, 2000, 2 (3): 168-172.

第十章 激光扫描共焦显微镜在受体研究中的应用

光学显微镜和电镜在生物学研究中对于分析细胞的结构、生理功能起着至关重要的作用。生物学家借助光学显微镜可以对固定的组织、细胞或活细胞内用荧光探针或荧光抗体所标记的特定成分，如蛋白、核酸、基因表达等进行定位。但是在传统显微镜下研究的大多数生物样品的结构是非常复杂和高度重叠的，这类结构在光镜下的成像错综复杂、难以解释。特别是在荧光显微镜中，当荧光探针标记的或自发荧光的结构非常密集和重叠时，荧光显微镜的清晰度会受到严重影响。而电子显微镜对细胞的超微结构提供了极高的分辨率，但在样品的制备过程中，如在样品的固定、切片时必定会损伤样品，造成某些假象。无论是传统的光镜和电镜都提供的是二维图像，从连续的切片中也很难实现三维结构的重组。正因为这些现有的手段存在着某种缺陷，推动了新的光学设备的诞生，即激光扫描共焦显微镜（confocal laser scanning microscopy，CLSM）系统。它集激光技术、电子技术、光学设计及计算机于一体，它的优势为具有更高的分辨率、更大的反差、更大的清晰度，可实现无损伤连续的光学切片和真实三维结构的再现。激光扫描共焦显微镜除可以对细胞内被标记物定位之外，还可以进行定量，并能够实时跟踪记录细胞生理信号（膜电位、pH、离子浓度等）的变化。

在共焦显微镜三维成像发展之前，关于离子的转运和定位提出了很多问题，但都不能得到很好的解决，这是因为缺少相应的技术手段不能在 3D 水平观察染料的分布。近来，共焦显微镜的发展和使用加之高性能的硬件和软件配合，使科学家克服了以往传统显微成像的极限。过去，共焦显微镜数量非常有限，而现在，国外大多数分子和细胞生物学、药理、生物物理、生物化学等实验室和国内很多大学和研究所都装备了这一高科技的工具，国内共焦显微镜的数量已发展到近 200 台。同时研发新荧光探针工业的发展大力支持了共焦显微镜需求的增长。然而，为了优化这一技术，使用者需要了解共焦显微镜的基本方法及其缺陷。下面各章节讨论了共焦显微镜的原理、样品的制备、荧光探针的标记、仪器参数的设置以及测量的步骤和技术的局限性等。

第一节 激光扫描共焦显微镜的原理

传统的荧光显微镜是采用很宽的照明光束照射在整个样品上，样品整个厚度被同时连续照明，样品的焦平面以及焦平面以外的结构共同成像，造成图像的模糊。这种现象使用高倍物镜时会更明显，调节聚焦旋钮时除焦平面的结构会成清晰图像外，非焦平面的结构同时成像，即整个厚度的样品在目镜中同时成像，但是有些结构清晰、有些结构模糊，这使目镜中的整个图像清晰度下降。当样品比较厚时，这种现象尤其突出。而激光扫描共焦显微镜解决了这个问题。样品只被一个具有精密几何形状的光点照射（图 10 - 1），焦平面上只有被照射到的特定点所发射的荧光通过一个针孔到达检测器，这个针孔称为探测针孔。计算机以像点的方式将成像点显示在屏幕上，为了产生一幅完整的图像，该照射点由光路中的扫描系统在整个样品上扫描，在显示器上达到产生一幅完整图像的目的，这幅图像即为焦平面的共焦图像。共焦显微镜之所以只检测到焦平面上被照射的点所发射的光，是由于采用了点照明和点探测，而点照明和点探测是由放置在光源前的照明针孔和放置在检测器前的探测针孔实现的。由照明针孔发射出的光聚焦在物体焦平面的某个点上，该点所发射的荧光成像在探测针孔上，该点以外的任何发射荧光均被该针孔阻挡，所以照明针孔与探测针孔对被照射点或被探测点来说是共轭的（图 10 - 1），也就是说照明针孔和探测针孔具有共同的焦平面，这就是激光扫描共焦显微镜系统中共焦的真正含义。由上所述，我们知道在显示器上所成的像即为该焦平面的共焦图像。只要载物台沿着 Z 轴上下移动，将样品新的一个层面移到照明针孔和探测针孔的共同焦面上，样品的这个新层面又成像在显示器上，随着 Z 轴的不断移动，就可得到样品不同层面连续的光切图像，我们将从共焦显微镜系统获得的连续光切图像比喻为"显微 CT"。从这些连续的光切图像，可得到样品真实的三维结构。

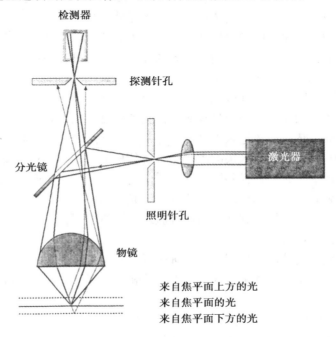

图 10 - 1　共焦显微镜的光路原理示意图

激光器发出的照明光束通过照明针孔、光束分光镜和物镜到达样品的焦平面。光线
具有穿透力，焦平面之上的结构和焦平面之下的结构均被照射，实际上，被照射的
结构均会发射出荧光，通过光路到达检测器，但焦平面上被照射点之外结构所发射
的荧光均被检测器之前的针孔所阻挡，实现真正的点照明和点探测

　　显微镜的分辨率取决于照射光的波长（λ）和所用物镜的数值孔径（NA）。传统光学显微镜 xy 方向的分辨率 $Rxy=0.61\lambda/NA$，激光扫描共焦显微镜 xy 方向的分辨率 $Rxy=0.4\lambda/NA$。激光扫描共焦显微镜是传统光学显微镜的分辨率的 1.5 倍，但激光扫描共焦显微镜的分辨率仍处在光学显微镜的水平上。

第二节 激光扫描共焦显微镜的功能

激光扫描共焦显微镜的结构原理加之强大的软件和硬件的组合决定了它具备多种功能，已成为生物医学研究的重要手段。激光扫描共焦显微镜的功能主要分为两大类，即图像静态采集和动态扫描，现将其具体功能概括如下：

一、图像静态采集

（一）多荧光探针标记样品的图像采集

由于激光扫描共焦显微镜可同时具备 3～5 个荧光通道、1 个透射光通道，以及多谱线激光，可同时对组织或细胞内标记两种以上荧光探针的结构进行图像采集，即所谓多色荧光图像的采集，各种荧光探针的颜色用计算机伪彩色实现，计算机可把各通道采集的单标记的图像合成为一幅彩色图像并可以和透射光图像叠加显示，可达到对多种被标记物同时定位的目的，从而可对被标记结构之间的相互定位关系进行研究。

（二）无损伤连续光学切片图像的采集——显微"CT"

激光扫描共焦显微镜扫描头内具有照明针孔和探测针孔，只有焦平面上的发射光能进入探测针孔，并由光电记录装置记录下来，而焦平面以外的光线被探测针孔所遮挡，不能进入记录装置，因此共焦显微镜所采集的图像为很薄的焦平面光学切片的图像，通过计算机控制载物台或物镜的上下位置，使样品的每一个层面进入共焦平面，而实现连续光学切片图像的采集。在激光照射强度适当的情况下，这种连续光学切片对样品是没有物理和化学损伤的或损伤很小，因此共焦显微镜尤其适合活体细胞或活体组织观察。

（三）真正的三维重建

当共焦显微镜将连续的光切图像采集进来后，同样借助计算机软件功能可以将连续的光学切片图像进行三维重组，并进行任意角度的旋转，可以使我们从各种角度观察样品真实的三维结构。

（四）可沿 z 轴（xy 面）和 y 轴（xz 面）方向进行光切

激光扫描共焦显微镜系统除可以沿着 z 轴方向进行连续的光学切片以外，还可以沿着 y 轴方向进行连续的光学切片，例如：共焦显微镜所采集的对象为成熟的红细胞，成熟红细胞无核，其结构为双凹形圆盘，若以双凹形圆盘结构位于载物台上，共焦显微镜对其沿着 z 轴方向的连续光切图像将是一系列空心的、实心的圆盘，接下来又是空心的圆盘。而沿着 y 轴方向的连续光切图像将是一系列哑铃形结构的图像。

（五）定量分析

根据 Boehm 原理（1861），荧光分子吸收特定波长的光或者说被特定波长的光激发后，其发射荧光的强度可由下面的公式表示：

$$I = I_0 Q \ (1-10-kcd) = I_0 Q \ (1-1/10^{kcd})$$

I_0：激发光强度；I：发射光强度；Q：荧光量子产率，对于特定荧光物质，该值为常数。Q 值越高，荧光物质所发射的荧光越亮，并越不易发生光漂白，如 Alex fluo 488 的 Q 值高于 FITC 的 Q 值，Alex fluo 488 发射的荧光比 FITC 亮，且光稳定性更好，不易发生光漂白。

荧光探针所发射荧光强度与荧光探针浓度的关系可由图 10 - 2 曲线来表示，当 c 较小时，I∞C。若用计算机采集荧光图像，图像的灰度级可直接代表荧光强度。

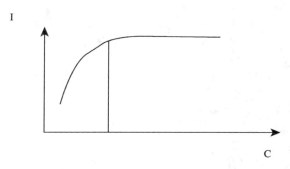

图 10 - 2　荧光探针发射荧光强度 I 和荧光探针浓度 C 的关系曲线图

由于多数荧光探针对被标记物的标记为特异性标记，被标记物的含量少，所结合的荧光分子数目少，荧光强度也相应低；反之，被标记物的含量多，所结合的荧光分子数目多，荧光强度也相应高，所以荧光探针的亮度即荧光强度可反映被标记物相对含量的多少，如免疫荧光标记，胞内游离钙、pH 的标记等。系统对荧光图像采集后，计算机软件可测量图像的荧光强度，即可对获取的二维图像进行被标记物相对含量的定量。

二、图像的动态采集

（一）xyt、xyzt 和 xt 扫描（细胞内离子动态变化）

所谓图像的动态采集通常是指共焦显微镜系统沿着时间轴对活体细胞和活体组织内被标记物变化的动态跟踪。如 xyt 扫描是指固定样品的一个平面，按照所设定的时间间隔采集图像，从而给出活组织或活细胞内被标记物随时间的动态变化，如：可捕获细胞内 Ca^{2+}、K^+、Na^+ 等离子浓度的动态变化，被标记物浓度的变化也是通过荧光强度的变化而给出的，计算机可以绘出时间-荧光强度曲线，因此共焦显微镜可定量、定时记录被标记离子浓度的变化，但往往被标记离子浓度的变化是发生在整个三维结构内的，而不仅仅是某一固定平面内的变化，因此共焦显微镜系统还可以在沿着 z 轴进行连续光学切片的同时按照所设定的时间间隔采集图像，即 xyzt 扫描，从而给出被标记离子在整个三维空间内沿时间轴的动态变化。

激光扫描共焦显微镜有点扫描、狭缝扫描和转盘式扫描 3 种类型，现国内市场的激光扫描共焦显微镜主要为点扫描系统，这类系统的特点是图像清晰，但扫描速度慢。如果一幅图像由 512 条扫描线组成，而一条扫描线又由 512 个采样点组成，则一幅图像将由 512×512 个像点组成，意味着共焦显微镜系统需采样 512×512 个点才能完成一幅图像的采集。因此，组成一幅图像的像点数越多，采集一幅图像的时间将越长（慢）；反之，组成一幅图像的像点数越少，采集一幅图像的时间也越短（快）。所谓 xt 扫描即在 x 方向只扫描一条线，即只采集 512 个点，这样在大幅度失去空间分辨率的同时，大大提高了时间分辨率，因而 xt 可以采集活体细胞内非常快速变化的信号，如胞内钙火花等。xt 扫描也叫线扫描（图 10 - 3）。

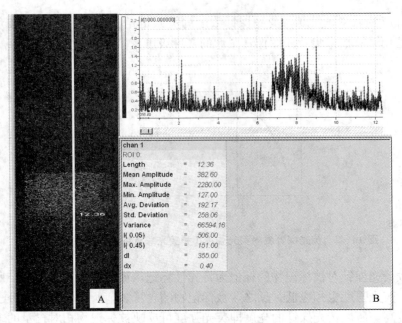

图 10-3　A：为培养新生大鼠心肌细胞 Fluo-3 标记的 Ca²⁺ 变化的线扫描图像
B：为 Fluo-3 荧光强度变化-时间曲线

（二）旋转扫描

旋转扫描主要用于线扫描。如前所述，线扫描时，只沿 x 方向扫描一条线，已经丢失了很多空间信息，如果这时被扫描的细胞长轴与 x 方向不一致，将更进一步丢失空间信息。为此，需进行旋转扫描，旋转扫描即可以使扫描方向旋转到与细胞长轴一致，然后沿细胞长轴方向进行扫描。

（三）感兴趣区域扫描

一般情况下，激光扫描共焦显微镜系统扫描的区域形状通常是固定的方形或长方形，如果 x 方向和 y 方向的采样点数相同，如：512×512，256×256，128×128，则扫描区域的形状为方形。如果 x 方向和 y 方向的采样点数不同，如：512×64，则扫描区域的形状为长方形。而感兴趣区域扫描是使用者可以根据实际情况，用鼠标勾画任意形状感兴趣的区域进行扫描。感兴趣区域扫描还可以用于荧光漂白恢复测量时淬灭区域的选择。

（四）荧光漂白恢复（fluorescence recovery after photobleaching，FRAP）

激光扫描共焦显微镜系统的软件通常具备荧光漂白恢复测量的功能。所谓的荧光漂白恢复是指某一区域荧光分子一旦被强光（即激光）照射后，荧光分子的化学结构被破坏，不再发荧光，即发生光漂白，但被照射区域随着周围荧光分子不断运动到此处而荧光逐渐恢复。因此，荧光漂白恢复的多少（荧光漂白恢复率）及荧光漂白恢复的快慢（荧光漂白恢复速率）可以代表分子的运动速度。完成这一过程的测量也需要时间序列扫描。程序设定首先要记录样品被漂白（淬灭）前的图像和荧光强度，然后选定要被漂白的区域，设定所选用激光的波长和强度以及照射被漂白区域的时间。程序会按照所设定的条件将所选定的区域进行光漂白，然后按照所设定的时间间隔采集图像并记录荧光强度。计算机将描绘出一条时间-荧光强度曲线（图 10-4）。通过这条曲线即可计算出荧光漂白恢复百分率和恢复的速率。这一技术通常用于细胞间通讯、细胞膜侧向扩散及细胞内分子的运动等研究。

174

（五）荧光能量共振转移（FRET）

所谓荧光能量转移即能量从荧光分子的一个部位向另一个部位的传递，或能量从一个荧光分子向另一个荧光分子的传递。能量的提供者叫能量供体，能量的接受者叫能量受体。而能量共振转移是指将分子可以看作为正负电荷分离的一个偶极子，受激发以一定的频率振动，如果其附近有一个振动频率相同的另一分子存在，则通过这两个分子之间的偶极-偶极相互作用，能量以非辐射方式从前者转移到后者，这种能量转移称为共振转移。荧光能量共振转移发生的条件为：①有两个荧光分子存在，荧光分子1（FL1）为供体，荧光分子2（FL2）为受体。②荧光分子1的发射波长与荧光分子2的激发波长重合。③荧光分子1与荧光分子2之间的距离为2～7nm。

因此，荧光能量共振转移可用于研究两个受体之间的相互作用、受体与配基之间的相互作用及受体分子构象的改变，如受体的二聚化等。以往，研究蛋白质分子之间相互作用的手段很多，但通常这些方法都是将蛋白质分离出来在离体情况下进行的，而共焦显微镜提供了一种在细胞原位进行分子之间相互作用的检测手段。

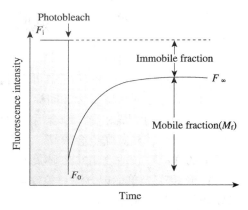

图 10-4　荧光漂白恢复时间-荧光强度曲线示意图

F_i 为光漂白区域光漂白前的荧光强度，F_0 为光漂白区域光漂白后的荧光强度，F_∞ 为光漂白后荧光恢复为稳定值时刻的荧光强度

第三节　激光扫描共焦显微镜在受体研究中的应用

激光扫描共焦显微镜的功能决定了其在生物医学中的应用及独特的地位，它能对完整的活细胞和组织或固定的细胞和组织内各种结构进行定性、定量、定时和定位的测量。如果我们研究的对象是受体，借助标记了荧光素的配基与受体的结合，可以用共焦显微镜研究受体在细胞内的三维分布。共焦显微镜尤其适用于活细胞的研究，因此它是我们研究活细胞受体功能的一种重要手段。荧光探针的发展对激光扫描共焦显微镜在受体研究应用中的发展起到了重要的推动作用，如一些已商业化的荧光探针，可以直接标记活细胞的受体，还可以直接标记活细胞内游离钙离子、钠离子等，其荧光强度的改变可反映被标记离子浓度的变化，有些荧光探针还可以反映活细胞内 pH 的变化、细胞膜或线粒体膜电位的变化。我们可以通过检测活细胞在受体激动剂或拮抗剂作用下导致的这些功能性指标的变化而进行受体功能的研究。美国分子探针公司（已被美国 Invitrogen 公司合并）还为我们提供了标记活细胞内细胞器的荧光探针，使我们可以把结构和功能结合起来进行研究，如除了可以检测细胞内总的游离钙以外，将某一细胞器标记定位后，还可以检测该细胞器内的游离钙浓度。绿色荧光蛋白的发展，使共焦显微镜在受体研究中的应用更上了一个台阶。现将共焦显微镜在生物医学中的应用概括总结如下：

一、定位、定量

受体本身既可以是蛋白质、多肽，也可以是糖蛋白或糖脂。受体可以用其激动剂或拮抗剂来标记，即配基荧光复合物来标记。蛋白类受体还可以用抗体来标记，即用免疫荧光方法进行标记。

（一）免疫荧光标记

在受体定位、定量的研究中可以用受体蛋白特定部位的抗体进行标记，即免疫荧光标记，标记的方法通常有直标和间标。直标是指受体的一抗直接带上荧光素对受体进行标记；间标是指受体的一抗和受体结合后，再用带荧光素抗一抗的二抗来进行标记。间标有信号放大作用，但非特异荧光也会较高。如果受体蛋白表达量较低，可采用间标法来进行标记，并且间标的样品也较适合用共焦显微镜来采集图像。

1. 免疫荧光单标记方法：免疫荧光单标记是指只标记一种蛋白质分子，方法比较简单，只要按照染色步骤去做，通常不存在太多的问题，但要注意固定液的选择，固定液选择的合适与否可能会直接影响染色结果。具体染色方法如下：

（1）所需材料与试剂

①培养在盖玻片或 glass－bottom 培养皿中（MatTek 公司）融合程度达到 70％～80％的细胞。

②一抗、二抗＋荧光素（FITC 或 TRITC）。

③4％多聚甲醛固定液。

④封闭液。

⑤0.01mol/L PBS 缓冲液。

（2）染色方法

①取出培养有细胞的盖玻片或 glass-bottom 培养皿，PBS 洗 2～3 遍。

②加入 0.3％的 Triton X－100，37℃，30min。

③加入 4％多聚甲醛室温固定 30min。

④正常羊血清封闭 30min。

⑤加入一抗，37℃孵育 1h 或 4℃过夜。

⑥0.3％ Triton X－100 洗 5min；PBS（0.01mol/L）洗 5min；0.3％ Triton X－100 洗 5min；PBS（0.01mol/L）洗 5min。

⑦加入二抗＋FITC 或二抗＋TRITC，37℃，孵育 1h。

⑧0.3％ Triton X－100 洗 5min，PBS（0.01mol/L）洗 5min；0.3％ Triton X－100 洗 5min，PBS（0.01mol/L）洗 5min，用滤纸吸干。

⑨90％甘油 PBS 封片。

2. 免疫荧光双标记方法：免疫荧光的双标记是指同时标记细胞内两种蛋白质分子，方法稍微复杂一些。首先应注意两种二抗所带荧光素的发射光不应重叠且尽量远离，通常可以选择 FITC 和 TRITC、Alex fluo 488 和 TRITC、FITC 和 Cy5 或 Cy3 和 Cy5 等来组合，还要避免抗体之间种属的交叉。染色时，通常情况下，两种一抗可以同时孵育，然后同时孵育两种二抗，但当染色结果一种颜色非常弱，而另一种颜色比较强时，应考虑先孵育颜色较弱的一抗且延长孵育时间。其他步骤同免疫荧光单标记。由于 FITC 的荧光量子产率不是很高，还很容易发生光漂白，所以建议选用 Alex 系列和 Cy3 等新一代荧光素。

（二）配基荧光复合物

现已有很多商品化的配基荧光复合物用来直接标记固定细胞或活细胞受体，这类荧光标记物主要有下列三大类：

1. 研究受体调节内吞作用的一类配基荧光复合物

（1）低密度脂蛋白荧光共轭复合物（DiI LDL、BODIPY FL LDL），用来标记低密度脂蛋白受体。

（2）表皮生长因子荧光共轭复合物（Alex Flour 488 EGF、Oregon Green 514 EGF），标记表皮生长因子受体。

（3）转铁蛋白荧光复合物（Alex Flour 488 Transferrin、BODIPY FL Transferrin）等，标记转铁蛋白受体。

2. 标记神经递质受体的配基荧光复合物

（1）标记烟碱乙酰胆碱受体的金环蛇毒素荧光复合物（Alex Fluor 488 α - bungarotoxin、Oregon Green 514 α - bungarotoxin）。

（2）M1AchR 拮抗剂硝酸甘油的荧光复合物（BODIPY FL pirenzenpin），标记 M1AchR。

（3）β肾上腺素受体拮抗剂 CGP12177 的荧光复合物（BODIPY TMR CGP 12177），标记β肾上腺素受体。

（4）α_1 肾上腺素受体拮抗剂派唑嗪的荧光复合物（BODIPY FL prazosin），标记 α_1 肾上腺素受体。

3. 标记离子通道的配基荧光复合物

（1）L 型钙通道阻断剂二氢嘧啶和维拉帕米（异搏定）的荧光复合物（DM-BODIPY-dihydropyridine 和 BODIPY FL Verapamil），标记 L 型钙通道。

（2）标记胞内 IP3 受体的肝素荧光复合物（fluorescein-labeled heparin）。

（3）标记胞内 ryanodin 受体的 rynodine 荧光复合物（BODIPY® FL - X ryanodine，BODIPY® TR - X ryanodine）（彩图 10 - 5）。

（三）荧光蛋白的示踪

最早使用的荧光蛋白是绿色荧光蛋白 GFP，GFP 是在 20 世纪 60 年代发现的，Shimomura 等首先从水母中分离出一种水母发光蛋白（aequoren），该蛋白与钙和肠腔素结合后可产生蓝色荧光。然而从水母整体内提取的颗粒都呈绿色，后经证实在水母体内还存在另外一种发光蛋白即绿色荧光蛋白 GFP。经研究表明，在水母体内 Ca^{2+} 和肠腔素与水母发光蛋白结合后，水母发光蛋白产生蓝色荧光，GFP 在蓝光的激发下，产生绿色荧光。目前通过对 GFP 改建，已有多种发射不同颜色荧光的荧光蛋白，如：BFP（blue）、YFP（yellow）、CFP（cyan）等。另外，不久前克隆出来的红色荧光蛋白来自印度洋海葵的 *Discosoma striata*，所以称为 D. s. RFP，又称 D. s. Red。BFP 融合蛋白和 GFP 融合蛋白，或 GFP 融合蛋白和 RFP 融合蛋白可以双转染细胞，进行多色荧光蛋白的定位。

将外源基因与 GFP DNA 相连，GFP 可作为外源基因的报告基因实时监测外源基因的表达。荧光蛋白的出现是一种技术上的革命，它将复杂的生化过程与活细胞内的蛋白功能连接在一起，可以在活细胞中实时跟踪受体蛋白的分布。它的主要应用为：①对活细胞中的蛋白质进行准确定位及动态观察，如：可实时原位跟踪受体蛋白在细胞生长、分裂、分化过程中的时空表达。②GFP 基因与分泌蛋白基因连接后转染细胞，可动态观察该分泌蛋白分泌到细胞外的过程。③荧光蛋白可用于在 FRET 测量中研究蛋白与蛋白之间的相互作用。④荧光蛋白作为生物传感器，可用来描述信号传导，如 PKC 激活后，从胞浆到质膜的转位。⑤GFP 基因与定位于某一细胞器特殊蛋白基因连接后转染，就能显示活细胞中细胞核、内质网、高尔基体、线粒体等细胞器的结构及病理过程。⑥可用于双标记或三标记。

上述荧光蛋白的应用全部可以借助激光扫描共焦显微镜来实现。

（四）受体三维空间分布的定位

激光扫描共焦显微镜重要的优势之一就是可以进行无损伤的连续光学切片，可以给出被标记的受体在整个细胞内的空间分布，如可以确定受体主要分布在细胞膜表面、胞浆内还是核膜上，通常为了确定受体是分布在胞浆内还是胞核内，可以进行核定位染色；或为了确定受体是否定位在某细胞器而进行细胞器定位染色。细胞器可以用细胞器特定蛋白的抗体标记，进行免疫荧光染色；如果是用荧光蛋白示踪活细胞受体蛋白，也可以选用活细胞细胞器的荧光染料进行细胞器定位染色。

（五）定位、定量的其他应用

使用 Annexin V - FITC 和 PI、TUNNEL、Hochest 等方法标记的细胞凋亡、荧光原位杂交和单细胞凝胶电泳的样品均适合用共焦显微镜来采集图像。样本具体制备方法不在此介绍，请参阅相关书籍和文献。

（六）样品制备注意事项

1. 在进行免疫荧光标记时，如样品的来源为组织应采用冰冻切片。

2. 样品制备应满足一般荧光显微镜观察的要求。

3. 尽量去除非特异性荧光信号。

4. 为了不将细胞压扁，盖玻片与载片之间介质多用甘油：PBS 混合液（9∶1）封片，甘油还有抗荧光淬灭的作用。

5. 用指甲油将盖玻片四周封片，注意避免将细胞压扁。

6. 为防止荧光淬灭，可在介质中加入抗氧化剂 DABCO（100mg/1ml），室温，密封可保存 6 个月，或 p - phenylenediamine（100mg/1ml），－20℃，保存 2～3 周。

（七）样品观察的一般步骤

1. 根据荧光探针的激发波长和发射波长，选择合适的激发波长、分光镜滤片和发射滤片。

2. 确定扫描方式：xyz 或 xzy。

3. 确定扫描密度：128×128，256×256，512×512，1024×1024。

4. 选取物镜的倍数及电子放大倍数，这两个条件确定之后，扫描范围（大小）即被确定。

5. 根据样品的制备质量选择合适的针孔大小，若针孔的大小以 Ariy Disk 为单位，通常将针孔设为 1，如果样品的荧光标记非常弱，可以适当将针孔调大。

6. 确定光切厚度，对样品锁定光切起始（beginning）位置和结束（end）位置。

7. 给出光切的层数或光切步距及取图平均次数（采集图像时采用平均法的目的是去除随机的噪声信号，平均次数越多，信噪比越好）。

（八）与成像质量相关的五要素

1. 激光功率的大小：通常激光功率越大，图像的信噪比越好，但样品荧光越容易被淬灭。所以激光功率通常要尽可能的小。

2. 探测针孔的大小：探测针孔越大，进入光检测器的信号（发射荧光）越多，信噪比越好，但样品的成像厚度也越厚，图像分辨率下降。如果要进行被标记物的精细定位，探测针孔应尽可能小。通常探测针孔设置为 1（Airy Disk），但当荧光信号非常弱时，可适当增大探测针孔。要想提高图像质量，还可以同时增加取图的平均次数。

3. 扫描速度的大小：扫描速度越慢，图像信噪比越好，但也越容易发生光漂白。通常选择仪器的标准扫描速度即可。

4. 光电倍增管增益的大小：光电倍增管增益越大，信号越强，但过大，信噪比变差。当荧光信号较弱时，适当增大光电倍增管增益，并增加取图的累计平均次数。

5. 物镜的选择：可以说物镜是成像质量的关键要素之一，荧光进入物镜的通透量的多少与物镜的光透射率有关，而物镜的光透射率与数值孔径（NA）的平方成正比，与物镜的放大倍数的平方成反比。因此，应尽量选择高数值孔径的物镜，即通常应选择油镜或水镜。

＊定位与定量测量应注意的问题

定位：

1. 可以根据样品的实际情况，调整获取图像的参数（Pinhole、PMT、offset、laser、检测波长范围）。以获取真实、清晰漂亮的照片为目的。

2. 根据实际情况选择针孔的大小，一般情况下应尽可能小，如上所述，通常探测针孔设置为 1（Airy Disk）。

3. 确认共定位时要取两个通道荧光相互干扰（crosstalk）的对照图像，并采用补偿或顺序扫描的方法排除干扰。

4. 排除自发荧光、非特异性标记的影响，避免获取假阳性信号图像。

定量（静态）：

1. 仪器的各个条件必须一致（pinhole、PMT、offset、laser、检测波长范围）。

2. 必须用原始图像进行定量测量（不能用三维叠加图定量）。

3. 针孔适当大一些。

4. 尽可能采用两种荧光强度的比值或两个不同位置的荧光强度比值。

5. 无法用比值进行计算时，每次检测都必须有对照组。不同次的检测，对照组要一致。

二、细胞内离子变化测量

在外界药物刺激下，测量活细胞内离子的动态变化，如 K^+、Na^+、Ca^{2+}、Mg^{2+} 等离子浓度的变化，或在受体调节的信号传导中，受体及离子通道等功能变化。在激光共焦显微镜问世以前，离子的动态测量可以由荧光分光光度计来完成，但其只能给出浓度与时间的关系，而无空间分辨率。共焦显微镜除了能给出被标记物浓度与时间关系的曲线外，还能准确地、实时地采集被标记物的分布和强度的二维图像，从而给出被标记物在给药的情况下其空间分布随时间变化的时空信息。如果共焦显微镜获取图像的速度足够快，能捕捉被标记物的瞬间变化，这一优势将更加突出。下面介绍一些标记 Ca^{2+}、Na^+、pH、膜电位常用的荧光探针和标记细胞器的探针和染色方法，以及胞内离子浓度定量的测量方法。

（一）胞内标记物的选择和特点（表 10 - 1）

1. Ca^{2+} 的探针：在 Molecular Probes 产品目录中，我们可以查阅到标记胞内游离 Ca^{2+} 的很多荧光探针，Fluo - 3、Fura Red、Calcium Green - 1 和 Calcium Orange 等，这类探针多为 Ca^{2+} 螯合剂，不与 Ca^{2+} 结合时不发荧光，通常也不能进入细胞膜，只有与乙酰甲酯（AM）相连方可进入细胞内。与葡聚糖（dextran）或 K^+ 相连的 Ca^{2+} 探针不能被动进入细胞内，需用显微注射的方法进行负载。与 AM 相连的 Ca^{2+} 探针，进入细胞后 AM 被胞内酯酶水解并与胞内游离钙结合后发出荧光。K_d 值为与 Ca^{2+} 结合的解离常数，Ca^{2+} 荧光探针检测 Ca^{2+} 浓度的范围通常在 $0.1 \times K_d \sim 10 \times K_d$，$K_d$ 和很多因素有关，如 pH、Mg^{2+}、与蛋白的结合、温度等。细胞内生理 Ca^{2+} 浓度值为 $10\sim100nmol/L$，病理情况下细胞内 Ca^{2+} 超载浓度值通常为基础 Ca^{2+} 浓度的 10 倍左右。

表 10-1　荧光探针特性表及 CLSM 光学参数的设置

荧光探针	应　用	最大激发波长 (nm)	最大发射波长 (nm)	氩离子紫外激光 (nm)	氩离子激光 (nm)	氦氖绿激光 (nm)	检测波长1 (nm)	检测波长2 (nm)
Fluo-3 AM	Ca^{2+} 指示剂	464	526	None	488	None	>510	None
Fura Red AM	Ca^{2+} 指示剂	458	600	None	488	None	>530	None
Calcium Green 1 AM	Ca^{2+} 指示剂			None				
Calcium Orange AM	Ca^{2+} 指示剂	550	567	None	None	543	>570	None
Indo 1 AM	Ca^{2+} 指示剂	360	Dual 420/480	361	None	None	410~460	>470
Sodium Green	Na^+ 指示剂	507	532	None	488	None	>520	None
Amiloride	Na^+/H^+ 泵	488	520	None	488	None	>510	None
SNARF-1 AM	pH 指示剂	488~530	Dual 587/636	None	488	None	530~610	>620
DiOC6（3）	内质网指示剂	484	501	None	488	None	>500	None
Mito Fluor Green	线粒体指示剂	490	516	None	488	None	>510	None
BODIPY FL C5-ceramine	高尔基体染料	505	511	None	488	None	>510	None
JC-1	线粒体膜电位	490	Dual527/590	None	488	None	510~540	>580
Di-8-ANEPPS	细胞膜电位	481	605	None	488	None	>570	None
Syto-11	活细胞核	500~510	525~531	None	488	None	>510	None
PI	死细胞核	535	617	None	488	None	>510	None
Hochest33342	活细胞核	352	461	361	None	None	>470	None
DAPI	细胞核	358	461	361	None	None	>470	None

　　单层培养的细胞和原代培养的细胞是用共焦显微镜研究胞浆和核游离 Ca^{2+} 很好的对象。在北京大学医学部医药卫生分析中心我们曾经测试过几种适合共焦显微镜可见激光器的 Ca^{2+} 荧光探针，Fluo-3、Fura Red、Calcium Green-1、Calcium Orange 和 Calcium Crimoson。Calcium Orange 和 Calcium Crimoson 的负载及 Ca^{2+} 的荧光与其他几种 Ca^{2+} 探针相比是最不理想的：无论在何种负载条件下，如温度、负载时间及染料浓度，或者使用助溶剂 Pluronic F-127C，都不能改善 Calcium Orange 和 Calcium Crimoson 的负载。Calcium Green-1 的负载很好，且有稳定的静息 Ca^{2+} 荧光，但在多数试验中，在已知可增加胞内 Ca^{2+} 的药物作用下，几乎观察不到 Ca^{2+} 荧光强度的增加。Fura Red 是类似于 Fura-2 的长波长 Ca^{2+} 荧光探针。负载浓度为 $20\mu mol/L$，在室温下负载 45min。在我们的试验中，Fura Red 荧光较稳定并不易淬灭。游离 Ca^{2+} 浓度升高，Fura Red 荧光强度下降，这一特点使其可以与 Fluo-3 双标记，进行双发射比例测量，从而可使荧光强度代表游离 Ca^{2+} 浓度，但 Fura Red 具有以下缺点：①比其他可见波长的 Ca^{2+} 荧光指示剂的荧光弱，需较高负载浓度。

②进行比例测量时，两种荧光探针的分布要相同，测量才会有效。③Fura Red 荧光强度对 Ca^{2+} 浓度变化不敏感且不稳定。

在所有测试的 Ca^{2+} 染料中，Flou－3 对所有细胞的负载和荧光特性都是最佳的，Fluo－3 容易负载，且在胞质和胞核内的分布较均一，在激光强度较低时不易淬灭。Fluo－3 对于电刺激和药物作用的荧光响应与 Fura－2 相当。因此，Fluo－3 适用于多种可用共焦显微镜进行研究的细胞。近两年新推出的 Fluo－4 钙荧光探针是一种将 Fluo－3 结构中的 Cl 替换成 F 的钙荧光探针。用氩离子激光器激发时，Fluo－4 的荧光强度比 Fluo－3 强 1 倍。由于 Fluo－4 与 Ca^{2+} 的亲和力和 Fluo－3 近似（Fluo－3：$K_d=0.4\ \mu mol/l$、Fluo－4：$K_d=0.36\ \mu mol/l$），所以应用和负载方法与 Fluo－3 也基本相同，可以使用激光共聚焦显微镜或流式细胞仪等仪器检测细胞内 Ca^{2+} 浓度的变化。下面介绍 Fluo－3 负载方法，其他荧光探针负载方法可参照此方法。

（1）所需材料和试剂

①培养在盖玻片或 glass-bottom 培养皿中（MatTek 公司）融合程度达到 $70\%\sim80\%$ 的细胞。

②Tyrode's 盐溶液：5mmol/L Hepes，136mmol/L NaCl，2.7mmol/L KCl，1mmol/L $MgCl_2$，1.9mmol/L $CaCl_2$，5.6mmol/L Glucose，用 Tris 调整 pH 值至 7.4。

③Tyrode－BSA：加 0.1% 的 BSA 到 Tyrode's 盐溶液。

④Hank's 盐溶液。

⑤使用渗透压计测量含 BSA 和不含 BSA 缓冲液的渗透压，用蔗糖调整渗透压至 310mOsm。

⑥将 Fluo－3 或其他 Ca^{2+} 探针（Molecular Probes 公司）溶于 DMSO 至 1mmol/L，制成冷冻储藏液，再溶于 Tyrode－BSA 溶液或 Hank's 盐溶液中，终浓度为 $5\mu mol/L$ 至 $15\mu mol/L$。

（2）负载方法

①将细胞培养在盖玻片上或培养在 glass-bottom 培养皿中的细胞用 2ml Tyrode's 盐溶液或 Hank's 盐溶液洗细胞 3 次。

②取 $60\sim100\mu l$ Fluo－3 置于 glass-bottom 培养皿的凹槽处，或将 $50\sim100\mu l$ Fluo－3 置于盖玻片细胞表面上，用封口膜将液体展平，室温孵育 $45\sim60min$，37℃孵育 30min（注意使细胞保释，处于生理状态）。

③负载后，用 Tyrode－BSA 洗细胞两次，再用 Tyrode 洗细胞两次；或直接用 Hank's 液洗细胞 3 次。

④将负载好的细胞再放置室温 15min，以使酯酶充分水解。

（3）Ca^{2+} 相对浓度的动态变化检测方法

①在显微镜下找到合适的细胞，最好用透射光寻找，避免汞灯的长时间照射。多数细胞在负载 Fluo－3 后荧光较稳定，但大鼠心肌细胞在汞灯长时间照射下荧光会增强，且细胞受到损伤。另外多数细胞在 Fluo－3 负载两个小时后，荧光就会有漏出现象。

②确定采集图像的条件，包括针孔的大小、光电倍增管的增益、滤片系统的选择、扫描速度和扫描密度等，扫描速度和扫描密度要精心选择，它直接影响采样频率。

③根据细胞种类和所加的药物等实验要求，确定采集频率，即采集每一幅图像的间隔时间。当需要采样频率较高时，采集每一幅图像的时间间隔可设定为零，此时采样频率的快慢

取决于扫描速度和扫描密度。如果仍然不能满足 Ca^{2+} 快速变化的要求，应加快扫描速度和减少扫描密度。然后根据扫描的总时程，确定共需采集多少幅图像。

④采集图像之后，勾画感兴趣的细胞或细胞内某个区域（核周、胞浆、胞核或突起等），计算机会描绘出时间-荧光强度曲线（图 10-6）。图中纵轴荧光强度代表相对 Ca^{2+} 浓度。

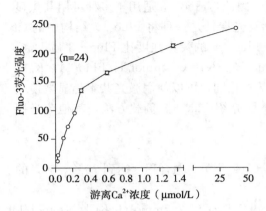

图 10-6　不同游离 Ca^{2+} 浓度-Fluo-3 荧光强度曲线（n 为测量的细胞数目）

（4） Ca^{2+} 相对浓度的静态检测方法

①在显微镜下找到合适的细胞，最好用透射光寻找，避免汞灯的长时间照射。

②确定采集图像的条件，包括针孔的大小、光电倍增管的增益、滤片系统的选择。

③随机寻找数个视野，每个样品应采集细胞数 100 个以上。

④计算机软件测量每个细胞的平均荧光强度，并进行统计学分析。

2. Na^+ 荧光探针：Sodium Green AM 是美国 Molecular Probes 公司提供的唯一氩离子激光器可激发的 Na^+ 荧光探针，Na^+ 荧光探针对 Na^+ 结合的选择性比 K^+ 高出 41 倍，当与 Na^+ 结合时，发射荧光强度增强。但 Sodium Green 的负载较困难，必须加入助溶剂 F-127，负载后荧光较稳定，略比 Fluo-3 易发生光漂白，这可通过减小激光强度来避免。

单细胞负载强度为 $5 \sim 10 \mu mol/L$，负载方法与 Fluo-3 的负载基本类似，只是需加入 F-127（20%，w/v），且负载液中应含有 0.1% 的去垢剂，负载温度为 19～29℃，负载温度超过 29℃，荧光将分布不均匀，且出现小室化现象。

在 19℃用 Sodium Green AM 负载心肌细胞 19℃，30min，核内 Na^+ 荧光强度分布与胞浆类似。

3. pH 荧光探针：美国 Molecular Probes 公司提供了很多 pH 荧光指示剂，如：BCECF、SNARF-1、SNAFL 和 HPTS 等，适于氩离子共焦显微镜的 pH 探针主要有 BCECF 和 SNARF-1。

SNARF-1 可以用氩离子激光器 488nm 和 514nm 激光谱线来激发。染料的发射光谱依赖 pH 而改变，为双发射波长荧光探针，发射波长分别为 580nm 和 640nm，因此可进行双发射比例荧光的测量，可确定精确的 pH。SNARF-1 适用于多种类型细胞，它的 pKa 值接近 7.5，使得它非常适合检测胞浆 pH。SNARF-1 不易发生光漂白，且发射光谱与 pH 有很好的依赖关系。细胞核和胞质的 pH 为 7.2，而线粒体内 pH 为 7.8～8.2，因此用共焦显微镜研究 SNARF-1 负载的细胞时，会发现胞浆荧光强度（pH）分布的不均一性，因而 SNARF-1 还可用于胞浆内细胞器的定位。用 H^+ 敏感探针检测胞内 pH，依赖于所使用的细胞类型、细胞分离和培养的条件及细胞代谢的程度。下面介绍 SNARF-1 的负载方法：

（1）所需材料和试剂

①培养在盖玻片或 glass-bottom 培养皿（MatTek 公司）中融合程度达到 70%～80% 的细胞。

②Tyrode-BSA 缓冲液。

③SNARF-1（分子探针公司）。

182

（2）负载方法

①将培养在盖玻片上或培养在 glass－bottom 培养皿中的细胞用 2ml Tyrode's 盐溶液或 Hank's 盐溶液洗细胞 3 次。

②SNARF－1 储存液的制备：将 SNARF－1 溶于 DMSO 中，浓度为 1mmol/L。

③SNARF－1 工作液的配制：用 Tyrode－BSA 稀释 1mmol/L SNARF－1 储存液，终浓度为 $5\mu mol/L$。

④用 $5\mu mol/L$ SNARF－1 工作液孵育细胞，室温 30min，避光。

⑤用 Tyrode－BSA 洗细胞两次，再用 Tyrode 洗细胞两次；或直接用 Hank's 液洗细胞 3 次。

⑥将负载好的细胞再放置室温 15min，以使酯酶充分水解。

4. 膜电位荧光探针（Di－8－ANEPPS 和 JC－1）：Di－8－ANEPPS、Di－4－ANEPPS Di－o－Cn（3）为细胞膜电位荧光指示剂，JC－1 为线粒体膜电位荧光指示剂。Di－8－ANEPPS、Di－4－ANEPPS Di－o－Cn（3）属于快反应染料，这类荧光指示剂光学效率高，光毒性小。用于质膜膜电位荧光指示剂的染料 Di－8－ANEPPS（Molecular Probes 公司）和用于线粒体膜电位荧光指示剂的染料 JC1 的负载方法介绍如下：

（1）Di－8－ANEPPS 负载方法

A. 所用材料与试剂

①培养在盖玻片或 glass－bottom 培养皿（MatTek 公司）中融合程度达到 $70\%\sim80\%$ 的细胞。

②Tyrode 缓冲液和 Tyrode－BSA 缓冲液。

③Di－8－ANEPPS（分子探针公司）。

B. 负载方法

①将培养在盖玻片上或培养在 glass－bottom 培养皿中的细胞用 2ml Tyrode's 盐溶液或 Hank's 盐溶液洗细胞 3 次。

②Di－8－ANEPPS 储存液的制备：将 Di－8－ANEPPS 溶于 DMSO 中，浓度为 1mmol/L。

③Di－8－ANEPPS 工作液的配制：用 Tyrode－BSA 稀释 1mmol/L Di－8－ANEPPS 储存液，终浓度为 $5\sim13.5\mu mol/L$。

④用 $5\sim13.5\mu mol/L$ Di－8－ANEPPS 工作液孵育细胞，室温 3～5min，避光。

⑤用 Tyrode－BSA 洗细胞 3 次。

⑥将 Tyrode－BSA 更换为 Tyrode 缓冲液。

（2）JC1 的负载方法

A. 所用材料与试剂

①培养在盖玻片或 glass－bottom 培养皿（MatTek 公司）中融合程度达到 $70\%\sim80\%$ 的细胞。

②Tyrode 缓冲液和 Tyrode－BSA 缓冲液或 Hank's 液。

③JC1（分子探针公司）。

B. 负载方法

①JC1 储存液的制备：将 JC1 溶于 DMSO 中，浓度为 1mmol/L。

②JC1 工作液的配制：用 HEPES－NaCl 缓冲液或 Hank's 液稀释 1mmol/L JC1 储存

液，终浓度为 $2\mu mol/L$。

③用 $2\mu mol/L$ JC1 工作液孵育细胞，室温 20min，避光。

④负载后，用 HEPES－NaCl 缓冲液或 Hank's 液洗细胞 3 次。

Di－8－ANEPPS 是一种亲水性化合物，可以锚定在细胞膜的表面，比其他膜电位燃料更稳定且不易泄露。据报道，Di－8－ANEPPS 在负载后未泄漏入胞浆之前，对新生大鼠心肌细胞膜电位的变化有较好的记录时间，大约为 30min。在鸡胚心肌单细胞、成年人动脉血管内皮细胞和血管平滑肌细胞的实验中发现：Di－8－ANEPPS 的染色稳定时间可达 1h，只有少数细胞在负载 30～60min 之内染料扩散出现光晕，但没有扩散到核周的现象。Di－8－ANEPPS 反映膜电位变化受很多因素的影响，如细胞类型以及细胞来源。心肌细胞、血管内皮细胞和血管平滑肌细胞膜电位染色出现不均一分布的现象。Di－8－ANEPPS 这种不规则的分布是由于肌纤维细胞膜上的膜蛋白分布不均一造成的。当单细胞在高 $[K^+]$ 作用下去极化时，这种分布不均一现象表现得更为明显。人的血管平滑肌细胞在 30mmol/L 高 $[K^+]$ 作用下将导致细胞膜的不均一去极化并伴随细胞的收缩，只要 30mmol/L 的高 $[K^+]$ 没有去除，细胞的收缩将一直维持。

JC1 为线粒体膜电位敏感探针，在红光区有一个非常窄的发射峰，它对影响线粒体膜电位的各种因素敏感。线粒体膜电位低时为 JC1 为单体，发绿色荧光，线粒体膜电位高时为多聚体，发红色荧光。JC1 对鸡胚心肌单细胞、成年人动脉血管内皮细胞和血管平滑肌细胞、PC12 细胞（肾上腺嗜铬细胞瘤细胞）、大脑皮层神经细胞等各种细胞的线粒体标记得很好。当胞浆膜去极化时，绿色荧光相对红色荧光减弱。病理情况下，膜电位变低时绿色荧光增强。JC1 不标记核膜。

以上介绍的各种探针包括用来进行检测 Na^+ 相对浓度大小、pH 的相对大小和膜电位的相对变化的探针，无论是动态检测方法还是静态测量方法都与 Ca^{2+} 相对浓度的检测方法相同，可参考 Ca^{2+} 相对浓度的检测方法。

（二）胞内游离离子浓度的测定

此处胞内游离离子浓度的测定是指离子绝对浓度的测定，离子绝对浓度的测定可以采用比例荧光法和标准曲线法。在这里我们以 Ca^{2+} 绝对浓度的测量为例，介绍比例荧光法和标准曲线法。其他离子如 Na^+、Mg^{2+}、K^+ 等绝对浓度的测量可参考 Ca^{2+} 绝对浓度的测量方法。Ca^{2+} 比例荧光探针主要有 Indo－1（360，420/480）、Fura－2（340/380，440）。Indo－1 为双发射荧光探针，Frua－2 为双激发荧光探针。普通单光子共焦显微镜若具备氩离子紫外激光器，可选用 Indo－1。而 Fura－2 不适于普通的单光子共焦显微镜，因其不具备合适的激光光源。标准曲线法不受仪器条件的限制，只要带普通的可见光激光器的共焦显微镜即可，因其采用单波长钙荧光探针，如：Fluo－3、Calcium Green 等标记胞内游离 Ca^{2+}，进行胞内游离 Ca^{2+} 浓度的测量。下面分别介绍比例荧光法和标准曲线法进行胞内游离 Ca^{2+} 浓度的测量。

1. 双波长比例荧光法：现以 Indo－1 为例，Indo－1 的双发射波长分别为 420nm 和 480nm，若为滤片型共焦显微镜系统需购置可检测 Indo－1 的特殊滤片，若为德国 Leica 公司光谱型共焦显微镜 TCS SP2 或 TSC SP5，只需将第一和第二荧光通道的检测波长分别设置在 420nm 处（410～460nm）和 480nm 处（＞470nm）即可。Indo－1 负载方法同 Fluo－3。Indo－1 的双发射波长各荧光强度随钙浓度而改变。检测方法同检测 Fluo－3 一样，只需将两个荧光通道的荧光强度值 F_1 和 F_2 的比值 R 带入下列公式进行计算，即可得

到 Ca^{2+} 浓度的绝对值。

$$[Ca^{2+}]_I = K_d(R - R_{min})/(R_{max} - R)F_{f2}/F_{s2}$$

K_d：钙荧光探针的解离平衡常数；R_{min}：细胞内无钙时双发射荧光强度的比值；R_{max}：细胞内钙饱和时双发射荧光强度的比值；F_{f2}：细胞内无钙时第二通道的荧光强度；F_{s2}：细胞内钙饱和时第二通道荧光强度。

2. 标准曲线法：前面已经提到，适于标准曲线法的 Ca^{2+} 荧光指示剂为普通单波长染料 Fluo－3、Calcium Green 等。Ca^{2+} 定标缓冲液可从美国分子探针公司购置试剂盒或用 EDTA 自行配置。现以 Fluo－3 和 Ca^{2+} 定标缓冲液试剂盒为例，介绍标准曲线法，具体步骤如下：

（1）所需材料和试剂

①培养在盖玻片或 glass－bottom 培养皿（MatTek 公司）中融合程度达到 $70\%\sim80\%$ 的细胞。

②Fluo3－AM（Molecular Probes）。

③Ca^{2+} 定标缓冲液试剂盒（$0\sim40\mu mol/L$ 游离钙浓度）（Molecular Probes）。

④$0.1\%$ TritonX－100 溶液。

（2）测量方法

①将试剂盒中各 Ca^{2+} 浓度的缓冲液稀释 1mmol/L Fluo－3 储存液为 $10\mu mol/L$ 工作液。

②在显微镜下找到细胞，确定检测视野。

③加入 0.1% Triton 溶液孵育细胞 10min。

④用 No.2 试剂盒中 $0\mu mol/L$ Ca^{2+} 缓冲液洗细胞两次。

⑤共焦显微镜采集图像，测量 Fluo－3 荧光强度。

⑥用含有 Fluo－3 不同浓度 Ca^{2+} 的定标缓冲液孵育细胞，并记录确定视野中细胞 Fluo－3 的荧光强度。

⑦绘制不同 Ca^{2+} 浓度-荧光强度曲线（图 10－6）。

（三）活细胞内细胞器的荧光标记

一些荧光探剂可直接用于活细胞内某些细胞器和膜的定位，如：标记细胞质膜的 Di－8－ANEPPS、标记线粒体的 MitoTracker Green、标记内质网的 $DiOC_6$（3）、标记高尔基体的 NBDC6－ceramide、标记细胞核的 Syto stains 等。这些标记细胞结构的荧光探剂可用于和其他功能性探剂进行双标记或三标记。

1. 内质网的标记：短链碳化青染料 $DiOC_6$（3）和 $DiOC_5$（3）及长链碳化青染料 $DiIC_{18}$（3）可用于观察内质网。这类探针可很容易地穿过细胞膜，既可以标记活细胞内质网也可以标记固定细胞内质网。但当这类探针浓度较低时，也可标记胞内的其他细胞器，如线粒体，因此在标记内质网时，染色浓度应较低。现介绍 $DiOC_6$（3）标记方法：

（1）所需材料和试剂

①培养在盖玻片或 glass－bottom 培养皿（MatTek 公司）中融合程度达到 $70\%\sim80\%$ 的细胞（可为已标记好 Fluo－3 的细胞）。

②标记内质网的染料：$DiOC_6$ 储存液。

（2）负载方法

①$DiOC_6$ 储存液的制备：将 $DiOC_6$ 溶于 DMSO 中，浓度为 1mmol/L。

②DiOC$_6$工作液的配制：用 HEPES－NaCl 缓冲液或 Hank's 液稀释 1mmol/L DiOC$_6$ 储存液，终浓度为 50nmol/L。

③用 50nmol/L DiOC$_6$工作液孵育细胞，室温 3～5min，避光。

④负载后，用 HEPES－NaCl 缓冲液或 Hank's 液洗细胞 3 次。

2. 线粒体的标记：标记线粒体膜电位的 JC1 和线粒体示踪剂 Mito Tricker Green、Mito Tricker Orange 等都可以用来标记线粒体，但是标记线粒体膜电位的探针 JC1 的荧光强度和波长会随着线粒体膜电位的变化而改变。而新一代线粒体示踪剂 Mito Tricker Green、Mito Tricker Orange、Mito Fluor Green 等荧光强度与线粒体膜电位无关，可以较好地标记活细胞的线粒体。负载方法与负载浓度及时间同 DiOC$_6$，不再赘述。

（四）测量活细胞的注意事项

细胞位置应相对固定：一般多采用贴壁培养细胞，也可采用急性分离细胞、血细胞或直接从体内抽取的细胞（如卵细胞），但应注意细胞不能悬浮、游动，而应尽量使其静止，如果在跟踪细胞内离子动态变化过程中，细胞位置改变，则将无法记录其真实的离子动态变化。一般在测量前，只要将样品静置在样品槽内 60min 即可，若还是不能使细胞静置、贴壁，可在加样品前将样品槽底部铺上多聚赖氨酸（polylisine）或刀豆蛋白 ConA，铺设多聚赖氨酸最好过夜。

1. 镜下寻找活性较好的细胞。

2. 选择合适的扫描频率和激光强度。

3. 在给定的测试条件下，测量荧光探针的自身淬灭，减少荧光探针本身的光不稳定性对测量结果的影响。若在给定测试条件下，有荧光自身淬灭现象，应减小激光强度和照射时间。

三、荧光漂白恢复的测量

荧光漂白恢复技术可用于检测膜的侧向扩散、细胞间缝隙连接通讯及细胞内分子的运动或囊泡颗粒的分泌运动等。

（一）膜的侧向扩散

1. 荧光探针：用荧光漂白恢复技术研究膜的侧向扩散，需要用标记膜的荧光探针进行标记。细胞膜主要由膜脂和膜蛋白组成，膜脂由磷脂、胆固醇和糖脂（鞘氨醇衍生物）组成，而磷脂是膜脂的主要组成部分。3 种分子都为双亲性分子，分子尾部为两条长短不一的碳氢链（脂肪酸链），无极性，为疏水性。磷脂分子头部为磷酸和碱基组成的磷脂酰碱基，极性很强，为亲水性；胆固醇其极性的羟基与非极性的脂肪酸链间由固醇环相连。动物细胞膜中的糖脂主要是鞘氨醇的衍生物，结构与鞘磷脂相似，只是其头部以糖基替代了磷脂酰碱基。分子探针公司提供 5 种膜脂分子荧光类似物，这 5 种分子类似物指磷脂、鞘磷脂（包括神经酰胺）、脂肪酸链、甘油三酯和类固醇类似物。分子探针公司提供 BODIPY、NBD、DPH 等标记的脂肪酸链类似物、标记磷脂头部的磷脂类似物或鞘磷脂、甘油三酯和类固醇类似物。具体见表 10－2：

表 10-2 膜脂荧光类似物

荧光探针	应用	最大激发波长 Ex	最大发射波长 Em
BODIPY® FL C_{16}	荧光脂肪酸类似物	505 nm	512 nm
BODIPY® 530/550 C_{12}	荧光脂肪酸类似物	530 nm	550 nm
NBD-X	荧光脂肪酸类似物	467 nm	539 nm
NBD-PE	标记极性头部荧光磷脂类似物	463 nm	536 nm
NBD C_6-HPC	卵磷脂类似物	465 nm	533 nm

2. 测量原理：细胞膜经荧光探针标记后，选择一个区域，用较强功率的激光进行照射，使被照射区发生光漂白或淬灭，然后测量被漂白区的荧光强度的恢复，按照下列公式可以计算出膜的侧向扩散系数 D。

$$D = (3\omega^2 / t_{1/2})\gamma$$

ω：光漂白区域的半径；$t_{1/2}$：荧光强度恢复到 50% 时所需的时间；γ：光漂白区域形状修正因子。

3. 测量方法：选用 63×、数值孔径为 1.4 的油镜，为了获取较快的扫描速度和较好的信噪比，扫描尺寸选择 512×64，扫描速度为 400Hz。按照时间序列的方法采集图像和数据。采集步骤如下：

（1）按照设定好的条件和选定的细胞采集光漂白前的图像，每间隔 5s 采集一幅图像，共采集 5 幅图像。为了避免激光对样品的光漂白，将 AOTF 值设定为 <8%。

（2）选择光漂白区域并确定大小，设定激光照射的时间为 1~3s，照射后迅速采集光漂白后的图像。为了获取较高的激光功率，将 AOTF 值设定为 100%，淬灭后的荧光强度应为淬灭前的 40%~60%。

（3）根据实验要求，设定采集光漂白后荧光恢复的时间，可为 5min 或 10min，或更长的时间，按照设定的时间采集光漂白后荧光恢复的图像。

（4）根据公式计算扩散系数。

（二）细胞间缝隙连接通讯

细胞间缝隙连接是细胞间微小的亲水性通道，可允许相对分子质量 1000Da 以下的小分子通过。构成缝隙连接的基本单位称为连接子，每个连接子由 6 个相同或相似的跨膜蛋白亚单位环绕，中心形成一个约 1.5nm 的孔道，相邻细胞膜上的两个连接子对接便形成一个 2~3nm 的缝隙连接。缝隙连接的通道可以允许相对分子质量小于 1000Da 的分子通过，这表明细胞内的小分子，如无机盐离子、糖、氨基酸、核苷酸和维生素等有可能通过间隙连接的孔隙，而蛋白质、核酸、多糖等生物大分子不能通过。荧光漂白恢复技术可以研究细胞间缝隙连接，研究对象为活细胞，通常用荧光染料 CDF A 进行染色，荧光染料 CDF A 为可以穿过细胞间缝隙连接孔道的分子。测量时，将相邻两个细胞中的一个用较高功率的激光进行光漂白并测量光漂白后的荧光强度，然后测量该细胞的荧光恢复率 R，从而证明此两种细胞之间存在着缝隙连接。荧光漂白恢复率按照下面公式进行计算：

$$R = \frac{F_2 - F_1}{F_0 - F_1} \times 100\%$$

注：细胞间缝隙连接除用荧光漂白恢复技术进行检测之外，还可以用下面这种方法进行检测。首先将某一群细胞标记上两种荧光染料，其中一种荧光染料可以用标记细胞膜发红色荧光的染料 DiI 进行标记，另一种染料选用可以标记细胞质发绿色荧光的染料 calcein AM，calcein 分子量为 622Da，属于小分子。其次，将另一群未经染色的细胞与标记了红绿荧光的细胞进行混合，若这两种细胞间存在缝隙连接的话，会在未经染色的细胞中发现绿色荧光。

（三）细胞内分子的运动

用荧光漂白恢复技术进行胞内分子运动的研究或囊泡分泌等研究通常用构建的 GFP 融合蛋白转染细胞，对表达阳性的细胞可进行融合蛋白 GFP 分子的运动研究。测量时，只要选择淬灭细胞内某一区域，然后测量该区域的荧光恢复率，即可代表分子的运动速度。

注：如果研究膜受体的转位或胞浆内蛋白激酶 C（PKC）的转位，可采用融合蛋白 GFP 转染细胞，用时间序列扫描跟踪细胞在外来药物（受体的配基等）作用下受体从膜到胞浆的转位，或信号传导通路中 PKC 在外来药物作用下激活后从胞浆到膜的转位等。

四、荧光能量共振转移

在第二节中已介绍，利用激光扫描共焦显微镜检测荧光能量共振转移可以在细胞水平原位研究大分子构象的改变、蛋白质与蛋白质的相互作用，如：受体与配基之间的相互作用或受体之间的相互作用或受体的二聚化等。荧光标记的方法可以是免疫荧光标记，也可以是荧光蛋白标记的融合蛋白的表达。通常供体用 FL1 标记，受体用 FL2 标记，FL1 的发射波长应是 FL2 的激发波长。用免疫荧光法标记时通常采用 Cy3 和 Cy5。Cy3 的发射波长正好分别是 Cy5 的激发波长。采用荧光蛋白示踪时，可采用 BFP 和 GFP 搭配，CFP 和 YFP 搭配，GFP 和 RFP 搭配，前者的发射波长分别是后者的激发波长。

常用的检测方法有两种，一种是受体淬灭法（receptor photobleaching），另一种是受体致敏发射法（acceptor sensitized emission）。所谓受体淬灭法是将受体进行光漂白，检测供体的荧光强度。如果供体与受体之间有荧光能量转移即有相互作用，则供体在受体光漂白而缺少了能量接受之后，供体荧光强度将增加；反之，供体与受体之间没有能量转移或没有相互作用，供体在受体光漂白后荧光强度将不会改变，甚至在受体光漂白的强激光作用下，也会发生少量的光漂白而荧光强度降低。采用受体淬灭法进行荧光能量传递效率 E 的计算公式如下：

$$E = \frac{\text{Dpost} - \text{Dpre}}{\text{Dpost}} \times 100\%$$

Dpost 为受体淬灭后供体荧光强度，Dpre 为受体淬灭前供体荧光强度。这种方法特别适于免疫荧光标记的固定样品。

所谓受体致敏发射法是指在激发供体的情况下，检测受体发射荧光的强度。如果供体与受体之间存在能量转移，受体将在供体发射荧光的激发下而发射荧光；否则，受体将不发射荧光。但受体致敏发射法将会严重受到荧光光谱交叉的影响。所以采用此种方法进行测量时一定要准备只单独标记供体和单独标记受体的对照样品，在计算能量转移效率时，要将对照样品和双标记样品中所检测的供体荧光强度、受体荧光强度及本底荧光强度代入特定的公式进行计算。这种方法检查过程较快，并适合进行实时动态 FRET 检测，所以这种方法适合用于荧光蛋白转染的活细胞或荧光探针直接标记的活细胞检测。

常用的 FRET Pair 有 CFP－YFP、GFP－RFP、Alex Fluo 488－Cy3 和 Cy3－Cy5、GFP－Cy3、GFP－TRITC 等。

下面以免疫荧光标记 Cy3 和 Cy5 为例（图 10－7），介绍用受体淬灭法进行荧光能量共振转移测量的方法：

1. 数据的采集

（1）淬灭受体 Cy5 之前，首先检测供体 Cy3 的荧光强度 Cy3pre。

（2）淬灭受体 Cy5 之前，检测受体 Cy5 的荧光强度 Cy5pre。

（3）将受体 Cy5 淬灭后，检测淬灭后 Cy5 的荧光强度 Cy5post。

（4）将受体 Cy5 淬灭后，检测淬灭后 Cy3 的荧光强度 Cy3post。

2. 数据分析：按照下列公式进行能量转移效率的计算：

$$E = \frac{Cy3post - Cy3pre}{Cy3post} \times 100\%$$

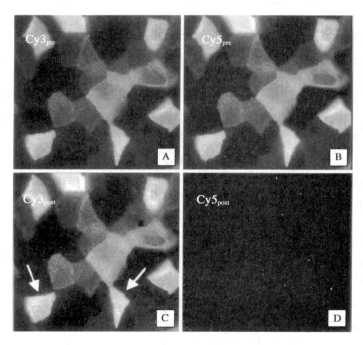

图 10－7　荧光能量共振转移测量的图像实例

细胞为转染了大鼠肾 5'-核苷酸酶的狗肾细胞，由 Cy3 和 Cy5 标记的抗 5'-核苷酸酶的 IgG 单抗的混合液进行双染。细胞经 4% 多聚甲醛固定，经共焦显微镜采集图像。A：为受体 Cy5 淬灭前，Cy3 标记的荧光图像（Cy3pre）；B：为受体 Cy5 淬灭前，Cy5 标记的荧光图像（Cy5pre）；C：为受体 Cy5 淬灭后，Cy3 标记的荧光图像（Cy3post）；D：为受体 Cy5 淬灭后，Cy5 标记的荧光图像（Cy5post）。图中箭头所指细胞为受体 Cy5 淬灭后，即无荧光能量共振转移受体 Cy5 存在的条件下，Cy3 荧光强度增加

五、应用举例

（一）适用于共焦显微镜观察细胞类型的选择

通常适用于共焦显微镜观察的细胞类型主要有：心肌细胞、血管平滑肌细胞、血管内皮细胞、神经细胞、骨细胞、肝细胞、肿瘤细胞、爪蟾卵母细胞、海胆卵细胞、成纤维细胞、T细胞、嗜碱性白血病细胞。大多数研究选用原代急性分离的细胞或使用细胞系。毋庸置疑，选择细胞和薄的组织是得到满意结果的关键。为了获得充足的三维重组的细节，样品制备时需考虑下列问题：

1. 应将分离的细胞培养在玻璃盖片上或 glass‐bottom 培养皿（MaTek 公司）中，不要培养在塑料器皿内。

2. 为了避免在进行光学切片或时间序列扫描时细胞会移动，细胞需要贴壁。

3. 为了避免细胞之间的电和化学的干扰，细胞生长密度不要过大。

4. 为了进行 75～150 层的光学切片（根据细胞类型而定），应使细胞保持相对较大的厚度而不能过于铺展使细胞变得扁平，为避免这一情况发生细胞在贴壁后应即刻使用，或减少血清浓度。

5. 当使用细胞系或增殖细胞时，建议在实验的前一夜更换无血清和生长因子的培养基，以使细胞进入潜在的分裂期，使受体激动剂和拮抗剂更易接近受体，而增强受体激动剂和拮抗剂的作用。

6. 使用特定的荧光标记物，并应注意核实细胞的来源及细胞的纯度。

（二）大脑皮层神经细胞的分离、原代培养及鉴定

1. 大脑皮层神经细胞的分离

（1）将出生 1～2 天的 Wister 大鼠乳鼠放入冰盘中数分钟，酒精消毒后迅速断头处死。

（2）无菌条件下取出两侧大脑，在 4℃ DMEM 液中去掉小脑和脑干部分，并去掉软脑膜、蛛网膜及血管，用尖镊子拉成小块。

（3）加入 0.25% 胰蛋白酶，在 37℃ 5%CO_2 培养箱中消化 20min。

（4）吸走胰蛋白酶，同时用含有 10% 胎牛血清的冰 DMEM 终止消化。

（5）用该终止液洗涤 2～3 次（离心）。

（6）在含有 10% 胎牛血清的 DMEM 液中用尖端圆滑的滴管轻轻吹打，使细胞分散，用 200 目滤网过滤去除未消化的团块。

（7）对过滤的细胞进行细胞计数，调整细胞浓度为 $1 \times 10^6/ml$。

2. 原代培养

（1）将预先用 0.01% 多聚‐L‐赖氨酸处理过夜的盖玻片置于六孔板中，或直接使用 0.01% 多聚‐L‐赖氨酸处理过夜的 glass‐bottom 培养皿（MaTek 公司），将 2ml 已调整细胞浓度的细胞悬液接种于六孔板中，放入 CO_2 培养箱中。或 100μl 已调整细胞浓度的细胞悬液接种于 glass‐bottom 培养皿（MaTek 公司）中的小凹槽处，放入 CO_2 培养箱中，孵育贴壁 4h 后，加入 2ml 含 10% 胎牛血清的 DMEM。

（2）培养 3～5 天时，加 5‐氟‐2′‐脱氧尿苷（20$\mu g/ml$），作用 48h，抑制胶质细胞的增殖，每 3～4 天更换一次培养液，培养至 10～12 天，神经细胞分化成熟，进行实验。

（三）大脑皮层神经细胞内游离 Ca^{2+} 动态测定

下面给出测量大脑皮层神经细胞内 Ca^{2+} 动态变化的一个实例。在兴奋性和非兴奋性细

胞中，细胞内 Ca^{2+} 的水平调节着细胞各种生理功能，如基因的表达、细胞的活性、细胞增殖、细胞分裂、细胞的形态和大小，所以在对外界刺激物的应答中起着至关重要的作用。

近年研究表明，NMDA 受体激动剂谷氨酸在正常生理条件下对神经细胞的生长发育起重要作用，但各种原因引起神经细胞外尤其是突触间隙的谷氨酸浓度异常增高时，导致神经细胞损伤，即兴奋毒性作用，而细胞内 Ca^{2+} 参与此过程，其浓度增加。这个实例就是借助激光扫描共焦显微镜研究谷氨酸损伤早期细胞内 Ca^{2+} 在时间上和空间上的变化。实验表明，1mmol/L 谷氨酸作用细胞后，可很快引起胞外 Ca^{2+} 内流和胞内 Ca^{2+} 释放并引起钙振荡（彩图 10-8）。因此，在样品中分别加入 EGTA（将胞外 Ca^{2+} 螯合）和细胞内钙库释放抑制剂 TMB，可表明谷氨酸引起 Ca^{2+} 浓度的改变和振荡是由细胞外 Ca^{2+} 内流引起，还是细胞内库释放引起的。

神经细胞内游离 Ca^{2+} 浓度测量方法介绍如下：

1. 荧光探针的负载（见 Fluo-3 负载方法）。

2. 上机检测步骤

（1）确定取图的视野和焦平面。

（2）选择取图频率或时间间隔，这一时间间隔的确定要根据 Ca^{2+} 的振荡频率或 Ca^{2+} 应答时间来确定，若无文献的参照依据，就需要选择不同的时间间隔来确定恰当的取图间隔，经反复测试发现每隔 15s 取图一次就能满足加入谷氨酸后 Ca^{2+} 浓度的变化频率。

（3）确定整个检测时间，若只加入谷氨酸一种试剂，共检测 6min；若分别加入谷氨酸和 EGTA 或 TMB，共检测 10min。若每隔 15s 采集一幅图像，检测 6min 共采集 24 幅图像；检测 10min 共采集 40 幅图像。

（4）选定 488nm 为激发波长，长波通（LP）510nm 为发射波长。

（5）正式开始取图，取 4 幅图即 1min 作为静息钙基础值的检测，然后在 glass-bottum 培养皿中加入谷氨酸，若需要加 EGTA 或 TMB，在加入 EGTA 或 TMB 4min 后加入谷氨酸即可。

（6）取图结束后，再用鼠标圈出所感兴趣的细胞或细胞内的某个区域（ROI），计算机会自动描绘出 Fluo-3 荧光强度-时间的变化曲线（图 10-9）。

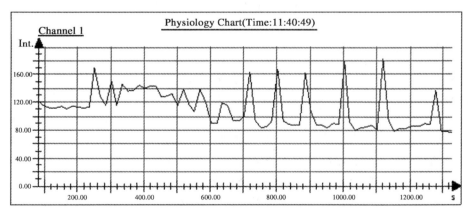

图 10-9 为培养新生大鼠大脑皮层神经细胞在谷氨酸作用下 Fluo-3 荧光强度（相对 Ca^{2+} 浓度）变化-时间曲线 箭头处为加入谷氨酸的时刻。该图表明培养大鼠大脑皮层的神经元在谷氨酸作用下，胞内游离 Ca^{2+} 浓度迅速增加并发生钙振荡

六、激光扫描共焦显微镜技术的局限性和发展前景

前面已经提到，激光扫描共焦显微镜具有高分辨率、高清晰度、对活细胞或活组织可进行无损伤连续光学切片等优势，它是可同时进行结构和功能研究的完美技术手段。但激光扫描共焦显微镜技术仍然存在技术上的局限性，如：其分辨率仍为光学显微镜水平，这是光波的衍射理论所决定的；其扫描深度还不够理想，这也是由激光的波长来决定的。由于共焦系统的激光（激发波长）和荧光发射波长的检测还受到限制，荧光探针的选择就受到限制。点扫描共焦显微镜的扫描速度还不够快，特别是在进行光学切片的同时又要记录快速变化的生理信号方面，它不能满足需求。另外，它仍然对活体样品存在着光漂白和光毒性作用，特别是在紫外光区光毒性大，对活细胞有损伤。

现已问世的双光子扫描显微镜已克服了上述共焦扫描显微镜的部分缺点，如扫描深度大大提高，光毒性作用大大减少。因而可更长时间地观察活体样品，特别适合观察厚的活体脑片。在采集荧光图像的同时还能采集二次谐波图像，提供更丰富的生物信息，这是单光子共焦显微镜所不及的。光谱型共焦显微镜已经在荧光发射波长的检测方面做到了连续性，对荧光探针的选择已更灵活，但激发光的连续性还依赖激光技术的发展。非常可喜的是去年即2009 年德国 Leica 公司已推出白光激光器的 confocal，该系统的白激光可以在 $400\sim700\mathrm{nm}$ 发射出任何波长的激光，并且各检测通道也可以连续检测荧光的发射光，所以目前 confocal 已经发展到对荧光探针的选择没有限制。4π 技术的出现使 confocal 的 Z 轴分辨率从 300nm 提高到 100nm；受激发射损减（STED）技术则使 confocal 的 xy 分辨率从 180nm 提高到 20nm，这一技术突破了现代光学理论分辨率的极限，是 confocal 技术的一次重大革命。除了 confocal 自身的技术在不断发展、不断完善之外，与 confocal 相关的技术也在飞速发展，如：confocal 和荧光寿命检测的结合，主要用于检测蛋白质相互作用；confocal 和荧光相关光谱技术的结合，用于在单分子水平分子检测蛋白质分子的运动特性。因此，我们相信，随着科学技术的飞速发展，共焦显微镜技术会日臻完善，在生物医学研究中发挥更大的作用。

第四节　荧光相关光谱技术及在受体研究中的应用

一、荧光相关光谱技术原理

荧光相关光谱（fluorescence correlation spectroscopy，FCS）技术的理论早在 20 世纪 70 年代就已经提出来（2001，Nature），但在最近几年这一技术才又重新活跃并得到进一步发展，这其中的主要原因是 FCS 技术和 confocal 技术相结合，使 FCS 检测精确定位在 confocal 测量焦点的微小区域（<1fl）内（图 10 - 10A），实现在活细胞内单分子水平对蛋白质分子运动特性的检测，这赋予了 FCS 技术又一次生命。

细胞内分子的运动特性在分子的生物功能中起着重要的作用。细胞内分子的运动依赖于分子大小、分子浓度和分子的结合特性以及分子所在亚细胞器的几何形状，如：细胞内的蛋白质既可以位于细胞膜上也可以位于细胞质的水环境中；蛋白质的运动可以是自由扩散或是在不同时间段内的主动运输，但在细胞内不同环境中的运动特性是存在很多异质性的。要研究细胞的功能很重要的一点就是需要有检测生物分子在细胞不同部位运动异质性的手段，

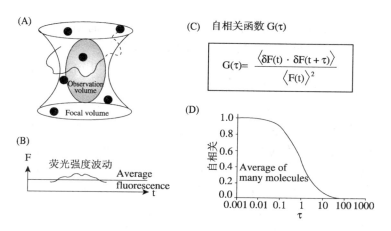

图 10 - 10 FCS 原理示意图

（A）confocal 焦点测量微区内荧光分子。（B）confocal 焦点测量微区内荧光分子荧
光强度自发性波动函数。（C）自相关函数公式。（D）自相关函数曲线

confocal 技术中的荧光漂白恢复技术就是定位、定量检测分子运动特性的比较可靠的实验方
法。而 FCS 是 FRAP 技术的一个很好的补充，它比 FRAP 技术具有更高的检测灵敏度、时
间分辨率和空间分辨率。所谓的基于 confocal 的 FCS 技术是指在 confocal 焦点的微小测量
区域内，通过对由于荧光分子的扩散而导致荧光强度随时间变化的自发性波动分析和其时间
函数自相关的分析，并通过计算机统计与拟合运算，得出荧光分子的自相关函数曲线（图
10 - 10D），从而在活细胞内单分子水平给出分子的扩散系数、分子数目、分子浓度及分子
之间的结合与分离状态等动力学参数。主要用于分子之间相互作用、蛋白质的寡聚化、蛋白
质的动力学研究等。荧光分子的快速扩散导致荧光分子在 confocal 焦点测量微区内荧光强度
的快速波动，把荧光分子在 confocal 焦点测量微区内这种荧光强度的自发性波动用函数 f(t)
来表示（图 10 - 10B），称荧光强度自发性波动函数（简称自发性波动函数）。由于荧光分子
的快速扩散，在延迟的下一个时刻（t+τ）同一个荧光分子还停留在 confocal 焦点测量微区
内的可能性或概率会显著降低。这个概率即由自相关函数 G（τ）来测量，自相关函数
G（τ）就是用自发性波动函数 f(t) 与延迟的下一个时刻（t+τ）自发性波动函数 f(t+τ）相
乘，再做一个标准化处理即除以自发性波动函数 f(t) 的平方，得到自相关函数 G（τ）（图
10 - 10C）。

自相关函数 G（τ）曲线的形状与分子的扩散系数及分子的数目有关。自相关函数
G（τ）曲线纵轴为 confocal 焦点测量微区内分子数目的倒数，横轴为检测时间的对数，纵坐
标最大幅值的一半所对应的时间即扩散特征时间（τ_D）（图 10 - 11）。从扩散特征时间可获
得扩散系数 D（$D = \omega^2 / 4\tau_D$，ω：confocal 焦点测量微区半径）。从自相关函数曲线可判断出
confocal 焦点测量微区内分子数目和分子运动状态。如果在 confocal 焦点测量微区内分子数
目较少，荧光自发性波动函数幅度较大，自相关函数曲线纵轴幅度较高；反之，如果在
confocal 焦点测量微区内分子数目较多，荧光自发性波动函数幅度较小，自相关函数曲线纵
轴幅度会向下移动（图 10 - 12A）。一个分子量小的荧光分子扩散速度快，自相关函数曲线
偏向左侧，而分子量大的荧光分子移动速度变慢，自相关函数曲线会向右移（图 10 - 12B）。
例如，一个标记了荧光分子的游离配基由于其分子小扩散速度快，自相关函数曲线偏向左
侧，游离配基一旦与受体结合，分子变大移动速度变慢，自相关函数曲线会右移。因而

FCS 可以给出两个分子的结合与分离的状态，即两个分子间的相互作用，但如果两个分子的分子量相差不大时，两个分子的扩散特征时间 τ_D 将相差很小，FCS 将无法分辨两个分子量相差不大的分子，不能准确地给出两个分子是否发生相互作用的检测结果。因为当两个分子的分子量相差 8 倍时，两个分子的扩散特征时间 τ_D 只相差两倍，因此荧光互相关光谱技术（fluorescence cross-correlation spectroscopy，FCCS）即双色荧光分子互相关光谱技术的出现很好地解决了这个问题。该技术把待研究的两个目的分子分别标记上不同颜色的荧光分子（通常为红、绿荧光），由不同的激发光激发和独立的检测通道进行检测，但却分享同一个 confocal 焦点的测量微区，从而得出两个荧光分子的互相关曲线 FCCS（图 10 - 13）。FCCS 检测目的就是给出两个不同颜色的荧光分子是否可结合为一个复合物即是否发生相互作用。两个分子相关性越大意味着两个分子结合的比例越大，FCCS 相关曲线纵轴幅值越大，当两个分子结合比例为 100% 时，FCCS 相关曲线纵轴幅值为 1。

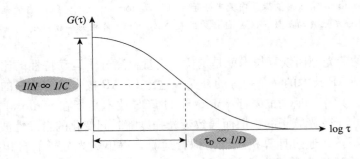

图 10 - 11　自相关函数曲线与分子数目、分子扩散特征时间和扩散系数的关系

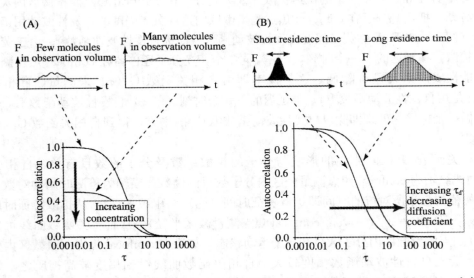

图 10 - 12　（A）在 confocal 焦点测量微区内分子数目较少，荧光自发性波动函数幅度较大，自相关函数曲线纵轴幅度较高；confocal 焦点测量微区内分子数目较多，荧光自发性波动函数幅度较小，自相关函数曲线纵轴幅度会向下移动。（B）一个分子量小的荧光分子扩散速度快，自相关函数曲线偏向左侧，而分子量大的荧光分子移动速度变慢，自相关函数曲线会右移

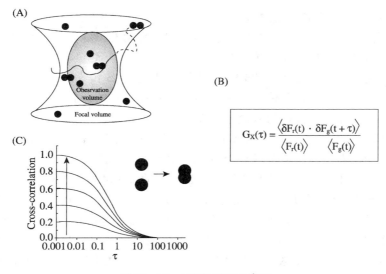

图 10-13　FCCS 原理示意图

（A）confocal 焦点测量微区内红绿双色荧光分子；（B）互相关函数公式；（C）互相关函数曲线，红绿荧光分子结合比例越高，互相关函数曲线纵轴幅度越高

$$G_X(\tau) = \frac{\langle \delta F_r(t) \cdot \delta F_g(t+\tau)\rangle}{\langle F_r(t)\rangle \quad \langle F_g(t)\rangle}$$

　　FCS 技术中采用具有极高灵敏度的雪崩二极管（APD）作为检测器，APD 的特点是对光的灵敏度极高，荧光强度稍强将会导致 APD 检测器的饱和，所以 APD 适合弱荧光信号的检测，而不适合强荧光信号的检测。APD 检测器在 confocal 和 FCS 的整个硬件系统中除完成 FCS 单分子信号的检测外，还可以进行高灵敏度、高清晰度的单分子成像，可以作为 confocal 设备 PMT 检测通道的一个重要补充通道，这样可以弥补 PMT 难以检测到单分子信号的不足。

　　综上所述，FCS 技术具有下述特点：①活细胞内单分子水平的高灵敏度测量。②多参数测量可实时测量分子的扩散率、分子的数目及分子浓度、分子之间相互作用。③具有极高的时间分辨率（微秒级）。④具有极高的空间分辨率（0.15～0.2 fl）。

二、数据的拟合与分析

　　数据的拟合与分析是 FCS/FCCS 技术中比较关键的步骤。根据荧光分子所在的环境可选择不同的拟合函数进行拟合运算，如：位于细胞膜上的荧光分子相对来说处于二维空间的扩散，可选择二维高斯函数进行拟合；如果软件中所提供的拟合函数均不适于待测分子的运动特性，可采用使用者提供的数学方程进行拟合分析。

三、FCS/FCCS 技术在受体研究中的应用

　　1. 受体与所在细胞膜微区内分子的相互作用：细胞膜微区是指去污剂不能溶解的那些膜区域，在这些区域内富含鞘磷脂、胆固醇以及成簇的与糖基化磷脂酰肌醇锚定的蛋白等。位于细胞膜微区内的受体在信号传导中发挥着重要的作用。通过 FCS 检测膜蛋白的运动可以揭示膜蛋白在细胞膜微区的定位，而通过 FCCS 检测可以研究膜蛋白与细胞膜微区内分子的相互作用。例如 Lenne 等观察到脂筏和非脂筏分子的扩散，而这些扩散依赖于脂域和细胞骨架蛋白。

2. 受体二聚化和寡聚化：受体寡聚化在受体的激活或信号传导中起着重要的作用。FCS/FCCS 与其他技术的结合可以检测受体的二聚化或寡聚化。Liu Ping 等采用单波长法 FCCS 对 EGFR 的二聚化进行了研究，EGFR - GFP 和 EGFR - RFP 融合蛋白同时转染细胞，这两种融合蛋白只用一种波长的光进行激发，通过 FCS 和荧光强度的分析，得到了单个受体簇的荧光强度和每一个受体簇中受体的数目，在相同的条件下检测到 EGFR 受体是以混合单体、二聚体和更高级别的多聚体形式存在。

3. 受体配基的相互作用：利用 FCS/FCCS 技术研究受体配基相互作用在 FCS 应用中所占比例是比较大的。而在利用 FCS/FCCS 进行受体配基研究中有很多是新药的研究，因为在这种研究方法中受体与配基的相互作用是在自然的活细胞环境中进行的，更具有生物学意义。例如，配基与 G-蛋白偶联受体的相互作用。另外，FCS 技术还用于受体激活和信号转导机制的研究。Hegener 等利用 FCS 技术确定神经元膜受体 β_2AB 在膜上具有不同的扩散系数，当激动剂作用 β_2AB 受体后，起初 β_2AB 受体扩散速度加快，几分钟后因为受体开始为内化而聚集导致受体扩散速度减慢。受体内化表现为在细胞质邻近细胞膜内侧出现内吞受体-配基复合物。在生理浓度下受体聚合物的分布及动力学研究是 FCS/FCCS 的主要应用之一，并且是其他技术难以解决的问题。

四、FCS/FCCS 技术的优势和局限性

从上述的介绍中，我们知道 FCS/FCCS 检测具有高灵敏度、高时间分辨率和高空间分辨率的特点，即在活细胞内单分子水平可以检测分子的运动特性和分子间的相互作用。近些年来从发表的文章也可以看出，荧光相关光谱技术可以很好地用于定量检测分子之间的相互作用，尤其是 FCCS 技术可以有效地替代 FRET 技术，因为 FRET 检测依赖于两个荧光探针分子之间的距离和方向，如果两个待研究的目的分子之间的距离很近且发生了相互作用，而标记的两个荧光探针分子之间的距离较远或空间方向存在问题，FRET 检测将会给出错误的阴性结果，即无法检测出两个目的分子之间的相互作用。而 FCCS 技术则不依赖于荧光分子之间的距离和方向。尽管 FCS/FCCS 技术有很多优势，但还存在一定的局限性。第一，因为 FCS/FCCS 技术在检测的时间段内激光会始终照射在测量点上，因此该技术比较适合快速移动的分子。如果分子运动过慢，照射时间过长，将导致荧光分子发生光漂白。第二，FCS/FCCS 技术在检测细胞膜上分子的运动时，由于细胞膜自身的运动会干扰膜分子运动的测量，而目前 FCS/FCCS 检测手段还无法避免这个问题。第三，在一个活细胞内 FCS/FCCS 检测次数也不能过多，因为激光频繁的照射会造成对细胞的严重损伤。

由于目前 FCS/FCCS 技术的局限性，新一代的 FCS/FCCS 技术将马上问世，如扫描式 FCS/FCCS 技术、高速转盘式 confocal 与 FCS/FCCS 技术的结合等，都会在很大程度上减少对荧光分子的光漂白和对细胞的损伤。

五、应用举例

本实例采用 2008 年 3 月发表在 "The FASEB Journal" 上的一篇文章进行介绍。该篇文章的题目是 "Agonist - occupied A3 adenosine receptors exist within heterogeneous complexes in membrane micro domains of individual living cells"。译成中文题目为 "位于单个活细胞膜微区的 A3 腺苷受体-配基复合物存在异质性"。

腺苷受体为 G-蛋白偶联受体，在不同的细胞位于不同的膜微区内，到目前为止发现了

4 种亚型：A1、A_{2A}、A_{2B} 和 A3。A3 腺苷受体（A3 - AR）是最近才发现的一种亚型，它广泛分布在身体的各部位。它的广泛分布和其功能密切相关，它参与神经保护、心血管保护、炎症反应和免疫调节并具有抑制肿瘤的作用，所以 A3 腺苷受体被广泛用于药物研究的靶位。A3 腺苷受体在激动剂作用下，抑制腺苷酸环化酶的活性，通过释放 G-蛋白 $\beta\gamma$ 亚基，激活磷脂酶 C，因而导致细胞内游离钙水平的增加。

目前我们对 A3 腺苷受体药理学的了解主要是基于传统的技术手段，如：采用放射配基结合实验和细胞群体胞内第二信使产生水平检测实验等。现在的研究已经证明 G-蛋白偶联的受体在细胞表面的分布是不均一的，由细胞膜微区来组织和划分。每个细胞内配基受体偶联的特点和产生的应答都是不同的，而 FCS 技术为单细胞水平受体配基结合的研究提供了很好的手段。

本实验中，作者研发了 A3 腺苷受体激动剂的荧光衍生物 ABEA - X - BY630（激发光为 633nm，发射光为 650～700nm）。为了配基结合及细胞内钙水平的 confocal 成像和检测，作者首先采用 Fluo4 - AM 荧光探针标记 CHO 细胞内的 Ca^{2+}，并使用 confocal 进行静息 Ca^{2+} 图像的采集，采集一幅静息 Ca^{2+} 图像后，即刻加入荧光衍生物激动剂 ABEA - X - BY630，然后每间隔 4s 采集一次图像。confocal 设置为两个检测通道同时采集图像，一个通道采集 Fluo4 - AM 标记的细胞内 Ca^{2+} 成像，另一个通道采集 A3 腺苷受体激动剂的荧光衍生物 ABEA - X - BY630 在细胞内的定位图像。confocal 成像结果证实，A3 腺苷受体激动剂 ABEA - X - BY630 可以和 A3 腺苷受体结合定位在细胞膜上，并导致细胞内游离钙水平的增加（彩图 10 - 14）。在本实验中，FCS 检测采用了两个不同的 confocal 测量微区，一个定位在细胞的缓冲溶液中，另一个定位于细胞膜上。FCS 在细胞缓冲液中的 confocal 测量微区内检测的是游离激动剂 ABEA - X - BY630 的扩散特性，检测结果是：扩散特征时间 $\tau_{D1} = 63\mu s$，扩散系统 D1 = 2.44×10⁻⁶ cm²/s（图 10 - 15A）。FCS 在细胞膜上 confocal 测量微区内可以检测到至少两种分子的运动特性，其一为游离激动剂 ABEA - X - BY630，其二为激动剂 ABEA - X - BY630 与 A3 腺苷受体结合的复合物。实际 FCS 检测结果发现有 3 种不同扩散速率的分子存在于细胞膜上，各种分子的扩散特征时间分别为 $\tau_{D1} = 60\mu s$，$\tau_{D2} = 3.6ms$，$\tau_{D3} = 93ms$，（图 10 - 15B），扩散特征时间 $\tau_{D1} = 60\mu s$ 的分子为游离激动剂 ABEA - X - BY63，而另外两种分子的扩散速率大大减慢，其中 τ_{D3} 比 τ_{D2} 分子的扩散特征时间慢 25 倍，而扩散系数分别为 D2.65×10⁻⁸ cm²/s、1.19×10⁻⁹ cm²/s。FCS 还可以对激动剂与 A3 腺苷受体结合数目进行定量，检测结果是：激动剂与 A3 腺苷受体结合总复合物数目（$\tau_{D2} + \tau_{D3}$）N = 20±3.1 receptors/μm^2，其中扩散特征时间为 τ_{D2} 的复合物数目为 $N_{D2} = 5.1±0.6$ receptors/μm^2，扩散特征时间为 τ_{D3} 的复合物数目 $N_{D3} = 14.9±2.5$ receptors/μm^2，共测量 n = 33 个细胞。该研究为了进一步证实扩散速率慢的这两种分子是激动剂与 A3 腺苷受体复合物，使用了抑制剂 MRS1220 进行验证，发现抑制剂 MRS1220 对复合物的扩散特征时间没有影响（图 10 - 15C），但可明显抑制激动剂与 A3 腺苷受体结合复合物数目，激动剂与 A3 腺苷受体的结合复合物总分子数目下降至 N = 5.8±0.8 receptors/μm^2，其中扩散特征时间分别为 τ_{D2}、τ_{D3} 的两种配基受体复合物的分子数目分别为 2.6±0.3、3.3±0.4（图 10 - 15D）。以上结果表明，激动剂 ABEA - X - BY630 与 A3 腺苷受体复合物以扩散特征时间分别为 τ_{D3} 的分子为主，抑制剂 MRS1220 主要抑制 τ_{D3} 成分的复合物。

（何其华）

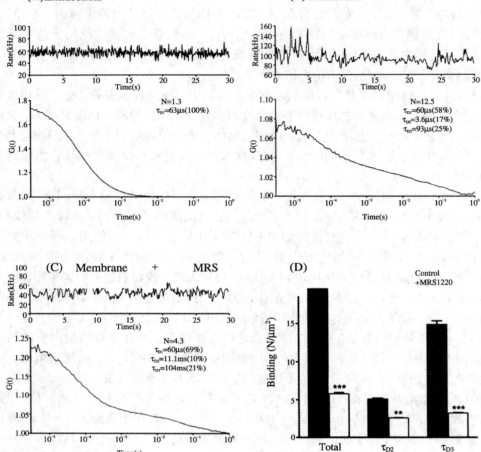

图 10-15 (A) FC 检测定位在缓冲液中。FCS 在细胞缓冲液中的 confocal 测量微区内检测的是游离激动剂 ABEA-X-BY630 的扩散特性，检测到扩散特征时间 $\tau_{D1}=63\mu s$。(B) FCS 检测定位在细胞膜上。FCS 在细胞膜上 confocal 测量微区内可以检测到至少两种分子的运动特性，其一为游离激动剂 ABEA-X-BY630，其二为激动剂 ABEA-X-BY630 与 A3 腺苷受体结合的复合物，实际 FCS 检测结果发现有 3 种不同扩散速率的分子存在于细胞膜上，各种分子的扩散特征时间分别为 $\tau_{D1}=60ms$，$\tau_{D2}=3.6ms$，$\tau_{D8}=93ms$。(C) 使用了抑制剂 MRS1220，对复合物的扩散特征时间没有明显影响。(D) 抑制剂 MRS1220 可明显抑制激动剂与 A3 腺苷受体复合物数目，激动剂与 A3 腺苷受体的结合复合物总分子数目下降至 $N=5.8\pm0.8$ receptors/mm²，其中扩散特征时间分别为 τ_{D2}、τ_{D8} 的两种配基受体复合物的分子数目分别降至为 2.6 ± 0.3、3.3 ± 0.4

参 考 文 献

1. Y. Cordeaux, S. J. Briddon, S. P. H. Alexander, et al. Agonist-occupied A3 adenosine receptors exist within heterogeneous complexes in membrane micro doma. ins of individual living cells. The FASEB Journal, 2008, 22: 3.

2. Sally A Kim, Petra Schwilleyz. Intracellular applications of fluorescence correlation spectroscopy: prospects for neuroscience. Current Opinion in Neurobiology, 2003, 13: 583-590.

3. Kenworthy AK. Imaging protein-protein interactions using fluorescence resonance energy transfer microscopy. METHODS, 2001, 24: 289-296.

4. Day R N, Periasamy A, Schaufele F. Fluorescence resonance energy transfer microscopy of localized protein interactions in the living cell nucleus. METHODS, 2001, 25: 4-18.

5. Levitan E S. Studying neuronal peptide release and secretory granule dynamics with green fluorescent protein. METHODS: A Companion to Methods in Enzymology, 1998, 16: 182-187.

6. Lippincott-Schwartz L, Smith C. L. Insights into secretory and endocytic membrane traffic using green fluorescent protein chimeras. Current Opinion in Neurobiology, 1997, 7: 631-639.

7. Klein C, Pillot T, Chambaz J, et al. Determination of plasma membrane fluidity with a fluorescent analogue of sphingomyelin by FRAP measurement using a standard confocal microscope. Brain Research Protocols, 2003, 11: 46-51.

8. Levitan ES. Studying neuronal peptide release and secretory granule dynamics with green fluorescent protein. METHODS: A Companion to Methods in Enzymology, 1998, 16: 182-187.

9. Oghalai JS, Tran TD, Raphael RM, et al. Brownell transverse and lateral mobility in outer hair cell lateral wall membranes. Hearing Research, 1999, 135: 19-28.

10. Engelhardt J, Knebel W. Leica TCS—the confocal laser scanning microscope of the latest generation: technique and application. Scientific and Technical Information, 1993, 10 (5): 159-168.

11. Hayashi H, Miyata H. Intracellular Ca^{2+} concentration and PHi during metabolic inhibition. American Physiology Society, 1992, C628-C634.

12. Schild D, Jung A, Schultens HA. Localization of calcium entry throuth calcium channels in olfactory receptor neurones using a laser scanning microscope and the calcium indicator dyes Fluo-3 and Fura-Red. Cell Calcium, 1994, 15: 341-348.

13. 邢虹，何其华，吴本玠，等. 中毒剂量谷氨酸引起大脑皮质神经细胞的钙振荡及其机制探讨. 中国应用生理学杂志，1999，4：294-297.

第十一章　受体研究的冷冻电子显微镜方法

受体蛋白的三维结构信息对认识受体在细胞间及细胞内运动本质，阐明受体疾病的分子机制以及受体药物的设计是极为重要的。

研究蛋白三维结构的常用方法如 X 射线晶体学分析、核磁共振波谱学分析、同步辐射法等，在研究受体蛋白三维结构时遇到不少困难。X 射线晶体学分析需要晶体样品，但并非所有蛋白都能培养成晶体；X 射线晶体学分析提供的常常只能是分子基态结构，而对过渡态和活化态的蛋白结构却无能为力，因为这些状态存在时间很短，很难获得晶体。虽然同步辐射可用于研究蛋白的动态变化，但很难保证蛋白结构变化后，晶体仍保持高度有序状态。核磁共振波谱学分析可以克服这些困难，但目前核磁共振波谱学分析所能测定的分子量限于100 000 以下，对大分子量的蛋白质是无能为力的。最近几年，冷冻电子显微镜技术测定受体蛋白三维结构获得进展。用冷冻电子显微镜技术研究蛋白结构对分子大小没有限制，并可将分子冻结在过渡态或激活态，能使受体分子保存在天然状态。因此，冷冻电子显微镜技术成为近十年来研究受体结构的重要方法。

用电镜方法研究受体结构必须解决两个问题：

第一，如何保存受体分子天然状态的结构？在这方面，早期的干燥样品的金属投影或负染的方法显然不符合要求。这是因为干燥过程本身会改变分子的形态，用于增加反差的重金属会掩盖分子的结构细节。随着冷冻电镜方法（cryo-electron microscopy）的出现，这些问题得到了解决。冷冻电镜方法是在 20 世纪 70 年代提出的，经过近 10 年的努力，在 80 年代趋于成熟。冷冻电镜样品制备方法使生物样品可以在含水状态下在电镜内观察，所得结果更接近天然状态。不仅如此，由于冷冻过程可以在数毫秒内完成，因而可以用电镜方法捕捉那些瞬间即逝的生物化学过程，在亚细胞和分子水平上把结构和功能更好地结合起来。

第二，在电镜下观察生物大分子时，观察的对象是三维结构，但电镜图像却是这些三维结构的二维投影。因此，必须解决由受体分子的二维电镜图像推知其三维结构的方法问题，这就是三维重构方法。在过去的 10 年间，特别是最近 5 年来三维电镜方法取得了重大进展。这首先要归因于电镜设备本身的进步。计算机辅助的电镜控制系统的出现使样品台倾斜角度、欠焦量以及曝光量等的精确调节和控制成为可能。其次，计算机图像处理技术的进步不仅弥补了电镜方法固有的缺陷，而且使以前看似不可能的样品分析成为现实。

本章将主要介绍以上两个方面，同时介绍应用冷冻电镜来研究受体的几个实例。

第一节　冷冻电镜技术

一、样品制备

用于冷冻电镜研究的生物大分子样品必须十分纯净。冷冻电镜样品制备就是在亲水的支持膜上将冷冻的含水样品包埋在一层较样品略高的薄冰内的过程。表 11-1 列出了制备这种样品的一些主要方法。

表 11-1 冷冻样品的制备方法

方法	支持膜	膜的亲水化处理	水膜的形成	冷冻剂
折叠网间夹芯法	碳膜	一氧化硅涂层	蒸发	液氮
两碳膜间夹芯法	碳膜	不需处理	蒸发	液氮
不同网间的夹芯法	聚酰亚胺	不需处理	吸去多余液体	液氮
薄膜冷冻	碳膜或空网	辉光放电	吸去多余液体	液态乙烷

这里有两个关键步骤。第一，将样品在载网上冷冻之前形成一薄层水膜。为此，可先用滤纸小心地把多余液体吸去后再置于空气中蒸发，直至其成为一薄膜。薄膜的厚度可以根据像差显微镜下载网边缘处水汽界面的干涉色来判断。为避免样品在冷冻前完全干燥，这一步骤最好在湿盒内进行。第二，将第一步获得的含水薄膜样品冷冻。样品中一般含有水、盐和生物大分子或分子聚集物。这些成分的冷冻不应导致生物大分子结构的明显变化。水可以冷冻成为不同形式。在低温低压下，水主要冷冻成为玻璃态、立方形和六角形的冰。后两种为结晶，在冷冻速度较低时形成；而玻璃态的冰仅在冷冻速度很快时（$>10^4℃/$秒）才能形成。这一步的关键就是要使水冷冻成为玻璃态的冰，因为结晶的冰会与溶质和生物大分子分离，并引起生物大分子结构变形。现在上述过程已有专门的制样设备来完成，如美国 FEI 公司的 Vitrobot® 冷冻制样机，由计算机控制制样的温度、湿度、吸水时间、吸水次数、吸水压力等参数。对于一个特定样品，一旦找到合适的制样条件，即可由计算机控制上述参数，保证冷冻制样的成功率和重复性。

二、冷冻样品向电镜内的转移

按上法制备的冷冻样品转移到电镜内的过程中需要注意，既不能使样品解冻，也不应在样品表面结霜。为此，需要用专门的设备——冷冻输送器（cryo-transfer）来完成这一步骤。具体方法可参照该设备的使用说明书。

三、冷冻样品在电镜下的观察和拍照

用于冷冻含水样品观察的电镜必须配备冷冻样品架，即样品架的温度应保持在 $-150℃$ 以下，以免玻璃态的冰转变为冰晶。同时，样品架应能倾斜至少 $±60°$。电镜还应配备有效的防污染装置，其工作温度应比样品温度更低，即 $-150℃$ 以下。在电镜下观察时，首先要确定样品中的冰是否处于玻璃态。这可以通过电子衍射来判断，玻璃态冰的电子衍射花样为宽而弥散的衍射环，而晶态的冰则为以阵列形式排列的衍射点。如果衍射为阵列排列的衍射点，必须重新制备样品，以保证样品中不含冰晶。样品中形成冰晶的原因很多：① 样品冷冻速率慢；② 样品架的工作温度太高，在 $-120℃$ 时，纯冰只要几分钟时间即可从玻璃态转变为立方形晶体；③ 样品向电镜内转移慢或电镜防污染装置出现问题，导致水汽在样品表面凝结成冰晶。

由于冷冻含水样品对于辐射非常敏感，因此电镜下的图像收集必须使用最小曝光技术（minimal exposure technique）。样品的曝光量应在 $10\sim20$ 个电子每平方埃。冷冻含水样品的反差取决于样品本身的散射反差、冰的厚度和物镜的欠焦量等因素。其中，样品本身的散射反差与样品结构有关，是无法改变的。冰层过厚与支持膜过厚一样会降低样品反差，因此其厚度必须适当。改变物镜欠焦量可以改变图像的反差。调高物镜欠焦量可以增加低分辨结构信息的清晰度，但是会丢失高分辨结构细节。一般的做法是，在进行结构重构之前，在不同欠焦量下拍摄大量的包埋于不同厚度的冰中的样品图像，以最大限度保持不同分辨率范围的结构信息。

第二节　生物大分子的三维重构

如上所述，在冷冻电镜方法中，由于样品未经染色而反差很低；样品对辐射损伤的耐受能力虽因冷冻而增加，但为获得高分辨图像，在观察和拍照时所用的剂量仍然必须很小。因此，与常规方法相比，冷冻电镜方法的信噪比更低。这就是说，冷冻电镜方法虽然能够很好地保存生物大分子天然状态时的结构，但这些结构细节常常淹没在噪声之中而难以辨认。解决这个问题的办法是在低剂量下拍摄一种生物大分子的大量的同一种图像（即同一个二维投影），然后用某种方法加以平均来消除噪声。

一、电子显微镜三维重构的理论基础

电子具有波粒二象性。电子波像光波一样可以成像，即电子显微像。由于电子显微镜的场深（depth of field）远远大于样品的厚度，样品中不同高度的像可认为是被聚焦在同一个平面——聚焦平面上，即一个物体的电子显微像是该物体在垂直于电子束方向的平面上的投影。电子束在通过样品的过程中与样品的原子发生相互作用，受到原子核势场的作用，使电子的运动方向发生改变，但能量不变，这个过程称为弹性散射。由于样品各部分的原子分布不同，对电子的散射能力不同，使得电子显微像中各部分的强度（或密度）相对于平均强度有明显的变化，这种变化称为像衬度（image contrast）。与 X 射线晶体学类似，物体对电子的散射可用结构因子（structure factor）来描述；与 X 射线晶体学不同的是，从电子显微像中可同时获得结构因子的振幅和相位。

由于电子显微像是物体的二维投影，所得到的结构是物体在电子束方向的投影结构。为获得物体的三维结构，需进行三维重构。电子显微镜三维重构的数学基础是傅里叶变换与中心截面定理（central section theorem）。中心截面定理可表述为：一个函数沿某方向投影函数的傅里叶变换等于该函数的傅里叶变换通过原点且垂直于投影方向的截面函数。对于电子显微镜而言，一个物体的电子显微像的傅里叶变换等于该物体的三维傅里叶变换中与该物体投影方向垂直的、通过原点的截面。

图 11-1 是应用电子显微镜进行三维结构的原理：如前所述，物体的一个电子显微像是该物体在垂直于电子束方向的投影像，该投影像的傅里叶变换是物体三维像的傅里叶变换中通过原点且垂直于投影方向的一个截面。若倾斜物体沿不同投影方向拍摄一系列电子显微像，经傅里叶变换即得到一系列不同取向的截面。将这些截面在傅里叶空间进行组合，即会得到物体在傅里叶空间的三维信息。当截面数目足够多时，经逆傅里叶变换，即可得到物体的三维结构（De Rosier & Klug，1968）。

二、电子显微镜三维重构的方法

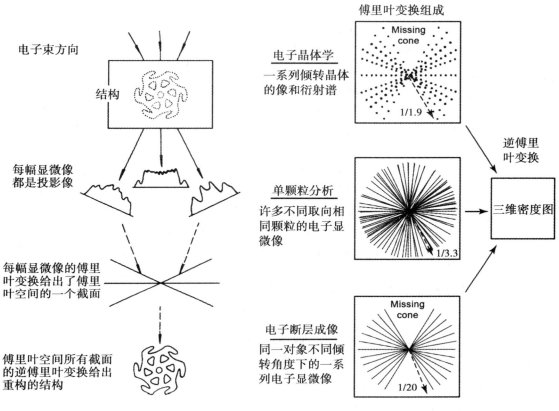

图 11-1　电子显微镜三维重构原理

图 11-2　电子显微镜三维重构方法

图中的数字是所述方法目前达到的分辨率 1/Å（根据 Baumeister & Steven，2000 修改）

　　根据研究对象的性质，电子显微镜三维重构可分为 3 种独立的技术：电子晶体学（electron crystallography）、单颗粒分析（single-particle analysis）和电子断层成像（electron tomography）。目前 3 种技术都有相应免费或商业化的软件包（表 11-2）。各种技术的研究对象见表 11-3。

　　虽然各个方法的研究对象不同，但三维重构的原理相同，都是应用傅里叶变换与中心截面定理。所不同的是获得三维空间傅里叶变换的方法不同（图 11-2）。电子晶体学方法是将生物分子的二维晶体在电子显微镜中进行倾斜来收集不同方向的中心截面（衍射谱），再将这些衍射谱在傅里叶空间进行整合来解析生物大分子的结构。单颗粒方法是对多个取向不同的全同生物分子或复合体进行分类、平均和重构来解析它们的结构。由于在样品处理（如冰冻包埋）时，生物分子的取向随机，同一电子显微像中含有该生物分子的多种取向，即含有傅里叶空间不同中心截面的信息，因此样品在电子显微镜中不用倾斜。以上两种方法都是对结构相同的对象。一些复杂的体系（如细胞、细胞器）存在结构差异，不能通过上述方法来获得结构，要用电子断层术来解析结构。电子断层术方法是将所研究的单一对象在电子显

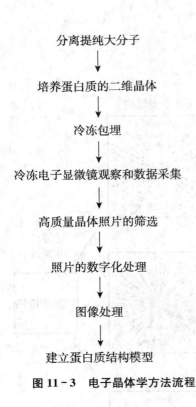

分离提纯大分子

↓

培养蛋白质的二维晶体

↓

冷冻包埋

↓

冷冻电子显微镜观察和数据采集

↓

高质量晶体照片的筛选

↓

照片的数字化处理

↓

图像处理

↓

建立蛋白质结构模型

图 11-3 电子晶体学方法流程

微镜中进行倾斜并收集图像而获得不同方向的中心截面，再将这些截面在傅里叶空间进行整合来获得所研究对象的结构。也可将所获得的图像在实空间进行反投影（back projection）来重构对象的结构。下面简要介绍用于受体研究的两种方法：电子晶体学和单颗粒分析。

（一）电子晶体学

电子晶体学的研究对象是生物大分子的二维晶体和呈螺旋对称的纤维或管状晶体。在晶体中，生物分子有序地排列在晶格上。对于二维晶体，其三维傅里叶变换由许多衍射线构成，因此其二维中心截面由衍射点构成。根据晶体学原理，晶体的结构信息存在于这些衍射点中。通过提取衍射点所对应的结构因子的振幅和相位的信息，再进行逆傅里叶变换就获得了晶体沿某个方向的结构投影图。通过倾斜样品，拍摄不同倾角下的电子显微像，再进行傅里叶变换，即获得不同倾角所对应的晶体衍射图样，提取衍射点所对应的结构因子的振幅和相位信息，在傅里叶空间进行组合，即获得晶体三维傅里叶变换的信息，最后通过逆傅里叶变换即获得实空间的晶体结构。

电子晶体学解析结构的具体步骤如图 11-3。

表 11-2 常用电子显微镜图像处理软件（引自王大能等，2003）

软件类别	软件名称	主要用途	下载或联系地址	获得方式
图像处理	MRC	二维晶体，螺旋结构	http：//iims. ebi. ac. uk/3dem-mrc-maps/mrc. html	免费
	IMAGIC-5	二维晶体，单颗粒，断层成像	http：//www. imagescience. de/	商业
	Phoelix/Suprim	螺旋结构	http：//ami. scripps. edu/software/phoelix	免费
	Brandeis-Helical -Package	螺旋结构	http：//www. rose. brandeis. edu. users/derosier/BHP /brandeis-helical-package	免费
	Spider/WEB	单颗粒	http：//www. wadsworth. org/resnres/frank. htm	免费
	EMAN	单颗粒	http：//ncmi. bcm. tmc. edu/～stevel/EMAN/doc/	免费
	IMIRS	病毒	http：//hub. med. uth. tmc. edu/～hong/IMIRS	免费
	IMOD	断层成像	http：//bio3d. colorado. edu/imod/index. html	免费
	EM-MENU	断层成像	http：//www. tvips. com/Software _ en. htm	商业
	Situs	拟合	http：//situs. scripps. edu/	免费
图像操作	EMTOOL	图像格式转化	http：//sal. kachinatech. com/E/5/EMTOOL. html	免费
及	Suprim	图像运算操作	http：//ami. scripps. edu/software/suprim	免费
图像显示	O	三维图像显示	http：//origo. imsb. au. dk/～mok/o/	免费
	AVS	三维图像显示	http：//www. avs. com/	商业
	CCP4	蛋白质晶体学	http：//www. ccp4. ac. uk/main. html	免费

表 11－3　生物电子显微镜三维重构方法

方法类别	研究对象	对象特点	目前分辨率
电子晶体学	（1）二维晶体		二维晶体：水通道，0.19 nm
		周期排列	(Gonen, *et al.* 2005)
	（2）纤维或管状晶体		管状晶体：乙酰胆碱受体，0.40 nm
			(Miyazawa, *et al.* 2003)
单颗粒分析	（1）病毒		病毒：CPV，0.38 nm
		全同粒子	(Yu, *et al.* 2008)
	（2）大分子复合物		复合物：Group Ⅱ chaperonin，0.43 nm
			(Zhang, *et al.* 2010)
电子断层成像	（1）超分子复合体		病毒：HIV－1，～3 nm
		单一结构	(Liu, *et al.* 2008)
	（2）细胞器，细胞		细胞：影泡细胞，～5 nm
			(Medalia, *et al.* 2002)

（二）单颗粒分析

电子晶体学方法应用晶体学的基本处理方法，在倒易空间（傅里叶空间）对生物大分子的二维晶体结构进行解析。应用这种方法的前提是，生物大分子必须以有序的形式存在，即以二维晶体或者螺旋结构等方式存在。在自然界，有序排列或具有高度对称性的分子和系统并不普遍存在。获得高度有序的二维晶体或三维晶体对于解析生物大分子的原子分辨率的结构虽然有利，但生物分子的晶体结构是否与生理状态下溶液中的结构完全相同，至今仍是生物学家怀疑的问题。直接观察并解析天然状态下生物大分子的结构一直是生物工作者的愿望。电子显微学单颗粒分析技术为实现这一目标迈出了重要的一步。

单颗粒分析是对分离的、非有序排列的、但是相同的颗粒（如生物大分子或复合物）进行结构解析。其基本原理是通过对相同的生物大分子某方向的投影显微像在实空间中经过调整后进行叠加平均，从而提高信噪比，使粒子中共同部分的结构信息得到加强，最后对各种不同投影方向的显微像在三维空间中进行重构，从而获得生物大分子的三维结构。

单颗粒分析的基本流程如图 11－4。

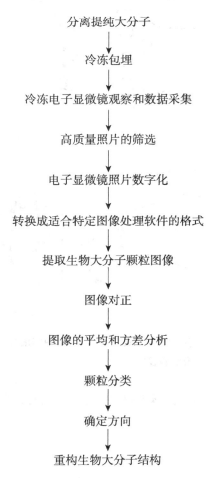

分离提纯大分子

↓

冷冻包埋

↓

冷冻电子显微镜观察和数据采集

↓

高质量照片的筛选

↓

电子显微镜照片数字化

↓

转换成适合特定图像处理软件的格式

↓

提取生物大分子颗粒图像

↓

图像对正

↓

图像的平均和方差分析

↓

颗粒分类

↓

确定方向

↓

重构生物大分子结构

图 11－4　单颗粒分析流程

第三节　冷冻电镜在受体研究中的应用

一、受体结构的测定及其动态变化

乙酰胆碱受体（acetylcholine receptor，AchR）是一个配基（乙酰胆碱）门控型阳离子通道，存在于后神经突触细胞膜上。当前神经突触细胞被激活而分泌乙酰胆碱时，分泌的乙酰胆碱结合到后神经突触细胞膜上的 AchR，激活通道，阳离子（Na$^+$）通过通道进入细胞，导致膜去极化，产生兴奋。AchR 通道是如何开放的？控制通道开放的机制是什么？AchR 通道的阳离子选择性机制是什么？这些都是神经生物学家感兴趣的问题。由于通道开放的时间极短（20ms），如何捕捉到通道开关过程结构的变化，是对科学家的严峻挑战。英国剑桥 MRC 分子生物学实验室的 N. Unwin 和合作者应用底物混合冰冻技术将 AchR 通道冻结在关闭和开放状态，用冷冻电子显微镜研究了这两种状态的结构，"看"到了 AchR 通道在开关过程中结构的变化，推导了 AchR 通道的门控机制。

应用底物混合冰冻技术，N. Unwin 和合作者模拟神经突触发生的情况，将乙酰胆碱快速（＜5ms）喷射到含有 AchR 的管状晶体上，然后迅速冷冻，将 AchR 通道固定在开放状态（图 11-5）。应用冷冻电子显微镜及图像三维重构技术，N. Unwin 和合作者解析了 AchR 的三维结构（图 11-6），揭示了 AchR 的构造——AchR 由 5 个结构类似的亚基（α、γ、α、β 和 δ）组成，通道由 5 个亚基围成。每个亚基可分为两个结构区域，即胞外膜外区和跨膜区：膜外区由 β-片层构成，其中的两个 α 亚基上含有乙酰胆碱的结合位点；跨膜区由 4 个 α-螺旋 M1-M4 构成，其中 M2 直接面向孔道，围成离子通道。M2 呈倾斜状态并在中央发生弯折（kink），此处有数个疏水氨基酸（图 11-7A）。当 AchR 通道处于关闭状态时，来自于 5 个亚基的 M2 的中央疏水氨基酸存在侧向相互作用（αL251-αS252，αF256-αV255，图 11-7B），使得 5 个 M2 紧密接触，形成一个牢固的"腰带"（girdle）状的"门"。另外 3 个 α-螺旋围在 M2 的外面，将 M2 与脂双层分隔开来（图 11-8）。在 M2 与 M1 及 M3 的交界处存在缝隙，这些缝隙为 M2 的运动提供了空间，为通道的门控提供了必要的结构基础。

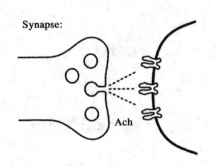

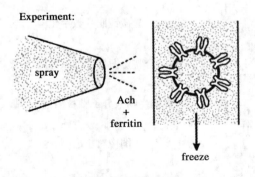

图 11-5　AchR 在神经突触的活化过程及实验模拟

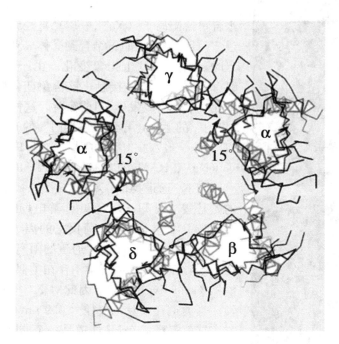

图 11 - 6 AchR 多肽链折叠模型

A

B

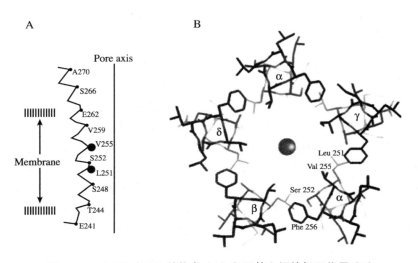

图 11 - 7 AchR 中 M2 的构象（A）和亚基之间的相互作用（B）

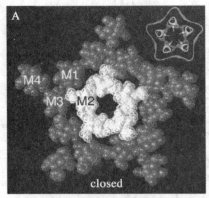

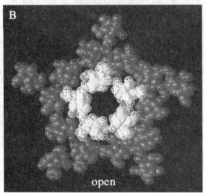

图 11-8　AchR 通道门的"关闭"(A)
与"开放"(B) 状态

当通道完全关闭时，"门"的直径为 0.6nm（图 11-8A）。水合单价阳离子（Na^+、K^+）直径约为 0.8 nm，不能通过"门"。当乙酰胆碱结合到受体 α 亚基的膜外区结合位点时，诱发其发生构象变化。由于连接 α 亚基膜外区 β1-β2 的环与 M2 接触，该构象变化触发 M2 发生构象变化，引起 M2 发生~15°旋转。这样一个类似于照相机"快门"的运动，导致通道"门"的开放（图 11-8B，图 11-9）。开放时"门"的直径为 0.9 nm，水合单价阳离子（Na^+、K^+）可以通过（图 11-8B）。

与 K^+ 通道类似，AchR 通道的入口存在一些负电荷的氨基酸（图 11-10）。由于静电场的作用，荷正电的离子被吸引可进入孔道，荷负电的离子被排斥而不能进入孔道，这就解释了 AchR 通道的阳离子选择性；与 K^+ 通道不同，在 AchR 通道中不存在类似于 K^+ 通道的选择性滤器（selective filter），因此对 K^+（或 Na^+）没有选择性。当通道开放时，直径 <0.9 nm 的水合阳离子都能通过，这就解释了 AchR 通道是一个非特异的阳离子选择性通道，同时也解释了 AchR 通道的高效运输能力（~3× 10^4 Na^+/ms）。

二、受体与配基的相互作用

利用冷冻电镜技术和单粒子三维重构原理，美国 Wagenknecht 实验室和 Chiu 实验室对 ryanodine receptor（RyR）的结构进行了研究。结果发现 RyR 是由 4 个大的亚单位组装成的一个对称的复杂结构，包括一个小的跨膜区域和一个大（约占整个分子的 80%）的胞浆区域。他们又进一步对 RyR 和配基的相互作用进行了研究。把多个对 RyR 的功能具有调节作用的蛋白质的作用位点在 RyR 上进行了定位（图 11-11；Hamilton & Serysheva，2009）。在已研究的配基中，钙调蛋白（calmodulin，CaM）和 FK506-结合蛋白（FK506-binding protein，FKBP12）是与 RyR 功能密切相关的两种蛋白。CaM 和 FKBP12 都结合在 RyRs 的胞浆区域，分别距离通道入口处的 10nm 和 12nm。FKBP12 的结合位点在靠近 RyRs 与肌质膜 T型管相互作用的部位，而 CaM 则结合于 RyRs 胞浆区域的侧面。两种蛋白与 RyR 进行结合，调控通道的开放与关闭。

（尹长城　樊景禹）

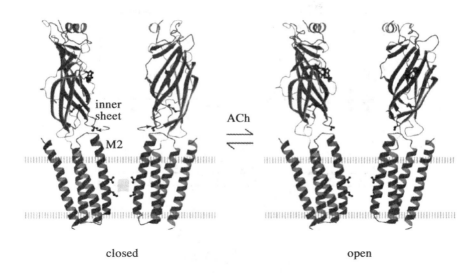

图 11 - 9　AchR 通道的门控机制

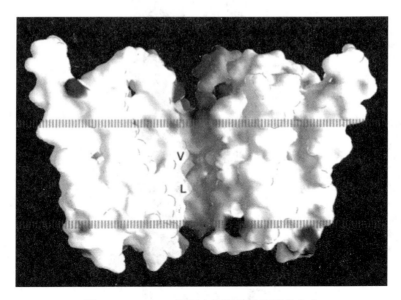

图 11 - 10　AchR 通道表面氨基酸残基的分布

红色——负电荷；蓝色——正电荷；黄色——非极性

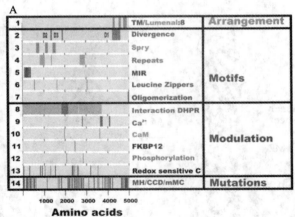

图 11 - 11　RyR 的结构及配基在 RyR 上的定位

A. 一级序列；B. 三维结构；上：顶视图；中：侧视图；下：底视图；C. 图 B 虚线区域放大图

210

参 考 文 献

1. 李方华，刘维，李宗利. 蛋白质电子晶体学. 物理学报，1997，26：515-524.

2. 王大能，陈勇，隋森芳. 电子显微学在结构生物学研究中的新进展. 电子显微学报，2003，22：449-456.

3. Amos LA，Henderson R，Unwin PNT. Three dimensional structure determination by electron microscopy of two-dimensional crystals. Prog Biophys Mol Biol，1982，39：183-231.

4. Baumeister W，Steven AC. Macromolecular electron microscopy in the era of structural genomics. Trends Biochem Sci，2000，25：624-631.

5. De Rosier DJ，Klug A. Reconstruction of three dimensional structures from electron micrographs. Nature，1968，217：130-134.

6. Frank J. Three-dimensional electron microscopy of macromolecular assemblies. New York：Oxford University Press，2006.

7. Gonen T，Cheng Y，Sliz P，et al. Lipid-protein interactions in double-layered two-dimensional AQP0 crystals. Nature，2005，438：633-638.

8. Hamilton SL，Serysheva II. Ryanodine receptor structure：progress and challenges. J Biol Chem，2009，284：4047-4051.

9. Liu J，Bartesaghi A，Borgnia MJ，et al. Molecular architecture of native HIV-1 gp120 trimers. Nature，2008，455：109-113.

10. Medalia O，Weber I，Frangakis AS，et al. Macromolecular architecture in eukaryotic cells visualized by cryoelectron tomography. Science，2002，298：1209-1213.

11. Miyazawa A，Fujiyoshi Y，Unwin N. Structure and gating mechanism of the acetylcholine receptor pore. Nature，2003，423：949-955.

12. Unwin N. Acetylcholine receptor channel imaged in the open state. Nature，1995，373：37-43.

13. Unwin N. Structure and action of nicotinic acetylcholine receptor explored by electron microscopy. FEBS Lett，2003，555：91-95.

14. van Heel M，Gowen B，Matadeen R，et al. Single-particle electron cryo-microscopy：towards atomic resolution. Q Rev Biophys，2000，33：307-369.

15. Yu X，Jin L，Zhou ZH. 3.88 Å structure of cytoplasmic polyhedrosis virus by cryo-electron microscopy. Nature，2008，453：415-419.

16. Zhang J，Baker ML，Schröder GF，et al. Mechanism of folding chamber closure in a group II chaperonin. Nature，2010，463：379-383.

第十二章　表面等离子体共振技术在受体研究中的应用

　　生物分子的相互作用是几乎所有生命现象的原动力。配基（ligand）-受体（receptor）的相互作用、信息传导系统以及基因调节和表达等都是分子特异性相互作用（specific interaction）的结果。研究生物分子相互作用的方法有很多，其中包括同位素标记、荧光标记等。近年来不标记（label-free）的研究方法如量热法（microcalorimetry）和表面等离子体共振（surface plasmon resonance，SPR）技术受到了充分重视并取得了迅速发展。本章将对表面等离子体技术的发展历史、基本原理及特点、具体研究方法及其在受体研究中的应用等做一个简要的综述。读者如要更全面地学习表面等离子体技术及其在生命科学中的应用，请参阅最近出版的两本专著[1,2]和一些其他的综述文章[19-23]。

第一节　绪　言

　　首先简要介绍表面等离子体共振技术的发展历史：20 世纪初，R. W. Wood 发现光波通过光栅后，光频谱发生了小区域损失，这是关于表面等离子体共振电磁场效应的最早记载。20 世纪 50 年代后期，Ritchie 首次发现了金属等离子体共振现象，为表面等离子体共振仪的诞生提供了理论依据。60 年代末期，Otto and Kreschmann 利用衰减全反射方法激发了光学表面等离子体共振。1983 年，瑞典 LINKOPING 理工学院应用物理实验室 Liedberg 首次意识到 SPR 传感器能够应用于生物分子相互作用，因为 SPR 传感器对于介质的折射率（reflective index）很敏感，而折射率又取决于金属表面生物分子的聚集程度。他第一次用此技术测定了抗体和抗原的相互作用，从此为测量生物分子相互作用奠定了基础。1990 年第一台商业制造的生物传感器（Biacore AB）诞生，此后 SPR 仪器开始全面地从实验室走向市场。表 12-1 列举了目前部分商用 SPR 传感器及其制造商。

表 12-1　表面等离子体共振传感器主要制造商

制造商	SPR 仪器	网址
Biacore AB	Biacore A100，T100Flexchip，3000，X100 etc	www. biacore. com
Metrohm Autolab	Autolab ESPRITSpringle	www. ecochemi. nl
ICX Technologies	SensiQ，Pioneer，Discovery	www. icxt. com
Reichert	SR 7000	www. reichertai. com
DKK-TOA Corporation	SPR-20	www. dkktoa. net
Biosensing Instrument	BI-SPR1000，2000，3000	www. biosensingusa. com
Bio-Rad	ProteOn XPR36	www. bio-rad. com
Thermo Electron Corp.	SPR100	www. thermo. com
Analytical u-system	Biosuplar 6	www. biosuplar. de
IBIS Technologies	IBIS-iSPR	www. ibis. spr. nl

用商用 SPR 传感器研究生物分子相互作用时，需要把其中一个分子固定在传感芯片上（sensor chip），在 SPR 术语中，被固定的分子称为 ligand。为了避免与本书中的配基混淆，将其译为"受分析体"，而将另一个在流动相中与其相互作用的分子译为"被分析分子"或"被分析物"（英文原文为 analyte）。

SPR 是近年来迅速发展起来的用于分析生物分子相互作用的一项不标记技术，它利用全反射时入射光可以和金属表面的等离子体（振荡的表面自由电子）发生共振的原理，探测生物分子之间是否发生相互作用以及相互作用的热力学参数（如平衡常数和熵）和动力学参数（速率常数）。SPR 技术有不需要作标记和实时监测生物分子的相互作用两大优点，该技术目前已广泛应用于蛋白质组学（proteomics）、小分子化合物药物筛选、抗体（antibody）与抗原（antigen）识别、蛋白质与核酸相互作用，甚至有一些已应用到模仿生态环境的相互作用如在生物膜（membrane）存在条件下受体（receptor）与配基（ligand）相互作用等各个领域，并获得了用其他方法无法得到的许多热力学和动力学数据。由于 SPR 技术具有实时、免标记、动态分析生物分子的相互作用等优点，它在生命科学领域的应用十分广泛。SPR 技术为分析生物大分子之间的特异性相互作用包括受体与配基相互作用提供了一个强有力的研究工具。随着 SPR 技术的进一步完善，其在生命科学领域的应用也必将会越来越广泛。

第二节　表面等离子体共振基本原理

SPR 是一种物理现象，当入射光以临界角入射到两种不同折射率的介质界面（比如玻璃表面的金或银镀层）时，可引起金属自由电子的共振，由于电子吸收了光能量，从而使反射光在一定角度内大大减弱。其中，使反射光在一定角度内完全消失的入射角称为共振角（SPR 角）。SPR 角随表面折射率的变化而变化，而折射率的变化又和结合在金属表面的生物分子质量成正比。因此可以通过获取生物反应过程中 SPR 角的动态变化，得到生物分子之间特异性相互作用的信号。

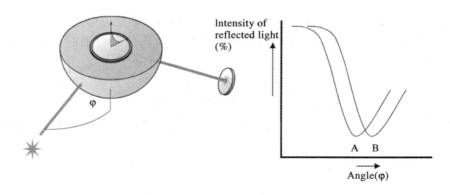

图 12-1　表面等离子体激发基本原理示意图

镀有金膜的传感芯片置于图中的半球，从光源发射的偏振光照射到传感芯片上，反射光的强度由记录器记录。当入射光以特定角度 φ 照到传感芯片上时，其表面的等离子体被激发而使反射光强度达到最低而形成一峰谷（A）。金膜表面上的折射率变化会使吸收峰谷从（A）变到（B）。

（引自 Schasfoort R B M et al. RSC Publishing, 2008.）

入射偏振光（polarized incident light）以入射角 φ 照射到镀有金属层的传感芯片表面，入射光将被金属表面所反射，当入射光与金膜的表面等离子的频率相匹配时，入射光能量被金属表面的等离子体所吸收而发生共振全反射（attenuated total reflection，ATR），因而在等离子体波谱中形成了一个吸收峰（如图 12-1 中的 A、B 所示）。

根据这一原理研制的 SPR 传感器，其工作原理如如图 12-2 所示：被分析物（analyte）溶液流过固定有受分析体（ligand）的传感芯片表面，若发生作用而相互结合则会引起表面物质质量改变，从而引起折射率改变而产生 SPR 角的改变。

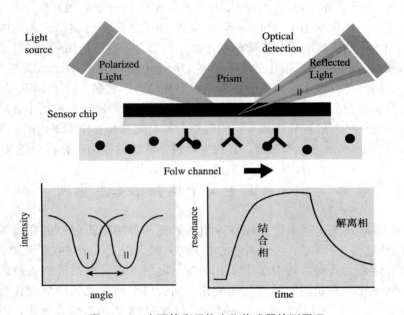

图 12-2　表面等离子体生物传感器检测原理

（改编自 http://nfs. unipv. it/nfs/minf/dispense/immunology/agabint. html. ）

在 SPR 中，共振角的单位规定为 RU（response unit），即反应单位或共振单位，$1RU＝10^{-4}$ 度，根据测量的经验显示，当有 $1pg/mm^2$ 的蛋白质连接到表面时，约导致共振角增大 1RU。

1. 平衡参数的测量：平衡结合常数（K_a）可以通过测定一系列浓度的被分析物 SPR 信号（RU）。当被分析物结合到受分析体达到平衡时，SPR 信号为 R_{eq}，作 R_{eq} 与被分析物浓度 $[S]$ 相关图，并利用下列方程式（12-1）和非线性回归法可以计算平衡解离常数 K_d：

$$R_{eq}=\frac{R_{max}[S]}{K_d+[S]} \quad\cdots\cdots\cdots\cdots\cdots\cdots\cdots\cdots\cdots\cdots\cdots\cdots (12-1)$$

平衡结合常数可以通过 $K_a＝1/K_d$ 算出。式中 R_{max} 为最大可能的 SPR 信号（maximum binding capacity）。R_{max} 取决于受分析体的分子量（MW_L）、被分析物的分子量（MW_A）和受分析体固定于芯片上的密度（R_L）。它们之间的关系为：$R_{max}＝R_L（MW_A/MW_L）S_m$，其中 S_m 为结合化学计量（binding Stoichiometry）。

2. 结合焓（association ΔH）的测量：由于 SPR 测定平衡结合常数具有很高的可信度。根据这一点以及某些 SPR 仪器可以精确控制温度的特点，如果我们测出几个温度下的平衡结合常数，可以根据下面平衡结合常数（K_a）与温度的关系（van't Hoff equation）计算结合焓。

$$\ln\left(\frac{K_{a2}}{K_{a1}}\right) = -\frac{\Delta H}{R}\left[\frac{1}{T_2} - \frac{1}{T_1}\right] \cdots\cdots\cdots\cdots\cdots\cdots (12-2)$$

在通常情况下用 SPR 法测出的结合焓（ΔH）与用最权威的标准方法量热滴定法（isothermal titration calorimetry，ITC）所得出的结果是一致的。

3. 动力学参数的测量：如果我们假设被分析物和受分析体的结合相（图 12-2）符合一级反应动力学（first order kinetics），则其结合相过程可用下列速率方程式表达。

$$\frac{dS}{dT} = K_{on}C(S_{max} - S) - K_{off}S \cdots\cdots\cdots\cdots\cdots\cdots\cdots\cdots (12-3)$$

式中，K_{on} 为结合速率常数，K_{off} 为解离速率常数，C 为被分析物的总浓度，S_{max} 为受分析体总浓度，S 为被分析物和受分析体结合在一起的浓度。上述方程式（12-3）的第一项描述被分析物与受分析体结合的速率，而第二项则为其解离速率。将上述速度方程式积分，则得到结合相的结合方程式（12-4）。

$$S_a(C, t) = S_{eq}(C)(1 - e^{-(K_{on}C + K_{off})(t-t_0)}) \cdots\cdots\cdots\cdots (12-4)$$

式中，S_a 为在结合相被分析物和受分析体结合体的浓度，它是被分析物总浓度 C 和时间 T 的函数。S_{eq} 为达到平衡时被分析物和受分析体结合体的浓度，它是被分析物总浓度 C 的函数，并可由下列方程式算出：

$$S_{eq}(C) = \frac{S_{max}}{1 + (K_a C)^{-1}} \cdots\cdots\cdots\cdots\cdots\cdots\cdots (12-5)$$

对于等离子体波谱（sensorgram）中的解离相（图 12-2），则只有被结合的被分析物从受分析体上解离的过程，可由以下方程式描述：

$$S_d(C, T) = S_a(C, T_c)(e^{-K_{off}(t-t_c)}) \cdots\cdots\cdots\cdots\cdots\cdots (12-6)$$

式中 S_d 为在解离相时被分析物和受分析体结合体的浓度，它是被分析物总浓度 C 和时间 T 的函数。当 $T = T_c$ 时（即被分析物被移走的瞬间），$S_d(c, t) = S_a(c, t_c)$，然后 $S_d(C, T)$ 按一级指数衰减（single exponential decay）。

利用上述结合相方程式（12-4）和解离相方程式（12-6）对一系列浓度被分析物等离子波谱图（sensorgram）采用最小二乘法非线性回归（least square non-linear regression）分析计算模拟（global fit）就可以得出结合速率常数 K_{on} 和解离速率常数 K_{off}，并可由 $K_d = K_{off}/K_{on}$ 计算解离平衡常数 K_d。

第三节　表面等离子体共振具体方法

用 SPR 方法研究生物大分子，具体实验方法包括如下 3 个过程：首先是要把其中一个大分子（受分析体）固定于传感芯片上。本节将简要阐述直接法和间接法两类主要方法。其次是要把另外一个分子（analyte）作为流动相以一定的流速流过固定有受分析体的传感芯片，测定 SPR 角的变化而取得 SPR 波谱 （sensorgram）。最后通过对波谱图的分析而得到受分析体与被分析物相互作用的热力学和动力学参数。

用商业 SPR 传感器 （如 Biacore T100，3000 等）研究生物大分子非常简单，不需要了解 SPR 产生的物理原理，一切能够使传感芯片表面折射率发生改变的过程都可由 SPR 传感器测出。上述的第一步是整个 SPR 实验成功的关键。只要成功地将受分析体固定于传感芯片上并保持其生物活性，取得 SPR 波谱图是没有问题的，而数据处理包括平衡常数和速率常数则可用 SPR 专用软件 （如 Biacore 公司 BIAevalution V1.2）取得。因此本节着重介绍将受分析体固定于传感芯片上的方法。

一、受分析体固定于传感芯片上的方法

1. 直接法：直接固定法指的是直接将受分析体通过共价键的方式连接到传感芯片的葡聚糖基质 （dextran matrix）上。最普遍的方法包括氨基偶联法 （amine coupling）、硫键形成法 （thiol coupling）和醛糖结合法 （aldehyde coupling）等。下面以氨基偶联法为例进行简要介绍。

氨基偶联法是利用蛋白质的一级氨基 （primary amine）如赖氨酸 （lysine）或蛋白质的 N-终端氨基与被活化的传感芯片上的羧基结合而形成共价肽键的方法。此法要求使用高纯度的蛋白质，因为杂质蛋白质也有可能被固定在芯片上；另外，由于一个蛋白质分子会有不止一个赖氨酸，因此被固定的蛋白质是不均相的 （heterogenecity），因此也有可能使各个被固定的分子的活性不一致，甚至还有可能完全失去活性。

为了达到有效的氨基偶联反应，要被固定的蛋白质必须以较高的浓度 （＞100mg/ml）聚集于传感芯片 （如 Biacore CM5）的葡聚糖基质上。由于葡聚糖基质的终端有羧基呈负电性，因而能吸引带正电的蛋白质。一般当 pH 小于蛋白质等电点 （PI）一个单位以上时，蛋白质将会有足够正电性而聚集于葡聚糖基质上，具体决定 pH 的方法请阅实验操作程序 1 （假设该蛋白质等电点为 7 左右，目标受分析体固定密度 R_L 为 3000）。

实验操作程序 1. 最佳 pH 的确定 （pre-concentration conditions）

1. 将蛋白质稀释于 pH 6.0、5.5、5.0 和 4.5 4 种缓冲溶液中 （最后浓度为 20～50 μg/ml，最后体积为 100 μl）。
2. 使用单一流动通道 （single flow channel），开始 Biacore 实验 （流速定为 10 μl/min）。
3. pH 值从高到低，依次注入 30 μl 蛋白质。
4. 选择 ＞ 5000 RU 的蛋白质通过静电结合于芯片上的最大 pH。

决定氨基偶联 pH 后，下一步就是真正地把受分析体蛋白质固定在传感芯片上。首先是要用 EDC 和 NHS 将葡聚糖基质上的羧基活化而形成琥珀酸酯 （succinimide ester）；然后是加入要被固定的蛋白质，被活化的羧基琥珀酸酯将与蛋白质的赖氨酸的一级氨基 （NH₂）发生反应而形成肽键。多余的被活化的羧基将由过量的乙醇氨 （ethanolamine）去活。固体实验程序法请参阅实验操作程序 2。

　　一旦确定受分析体已成功地被固定于传感器芯片上，通过已知的被分析物检测其活性是很重要的。如失去活性或活性不够，则需要考虑调节氨基偶联条件（如在天然被分析物存在的情况下），甚至考虑用其他方法将受分析体固定在传感器芯片上。根据本人经验，氨基偶联法使受分析体失活的可能性是相当高的。

　　2. 间接固定法：如前所述，氨基偶联虽然简单，但无法选择某一赖氨酸参加氨基偶联反应。因此使得被固定的受分析体几何结构不均匀，因而导致活性不一致，甚至有可能完全失去活性。通过芯片上固定分子与受分析体特异性相互作用的方法将受分析体固定于芯片上将能克服上述缺点。目前 Biacore 公司已有如下芯片可用来间接固定受分析体于芯片上：

传感芯片	表面化学	用途
Sensor Chip NTA	NTA pre-coupled	可用于 His-tag 蛋白质
Sensor chip SA	Streptavidin pre-coupled	可用于 Biotin labeled 蛋白质
Sensor chip GST	GST antibody pre-coupled	可用于 GST labeled 蛋白质

二、提高 SPR 波谱图质量的两点建议

　　1. 减少非特异性相互作用：非特异性相互作用（non-specific interaction）是生物技术中所遇到的最大困难之一，也是 SPR 研究要克服的主要难题。在 SPR 研究中，除了一定要有参考表面（reference surface）外，在缓冲溶液中加入牛血清蛋白（BSA）能有效地防止非特异性相互作用。另外，适当加入一些溶脱剂（detergent），如 Tween - 20 和 Brij 35 等也能减少非特异性相互作用。必须要注意的是加入的溶脱剂的浓度必须低于临界微胞浓度（critical micelle concentration，CMC）。如脂溶剂浓度高于 CMC，则会使受分析体和被分析物相互作用变得更加复杂。

　　2. 减少质量传输（mass transport）问题：质量传输问题是 SPR 研究中要尽量避免的问题。它会严重影响平衡常数和速率常数的准确性。如果在 SPR 实验中有严重的质量传输问题，在 SPR 结合相过程中，传感芯片表面上的被分析物的浓度会远远低于其表观浓度，传感芯片表面浓度取决于受分析物扩散到其表面的速度（diffusion control）。这样测出的结合

速率常数会远低于其实际速率；在解离相过程中，则解离下来的被分析物有可能碰到第二个受分析体而重新结合，这样就使得所测出的解离速率常数低于实际解离速率常数。减少受分析体固定在传感器芯片上的密度（R_L）能有效减少质量传输的问题。如选用传感器芯片 CM3 代替 CM5 或减少受分析体接触被活化的葡聚糖基质的时间都能减少受分析体在传感器芯片上的密度。另外一个减少质量传输问题的有效方法是提高流动相的流速（如从 30 $\mu l/min$ 增加到 60 $\mu l/min$ 或更高）。一个非常实用的判断是否有质量传输问题的方法是在两种流速下测定被分析物与受分析体相互作用的 SPR 波谱，如果在两种流速条件下得到的平衡常数和动力学速率常数是一致的话，则说明质量传输不是一个问题。

第四节　表面等离子体共振技术在受体研究中的进展

研究跨膜区受体（transmembrane receptors）的蛋白质相互作用是很困难的。很多研究方法都必须将膜结合蛋白质（membrane-bound protein）从生物膜中分离出来，而这样做有可能破坏该蛋白质的结构和功能。在 SPR 研究中，可用两种方法来处理这个问题。首先，如果被研究的受体的功能不受跨膜域的影响（如大部分的 NHR），也不因双分子层生物膜的存在与否而改变活性，则最好的方法是在无生物膜存在下通过特异性相互作用把受体固定于传感芯片上。其次，如果受体的活性需要生物膜的存在，那么就必须把生物膜引入传感芯片中。利用 SPR 方法研究膜结合蛋白质包括跨膜区受体在生物膜存在的自然条件下已经被多次报道过。

1. SPR 在核受体（nuclear hormone receptors，NHR）研究中的应用：由于核受体的主要功能是在细胞核上选择性地调节基因的表达。它们的功能不一定需要有细胞膜的存在，SPR 技术已经很广泛地用于这类蛋白质的研究，下面以雌性激素受体（estrogen receptor，ER）为例阐述 SPR 在 ER-配基研究中的应用。

雌性激素受体与其配基的相互作用能够起到调控与雌性激素有关的基因的表达。雌性激素受体的配基有激动剂（agonist）和拮抗剂（antagonist）两种。图 12-3 是一个简化的配基和雌性激素受体相互作用模型。

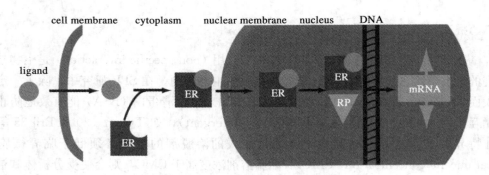

图 12-3　配基调控雌性激素受体活性的简化机制示意图

（引自 Rich RL et al. Biacore Journal，2002.）

配基穿过细胞膜到达细胞质而与雌性激素结合，并改变雌性激素的构象而进入细胞核。在细胞核里，结合有配基的雌性激素受体与调控蛋白质（RP）相互作用而控制基因的表达。

如图 12-4 所示，抗组氨酸（anti-His）抗体通过共价键被直接固定在 SPR 传感器芯片上，组氨酸标识（His₄-Tagged）雌性激素受体配基结合功能域（ligand binding domain）通过抗体（抗组氨酸单克隆抗体）-抗原相互作用被固定在抗体上。这样做可避免干扰 ER 与其配基的相互作用，因为 His₄-Tagged 部位远离 ER 配基结合部位。这样做还可以保证所有 ER 都以相同部位被固定，因而有完全一样的三维结构。图 12-4B 为 SPR 图谱。表 12-2 为 SPR 的研究结果。

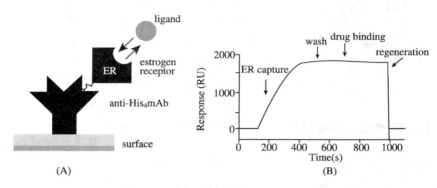

图 12-4　anti-His 抗体通过共价键被直接固定于 SPR 传感器芯片

图 A：配基与雌性激素受体相互作用实验设计图。抗组氨酸（anti-His₄）单克隆抗体通过氨基偶联固定于传感芯片上。雌性激素通过与共价键固定于芯片上的抗体特异性相互作用而固定于芯片上。最后，配基于流动相通过传感芯片而与雌性激素受体相互作用。

图 B：完整的抗体/受体/配基结合周期循环（binding cycle）。图中所示为 40 个结合周期循环，从而显示相互作用的高度可重复性。

[引自 Rich RL et al. Biacore Journal，2002，2（2）：4-6]

表 12-2　雌性激素激动剂与拮抗剂的动力学参数

Agonist ligand	K_{on} ($M^{-1}S^{-1}$)	K_{off} (s^{-1})	K_d (nM)
17β-estradiol	1.3×10^6	1.2×10^{-3}	0.9
estriol	1.0×10^6	1.3×10^{-2}	13
estrone	1.1×10^6	9×10^{-3}	8
diethylstilbestrol	6.0×10^6	5×10^{-5}	0.009
Antagonist ligand			
tamoxifen	4.5×10^3	1.0×10^{-3}	220
nafoxidine	6.3×10^3	1.6×10^{-4}	25

测出的相互作用平衡常数（K_d）和用其他方法测出的是一致的。值得一提的是各配基的速率参数：首先，不管是激动剂和拮抗剂，它们都有很慢的解离速率常数（K_{off}），更有意思的是，对于所有的激动剂，它们的结合速率常数是很快的，然而对于所有的拮抗剂，其结合速率常数却要比激动剂慢 1000 倍左右。正是通过详细的 SPR 速率常数的分析，使我们对 ER-配基相互作用机制有了更进一步的理解，也为相关的新药研究指明了一个新的方向。这个例子充分说明了 SPR 技术在核受体研究中强有力的独特的应用。

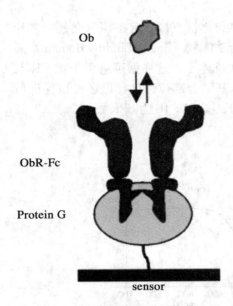

Ob

ObR-Fc

Protein G

sensor

图 12 - 5　瘦素受体偶联到抗体 FC 功能域再与 G 蛋白固定到传感芯片

（引自 Mistrí kP et al. Anal Biochem. 2004，327：271 - 277）

2. SPR 在细胞因子受体（cytokine receptors）研究中的应用：以瘦素受体为例阐述 SPR 技术在细胞因子受体研究中的应用。瘦素（leptin）又称肥胖激素，是一种蛋白质激素。它在控制食欲、调节身体能量平衡上起了很大的作用。肥胖老鼠（Ob/Ob Mice）就是因为瘦素缺乏而导致肥胖。瘦素通过结合于瘦素受体（leptin receptor）而发挥作用。瘦素受体属于细胞因子受体的一员。一般理论认为配基作用于细胞因子受体而诱导受体二聚化（ligand-induced dimerization of monomeric receptor）。

蛋白 G（protein G）通过共价键固定于传感芯片上，瘦素受体通过与它一起表达的抗体 FC 功能域与蛋白 G 特异性相互作用而固定于芯片上。一个均相的瘦素受体就这样在传感芯片表面上形成，它与瘦素相互作用也因此被研究。

Mistrik 等利用 SPR 技术对瘦素-瘦素受体相互作用进行研究。主要结果列于表 12 - 3 中。从表 12 - 3 可以看出，尽管瘦素抗体固定于传感芯片的密度不同（120 RU 和 300 RU），但它们相互作用的化学计量关系都是一对一的关系。两个瘦素分子独立地结合到已二聚化的瘦素受体。正是通过 SPR 的研究，使我们了解到瘦素与瘦素受体的相互作用是一对一的相互作用。瘦素作用于瘦素受体并不引起瘦素受体的二聚化，这一结论与通过荧光能量共振转移法得到的结果是一致的，但与一般被广泛接受的配基诱导受体二聚化的理论是矛盾的。瘦素活化瘦素受体的机制还有待进一步研究。

表 12 - 3　瘦素-瘦素受体相互作用的化学计量

肥胖动物	R_1＝120RU 时化学计量	R_1＝300RU 时化学计量
小鼠 ObR-Fc 固化		
人	1.0	0.9
小鼠	0.9	1.0
大鼠	1.0	1.0
人 ObR-Fc 固化		
人	0.9	1.1
小鼠	—	1.1
大鼠	—	1.1

3. SPR 在 G 蛋白偶联受体（G protein coupled receptors，GPCR）研究中的应用：G 蛋白偶联受体种类繁多、功能广泛。它们是目前市场上大多数药物的靶点，也是新药研究的主要对象之一。其共同特点是有 7 个跨膜区（7 transmembrane，7TM），大部分在氨基端上会有几个糖基（糖原）。下面以视网膜色素受体（rhodopsin）为例阐述 SPR 在 G 蛋白偶联受体

中的应用。

视网膜色素为视网膜（retina）上的一种色素，主要负责光受体细胞（photoreceptor cells）的形成。它属于 GPCR 的一员，对光极为敏感，可使动物在低光量的情况下能看得见。Komolov 等利用 SPR 技术对视网膜色素的激活机制做了详细的研究。如下图所示：

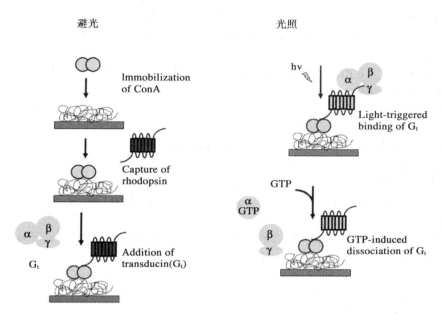

图 12 - 6 SPR 技术对视网膜色素受体激活机制的研究

（引自 Komolov KE et al. Anal Chem，2006，78，1228）

首先在避光的条件下，刀豆蛋白 A（concanavalin A，ConA）通过氨基偶联固定到 CM5 传感器芯片的葡聚糖基质上，视网膜色素通过氨基端上的糖原特异性相互作用结合到刀豆蛋白 A 上。当光照到传感器芯片上的视网膜色素时，由于它的羧基端远离固定点因而能发挥其功能结合 G 蛋白，而当加入 GTP 时，G 蛋白从视网膜色素上快速解离。这就显示了用此法固定于传感器芯片上的视网膜色素是有活性的。

除了上面介绍的方法外，也有将视网膜色素受体通过磷脂双分子层（bilayer）固定于 SPR 疏水性的 L1 传感芯片。另外还有一种较新的用传感芯片 L1 处理跨膜蛋白的方法，称为表面重组（on-surface reconstitution，OSR）。首先，将跨膜蛋白溶在溶脱剂（detergent）中，然后通过氨基偶联（amine coupling）或其他方法固定在传感芯片上，再注入微胞（mixed micelles），微胞将与传感芯片的亲水基因包括被固定的蛋白质作用并去除溶脱剂，并在传感芯片上形成双分子层生物膜，从而为被固定的跨膜蛋白质提供一个天然的生物膜环境。

至此本章简单地介绍了 SPR 技术的基本原理、方法和在受体研究中的应用。SPR 技术在生命科学中的应用发展迅速，文献众多，挂一漏万在所难免。希望本文能起到一个抛砖引玉的作用。

（吴奕钦）

参 考 文 献

1. Schasfoort RBM, Tudos AJ. Handbook of surface plasmon resonance. RSC Publishing, 2008.

2. de Mol NJ, Fisher MJE. Surface Plasmon Resonance: methods and protocols. Humana Press, 2010.

3. Wood RW. On a remarkable case of grating spectrum. Phil. Magm, 1902, 4, 433-439.

4. Ritchie RH. Plasma losses by fast electrons in thin Films. Phys Rev, 1957, 106: 874.

5. Kretschmann E, Raether H. Radiative decay of non-radiative surface plasmons excited by light. Z. Naturforsch, 1968, 23A: 2135-2136.

6. Otto A. Excitation of surface plasma waves in silver by the method of frustrated total reflection. Z. Physik, 1968, 216: 398-410.

7. Liedberg B, Nylander C, Lundstrom I. Surface plasmon resonance for gas detection and biosensing. Sensors and Actuators, 1983, 4: 299-304.

8. Liedberg B, Nylander C, Lundstrom I. Biosensing with surface plasmon resonance-how it all started. Biosensors & Bioelectronics, 1995, 10, i-ix.

9. Salamon Z, Cowell S, Varga E. et al. Plasmon resonance studies of agonist/antagonist binding to the human δ-opioid receptor: new structural insights into receptor ligand interactions. Biophys J, 2000, 79: 2463-2474.

10. Neumann L. Wohland T, Whelan RJ. et al. Functional immobilization of a ligand-activated G-protein-coupled receptor. Chem Biochem, 2002, 3: 993-998.

11. Bieri C, Ernst OP, Heyse S. et al. Micropatterned immobilization of a G-proteincoupled receptor and direct detection of G protein activation. Nat Biotechnol, 1999, 17: 1105-1108.

12. Clark WA, Jian X, Chen L. et al. Independent and synergistic interaction of retinal G-protein subunitswith bovine rhodopsin measured by surface plasmon resonance. Biochem J, 2001, 358: 389-397.

13. Komolov KE, Senin II, Philippov PP. et al. Surface plasmon resonance study of G protein/receptor coupling in a lipid bilayer-free system. Anal Chem, 2006, 78: 1228-1234.

14. Vidic J, Pla-Roca M, Grosclaude J. et al. Gold surface functionalization and patterning for specific immobilization of olfactory receptors carried by nanosomes. Anal Chem, 2007, 79: 3280-3290.

15. Rich R L, Myszka D G. Resolving estrogen receptor agonist/antagonist kinetics using Biacore's SPR technology. Biacore Journal, 2002, 2 (2): 4-6.

16. Mistrík P, Moreau F, Allen JM. BiaCore analysis of leptin-leptin receptor interaction: evidence for 1:1 stoichiometry. Analytical Biochemistry, 2004, 327: 271-277.

17. Komolov KE, Senin II, Philippov PP. et al. Surface plasmon resonance study of G protein/receptor coupling in a lipid bilayer-free system. Anal Chem, 2006, 78: 1228-1234.

18. Stenlund P, Babcock GJ, Sodroski J. et al. Capture and reconstitution of G protein-coupled receptors on a biosensor surface. Anal Biochem, 2003, 316: 243-250.

19. 赵晓君, 陈焕文, 宋大千, 等. 表面等离子体子共振传感器 I: 基本原理. 分析仪器, 2000, 4: 1-8.

20. 陈焕文, 牟颖, 赵晓君, 等. 表面等离子体子共振传感器Ⅲ: 应用和进展. 分析仪器, 2001, 2: 3-10.

21. 于萍, 崔小强, 杨帆, 等. 表面等离子体共振技术研究生物膜的进展. 分析化学评述与进展, 2005, 33 (4): 575-579.

22. 王海明, 钱凯先. 表面等离子体共振技术在生物分子互作研究中的应用. 浙江大学学报（工学版）, 2003, 37 (5): 354-361.

23. 陈丽华, 苏忠民, 王荣顺. 用表面等离子体共振仪进行生物分子互作研究的评述. 分子科学学报, 2004, 20 (12): 44-49.

第十三章　受体药物筛选与设计

20 世纪 60 年代前受体药物的研究都是用整体动物或离体组织，作定性或半定量的研究，这样的研究效率低，药物用量大，整个研究工作速度很慢。20 世纪 60 年代后受体药物的研究采用体外的放射配基结合分析，受体研究进入了分子和定量时代，研究效率高，药物用量小，而且开展了受体亚型的研究，大大加快了受体新药发展，因此使受体药物进入快速发展时期。20 世纪下半叶以来，生命科学和生物技术有了日新月异的发展，特别是人类基因组计划完成以及后续的功能基因组、结构基因组及蛋白组计划的实施，从分子和细胞水平阐明药物作用的原理，被视为新药发现的潜在机遇。受体药物的研究也从纯化学走向与生物医学、物理学、结构生物学、计算机和信息科学相互结合、渗透与融合。受体药物研究的面貌将发生深刻的变化。在此形势下新药研究出现了一项以快速、高特异性、高灵敏度为特点的高通量筛选，它为新药发展提供了强大的技术支持，极大地促进了药学的进展。

新药研发大概可以分为 3 个主要阶段：新药发现（drug development）、新药物的临床前试验（drug preclinical test）、新药物的临床研究。过去，大部分被发现的药物要么是从传统的天然物（natural product）中确定的活性成分，要么是从意外事件中发现的。现在新的方法则是从分子和生理水平上了解疾病和感染控制的发生和发展规律，并在现有知识的基础上确定特异的药物作用靶点。药物发现过程涉及利用药物作用靶点（targets）对大量化合物的筛选、候选化合物确认（hit confirmation）、候选化合物扩张（hit explosion）、先导化合物产生（lead generation）、先导化合物优化（lead optimization），经过这一系列候选化合物的挑选才找到作用强度大、特异性和亲和性好的化合物定为先导化合物（lead compounds）。一旦一种先导化合物在测试中显示出它的医疗价值，将开始新药物的临床前试验，最后进入药物的临床研究。

尽管现代科学技术有了飞速的进步和对生物系统也有了足够的了解，但药物发现仍然要经历一个漫长的过程，因为新药的发现仍处于高消耗、低效率阶段。虽然人类基因组序列和它的编码计划宣告完成，并被视为新药发现的一个潜在的机遇，但是新药作用靶点常常成为新药发现的限制因素，成为新药发展的瓶颈，没有新药作用靶点，新药发现的希望几乎完全被排除。然而研究数据表明，一般而言，药物的"新靶点（new target）"比"已知靶点（established target）"更难以获得，风险更大。在 21 世纪开始之初，当今制药行业的趋势是继续选择风险小的靶点。

第一节　受体药物的筛选

一、受体药物筛选方式

（一）受体药物手工筛选法

从 20 世纪 60 年代到 80 年代，药物筛选基本都采用手工筛选的方法。20 世纪 80 年代后期形成的寻找新药的高新技术即高通量药物筛选技术，经过十余年的实践，该技术体系不断发展和完善，成为目前寻找新药的重要手段。全自动化高通量筛选虽然检测样品的数量非常多，速度也非常快，但是测量成本非常昂贵，不是一般研究单位所能承受得起的，就是在美国也只有少数著名大公司、研究单位、高校具备高通量测量机器和巨大的化合物库。广大的中小药物研制单位仍采用手工或半自动化操作筛选样品的方式。手工操作筛选样品包括称样品、制备各种浓度的测量样品、采集和制备受体膜制剂或活细胞培养，进行受体结合反应。一次实验能做几十个样品甚至上百个样品。对少数含有生物活性的化合物作进一步筛选，最后确定有希望成为先导化合物的样品。这种方式也可用来筛选副作用小的受体药物。

（二）高通量和自动化筛选法

药物的开发从早期的整体实验动物试验逐步转变为体外筛选性实验，药物筛选是现代药物开发过程中的一个步骤。高通量药物筛选是通过规范化的实验手段，以药物作用靶点为主要对象的细胞和分子水平的筛选模型，根据样品与靶点结合的表现，判断化合物的生物活性。由于这些筛选方法是在微量条件下进行，同时采用自动化操作系统，可以实现大规模的筛选，因而称为高通量药物筛选。通过对同一化合物不同药物靶点模型筛选的生物活性数据作横向比较，或者通过同一药物靶点模型对不同化合物的生物活性数据归纳出的结构活性关系，可以为药物的发现提供极有价值的信息。随着现代科技诸如生物学、化学、计算机等学科的发展，高通量药物筛选的方案中能做到自动化、标准化和定量化，而规模化的程度越来越高。因此，在现代新药发现和开发过程中，药物筛选是发现先导化合物的主要手段。

1. 药物靶点的确认：现代新药发现是建立在充分了解药物靶点及作用机制的基础上，因此发现和确认药物作用靶点是现代新药发现和开发的首要任务，也是药物筛选及药物定向合成的关键因素之一。人类基因组计划完成后，功能基因组学、蛋白质组学、生物信息学的进展为药物靶点的研究提供了技术支持，尤其是近年来 RAN 干扰技术、高通量的基因和蛋白质分析技术为药物靶点发现和鉴定奠定了可靠的技术基础。

新药发现的第一步是药物作用靶点的确认。新药的研发是一个高风险、高投入的过程。一般认为一个全新药物的研发需要 10 到 15 年的时间和 10 到 15 亿美元。其中，药物作用靶点的探测与验证是新药发现阶段中的重点和难点，成为制约新药开发速度的瓶颈。人类基因组计划初步完成后，大量潜在药物靶点的发现成为新药研究的突破口。

（1）什么是药物的靶点？药物的靶点是能够与特定药物特异结合，并产生良好药物治疗效果的生物分子。药物的靶点也就是药物在体内的结合位点，包括基因位点、受体、酶、离子通道、核酸等生物大分子。

药物靶点必须具有特异识别药物的性能。这样的药物靶点与其他种类的药物不发生交叉反应，能降低药物的副作用。药物靶点可以是各种受体蛋白质、各种酶蛋白质以及核酸分子。1996 年有人统计了以生化类分子为靶点的现代治疗药 483 种，受体药物约占 63%，见下表：

表 13-1　现代治疗的生化类药靶

靶	治疗药的分子靶 药物数量（n=483）	%
G 蛋白偶联受体	217	45
酶类	135	28
激素和因子	53	11
离子通道	24	5
核受体	10	2
核酸	10	2
未知	34	7

市场销售的治疗药物的靶点总数约为 500 个左右，其中 GPCRs 约占 45%，其他为各种酶、激素、生长及细胞因子、离子通道、核受体、DNA 以及 7% 的未知靶点。

药物靶点除生化类分子外，还应包括细菌、病毒、真菌或其他病原体。随着各种生物技术的进步和发展，靶点的数量会逐步增加，根据美国 FDA 在 1989 至 2000 年批准的新药中，新药靶点平均每年增加 5.3 个，应该说药物靶点数目增长是缓慢的，但也是稳定的。

（2）已知药物靶点和未知药物靶点：已知药物靶点的正常生理、生化性能和人体病理变化的特征在文献上已有大量报道，并且已有良好的科学共识，因此有大量有效的信息资料，其中包括制药企业在开发新药时所积累的许多经验，这些资料越多，发展新药的化学可行性越高，操作的自由度越大，研发的成功率越高，总之研发新药的投资越少。未知药物靶点随人类基因组计划的完成以及后续的功能基因组、结构基因组及蛋白组计划的实施，从分子和细胞水平阐明药物靶点将越来越多。有人估计药物靶点的数量从目前 500 个左右将增加至 2000 个左右，这些新增药物靶点就是未知药物靶点，通常包括新发现的蛋白质或者基础科学研究功能明确的蛋白质。例如许多孤儿受体，由于它们的配基和生物学功能均不清楚，因此被视为新药研发的机遇。其中的重点就是 G 蛋白偶联受体，人类基因组中含有 1000 多个 G 蛋白偶联受体基因，占整个人类基因组的 3%。G 蛋白偶联受体是药物研发中最广泛应用的成功药靶，在目前临床上使用的约 500 种药物中，48% 是以 G 蛋白偶联受体功能为靶点。另外数以千计的病毒受体，目前除了 HIV 受体搞清楚外，其他的病毒受体都不清楚，应该说多数病毒受体是未知药物靶点。未知药物靶点是创新药物研发的重点，但是未知药物靶点其结构和疗效常不肯定，资料和经验缺乏，新药研发容易失败，成功率低，投资风险大。

（3）药物靶点确认的技术：现代新药研究与开发的关键首先是寻找、确定和制备药物靶点。从目前来看，从人类基因和蛋白质两个层面开展研究可以获取药物靶点的确认。为适应现代大规模化学样品的筛选，特别是对待未知药物靶点，可采用基因芯片技术、反义寡核苷酸技术、转基因技术、核酶技术、RANi（RNA interference）技术等。特别是近几年来 RNAi 的研究取得了很大进展，它连续两年（2001、2002 年）被《Science》杂志评为十大科学成就之一。利用 RANi 技术不仅能提供一种经济、快捷、高效的抑制基因表达的技术手段，该技术在新药靶点发现和鉴定上似乎有取代反义寡核苷酸技术、核酶技术之势。

2. 高通量筛选和高容量筛选

（1）高通量筛选（high-throughput screening，HTS）是一种用于药物发现的生物学和化学相关领域的科学实验方法。它由机器人技术、数据处理和控制软件、自动加样液设备以及敏感的探测器组成。高通量筛选允许快速进行数以百万计的生化、遗传或药理试验研究。通过这一过程可以迅速查明活性化合物、抗体或基因调节某一特定生物分子途径。这些实验结果成为药物设计和理解生物学中生化过程或相互作用的出发点。它是 20 世纪后期发展起来的一项新技术，具有快速、微量、高特异性、高灵敏度、高度自动化的特点。目前一台超高通量药物筛选设备每天筛查超过 100 000 种化合物，所以必须备有大量化学样品的化合物文库才能满足高通量筛选的需要。组合化学可以在短时期内可靠地合成大量有机化合物，应该说基本满足高通量筛选的需要。

（2）高容量筛选（high content screening，HCS）是一个自动细胞生物学绘图方法，利用光学、化学、生物学和图像分析原理，快速、自动化地研究生物学和药物发现的方法。

高容量筛选技术主要是基于自动数字显微镜和流式细胞仪，结合资讯科技系统的数据采集、存储和分析。"高容量"或视觉（visual）生物技术有两个目的，首先是对有关事件取得空间或时间解析，其次是第二次自动量化。空间解析的仪器通常是自动显微镜，时间解析在大多数情况下采用荧光测量。这就意味着 HCS 仪器采用荧光显微镜和图像分析软件包。采用细胞的荧光图像分析，可以提供快速、自动化和公正的试验评估。

高容量筛选是药物研发的新方法，使用荧光标记如绿色荧光蛋白或荧光抗体检测存在于细胞中的感兴趣的蛋白质，利用活细胞图像观察分子的活动。

基于图像的自动筛选允许鉴定小分子化合物改变细胞表型和修改细胞功能，HCS 已成为研究细胞生物学的工具。基于选择分子改变细胞表型不需要生化靶点的先验知识，该靶点却受小分子化合物的影响，这可能是发现小分子化合物成为药物的好技术，后续的药物靶点是必须鉴定的。作为细胞生物学的工具在细胞表型/视觉筛选中的应用一直在增加，如果一些分子被广泛使用，该方法可能用于药物靶点系统的鉴定。在化学遗传学/高容量筛选中，靶点的鉴定仍是困难的一步。

3. 大规模化合物文库的建立：高通量筛选是一种利用现有的化合物文库中的样品进行体外随机筛选。发现先导化合物的有效性取决于化合物样品库中化合物的数量及其质量。化合物样品的数量越多，发现先导化合物的概率越高；化合物样品结构的多样性和活性的多样性越多，发现先导化合物的概率越高。必须建立大规模的化合物文库作为后盾，否则就没有物质基础。样品主要来自人工合成和天然产物两个方面，人工合成又可分为常规化学合成和组合化学合成两种方法。

（1）天然化合物：近 20 年来在组合化学领域投入大量的人才和财力，但却少见从组合化学研究中获得新药上市。美国癌症研究所的一项统计显示，从 1981 年到 2001 年的 20 年间，全世界范围内批准的 877 个小分子新化合物实体（new chemical entities：NCE）的 61% 来自天然物，这一事实使药物工作者不得不重新估价新药开发的战略思想，要重视天然物在新药开发中的地位。

天然物具有结构的多样性和生物活性的多样性，是因为天然物具有丰富的立体结构化学空间，有极强的类药（drug-like）性能。历史证明天然物是公认的新药先导化合物的源泉，是新药开发的基本途径。天然物可以来自于植物、动物、微生物、矿物以及海洋生物五大类。据不完全统计，单单药用植物就有15 000余种。

在中国使用天然物治病已有几千年的历史，中药的治病历史本身是个宝贵的信息资源。不过现在的问题是中药治病原理不为现代人所理解，中药作用机制还有许多空白，所以对中药应有实事求是、公正、客观的心态，采用创新发展的研究方法，才能从中药中发现和开发新药。

值得注意的是怎样利用现代高通量筛选开发中成药。中成药是中药中疗效较为肯定的处方药，在1个中成药的方剂中经常有10味或者20味中药组成，其中的化学成分可能有几百种或者上千种，作用机制多数是不明确的，能否利用高通量筛选方法，选择疗效较为肯定的中成药，确定若干个靶点，把中成药方剂制成的混合物，将它作为一个化合物库来筛选，这样的化合物库数量不算太大，同时从分子或细胞水平对中成药方剂的有效成分和作用机制进行高通量筛选，应该是个不错的选择。

（2）组合化学技术：1963年Merrifield利用固相技术合成了多肽为组合化学发展奠定了基础。进入20世纪90年代，组合化学在有机合成领域取得了突破性进展。组合化学是采用相似的反应条件，一次性同步共价连接不同结构的"结构单元"（building block），根据组合原理，在反应系统中经反复连接，从而产生大批分子多样性群体，合成大量具有类似结构的化合物。例如固相载体方法合成四肽，使用5种氨基酸为原料，可组合合成625个四肽化合物；使用10种氨基酸原料，可合成10 000个四肽化合物；使用15种氨基酸原料，就可合成50 625个四肽化合物。假如要合成十肽，使用5种氨基酸为原料，可合成97 665 625个十肽化合物；使用10种氨基酸原料，就可合成10 000 000 000个十肽化合物；使用15种氨基酸原料，可合成576 650 390 625个十肽化合物。不难看出，合成多肽的氨基酸数以代数级数递增，所生成的化合物数量则呈几何级数增加。

近年来随着电脑技术和自动化水平的提高，组合化学由最初的药物合成延伸到有机小分子及无机材料合成领域，大大加快了新药、新材料的发展速度。

目前的药物筛选均属随机筛选，而用随机筛选的方式发现活性分子的概率，与筛选化合物的数目成正比，用于筛选化合物的数量越多，得到活性化合物的可能性越大。一般而言，平均数千个筛选化合物，才能发现一个活性分子。传统的合成方式无论从时间、人力、物力、财力都难以满足大规模筛选的需要，组合化学是一种快速合成大量有机化合物样品的新合成技术，满足了高通量筛选的要求，实现了巨大的生产潜能，使合成大量化合物不再困难，突破了传统的有机合成化学的观念。

（3）传统的有机合成化合物：虽然合成化合物的速度和数量都十分有限，但是它的方法成熟，几乎可以根据现有的知识和技术合成非常复杂的化合物，是组合化学所不及的，所不可取代的，它仍然是合成化合物的主流技术。

二、受体药物的筛选测量方法

受体药物开发和筛选自20世纪60年代前多数采用整体动物或离体组织的生理功能反应的方法，20世纪60年代至90年代筛选药物多数采用完整活细胞、细胞膜、细胞核或细胞质，甚至采用可溶性的受体蛋白，利用标记配基和受体的结合反应测定受体与配基的解离平衡常数，说明它们之间亲和性大小，同时还可以测得受体的密度（每细胞受体分子数或每毫克受体蛋白所含受体分子数），这就是受体的放射配基结合法。随着分子生物学、细胞生物学及基因重组技术的逐渐发展与普及，对受体蛋白组成、受体三维结构的认知水平的提高以及对信号通路的深入了解，近十多年来，受体药物的筛选以活细胞为基础，采用生物功能为指标，测定细胞受体与配基的解离平衡常数。这种无需每种受体的特异标记配基，便于自动化测定，功能反应通用性强，有利于初筛工作的开展，因此以细胞为基础的受体药物筛选已成为主流方法之一。

（一）受体-配基结合分析

1. 放射配基结合分析

（1）工作条件：①准备受体膜或细胞株或细胞核标本；②放射性标记配基；③要确定结合反应的平衡条件，包括温度、时间、缓冲液（离子强度及 pH）等。调节这些因素可以获得最佳温育条件，以确保温育达到平衡（详见第六章）。

（2）筛选指标：IC_{50}值：详见第六章。如果对某些老药进行改进，选择副作用更小的新药，常用所谓相对结合亲和力（relative binding affinity）数：

$$相对结合亲和力 = \frac{标准参考药物\ IC_{50}}{待试化合物\ IC_{50}} \times 100\%$$

以相对结合亲和力来比较众多待试化合物与以老药为标准作参比。

2. 闪烁近邻分析（scintilation proximity assay，SPA）

（1）闪烁近邻分析微球结构：如图 13-1 所示，SPA 微球是由含闪烁剂的聚乙烯甲苯的固体核，球的表面涂一层麦胚凝集素（WGA）薄膜，麦胚芽凝集素与细胞膜糖基结合，使细胞膜黏附在 SPA 微球表面，其结构如图 13-1 所示。

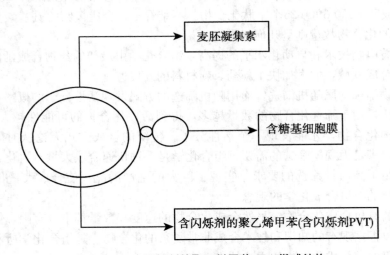

麦胚凝集素

含糖基细胞膜

含闪烁剂的聚乙烯甲苯(含闪烁剂PVT)

图 13-1 含闪烁剂的聚乙烯甲苯 SPA 微球结构

（2）SPA 工作原理：含有闪烁剂的 WGA 微球与细胞膜糖基结合，试验时加含有 ^{3}H 或 ^{125}I 或 ^{35}S 等放射性标记配基的反应缓冲液，待反应平衡后，所形成的受体配基复合物紧贴微球表面，射线作用于闪烁剂，放射性测量仪器就能测量到放射性计数。而游离的放射性配基与微球表面的距离只要 ^{3}H 大于 1.0μm 或 ^{125}I 大于 1.5 及 17.5μm，射线的能量被水吸收，射线作用不到闪烁剂的微球，仪器就不能测到计数。所以 SPA 法的优点是不需要分离，这是平衡常数 K_d 最理想的测量方法。这种方法操作简便，适用于高通量筛选法。

3. 时间分辨荧光（time resolved fluorescence）：基本原理是镧系元素铕（Eu）、铽（Tb）、钐（Sm）、镝（Dy）的螯合物被激发后产生的荧光寿命比一般的荧光长，因此待短寿命的本底荧光衰退后，再行测量，故称时间分辨荧光分析（time-resolved fluorescence，TRF）。另外，激发光与发射光的位移距离远，有利区分背景荧光，螯合物发射峰狭窄，荧光检测效率高，信噪比高，自 20 世纪 80 年代后开发成灵敏度最高的分析方法。现在由芬兰 Wallac 公司生产解离增强稀土荧光免疫分析（dissociation-enhanced lanthanidefluorescenceimmunoassay，DELFIA）。DELFIA 法是采用双功能螯合试剂，其一端螯合镧系元素，另一端与蛋白质相连结，在酸性条件下，铕迅速、彻底地释放出来。铕又与荧光增强液螯合，使铕荧光得以成千万倍放大，这是 DELFIA 法能够实现超灵敏分析的主要原因。

4. 表面等离子共振（surface plasmon resonance，SPR）测量法：表面等离子共振是一种物理现象，当入射光以临界角入射到两种不同折射率的介质界面（比如玻璃表面的金或银镀层）时，可引起金属自由电子的共振，由于电子吸收了光能量，从而使反射光在一定角度内大大减弱。其中，使反射光在一定角度内完全消失的入射角称为 SPR 角。SPR 随表面折射率的变化而变化，而折射率的变化又和结合在金属表面的生物分子质量成正比。因此可以通过获取生物反应过程中 SPR 角的动态变化，得到生物分子之间相互作用的特异性信号。生物分子相互作用分析是基于 SPR 原理的新型生物传感分析技术，无须进行标记，也无须纯化各种生物组分。在天然条件下通过传感器芯片实时、原位和动态测量各种生物分子如多肽、蛋白质、寡核苷酸、寡聚糖以及病毒、细菌、细胞、小分子化合物之间的相互作用过程。

（二）以细胞为基础的功能分析

利用受体与配基结合后受体被激活，引起受体信号通路一连串反应，最终出现生理学和药理学反应，所以受体信号通路上的每一步反应都标示受体被配基占领的结果，利用此种因果关系可以计算受体-配基的 ED_{50} 或 IC_{50}，最后都有可能算出它们的解离平衡常数。由于受体被占领后将发生各种各样的反应，可利用的反应极多，但通用性强的最适用于筛选，如 G 蛋白偶联受体。

1. 受体与激动剂结合，G 蛋白活化，生成 $G\alpha$，$G\alpha$ 亚基与 $[^{35}S]$ GTPγS 结合，测量结合的 $[^{35}S]$ GTPγS 放射性的量可作为 G 蛋白活化程度。

2. Ca^{2+} 测定。

3. 环化酶活性测定。

4. cAMP 含量测定。

5. 蛋白激酶活性测定。

6. 细胞介电谱（cellular dielectric spectroscopy，CDS）是当细胞表面的受体被配基占领时而出现的阻抗改变。根据欧姆定律，在恒电压条件下就会有电流的变化，从而确定细胞受体结合。细胞介电谱提供的实时的、无需标记的、灵敏度高、稳定性好、通用的测量，用于活细胞表面受体药理学特性的评估。

7. 细胞增殖试验。

8. 报告基因（reporter gene）测量法：报告基因是一种编码非常容易被检测的蛋白质或酶的基因。把它的编码序列和被测基因表达调节序列相融合形成嵌合基因，或与其他目的基因相融合，导入细胞而建立的细胞株。当此细胞株的被测靶点基因被激活时报告基因也被激活，而此报告基因所表达的蛋白能发荧光或化学发光，当此细胞株测到荧光或化学发光时，就知道被测基因被激活了。作为报告基因，必须具有：①已被克隆和全序列已测定；②表达产物在受二体细胞中不存在，即无背景，在被转染的细胞中无相似的内源性表达产物；③其表达产物能进行定量测定。常用的报告基因有绿色荧光蛋白、萤火虫荧光素、β-半乳糖酶、碱性磷酸酶、β-内酰胺酶基因、胭脂碱合成酶基因（nos）、章鱼碱合成酶基因（ocs）、新霉素磷酸转移酶基因（nptⅡ）、氯霉素乙酰转移酶基因（cat）、庆大霉素转移酶基因、葡萄糖苷酶基因。报告基因法，具有检测速度快、灵敏、费用低等优点，得到了广泛采用。其不足之处是细胞活化到报告基因转录和转导存在时空上的差异，被检的基因和报告基因之间只有间接关系，而非直接关系、定量关系。

第二节　受体药物的分子设计

一、受体与药物作用的分子机制

以受体为靶的药物分子往往在很低的浓度下就可产生生物活性，称为特异性结构的药物，其特征为：①这些药物的生物效应不完全与热力学活性相关，往往所测参数数值很低；②这些药物的某些结构特征相同，都有同一基本结构，若官能团位于同一空间方向，其生物效应类似；③稍改变其化学结构就会改变其重要的药理活性，有时甚至变异很大，有些和母体化合物相拮抗，而有些和母体化合物作用则相似。结构特异性的药物具有对受体作用的高度分子互补性，此类药物与其受体间的相互作用将同酶的活性部位与其底物的作用相类似。

药物与受体作用的分子机制可视为一种弱的相互作用，大量实验证实药物和受体间形成弱相互作用包括：离子键、极性键、氢键、疏水作用、范德华作用等，其作用具有以下特点：

1. 药物在受体上发生药理作用并不是永久的。当达到其最大作用后，其药理活性逐渐减低。说明此反应是可逆的，其作用强度与结合在受体分子中药物的浓度相关。

2. 药物与受体反应，其分子在结构上不会改变，如同化学反应中的催化剂一样。

3. 在多数情况下，药物分子与受体反应时，药物并不能永久性地占领受体，当受体遇到另外的药物分子时，就会发生竞争结合反应。键合作用的可逆性可以实现药物对细胞短暂的作用，比如：神经系统的兴奋剂或抑制剂的持久作用是有害的，即当药物在细胞外液中的浓度降低时，药物-受体之间的结合变弱，药物作用就会逐渐削减，这正是我们所希望的。因此，这类药物与受体相互作用绝大多数靠次级键相连结。

为了在分子水平上描绘药物与受体间相互作用的可能途径，研究者们提出了占领学说、速率学说、诱导契合学说、双态学说及大分子干扰学说。在解释分子识别作用时，常用几种学说互相补充，但以占领学说和诱导契合学说应用较多。药物-受体作用的占领学说是 Clark和 Guddum 提出的，基于酶与底物作用的质量作用定律，用于药物-受体作用，提出药物的作用强度与受体被药物分子占据的数目成正比，受体分子被占据越多，药理作用的强度越大。受体被占据的数目取决于受体部位药物的浓度和单位面积（或体积）的受体数目。当全部受体被占据，出现最大效应。但此学说的不足之处在于不能解释生命过程中的某些重要现象，如拮抗剂和激动剂占据的是同一受体，却产生完全相反的生物效应等。而诱导契合学说是 Koshland 基于底物-酶相互作用时，酶的构象受底物的诱导发生改变而提出的，他认为结晶状态酶的活性部位其形状未必与底物有互补性，但是在与底物相互作用下，具有柔性或可塑性的酶活性中心被诱导发生了构象变化，因而产生互补结合，这种构象的诱导变化是可逆的，可以复原。由此理论推广到药物和受体的相互作用，是受体分子与药物结合和解离时，构象发生可逆的变化，激动剂与受体诱导契合后，使受体构象发生变化而引起生物活性。拮抗剂虽与受体结合，但不能诱导同样的构象变化，所以生物效应不同。

总之，药物必须在结构上满足受体的要求，才能被受体所识别，也就是在疏水性、电性及立体化学方面与受体互补才能和受体结合。药物的结构骨架其中一部分需符合受体的要求，骨架上的取代基也是构成互补的重要因素。受体在结构上具有一定刚性，也有一定的柔性即可变性；受体不仅与药物分子结构互补，而且还需构象互补，优势构象特别是药效构象的互补，使药物分子与受体很好地契合，如乙酰胆碱是柔性分子，具有反式（trans）、偏转（gauche）、重叠等多种构象体，其中反式最稳定，重叠式最不稳定。在研究其环丙烷同系物与胆碱受体结合时，发现（＋）-反式异构体与毒蕈碱样受体（M－R）的作用和乙酰胆碱（Ach）相同，不与烟碱样受体（N－R）作用，且易被胆碱酯酶水解破坏；而（±）-顺式异构体和（－）-反式异构体对毒蕈碱样和烟碱样两种受体都只有很小的活性，说明乙酰胆碱在与毒蕈碱受体作用时是呈反式构象。这也说明旋光异构体和几何异构体与受体的作用显然是有区别的。只有药物与受体在空间结构上配置适当才会产生特异性的作用，否则不能引起受体的构象变化，因而没有或只有较小的活性。

了解药物分子与受体部位相互作用的三维空间特征及结合的理化本质有助于发现药物-受体相互作用中的分子识别规律，从而为以受体为靶的药物分子设计提供依据。

二、受体药物分子设计

传统药物化学在利用构象限制设计药物分子方面做了大量的工作。随着 X－ray 衍射和 NMR 技术的发展，提供了大量受体蛋白的晶体结构数据，对于已知晶体结构的受体，可以进行直接的药物分子设计，找出受体与药物的结合部位，如识别位点、活性位点、变构区域以及一些必要的非功能区，通过分子对接技术，直接研究药物分子与受体的结合方式，进行理性的药物分子设计。对于一些没有三维结构数据的受体，也可以通过同源建模的方法获得受体的三维结构数据，通过分子对接进行直接的药物分子设计，例如在得到牛视紫红质（bovine rhodopsin）三维晶体结构以后，以此结构为模板，对其他 GPCR 受体进行同源建模，通过分子对接，进行直接的药物分子设计。

对于晶体结构未知的受体可以进行间接的药物分子设计，从一系列药物分子出发，通过归纳出受体结合位点的要求来设计药物分子，这种方法是在不知道受体三维结构的情况下进行药物分子设计。例如根据药物分子的结构和生物活性之间的量变关系规律，进行三维定量构效关系研究，从而映射出受体结合位点立体场和静电场的要求，进行间接的药物分子设计。另外，根据药效团模型进行药物分子设计，也是一种利用已知小分子药物的三维结构信息进行间接药物分子设计的方法。药效团模型是反映一组化合物的相似生物活性相关的图像集合，由表征分子生物活性的结构特征和物理化学特征组成，它包含了药物与受体结合时受体结合部位的一些结构信息，可以用来指导药物分子设计，新设计的分子化合物能够具有一定的生物活性。利用药效团模型不仅可以对新化合物进行活性预测，还可以结合三维结构在数据库中寻找新结构类型的分子。不同的受体可能存在协同的生理作用。近年来多靶点的受体调节剂是研究的热点，通过药效团叠合或者直接的多个受体的协同作用进行多靶点的药物分子设计也是研究的热点。

由 Dale、Ahlgust 及其合作者所开创研究的各种典型的神经递质的受体类型及其亚型的数目不断增加，特别是由于分离和鉴定基因编码受体的生物技术的进展，因此，发现了许多受体的亚型并且有特定的功能。如阿片受体存在 3 种具有独特药理作用的亚型（μ、σ 和 κ），其中与内源性镇痛作用关系最密切的是 σ 亚型；腺苷受体也存在 A_1、A_2 和 A_3 3 种亚型，其中兴奋型 A_2 受体被腺苷激活后，刺激 cAMP 与其他介质的形成，还可以造成多巴胺 D_2 受体介导的神经递质的减少；内源性强力血管收缩物质内皮素（ET）也有两种受体，即 ET_A 和 ET_B。受体传统的鉴定标准仍然依靠组织分布、配基结合性质以及信号传导机制。但是，最近分子生物学的研究表明，迄今为止，所有克隆并测出其基因序列的受体都可归纳为受体四大超家族，其中最大的基因家族是能够与 G 蛋白相互作用，药理学上呈多样化 G 蛋白偶联受体，如肾上腺素受体、毒蕈碱型胆碱受体（M-R）、多巴胺受体、5-羟色胺受体以及各种肽受体（包括血管紧张素 II 受体和缓激肽）。更令人吃惊的是这些受体与细菌视紫红质属于同系物，这使药物化学家开始认识到，不仅从一个受体系统分析中得到的结构信息可以应用于这个家族中另一个受体系统，从而深刻地认识受体的结构，理解药物与受体的相互作用，而且可以根据已知同系物受体的基础结构来设计新的药物，也就是以受体为靶来设计药物。与 G 蛋白偶联受体一样，另外两个超家族受体成员，一类是生长因子受体、胰岛素受体、表皮生长因子受体等；另一类是递质门控型离子通道，如烟碱型胆碱受体、γ-氨基丁酸受体和甘氨酸受体；而胞浆内核受体如甾类和甲状腺激素受体代表了第 4 类超家族成员。G 蛋白偶联的受体组成了一个非常庞大的受体家族，它之所以引起研究者们的极大兴趣，是因为这种受体是许多药物作用的靶点。我们将分别讨论受体与小分子药物相互作用中的分子识别及其药物设计的研究进展。

（一）阿片受体激动剂和拮抗剂的研究进展

1. 阿片制剂的药用已有悠久的历史。阿片类药临床开发的兴趣是发现止痛作用强烈而成瘾性等副作用小的阿片类制剂。为此从基础到临床做了大量的研究，在研究中发现动物机体中存在类阿片受体。20 世纪 60 年代中期至 70 年代相继发现许多组织中与 levorphanol 和 naloxone 特异结合的受体部位，90 年代初，δ-阿片（DOR）、μ-阿片（MOR）和 κ 阿片（KOR）受体克隆的进展对阿片受体的研究有显著意义，按序列比较后证实阿片受体属于视紫红质（rhodopsin）样的 G 蛋白偶联受体（GPCRs）家族。

1995 年找到孤儿受体的内源性配基，称为孤啡肽（orphanin FQ），以后相继以脑和中枢神经组织中分离纯化得到脑啡肽（enkephlins）、内啡肽（endorphins）、强啡肽（dynorphins）等内源性阿片肽。

2. 内源性阿片肽和小分子生物碱阿片制剂结构的相关性：从药理学上看两者作用十分一致，都有致痛觉减轻的作用，都可导致生理成瘾，抑制呼吸和咳嗽反射，刺激神经垂体加压素释放，抑制消化液分泌，促进肠蠕动等。

强啡肽　Tyr-Gly-Gly-Phe-Leu-Arg-Arg-Ile-Arg-Pro-Lys-Leu-Lys-Trp-Asp-Asn-Gln

β-内啡肽　Tyr-Gly-Gly-Phe-Met-Thr-Ser-Glu-Lys-Ser-Gln-Thr-Pro-Leu-Val-Thr-Leu-
　　　　　　Lys-Asn-Ala-Ile-Ile-Lys-Asn-Val-His-Lys- Lys-Gly-Gln

α-脑啡肽　Tyr-Gly-Gly-Phe-Leu-Arg-Lys-Tyr-Pro-Lys

3 种内源性阿片肽 N-末端的前 4 个氨基酸残基都是相同的，即 Tyr-Gly-Gly-Phe，是这类配基识别阿片受体所特需的结构因素。现在有人把这 4 个氨基酸分成 3 个区域，图 13-2 是亮脑啡肽，其中把 Tyr 定义为信息区，Gly-Gly 定义为间隔区，Phe 定义为地址区。地址区可理解为与受体的通讯联络，应答对受体的选择性结合；两个甘氨酸（Gly-Gly）把信息区和通讯区隔离开，"信息区"的功能可解释为触发受体活性态或非活性态构象的转换。

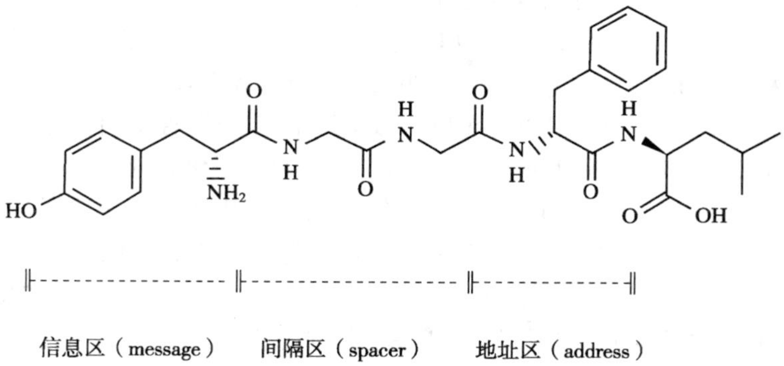

图 13－2　亮脑啡肽的信息区、间隔区、地址区的划分

信息区（message）　　间隔区（spacer）　　地址区（address）

把上述的观念扩展到非肽小分子生物碱类的阿片配基，以 Naltrindole 为例，它是首例合成的对 δ－阿片受体有选择性结合的非肽类似物。它的吲哚残基中的吡咯环作为刚性的间隔区，把亚苯基作为"地址"区，它是通讯组分所需的构象结构，苯酚结构作为"信息部分"，如图 13－3。

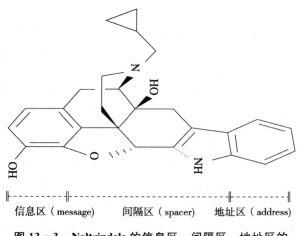

信息区（message)　　间隔区（spacer)　　地址区（address)

图 13－3　Naltrindole 的信息区、间隔区、地址区的划分

亮脑啡肽和 Naltrindole 分子从表面看，两者结构是很不相同的，一个是多肽分子，一个是小分子生物碱，但是在分子内涵上有相同的因素，都可以选择性与 δ－阿片受体结合。亮脑啡肽是δ－阿片受体的激动剂，而 Naltrindole 是 δ－阿片受体的拮抗剂，所以 Naltrindole 是亮脑啡肽最为成功的模拟肽（peptidomimetics）。

其他的各种非肽阿片制剂如 β-funaltrexamine，它是 μ－阿片受体拮抗剂，tifluadom 是 κ－阿片受体激动剂。

丁丙诺啡（buprenorphine）是 μ－阿片受体部分激动剂，当舌下给药时大约有 50％被吸收，而吗啡只有 5％被吸收。丁丙诺啡口服后进入血液与阿片受体结合。它从受体结合物解离速度较慢，显然是由于此性质导致其成瘾性较小，当治疗停止后仅有中度戒断症状。另外，它对呼吸有抑制作用，但临床未见严重呼吸抑制发生，不产生幻觉等作用，因此它是化学合成非肽阿片制剂成功用于临床治疗的少数阿片类药物。

3. 线性或环状阿片肽和阿片受体选择性相互作用：高选择性和高亲和性的激动剂和拮抗剂要求设计众多的阿片肽，并合成数以千计的线性肽和环状肽，其中某些显示亚型的选择性。线性阿片肽非常灵活，可以采取各种不同的构象。要确定阿片肽的生物活性构象，提高配基选择性，构象和三维结构（topographical）限制被纳入阿片配基的设计。构象限制引入小分子环状结构可提高阿片肽的效能要求和选择性，其中环肽是提高选择性的主要措施，因为它们采用了大量的构象限制可以从理论上预测或实验测定。第一个高选择性的 δ 脑啡肽类似物——环四肽 Tyr-c［DPen-Gly-Phe-D-Pen］OH（DPDPE）是通过使用环二硫桥和拓扑限制的 D-氨基酸 D-Pen（Pen，青霉胺，桥联 β′β－dimethylcysteine）。

在过去几年中，开发了对 MOR、DOR、KOR 有高亲和性的环四肽，尤其是环四肽 JOM13（Tyr-c［D-Cys-Phe-D—Pen］OH，通过二硫键环化）和 JOM6（Tyr-c［D-Cys-Phe-D—Pen］，通过一个乙烯 dithioether 键环化）。虽然环四肽对 κ-选择性没有获得成功，但环四肽 MP16（Tyr-c［D-Cys-Phe-D-Cys］NH2，通过二硫键环化）对 KOR 演示纳摩级（nanomolar）的亲和性。通过对原四肽（parent tetrapeptides）的修改，阐明了环四肽中 Tyr1 和 Phe3 残基的结构对阿片受体的识别是十分重要的。

表 13－2　μ－，δ－，κ-受体高亲和性的必需结构

受体 （配基）	Ki ± SEM （nM）	残基 3	残基 4	C-末端	桥链	侧链　旋转*		
						残基 3	残基 2	残基 4
μ（JOM6）	0.17 ± 0.02	Phe3	D-Pen4	CONH₂	S-Et-S	反式	反式	反式
δ（JOM13）	1.3 ± 0.06	Phe3	D-Pen4	COO⁻	S-S	偏转＋	反式	偏转＋
κ（MP16）	38.7 ± 1.84	Phe3	D-Cys4	CONH₂	S-S	反式	偏转＋	偏转－

＊反式侧链　旋转　对应 $\chi 1 \sim 180°$；偏转＋对应 $\chi 1 \sim -60°$；偏转－ 对应 $\chi 1 \sim +60°$

从这些研究中得出以下结论：第一，1，3 位置的芳香残基是为所有选择肽所确认的，十分重要。第二，通过一个环乙烯（dithioether）桥的环化支持对 MOR 的结合，而较小的二硫键的环肽对 DOR 和 KOR 的识别也是必要的。第三，反式（$\chi 1 \sim 180°$）异构体的 Phe3 侧链限制有利于对 MOR 和 KOR 高亲和力结合，而 Phe3 侧链邻位交叉构象＋（gauche＋）限制（$\chi 1 \sim 60°$）是 DOR 亲和性的重要依据。第四，C-端酰胺基的存在对配基与 MOR 和 KOR 的结合是非常重要的，而无 C-端羧酸能增强 DOR 的亲和性。第五，在 D-Pen 的环三肽中 D-Cys 的存在提高了对 KOR 的亲和性，并保持对 MOR 和 DOR 的高亲和性。X-射线晶体分析，核磁共振（NMR）的研究以及环四肽的计算机模拟分析使我们能够推断出 JOM13、JOM6 和 MP16 的生物活性构象，而它们似乎与阿片受体的结合口袋模型是相辅相成的。

阿片环肽类药物（opioid analogs cyclic peptides）实验研究是先制订一个粗略的三维立体结构（topographical）的配基受体相互作用模式，包括受体突变体的配基相对亲和性测定、配基和受体相关功能基团的取代反应、配基与受体的共价交叉连接、配基和受体之间的金属结合位点的设计。尤其重要的是赋予配基选择性特异相互作用的鉴定以及激动剂或拮抗剂性质。

阿片受体嵌合体的研究和结合位点定向突变揭示，阿片受体的配基结合口袋位于 TMs2-7 并包含 EL1、EL2 和 EL3 的两个部分。对阿片受体诱变所发表的数据证实阿片配基在 α 跨膜螺旋（TMα）中结合的氨基酸残基多于 20 个，涵盖在阿片受体的 TM3-7 中。其中在阿片受体结合口袋中的阿片肽和生物碱的酪胺"信息"部分和 TMs5-7，EL1、EL2 和 EL3 是亚型特异性残基的配基"地址"部分，它们代表着配基识别相应受体提供的选择性。

迄今为止，阿片配基与相应受体的残基直接接触发生结合的只有少数几个例子。其中阿片配基氨基的正离子（N⁺）和 MOR 的 Asp147（3.32）之间的相互作用，在 MOR 中 μ-拮抗剂的 β-FNA 和 Lys233（5.39）不可逆的富马酸基团之间的相互作用，在 KOR 的 norBNI 的 N-17'氨基的正离子（N⁺）和酸性 Glu297（6.58）之间的相互作用或 MOR 突变体相应的 K303E（6.58）和阿片配基之间的相互作用。最近突变的研究使我们能够制订 JOM6 和 MOR 之间的主要配基-受体的三维立体结构图，如图 13-4 所示。

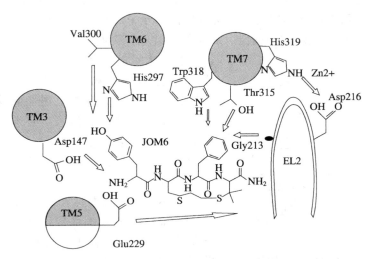

图 13-4　JOM6 与 MOR 的结合口袋中的结合

（引自 Pogozheva ID et al. AAPS Journal，2005，07：E434-E448）

这些研究为 MOR 结合口袋附近肽 Asp216（EL2）和 His319（7.36）形成一个金属结合位点提供了证据，以及新发现 MOR 与它的选择性环四肽 JOM6 之间的相互作用。特别是，MOR 突变体和 His-取代的 JOM6 类似物：〔His1〕JOM6-V300C-H297 和〔His3〕JOM6-G213C-T315C 之间是 Zn^{2+} 的结合位点。另外，受体和配基的功能基之间的互惠取代表明 JOM6 的 C-末端的酰胺和 Glu229（5.35）及 JOM6 的 Phe3 和 Trp318（7.35）之间距离的接近。这样明确的受体和配基原子之间的结构制约是受体配基复合物精确建模所必不可少的。

（二）毒蕈碱型胆碱能受体（M-R）激动剂与阿尔茨海默病（AD）的研究进展

世界范围的统计表明，在神经变性型疾病中阿尔茨海默（Alzheimer's Disease，AD）的患者越来越多，并呈持续增长趋势，至今尚无治疗 AD 的有效药物。随着 AD 病理生理学的研究进展，人们发现 AD 患者脑中明显缺乏突触胆碱标志物，由此提出了 AD 的胆碱假说。这一假说唤起了药物化学工作者对如何恢复胆碱传递缺损的深入研究，集中在以乙酰胆碱受体为靶的胆碱能药物方面，研究最多的化合物类型是乙酰胆碱酯酶抑制剂和毒蕈碱受体激动剂。它们主要是通过两种途径来加强胆碱能的传递：①抑制乙酰胆碱酯酶（AChE）来增强内源性神经传导效应；②直接作为皮质中突触后的 M-R 激动剂。在第②条研究途径中，早期无选择性的激动剂如槟榔碱和毛果云香碱的临床实验结果令人失望。直到 20 世纪 80 年代末期，人们仍确信只存在两种毒蕈碱受体 M_1 和 M_2。然而，近年来由于获得了更多的关于毒蕈碱受体亚型的知识，已经证实有更多的受体亚型存在，至少从药理学上可分为 4 种亚型，即 $M_1 \sim M_4$；而从分子生物学的角度，胆碱能 M-R 基因编码 5 种受体蛋白，表示为 m_1、m_2、m_3、m_4 和 m_5 亚型。这就意味着发展毒蕈碱受体激动剂作为治疗 AD 的药物向前迈了一大步，在其受体模型、药效团模型、受体-药物相互作用方式、定量构效关系（QSAR）研究等方面都有了一定的进展。

　　毒蕈碱受体是 GPCR 家族中的成员之一。1990 年 Saunders 等用受体模型发展了受体与激动剂和拮抗剂作用机制的理论，指出在激动剂与毒蕈碱受体分子作用模型中，完全激动剂利用两个氢键结合受体，而拮抗剂只需要一个氢键，并推测拮抗剂与接近膜表面的天冬氨酸（Asp^{105}）结合，而毒蕈碱还需要与位于受体跨膜部分深处的天冬氨酸（Asp^{71}）结合。药物与 Asp^{105}、Asp^{71} 及周围氨基酸的最佳识别则会起到完全激动作用。

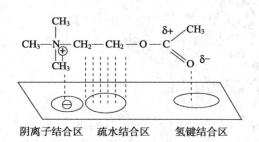

图 13 - 5　M-R 与配基结合示意图

　　根据大量的毒蕈碱受体及受体亚型的结构信息以及受体与底物相互识别的构效关系信息，Schulman 提出毒蕈碱样乙酰胆碱受体能被激动剂识别的 3 个基本结构因素：必须具有一个与乙酰胆碱三甲胺的阴离子结合点、一个与酯基的氢键结合点和一个与乙酰胆碱酯基末端甲基结合的疏水袋。如图 13 - 5 所示。

　　虽然这 3 个基本要素是 Schulman 通过早期发现的毒蕈碱受体亚型而提出的，但在假定的激动剂结合区域内，克隆的受体亚型 7 个假定的跨膜螺旋区域的同源性非常高，说明它是具有普遍性的。在这个基础上，Moon 等又提出了激动剂和拮抗剂的受体活性构象，即除分子大小外，激动剂和拮抗剂有不同的氢键结合模式，说明这两类化合物具有不同的构象。生物电子等排的静电计算表明两个氢键结合点对提高激动剂的活性非常重要，而且药物的刚性可能对激动剂激活受体的活性有影响，因为激动剂在活化受体过程中有构象变化。刚性化合物比柔性底物更需要受体上精确的结合位点，因此半刚性的化合物可能会提供有选择性的激动剂。Kooijman 等用不同毒蕈碱的晶体结构及能量最低构象进行构效关系研究，辨别了作用于毒蕈碱、乙酰胆碱和与乙酰胆碱有关的化合物的一般活性构象。计算机分子图形学的发展为毒蕈碱受体激动剂的设计研究揭开了新的一页。Greco 等对 39 个结构不同的毒蕈碱受体激动剂进行了比较分子力场分析（COMFA）。分析结果提示了药物-受体相互作用可能的三维空间状况，为毒蕈碱受体激动剂的分子设计提供了依据。雷小平教授等采用比较分子力场分析法研究了 55 个四氢吡啶类毒蕈碱受体激动剂的三维定量构效关系（3D-QSAR），建立了具有较强预测能力的 3D-QSAR 模型，很好地预测了训练集和测试集化合物的活性。以上 COMFA 的分析结果揭示了化合物要保持高活性需要满足的静电和立体要求，为设计研究新的 M_1 受体激动剂提供了思路。雷小平教授等还利用距离比较法构建了 M_1 受体激动剂可能的药效团模型，并进行了初步的验证，对 ACD-SC 数据库进行虚拟筛选，从中挑选出 22 个与药效团叠合较好的化合物进行生物活性测试，得到了新结构类型的活性化合物。

　　M_1 受体属于 G 蛋白质偶联受体（GPCRs）家族，其分离和纯化及保持其结构完整性相当困难，因此至今仍无法得到其蛋白质结构的 X 射线晶体衍射数据。目前已经通过 X 射线衍射方法得到了牛视紫红质（bovine rhodopsin）三维晶体结构，可以以此结构为模板，通过同源模建，进行其他 A 族 GPCR 受体的研究。雷小平教授通过同源模建的方法用计算机模拟了 M 受体的三维蛋白质结构，将得到的模型分别与 M 受体完全激动剂和 M 受体选择性激动剂进行分子对接，形成非选择性激动和选择性激动的受体-配基复合物。将受体-配基复合物置于磷脂双膜中进行分子动力学（MD）模拟以进行受体结构的优化。将包含已知 M 受体激动剂的数据库分别和优化后的蛋白质结构对接，以活性分子 top5% 的富集因子（enrichmentfactor，EF）作为结果的评价依据，得到合理的受体结构作为化合物虚拟筛选的模型对数据库进行虚拟筛选，为基于结构的药物分子设计、寻找新的 M 受体选择性激动剂奠定了基础。研究结果表明，将小分子激动剂与受体对接后共同在生物膜中进行分子动力学模拟，经过分子间相互作用，小分子逐渐诱导蛋白质形成其活化构象。而特异性激动剂与完全激动剂相比，其侧链插入受体内部的特异性结合腔，使结合能降低，以其活化构象与数据库分子对接，能够挑出更多的 M_1 受体选择性激动剂。咕诺美林优化后的蛋白质结构可以作为蛋白质虚拟筛选的模型进行大规模的虚拟库筛选，为基于结构的药物分子设计奠定了基础。

目前正在研究的毒蕈碱受体激动剂主要有毒蕈碱的衍生物如毒蕈酮（muscarone）和异毒蕈酮（allomuscarone）、毛果云香碱（pile-carpine）衍生物、氧化震颤素衍生物及槟榔碱（arecoline）衍生物等。而以槟榔碱作为治疗 AD 的药物设计的起点，进行结构修饰者最多。这些修饰包括四氢吡啶环上的取代；用其他的氮杂单环或氮杂二元环取代四氢吡啶环；用酯的生物电子等排体替换不稳定的酯基。在槟榔碱的四氮吡啶环上引入甲基，结果降低了化合物与毒蕈碱受体的亲和性。用多种含脒基的环取代槟榔碱的四氢吡啶环得到的几个化合物与毒蕈碱受体有高度的亲和性。用生物电子等排的五元杂环替换酯基，如噁二唑和噻二唑环的衍生物都与毒蕈碱受体有高度的亲和性，成为强效的选择性 M_1 受体激动剂。侧链中的杂原子（O、S）及其在芳杂环中的排布对毒蕈碱活性至关重要，侧链的大小对活性也很重要。近来认为三唑和四唑环是槟榔碱酯基的生物电子等排体，与毒蕈碱受体有较强的结合力。几种不同的槟榔碱的衍生物作为毒蕈碱受体激动剂列于表 13-3。

表 13-3 槟榔碱（1）及其衍生物（2）～（5）的毒蕈碱受体活性

化合物	³H-NMS	³H-OXO-M	K_{app}（NMS）/K_{app}（OXO-M）	底物类型
			相对结合亲和力	
（1）	6.2	0.011	560	部分激动剂
（2）	1.8	0.0046	390	部分激动剂
（3）	0.44	0.009	490	部分激动剂
（4）	0.032	<0.0004	>1000	完全激动剂
（5）	1.4	0.0013	1100	完全激动剂

K_{app}：$\mu mol/L$

这里构效关系可通过 ［³H］-N-methylscopolamine（NMS）与 ［³H］-oxorremorinem（OXO-M）二者的比值即 K_{app}（NMS）/K_{app}（OXO-M）的比为指标，相对结合亲和力比值越大，激动剂性能越完全，结果如表 13-3 所示。化合物（1）～（5）的结构见图 13-6。

从文中所涉及的构效关系及所有已知单胺类神经递质的 GPCR 的同源性，可以区别具有不同生物效应的底物。一般来说，阳离子基团是所有底物所必需的。完全激动剂利用氢键结合方式相互作用，通常是其性质及解剖学方面随着受体的不同而各异。激动剂是一些小的亲水性分子，拮抗剂是依靠亲脂性的结合能量去稳定其与受体的结合，因而常常是一些具有较大体积亲脂性区域的大分子，这也就意味着可利用激动剂直接来设计拮抗剂，事实上，一种受体的药物往往可以被用作设计另一种受体的药物。

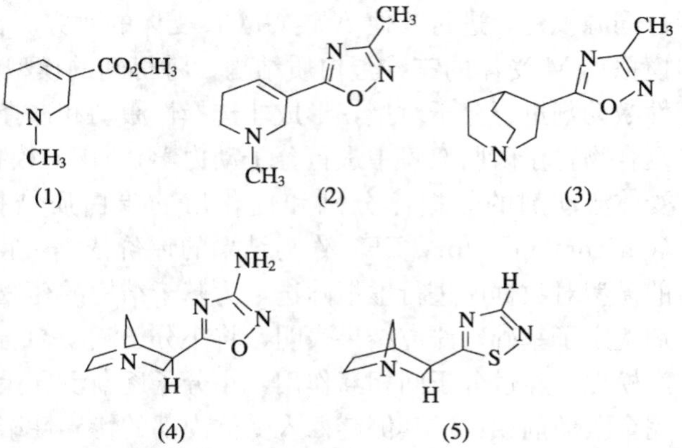

图 13-6　槟榔碱及其衍生物的结构式

目前已有各种分子骨架的 M 受体激动剂，如槟榔碱（arecoline）、毛果芸香碱、沙考美林（sabcomeline）、咕诺美林（xanomeline）等（图 13-6），但都因为低效、临床副作用大被先后淘汰，迄今尚未有 M 受体激动剂被应用于 AD 的临床治疗。盐酸西维美林是 2000 年在美国上市的治疗口干症状的毒蕈碱 M_1/M_3 双重激动剂，Snow Brand 公司曾经对其治疗 AD 进行了评价研究，但是到目前为止尚未有有关该适应证的报道。NGX-267 是一种小分子的毒蕈碱型胆碱能受体激动剂，目前处于治疗 AD 等疾病的临床 Ⅱ 期研究，尚未有进一步的报道。近年研究显示 M 变构激动剂可以有效减少 a13 形成，改善 AD 症状，有望成为治疗 AD 的新型药物。

（三）血管紧张素 Ⅱ（AngⅡ）受体及拮抗剂的研究进展

肾素-血管紧张素系统（RAS）在肾性高血压及充血性心力衰竭等疾病的发病中起着重要的作用。RAS 是通过产生血管紧张素 Ⅱ（AngⅡ）及血管紧张素 Ⅲ（AngⅢ）来维持血压的，AngⅡ 和 AngⅢ 可以直接作用于血管使其收缩或通过促进去甲肾上腺素的释放，增加 Na^+ 在肾的重吸收，以及刺激醛固酮的产生等间接的方式产生生理效应。AngⅡ 是一个八肽的化合物，它是通过作用于其受体而产生作用的。

AngⅡ 除参与正常血管张力、维持水盐平衡调节外，由局部 RAS 产生的 AngⅡ 还参与了局部组织细胞的功能及生长的调节，并在某些心血管疾病如高血压、心肌肥厚、充血性心衰、缺血性心肌病及肾功能不全的病理过程发生发展中起着重要作用。AngⅡ 主要是通过激活特异性受体（AT）而发挥生物学效应的。AT 至少有 AT₁ 和 AT₂ 两种亚型。AT₁ 在大脑主要分布于与调节血压、水盐摄入、尿钠排泄及血管加压素形成和释放有关的区域，另外也分布于血管平滑肌、肾上腺皮质以及肾、肝。AT₁ 介导几乎所有 AngⅡ 所产生的生物效应，并与百日咳毒素不敏感的 G 蛋白偶联，加速肌醇磷脂代谢，增加细胞内游离 Ca^{2+} 的浓度，进而激活蛋白激酶 C 及磷脂酶 D 介导的磷脂酰胆碱水解，还可抑制腺苷酸环化反应，使 cAMP 生成减少。AT₂ 为含 363 个氨基酸的蛋白，也具有类似 G 蛋白偶联受体家族的结构特点。多年来人们致力于寻找有效的 AT₁ 拮抗剂。

目前上市的 AT₁ 拮抗剂主要是以氯沙坦为先导物合成的，结构较为单一。如何由随机药物筛选过渡到基于药物作用分子机制的基础上来发现有效的 AT₁ 拮抗剂，许多科研工作者都在进行这方面的工作，尤其是 Du Pont 研究小组的工作更为引人注目。如图 13-7 所示，在证实了 S-8307 和 S-8308 为特异性的非肽 AT₁ 拮抗剂，且无部分激动活性后，他们采用 ³H-AngⅡ 作为配基，利用放射配基结合试验测定了化合物的解离常数，结果显示这些化合物并没有内在活性。曾经在研究中假设，AngⅡ 中 Asp¹ 的 β-羧酸基团与 Tyr⁴ 中的苯酚

238

基团为 S-8307 的苄基所接触的区域提供负电荷。这个大胆的假设是基于 AngⅡ 的 NMR 实验。不论是理论上的证实还是纯粹的巧合，这个假设确实成立。在 S-8307 中引入对位的基团（COOH）得到一个活性提高百余倍的拮抗剂化合物 10（$IC_{50}=1.2\mu mol/L$）〔S-83071（$IC_{50}=15\mu mol/L$）〕，应当作为 AngⅡ 结合的抑制剂；后来又发现化合物 11 与受体的亲和力又增加 5 倍（$IC_{50}=0.28\mu mol/L$），而且有口服活性。当化合物 11 的 COOH 基因被等药效（isophammeophorie）基团四唑基组分置换得化合物 12（DuP753），显示了与 AT_1 更强的亲和性（$IC_{50}=19nmol/L$），并在兔主动脉实验中反映了其作为 AngⅡ 拮抗剂的潜力。在肾性高血压大鼠（单侧动脉结扎）中，口服 DuP753（$ED=0.59mg/kg$）比静脉给药（$ED=0.78mg/kg$）显示了更大的降血压效应，这提示两种给药途径可能有不同的代谢速率。

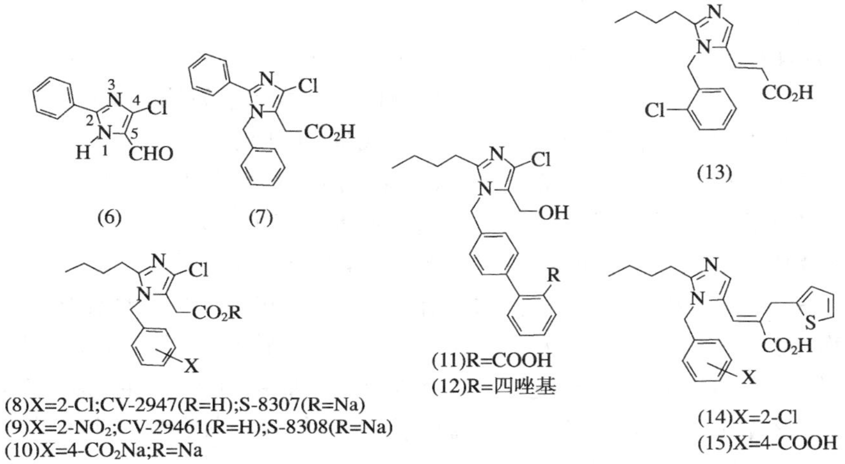

图 13-7 用于非肽类 AT_1 拮抗剂研究的衍生物结构图

从实验假设及实验研究中发现化合物 8（S-8307）的结合方式是 N-芳基和羧基分别与 AngⅡ Tyr^4 芳环和 Phe^8 的羧基相关联。药物化学工作者们在此深入研究，并决定延长化合物 8 的酸侧链，最大限度地使 Tyr^4-Phe^8 隔开而又不至于有太大的构象自由。反式的丙烯酸类化合物 13 的研究表明其与受体的亲和力有一定的增加（$IC_{50}=8.9\mu mol/L$，相对于 S-8307 的 $IC_{50}=43\mu mol/L$，此实验是用 ^{125}I 标记的 AngⅡ 配基）。当引入 α-噻吩基去模拟 Phe^8 侧链时，其亲和力大大提高（化合物 14 的 $IC_{50}=0.4\mu mol/L$）。从一系列不同取代基的苄基环中得到 4-COOH 衍生物（化合物 15）显示了非常高的亲和力（$IC_{50}=1.0\mu mol/L$）。从这些研究可以得知，丙烯酸羧基和噻吩基团与 Phe^8 相关联，2-丁基是在靠近 Ile^5 的疏水区，咪唑的 N-C-N 及丙烯酸的双键分别呈现了原始的肽骨架。如图 13-8，化合物 15 对 AngⅡ 受体亚型 AT_1（位于血管）有高度的选择性，而对中枢神经系统中及人子宫中分布的 AT_2 几乎不影响。

杜邦公司发现根据 AngⅡ 的 C-末端肽分子（Tyr-Ile-His-Pro-Phe）构象，设计合成的拮抗剂应具有与以下结构特征相吻合的部分：C-末端羧基侧链；与 Ile 结构相似的脂肪烃侧链；能与 N-末端成氢键结合的中心。构效关系表明：① 在苄基对位引入额外的苯环，构成联苯结构，生物活性提高。② 引入的苯环邻位有一酸性官能团，酸性越强亲和力越大，例如：—CN、—COOMe、—CF3、—$CONH_2$ 等均能达到和羧酸相同的亲和力，四氮唑不仅如此，而且 4 个氮原子能容纳负电荷分布与受体上正电荷中心相互作用，效果更好。③ 末

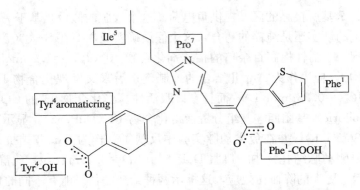

图 13 - 8 化合物 15 与 Ang Ⅱ 的某些氨基酸残基的相关性

端苯环上的酸性取代基位置十分重要，2、6′位双取代使联苯不在同一平面并且使旋转障碍增加，会导致亲和力下降 1 个数量级。④ 咪唑环的 2 位取代基为长度 3～4 个碳原子的亲脂性侧链，如正烷烃；而支链烷烃、环烷烃和芳香取代基均降低亲和力。⑤ 咪唑环 4 位最好是 1 个亲脂性的大功能团或基团。⑥ 咪唑环 5 位取代基为能形成氢键的小基团，如醇、醛、酸等。

徐进宜等对非肽类 AT_1 拮抗剂进行了定量构效关系研究，以所得分子力学结构参数为变量，对化合物抑制 Ang Ⅱ 诱导的兔胸主动脉环收缩的 AT_1 拮抗活性（pA2 值）进行回归分析，得到的 QSAR 方程表明：AT_1 拮抗剂的活性与分子偶极矩、分子的亲脂性、分子二面角以及 N1 原子到酸性基团的距离呈正相关；而与分子的非正则能、范德华能等因素呈负相关。

姜凤超等利用已报道的 AT_1 拮抗剂，选择在体外实验中对 AT_1 拮抗活性较高的不同结构类型的 82 个化合物为样本，通过计算机辅助药物设计，找到化合物共同的药效作用模式，总结出 AT_1 拮抗剂的药效团模型。得到最佳的药效团模型包括 1 个氢键接受体、2 个疏水中心、1 个阴离子中心和 1 个环芳香基团，而且各药效基团均满足一定的空间限制（即各药效团之间的距离 a＝5.365 nm，b＝7.436 nm，c＝8.938 nm，d＝7.700 nm，e＝4.748 nm，f＝12.141 nm，g＝7.580nm，h＝6.312 nm，i＝7.029 nm）。表明该类化合物在与 AT_1 发生识别时，主要存在 4 类较强的相互作用，即氢键相互作用、疏水键相互作用、环芳香性作用和阴离子的作用。

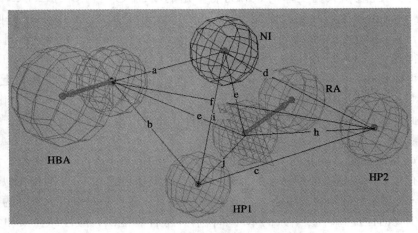

图 13 - 9 AT_1 拮抗剂最优药效团模型

（引自：姜凤超等 . 中国药学会学术年会，2008.）

非肽类 AT_1 拮抗剂是新型的抗高血压药物，能特异性地阻断 AT_1，降压作用显著，副作用小；而内皮素受体拮抗剂具有治疗心衰、心肌缺血、心律失常和高血压的作用。根据二者结构的共同特点，研究开发新型 AT_1/内皮素-A（ET_A）双重受体拮抗剂可为临床提供高效、低毒的心血管新药。

最近人们通过药效团叠合设计多靶点的 AT_1 和 ET_A 受体的双重拮抗剂，从图 13-10 中可以看出化合物 1 和 2 分别是 AT_1 和 ET_A 的高选择性拮抗剂，其选择性活性相差 4 个数量级，二者均含有联苯的骨架结构（这里可以看做是优势结构），在联苯的 2 位和 $4'$ 位分别可以引入不同的取代基，分别分析两个靶点选择性拮抗剂的构效关系，发现在 2 位均可以引入磺酰基的片断，$4'$ 位均可以引入咪唑啉酮的基团，叠合二者相同的骨架，将二者的药效团进行组合，得到了初步的多靶点配基的先导化合物 3，活性在 nM 水平，两个靶点的活性仅相差 1 个数量级，但是二者的活性尚未达到平衡，通过进一步的修饰得到了化合物 4，对两个靶标的活性达到了平衡，处于同一个数量级，同时对 ET_B 受体作用很弱，该化合物正处于临床前研究阶段。

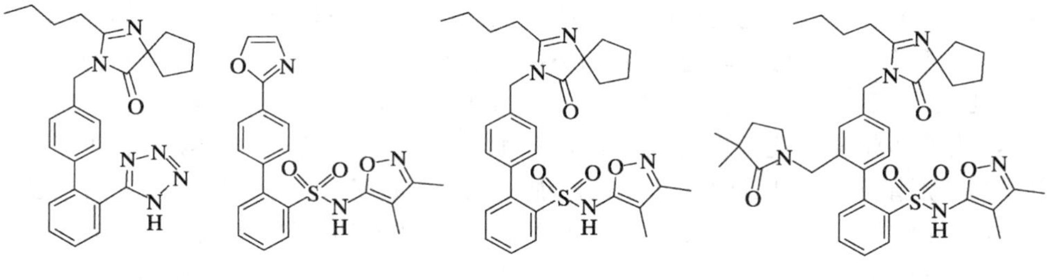

1	2	3	4
$AT_1 K_1=0.8nmol/L$	$AT_1 K_1=10.0\mu mol/L$	$AT_1 K_1=4.7nmol/L$	$AT_1 K_1=60nmol/L$
$ET_1 K_1>10.0\mu mol/L$	$ET_A K_1>1.4nmol/L$	$ET_A K_1=39.0nmol/L$	$ET_A K_1=1.9\mu mol/L$
			$ET_B K_1=1.0\mu mol/L$

图 13-10 AT_1 和内皮素-A（ET_A）受体的双重拮抗剂的设计

目前，进入临床的 AT_1 拮抗剂按化学结构可分为：①联苯四唑类，如氯沙坦（Losartan）、伊白沙坦（Irbesartan）等；②非联苯四唑类，如 SK&F108566（即化合物 15）和 R117289 等；③非杂环类，如维沙坦（Valsartan，CGP48933）。

氯沙坦经临床应用，显示了极好的应用前景，对特异的 Ang II 结合部位具有高度亲和力，对 AT_1 有高度的选择性，而对其他激素无亲和力，表明它与 AT_1 的结合有高度的特异性，而无激动剂活性，具有良好的抗高血压、抗心肌肥厚、抗心衰、保护肾作用；它还显著抑制 Ang II 刺激的饮水反应及醛固酮释放、Ang II 诱导的心房去甲肾上腺素的释放和 Ang II 诱导的 C-fos、C-myc 基因表达及心肌细胞蛋白质合成和成纤维细胞分裂增殖。它还可显著抑制培养的血管平滑肌细胞的增殖反应及血管壁损伤后的重建。

而 SK&F10856（化合物 15）对位于血管壁的 AT_1 有很高的选择性。在正常血压大鼠实验中，它可抑制 Ang II 介导的血压升高（$ID_{50}=0.8mg/kg$；iv）；在正常血压狗实验中，用 Ang II 灌注造成狗高血压，此化合物静脉给药（3mg/kg）或口服（10mg/kg）可使狗平均动脉压从 20.8kPa（160mmHg）降至 13kPa（100 mmHg），且作用可维持 6h 以上。此化合物已被列为高血压临床用药的候选药物。

缬沙坦是一个合成的非杂环 AT$_1$ 拮抗剂，由戊醇代颉氨酸以 N 结合联苯三嗪而成，起效快、作用强，维持时间也较长。

总之，如前所述，作为受体拮抗剂或受体激动剂而出现的药物越来越多，以受体为靶的药物分子设计也逐渐成为开发研究新药的一个十分有用的武器，特别是近年来受体亚型研究的不断深入，新的亚型不断发现，为亚型选择性药物的开发奠定了基础。另外，Ang II 受体和内皮素受体双重拮抗剂是一类极具开发前景的药物，而且通过药效团叠合将作用于不同受体的两种药物结合成具有双重疗效的单一化合物的设计思路，值得在新药的研究开发中借鉴。

（四）过氧化体增殖物激活型受体激动剂的研究进展

过氧化体增殖物激活型受体（peroxisome proliferators activated receptors，PPARs）是核受体超家族中的一员，是控制多种细胞和代谢过程的转录因子。PPARs 的配基种类繁多、结构多样，对糖脂代谢方面的疾病有很好的疗效，已成为代谢性疾病的重要治疗靶标。

PPARα 能被大多数的脂肪酸激活，与花生四烯酸、亚油酸的亲和力极高。氯贝丁酯、苯扎贝特等贝特类药物是最先发现的 PPARα 合成配基，现已经证实，当它们在体内代谢后成为苯氧芳酸类衍生物，可以同时激活 PPARα、PPARγ，只是对前者的亲和力强 10 多倍。PPARβ 激动剂 GW50156 可提高肥胖恒河猴的 HDL-C 水平，降低 2 型糖尿病动物模型血糖、血脂，改善胰岛素抵抗，也可通过促进骨骼肌中增强脂代谢和线粒体解偶联的基因表达，增强骨骼肌脂肪酸的 β 氧化，从而增加能量消耗。PPARγ 的天然配基和合成配基前列腺素 D2 的代谢产物 15 - d - PGJ 2 是第一个被发现的强效 PPARγ 天然配基，亚油酸的代谢物 9 羟十八碳二烯酸、LDI 的氧化物、十六烷基壬二酸基卵磷脂也是极强的天然 PPARγ 激动剂。

PPARγ 激动剂作用于脂肪组织，促进脂肪细胞分化，促使葡萄糖向脂肪组织转运，但是可能增加患者体重。所以在激活 PPARγ 的同时，有必要增强脂类代谢，PPARα 激动剂可以促进肝脂类的氧化代谢，与 PPARγ 激动剂有协同作用。因此，PPARa/γ 双重激动剂能较好地解决 PPARγ 激动剂给患者带来的体重增加等问题，与单一的 PPARγ 激动剂相比，PPARα/γ 双重激动剂具有更好的开发潜力。因此众多制药公司纷纷研发 PPAR 双重激动剂，期望这种兼有 PPARα 和 PPARγ 激动剂的药物能更好地互为补充，调整糖脂代谢，预防动脉硬化。

郭宗儒教授等将基于受体结构的药物分子设计与组合化学策略相结合，构建了靶向过氧化物酶体增殖因子活化受体激动剂的虚拟化合物库，从已知双重激动剂与 PPARγ 和 α 受体复合物的三维结构出发，应用组合化学策略和虚拟筛选技术，设计合成新结构类型的化合物。基于 GW409544 与 PPARα/γ 晶体复合物的结构，与虚拟库组合库中小分子进行对接，经过虚拟筛选得到理论上与 PPARα/γ 结合能力均较强的分子，并对这些分子进行化学合成。

首先，根据 PPAR 激动剂药效团特征、构效关系研究和分子模拟的结果，以及化学合成的可行性，将所设计的 PPAR 激动剂分为 A、B、C 三部分（图 13 - 11）。这三部分既包含满足 PPAR 激动剂药效团的原子或基团，也含有可发生化学反应的功能基，通过这些功能基反应连接成整体分子。首先经过羟醛缩合反应将 A、B 连接起来，利用 B 分子中酚羟基或胺基的亲核性，进攻 C 的正电中心，从而将 B、C 部分连接，这样要求 A 部分含有可发生羟醛缩合所需的活泼亚甲基，B部分含有所需的醛基，C部分含有可发生亲核取代反应的正电中心，可以选择卤代烃或羧酸化合物等。

根据 PPAR 激动剂药效团的特征和连接基的要求，以及类药性、合成的可行性及原料的易得性，从商业化合物库中选取组建模块。模块 A 分为两类：不同杂原子取代的五元或六元杂环化合物和含有羧基或其他能提供氢给体和氢受体的开链化合物，共选取 31 个模块；模块 B 为含有醛基的苯环，与受体腔狭长而平坦的疏水区域适配并发生疏水作用，考虑分子的不同取向对结合能力的影响，选择了对位和间位羟基或氨基取代的苯

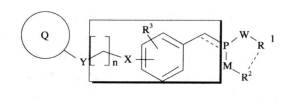

C   B   A

X=O NH CONH   Q=substituted aryl moiety

Y=O S NH CH$_2$ C=O   R^1=H OH CH$_3$ OCH$_3$

W=O S NH C=O CH$_2$ R^2=H OH NH$_2$ CH$_3$ OCH$_3$

M=O S NH C=O CH$_2$ R^3=H OH OCH$_3$ CH$_3$

P=CH$_2$ N   n=0~3

图 13-11　PPAR 激动剂结构示意图

甲醛，环上其他位置安排一定体积的取代基，考察基团对受体结合的影响；考虑到合成的不饱和双键中间体也能够和受体结合，为研究分子的刚性对结合能力的影响，选取了不饱和的中间骨架作为组建模块，共选取 14 个 B 模块；模块 C 所处受体中的位置是一个较大的疏水腔，故可含有体积较大的基团，考察该部分结合腔对配基分子体积、电性的要求，选取了不同体积的环系如苯并杂环、联苯、三环类化合物，或不同长度的烷基链（CH$_2$)n，n＝0～3。共选取 55 个模块。

然后，用 MDL 公司的 Project Library 程序，以 B 模块为中间连接片段，将不同的 A 和 C 进行各种可能的连接，将构建模块 A、B 和 C 之间进行组合，共得到含有 A×B×C 23 870 个分子的靶向虚拟组合库。

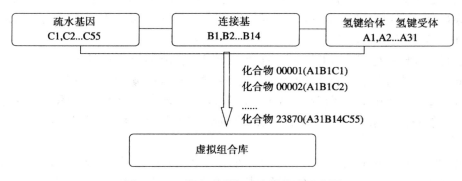

图 13-12　靶向虚拟组合库的构建示意图

最后，将所得的靶向虚拟组合库中的分子分别与 PPARa/γ 受体大分子进行分子对接，根据其在受体中的结合情况，选取其中综合评分高的前 1000 个化合物进行分析。

得分较高的前 1000 个虚拟分子，按照模块 A 出现的几率依次为 β-萘氧乙酸＞2，5-哌嗪二酮＞β-苯氧乙酸＞巴比妥酸＞丙二酸单酯＞丙二酸＞马尿酸＞β-乙氧乙酸。这部分位于受体腔的头端，杂原子或基团和受体中的氨基酸残基 His449、Tyr473、His323 形成氢

键，决定了对受体的亲和力。由于受体的这个区域有较大的空间，能容纳像萘氧乙酸基的进入。此外，饱和的分子和含有不饱和键的相应分子相比，能量评分没有明显的差别，提示含有双键的刚性分子与相应的饱和目标分子有类似的结合能力，这也与该结合腔较大有关。

当模块 B 与 C 以醚键或胺键相连，发现 B 的两个连接基的能量评分对位取代＞间位取代，无取代基＞有取代基（甲氧基）的化合物。提示 A 与 C 直线连接比有角度的连接更适于结合，这与受体中间狭长而平坦的空腔相适配。异香草醛含有甲氧基，作为 B 模块构成的化合物大部分不能对接进入受体腔内，该甲氧基不利与受体中空腔的疏水作用。当 B 与 C 的结合以酰胺键相连，由于酰胺键具有平面共轭性质，A 与 C 呈对位或间位连接对 DOCK 评分无显著影响。

模块 C 的结构类型较多，当为苯并杂环时，大部分能对接进入受体腔；若为三环或联苯时，只有部分配基分子可进入受体腔；但若是双叔丁基苯基或 5，5，8，8-四甲基四氢萘基等大体积片段时，配基分子不能进入受体腔内，立体位阻效应不利于配基和受体的诱导契合。关于分子的长度对结合的影响，当 n＝1 或 2 时，B 和 C 间分别由 3 或 4 个原子连接，利于配基小分子和受体的结合；但当 n＝0 或 3 时，B 和 C 间的连接原子为 1 或 5 个，分子变得过短或过长，不利于和受体的结合。

1000 个化合物对接结果显示，进入 PPARα 腔内的分子的 A 片段和 PPARγ 稍不同，模块 A 出现的几率依次为 2，5-哌嗪二酮＞异噁唑二酮＞巴比妥酸＞咪唑二酮＞噻唑烷二酮＞丙二酸＞丁二酸等，与 PPARγ 对接中出现几率高的 β-萘氧乙酸和 β-苯氧乙酸片段未获高分。这部分的构建单元位于体积较小的 PPARα 受体腔的头端，PPARα 受氨基酸残基 Phe273 的影响，结合腔不能容纳例如 β-萘氧乙酸这样刚性大的基团，因而不能和 PPARα 结合。只有那些"头端"片段是体积较小的环状或开链基团的化合物，可与 PPARα 结合。分子的 B 和 C 片段显示出和 PPARγ 类似的对接结果。综上所述，当分子的"头端"片段是 2，5-哌嗪二酮、巴比妥酸、马尿酸等，中间的连接片段是对位取代的苯环，分子的"尾端"是对 PPARγ，PPARα 都有较好结合作用的苯并杂环类片段时，可选取上述模块作为配基分子的构建单元，设计合成 PPARα、PPARγ 的双重激动剂，经过化学合成和生活活性筛选，结果显示化合物对 PPAR 具有一定的亲和力，其中有 3 个化合物显示出对 PPARα、PPARγ 的双重激动作用。

目前已经研究发现的 PPARa/γ 双重激动剂有 naveglitazar（LY519818）、蔡格列酮（netoglitazone）、莫格列扎（muraglitazar）、拉格列扎（ragaglitazar）、替格列扎（tesaglitazar）、伊格列扎（imiglitazar）、MK767、LY929 和 LsNs62。研究结果表明 PPARα/γ 双重激动剂在改善心血管致病因素方面有较好的作用，不会出现 PPARγ 激动剂治疗过程中的体重增加现象。

虽然 PPARα/γ 双重激动剂的临床前研究结果令人满意，但不少候选药物在临床Ⅲ期试验中因出现不良反应而终止，例如莫格列扎因高度诱发水肿和心力衰竭而终止临床研究，替格列扎会提高血清肌酸酶和降低肾小球滤过率而被终止临床研究。这些结果引发了人们对如何选择 PPARα/γ 双重激动剂的候选药物的思考，一个重要考虑是如何平衡 PPARα/γ 双重激动剂对各亚型的亲和力，以便使 PPARα 和 PPARγ 所介导的作用发挥各自的最佳生物学效应。莫格列扎对 PPARγ 有高亲和力，替格列扎则对 PPARα 有高亲和力。双重激动剂亲和力的失衡可能会导致对某一受体起更强激动作用而出现不良反应。

PPARα/γ 双重激动剂的未来研究方向兼顾 PPARα 和 PPARγ 的选择性及平衡作用，从而使双重激动剂更加合理化。所以，近来的研究将集中于开发一种全新的药物，使其要么具有更高的选择性，要么具有 2 个或全部 PPAR 活化特性。但是因为 PPAR 各亚型的组织分布差异，药物在体外对 2 个或全部受体的均衡作用并不一定与体内作用一致。C33H 和 T33 是最近研究出的 PPARα/γ 双重激动剂，具有胰岛素致敏作用和降血脂活性，有望避免早期双重激动剂出现的问题。

（贺师鹏　杨铭　郭彦伸）

参 考 文 献

1. 杨铭. 药物研究中的分子识别. 北京：北京医科大学中国协和医科大学联合出版社，1999.

2. Marinissen MJ, Gutkind JS. G-protein-coupled receptors and signaling networks：emerginf paradigms. Trends in Pharmacological Sciences，2001，22：368 - 376.

3. 许家喜，麻远. 组合化学（中译）. 北京：北京大学出版社，1998.

4. Nahmias C. Angiotension Ⅱ AT₂ receptors are founetionally coupled to protein tymsine dephosphorylation in N1E-115 neuroblastoma cells. Biochem J，1995，306：87 - 92.

5. Timmennans P，Smith RD. Angiotensin Ⅱ receptor subtypes：Selective antagonists and fmnctional correlates. Eur Heart J，1994，15：79 - 82.

6. Godfroid JJ. PAF-acether specific binding sites：1 quantitative SAR study of PAF-acether isosteres. Trends phar-macol Sci，1986，7：372 - 375.

7. Langmead CJ，Jerman JC，Brough ST，et al. Characterisation of the binding of ［³H］-SB-674042，a novel nonpeptide antagonist，to the human orexin-1 receptor. British Journal of Pharmacology，2004，141，340 - 346.

8. LIU Chun-yan，XIANGHua＊，LIAO Qing-jiang. Researches on the mechanism of action of glucocorticoid receptor antagonists and the related drug development，Progress in Pharmaceutical Sciences，2008，32，6：257 - 265.

9. Kumar R，Thompson EB. Gene regulation by the glucocorticoid receptor：Structure：function relationship. Steroid Biochem MolBiol，2005，94（5）：383 - 394.

10. Kauppi B，Jakob C，Farnegardh M，et al. The three-dimensional structures of antagonistic and agonistic forms of the glucocorticoid receptor ligand-binding domain. Biol Chem，2003，278（25）：22748 - 22754.

11. Yoon J C，Puigserver P，Chen G X，et al. Control of hepatic gluconeogenesis through the transcriptional coactivatorPGC-1. Nature，2001，413（6852）：131 - 138.

12. Pariante CM，Pearce BD，PisellT L，et al. The steroid receptor antagonists RU40555 and RU486 activate glucocorticoid receptor translocation and are not excreted by the steroid hormones transporter in L929 cells. Endocrinol，2001，169（2）：309 - 320.

13. Zinker B，Mika A，Nguyen P。Liver - selective glucocorti coid receptor antagonism decreases glucose production and increases glucose disposa，1 ameliorating insulin resistance. Metabolism，2007，56（3）：380 - 387.

14. Miner JN，Tyree C，Hu J，et al. A nonsteroidalglucocorticoid receptor antagonist. Mol Endocrinol，2003，17（1）：117 - 127.

15. Pogozheva ID，Przydzial MJ，Mosberg HI. Homology modeling of opioid receptor-ligand complexes using experimental constraints. AAPS Journal，2005，07（02）：E434 - E448.

16. Marinissen MJ，Gutkind JS. G-protein-coupled receptors and signaling networks：emerginf paradigms. Trends in Pharmacological Sciences，2001，22：368 - 376.

17. 朱军，牛彦，吕雯，等. 毒蕈碱受体激动剂的三维定量构效关系研究. Acta Phys Chim Sin，2005，21（11）：1259 - 1262.

18. 高广涛，牛彦，王栋，等. 药效团模型法寻找 M$_1$ 受体激动剂，Journal of Chinese Pharmaceutical Sciences，2008，17，75 - 78.

19. 吕雯，吕炜，牛彦，等. 毒蕈碱型 M$_1$ 受体的同源模建和分子对接. Acta Phys. -Chim. Sin. ，2009，25（7）：1259 - 1266.

20. 史一鸣，钮因尧，陆阳. M 受体及相关选择性药物研究进展. 国际药学研究杂志，2009，36（5）：355 -361.

21. http：//integrity. prous. com/.

22. Jones CK，Brady AE，Davis AA，et al. Novel selective allosteric activator of M1 muscarinic acetylcholine receptor regulates amylloid produces antipsychotic-like activity in rats. Neurosci，2008，28（41）：10422 -10433.

23. 马桂林，贾庆忠. 血管紧张素Ⅱ受体拮抗剂结构改造与活性关系. 河北医科大学学报，2000，21（4）：249 - 252.

24. 徐进宜，吉念宁. 非肽类血管紧张素Ⅱ AT$_1$ 受体拮抗剂的定量构效关系. 研究中国药科大学学报，2005，36（2）：99 - 105.

25. 曹宝帅，朱一婧，程刚英，等. 血管紧张素Ⅱ AT$_1$ 受体拮抗剂药效团模型构建. 2008 年中国药学会学术年会暨第八届中国药师周.

26. Cappelli A，Pericot Mohr G，Gallelli A，et al. Design，synthesis，structural Studies，biological evaluation and computational simulations of novel potent AT$_1$ angiotensin Ⅱ receptor antagonists based on the 4-Phenylquinoline structure. J Med Chem，2004，47（10）：2574 - 2586.

27. Bolli M H，Marfurt J，Grisostomi C，et al. Novel benzo［1，4］diazepin - 2 - one derivatives as endothelin receptor antagonists. J Med Chem，2004，47（11）：2776 - 2795.

28. Murugesan N. Discovery of N-isoxazolyl biphenylsulfonamides as potent dual angiotensin Ⅰ and endothelin A receptor antagonists. J Med Chem，2002，45，3829 - 3835.

29. Nahmias C. Angiotension Ⅱ AT$_2$ receptors are founetionally coupled to protein tymsine dephosphorylation in N1E-115 neuroblastoma cells. Biochem J，1995，306：87 - 92.

30. Timmennans P，Smith RD. Angiotensin Ⅱ receptor subtypes：Selective antagonists and fmnctional correlates. Eur Heart J，1994，15：79 - 82.

31. 郭彦伸，郭宗儒. 多靶点药物分子设计. 药学学报，2009，44（3）：276 - 281.

32. 叶卫雄，严瑾. PPARs 配基的研究进展. 浙江中医药大学学报，2009，33（4），606 - 610.

33. HENKE BR. Peroxisome proliferator-activated receptor a/γ dual Agonistes for the treatment of type 2 diabetes. Med Chem，2004，47（17）：4118 - 412.

34. 冯君，郭彦伸，陆颖，等. PPAR 激动剂的定向设计、虚拟筛选及合成. 化学学报，2004，62（16）：1544 - 1550.

35. 罗文艳，刘永学. PPAR 受体双重/泛激动剂存在的问题及前景. 中国新药杂志，2008，17（4）：279 -288.

第十四章 受体药物靶标的确认技术

第一节 引 言

人类对于药物的发现和应用已有几千年的历史，早期的药物发现和应用主要是基于经验，并且集中在对天然植物、矿物及其配方的直接利用。随着化学的发展，使得有目的的单体药物开发成为可能。然而早期的化学药物开发主要集中在对某些有生物活性化学结构的发现和进一步的改造。制药技术也主要限于大量获取和化学制备特定的药物化合物。近几十年来，随着分子医学和相关生物技术如基因组学、结构基因组学、蛋白质组学的发展，特别是人类基因组计划的完成，使药物的研究发现、开发和制药等各阶段发生了巨大的变化，引入了越来越多的生物概念、方法和技术。大量生物分子的正常生理功能和在疾病发生过程中的作用逐步被揭示，为新药的开发提供了潜在的靶标（又称靶点）。药物靶标的发现和开发已成为现代制药的最大特点。随着药物靶标技术产业化的发展，靶标的开发已成为与现代制药技术相对独立的环节。其位于新药发现与开发的上游，为不同的生物技术提供了源泉，同时它与生物制药开发技术又密切相关，在确定药物靶标的同时需根据该靶标的特点来选择合适的生物制药开发技术。目前，基于特定靶标的药物开发已成为当今新药研发的主流（图 14-1）。

从定义上讲，药物靶标是指存在于组织细胞内与药物相互作用，并赋予药物效应的特定分子。目前，98% 以上的药物靶标属于蛋白质。其中，大部分属于 G 蛋白偶联受体（GPCRs）、丝氨酸/苏氨酸和酪氨酸蛋白激酶、锌金属肽酶、丝氨酸蛋白酶、核激素受体以及磷酸二酯酶等 6 个家族。最近 Overington 等通过对已知的 21 000 多种药物的广泛研究认为，目前批准的所有药物是通过 324 个不同的分子药物靶标起作用的。其中包括 266 个人类基因衍生的药物靶标。已上市的小分子药物和生物制品的药物靶标中，超过 60% 为受体靶标如 G 蛋白偶联受体、酪氨酸蛋白激酶受体和核受体。受体作为主要的靶标仍然是药物开发的热点。本章将简单介绍新的受体药物靶标开发的一般程序，重点描述新药受体药物靶标确认的一些已经产业化应用的主要技术，包括反义寡核苷酸技术、核糖核酸干扰技术、核酶技术、锌指蛋白技术、基因敲除和转基因技术、生物芯片技术以及蛋白质组学技术，并介绍各种技术在新药药物靶标开发中的应用。

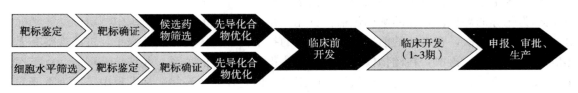

图 14-1 现代新药研发的一般程序

第二节 受体药物靶标的标准和开发程序

一、受体药物靶标的标准

通常，一个好的受体药物作用靶标应该满足以下3个方面的条件：第一是受体靶标的有效性，即受体靶标与疾病确实相关，并且通过调节靶标的生理活性能有效地改善疾病症状。第二是受体靶标可制药性，即药物分子靶向它们的可行性。一般受体靶标可制药性比较强，因为受体会与天然配基接合而调节其活性，其结构上也一定会含有特定的配基结合点或调节区。根据该结合点或调节区也不难找到能与其结合并能抑制其活性的抑制剂。另外，小分子化合物和大分子蛋白（如抗体）均可被开发成为受体抑制剂。第三是受体靶标的副作用，如果对受体靶标的生理活性的调节不可避免地产生严重的副作用，那么将其选作药物作用靶标是不合适的。因而，在对受体药物靶标进行鉴定和确认时，需要了解相关的组织细胞特异性，即正常情况下在一些重要组织器官（如心、脑、肝、肾）中的表达和功能。理想的受体靶标应主要在疾病组织中特异表达或发生功能改变，对其活性的调节不会导致严重的毒副作用。

二、受体药物靶标开发的内容

药物靶标的开发可分为靶标的鉴别、确认以及优化三部分。

受体药物靶标的鉴别是以寻找特定疾病的有关受体为目标。相对于疾病而言，需要鉴别哪些受体与其有关；对于受体而言，需要鉴别其是否与该疾病有关。所以，从疾病入手或从受体入手都可以达到目的。前者称为正向鉴别过程（从表型到靶标），如通过造成疾病的现象及其变化来找出相关的影响基因。但是正向鉴别在获得了疾病现象的变化以后，通常还需要找到起决定作用的受体，这一过程称为受体靶标的获取，或者称为逆向鉴别过程（从受体基因到表型），如RNA干扰来抑制某一受体基因的表达来观测疾病相关现象的变化。利用特定疾病有关系统进行受体靶标鉴别的方法，又可分为分子和系统的方法。分子的方法，例如直接分析临床患者样品中受体的变化，或用疾病细胞试验来测定某些受体的作用等。系统的方法则是利用动物疾病模型用到患者本身来鉴别受体靶标。显然系统的方法距离疾病更为接近，但往往情况更为复杂，因为它融入了体内系统的互相调节关系和个体的演化。系统的方法可能对诸如心血管疾病、代谢性疾病及免疫性疾病等较为适合。

经过受体靶标鉴别建立了其与某种疾病的关系，但是这种关系还无法说明受体靶标在该疾病中的药物功能性作用。显然，直接在患者身上进行验证是最直接的，但通常是不现实的。由基因组学、蛋白质组学和其他靶标技术找到的靶标都需进行一个再认证的过程，这一过程称为靶标的确认。靶标的确认包括：首先，在疾病相关的细胞和组织中测定该受体靶标的表现情况；其次，在表达的前提下用特异性的技术调节受体靶标表达水平，进而观察有无相应表型的变化；再次，在动物模型上测定受体靶标与表型的关系，并评估表型的变化与疾病的关系。可见，靶标确认是工作量很大的工作，但它在受体药物靶标发现中是极为重要的步骤，对决定靶标的命运举足轻重。最后，通过鉴别和功能确认的受体靶标在可能的情况下，还需对靶标在治疗应用方面进行更为深入的了解，以解决进一步药物开发中可能出现的某些问题。例如：对受体靶标所影响的生物过程进行较为全面的测定，包括靶标的正常功能以及在不同细胞类型或组织中的功能等；在有数个受体靶标都能对某一表型起到决定作用的情况下，可择优选出最佳靶标；结合制药技术的特点，了解靶标与某些生物制药开发技术的特点的适合性；在各种疾病动物模型上进行临床前的试验，以探索可能的治疗应用等。

第三节　受体药物靶标确认技术

近十多年来，多种新型生物技术被用来进行药物靶标的开发。例如，用于直接影响靶标蛋白功能的有小分子抑制剂、单克隆抗体、配基核酸、过量表达技术、转基因和显性负突变技术等；用于影响靶标蛋白翻译的有肽核酸和自锁核酸技术等；影响靶标 RNA 水平的有锌指蛋白、核酶技术、RNA 酶介入的反义寡核苷酸技术和最新获得广泛青睐的 RNA 干扰技术等。这些技术大多既可以用来进行药物靶标的筛选和鉴定，也可以用做药物靶标的确认，如反义寡核苷酸技术、RNA 干扰技术等。总体上，我们可以将这些常用的药物靶标开发技术分为四大类：①调控基因转录的技术；②直接作用于蛋白质的技术；③作用于基因组的技术；④微矩阵技术。本节将系统介绍一些具有代表性的受体靶标确认技术的基本原理、特点和应用。

一、调控靶标 RNA 水平的技术

目前，在转录水平上用于药物靶标确认的技术主要有四类，即反义寡核苷酸、核酶、小RNA 干扰和锌指蛋白技术。近几年来，由于 RNA 干扰技术在基因失活上的高效性，已逐渐取代反义寡核苷酸和核酶技术成为药物靶标确认最主要的方法。为了保持技术方法发展的连贯性，这里仍按照它们出现的时间顺序予以介绍。

1. 反义寡核苷酸技术：反义寡核苷酸（antisense oligonucleotide）通常指由 15～20 个核苷酸组成，并进行了某些化学修饰的短链核酸。导入细胞或者个体体内后可按照碱基互补配对的原则与靶标序列形成双链结构。反义寡核苷酸与靶标基因的 RNA 结合后可通过各种不同的机制（如造成 RNA 降解，改变剪接、成熟和阻断翻译等）影响靶标基因的表达。反义寡核苷酸的一个重要特征就是其对应于它的靶标 RNA 的高度序列特异性。这种序列的高保真度使反义寡核苷酸能够调控一个基因家族中的单个成员基因，甚至调控一个成员基因的某个变异体。这种在 RNA 水平的调节为基因功能研究和受体靶标确认提供了一个手段。

在过去的十几年间，化学修饰的反义寡核苷酸在生物学应用方面取得了重大进步。反义寡核苷酸经化学修饰后，不但能够有效地抵抗细胞内核酸酶的降解，提高与靶标序列杂交的亲和力，而且具有更合适的生物活性及更理想的药物动力学和代谢特征。反义寡核苷酸容易设计和在体外大量合成。另外，反义寡核苷酸不含病毒序列，不会产生免疫反应，也不会整合入宿主染色体内。在利用它的药学性质开发成治疗疾病药物的同时，作为一个优秀的平台型技术，它在药物靶标的开发方面，特别是在动物体内获得了广泛的应用。

2. 核酶技术：核酶（ribozyme）是一种具有催化活性的 RNA，它能在特定的位点切割其他 RNA 分子，因而它能被用来使细胞内靶基因特异性地失活。自然界存在的核酶具有几种酶的活性，包括 RNA 分子的顺式切割、反式切割、连接和剪接。这些自然存在的核酶可分为：1 类内含子（group I intron）和 2 类内含子（group II intron），它们主要负责 RNA 的剪接加工；RNA 酶 P 的 RNA 亚基（RNA subunite of RNase P）主要负责 tRNA 原始转录物 5′端和一些 RNA 的加工；小分子锤头状核酶（hammerheadribozyme）和发夹状核酶

(hairpin ribozyme) 负责 RNA 分子顺式切割。通常用做分子生物学研究工具和用于探讨潜在治疗可能性的核酶主要是以锤头状核酶和发夹状核酶为基础发展而来的人工核酶。

在药物的研究和开发中（尤其是在 RNAi 发现之前），核酶是鉴定基因和确认药物靶标的有用工具。核酶技术的发展也给以后 RNAi 技术的发展和应用打下了基础。较之于核酶，RNAi 在特异性基因失活上有明显更高的效力，因而近来得到更广泛的应用。尽管如此，核酶仍有其特点，如链特异性（strand-specificity），没有干扰素效应，没有细胞功能饱和的问题（saturate RISC）以及用于逆基因组学（inverse genomics）上的优势。

3. siRNA 干扰技术：RNA 干扰（RNA interference，RNAi）是指一种分子生物学上由双链 RNA 诱发的基因沉默现象，其机制是通过阻碍特定基因的翻译或转录来抑制基因表达。当细胞中导入与内源性 mRNA 编码区同源的双链 RNA 时，该 mRNA 发生降解而导致基因表达沉默。

RNA 干扰现象是 1990 年由约根森研究小组在植物中首先发现。1992 年，罗马诺和马西诺在粗糙链孢霉中发现了外源导入的基因可以抑制具有同源序列的内源基因表达。1995年，Guo 和 Kemphues 在线虫中也发现了 RNA 干扰现象。1998 年，安德鲁·法厄等在秀丽隐杆线虫（C. elegans）中进行反义 RNA 抑制实验时发现，作为对照加入的双链 RNA 相比正义或反义 RNA 显示出了更强的抑制效果。从与靶 mRNA 的分子量比考虑，加入的双链 RNA 的抑制效果要强于理论上 1:1 配对时的抑制效果，因此推测在双链 RNA 引导的抑制过程中存在某种扩增效应并且有某种酶活性参与其中，并且将这种现象命名为 RNA 干扰。2001 年，Tuschl 等将 siRNA 导入到哺乳动物细胞中并由此解决了在哺乳细胞内导入长的双链 RNA 时引发的干扰素效应，从而拓展了 RNAi 在新药开发上的应用前景。2006 年，安德鲁·法厄与克雷格·梅洛由于在 RNAi 机制研究中的贡献获得诺贝尔生理学或医学奖。

RNA 干扰作用是通过一类较稳定的中间介质实现的。对植物的研究证明，双链 RNA 复合体先降解成为 35nt 左右的小 RNA 分子，然后它们通过序列互补与 mRNA 结合，从而导致 mRNA 降解。对果蝇的研究证明，长度为 21～23nt 的小 RNA 分子是引起 RNA 干扰现象的直接原因。这种小 RNA 分子称之为小干扰 RNA（small interfering RNA，siRNA）。在 RNA 干扰中一个非常重要的酶是 RNaseⅢ核酶家族的切酶（Dicer）。它可与双链 RNA 结合，并将其剪切成 21～23nt 及 3′端突出的小分子 RNA 片断，即 siRNA。随后 siRNA 与若干个蛋白组成的、RNA 引起的称之为 RNA 诱导沉默复合体（RNA-induced silencing complex，RISC）结合，解旋成单链，并由该复合体主导 RNAi 效应。RISC 被活化后，活化型 RISC 受已成单链的 siRNA 引导（guide strand），序列特异性地结合在标靶 mRNA 上并切断标靶 mRNA，引发靶 mRNA 的特异性分解。

RNAi 在基因沉默方面具有高效性和简单性，是基因功能研究的重要工具。大多数药物属于标靶基因（或疾病基因）的抑制剂，因此 RNAi 模拟了药物的作用，这种功能丢失（LOF）的研究方法比传统的功能获得（GOF）方法更具优势。因此，RNAi 在今天的制药产业中是药物靶标确认的一个重要工具。同时，那些在靶标实验中证明有效的 siRNA/shRNA 本身还可以被进一步开发成为 RNAi 药物。

在受体药物标靶发现和确认方面，RNAi 技术已获得了广泛的应用。生物技术公司或制药公司通常利用建立好的 RNAi 文库来引入细胞，然后通过观察细胞的表型变化来发现具有功能的基因。如可通过 RNAi 文库介导的肿瘤细胞生长来发现能抑制肿瘤的基因。一旦所发现的基因属于可制药的受体靶标，就可以针对此受体靶标进行大规模的药物筛选。此外，被发现的受体靶标还可用 RNAi 技术在细胞水平或动物体内进一步确认。例如，应用一种从艾滋病病毒改造的慢病毒载体，我们成功地在体外培养和小鼠体内生长的肿瘤细胞中，诱导表达特异 RNAi 对多种潜在的肿瘤靶标进行了功能确认。

siRNA 已经被证明是一个出色的基因失活的工具。这一发现对用基因失活来研究基因功能的领域产生了革命性的影响。大多数研究者都放弃了核酶技术和反义寡核苷酸技术，而转向 RNAi 技术来进行靶标的确认工作。siRNA 在分子本身稳定性、设计和靶位点的选择性、沉默的效率和特异性方面，都被认为远远超越了核酶及其他技术。

4. 锌指核糖核酸酶技术：锌指核酸酶（zinc finger nuclease, ZFN）又称锌指蛋白，是由一个 DNA 识别域和一个非特异性核酸内切酶构成。DNA 识别域是由一系列 Cys2-His2 锌指蛋白（zinc-fingers）串联组成（一般 3～4 个），每个锌指蛋白识别并结合一个特异的三联体碱基。现已公布的从自然界筛选的和人工突变的具有高特异性的锌指蛋白可以识别所有的 GNN 和 ANN 以及部分 CNN 和 TNN（N 为任何一种碱基）三联体。多个锌指蛋白可以串联起来形成一个锌指蛋白组识别一段特异的碱基序列，具有很强的特异性和可塑性，很适合用于设计 ZFNs。根据其保守结构域的不同，可将锌指蛋白主要分为 C2H2 型、C4 型和 C6 型。锌指蛋白通过与靶分子 DNA、RNA、DNA-RNA 的序列特异性结合，以及与自身或其他锌指蛋白的结合，在转录和翻译水平上调控基因的表达。锌指蛋白是哺乳动物细胞内含量最丰富的蛋白质模体（motif），是各种特异性 DNA 结合蛋白质中最大的一个类别。据统计大约有 2% 的人类基因（700 至 900 个）编码锌指蛋白。这些锌指蛋白与真核基因的表达调控密切相关。

由于 C2H2 锌指域靶位点的特异性与结构和功能的模块性构成，使得 C2H2 锌指域成为构建特定的 DNA 结合蛋白的常用骨架。保持 C2H2 锌指的基本骨架不变，替换锌指特定位点的氨基酸残基，并融合表达其他功能域就可以得到具有靶向性的人造锌指蛋白（ZFP）。ZFP 可以介导靶基因的转录调控，抑制或激活特定基因的表达与配基依赖的靶基因激活或抑制，对 DNA 进行修饰。锌指蛋白技术可以以两种方式在受体药物靶标确认中得以应用。一个是通过激活或抑制靶标基因来分析和确定该基因与表型改变的相互关系；另一个方式是用锌指蛋白转录因子文库随机地改变细胞内基因表达的水平，然后通过对表型改变的分析来了解一个基因或一组基因的功能。如以随机的方法组装的锌指蛋白文库并转入体外培养哺乳动物细胞内，通过追踪细胞表型的改变来发现相关的基因或基因簇。最近，Klug 等应用锌指蛋白技术成功地在哺乳动物细胞中建了二氢叶酸还原酶（DHFR）基因敲除模型，为这一技术在靶标确认中更广泛的应用奠定了良好的基础。

二、针对蛋白质的受体靶标确认技术

1. 中和抗体技术：因为绝大部分的药物靶标为蛋白质，在对药物靶标特别是新靶标的确认过程中，通常需要借助特异抗体来确定该靶蛋白在特定细胞、组织器官中的表达和分布。由于受体靶标的功能基团多位于细胞表面，特异性中和抗体可以有选择地阻断受体的活化或配基结合位点。因此，如能获得特异性中和抗体，便可以直接在细胞上进行对该受体靶标的功能确认。多数情况下，要想获得好的中和抗体，需要进行单克隆抗体的制备和大量的功能筛选。在抗体制备过程中，除了选择合适的抗原外，建立快速有效的功能筛选方法也至关重要。然而，一旦获得了这样的功能性单克隆抗体，不仅可以为进一步在体外和动物体内的功能确认提供手段，而且也为开发针对该受体的抗体药物提供理论和实践基础。如目前用于肿瘤靶向治疗的抗体药物 Avastin 和 herceptin，即分别作用于血管表皮生长因子受体（VEGFR）和表皮生长因子受体 2（Her2）。

2. 蛋白质组学：蛋白质组学（proteomics）一词，是蛋白质（protein）与基因组学（genomics）两个词的组合，意指"一种基因组所表达的全套蛋白质"，即包括一种细胞乃至一种生物所表达的全部蛋白质。蛋白质组本质上指的是在大规模水平上研究蛋白质的特征，包括蛋白质的表达水平、翻译后的修饰、蛋白与蛋白相互作用等，由此获得蛋白质水平上的关于疾病发生、细胞代谢等过程的整体而全面的认识。在方法上，蛋白质组学研究通过组织或细胞样品抽提、两维（2D）凝胶电泳分离、结合色谱与质谱（MS）技术、图像处理与数据分析技术以及生物信息技术等，全面检测疾病发生与发展过程以及药物干预过程中蛋白质表达谱和蛋白质-蛋白质相互作用的变化，从而发现影响疾病或药物作用的关键蛋白，并对这些蛋白进行一级结构和三维结构测定，综合分析其生物学功能，从而发现和确认新的药物靶标。与传统的技术和方法相比，蛋白质组学方法在蛋白质药物靶标的识别和确认上有很大的优越性，它可以系统化、大规模地识别蛋白质-蛋白质相互作用，大规模、高速度地对蛋白质药物靶标进行定性、纯化（也许包括结晶）以及通过生理生化途径的研究大大加快药物靶标确认的进程。

蛋白质组技术不仅能够大规模、高通量和动态地发现与某一疾病相关的功能蛋白和药物靶标，而且能从根本上改变单一药物靶标和新药的发现模式，使药物的发现由偶然走向必然，由表态单一趋向互动复合。由于蛋白质组技术可以系统地、规模化地为寻找蛋白质药物靶标和蛋白质药物提供强有力的武器，它已经成为发掘大量新型药物靶标的重要途径和目前唯一的快捷方式，这预示着蛋白质药物产业将迅速发展。通过蛋白质组学，可获得大量与疾病相关且可能用于疾病诊断与治疗的候选蛋白质。因此蛋白质组学的发展将决定药物靶标的发现速度和产出规模。

但是，也应该看到蛋白质组学毕竟还处在发展阶段，蛋白质组在提高通量化、低丰度蛋白质的分辨率及增加质谱分析小量样品的灵敏度上仍需要进一步完善。相信随着技术的进步，人们将有能力更好地揭示蛋白质的功能。不断发展的蛋白质组学、高通量的蛋白质组平台技术和丰富的生物信息学信息，将会极大地推动和加速新药研发的全过程。

3. 化学遗传学：化学遗传学（chemical genetics）是一门近十几年来兴起的交叉学科，它应用小分子有机化合物来系统地干扰和探索细胞内生物学过程，从而鉴定参与这些生物过程的生物大分子。它可以在不同时间、不同剂量的条件下检测特定基因或蛋白质功能，从而帮助鉴定和确认在某种疾病形成过程中起重要作用的药物靶标。进行化学遗传学研究的关键之一是要有大量的可供筛选的不同结构的化合物文库。新兴的组合化学是化学遗传学获得大量小分子化合物的核心技术。在药物靶标研究中，可以从小分子化学库中筛选发现能特异性与 DNA 或其产物蛋白质相互作用的小分子，然后利用该小分子进行基因功能研究。此时又有两种情况，即抑制效应或激活效应，然后，我们可通过观察缺失的表型或观察增强的效应来确定该基因功能。这种方法研究的好处是如果最终确定的基因功能与疾病相关，则该特异性的小分子就具有作为治疗药物的潜力，从而为该疾病的治疗提供重要的候选药物。化学遗传学在以细胞为基础的小分子化学文库筛选中具有特别的价值，因为对于这些通过细胞筛选所得到的候选化合物（hits）或先导化合物（leads），我们常常不知道它们确切的分子靶标。利用化学遗传学的方法，可以先将特定的小分子化合物固定到固相载体上，然后和细胞匀浆混合来获取与该小分子特异结合的蛋白质，结合色谱与质谱技术对这些蛋白进行鉴定以及随后的功能确认。

三、作用于基因组的技术

1. 基因敲除技术：基因敲除（gene knockout）是自 20 世纪 80 年代后半期建立在 DNA 同源重组原理和胚胎干细胞（ES 细胞）分离和体外培养基础上的使机体特定的基因失活或缺失的分子生物学技术。通常意义上的基因敲除主要是应用 DNA 同源重组原理，用设计的同源片段替代靶基因片段，从而达到基因敲除的目的。

利用同源重组构建基因敲除动物模型的基本步骤包括：①构建替换型基因载体把目的基因和与细胞内靶基因特异片段同源的 DNA 分子都重组到带有标记基因（如 neo 基因、TK 基因等）的载体上；②将重组载体导入同源的胚胎干细胞（ES cell）中，使外源 DNA 与胚胎干细胞基因组中相应部分发生同源重组，将重组载体中的 DNA 序列整合到内源基因组；③筛选出真正发生了同源重组的胚胎干细胞，建立嵌合体和纯合体小鼠并进行表型分析。如果被敲除的基因功能在早期胚胎发育中非常重要，同源重组后常常胎死腹中。针对这种情况，条件性基因敲除法和诱导性基因敲除法也应运而生。条件性基因敲除法是将某个基因的修饰限制于小鼠某些特定类型的细胞或发育的某一特定阶段的一种特殊的基因敲除方法。它实际上是在常规的基因敲除的基础上，利用重组酶 Cre 介导的位点特异性重组技术，在对小鼠基因修饰的时空范围上设置一个可调控的"按钮"，从而使对小鼠基因组修饰的范围和时间处于一种可控状态。诱导性基因敲除法也是以 Cre/loxp 系统为基础，但却是利用控制 Cre 表达的启动子的活性或所表达的 Cre 酶活性具有可诱导的特点，通过对诱导剂给予时间的控制或利用 Cre 基因定位表达系统中载体的宿主细胞特异性和将该表达系统转移到动物体内的过程中在时间上的可控性，从而在 loxP 动物的一定发育阶段和一定组织细胞中实现对特定基因进行遗传修饰为目的的基因敲除技术。人们可以通过对诱导剂给予时间的预先设计的方式来对动物基因突变的时空特异性进行人为控制，以避免出现死胎或动物出生后不久即死亡的现象。

目前，基因敲除和下面将介绍的转基因技术在建立用于药物靶标确认的疾病动物模型方面仍然是最好的工具。对 29 个临床药物靶标基因敲除模型的分析表明，大部分的表型能直接反映被敲除基因的功能和药物的疗效。虽然转基因和基因敲除小鼠较为常用，但是它也有价格昂贵并且研究需要时间长等不足之处（表 14-1）。

2. 转基因技术：转基因技术（transgene technology）是将人工分离和修饰过的基因导入到生物体基因组中，由于导入基因的表达，引起生物体性状的可遗传的修饰。它是最早用于基因功能研究的分子生物学方法。严格地说，转基因包括在培养细胞中进行的过量基因表达和在真原核生物体的转基因（如转基因小鼠的建立）。导入的表达基因（如待确认的受体靶标基因）既可以是野生型也可以是变异基因（如显性负突变基因）。通过鉴定分析导入基因表达产物对宿主表型的改变（获得或失去表型）来推断导入基因的功能。

在体外培养细胞上进行的转基因试验的一般程序包括：基因表达载体的构建，表达载体对细胞的导入（转染或转导），导入基因表达细胞的筛选和扩增，表型和相关机制的鉴定和分析。和其他受体靶标确认技术比较，在体外培养细胞上进行的转基因相对简单快速。因而，大部分新发现的受体靶标多会利用该方法进行初步的功能确认。由于过量基因表达有太多的人为因素，所致表型很多时候并不代表真实的情况，因此，有必要应用多种方法从不同的角度（特别是体内方法）对待选受体靶标进行确认。

转基因技术在受体靶标确认中更重要的用途是通过建立转基因动物进行体内确认。转基因动物的建立首先需按照预先的设计,通过细胞融合、细胞重组、遗传物质转移、染色体工程和基因工程技术将外源基因导入精子、卵细胞或受精卵,再以生殖工程技术育成转基因动物。同时,和基因敲除动物一样,我们也可以将外原导入基因的表达控制在特定的组织器官或时间范围内。建成的转基因动物和基因敲除动物一样可以从两方面来对靶基因进行确认。一方面,直接通过对转基因动物表型的分析来推断其与疾病的关系;另一方面,如转基因动物本身为疾病模型,我们可以通过对靶标的干预(如抗体或小分子先导化合物)来判断疗效。

四、微阵列技术

微阵列(microarray)技术也称生物芯片(biochip)技术,是 20 世纪 90 年代中期以来影响最深远的重大科技进展之一,是融微电子学、生物学、物理学、化学、计算机科学为一体的高度交叉的新技术。生物芯片采用光导原位合成或微量点样等方法,将大量生物大分子比如核酸片段、多肽分子甚至组织切片、细胞等生物样品有序地固化于支持物(如玻片、硅片、聚丙烯酰胺凝胶、尼龙膜等载体)的表面,组成密集二维分子排列,然后与已标记的待测生物样品中靶分子杂交,通过特定的仪器比如激光共聚焦扫描或电荷偶联摄影像机(CCD)对杂交信号的强度进行快速、并行、高效的检测分析,从而判断样品中靶分子的数量。由于常用玻片/硅片作为固相支持物,且在制备过程模拟计算机芯片的制备技术,所以称之为生物芯片技术。根据芯片上固定的探针不同,生物芯片包括基因芯片、蛋白质芯片、细胞芯片、组织芯片。如果芯片上固定的是肽或蛋白,则称为肽芯片或蛋白芯片;如果芯片上固定的分子是寡核苷酸探针或 DNA,就是 DNA 芯片。该技术可以将极其大量的探针同时固定于支持物上,所以一次可以对大量的生物分子进行检测分析,从而解决了传统印迹杂交技术复杂、自动化程度低、检测目的分子数量少、低通量等不足。

由于具有能同时对基因组内所有基因表达水平进行检测的特点,微阵列技术已被大量用于新药靶标的发现和鉴定,许多新的潜在药物靶标已经通过这种途径被筛选出来。近几年,微阵列技术也被越来越多地应用到新药靶标的确认过程中。例如,在利用 RNA 干扰或小分子先导化合物进行的基因功能确认时,常常需要了解它们是否也作用于目的靶标以外的其他基因及产物,以及它们可能的潜在副作用。利用 DNA 芯片检测基因沉默或靶标抑制对所有基因表达的影响,一方面可以确证对目的靶标及下游信号通路的选择性作用;另一方面可以判断是否存在对其他靶标及信号通道的影响,并评判目的基因作为药物靶标可能存在的风险。微阵列技术在新药靶标确认中的另一个重要用途是利用组织芯片来确定药物靶标在病理和正常组织中的表达水平(包括变异),从而帮助预测针对该靶标药物可能的毒副作用及目标患者的多少,为进一步进行药物开发提供科学依据。

受体药物靶标确认技术各有特点,也各有不足。表 14 - 1 将各种技术加以比较。

表 14-1　常用受体药物靶标确认技术的比较

类别	技术	特点	不足
转录表达调控	反义寡核苷酸技术	可沉默特定基因的表达，操作简单	靶组织吸收率和基因表达抑制效率较低
	核酶技术	沉默特定基因的表达，操作简单	抑制基因表达效率较低
	小 RNA 干扰技术	可在体外和动物体内沉默特定基因的表达，效率高，操作简单，效果可靠	不能在特定的组织细胞中沉默基因
	锌指蛋白技术	可在动物如大鼠体内特异剔除突变基因，建模速度快	
作用于基因组	基因敲除	特异剔除靶基因，无背景干扰，可以做到在特定时间、组织、细胞中将靶基因敲除，是目前最好的动物模型之一	周期长，费用高
	转基因技术	可以做到在特定时间、组织、细胞中的基因表达，是目前最好的动物疾病模型之一	周期长，费用高
蛋白水平调控	中和抗体技术	可直接进行功能确认	抗体制备周期较长
	蛋白组学	无需已知线索	往往需进一步的功能确认
	化学遗传学	无需已知线索	往往需进一步的功能确认
微矩阵技术	基因芯片	高通量	可靠性较差
	蛋白芯片	高通量	稳定性较差
	组织芯片	高通量，可直接对人体样本进行检测	个体差异较大

结　　语

　　尽管对新的受体药物靶标进行假设性的鉴定相对容易，但要真正确认它们在治疗上的有效性和安全性却是相当困难和复杂的。对一个新的受体药物靶标搜集到足够可信的证据后，药物研发公司就要投入一个研究团队对这个靶标进行修饰。这样的决定要面临很大的风险和代价。据统计，在国外开发一个药品，从实验室到批准上市，需要 10～15 年的时间，平均耗资 8 亿美金。从发现化合物到新药上市，甚至只有万分之一的成功率。即便是进入临床研究的新药也只有大约 10％能上市，其余的都将被淘汰。究其原因，药效和安全性是成败的主因，这也与最初药物靶标的确认和选择关系密切。因此，药物靶标的确认在现代药物研发中占有举足轻重的地位。

　　受体药物靶标在新药开发中占有的重要性主要体现在两方面。一方面从数量上看，受体靶标是所有靶标中最大的一类；另一方面，受体本身具有很好的可制药性，不仅可以被小分子化合物修饰，也可直接用于蛋白药物（如抗体药物）的开发。从上面介绍的技术中我们也不难看到，受体药物靶标的确认是一个涉及多学科的综合性过程，并且主要依赖于实验。另外需要指出的是，用于受体靶标确认的技术方法基本上也可以用于其他类型靶标的确认。由于篇幅所限，其他一些涉及受体靶标确认的技术如生物信息学、借助于计算机的三维结构分析技术、甲基化寡核苷酸技术和实体（aptamer）等没能包括。有兴趣的读者可以参阅相关文献。同时我们也必须看到，制约靶标确认的因素还很多，许多技术还有待进一步完善，如建立与某些人类疾病类似的动物模型等一直还是制约药物靶标确认的瓶颈。

　　总之，以基因组学为代表的后基因时代的到来，已经对药物发现过程产生了深远的影响，有许多新的技术方法越来越多地被应用到药物靶标确认的研究中。药物靶标也从根本上改变了药物研发和销售模式，并直接导致了个体化治疗的选择及医疗水平的进一步改善。我们有理由相信，随着药物靶标确认技术的进一步完善和产业化，更多的基于新受体靶标的创新药物将以更快的速度进入市场。

（喻德华）

参 考 文 献

1. Overington JP, Al-Lazikani B, Hopkins AL. How many drug targets are there? Nature Reviews Drug Discovery, 2006, 5: 993 - 996.

2. Akashi1 H, Matsumoto S, Kazunari Taira1. Gene discovery by ribozyme and siRNA libraries. Nature Reviews Molecular Cell Biology, 2005, 6: 413 - 422.

3. Liua G, Wong-Staala F, Li QX. Recent development of RNAi in drug target discovery and validation. Drug Discovery Today: Technologie, 2006, 3 (3): 293 - 300.

4. Jing Zhang, Cuiying Wang, Ning Ke, et al. A more efficient RNAi inducible system for tight regulation of gene expression in mammalian cells and xenograft animals. RNA, 2007, 13 (8): 1375 -1383.

5. QX Li, N Ke, D Zhou, et al. A new inducible RNAi model for cancer target validation in vivo. Retrovirology, 2005, 2 (s1): 1.

6. Aaron Klug, Trevor N, Collingwood, et al. Targeted gene knockout in mammalian cells by using engineered zinc finger nucleases. Proc Natl Acad Sci USA, 2008, 105: 5809 - 5814.

7. Brian P. Zambrowicz and Arthur T. Sands Knockouts model the 100 best-selling drugs-will they modle the next 100? Nature review drug discovery, 2002, 2: 39 - 51.

8. 李其翔，张红. 新药药物靶标开发技术. 北京：高等教育出版社，2006.

9. Jayapal M，Melendez AJ. DNA microarray technology for target identification and validation. Clin Exp Pharmacol Physiol, 2006, 33 (5 - 6): 496 - 503.

第十五章 临床放射性核素受体显像应用研究

在分子水平上探讨受体功能及生物学作用，并用于诊断、治疗受体相关性疾病，是目前国际医学领域研究的前沿。受体的研究涉及细胞之间以及细胞与分子之间的识别，信号跨膜传递和细胞的生理、病理反应过程等生命基本现象。疾病往往反映为受体密度（数量）、亲和力（功能）的改变以及信号传递功能异常，而这些异常均与受体的基因缺陷或突变有关。受体显像是利用放射性核素标记的配基与高亲和力特异受体靶组织相结合的原理，揭示体内受体空间分布、密度和亲和力的一种方法，是集配基-受体结合的高特异性和放射性探测的高敏感性于一体的显像技术，是分子核医学开拓的又一精巧诊断领域。

第一节 概 述

随着分子医学的迅速发展，放射性核素示踪技术在生物医学的应用越来越广泛。目前已成功地将放射性核素标记在完整的蛋白质或多肽的分子的适宜功能基团上，实现生命科学中常常需要用放射性核素标记蛋白质及多肽分子以达到识别或追踪的目的。自从 1979 年 Eckelman 等人提出了放射性核素受体显像理论，就揭开了核医学受体显像的新篇章。近年来单光子发射计算机断层显像仪（single photon emission computed tomography，SPECT）、正电子发射计算机断层显像仪（positron emission tomography，PET）、PET 与 X 射线计算机断层成像（X-ray computed tomography，CT）合二为一的 PET/CT，尤其是 PET/MR 探测技术日趋完善和被人们熟悉掌握，新的理想示踪剂不断开发应用，核医学受体显像越来越受到人们的普遍重视和关注，这也是 21 世纪生命科学的热门研究课题。因此，用放射性核素标记的化合物，即放射性配基（radioligand）能特异地与相应的受体结合，实现人类活体受体显像，从而在分子水平上对疾病的发生发展规律进行探讨，并对其进行早期诊断和有效治疗提供科学依据，这一点具有重要临床意义。

对各类受体的认识是多学科多种方法的研究结果。经典的药理分析，包括整体和离体分析，即用一种特异性药物或配基与靶分子进行体内、外分析，为受体的研究奠定了基础，但很难用于整体动物中枢神经系统研究，尤其不能得到配基与受体相互作用瞬间的转运和代谢变化的信息。以后利用很多新的配基和生物化学分析，为受体亚型研究提供了大量依据。其中受体放射配基结合分析（radioligand binding assay of receptor，RBA）利用放射性标记配基和受体的特异结合来分析受体的性质和含量，其灵敏度高，已成为分析受体亚型的有力工具。不足之处是不能获得有关活体内受体与配基特异结合的代谢变化情况和直观的功能图像。放射自显影（autoradiography，AR）是研究受体分布的好方法，其优点是定位明确，准确性高。1975 年 Kuhar 和 Yamamura 用 ^{3}H－二苯羟乙酸奎宁脂（^{3}H-quinuclidinyl-benzilate，^{3}H-QNB，一种 M 受体的配基）和 Pert 等用 ^{3}H－特培洛菲（^{3}H-diprenorphine，^{3}H-DPN，一种对 μ、δ、κ 3 种吗啡受体都有亲和力的配基）引入动物体内，取出脑组织样品，用 AR 技术获得这些受体的特异性结合的精确定位图像，但仍然不能用于活体动态显像。近年来，核医学发射型计算机断层显像（emission computed tomography，ECT）对动物和人脑特定解剖部位受体结合位点进行精确定位所获取的受体功能代谢影像极引人注目，其中发射正电子核素标记的放射性配基和 PET 用于受体显像研究及应用十分活跃，它可定量提供靶器官受体与配基特异性结合浓度及其有关代谢参数。另外，对发射单光子的核素标记的放射性配基和 SPECT 也开展了大量工作。

第二节　受体显像的必备条件

受体显像必备条件主要包括理想的放射性配基和显像仪器。

一、配基

寻求新的特异性放射性配基是核医学成功地进行受体显像的重要前提，也是目前世界核医学研究领域的热门课题。近年来，大量的放射性配基被研发出来，但是大多数配基仅限于实验动物和体外研究，只有很少一部分配基被应用于临床核医学显像。其中，用于 SPECT 受体显像的临床应用研究报道主要使用碘 [^{123}I] 标记配基，而用于 PET 显像的研究通常使用氟 [^{18}F] 或碳 [^{11}C]，并取得了令人瞩目的成就。

受体含量仅 10^{-12} mol/g，即皮摩尔（pmol）水平。因此受体显像首要解决的问题是得到具有高亲和力、高比活度的放射性配基。这一问题也就是受体显像的难点或疑点所在。

理想的放射性配基必须符合以下几个要求：①选用半衰期适中，并能保证供货的发射正电子或单光子放射性核素，放射性活度大于 3.7 TBq/mmol；②易穿透血脑屏障；③其在外周血中代谢和在活体脑内的作用机制清楚；④特异性高；⑤亲和力好；⑥选择性强；⑦标记后放射性配基仍具有合成前体的完整生物学性能和药理活性；⑧动态显像时，借助生理数学模型可行受体密度的模拟定量测定。

要得到符合上述条件的放射性配基，只有通过化学、放射化学、药学和生物学家，核医学科医生和生物医学工程人员的通力协作，方能完成和取得预想的结果。总之，研制出合适的放射性配基是实现脑受体显像的先决条件。为了保证获得对脑受体有较好亲和力的配基，一般选择受体的拮抗剂。因为通常拮抗剂与受体的亲和力和选择性均好于激动剂，为此，选用标记拮抗剂能够获得优质的图像。

二、显像仪器

核医学显像技术能提供目前其他医学影像技术，如 X 线体层摄影术（X-ray computed tomography，X-CT）和核磁共振成像（magnetic resonance imaging，MRI）不能提供的在许多疾病解剖结构发生改变之前早已出现的生理和生化变化信息，从而对某些疾病可进行早期诊断，有利于及时治疗。核医学神经受体显像的成功取决于核医学显像仪器和放射性配基两大方面。因此受体显像必备条件之一是需要特定的仪器，目前核医学常用的有 γ 照相机（gamma camera）、SPECT 和 PET。SPECT、PET 是进行受体显像最常用的仪器，下面就这两种仪器的结构、工作原理作一些介绍。

（一）SPECT

SPECT 是目前各医院核医学科最常用的核辐射探测仪器。它主要由探头、机架、计算机、光学照相和检查床系统组成。探头系统为一个旋转型 γ 照相机，它围绕轴心旋转 360° 或 180° 采集一系列平面投影像。目前探头系统已发展到双探头和三探头，其中双探头可变

角使 γ 相机能在 90°、180°以及任意角度进行采集，大大缩短了显像时间，同时提高了空间分辨率。SPECT 是利用引入体内的单光子放射性核素发出的 γ 射线经碘化钠晶体产生闪光，闪烁光子再与光电倍增管的光阴极发生相互作用，产生光电效应。光电效应产生的光电子经光电倍增管的打拿极倍增放大后在光阴极形成电脉冲，其经过放大器放大成形，在经过位置计算电路形成 X、Y 位置信号。各个光电倍增管输出信号之和为能量信号 Z。X、Y 信号经处理后加入显示器偏转极，Z 信号加入启挥极，从而在荧光屏上形成闪烁影像。利用滤波反投影（filtre backprojection，FBP）方法，借助计算机处理系统可以从一系列投影像重建横向（transverse axial）断层影像，由横向断层影像的三维信息再经影像重建组合获得矢状（saggital）、冠状（coronal）断层或任意斜位方向的断层影像。

核显像仪器性能好坏直接影响影像质量和临床诊断质量。除了断层影像的原始影像质量差外，断层影像重建过程中还有一些因素诸如旋转中心漂移、衰减和散射也会使影像质量下降。因此，按照仪器使用说明书或有关核医学检查规程，SPECT 的定期性能测试具有特殊的重要意义。

SPECT 脑受体显像尽管受探测仪器性能的限制，但碘标或锝标的配基的 SPECT 脑受体显像已获得了令人可喜的成绩。近年来，各大公司竞相推出可变角双探头符合线路SPECT 或 SPECT/PET，可望对受体显像的广泛应用起重要的推动作用。

（二）PET

PET 是当今核医学领域中最先进的显像仪器，它能提供 X-CT 和 MRI 未能在组织结构发生改变之前的生理、生化代谢信息，有助于疾病的早期诊断。为此，有人称之为人体分子水平显像。PET 主要由探测系统（电子准直、符合线路和飞行时间技术）、计算机数据处理系统、图像显示和断层床组成。它多用锗酸铋（BGO）、硅酸镥（LSO）、硅酸钆（GSO）、硅酸镥-钇（LYSO）或氟化铯（CsF）晶体，目前最先进的 PET 技术带飞行时间（time of flight，TOF），其特征是探头多环型，图像分辨率为 3～5 mm，与常规核医学 SPECT 比较，其具有突出的优点：①空间分辨率高；②探测效率高；③能准确地显示受检脏器内示踪剂浓度，提供代谢影像和各种定量生理参数。PET 是利用人体组织天然的核素氮［^{13}N］、氧［^{15}O］、^{11}C 和氢类似物^{18}F 等正电子核素标记特定的示踪物，引入活体后，体内湮没辐射产生的成对 γ 光子乃投影到相应的成对探测器而被接收。这些信息经计算机处理系统就可重建出这些标记化合物在体内的断层图像，高精度地显示活体内代谢及生化活动，并提供功能代谢影像和各种定量生理参数，从而达到提高临床诊断水平的目的。

近年来 ECT 包括 SPECT 和 PET，用于受体功能研究，可进行活体动态观察，对促进受体研究与今后临床紧密结合具有重要意义。PET 在受体显像优于 SPECT（图 15-1），因此目前利用 PET 和发射正电子放射性核素标记的配基进行受体显像最为活跃，并取得了令人瞩目的成就。为了能同时得到受体功能代谢和精细的解剖定位信息，近几年来新推出了SPECT/CT 或 PET/CT 先进设备（图 15-2），已广泛应用于临床，其应用价值已得到认可。近年动物 PET/MR 和临床 PET/MR 相继问世，并陆续有相关应用研究的报道，潜在应用前景巨大，这无疑对今后实现活体受体显像研究将起到巨大的推动作用。

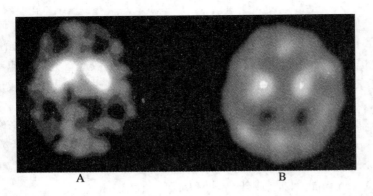

图 15-1　PET ^{76}Br-Lisuride（A）和 SPECT ^{123}I-Lisuride（B）的多巴胺受体显像图比较

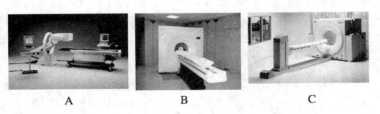

图 15-2　SPECT（A）、PET（B）和 PET/CT（C）

第三节　受体显像的临床应用研究

受体作为神经传递中突触后膜的结合部位，在脑功能中发挥着重要的作用。因此，脑中受体的分布、密度和活性都会因脑部发生损伤病变而异常。基于放射性配基的 SPECT 和 PET 显像能够对脑部受体的异常病变进行早期发现和动态监测，并且通过合适的动力学模型进行定量评价。选择不同的放射性配基可用于不同类型的神经递质系统的评价。近年来已有不少神经受体显像成功地应用于脑部疾患的临床诊断，并且有些放射性配基和受体被用于治疗领域。多巴胺受体（D_2 受体）显像可用于运动失调的鉴别诊断和神经阻滞剂阻滞效果的评估。5-羟色胺（5-hydroxytryptamine，5-HT）受体显像可用于感情失常和抗抑郁药的疗效评价。烟碱性受体和乙酰胆碱酯酶显像可用于认知和记忆缺陷的评估。中央苯二氮䓬受体 γ-氨基丁酸受体显像用于神经变性、癫痫、卒中病变的评价。外周苯二氮䓬受体显像可用于炎症诊断。阿片受体显像可用于灶性癫痫、疼痛反应的皮质兴奋点以及药物成瘾的评价。除此之外，心脏神经递质和受体、肿瘤受体显像研究也取得了飞速的发展，如 HER2 受体亲和体标记探针显像。国内外学者将受体显像的实验室研究成果大量地应用于临床研究中，已有较多成功经验报道。本节就有关常用受体显像的临床应用研究分别介绍。

一、多巴胺受体（D_2 受体）显像

多巴胺能神经传递在脑部功能中起到核心作用，对运动协调至关重要。黑质纹状体多巴胺系统的退行性变可导致帕金森病（parkinson disease，PD）和多系统萎缩。PD 主要是多巴胺合成受限，因此评价多巴胺是否减少是 PD 临床诊断的重要标准。多巴胺受体主要包括 D_1 和 D_2 型，其他 D_3、D_4、D_5 型与上述两型相似。因此一般用于 D_1 和 D_2 型显像的放射性配

基与其他型也可以结合。

D_1 受体显像通常选择 D_1 受体的拮抗剂作为放射性配基，有[11]C-SCH 23390、[11]C-NN112 及其他相关复合物，其正常人脑分布由大到小依次为纹状体、运动区、新大脑皮质、丘脑，且随年龄增长而减少。D_1 受体显像可以在双相情感性疾病患者的纹状体和额皮质以及精神分裂症患者的额前皮质发现 D_1 受体的密度降低。

体外研究显示神经镇静药与 D_2 受体具有较强的亲和力，因此，有报道使用放射性标记的神经镇静药用于脑部 D_2 受体显像。其中，[11]C-N-methylspiperone 是首次应用于人体活体受体显像的放射性配基。一些放射性标记的螺环哌啶酮衍生物也用于在人脑纹状体探测多巴受体的病理改变，其中[77]Br-spiperone 用于 SPECT 显像，而[11]C-N-methylspiperone、[76]Br-spiperone、[18]F-fluoroethylspiperone 则用于 PET 显像。这些药物除了能够与 D_2 受体结合，还与 5-HT 受体有较高亲和力，因此在脑皮质也有较多浓聚。但是，由于这些药物与 D_2 受体结合非常紧密，因此只限用于饱和或者治疗前竞争研究。

近年来，更多的放射性配基被研发出来，它们具有更高的 D_2 受体亲和力、快速的解离速度以及可逆结合的优点。目前 D_2 受体 PET 显像的黄金示踪剂是苯甲酰胺[11]C 标记的雷氯必利（[11]C-raclopride），可以对人的中央 D_2 受体进行特异性的分析。它与 D_2 受体的亲和力适中，因此更容易置换，且不与 5-HT 结合。[123]I-碘苯甲酰胺（[123]I-iodobenzamide）是 SPECT 显像运用最多的 D_2 受体示踪剂。

二、5-羟色胺（5-HT）受体显像

5-HT 是中央神经系统的转运体，涉及睡眠、吃饭、性行为、脉搏控制、心脏节奏以及神经内分泌功能。5-羟色胺能神经传递在许多神经和精神疾患中会发生改变。5-HT_{1A} 受体在人脑的海马、中隔、杏仁孔、下丘脑和大脑新皮质均有高密度。研究显示，[11]C-WAY-100635（WAY）对该受体具有高度的亲和力。另外，[18]F-*trans*-FCWAY 标记的 WAY 衍生物也具有较高的临床应用价值。5-HT_{2A} 受体存在于大脑新皮质区，但是在下丘脑、基底核和丘脑部位密度更低。一些 5-HT_{2A} 的选择性拮抗剂如[18]F-altanserin、[18]F-setoperone、[123]I-2-ketanserin 均可定量显示该受体的密度。5-HT_{2A} 受体的密度与性别和年龄有关。Merlet 等对 9 例 TLE 患者及 53 例健康对照者进行[18]F-MPPF 显像，结果显示[18]F-MPPF 显像不仅能够反映致痫灶及其播撒区域 5-HT_{1A} 受体的减少情况，且与癫痫活动、病灶位置及大小等情况相符。Giovacchini 等用[18]F-FCWAY 对颞叶癫痫患者进行显像，发现双侧上中颞和颞叶侧面（主要是癫痫灶同侧）及岛叶 5-HT_{1A} 受体密度明显减低，去除容积效应后，除颞叶侧面外，中颞叶及岛叶的受体密度仍明显减少。

5-HT 转运体（5-HTT）属于多巴胺和肾上腺素转运体同一家族，提供神经递质再摄取进入突触前神经元，而抗抑郁药抑制 5-HT 的再摄取，增加了细胞外 5-HT 的水平。虽然许多放射性标记的抗抑郁药用于脑部显像，但是其高度的脂溶性导致其脑部的非特异性很强，无法特异显像。[11]C-McN5652 可用于 5-HTT 位点的 PET 显像，但其灵敏度稍差。而[11]C 标记的该物质衍生物 DASP [3-amino-4-（2-dimethylaminomethylphenylsulfanyl）benzonitrile，DASP]和[11]C-MADAM [N, N-dimethyl-2-（2-amino-4-methylphe-nylthio）benzylamin，MADAM]在 PET 显像中表现出优秀的亲和力和选择性，因此适用于 5-HT 水平的体内监测。

三、胆碱能系统受体显像

烟碱受体与许多精神和神经疾病有关，包括抑郁、认知记忆障碍、AD、PD。因此，[11]C 标记的烟碱被用于脑内烟碱受体的显像，但是这一示踪剂由于非特异结合高且清除过快限制了该放射性配基的体内应用。而[11]C 或[18]F 标记的地棘蛙素（epibatidine）及其衍生物具有更高的特异性，可以显示烟碱受体的脑内分布情况。虽然[11]C 标记的烟碱可以在早期 AD 患者中发现前叶和颞叶皮质的摄取减少，但是使用乙酰胆碱类似物 MP3A（N - methyl - 3 - piperydyl - acetate，MP3A）、MP4A（N - methylpiperidin - 4 - yl - acetate，MP4A）、PMP（N - methylpiperidin - 4 - yl - propionate，PMP）却在很多方面具有更大的临床应用价值，其很容易进入脑部，选择性水解后滞留在脑内，具有可以进行 2 室模型定量分析等优点。

毒蕈碱受体显像的 SPECT 和 PET 放射性配基有碘-123 或碳-11 标记的-奎丁环基苯甲酸（quinuclidinyl - benzylate，QNB）、[11]C - TKB（2α - tropanyl - benzylate，TKB）、[11]C - NMPB（N - methylpiperidyl - benzylate，NMPB）、[11]C - scopolamine、[11]C - benztropine。但是这些放射性药物均缺乏对受体亚型的选择特异性。这些配基常在大脑皮质、纹状体、丘脑及脑桥部位结合较多。在 AD 患者中，不会发生这些部位的结合改变，但是在 PD 患者中，在额部皮质的毒蕈碱受体显像非常敏感。

四、γ-氨基丁酸受体显像

γ-氨基丁酸（γ - aminobutyric acid，GABA）是人体内最重要的抑制性神经递质。在癫痫、焦虑和其他精神障碍患者体内会发生改变。由于 GABA 在皮质大量存在，并且对病变损失十分敏感，因此在脑功能研究中很重要。一部分 $GABA_A$ 受体复合体属于中央苯二氮䓬受体，因此大量使用[11]C 或[123]I 标记的苯二氮䓬受体拮抗剂氟马西尼（flumazenil）作示踪剂。该示踪剂主要与 α_1 亚型结合，结合力由高至低依次为中部枕叶皮质、小脑、丘脑、纹状体和脑桥。它与白质的结合非常低，因此可以作为对照部位。氟马西尼的结合力与年龄有关，在大约 2 岁的时候最高，然后逐渐下降，直至 14～22 岁达到成年水平。另一个可逆拮抗剂[11]C 标记的 RO - 15 - 4513 与 α_5 受体亚型优先结合，与氟马西尼相比，在大脑边缘区域，特别是在海马、岛叶皮质摄取更高，而在枕叶皮质和小脑摄取更低。该示踪剂可用于记忆功能和记忆力提高的研究，其优点是无年龄依赖性。氟马西尼在诊断癫痫中灵敏度高于[18]F - FDG，对于靶向外科治疗以及疗效预期评价都有较高的价值。

许多退行性病变都有 $GABA_A$ 受体的损害。在亨廷顿病中，尾状核和壳核均有受体密度的减低，在进行性核上性麻痹患者中，皮质大面积的受体结合减少，提示内生神经元大量丧失。然而在 AD 早期，受体显像相对正常，提示皮质神经元尚好。在一些小脑运动失调患者中，小脑的该受体密度在病程早期即出现减少，提示皮质神经元的丧失。在一些肝性脑病患者中，氟马西尼的皮质结合增加，可能与该病的超敏反应有关。

在脑缺血性发作中，氟马西尼可以在脑缺血性梗死发生的早期非常敏感地发现病灶，此时只发生了功能损伤但尚未有形态学改变，因此可用于探测可逆性组织损伤以确定能否治愈。在这方面大大优于 CT 和 MRI 检查。

在精神分裂症患者中，氟马西尼在边缘皮质区域的结合减少与精神分裂症状的严重程度相关。在焦虑症患者中，可以发现颞叶、枕叶、额叶的受体结合降低。

苯（并）二氮䓬类结合的另一个位点是外周型受体，不是位于神经元膜上，而是位于线粒体和核的亚细胞部分。外周苯（并）二氮䓬类受体主要在氧化代谢和离子流动中起作用。最常用的外周苯（并）二氮䓬类受体显像放射性配基是[11]C-PK-11195异喹啉，它与激活状态的小胶质细胞结合，而不是与静息状态细胞结合。[11]C-PK-11195可用于多发性硬化症的炎症指征，以及作为脑缺血、AD、脑肿瘤的胶质巨噬细胞活化的指征。

作为GABA的拮抗剂，谷氨酸是皮质内主要的兴奋性神经递质。但是高浓度的谷氨酸具有潜在的神经毒性而导致神经损伤。虽然已有一些放射性配基如[11]C-MK 801、[18]F-fluoroethyl-TCP、[11]C-ketamine和[18]F-memantine用于谷氨酸研究，但是特异性低，未见相关的临床研究报道。

五、腺苷受体显像

腺苷受体A_1和A_{2A}在神经调节中有重要作用，在癫痫、卒中、移动障碍和精神分裂症中都会有功能改变。黄嘌呤类似物[18]F-CPFPX和[11]C-MPDX可用于A_1、A_{2A}受体显像，在壳核、丘脑背中段呈现高密度，在大部分皮质区呈现中等密度，在中脑、脑干和小脑呈现低密度。A_{2A}受体也有报道在人脑显像。这些示踪剂在脑缺血发作早期预测严重脑组织损伤具有潜在价值。

六、阿片受体呈像

虽然吗啡、可待因、海洛因和哌替啶均可被[11]C标记后显像，但是由于这些示踪剂的代谢途径复杂，非特异结合高，并不适用于阿片受体显像。随后，[11]C-卡吩坦尼（[11]C-carfentanyl）、[11]C-二丙诺啡（[11]C-diprenorphine）、[18]F-cyclofoxy被研发出来并成功应用于阿片受体显像。[11]C-carfentanyl作为μ阿片拮抗剂可与μ受体结合，在基底神经核和丘脑密度最高。在颞叶癫痫中，该示踪剂在杏仁核和颞叶皮质的结合增多。在可卡因成瘾人群中该示踪剂也可见增加。[11]C-carfentanyl可以随着疼痛程度的增加而摄取减少。[11]C-diprenorphine在纹状体、扣带回和前回皮质密度较高，在三叉神经痛发作时可见该示踪剂结合降低。在一些退行性疾病中，如PD、纹状体黑质变性、进行性核上性麻痹、橄榄体脑桥小脑萎缩和图雷特综合征均可见阿片受体结合的改变。

总之，受体显像在脑部功能研究中发挥着重要的作用，与运动、记忆、情感和疼痛都有密切联系。受体显像的分布部位、密度、活性都可以反映脑功能的病变和改变，对于神经、精神研究有很大帮助，另外在脑部疾患的早期诊断较CT、MRI具有更大的优势。

第四节　典型放射性配基介绍

一、[11]C-NMSP

（一）引言

在中枢神经递质和受体显像中，多巴胺受体显像是大家最为熟悉和应用最多的一种，并且近年来取得较大的成功，这不仅因为多巴胺受体系统是脑功能活动最重要的系统，而且还可能是运动性疾病治疗药物或精神神经中枢抑制药物的主要作用部位。基于多巴胺受体对腺苷酸环化酶活力的不同影响和受体识别特征以及用放射性配基结合分析方法将不同的配基与多巴胺受体结合表现不同作用特征，将其分为D_1、D_2、D_3、D_4和D_5等多种受体亚型。PET和

SPECT 多巴胺 D_2 受体显像最为活跃，已大量用于临床。现已发现目前临床上应用多巴胺 D_2 受体 PET 或 SPECT 显像研究的疾病主要见于各种运动性疾病、精神分裂症和认知功能研究。

N-甲基-螺环哌啶酮（N-methyl-spiperone，NMSP）是一种重要的苯丙酮类治疗精神分裂症的精神抑制药物，在结构上与氟哌啶醇有关。[11]C-NMSP 与多巴胺 D_2 受体有较高的亲和力，它是第一个成功地显示多巴胺 D_2 受体的 PET 配基。1983 年 Wagner 等首次用[11]C-NMSP 进行多巴胺 D_2 受体显像，揭开了神经受体显像临床应用的序幕。之后许多学者进行了正常志愿者和多种神经精神疾病的 D_2 多巴胺受体 PET 显像。研究发现[11]C-NMSP 与多巴胺 D_2 受体和 5-羟色胺受体均可结合，后者亲和力仅占前者的 1/5。这种缺乏完全特异性是一种优点，因为 PET 技术可以识别 D_2 受体和 5-羟色胺受体位点，故在静脉注射[11]C-NMSP 前给予一定剂量的阻断 D_2 受体但并不阻断 5-羟色胺受体的氟哌啶醇，就可获得完全性的多巴胺 D_2 受体特异性结合。体外受体结合分析表明[3]H-Spiperone 和苯哌利多与受体有亲和力，而氯丙嗪和氟哌啶醇并无亲和力。在体外的解离常数 K_d 为 $0.5×10^{-4}$ $\mu mol/L$。体内受体结合分析亦表明[11]C-NMSP 在富含多巴胺 D_2 受体的纹状体结合最高，在很少有多巴胺受体的小脑结合最少，因此常用小脑放射性作为非特异性结合。

（二）显像方法

1. 材料与标记方法：利用加速器生产的发射正电子核素[11]C-二氧化物制备的[11]C-甲基碘化物使酰胺氮甲烷化获得高比活度的[11]C-NMSP（9990 MBq/μmol）。

2. 显像方法：静脉注射 740 MBq（20 mCi）[11]C-NMSP 后即刻连续以每帧 120s，采集 2 帧；每帧 60s，6 帧；每帧 120s，5 帧和每帧 300s，14 帧。采集图像经重建和处理，并获得横断、矢状和冠状 3 个断面的影像。

（三）临床主要应用及意义

正常人于注射 740 MBq ^{11}C-NMSP 后即刻可见示踪剂积聚于最大血流量的大脑灰质，并迅速穿越血脑屏障与特异性和非特异性受体位点结合。此后，随血放射性下降，示踪剂以最快速度离开小脑非特异性结合部位，以中等速度离开额、颞、顶和枕叶皮质的 5-羟色胺受体结合部位，以低速率离开纹状体（尾状核和豆状核）的多巴胺 D_2 受体特异结合部位。静脉注射显像剂后 6 min，PET 多巴胺受体显像的图像与局部脑血流灌注（regional cerebral blood flow perfusion，rCBF）影像相似，2h 后纹状体与小脑放射性有明显的区别，即纹状体多巴胺 D_2 受体结合明显，可见高的靶/非靶摄取比值（图 15-3A、B）。静脉注射后连续 2h PET 显像，借助尾状核和豆状核与小脑放射性比率［Aca（尾状核）/Acb（小脑）用平均计数/像素表示）］和用注射显像剂后时间函数表示豆状核与小脑放射性比率估计多巴胺 D_2 受体的结合量，借助时间函数表示的额皮质与小脑放射性比率（Afr/Acb）估计 5-羟色胺受体的结合量。利用给予多次不同或相同质量的示踪剂量和血浆示踪剂浓度测定绝对受体密度和亲和力，发现某些脑疾患的特异脑受体数目和效力有明显的改变。研究中还观察到多巴胺 D_2 受体在尾状核和豆状核的数量随年龄增长而显著下降，男性比女性略为明显，而正常人的 X-CT 未显示尾状核和豆状核大小随年龄增长明显缩小，这一发现得到 Morgar 等尸解人脑时发现 D_2 受体随年龄增长而密度降低所证实，分析其原因可能是随年龄增长而纹状体突触后神经元细胞、传入神经和受体合成减少所致。同时发现这些患者的 D_2 受体结合能力比 rCBF 减少更为突出。

PET 动力学研究表明，正常人静脉给药后的早期，由于其在脑内的特异性结合和非特异性结合，可以浓集在血流量最大的灰质内。当血液中放射性下降，[11]C-NMSP 以最快的速

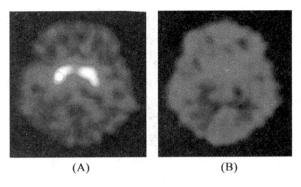

(A)   (B)

图 15-3　静脉注射 ^{11}C-NMSP 120 min 后正常志愿者（A）和帕金森患者（B）的 PET 多巴胺 D_2 受体显像图

度离开非特异性结合部位，而由于和 D_2 受体特异性结合力较强，因而以低速度离开特异性结合部位，数小时后可得到较好的特异性-非特异性结合比。因此可根据 ^{11}C-NMSP 在脑内特异性结合部位和非特异性结合部位的放射性比值的半定量方法，来估计 D_2 受体数量，为研究以多巴胺 D_2 受体变化为特征的疾病的诊断提供依据。PD 病变早期摄取 NMSP 轻度增加，随病情的发展，结合率下降，可能与受体下调机制有关。用多巴胺类药物治疗后，由于药物与显像剂 NMSP 相互竞争受体结合点，致使受体下调，因此，应表现为基底神经节结合 ^{11}C-NMSP 减少，但事实是发现双侧受体结合增加，揭示可能原因为突触后 D_2 受体持续高敏感性或局部药代动力学改变。

有研究对比 ^{11}C-raclopride（RAC）和 ^{11}C-NMSP 在 PD 患者早期的诊断作用，发现出现明显症状之前大脑的相应区域壳核的 D_2 受体摄取上调，使用 ^{11}C-RAC 显像发现相应区域壳核的摄取是对侧的 105%，^{11}C-NMSP 显像得到相同的结果。PD 患者和对照人群的纹状体区域未见显著差异，而在纹状体外区域 ^{11}C-NMSP 的摄取显著高于 ^{11}C-RAC。另有研究使用 ^{11}C-NMSP 来检测精神分裂症患者大脑皮质的 5-HT2 受体情况，发现使用精神抑制药治疗的患者其前额叶的放射性摄取无明显减少趋势，可能与之前已经接受过类似治疗有关。但是，首次接受精神抑制药治疗的患者其 ^{11}C-NMSP 结合与对照组亦无明显差异，此结果说明 5-HT2 改变可能不是精神分裂症患者主要的病理生理学原因。

^{11}C-NMSP 还被应用于神经干细胞移植的监测。此研究是在大鼠脑损伤动物模型上进行的，结果发现 ^{11}C-NMSP 显像可以对干细胞治疗后的大脑损伤部位进行动态的评价，具有较好的灵敏度，有望在将来用于人体的干细胞移植治疗的效果评价。

总之，大量研究结果证明 PET ^{11}C-NMSP 多巴胺 D_2 受体显像对运动性疾病和神经精神疾病的病因诊断非常有价值。测量与多巴胺 D_2 受体结合药物如甲基螺环哌啶酮的受体结合能力，监测受体在用趋神经药物治疗过程中的状态，使直接测量故意阻断受体药物的特异效应成为可能。同样在精神分裂症患者以一种类似方式监测安定类镇痛药对多巴胺 D_2 受体的阻断作用可能有益。

二、^{123}I-IBZM

（一）引言

碘标记的（S）-2-羟基-3-碘-6-甲氧基-N-［（1-乙基-2-吡咯烷基）-甲基］-苯酰胺（^{123}I-IBZM）是一种苯甲酰胺类衍生物，具有良好的生物化学性质和体外受体结合特性，对多巴胺 D_2 受体具有良好的选择性。^{123}I - IBZM 是 20 世纪 80 年代以来研制出的、临床应用研究较多的、高特异性和亲和力的多巴胺 D_2 受体显像剂。

它可以选择性地被富含 D_2 受体的纹状体摄取，在纹状体上的放射性能反映具有生物活性的后突触的神经元存在。多巴胺摄取阻断剂安非他明、哌甲酯等均可取代 IBZM，表明 IBZM 反映 D_2 受体的生物学利用。国外报道 IBZM 体外结合实验，其 $K_d = 0.426 \times 10^{-3} \mu mol/L$，最大结合率 B_{max} 为 480 fmol/mg 蛋白质。动物实验显示大鼠的纹状体/小脑（ST/CB）摄取比值为 13.5，猴的为 4.93。国内林岩松等报告的 ^{125}I - IBZM 和 ^{131}I - IBZM 标记率分别为 84.18%±3.06% 和 78.50%±3.47%。前者的 Scatchard 作图示 $K_d = (0.53 \pm 0.06) \times 10^{-3} \mu mol/L$，最大结合率 $B_{max} = 466.45 \pm 45.88$ fmol/L。静脉注射显像剂 2 h 后的大鼠脑放射自显影示其在脑内 D_2 受体丰富的区域如纹状体呈明显的放射性浓聚，ST/CB 比值为 6.22 ± 0.48；D_2 受体的特异性拮抗剂氟哌啶醇（haloperidol）能阻断 ^{125}I - IBZM 在脑内的浓聚。^{131}I - IBZM 在大鼠全身、脑内分布及兔平面显像示其在脑内的摄取和滞留较好。研究结果表明放射性碘标 IBZM 与大鼠、兔脑内多巴胺 D_2 受体的结合具有高亲和力、饱和性和特异性。动物研究结果提示 ^{125}I - IBZM 是一个结合力强的多巴胺 D_2 受体配基，可望成为潜在的多巴胺受体显像剂。

（二）显像方法

1. 材料和标记方法（过氧乙酸标记法）：BZM 4μg 和 100 μl 醋酸胺缓冲液（pH 4.0，0.5 mol/L）加入 3 ml 尖底试管内，投入适量 $Na^{123}I$，摇匀，注入 1.8% 过氧乙酸 10 μl，室温下反应 15～20 min，以 300 mg/ml $Na_2S_2O_5$ 100 μl 终止反应。过氧乙酸氧化碘标记制备 ^{123}I - IBZM 具有标记率较高、简便、快速等优点。由于它的氧化作用较温和，因此，与氯胺-T 等氧化剂相比，它的反应条件易于控制，很少产生副产物。

纯化标记物用 HPLC 法和萃取法。①HPLC 法：标记反应物以饱和 $NaHCO_3$ 调 pH 值至 8.0，醋酸乙酯萃取合并有机相，经 HPLC 洗脱分离，收集 ^{123}I - IBZM 的洗脱液，再萃取、浓缩，最后用无水乙醇溶解，过 0.22 μm 滤膜备用。②萃取法：标记好的反应物用醋酸乙酯萃取（每次 1 ml，3 次），合并有机相，过无水硫酸钠柱（0.5×5 cm），氮气吹干，用无水乙醇溶解，备用。

2. 显像：通常静脉注射 ^{123}I - IBZM 185 MBq。注射前口服 150 mg 碘化钾封闭甲状腺。使用高分辨、低能、平行孔准直器，注药后 90 min 开始采集图像，64×64 或 128×128 矩阵，每个探头采集 120 帧（每帧 30 s 或 60 s）图像，旋转 360°，采集 64 帧，采集图像平面与眼外眦与外耳道连线（canthomeatal，CM）平行。

（三）临床主要应用及意义

突触部位的信息传递对于大脑功能活动有非常重要的意义。PD 时不仅突触前 DA 神经元发生退行性改变，导致 DA 神经递质显著降低，而且接受 DA 信息传递的 DA 受体也受累，这些能敏感地反映 PD 时的病理生理变化。用 ^{123}I - IBZM 对早期以及未经多巴类替代治疗、病程较短的患者进行 SPECT D_2 受体显像证实其患侧肢体对侧的基底节 D_2 受体呈明显上调效应。SPECT 显像观察到多巴治疗 PD 患者的纹状体/小脑放射性摄取比值增高，同时发现临床症状改善，故可利用此技术早期诊断包括亚临床型的 PD，并可监测用 L-多巴治疗 PD 的疗效。静脉注射 2 h 后，^{123}I - IBZM 脑（主要是纹状体）摄取可达 2.9 % ID（injected dose），SPECT 显像显示受体分布、代谢功能状态，计算纹状体的放射性或纹状体与其他部位（如小脑、前侧皮层等）的放射性比值，可以测定受体的密度。^{123}I - IBZM SPECT 显像可以定量或半定量地测定多巴胺 D_2 受体的密度，用于评价许多神经退化性疾病，包括常规鉴别 PD 及监测治疗用药，诊断抗治疗性 PD 如多系萎缩和进行性核上麻痹及初期的 HD，对精神分裂症患者的诊断及 Lewy 体痴呆与 AD 等鉴别诊断都是很有价值的。此外，还可用于测定内源性多巴胺的释放和进行神经生物学的研究。

123I-IBZM SPECT 比较特发性 PD 患者和正常对照组的半定量摄取比值的分析，发现患者的基底节与额叶放射性比值明显低于对照组（图 15-4），与患 PD 神经功能障碍患者的纹状体与枕叶的放射性比值明显减低结果相一致。SPECT 半定量研究发现原发性 PD 基底节与额叶 IBZM 摄取比值较高，而 PD 综合征则较低。用 123I-IBZM 观察抗胆碱能药物对 PD 患者的疗效，结果发现长期服用此药会引起急性精神病和记忆失衡等副作用，也会发现痴呆的症状，停药后痴呆症状的好转和神经心理学检查结果都得到印证。123I-IBZM SPECT 观察用 L-多巴治疗 PD 患者的 ST/CB 放射性摄取比值增高，同时发现临床症状改善。故利用此技术可早期诊断包括亚临床型 PD，并可监测临床上用 L-多巴治疗 PD 患者的疗效。同时对神经精神药物的药理学研究和指导用药及研究影响多巴胺受体的生理性因素都具有重要意义。

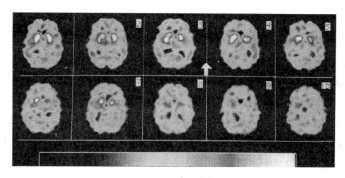

图 15-4 正常对照（上排：双侧纹状体放射性分布均匀、基本对称）和 PD（下排：双侧纹状体影小，放射性分布描写减低或缺损）的 123I-IBZM SPECT 显像

近年来使用 99mTc-TRODAT-1 和 123I-IBZM 双核素同时进行模型显像研究，发现双核素 SPECT 可以很好地分开各个能峰的干扰，其相关性很好（$R=0.99$），具备将来对患者在临床上应用的价值。99mTc-TRODAT-1 和 123I-IBZM 显像在对运动失调患者的诊断分期价值对比研究中发现，这两种放射性示踪剂均可以准确显示病变范围，而且比 MRI 显像更早期发现病变。二者相比，123I-IBZM SPECT 显像更能准确地显示出患者运动失调的程度。另外，与正常对照组相比，精神分裂症患者的 123I-IBZM 结合显示出特异性的降低。而且，对于有临床症状的精神分裂症患者和无临床症状的患者而言，其 123I-IBZM 结合也有显著的差别。该研究证明 123I-IBZM 可以对精神分裂症患者发病各期进行准确的诊断。

三、99Tcm-TRODAT-1

（一）引言

PD 是一种多巴胺受体性疾病，基本病因是黑质纹状体的变性脱落，同时纹状体的多巴胺受体发生变化。锝标记的 2β-［N，N′-双（2-巯乙基）乙撑二胺基］甲基，3β-（4-氯苯基）托烷（99Tcm-TRODAT-1）是早期诊断 PD 的多巴胺转运蛋白（dopamine transporter，DAT）显像剂。体外结合实验表明 TRODAT - 1 的 K_i 值为 $0.97\times10^{-4}\,\mu mol/L$。DAT 是一个位于多巴胺神经末梢突触前膜的蛋白质复合体，它的功能是将突触间隙的多巴胺运回突触前膜，是控制脑内多巴胺水平的关键因素，在对 PD 和 AD 患者大脑基底节区域的检查中发现这些转运蛋白的密度明显减少。因此通过中枢神经递质 DAT 显像可望成为多巴胺神经元缺失的一个有用的检测手段。目前用于体内评估多巴胺神经元功能的 SPECT 显像剂有 $[^{123}I-\beta-CIT, K_d=0.39\times10^{-3}\,\mu mol/L; ^{123}I-\beta-IPT, K_d=0.7\times10^{-3}\,\mu mol/L;$ $^{123}I-FP-\beta-CIT, K_d=（1\sim4）\times10^{-3}\,\mu mol/L]$，尽管这些 ^{123}I 标记的 SPECT 显像剂也取得了很大的成功，但 $^{99}Tc^m$ 标记的受体显像剂却更令人期待，因为这个核素是临床显像最常用的一种核素，与其他放射性核素相比，它具有很大的优点：物理半衰期理想，即 6.02 h；与 ^{123}I 相比价格便宜；通过钼锝发生器可很容易循得到等。因此 $^{99}Tc^m - TRODAT - 1$ 在临床具有更广泛的应用前景。

（二）显像方法

1. 材料与标记方法：以可卡因为原料，经多步反应，合成配基 TRODAT - 1；20 μg 配基（0.1 ml 乙醇溶液）加 0.1 ml 2mol/L 的 HCL、320 μg 葡庚糖酸钠、32 μg $SnCl_2 \cdot 2H_2O$、50 μl 0.05mmol/L EDTA，调 pH 为 5～6，加 0.5～4ml $^{99m}TcO_4^-$ 溶液，100℃加热 30min，冷却即可。

2. 显像方法：显像前口服高氯酸钾 400 mg，1h 后静脉注射 $^{99}Tc^m - TRODAT - 1$ 555 MBq，注药后 2～3 h 作断层显像，断层采集放大倍数为 1.25，层厚约 6.7 mm。

（三）临床主要应用及意义

脑内受体量仅在 10^{-12} mol/g 水平，CT 和 MRI 无法显示这种受体及转运蛋白的变化，而 $^{99}Tc^m - TRODAT - 1$ 显像能较早地客观反映 DAT 的变化情况，是真正意义上的分子水平的显像剂，对早期 PD 的诊断很有价值；而且，DAT 显像可从分子水平评价多巴胺递质系统功能的客观情况。

1997 年 Kung 首次成功地用 $^{99}Tc^m$ 标记多巴胺转运蛋白显像剂 $^{99}Tc^m - TRODAT - 1$，获得活体人脑 DA 受体图像，在 1996 年美国核医学年会上被选为当年的年度最佳图像，这又是神经受体显像历史上一个新的里程碑。放射自显影显示其在大鼠脑纹状体特异性分布，注射后 60 min 纹状体与小脑放射性的比值为 1.8，也可望成为可卡因受体（又称多巴胺转运蛋白）的显像剂。

Seibyl 等静脉注射 70.3～114.7 MBq $^{123}I-\beta-CIT$ 进行猴脑 SPECT 显像获得脑最大摄取量为注射量的 14 %。$\beta-CIT$ 除了对 DAT 具有很高亲和力，对 5 -羟色胺转运蛋白（5-HTT）也具有较高的亲和力（K_d 为 0.47 nmol/L）。Kuikka 等对活体人脑进行 5 - HTT DAT 显像，发现 $^{123}I-\beta-CIT$ 在 5 - HTT 丰富的额叶中部皮质、下丘脑、中脑、枕叶皮质有明显的放射性浓聚，其与额叶中部皮质 5 - HTT 的特异性结合为 0.377%±0.031%，$^{123}I-\beta-CIT$ 在 DAT 丰富的基底节区域呈明显的放射性浓聚，与 DAT 的特异性结合为 0.916%±0.007%，这为在活体同时检测与 DAT、5 - HTT 有关的神经系统疾病提供了有价值的辅助手段。Seibyl 等对 15 例 Hoehn-Yahr 分级为 Ⅰ～Ⅲ级 PD［其中 1 例为多巴胺替代疗法无反应（NDR）］患者和 12 例正常对照者静脉注射 $^{123}I-\beta-CIT$ 后 18～24 h 进行 SPECT DAT 显像，发现 PD 组与对照组纹状体/非纹状体摄取 $^{123}I-\beta-CIT$ 比值分别为 3.01±1.14 和 6.71±1.89，PD 组较对照组摄取比值下降 55 %；15 例 PD 患者中有 14 例与对照组或偏侧 PD 的正常一侧脑区对比，其壳核部位放射性明显减低，而 1 例 NDR 患者壳核的放射性浓聚与对照组无明显差异。这一结果提示¹²³I-β-CIT DAT 显像可用于 PD 的诊断及与其他 PD 综合征的鉴别诊断。

Volkow 等报告用¹¹C-d-threo-MP［多巴胺转运蛋白（DAT）配基］研究 DAT 减少 PD 患者的多巴胺细胞变性，并与同龄对照组进行比较，发现 PD 患者纹状体放射性的低下较 ¹¹C-raclopride 和氟-18 标记的氟代脱氧葡萄糖（¹⁸F-FDG）显像更明显，影像轮廓不清楚。由此推论 DAT 可早期诊断亚临床型 PD。

研究者通过 MPTP、6-羟基多巴（6-OH-DA）引起的帕金森综合征大鼠经胚胎中脑移植成功的模型，观察到纹状体对¹²⁵I-β-CIT 的摄取随时间而逐渐回升，并且这种回升与移植细胞终末 DAT mRNA 的表达增高相一致。因此，DAT 显像有望用于胚胎中脑移植治疗 PD 的移植物存活情况的无创性监测，这为评价 PD 新疗法的疗效提供了更为可靠的手段。

总之，多巴胺受体显像在目前的受体显像中最为活跃。目前临床上应用多巴胺 D₂受体 PET 或 SPECT 显像研究的疾病主要见于各种运动性疾病、精神分裂症、认知功能研究和药物作用及其疗效评价等。PD 的特征是 DA 神经元丢失，DAT 在 DA 神经元之间的信息传递中有重要作用，对评价 DA 神经元突触前功能、PD 的早期诊断和疗效观察及预后判断有重要价值（图 15-5）。因此，⁹⁹Tc^m-TRODAT-1 在临床上具有良好的应用前景。

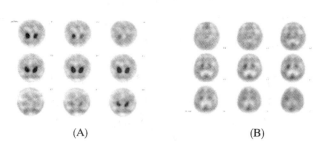

(A)　　　　　　　　(B)

图 15-5　正常对照（A）和 PD（B）的⁹⁹Tc^m-TRODAT-1 SPECT 图像

四、¹²³I-IMZ

（一）引言

γ-氨基丁酸（γ-aminobutyric acid，GABA）是中枢神经系统主要的抑制性神经递质之一，起到维持脑内神经元兴奋与抑制动态平衡的作用，其在脑内代谢的任一环节出现障碍，都有可能导致相应的神经精神疾病的发生。目前的研究结果表明 HD、AD、躁狂症、焦虑症、酒精依赖症和原发性癫痫等神经精神疾病均与它的活性减低有关。GABA 受体可分为 GABA_A和 GABA_B两种亚型，其中亚型 GABA_A又称为苯二氮杂䓬受体，是神经和精神病研究的靶受体。

碘-123 标记的 Ro-16-0154（¹²³I-ethyl-5，6-dihydro-7-iodo-5-methyl-6-oxo-4H-imidazol［1，5-α］［1，4］-benzodiazepinecarboxylate，¹²³I-IMZ），为中枢苯二氮杂䓬受体显像剂，脑摄取相对稳定，并有较高的特异性/非特异性摄取比值，也是 GABA_A受体特有的示踪剂。中枢 BZ 受体被认为是存在于神经元的膜上并与 GABA 偶联的受体，它在脑内具有重要的抑制功能（抑制性突触）。¹²³I-Iomazenil 有很好的显像属性，用于评估体内苯二氮杂䓬受体，如高的脑摄取，较少的非特异性结合和与受体的高亲和力，是一个用于评估中枢 BZD 受体的重要的 SPECT 配基，它在诊断局部癫痫和 AD 方面非常有用。

本品 SPECT 显像可显示癫痫病灶，比 FDG PET 或发作期 SPECT 灌注显像诊断更准确，对术前定位是有价值的；还可测出 AD 患者 BZ 受体结合减少；近年来，还用于测定人体病理状态如缺血、神经退化性疾病及精神病学的异常，且方法简化，便于临床应用。

（二）显像方法

1. 材料与标记方法：在一个圆锥形的密闭反应瓶中用特氟隆（聚四氟乙烯）分层硅隔膜进行一种新的非常简单的标记步骤。溶液中包括 0.1mol/L NaOH 溶液中的活度为 11.1 GBq 的^{123}I，在 90℃被小气流氮气蒸干。然后，将溶解于 100 μl 冰醋酸的 1.5 mg 溴的前体（Ro-19-3797）加入，反应混合物被加热至 155℃，1 h。冷却后，将反应产物溶解于 5 ml 水中，经 HPLC 纯化，^{123}I-Ro-16-0154 峰被收集、蒸干，备用。^{123}I-IMZ 与人和猴的脑组织匀浆的结合可逆，可饱和，有高亲和力，K_d值为 $0.5×10^{-3}$ $\mu mol/L$（37℃），同时有高的特异性/非特异性比值（40∶1）。

2. 显像方法：^{123}I-IMZ 显像平面与 OM 线平行。静脉注射 167～222 MBq ^{123}I-IMZ 3 h 后进行 SPECT 显像，采集 15 min。扇形准直器（64×64 矩阵），每个探头设置在 3 min 连续旋转 120°，改变顺时针和反时针方向。图像参数为 256×192 矩阵，23×17 cm 视野，5 mm层厚，2.5 mm 层厚。

（三）临床主要应用及意义

^{123}I-IMZ 为 BZ 受体的高亲和性放射性配基，BZ 受体密度即使是在低灌注的情况下也可反映神经细胞活力，SPECT 显像测定病灶受体分布，不反映神经元功能，而反映神经元细胞活性，可用作神经元损伤的探针。BZ 受体构造为含有 GABA$_A$ 受体的受体-离子载体配合物，也可以说，BZ 受体是含有 GABA$_A$ 受体的后突触膜受体-离子载体配合物的一部分。测定 BZ 受体的密度，就是间接指示 GABA$_A$ 受体的分布及其密度的变化。神经退化性疾病如 AD 的特征是皮层突触损失，它影响所有类型的突触，包括许多以 GABA 为递质的抑制性突触。因此，本品可用于定量测定 GABA$_A$ 突触的浓度。IMZ 的分布体积与 BZ 受体密度，即 GABA$_A$ 突触数目成比例。本品给药后，静脉注射 Ro-16-0154、flumazenil、氯硝西泮、安定等非放射性药物，增加剂量产生取代曲线，由曲线估算各个药物的效价以 Ro-16-0154 为最高。

^{123}I-iomazenil 定位于癫痫灶，用动态 SPECT 显像与^{123}I-IMZ PET 显像一样，可获得定量 BZ 受体信息。由于血浆清除快和对受体亲和性高，一次注药后 3.0～3.5 h SPECT 扫描，可相对显示受体的结合图像。癫痫患者的 BZ 受体明显减少，癫痫发作间期 BZ 受体显像可见病灶部位受体密度减低；AD 患者可见^{123}I-iozazenil 和 BZ 受体结合减少。因此，BZ 受体显像对癫痫灶的定位和 AD 诊断以及疗效监测有实用意义。脑梗死的患者行^{123}I-IMZ SPECT 显像可见梗死区域的^{123}I-IMZ 摄取明显减少。癫痫发作间期的苯二氮杂草受体显像可见病灶部位受体分布密度减低，其在显示病变上较之^{99}Tc^m-六甲基丙胺肟（^{99}Tc^m-HMPAO）脑血流显像和 MRI 检查为优（图 15-6），联合其他医学影像学检查可进一步提高病灶检出率。AD 患者可见^{123}I-Iomazenily 与脑内苯二氮杂草受体结合减低，临床上苯二氮杂草受体研究对癫痫灶的定位和早老性痴呆

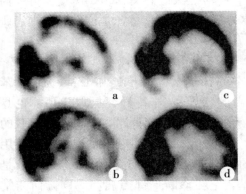

图 15-6 癫痫发作间期分别静脉注射^{123}I-IMZ（a, c）和^{99}Tc^m-HMPAO（b, d）5 min（a, b）和 90 min（c, d）后 SPECT 显像

诊断以及监测疗效有实用价值。

^{11}C-FMZ PET 显像是一种无创性的检查方法,其灵敏度、特异性及准确性要明显高于传统的 MRI、^{18}FDG PET、^{123}IMZ SPECT 等方法。^{11}C-FMZ 由于它的高安全性及有效性已经收入第 25 版美国药典。国外在 20 世纪末就有许多学者对 ^{11}C-FMZPET 显像进行了深入的研究。在我国,由于经济建设的不断发展,越来越多的医疗机构引进了 PET 或 PET/CT 及医用回旋加速器。目前已有成功合成 ^{11}C-FMZ 的报道,^{11}C-FMZ PET 显像必将在癫痫机制研究、癫痫灶定位及抗癫痫药物开发等方面起到更大的作用。

五、^{123}I-β-CIT

(一) 引言

脑内单胺类递质多巴胺 (DA)、肾上腺素 (NE)、5-羟色胺 (5-HT) 等在各自神经元终末细胞膜上都有其相应的选择性重摄取转运蛋白或称重摄取位点。转运蛋白在单胺能神经元之间信息传递中的重要作用已为大量研究所证实,若转运蛋白的重摄取功能异常,将导致相应的递质在突触间隙的浓度增高或降低,从而引起相应递质系统功能活动的改变;相反,在某些病理生理状态下如神经元退行性变等,突触前递质量发生改变,那么不仅在突触后膜的相应受体会出现上调或下调性变化,而且在突触前膜的转运蛋白也会发生一系列相应的代偿性变化,并且这种转运蛋白的变化要比受体的变化更为敏感、直接。

中枢神经系统 DAT 是位于多巴胺神经元突触前膜上的单胺特异性转运蛋白,其功能是将释放入突触间隙的多巴胺运回神经元,是控制脑内多巴胺水平的关键因素及许多神经精神药物潜在的作用靶点。因此,DAT 的重摄取直接影响突触间隙单胺类递质的浓度,从而引起多巴胺系统的功能活动改变,是反映多巴胺系统功能的重要指标,其显像对评价多巴胺神经元突触前功能,阐明神经和精神疾病的发病机制有重要价值。目前,可卡因类衍生物显像剂碘标记甲基-3β-(4-碘苯基) 托烷-2β-羧酸甲基脂 (^{123}I-β-CIT) 已广泛用于 PD 等神经精神紊乱疾病的临床研究。

(二) 显像方法

1. 材料与标记方法:过氧乙酸标记方法:在含 2 μg 标记前体的反应瓶内加入 5 μl 乙醇和 50 μl 0.5 mol/L H_3PO_4,投入适量的 $Na^{123}I$,摇匀后注入新鲜配置的 100 μl 0.32% 过氧乙酸,室温下反应 15 min,加入 100 μl $NaHSO_3$ 液 (100 g/L) 终止反应。氯胺-T 法:基本同上。氧化物用 4 g/L 的氯胺-T 50 μl,加入 50 μl $Na_2S_2O_3$ 终止反应。标记物纯化:采用萃取法,反应液中加入 1 ml 饱和 $NaHCO_3$ 溶液,调 pH 值至中性或偏碱性,用 1 ml 无水乙醚萃取 3 次,合并有机相,过无水 Na_2SO_4 柱,氮气吹干,加入适量无水乙醇溶解备用。^{125}I-β-CIT 对大鼠脑 DAT 的 K_d 值为 $0.39 \times 10^{-3} \mu mol/L$。

2. 显像:检查前 24h 停左旋多巴,高氯酸盐封闭甲状腺,常规服用 Lugol 液,检查当天受检者平卧,静脉注射 ^{123}I-β-CIT 148 MBq,注射后 3~18 h 进行图像采集。矩阵 64×64,采集时间每帧分别为 60 s 和 80 s。

(三) 临床主要应用及意义

应用 SPECT 动态研究〔由于该显像剂不仅能和 DAT 结合,而且也和 5-羟色胺转运蛋白 (5-HTT) 结合,但从 5-HTT 解离较从 DAT 快,因此 DAT 显像需在注射后 18 h 进行〕发现,^{123}I-β-CIT 与 DAT 结合后的解离速度要远慢于其与 5-HTT 结合后的解离速度,故 β-CIT 以其对 DAT 的高亲和力、高脑代谢稳定性和相对低的非特异性结合得到公认。Laruelle 等对人体内 $^{123}I-\beta-CIT$ 的动力学进行了研究，$^{123}I-\beta-CIT$ 注射后 $18\sim30$ h 内，其在纹状体内分布相对稳定，平均每小时下降 0.3%。在此"平衡期"，$\beta-CIT$ 的特异性摄取与多巴胺转运体密度有关，更直接地反映了突触前多巴胺神经元的病理情况。与多巴胺受体有关的显像，如 $^{123}I-IBZM$ 反映的是 D_2 受体突触后膜的变化。虽然 IBZM 对 D_2 受体有很高的特异性和亲和力，但 D_2 受体的 IBZM 摄取不仅受到 D_2 受体密度的影响，而且与内源性多巴胺对 D_2 受体的调节作用有关。$^{18}F-$多巴 PET 显像则反映了突触前多巴胺轴的功能，与 $^{18}F-$多巴进入血脑屏障的转运速率和多巴脱羧酶的活力有关。疾病早期多巴脱羧酶的反馈调节可维持 $^{18}F-$多巴的摄取，它并不能反映早期 PD 的多巴胺丢失情况。

PD 患者纹状体摄取下降，纹状体与小脑比值也下降，对早期诊断 PD 特别有用，可用作检查 PD 的探针，有可能评价影响多巴胺神经元功能的神经精神病学方面的疾病；同时发现 PD 的严重程度与多巴胺神经终末 DAT 丧失相平行，而且 PD 的症状前期较长和较隐蔽，其过程伴随多巴胺神经元的丢失，故可利用多巴胺转运蛋白显像对 PD 进行早期诊断和鉴别诊断。目前研制成功的 DAT 显像剂有 $^{99}Tc^m-TRODAT-1$、$^{123}I-\beta-CIT$ 等。PD 患者影像特征早期表现为单侧，中晚期多表现为双侧纹状体不同程度的较正常影小，放射性分布减低或缺损，是因为纹状体多巴胺受体密度、亲和力和活性减低。此外，$^{123}I-\beta-CIT$ 和 $5-HT$ 转运体有很高的亲和力，非特异性结合低和脑动力学缓慢。$^{123}I-\beta-CIT$ SPECT 显像可见神经精神性疾病患者脑 5-羟色胺受体密度和活性降低，同时还能判断 citalopram 抗抑郁症治疗后脑内 5-羟色胺受体再摄取的变化；示踪剂聚集于纹状体和中脑区，在纹状体中的放射性与 DA 转运体有关，而在中脑区的放射性与 $5-HT$ 转运体有关，故可用于 SPECT 显像诊断和评价与这些转运体有关的神经精神疾病如 PD（图 15-7）、

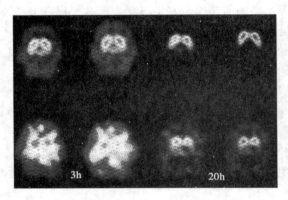

图 15-7　$^{123}I-\beta-CIT$ SPECT 在正常对照（上排）和 PD（下排）的显像

精神分裂症、精神兴奋剂（可卡因、乙醇等）滥用及观察随年龄下降的 DA 转运体。

$^{123}I-\beta-CIT$ 脑 SPECT 可同时显示 DA 和 5-羟色胺再摄取抑制剂类（SSRI）抗抑郁症 citalopram 对脑内 5-羟色胺再摄取部位的阻断作用。研究报道 12 例服用不同剂量 citalopram 的抑郁症患者，1 例未经治疗的抑郁症患者和 11 例正常对照进行 $^{123}I-\beta-CIT$ 脑 SPECT 显像，与正常对照组相比，服用 citalopram 的抑郁症患者其内侧丘脑、下丘脑、中脑和延髓 $^{123}I-\beta-CIT$ 摄取显著减少，但未发现纹状体部位 $^{123}I-\beta-CIT$ 摄取的变化。

Seibyl 等对 15 例根据临床症状所进行的 Hoehn-Yahr 分级为 $I\sim III$ 级〔其中一位对多巴胺替代疗法无反应（NDR）〕的 PD 患者和 12 例正常对照静脉注射 $^{123}I-\beta-CIT$ 后 $18\sim24$h 进行 SPECT DAT 显像，发现 PD 组与对照组纹状体/非纹状体摄取 $^{123}I-\beta-CIT$ 比值分别为 3.01 ± 1.14 和 6.71 ± 1.89，PD 组较对照组摄取比值下降 55%。15 例 PD 患者中有 14 位与对照组或偏侧 PD 的正常一侧脑区对比，其壳核部位放射性明显减低，而 15 例 PD 患者中的一名 NDR 患者壳核的放射性浓聚与对照组无明显差异。这一结果提示 $^{123}I-\beta-CIT$ DAT 显像可用于 PD 的诊断及与其他 PD 综合征的鉴别诊断。在临床对 PD 与 PD 症候群鉴别诊断方面，芬兰 Kuopio 大学核医学与临床生理学 Kim Borgström 医生对 150 例患者的研

究初步结论是：本病不同阶段的图像表现不同；诊断应设立年龄相对应的对照组；功能定量分析有助于提高诊断可靠性，并对 PD 与其症候群鉴别有价值；用 SEPCT 定量测定其批间变异较大。

六、^{131}I 或^{123}I-MIBG

（一）引言

受体显像是一种无创的、能在活体内进行的、从受体分子水平上研究疾病的发生与发展规律的技术，并对相关疾患的病因学进行探讨、早期诊断和治疗决策具有重要的临床价值。放射性核素心肌灌注显像已广泛用于临床，其在冠心病心肌缺血或心肌梗死诊断和鉴别诊断、存活心肌评价、血管再通术后疗效评价和预后判断等方面所具有的独特临床价值已得到肯定，为此，核心脏病学在临床核医学占据重要的地位。肿瘤核医学异军崛起，利用^{67}Ga、^{201}Tl、^{131}I、^{99}Tc^{m}和^{18}F 等放射性核素及其标记化合物进行非特异性或特异性肿瘤显像在肿瘤诊断和疗效观察等方面的价值日益受到临床的关注，特别是肿瘤受体显像在肿瘤临床应用研究成为热门课题。近年来生物医学领域中，在分子医学水平上探讨受体功能及其生物学作用，并用于诊断治疗与受体有关的疾病，是国际上医学科学领域研究的前沿。利用放射性核素进行心脏神经和肿瘤受体显像，是分子生物学和核医学结合产生新的医学示踪技术的分子医学，即分子核医学将用于心血管、肿瘤等核医学领域研究的新技术。心脏神经受体和肿瘤受体显像是 21 世纪生命科学即心血管、肿瘤核医学研究的一个开拓性的、新的领域。

最富有代表性碘标记的间位碘代苄胍（^{131}I 或^{123}I-metaiodobenzyl-guanidine，^{123}I-MIBG）既可用于心脏交感神经受体显像，亦可用于肾上腺髓质肿瘤即嗜铬细胞瘤及神经内分泌肿瘤等显像。MIBG 是 β 肾上腺素能受体阻断剂胍乙啶的类似物，与去甲肾上腺素一样被心肌摄取、贮存和释放，但它不能被单胺氧化酶或儿茶酚-O-甲基转移酶所分解，因此放射性核素标记的 MIBG 可用于研究心脏的交感神经支配。MIBG 同时能与肾上腺素受体结合，有高度特异性，因此用^{131}I 或^{123}I-MIBG 可使富含肾上腺素受体的组织和器官，如心肌、肾上腺髓质、脾和腮腺等显影。

Weiland 等首先将神经元阻断剂溴苄胺的苄基和胍乙啶的胍基连接合成苄胍，并成功地用^{123}I 标记获得了化学结构类似去甲肾上腺素，而抗肾上腺素神经元作用比溴苄胺和胍乙啶更强的去甲肾上腺素类似物，即对位、间位和邻位碘代苄胍，其间位碘代苄胍对肾上腺素受体亲和力更强。这个化合物在交感神经末梢具有类似去甲肾上腺素的细胞摄取、聚集和释放作用。其不被单胺氧化酶（MO）或儿茶酚胺-O-甲基转换酶（COMT）作用降解。这个化合物表现对突轴后受体低亲和力，故几乎没有药理作用。大量研究表明器官或组织中去甲肾上腺素浓度与 MIBG 摄取有关。心脏 MIBG 清除尚不完全清楚，但几种心脏 MIBG 清除潜在机制包括神经外间隙洗出、贮存在囊泡细胞排粒释放、非细胞排粒释放及神经末梢弥散作用。正常人心脏 MIBG 清除在注药后 3～4 h 达 5%～12%，其速率与侵入性检测的去甲肾上腺素利用率（半衰期为 9.7 h）相一致。实验和临床研究结果表明 MIBG 清除可能与去甲肾上腺素细胞排粒作用和充血性心力衰竭的交感神经活力有关。推测 MIBG 很可能与几种机制并存，其对交感神经末梢并非特异性。1980 年 Kline 等首先用^{123}I-MIBG 进行心脏神经受体显像研究，引起了人们的极大关注和重视。鉴于^{131}I 或^{123}I-MIBG 因与富含肾上腺素受体高度特异性结合而用于神经内分泌肿瘤的诊断与治疗，其临床价值已得到认可。迄今国内外这方面工作已有不少报告。

（二）显像方法

1. 材料与标记方法：1980 年 Wieland 等首次提出人工合成方法，后改进方法缩短了时间，将间碘苄基胺盐酸盐（MIBA·HCl）和氨基氰（分子比为 1∶1.5）于 100～135℃加热搅拌 1～2 h 产生玻璃状固体，然后溶于适量（每分子 MIBA·HCl 用 500 ml）水中，在搅拌下滴加与溶解用水等体积的碳酸氢钾（与 MIBA·HCl 分子的比为 1∶1）溶液，收集MIBG 的碳酸氢盐沉淀，经冷水洗涤和真空干燥的产物，按每分子产物加水 3 L 溶解，然后缓慢加入与该碳酸氢盐等摩尔的 3 mol/L 硫酸，将生成的悬浮液加温至呈清亮溶液，于室温冷却结晶出硫酸胍盐，收集晶体，冷水洗涤，真空干燥，并由无水乙醇重结晶，获得 MIBG产品。

将 MIBG 的硫酸铵盐与 $Na^{131}I$ 或 $Na^{123}I$ 在 145～150℃加热 1 h，进行同位素交换反应并通过阴离子交换柱，除去未反应的放射性碘化物，然后配成产品溶液并消毒；我国也研制成功 MIBG 并以快速方法碘化，操作简便，在过量还原剂存在下，用新生态 Cu（I）作为催化剂，于 100℃进行亲核同位素交换反应 20～30 min，即可获得高标记率的^{131}I-MIBG，其放化纯度达 95％以上。

2. 显像：所有可能会影响 MIBG 摄取的类交感神经药物在显像前停服至少 5 个半衰期。口服 500 mg 过氯酸钾（阻断甲状腺对^{123}I或^{131}I的摄取）30 min 后静脉注射 370 MBq ^{123}I-MIBG。注药后 15 min 和 4 h 采集心脏的平面图像，采集条件为大视野、低能、高分辨准直器，窗宽 20％，中心设置为 159 keV，胸部正位和左前斜 45°以矩阵 128×128 采集；SPECT显像在注药后 4 h 只对有心肌 MIBG 摄取的患者进行，采集条件为低能、平行孔、通用型准直器，自右前斜 45°开始逆时针旋转至左前斜 45°，每 30 s 一帧，采集 60 帧，矩阵为 64×64，得到的数据分别在短轴、水平长轴和垂直长轴重建。

（三）临床主要应用及意义

1. 心脏

（1）心肌梗死：心肌梗死后受累的心肌组织表现出不同程度的心脏神经完整性和功能受损（去神经元）与心肌血流灌注减低。研究结果表明急性心肌梗死病理生理过程可用^{123}I-MIBG 心脏神经受体显像来监测，病变初期 MIBG 显像和心肌血流灌注显像基本接近，此时受体显像未见明显异常；发病后数天，MIBG 显像显示心肌放射性减低或缺损区明显大于心肌血流灌注，表明交感神经受损的范围大于心肌细胞受损的范围，梗死后 2 个月病变部位神经支配和血流恢复，说明交感神经功能基本恢复。研究发现心梗伴心律失常比心律失常患者的 MIBG 缺损分数明显增高，还发现前壁心梗患者比下壁心梗患者的血流灌注和 MIBG 摄取有很大的差别。

（2）缺血性心脏病：不稳定性心绞痛患者行 MIBG 心脏神经受体显像，可以探测到血流灌注未能发现心绞痛发作引起的冠状动脉狭窄的心肌缺血，也可用于探测血管痉挛性心绞痛。在这种情况下，一般血流灌注显像和冠状动脉造影结果常常为阴性。因此，MIBG 显像对探测不稳定性心绞痛和血管痉挛性心绞痛的心脏交感神经受损较敏感于其他检查方法。

（3）心律失常：心交感神经与心律失常之间的关系在活体研究的报道不多，但已有动物实验结果表明心交感神经受损导致心律失常。用 SPECT^{123}I-MIBG 和 PET ^{18}F-HED 显像可对心律失常提供心脏病病理生理学唯一信息。除外核素心肌灌注显像评价存活心肌，对认识和了解心脏去神经元状态，心脏神经受体显像对室性心动过速的病理生理改变过程是一个重要的辅助检查方法。

（4）内分泌疾病引起的心脏病：糖尿病患者经常有心交感神经受损，严重受损与患者的死亡率增高有关。因此，核医学心脏神经递质及受体显像能够客观评价糖尿病患者的心脏神经功能状况。研究发现糖尿病患者心肌 MIBG 摄取减少，交感神经功能受损的患者更为突出，后来这些结果被大量研究所证实。PET $^{18}F-HED$ 研究有或无心交感神经受损的糖尿病患者，发现心肌 HED 滞留减少，主要见于心尖、下壁和侧壁部位，而没有明显的或无心交感神经受损的糖尿病患者心肌 MIBG 分布尚均匀；发现放射性分布异常范围与心交感神经功能受损的严重程度密切相关。现在已认识到糖尿病患者也可能发生静息状态下心肌缺血，常常因为患者缺乏心绞痛而临床症状不明显。目前不少研究都集中报道糖尿病患者心肌缺血是一个典型特征。

（5）心脏移植：心脏移植可引起或造成自主神经功能的完整性和功能受损，目前几种检查方法各有优势，其中核医学心脏神经递质及受体显像可非侵入性评价心交感神经支配状况，观察病情变化，监测疗效和判断预后。心脏移植者的 PET $^{18}F-HED$ 心肌显像，发现术后 2 年多的心脏移植患者的前壁和前间壁近心尖心肌摄取 HED 较术前明显改善，心脏移植术后不到 1 年者心肌摄取 HED 与术前显像结果无明显变化。特发性心肌病心脏移植者的心交感神经功能恢复远较缺血性和风湿性心脏病差或几乎没有，说明心脏移植后心自主神经功能恢复状况与术前不同心脏疾患心交感神经功能受损的严重程度、持续时间等有关。

（6）充血性心力衰竭：心力衰竭常表现为自主神经功能受损，并伴有心肌的肾上腺素能神经活性或效力降低。血浆或肾上腺素能神经末梢释放去甲肾上腺素水平增高引起心脏内去甲肾上腺素滞留，从而导致 β 肾上腺素受体脱敏。研究结果表明血浆去甲肾上腺素水平增高的心力衰竭患者的预后差，原因可能为交感神经系统兴奋引起肾上腺素能神经释放去甲肾上腺素，造成心肌内的去甲肾上腺素摄取和贮存减少。因此，心脏神经受体显像可无创地评价心力衰竭病情严重程度、心衰过程中病理生理变化及其预后判断，具有一定的临床价值。大量研究观察到心衰患者心肌 MIBG 摄取减低，尤其表现为心/膈肌摄取比值减少，心脏放射性分布不均匀，且 MIBG 较快从心肌中洗出。MIBG 显像心/膈肌摄取比值降低<1.2，提示充血性心力衰竭患者预后不好。MIBG 心肌显像异常反映心肌细胞内外有或无去甲肾上腺素摄取包括去甲肾上腺素释放，这都取决于心衰的严重程度。使用 β 受体阻断剂和血管紧张素转换酶（ACE）抑制剂等能改善充血性心力衰竭患者的症状、死亡率和发病率。

（7）抗肿瘤药物对心脏的毒性作用：实验研究发现用药后动物心脏肾上腺素能神经功能受损，表现为受累心肌 MIBG 减淡或缺损和左室射血分数（EF）明显减低，左室功能受损程度与使用抗肿瘤药物剂量呈线性-剂量依赖关系，提示 MIBG 显像对监测抗肿瘤药物对心脏毒性是一种敏感的方法。

（8）心肌病：临床上肥厚性心肌病并不少见。继发于机械性超负荷如主动脉瓣狭窄、原发性高血压和肺动脉高压等引起的肥厚性心肌病患者中，即使有交感神经冲动，心肌 MIBG 摄取仍明显低于正常人，心肌中 MIBG 洗出加快，后者也见于肾衰竭伴左室肥厚和功能受损并接受透析的患者，其结果说明心肌病自主神经元处于无功能状态，且肾上腺素能神经支配异常。$^{11}C-CGP-12177$ 和 $^{18}F-HED$ PET 心肌显像和房室模型各种参数定量分析显示在肥厚性心肌病去神经元区的 CGP-12177 或 HED 分布明显减少。因此，$^{123}I-MIBG$ SPECT 和 $^{11}C-$ 或 $^{18}F-HED$ PET 行心肌受体突轴前显像可提供肥厚性心肌病病理变化过程的功能和代谢信息。

总之，心肌受体显像剂通常是放射性标记的配基及其拮抗剂，能与相应受体特异结合而显示受体的部位及其功能状态。^{123}I-MIBG 心肌受体显像用于评价心脏神经受体分布。心肌缺血、栓塞和其他心脏病会导致心肌儿茶酚胺耗竭，这样便可被^{123}I-MIBG 检出，所有异常区域显示放射性稀疏，心肌病患者的放射性滞留时间短，心肌收缩功能降低，心肌充血不足。测定心脏的 MIBG 摄取是去甲肾上腺素神经元摄取功能的一项指标，对心力衰竭患者有监测预后价值，而且有利于对心衰患者的心脏移植手术作出决策，并可评价多种疾病如糖尿病、高血压心脏肥大、肿瘤及冠心病等患者的心脏交感神经功能。当患心肌缺血、梗死和其他心脏疾病时，由于心肌的儿茶酚胺储备减少，用 SPECT 测定所有心肌异常区对^{123}I-MIBG 的摄取都低于正常值（图 15-8）。还可早期预测扩张性心肌病患者经 β 受体阻断剂治疗的效果。

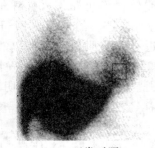 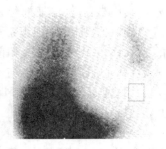

a. 正常对照　　　　　　　　　b. 急性心肌炎

图 15-8　注射^{123}I-MIBG 4h 后 SPECT 心脏神经递质显像（前位）

2. 肿瘤

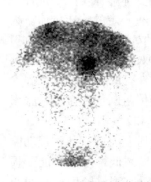

图 15-9　右肾上腺嗜铬细胞瘤（后位）

（1）嗜铬细胞瘤的定位诊断：嗜铬细胞瘤起源于肾上腺髓质、交感神经节或其他部位的嗜铬组织，可释放大量儿茶酚胺，在临床上引起阵发性血压升高。本病在高血压患者中约占 0.1%。80%～90%的嗜铬细胞瘤位于肾上腺髓质，单侧多见。异位的嗜铬细胞瘤多位于腹主动脉旁，也可见于肾门、膀胱、颈胸椎旁以及肺、脑等处。手术切除是治疗本病的主要方法。肾上腺髓质显像主要用于嗜铬细胞瘤的定位诊断，在此方面具有重要的应用价值，尤其是对异位嗜铬细胞瘤的定位诊断。嗜铬细胞瘤由于摄取 MIBG 增多，在影像上表现为放射性异常浓聚，在肾上腺髓质显像中肾上腺部位出现团状放射性异常增浓影像（图 15-9），可诊断本病。若在肾上腺以外身体其他部位出现团状浓聚影，排除正常脏器影像的可能后，可诊断异位嗜铬细胞瘤。该检查诊断嗜铬细胞瘤的灵敏度在 90%左右，特异度为 97%～100%，准确度可达 95%以上。CT 和超声检查诊断肾上腺内嗜铬细胞瘤的价值也较高，但对于异位嗜铬细胞瘤的诊断则比较困难。虽然肾上腺髓质显像所得的肾上腺影像不如 CT 和超声等其他影像学检查的图像清晰，但它能在形态学的基础上提供很多功能信息以补充单纯形态学检查的不足。因此，肾上腺髓质显像是诊断嗜铬细胞瘤的首选检查方法。

（2）恶性嗜铬细胞瘤转移灶的诊断：恶性嗜铬细胞瘤约占嗜铬细胞瘤的 10%，其转移灶好发于骨骼、肝、肺以及淋巴结等处，也可以摄取 MIBG，肾上腺髓质显像中表现为异常放射性浓聚，故利用$^{131}I-MIBG$ 或$^{123}I-MIBG$ 全身显像有助于发现身体各部位的转移灶。该方法在恶性嗜铬细胞瘤转移灶的定位和定性诊断方面价值明显优于 CT 和超声检查。

（3）交感神经母细胞瘤和交感神经节细胞瘤的诊断：除嗜铬细胞瘤外，一些含有肾上腺素受体的肿瘤（如交感神经母细胞瘤、交感神经节细胞瘤等）亦可摄取放射性碘标记的 MIBG 而显影。其中交感神经母细胞瘤的阳性率较高，诊断的准确度近似于嗜铬细胞瘤，全身显像还可以发现其转移性病灶。交感神经节细胞瘤的阳性率相对较低，仅有 50%，该检查不作为首选方法。

七、$^{111}In-OCT$

（一）引言

许多人类肿瘤如类癌、舒血管肠肽（VIP）瘤、胰岛瘤、胰高血糖素瘤、胃泌素瘤、乳腺癌、恶性淋巴瘤（霍奇金和非霍奇金淋巴瘤）、小细胞肺癌和许多其他肿瘤均显示出对生长激素抑制素受体（SST-Rs）的高密度表达。故用放射性核素标记生长激素抑制素及其类似物可以实现肿瘤受体显像。1968 年，Krulich 等在测定大鼠下丘脑生长激素释放因子（growth hormone releasing factor，GHRF）分布的过程中，发现了一种抑制生长激素释放的物质。次年 Hellman 等在猪胰岛提取物中又发现了一种能抑制胰岛释放胰岛素的因子。后来大量研究证实二者为同一物质，均为存在于下丘脑和胰腺的一种环型肽，1972 年正式命名为生长激素抑制素（somatostatin，SST）。近年来，经组织切片受体放射自显影和组织匀浆体外结合分析证明，SST 的各种生理作用都是和与特异性高亲和力受体结合有关。现在，已经克隆了 5 种 SST-R 亚型（$S_1 \sim S_5$），并知道了它们的特征。研究发现，除外 SST 正常靶组织分布，垂体腺瘤、脑膜瘤、乳腺癌、星形细胞瘤和少突神经胶质瘤、成神经细胞瘤、成神经管细胞瘤、嗜咯细胞瘤、小细胞肺癌以及产生激素的胃肠道肿瘤，如胰岛瘤、胰高血糖素瘤、舒血管肠肽瘤、胃泌素瘤和类癌瘤等均含有高密度 SST 受体。SST 及其类似物对这类肿瘤具有良好的治疗作用。利用 SST 及其类似物的放射性标记物进行肿瘤受体显像已有理论基础，若用发射 β 射线的适当核素进行标记，有望发展新型的 SST-R 介导靶向放、化疗双向药物，对 SST-R 阳性的肿瘤进行治疗。人体各类各型肿瘤表达 SST-R 亚型的模式各异，以研究资料较多的垂体腺瘤为例，1995 年 Gregory 等用反转录-聚合酶链反应（RT-PCR）对 32 例垂体腺瘤的 SST-R 5 种亚型 mRNA 进行检测，大部分病例均表达 S_1、S_2、S_5 3 种亚型，尤以 S_2 的表达率分别为 84% 和 69%。同年 Smiljka 等采用同法检测 46 例乳腺癌中 $S_1 \sim S_4$ 亚型表达，观察到 46 例均表达 S_2（100%），S_1 和 S_3 的表达率相同（72%，33/46 例），S_4 的表达率为 35%（16/46 例）。大量研究表明，大多数肿瘤以表达 S_2 和 S_1 为主，S_2 表达的密度最高，故常采用与 S_2 具有选择性优势结合的生长激素抑制素类似物（somatostatin analogue，SSA）来做抑瘤生长试验。SST 是一个环状多肽，主要有两种结构形式（SST-14 和 SST-28），对许多生理功能有抑制效应，作用机制是通过抑制敏感细胞中 cAMP 的合成，并对膜离子运输有重要影响，包括膜的超级化、K^+ 丧失增加、Ca^{2+} 流入减少，均分别通过膜的喹宁-核苷酸相互作用所介导，从而导致某些肿瘤缩小和分泌减少。SST 的最确切的生物功能就是它对许多激素分泌的抑制效应，包括生长激素、促甲状腺激素、胰岛素、胰高血糖素、VIP、胃泌素、5-羟色胺和降钙素，此外，SST 还抑制多种肿瘤细胞的生长和增殖。它正常存在于脑、胃肠道和胰腺。

生长抑素受体已经在许多细胞和神经内分泌起源的肿瘤上被发现，如垂体前叶的生长激素细胞和胰岛细胞瘤。一些不是经典认为的神经内分泌起源的细胞和肿瘤，如激活的淋巴细胞、淋巴瘤和乳腺癌，多可能存在这些受体。

临床上常用的奥曲肽（octreotide，OCT）是一个由 8 个氨基酸组成的环状化合物，又称 SMS201-995（简称 SMS），其抑瘤效应明显高于天然的 SST-14 的 2000 倍。另外两种抑瘤效应更强的 SSA 分子结构也是环状 8 肽，被命名为 RC-160 和 RIM-23014C，它们在小细胞肺癌（small cell lung carcinoma，SCLC）细胞株（NCI-H69）接种的动物模型上，表现出明显的疗效。目前 RIM-23014C 已在法国批准使用，在美国已进入 III 期临床试验。大量研究结果表明，生长抑素类似物奥曲肽已经显示具有与肿瘤组织和非肿瘤组织的生长抑素受体均能结合的能力，且标记物有相对较长的有效半衰期，静脉注射 ^{111}In 标记并用二乙三胺五乙酸（DTPA）作为偶联剂的 ^{111}In-DTPA-D-Phe^1-OCT 24～48 h 后，影像中病变部位明显可见异常放射性浓聚灶，即标记的这种生长抑素类似物仍能有效地显示与肿瘤的生长抑素受体的特异性结合。由于显像剂经肾清除，血中放射性本底较低。

（二）显像方法

1. 显像剂制备：^{111}In 的首选剂量（^{111}In 标记的奥曲肽，至少为 10μg）大约为 200 MBq。使用这样一个剂量就可进行 SPECT 检查，这种显像方法增加探测奥曲肽受体表达组织的敏感度，且能得到比平面显像更好的解剖图像。

2. 患者准备：患者无需特殊准备。

3. 采集条件：利用配备中能、平行孔准直器的大视野 γ 相机就可得到平面和 SPECT 图像。脉冲高度分析窗的窗位集中在 ^{111}In 是光子峰值（172 keV 和 245 keV），窗宽为 20%。来自两个窗宽的数据都进入到相应采集的资料中（帧）。

（1）模拟成像的单头 γ 相机前位和后位平面显像

头颈部显像（包括侧位）：预先设置 300 K 计数或注射 24 h 后每帧采集 15 min，注射 48 h 后预置15 min（约 200 K 计数）。

躯体局部显像：胸部包括尽可能小范围的肝和脾组织，将胳膊上举暴露肩膀和腋窝以探测腋窝的淋巴结转移；腹部包括肝、脾、肾的上腹部和下腹部；采集 500 K 计数（或 15 min）。

数字化成像的单头或双头 γ 相机显像采集参数为：矩阵 256×256；预先设置 15 min 显像；上、下腹部影像在低浓度和高浓度放射性设置的情况下均可显示，身体其他部位的影像在最适低放射性水平可显示。

（2）SPECT 显像

单头 SPECT 采集条件：60 个投影面，矩阵 64×64，每个投影面至少需要 45～60 s；

双头 SPECT 采集条件：进 60 步，每步进 6°，矩阵 64×64，每步至少需要 30 s；

三头 SPECT 采集条件：进 40 步，每步 3°，矩阵 64×64，每步采集时间至少需要 30 s（头部 SPECT 需 45 s）。

对原始数据用 Wiener 或 Metz 滤波函数法进行 SPECT 分析，处理后的数据再通过 Ramp 法进行重建。

如果获得平面影像预先设置的计数所需的时间比较短，特别是在影像区域内存在相对较高的放射性浓聚的组织（如腹部器官）或已知被检查的肿瘤类型存在较低的受体密度，如乳腺癌和淋巴瘤，那么，为了显示较小的病变或是生长抑素受体密度较低的病变必须增加或延长计数时间（每个平面图像计数 15 min）。上述提到的对于单头照相机行平面显像时每个图像的计数时间也适用于双头照相机行全身平面显像的持续时间，如由头部到骨盆需要至少40 min 或采用 3 cm/min 的最大速度进行显像。通常，采集的计数越多，探测或定位配基与受体特异性结合的效果就越好。

平面和 SPECT 研究宜在放射性药物注入 24 h 后进行。在 24 h 和 48 h 的平面显像可以采用相同的显像程序。当 24 h 显像观察到腹部的放射性浓聚时，48 h 后进行重复显像是非常必要的，减少肠道放射性干扰。

（三）临床应用研究及意义

1. 肿瘤受体阳性显像：临床上应用常规的 X - CT 和 MRI 对肿瘤进行诊断、分期的实用价值已得到充分肯定。然而，当患者患有小的肿瘤，尤其是位于腹部的病变，CT 或 MRI 为低敏感度，结果分析时常会遇到困难。最近，研制和开发了 OCT 即一种新的核医学显像放射性药物，使用这种放射性标记的多肽类似物配基为实现多肽受体的显像（peptide receptor scintigraphy，PRS）开辟了新的途径。X 线、CT、MRI 都主要提供形态解剖信息；而 PRS 能提供肿瘤的生理特性的概况，这是一个受欢迎的诊断性医疗新技术，能补充和提供有用的信息，主要临床应用如下。

（1）单独组织的增大（如淋巴结）并不表明肿瘤的扩散或存在，但这类组织中某种多肽受体阳性摄取可能支持肿瘤的存在。

（2）应用常规形态解剖成像技术对治疗期间的病变进行监测，尤其是对治疗后的肿瘤组织细胞是否存活、复发或坏死及瘢痕形成的估测有一定的限制。而用 PRS 监测多肽受体状态能探测到肿瘤病灶，并能进行定位、定性和定量诊断，进一步为临床医生提供重要的治疗决策信息。

（3）影像示多肽受体的存在可用于监测疗效。

（4）临床上可根据多肽受体的存在或缺乏程度来决定治疗方案，这或者是由于受体摄取的强度与肿瘤的组织学分期有关，或者是由于可得到与这些受体结合的多肽类似物的有效的治疗。

（5）最后，随着发射 β 粒子放射性核素标记的多肽类似物的研制成功，可能会导致进行诊断性多肽显像后接着进行放射核素内照射治疗。

第一个成功应用于体内的多肽类似物是放射性核素标记的生长抑素类似物即 $[^{111}In - DTPA - D - Phe^1] - OCT$。由于生长抑素受体显像（somatostain receptor scintigraphy，SRS）的潜在重要性和可行性，已获得日益增多的大量临床试验验证，并取得了巨大成就。

一组 2000 例患者进行了 SRS 检查，体内显像的结果与体外 $^{125}I - Tyr^3 - OCT$ 放射自显影所示的肿瘤的生长抑素受体结合位点非常一致。结果表明，此检测技术对肿瘤的诊治具有重要作用，所有受检者均无明显副作用，多数患者在检查期间主诉腹部不适都为检查前使用泻药所致。

许多人类肿瘤如类癌、舒血管肠肽瘤、胰岛瘤、胰高血糖素瘤、胃泌素瘤、乳腺癌、恶性淋巴瘤（霍奇金和非霍奇金淋巴瘤）、小细胞肺癌（SCLC）和许多其他肿瘤均显示出对生长抑素受体（somatostatin receptors，SRS）的高密度表达。故用放射性核素标记生长抑素配基及其类似物可以实现肿瘤受体显像（图 15 - 10）。研究发现，除外 SST 受体正常靶组织分布，垂体腺瘤、脑膜瘤、乳腺癌、星形细胞瘤和少突神经胶质瘤、成神经细胞瘤、成神经管细胞瘤、嗜铬细胞瘤、SCLC 以及产生激素的胃肠道肿瘤，如胰岛瘤、胰高血糖素瘤、舒血管肠肽瘤、胃泌素瘤和类癌瘤等均含有高密度 SST 受体，为肿瘤受体显像奠定了理论基

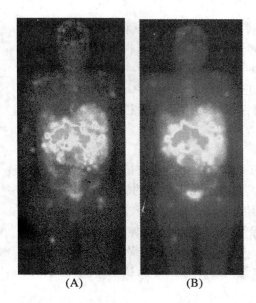

础。SST 对许多生理功能有抑制效应，作用机制是通过抑制敏感细胞中 cAMP 的合成，并对膜离子运输有重要影响，包括膜的超级化、K$^+$丧失增加、Ca^{2+}流入减少，均分别通过膜的喹宁-核苷酸相互作用所介导，从而导致某些肿瘤缩小和分泌减少。SST 最确切的生物功能就是它对许多激素分泌的抑制效应，包括生长激素、促甲状腺激素、胰岛素、胰高血糖素、VIP、胃泌素、5-羟色胺和降钙素，此外，SST 还抑制多种肿瘤细胞的生长和增殖。

SST 受体显像剂包括^{123}I 或^{111}In - OCT、^{111}In - mauritius（lanreotide）、^{99}Tc^m 标记的 sandostatin、RC-160（vapreotide）、P587 与 P829（derpeotide）等。静脉注射^{111}In 标记并用 DTPA 作为偶联剂的^{111}In - DTPA - D - Phe^1 - OCT 24~48 h 后，影像中病变部位明显可见异常放射性浓聚灶，即标记的这种生长抑素类似物仍能有效地显示与肿瘤的生长抑素受体的特异性结合。由于显像剂经肾清除，血中放射性本底较低。^{111}In - DTPA - D - Phe^1 - OCT 是一个对生长抑素受体阳性肿瘤显像有巨大潜能的新药，SST-R 对定位神经内分泌肿瘤的敏感度非常高。SST-R 显像主要应用于诊断以下类型的肿瘤：①神经内分泌肿瘤；②神经系统肿瘤；③淋巴瘤；④其他：乳腺癌、肾癌及 SCLC 等。在神经内分泌肿瘤中，SST-R 显像对生长激素分泌型与无功能垂体腺瘤、胃泌素瘤、类癌、甲状腺髓样癌、原发 SCLC、成神经细胞瘤、嗜铬细胞瘤及副神经节瘤具有较高的诊断灵敏度，而对 Cushing 征、垂体前叶激素瘤、胰岛素瘤及 SCLC 转移灶灵敏度较低。在非神经内分泌肿瘤中，SST-R 显像对脑膜瘤、星形细胞瘤、乳腺癌及霍奇金淋巴瘤诊断灵敏度较高，而对非霍奇金淋巴瘤的灵敏度低于霍奇金淋巴瘤。Shi 等报道，SST-R 显像对神经内分泌肿瘤，尤其是骨与淋巴结转移灶的诊断灵敏度高于 CT 与 MRI。在许多种类的神经内分泌肿瘤，SST-R 对肿瘤的定位诊断、分期和分级或者就患者生活质量、治疗决策和效价比研究而言都是非常有价值的。研究结果表明，SST-R 对患类癌、胃泌素瘤、副神经节瘤、SCLC 和一些特殊的胰岛素瘤诊断具有独特的优势，而 SST-R 对患其他肿瘤的患者，如乳腺癌、恶性淋巴瘤或肉芽肿性疾病方面的实用价值尚需进一步确定。SST-R 显像不仅可应用于肿瘤的诊断、分期与预后评价，而且在肿瘤导向手术及奥曲肽治疗疗效评估中也具有重要价值。

有学者使用^{111}In - OCT 检测胃肠胰腺内分泌肿瘤，其结果显示诊断敏感性达 75%，特异性为 100%，阳性预测值为 100%，阴性预测值为 63%，总准确率为 82%。受体显像在提高小病灶的检出率及常规检查阴性转移灶的检出率上，显示出独特的优越性。^{111}In - OCT 在检测 SCLC 方面具有极高的灵敏度，所有的原发灶均显像阳性。因此认为^{111}In - OCT 受体显像是一种可靠的、无侵袭性的诊断 SCLC 原发灶及其转移灶的技术，可以成为 SCLC 患者治疗前期不可替代的检查方法。另外，^{111}In - OCT 在诊断分化型甲状腺癌的无功能转移灶方面具有较高的价值。在 23 例伴有无功能转移灶的分化型甲状腺癌患者中，分别行

^{111}In-OCT 显像和^{131}I 全身显像。结果表明,^{131}I 全身显像阴性的患者,其^{111}In-OCT 显像的敏感性比^{131}I 全身显像有轻度摄取灶的患者更高,而且^{111}In-OCT 摄取量不同的患者 10 年存活率明显不同。因此认为,^{111}In-OCT 显像可作为分化型甲状腺癌的无功能转移灶检测的重要工具。

一方面,由于 SST-R 在肝、脾、肾等正常组织以及白细胞中亦有高表达,因此,肝、脾、肾等正常组织及炎症部位可出现 SST-R 显像假阳性;另一方面,由于不同肿瘤中受体表达量、受体分布、受体亚型以及血循环中生长激素释放抑制素水平的较大差异,可导致显像结果的差异,故结果判断时应去伪存真。

近年来已有^{99}Tc^{m}-OCT 诊断甲状腺髓样癌的临床应用报道。最近,^{99}Tc^{m}-P829 的研究结果证实其亲肿瘤配基的有效性,将可能由于廉价而取代^{111}In-DTPA-D-Phe^{1}-OCT。

2. 肿瘤受体介导靶向治疗应用研究:目前用得较多的 β 核素有^{90}Y、^{131}I、^{161}Tb、^{186}Re 及^{188}Re。有人用^{188}Re 直接标记生长抑素类似物 RC-160 期望替代用螯合基团搭桥的间接标记法,所形成的金属-配位肽,使其与受体结合的空间拓扑学关键结构得到良好保留。鉴于^{188}Re 具有优良的放疗物理性能($E_\beta = 780$ keV,$T_{1/2} = 16.9$ h),伴随 β 粒子发射的 γ 射线的 $E\gamma = 155$ keV(丰度 15%),有助于对瘤摄取量进行原位监测和剂量估算。无载体的^{188}Re-NaReO$_4$ 可用^{188}W/^{188}Re 发生器生产。^{188}W 的 $T_{1/2} = 69$ 天,故具有较长的使用寿命来保证所需^{188}Re 活度水平。德国波恩大学 Zamora 等报道用^{188}Re-RC-160 对前列腺癌、乳腺癌和 SCLC 3 种人移植癌的裸鼠抑瘤研究发现瘤体明显缩小和消退,并观察到局部给药 > 60 Gy 为有效剂量。瘤内注射可使^{188}Re 活性在瘤体保留高达 10%ID/g,比静脉注射约(0.1%ID/g)提高 100 倍,且局部注射的^{188}Re 在全身其他主要脏器(心、肝、骨等)内的滞留量甚低,毒副反应不明显。上述结果表明,^{188}Re-RC-160 是人类有 SST-R 高密度表达的肿瘤局部核素内照射治疗的理想遴选药物。

Virgolini 等报道使用^{123}I 标记的血管活性肠肽(^{123}I-vasoactive intestinal peptide,^{123}I-VIP)对神经内分泌肿瘤和腺癌进行了成功显像。使用^{123}I 标记多肽的恼人之处就是存在相对较高的本底,特别在胸部,临床上要求^{123}I 和 VIP 的高度纯化是目前这种显像广泛应用的主要限制因素。然而,用^{111}In 标记的螯合的 VIP 的类似物可能会改变这种被限制的状况。

Van Hagen 等报道对有自身免疫性疾病患者注入^{111}In 标记的螯合的 P 物质类似物后与胸腺有关的自身免疫性疾病的显像研究。估计这种放射性药物将可能用于研究胸腺与免疫有关疾病。在不同的肿瘤组织中也发现 P 物质受体,特别是恶性胶质瘤和甲状腺髓样癌(MTC);而且体外试验已证明各种肿瘤存在胆囊收缩素-B 受体,特别是在 MTC,这些发现为体内多肽受体显像的进一步发展提供了客观依据。

除了放射性标记多肽在神经内分泌和上皮肿瘤以及肉芽肿性疾病的诊断和分级分期方面的应用外,它可能在其他方面也有重要的临床意义。注入^{111}In-DTPA-D-Phe^{1}-OCT 后,肿瘤病灶可由外科医生通过一个可在术中应用的探测器或可移动的照相机进行探测,这对检出有较高受体密度的微小肿瘤病灶尤其有意义,如胃泌素瘤。

多肽受体显像未来的发展可能是多肽受体放射性核素治疗。^{111}In-DTPA-D-Phe^{1}-OCT 大剂量的放射性核素治疗正在进行 I 期临床试验研究。6 例神经内分泌肿瘤的晚期患者,每个患者均给予累积照射剂量达 53 GBq 的核素内照射治疗,最初的评估资料表明其对激素的产生和抗增殖效应均具有明显的作用。一组对 21 例未经治疗的进展期肿瘤患者给予

20 GBq 累积剂量治疗，结果显示 6 例患者的肿瘤组织因受到辐射生物效应而被抑制或破坏，8 例患者病情稳定，其他 7 例患者肿瘤病变仍在进展中。在有些患者身上观察到经放射性核素内照射治疗后的肿瘤病灶明显被抑制或破坏，可能归因于俄歇电子或转换电子内照射所致。由于 ^{90}Y 无法通过足够稳定的形式与 DTPA 连接，因此最近又发展了 [DOTA^0，D - Phe，Tyr^3] 奥曲肽 (DOTATOC)。由于 ^{90}Y 是 β 发射体，粒子发射的范围和组织穿透力大于 ^{111}In 标记的偶联多肽，因此预计 ^{90}Y - DOTA -偶联生长抑素类似物应用于治疗更有前途，且它与肽类化合物连接非常稳定。^{90}Y - DOTATOC 和 ^{111}In - DOTATOC 在小鼠试验的摄取比较研究表明，注入 ^{90}Y - DOTATOC 后，肾的放射性摄取明显低于注入 ^{111}In - DOTATOC 后肾的摄取，而注入 ^{90}Y - DOTATOC 后与生长抑素受体阳性器官和肿瘤组织的结合力更高。

另外有研究显示，生长抑素受体阳性器官和肿瘤的 ^{111}In - DOTATOC 放射性摄取比 ^{111}In - DTPA - D - Phe^1 - OCT 的摄取要高。比较 ^{111}In - DOTATOC 和 ^{86}Y - DOTATOC 摄取的实验性研究和在同一组患者使用 ^{90}Y - DOTATOC 治疗效果的研究已经开始，且预计将得到在注射 ^{90}Y - DOTATOC 后器官放射剂量的确切资料。

由此可见，^{111}In - DOTATOC 的体内分布和排泄形式与 ^{111}In - DTPA - D - Phe^1 - OCT 类似，且对生长抑素受体阳性器官和大多数肿瘤摄取 ^{111}In - DOTATOC 要高于 ^{111}In - DTPA - D - Phe^1 - OCT。假设 ^{90}Y - DOTATOC 显示了与 ^{111}In - DOTATOC 类似的摄取形式，那么它将是对生长抑素受体阳性肿瘤患者进行多肽受体放射治疗的一个非常好的放射性药物。其他 ^{90}Y - DOTA -偶联多肽类似物预计将在不远的将来得到迅速发展，且这将导致可依据诊断性显像获得的肿瘤多肽受体的位点，将应用不同的肽类似物以混合的形式对每位患者进行多肽受体介导靶向放射治疗。

由于 ^{99}Tc^m 是核医学诊断的理想核素，因此近几年来，人们做了大量用 ^{99}Tc^m 标记 SST-R 的实验研究。最近，已经证明一个新的 SST-R 类似物 P829 能用 ^{99}Tc^m 标记。最初的 ^{99}Tc^m - P829 的研究已经表明了这种新的亲肿瘤配基的有效性。可以推测这种配基将可能由于廉价而取代 ^{111}In - DTPA - D - Phe^1 - OCT。由于 ^{111}In - DTPA - D - Phe^1 - OCT 不能识别肿瘤细胞上的所有 SST-Rs，因此需要发展新的具有更广泛受体特异性的放射性标记的 SST-R 类似物。

最近，文献报道了一个叫做 mauritius 的通用 SST - R 亚型（S$_2$～S$_5$）结合配基"lanreotide"。Mauritius 对 S$_3$ 和 S$_4$ 的高亲和力使那些不能被 ^{111}In - DTPA - D - Phe^1 - OCT 显像探测的肿瘤（如腺癌）成为可能。由于应用 ^{111}In - mauritius 显像检出神经内分泌肿瘤和腺癌得到了令人振奋的初步结果，^{90}Y - mauritius 已经被应用于肿瘤治疗。预计使用 ^{90}Y - mauritius 的受体介导靶向放射治疗对那些给予常规治疗无反应的患者将是一个有效的治疗方法。

第五节　展望与思考

近年来，生物医学领域在分子医学水平上探讨受体功能及其生物学作用，并用于诊断治疗与受体有关的疾病，是国际上医学科学领域研究的前沿，是 21 世纪神经核医学研究的一个开拓性的新的领域，因而神经递质和受体显像富有广阔的前景。然而，脑内受体含量仅为皮摩尔水平，因此神经递质和受体显像首要解决的问题是：

1. 制备具有高亲和力、高特异性、高比活度理想的放射性配基。国内标记配基的研究尚以仿制为主，至今没有自主开发的经国家药品监督管理局（state drug administration, SDA）批准投入临床使用的放射性受体显像剂，有待于放射化学、药学、放射生物学和核医学专业人员共同努力，研制新的受体显像剂，包括研制放射性核素锝标记的配基。

2. 深入受体理论研究，基础紧密结合临床。受体及受体亚型种类繁多，表现在很多疾患中存在同一受体或一种疾患中存在几种受体密度、亲和力和效力发生变化，有交叉现象，给诊断带来困难。要充分发挥各大院校、研究所和具有科研条件的医院的积极性，深入受体基础研究，弄清正常人和各种神经精神性疾患的神经受体分布、亲和力和效力的变化，并建立适合受体显像的生理数学模型和方法等。

3. 发展标记配基的放射性核素。放射性标记首先要选择适中或理想的放射性核素，选用标记配基的放射性核素应根据研究目的和所在单位条件而定。体外研究和动物放射自显影宜选用 ^{125}I 或 ^3H，活体 SPECT 断层显像和功能探讨宜选用 ^{123}I 和 $^{99}Tc^m$，^{131}I 由于其物理性能差（半衰期长，能量高，辐射损害大）已基本不用；^{123}I 物理性能很好，易于标记生物活性物质，是目前用以标记配基进行 SPECT 显像的最主要的核素，^{123}I 标记的受体显像剂很多，应用广泛。^{111}In 标记的配基也是今后的一个发展方向。^{11}C、^{18}F 和 ^{76}Br 等正电子核素标记配基的 PET 神经递质显像比 SPECT 具有绝对优势。国内 PET、PET/CT 已有 130 台，医用加速器近 70 台，并呈逐年增加趋势，发展 ^{18}F 正电子核素标记配基是一个方向。根据我国国情，SPECT 神经递质和受体显像的临床应用更易于推广，因此，^{123}I 和 ^{111}In 是关键。这就要求同位素生产单位使加速器生产正规化、商品化，保证符合药典要求的 ^{123}I 和 ^{111}In 供货。鉴于 ^{99m}Tc 具有优良的放射性核素性质，研制和开发 $^{99}Tc^m$ 标记的受体显像剂在临床上具有广泛的应用前景。

4. 提高图像质量。受仪器分辨率和注射放射性药物剂量限制，核医学功能成像方式获得图像不如 X-CT 和 MRI 解剖成像方式的图像清晰、直观，有时造成诊断上的困难。借助计算机技术将 X-CT、MRI、SPECT 和 PET 图像融合，即统计学参数成像（SPM）和融合成像，提高核医学图像质量，以获得更全面的解剖和功能代谢信息，用以指导立体定向手术是今后值得研究的课题。

5. 抓紧做好新药申报审批工作。一种新药从实验研究到批准上市使用长达数年，鉴于我国至今还未有上市的受体显像剂，因此，对已研究比较成熟的显像剂，务必抓紧申报审批手续，以便今后尽快投入临床研究使用。

6. 深入细致的临床研究。一旦有一个受体显像剂得到 SDA 批准上市使用，要积极组织全国多中心深入开展临床应用研究，成本高造成显像剂昂贵都有可能影响临床常规应用，要勇于克服困难和不断总结经验。

鉴于上述存在的问题，导致目前神经递质和受体显像临床应用报道的病例数不太多，尚缺乏足够工作经验。神经递质和受体显像是一个复杂的过程，涉及多学科知识，有待于解决面临如何研制合成理想的放射性配基直到真正能为临床诊疗解决问题等一系列问题，还要做大量的工作。

（王荣福）

参考文献

1. 王荣福. PET/CT 新技术应用. CT 理论与应用研究，2009，18（4）：9-14.

2. Wehrl HF, Sauter AW, Judenhofer MS, et al. Combined PET/MR imaging-technology and applications. Technol Cancer Res Treat, 2010, 9 (1): 5-20.

3. 王荣福. 分子核医学应用进展. 中国临床影像杂志，2008，19（8）：585-590.

4. 王荣福. 核医学（第 2 版）. 北京：北京大学医学出版社，2009.

5. Meyer JH, Ichise M. Modeling of receptor ligand data in PET and SPECT imaging: a review of major approaches. J Neuroimaging, 2001; 11: 30-39.

6. 王荣福. 核医学神经受体显像. 国外医学·放射医学核医学分册，1998，22（2）：52-55.

7. Brücke T, Djamshidian S, Bencsits G, et al. SPECT and PET imaging of the dopaminergic system in Parkinson's disease. J Neurol, 2000, 247 (Suppl 4): IV/2-7.

8. 王荣福，刘红洁，张春丽. PET 受体显像的研究应用进展. 中国医学影像技术杂志，2006，22（10）：1599-1603.

9. Ambrosini V, Tomassetti P, Franchi R, et al. Imaging of NETs with PET radiopharmaceuticals. Q J Nucl Med Mol Imaging, 2010, 54 (1): 16-23.

10. 王荣福，刘萌. 活体核素示踪神经受体研究进展. 北京大学学报（医学版），2007，39（5）：550-554.

11. Wagner HN, Burns HD, Dannals RF, et al. Imaging DA receptors in the human brain by PET. Science, 1983, 221: 1264-1266.

12. Volkow ND, Fowler JS, Gatley SJ, et al. PET evaluation of the dopamine system of the human brain. J Nucl Med, 1996, 37: 1242-1256.

13. 王荣福. 中枢神经递质和受体显像的研究现状. 同位素，2000，13（4）：227-234.

14. Zhang H, Zheng X, Yang X, et al. ^{11}C-NMSP/ ^{18}F-FDG microPET to monitor neural stem cell transplantation in a rat model of traumatic brain injury. Eur J Nucl Med Mol Imaging, 2008, 35 (9): 1699-1708.

15. Schmitt GJ, Meisenzahl EM, Frodl T, et al. Increase of striatal dopamine transmission in first episode drug-naive schizophrenic patients as demonstrated by [(123) I] IBZM SPECT. Psychiatry Res, 2009, 173 (3): 183-189.

16. 王荣福，林景辉. 核医学. 北京：北京大学医学出版社，2004.

17. Liao CH, Ling Z, Chou CH, et al. Involvement of nigrostriatal pathway in Japanese encephalitis with movement disorders: evidence from ^{99}Tc^m-TRODAT-1 and ^{123}I-IBZM SPECT imagings. Mol Imaging Biol, 2010, 12 (1): 9-14.

18. 王荣福，李少林. 核医学. 北京：人民卫生出版社，2008，27-40.

19. 王荣福. 多巴胺能神经递质及受体显像的临床研究和应用进展. 国外医学·放射医学核医学分册，2000，24（2）：59-61.

20. 王荣福. 核素示踪分子功能检测及靶向治疗应用现状. 原子能科学技术，2008，42（增刊）：280-285.

21. Greenblatt DY, Shenker Y, Chen H, et al. The utility of metaiodobenzylguanidine (MIBG) scintigraphy in patients with pheochromocytoma. Ann Surg Oncol, 2008, 15 (3): 900-905.

22. 王荣福，李少林. 核医学教师用书. 北京：人民卫生出版社，2008.

23. Virgolini I. Receptor nuclear medicine: VIP and somatostatin receptor scintigraphy for diagnosis and treatment of tumor patients. Eur J Clin Invest, 1997, 27: 793-800.

24. 王荣福，张春丽. 肿瘤受体显像. 国外医学·放射医学核医学分册，2000，24：124-127.

25. Cascini GL, Cuccurullo V, Mansi L. et al. The non tumour uptake of ^{111}In-octreotide creates new clinical indications in benign diseases, but also in oncology. Q J Nucl Med Mol Imaging, 2010, 54 (1): 24-36.

26. Gambini JP，L pez Lerena JJ，Quagliata A，et al. $^{99}Tc^m$-HYNIC octreotide in neuroblastoma. Ann Nucl Med，2008，22（9）：817 - 819.

27. 王荣福. 现代核医学技术. 标记免疫与临床，2008，15（6）：337 - 339.

28. Gabriel M，Oberauer A，Dobrozemsky G，et al. 68Ga-DOTA-Tyr3-octreotide PET for assessing response to somatostatin-receptor-mediated radionuclide therapy. J Nucl Med，2009，0（9）：1427 - 1434.

29. Milardovic R，Corssmit EP，Stokkel M. Value of ^{123}I-MIBG Scintigraphy in Paraganglioma. Neuroendocrinology，2010，91（1）：94 - 100.

30. 王荣福，于明明. PET/CT 在肿瘤的临床应用价值. 肿瘤学杂志，2009，15（1）：73 - 75.

腺苷受体放射配基结合分析
（Adenosine receptor-RBA）

腺苷是细胞的正常成分，它是由一磷酸腺苷（AMP）经 $5'$-核苷酸酶水解去除磷酸根而形成的。腺苷再经腺苷脱氨酶（Adenosine deaminase）生成肌苷。

腺苷具有多种生物学功能，它与免疫、血小板凝聚、心血管功能、肾功能都有关系。腺苷及其衍生物能抑制中枢神经元的电活动，起抑制性神经调节作用，是脑内一种重要的活性物质。

腺苷的生物学作用主要由腺苷受体介导。腺苷受体分为两类，一类处于细胞表面的受体称为 R 受体，另一类存在于细胞内侧环化酶的催化亚单位上，称为 P 受体，其生理功能不清。细胞表面的腺苷受体属于 7 次跨膜 G 蛋白偶联受体，分子量为 34 000～45 000。此类腺苷受体又可分四个亚型，即 A_1、A_{2A}、A_{2B}、A_3。腺苷 A_1 受体与 $G_{i/o}$ 蛋白偶联，A_1 受体激活后，抑制腺苷环化酶活性，减少 cAMP 生成，会激活 K^+ 通道，使某些电压依赖性 Ca^{2+} 通道失活。腺苷 A_2 受体与 G_s 蛋白偶联，A_2 受体激活后，激活腺苷环化酶活性，增加 cAMP 生成，可能使某些电压依赖性 Ca^{2+} 通道激活。

不同亚型受体具有不同的选择性激动剂和拮抗剂，偶联不同的 G 蛋白，详情见下表：

腺苷受体的亚型	A_1	A_{2A}	A_{2B}	A_3
选择性激动剂	CCPA	CGS21680	……	AB-MECA
选择性拮抗剂	DPCPX	SCH58261	……	MRS1220
放射性配基	[^{3}H]-CCPA	[^{3}H]-CGS21680		[^{125}I]-AB-MECA
	[^{3}H]-DPCPX	[^{3}H]-SCH58261		
偶联 G 蛋白	$G_{i/o}$	G_s	G_s	$G_{i/o}$

另外，还发现咖啡因和茶碱对大脑中的 A_1、A_{2A} 受体也都有拮抗作用。

腺苷 A_1 受体结合分析

【材料与试剂】

1. CHO-NAX2 细胞。

2. 含 10% 胎牛血清且不含抗生素的 DMEM 培养液。

3. PBS/EDTA 缓冲液（NaCl 138mmol/L，KCl 2.7mmol/L，$Na_2HPO_4 \cdot 2H_2O$ 12.9mmol/L，KH_2PO_4 1.5mmol/L，pH 7.45）。

4. 冲洗液缓冲液（50mmol/L Tris，1mmol/L EDTA）。

5. Tris-EDTA 结合反应缓冲液（50mmol/L Tris-HCl，1mmol/L EDTA pH 7.4，0.01% Triton X-100，1U/ml 腺苷脱氨酶）。

6. 0.3% 聚乙烯亚胺（polyethyleneimine）。

7. [^{3}H]-DPCPX（NEN research products）：120Ci/mmol。

【方法】

1. 细胞培养：CHO-NAX2 细胞是用人脑腺苷 A_1 受体的 cDNA 转染 CHO-K1 细胞，能稳定表达腺苷 A$_1$ 受体，用含 10% 胎牛血清且不含抗生素的 DMEM 培养液，在 75cm^2 培养皿中培养。

2. 细胞膜制备：CHO-NAK2 细胞用 PBS/EDTA 缓冲液处理，将贴壁细胞刮下，细胞悬浮在冰冷的 Tris-EDTA 结合反应缓冲液中，并用玻璃匀浆器匀浆，20 000×g 离心 15min，弃上清，沉淀用 Tris-EDTA 缓冲液悬浮，配成 2mg 膜蛋白/ml 浓度的溶液。

3. 腺苷 A$_1$ 受体结合反应：在 0.2ml Tris-EDTA 结合反应缓冲液中加 100μg 膜蛋白、0.5～8nmol/L ［^{3}H］-DPCPX，非特异结合管加 5mmol/L 茶碱，室温反应 90min 后，玻璃纤维滤纸（事先用 0.3% 聚乙烯亚胺处理 1h）抽滤反应混合物，并用 10ml 冰冷的冲洗液冲洗，滤纸红外灯烘干，液体闪烁计数器测量放射性。

4. 膜蛋白定量：膜制剂用 0.5mol/L NaOH 消化，采用染料比色法定量蛋白。

腺苷 A$_{2A}$ 受体结合分析

【材料与试剂】

1. 稳定表达腺苷 A$_2$ 受体的 CHO 细胞。

2. α-MEM 培养液（含 10% 胎牛血清，2mmol/L L-谷氨酰胺，50U/ml 青霉素，50μg/ml 链霉素，500μg/ml geneticin）。

3. 50mmol/L Tris-HCl，pH 7.4。

4. Tris-EDTA 结合反应缓冲液（50mmol/L Tris-HCl，1mmol/L EDTA，0.01% Triton X-100，1U/ml 腺苷脱氨酶，pH 7.4）。

5. 腺苷脱氨酶（2U/ml）。

6. 10μmol/L NECA。

7. ［^{3}H］-SCH58261（比活度：68.6Ci/mmol）。

【方法】

1. 细胞培养：用人腺苷 A$_2$ 受体的 cDNA 转染 CHO 细胞，能稳定表达腺苷 A$_2$ 受体，细胞在无核苷酸、含 10% 胎牛血清、2mmol/L L-谷氨酰胺、50U/ml 青霉素、50μg/ml 链霉素、500μg/ml geneticin 的 α-MEM 培养液，37℃、5% CO$_2$ 中培养。

2. 细胞膜制备：细胞经传代培养，先用 PBS 洗两次，胰酶消化，活细胞在 95% 以上，200×g 离心 5min，沉淀细胞悬浮在 10ml 50mmol/L pH 7.4 Tris-HCl 缓冲液中，细胞用超声处理，10 秒/次，共 4 次，1000×g 离心 10min，弃沉淀。上清液 30 000×g 离心 60min，弃上清液，沉淀悬浮在 pH 7.4 Tris-HCl 缓冲液中，配成 2mg 膜蛋白/ml，分装，−70℃ 存放。

膜蛋白定量：膜制剂用 0.5mol/L NaOH 消化，采用染料比色法定量蛋白。

3. 腺苷 A$_{2A}$ 受体结合反应：在受体结合反应前，膜制剂加腺苷脱氨酶（2U/ml）37℃ 保温 30min，以除去内源性腺苷。在 0.5ml 结合反应缓冲液中加 0.1mg 膜蛋白制剂、0.0625～64nmol/L ［^{3}H］-SCH58261，非特异结合管加 10μmol/L NECA，25℃ 反应 30min 后，玻璃纤维滤纸（事先用 0.3% 聚乙烯亚胺处理 1h）抽滤反应混合物，并用 10ml 冰冷的 PBS 缓冲液冲洗，滤纸红外灯烘干，液体闪烁计数器测量放射性。

腺苷 A₃受体结合分析

【材料与试剂】

1. 转染人腺苷 A₃受体 cDNA 的 CHO 细胞（稳定表达腺苷 A₃受体）。

2. DMEM 培养液（含 10%胎牛血清，100U/ml 青霉素，100μg/ml 链霉素）。

3. 10mmol/L Tris-HCl pH 7.4 缓冲液（内含 5mmol/L EDTA）。

4. 50mmol/L Tris pH 8.26 缓冲液（内含 1mmol/L EDTA，10mmol/L MgCl₂）。

5. 结合反应缓冲液（50mmol/L HEPES，10mmol/L MgCl₂，pH 6.8）。

【方法】

1. 细胞培养：用人腺苷 A₃受体的 cDNA 转染 CHO 细胞，能稳定表达腺苷 A₃受体。细胞在含 10%胎牛血清、100U/ml 青霉素、100μg/ml 链霉素的 DMEM 培养液，37℃、5% CO₂中培养。

2. 细胞膜制备：细胞经传代培养，收获的细胞先用 10ml 10mmol/L Tris-HCl pH 7.4 缓冲液（内含 5mmol/L EDTA）5℃洗两次，加相同缓冲液 5ml，刮下贴壁细胞，在玻璃匀浆器内匀浆使细胞破碎，43 000×g 离心 10min，沉淀悬浮在 50mmol/L Tris pH 8.26 缓冲液（内含 1mmol/L EDTA，10mmol/L MgCl₂）中，配成 2mg 膜蛋白/ml 浓度的溶液。

3. [¹²⁵I]-AB-MECA 制备：0.2mg 的 AB-MECA 溶在 1ml 的甲醇中，取 10μl 甲醇溶液，真空抽干，干的 AB-MECA 加 40μl 0.3mol/L pH 7.55 NaH₂PO₄溶解，加 1.5mCi Na¹²⁵I，加 10μl（1mg/ml）氯胺-T，室温反应 4min 后，加 25μl（2mg/ml）Na₂S₂O₅终止碘化反应。反应混合物用 C₁₈反相柱 HPLC 法纯化，流动相由甲醇 60%（v/v）：20mmol/L 甲酸胺 40%（v/v）pH 8.0 组成。流速 1.2ml/min，以每管 0.6ml 收集，紫外光 254nm，同时监测放射性。产品的比活度为 2175Ci/mmol。

4. [¹²⁵I]-AB-MECA 与 A₃膜受体结合反应：在受体结合反应前，膜制剂加腺苷脱氨酶（2U/ml）37℃保温 30min 以除去内源性腺苷。在 0.2ml 结合反应缓冲液中加 100μg 膜蛋白、0.25～6.0nmol/L 的 [¹²⁵I]-AB-MECA，非特异结合管加 10μmol/L（R）-PIA，37℃反应 60min 后，玻璃纤维滤纸（事先用 0.3%聚乙烯亚胺处理 1h）抽滤反应混合物，并用 10ml 冰冷的 PBS 缓冲液冲洗，滤纸红外灯烘干，滤纸放射性测量。

说　　明

1. 腺苷受体激动剂和拮抗剂的化学名称

AB-MECA：N⁶-（4-aminobenzyl）-adenosine-5′-N-methyluronamide

CCPA：2-chloro-N⁶-cyclopentyladenosine

CGS21680：2-（4 [2-carboxyethyl]-phenethylamino）adenosine-5′-N-ethyluronamide

DPCPX：8-cyclopentyl-1，3-dipropylxanthine

MRS1220：9-chloro-2-(2-furyl)-5-phenylacetylamino [1，2，4] triazolo [1，5c] quinazoline

SCH58261：5-amino-2-(2-furyl)-7-phenylethyl-pyrazolo [4，3-e] -1，2，4-triazolo [1，5c] pyrimidine

（R）-PIA：（－）-N⁶-[（R）-phenylisopropyl] adenosine

NECA：adenosine-5′-N-ethyluronamide

2. 腺苷受体各亚型（CHO 转染亚型受体 cDNA）K_d 值（nmol/L）及 B_{max}（fmol/mg 膜蛋白）

	[3H]-DPCPX		[3H]-SCH58261		[125I]-AB-MECA	
	K_d	B_{max}	K_d	B_{max}	K_d	B_{max}
A_1 受体	1.2±0.3	200±44				
A_{2A}受体			2.3	625		
A_3受体					1.29	2.57

（贺师鹏）

参 考 文 献

1. Iredale PA，Alexander SPH，Hill ST. Coupling of a transfected human brain A_1 adenosine receptor in CHO-K1 cells to calcium mobilisation via a pertussis toxin-sensitive mechanism. Br J Pharmacol，1994，111：1252 - 1256.

2. Dionisotti S，Ongini E，Zocchi C，et al. Characterization of human A_{2A} adenosine receptors with the antagonist radioligand [3H]-SCH58261. Br J Pharmacol，1997，121：353 - 360.

3. Olah ME，Gallo-Rodriguez C，Jacobson KA，et al. [125I]-4-Aminobenzyl-5′-N-methylcarboxamidoade-nosine，a high affinity radioligand for the rat A_3 adenosine receptor. Mol Pharmacol，1994，45：978 - 982.

4. Stiles GL，Daly DT，Olsson RA. The A_1 adenosine receptor. J Biol Chem，1985，260：10806 - 10811.

5. 张伟丽，吕国蔚. 腺苷的中枢作用. 生理科学进展，1996，27：313 - 318.

肾上腺素受体的放射配基结合分析法
（Adrenergic receptor-RBA）

肾上腺素受体（adrenergic receptor，AR）是与 G 蛋白偶联，通过腺苷酸环化酶的信号转导系统起作用的膜受体。在体内的内源性配基是肾上腺素和去甲肾上腺素，主要是由内分泌腺的肾上腺髓质产生和分泌的激素，以及中枢神经系统和交感神经纤维末梢释放的神经递质。这类受体分布于中枢神经系统和大部分的外周组织，介导机体的心血管系统、机体代谢和中枢神经系统功能的调控，并参与重要的生理、生化和药理学的作用，以及与心血管系统疾病和哮喘、抑郁等疾病的发生密切相关，且 AR 的激动剂和拮抗剂作为药物被广泛用于以上这些疾病的防治。因此对 AR 的深入研究受到普遍的重视。

肾上腺素受体按药理学和分子生物学方法分为两大类，即 α 和 β 肾上腺素受体。α 和 β 受体各自又有自身的亚型和亚亚型，即 α_1-AR 又可分为 α_{1A}、α_{1B}、α_{1D}，α_2-AR 分为 α_{2A}、α_{2B}、α_{2C}，β-AR 分为 β_1、β_2、β_3 亚型。

肾上腺素 α 受体

肾上腺素 α 受体的主要分类和生理功能见表 1。

表 1　肾上腺素 α 受体的主要分类

受体亚型	激动剂	拮抗剂	分布	生理功能
α_1	甲氧明，去氧肾上腺素，西拉唑啉	哌唑嗪，WB4101	突触后	平滑肌收缩
α_2	BHT-920，BHT-933，UK14304	育亨宾，咪唑克生，rauwolsine	突触前	神经递质的释放

一、肾上腺素 α_1 受体的放射配基的结合分析法

【材料与试剂】

1. 淋洗磷酸缓冲液（B1）：50mmol/L KH_2PO_4-NaOH，10mmol/L $MgCl_2$，pH 7.7。

2. 制备磷酸缓冲液（B2）：B1 加 0.25mol/L 蔗糖，pH 7.7。

3. 反应磷酸缓冲液（B3）：B1 加 0.2% 维生素 C 为 B3，pH 7.7。

4. ［^{3}H］-哌唑嗪（^{3}H-Prazosin）：α_1 受体的高亲和力拮抗剂作放射性标记配基。

5. Phentolamine：非标记配基用于非特异结合的测定。该试剂溶于 0.01mol/L HCl：无水乙醇（1：1）的溶液，配制成 10mg/ml，4℃保存。临用前取 $10\mu l$ 用 B3 缓冲液稀释至 4ml。

【方法】

1. 膜受体标本的制备：差速离心法。大鼠断头，迅速开颅取脑，投入盛有 10ml B2 的小烧杯。鼠脑漂洗后连同缓冲液转入内切式匀浆器，3000～5000 转/分（rpm）、1min 制粗匀浆。将粗匀浆转入有 Teflon 芯的玻璃匀浆器，以一定转速上下 5 次匀浆后，转入冷冻高速离心管，2000×g（5000rpm）离心 10min。上清液倒入另一高速离心管，27 000×g 离心 15min。沉淀物加 B1 6ml，用小玻棒将沉淀物从管壁上刮下转入匀浆器，用较低速度匀浆，制成微粒悬浮液，即为膜受体标本。

2. 放射配基结合反应：每对复管加入不同浓度的放射性标记配基（终浓度 0.2～2nmol/L）、固定量的膜蛋白 $200\mu l$（蛋白量约每管 0.1～0.2mg），平行的非特异管再加入 $100\mu l$ Phentolamine（终浓度 10^{-6}mol/L），全部操作在 0～4℃ 进行，终体积 $400\mu l$。加样完毕后将试管连同试管架放入恒温振摇水浴，37℃振摇孵育 30min。

3. 分离结合与游离的配基：将两层玻璃纤维滤膜放在多头细胞收集器上，用预冷至 4℃ 的 B1 或蒸馏水将反应液中的膜碎片（包括与配基结合的受体）抽滤到滤膜上，并洗去游离配基，用 5ml 蒸馏水淋洗 2 次（边放水边抽滤）。取下滤膜，80℃烘干（约 1h），用打孔器按次序切下各管的标本，注意编号次序。

4. 放射性测量：将各标本的滤膜分别放入塑料 Eppendorf 管，加 1ml 闪烁液，用液体闪烁计数器测放射性，注意控制各管测量时间使测量误差全部小于 5%。

5. 数据处理：多点饱和曲线法用质量作用定律模型曲线稳健回归法绘制饱和曲线，并计算出受体的最大结合位点数（RT）和解离平衡常数（K_d）值。详见第六章和 EGF 受体数据计算过程的实例。计算机处理受体数据的软件国外有 LIGAND 软件包，国内有上海第二医科大学核医学教研室编制的受体数据处理的软件包。

6. 蛋白定量：膜蛋白标本用微量 Lowry 法测定蛋白。

【注意事项】

1. 标记配基浓度要远远大于受体的浓度，使标记配基与受体的结合达到最大值。

2. 受体的本质是蛋白质，整个制膜和加样过程处于 4℃，保证蛋白质的高级结构不被破坏。

3. 避免标记配基与受体反应的总结合管和受体标本被非标记配基污染，污染的后果造成总结合管的放射性降低。

二、肾上腺素 α₂ 受体的放射配基结合分析法

【试剂和材料】

1. 淋洗磷酸缓冲液（B1）：50mmol/L KH_2PO_4-NaOH，10mmol/L $MgCl_2$，pH 7.7。

2. 制备磷酸缓冲液（B2）：B1 加 0.25mol/L 蔗糖，pH 7.7。

3. 反应磷酸缓冲液（B3）：B1 加 0.2％维生素 C 为 B3，pH 7.7。

4. ［^3H］-育亨宾（［^3H］-Yohimbine）：α₂ 受体的高亲和力拮抗剂作放射性标记配基。

5. Phentolamine：非标记配基用于非特异结合的测定。该试剂溶于 0.01mol/L HCl：无水乙醇（1：1）的溶液，配制成 10mg/ml，4℃ 保存。临用前取 10μl 用 B3 缓冲液稀释至 4ml。

【方法】

1. 膜受体标本的制备：差速离心法。大鼠断头，迅速开颅取脑，投入盛有 10ml B2 的小烧杯。鼠脑漂洗后连同缓冲液转入内切式匀浆器，3000～5000 rpm、1min 制粗匀浆。将粗匀浆转入有 Teflon 芯的玻璃匀浆器，以一定转速上下 5 次匀浆后，转入冷冻高速离心管，2000×g（5000rpm）离心 10min。上清液倒入另一高速离心管，27 000×g 离心 15min。沉淀物加 B1 6ml，用小玻棒将沉淀物从管壁上刮下转入匀浆器，用较低速度匀浆，制成微粒悬浮液，即为膜受体标本。

2. 放射配基结合反应：每对复管加入不同浓度的放射性标记配基（终浓度 0.2～2nmol/L）、固定量的膜蛋白 200μl（蛋白量约每管 0.1～0.2mg），平行的非特异管再加入 100μl Phentolamine（终浓度 10^{-6}mol/L），全部操作在 0～4℃ 进行，终体积 400μl。加样完毕后将试管连同试管架放入恒温振摇水浴，37℃ 振摇孵育 30min。

3. 分离结合与游离的配基：将两层玻璃纤维滤膜放在多头细胞收集器上，用预冷至 4℃ 的 B1 或蒸馏水将反应液中的膜碎片（包括与配基结合的受体）抽滤到滤膜上，并洗去游离配基，用 5ml 蒸馏水淋洗 2 次（边放水边抽滤）。取下滤膜，80℃ 烘干（约 1h）。

4. 放射性测量：将各标本的滤膜分别放入塑料 Eppendorf 管，加 1ml 闪烁液，用液体闪烁计数器测放射性，注意控制各管测量时间使测量误差全部小于 5％。

5. 数据处理：详见第六章和 EGF 受体数据计算过程的实例。计算机处理受体数据的软件国外有 LIGAND 软件包，国内有上海第二医科大学核医学教研室编制的受体数据处理的软件包。

6. 蛋白定量：膜蛋白标本用微量 Lowry 法测定蛋白。

肾上腺素 β 受体

近年来，应用放射配基结合分析技术可直接检测和分析肾上腺素 β 受体（β-AR）亚型，各亚型的分布及选择性和非选择性的激动剂和拮抗剂见表 2。

表 2　肾上腺素 β 受体的亚型、分布和生理效应

β-AR 亚型	激动剂	拮抗剂	分布；生理效应
β_1-AR	Dobutamine Tazolol	Acebutolol Atenolol	心脏；心脏收缩
β_2-AR	Carbuterol Salbutamol	Butoxamine	支气管；支气管舒张
β_3-AR	CGP12177A		脂肪组织；脂解作用
非选择性	Isoproteronol	Alprenolol Pindolol Propranolol	

一、肾上腺素 β 受体的放射配基标记方法

（一）^{125}I-吲哚洛尔是测定肾上腺素 β 受体常用的无选择性标记配基，一般 ^{125}I 标记的小分子化合物及蛋白质多肽常需自行制备。

【材料与试剂】

1.（一）PIN（Pindolol，吲哚洛尔）：10mmol/L。

2. 磷酸盐缓冲液：0.3mol/L，KH_2PO_4 2.042g 溶于 50ml H_2O 中。$K_2HPO_4 \cdot 3H_2O$：3.424g 溶于 50ml H_2O 中。取 40ml K_2HPO_4 溶液，逐步加 KH_2PO_4 调 pH 至 7.45。

3. $Na^{125}I$：37MBq（1mCi）。

4. 氯胺-T：0.17mg/ml，临用时配（称取 1.7mg 氯胺-T，溶于 10ml H_2O 中）。

5. 偏重亚硫酸钠：1mg/ml，临用时配（称取 $Na_2S_2O_5$ 50mg，溶于 1mol/L 冰醋酸 50ml）。

6. NaOH（2mol/L），乙酸乙酯（成品），1%苯酚（苯酚 1ml 加入 100ml 乙酸乙酯中）。

7. 甲酸铵：1mol/L，氨水调 pH 至 8.5；甲酸铵：甲醇＝10：1（v/v）。

【操作步骤】

10mmol/L（一）PIN 溶于 0.3mol/L 磷酸缓冲液 40μl，加 1mCi $Na^{125}I$（约 10μl），注入氯胺-T 10μl 立即充分振荡，室温反应 3 分钟，加偏重亚硫酸钠 500μl，迅速混匀，中止反应。在酚酞指示剂 10μl 存在下，用 2mol/L NaOH 调 pH 至 10 酚酞显红即止。乙酸乙酯萃取两次，每次 2ml，加 1%酚 5μl 后用 N_2 将容积吹缩至约 200μl。用纸层析分离，点样于层析纸上，推进剂展开 16～18cm。小样剪下，上机测出峰值，将峰值区层析纸条剪下，用甲醇洗脱 3 次，每次 2～3ml 洗脱液加 1%酚 10μl，置铅罐中于 -20℃ 保存。

二、肾上腺素 β 受体的放射配基的结合分析法

以测定大鼠肺的组织为例，已知肺组织的 β 受体有不同亚型，但所用配基 ^{125}I-PIN 无选择性，只有一种亲和力，所以测到的是总的 β 受体数及其对 ^{125}I-PIN 的亲和力。

【材料与试剂】

1. 淋洗磷酸缓冲液（B1）：50mmol/L KH_2PO_4-NaOH，10mmol/L $MgCl_2$，pH 7.7。

2. 制备磷酸缓冲液（B2）：B1 加 0.25mol/L 蔗糖，pH 7.7。

3. 反应磷酸缓冲液（B3）：B1 加 0.2%维生素 C，pH 7.7。

4. 放射配基：（－）^{125}I-PIN，用 B3 稀释至约 20 万～25 万 cpm/100μl。

5. 非放射配基：（±）-普萘洛尔（1mg/ml 贮备液稀释 20 倍）。

【方法】

1. 标本制备：差速离心法。大鼠断头，迅速开颅取脑，投入盛有 10ml B2 的小烧杯。鼠脑漂洗后连同缓冲液转入内切式匀浆器，3000～5000 rpm、1min 制粗匀浆。将粗匀浆转入有 Teflon 芯的玻璃匀浆器，以一定转速上下 5 次匀浆后，转入冷冻高速离心管，2000×g（5000rpm）离心 10min。上清液倒入另一高速离心管，27 000×g 离心 15min。沉淀物加 B1 6ml，用小玻棒将沉淀物从管壁上刮下转入匀浆器，用较低速度匀浆，制成微粒悬浮液，即为膜受体标本。

2. 结合反应：共用 18 支棕色小玻管，按下表加样，表中体积以 μl 计，全部操作在 0～4℃ 进行，终体积 400μl。

管号	缓冲液（B3）	（－）^{125}I-PIN 放射配基（20 万～30 万 cpm/100μl）	（±）-普萘洛尔非放射配基	膜受体标本
1，1	190	10	—	200
2，2	180	20	—	200
3，3	160	40	—	200
4，4	140	60	—	200
5，5	120	80	—	200
6，6	100	100	—	200
7，7	80	20	100	200
8，8	40	60	100	200
9，9	0	100	100	200

加样完毕后将试管连同试管架放入恒温振摇水浴，37℃ 振摇孵育 30min。

3. 分离结合和游离配基：将两层玻璃纤维滤膜放在多头细胞收集器上，用预冷至 4℃ 左右的蒸馏水将反应液中的膜碎片（包括与配基结合的受体）抽滤到滤膜上，并洗去游离配基，用 5ml 蒸馏水淋洗两次（边放水边抽滤）。

4. 放射性测量：将各标本的滤膜分别放入塑料 γ 计数管，用 γ 计数器测放射性，注意控制各管测量时间使测量误差全部小于 5%。

5. 数据处理：同上，即肾上腺素 α 受体的计算。

6. 蛋白定量用 Lowry 法。

三、肾上腺素 β 受体的单位点竞争结合实验

一定浓度的受体标本（大鼠肺的 β 受体）与一定浓度的标记配基（^{125}I-PIN）起结合反应，反应系统中同时加不同浓度的非标记竞争性抑制剂（普萘洛尔，Propranolol）反应，平衡后分离复合物测放射性。由于放射配基及竞争剂对 β 受体各亚型无选择性，故属单位点系统。用数学模型算出竞争剂的 K_i 和 IC_{50}，同时也给出 RT。标记配基 LT 及其解离平衡常数 K_d 为已知参数。

【材料与试剂】

1. 磷酸缓冲液：饱和曲线结合反应。

2. 放射配基：（一）^{125}I-PIN，用 B1 稀释至约 20 万～25 万 cpm/100μl。

3. 非放射性配基：（±）普萘洛尔浓度为 $4\times10^{-10}\sim4\times10^{-6}$ mol/L。

【方法】

1. 标本制备：同饱和曲线结合反应。

2. 结合反应：共用 20 支棕色小玻管，按下表加样，表中体积以 μl 计，全部操作在 0～4℃进行，终体积 400μl。

管号	放射配基（20 万～30 万 cpm/100μl）	非放射配基（终浓度 nmol/L）	膜受体标本
1, 1	100	100 (0)	200
2, 2	100	100 (0.4)	200
3, 3	100	100 (1.2)	200
4, 4	100	100 (4)	200
5, 5	100	100 (12)	200
6, 6	100	100 (40)	200
7, 7	100	100 (120)	200
8, 8	100	100 (400)	200
9, 9	100	100 (1200)	200
10, 10	100	100 (4000)	200

加样完毕后将试管连同试管架放入恒温振摇水浴，37℃振摇孵育 30min。

1. 分离步骤、放射性测量及蛋白定量同饱和曲线结合反应。

2. 数据处理见 M 受体单位点竞争分析的方法。

四、肾上腺素 β 受体的双位点竞争结合实验

一定浓度的受体标本（大鼠肺的 β 受体）与一定浓度的标记配基（^{125}I-PIN）起结合反应，反应系统中同时加不同浓度的非标记竞争性抑制剂（普拉洛尔，Atenolol）反应，平衡后分离复合物测放射性。由于普拉洛尔对 β_1 亚型的选择性高出对 β_2 的数十倍，所以低剂量时主要是 β_1 的结合受抑制，高剂量时 β_2 的抑制才逐步加大，故属双位点系统。用数学模型可算出两种亚型的 K_i 和 IC_{50}，同时也给出 RT_1 和 RT_2。标记配基 LT 及其解离平衡常数 K_d 为已知参数。

【材料与试剂】

1. 磷酸缓冲液：同饱和曲线结合反应。

2. 放射配基：（一）［^{125}I］-PIN，用 B3 稀释至约 20 万～25 万 cpm/100μl。

3. 非放射配基：（±）普拉洛尔浓度为 $3\times10^{-9}\sim3\times10^{-3}$ mol/L。

【方法】

1. 标本制备：差速离心法，同饱和曲线结合反应。

2. 结合反应：共用 20 支棕色小玻管，按下表加样，表中体积以 μl 计，全部操作在 0～4℃进行，终体积 400μl。

管号	放射配基（20万～30万 cpm/100μl）	非放射配基（终浓度 nmol/L）	膜受体标本
1，1	100	100 （0）	200
2，2	100	100 （30）	200
3，3	100	100 （100）	200
4，4	100	100 （300）	200
5，5	100	100 （1000）	200
6，6	100	100 （3000）	200
7，7	100	100 （10 000）	200
8，8	100	100 （30 000）	200
9，9	100	100 （100 000）	200
10，10	100	100 （300 000）	200

加样完毕后将试管连同试管架放入恒温振摇水浴，37℃振摇孵育 30min。

3. 分离步骤、放射性测量及蛋白定量同饱和曲线结合反应。

4. 数据处理同 M 受体双位点测定方法。

（胡雅儿）

参 考 文 献

1. 夏宗勤，张世德，胡雅儿，等．用（－）^{125}I-心得静结合分析法测定外周血淋巴细胞 β_2 受体的方法建立及其考核．中华核医学杂志，1992，12（2）：99.

2. Barovsky K，Brooker G．（－）^{125}I-Iodopindolo，a new highly selective radioiodinated beta-adrenergic receptor antagonist：measurement of beta-receptors on intact rat astrocytoma cells．J Cyclic Nucleotide Res，1980，6：297.

3. Tsujimoto G，Bristow MR，Hoffman BB．Identification of alpha 1 adrenergic receptors in rabbit aorta with ^{125}I-BE2254．Life Sciences，1984，34（7）：639 – 646.

4. Wilkinson M，Wilkinson DA．Beta-adrenergic [^{3}H-CGP-12177] binding to brain slices and single intact pineal glands．Neurochemical Research，1985，10（6）：829 – 839.

5. Burgess SK，Trimmer PA，McCarthy KD．Autoradiographic quantitation of beta-adrenergic receptors on neural cells in primary cultures．II．Comparison of receptors on various types of immunocytochemically identified cells．Brain Research，1985，335（1）：11 – 19.

6. Bree F，el Tayar N，Van de Waterbeemd H，et al．The binding of agonists and antagonists to rat lung beta-adrenergic receptors as investigated by thermodynamics and structure-activity relationships．J．Receptor Research，1986，6（5-6）：381 – 409.

7. Maisel AS，Fowler P，Rearden A，et al．A new method for isolation of human lymphocyte subsets reveals differential regulation of beta-adrenergic receptors by terbutaline treatment．Clinical Pharmacology & Therapeutics，1989，46（4）：429 – 439.

8. Bol CJ，IJzerman AP，Danhof M，et al．Determination of dexmedetomidine in rat plasma by a sensitive ^{3}H-clonidine radioreceptor assay．J Pharmaceutical Sciences，1997，86（7）：822 – 826.

促肾上腺皮质激素受体的放射配基结合分析
（Adrenocorticotropic Hormone Receptor-RBA）

促肾上腺皮质激素（ACTH）是由 39 个氨基酸残基组成的直链多肽，分子量为 4500。ACTH 来源于前阿黑皮素（prooplomelanocortin，POMC），人 POMC 基因为单拷贝基因，定位于染色体 2p23，包含 3 个外显子和 2 个内含子，ACTH 由第三个外显子编码，氨基酸序列具有高度遗传保守性，尤其是 1～24 序列在动物各种属间完全一致，只在第 26～33 之间有 3 个氨基酸残基与人不同。结构与功能关系的研究显示，ACTH 的生物活性区位于 N 端 1～14 肽，其中 4～10 位氨基酸为受体结合区，而免疫活性区由 C 端 22～39 位氨基酸构成。ACTH 主要由垂体前叶合成分泌，垂体以外的许多组织、器官，如下丘脑、睾丸、卵巢、肺、肝、胃、胎盘、肾上腺髓质、各种免疫细胞，正常时可分泌少量 ACTH 或胞浆内含有 ACTH 及免疫活性 ACTH（irACTH），但垂体外组织分泌的 ACTH 量极微，不足以影响内分泌功能。ACTH 在血循环中的半衰期为 10～25min，正常人血浆 ACTH 水平具有昼夜节律，8：00 AM 为 5.08～32.86 ng/L，4：00 PM 为 10.7～30.5 ng/L。ACTH 主要促进肾上腺皮质的增生和肾上腺皮质激素及雄激素的合成和释放，同时促进肾上腺素、生长激素合成，并刺激盐皮质激素短期分泌和胰岛素的释放，与中枢的行为、体温调节、心血管功能调节、神经损伤修复与再生、拮抗阿片等功能及中枢神经系统发育过程中的营养密切相关，还直接参与免疫调节作用。ACTH 的合成与分泌主要受促肾上腺皮质激素释放激素（CRH）和垂体精氨酸加压素（AVP）的调节，并受糖皮质激素的负反馈调节。此外，血管紧张素 I、催产素等激素，5 - 羟色胺（5-HT）、γ - 氨基丁酸（GABA）、胆囊收缩素（CCK）、胆碱能神经递质、儿茶酚胺、血管肠肽等神经肽，IL-1、IL-2、IL-6、肿瘤坏死因子、干扰素等免疫细胞因子和应激也有调节 ACTH 分泌的作用。

人促肾上腺皮质激素受体（adrenocorticotropic hormone receptor，ACTH-R）是一种由 297 个氨基酸残基组成的跨膜糖蛋白，为黑皮素受体家族（MCRs）成员，属于 G 蛋白偶联型受体，是迄今为止发现的最短的 G 蛋白偶联受体，含有 7 个跨膜结构域，细胞外 N 端、细胞内 C 端、第四和第五个跨膜区及第二个细胞外环均较短，且缺少几个多数 G 蛋白偶联受体所拥有的氨基酸残基，N 末端含有两个糖基化基序。小鼠与人 ACTH-R 有 89% 的氨基酸具有同源性，相对分子量（Mr）为 225 000，由 Mr 为 83 000、64 000、52 000 和 22 000 的 4 个亚单位构成，其中 83 000、52 000 两个亚单位经一个二硫键相连，再与其他两个亚单位通过非共价键结合，特异结合 ^{125}I-ACTH 的部位为 83 000 亚单位。ACTH-R 除主要分布在肾上腺皮质外，还表达于人皮肤细胞、啮齿动物脂肪细胞、卵巢类固醇细胞肿瘤、各种免疫细胞以及脑的多个部位。资料显示，ACTH 的靶组织或细胞大多存在高、低亲和力两种 ACTH-R。肾上腺皮质细胞 ACTH-R 的表达可被自身配基 ACTH 上调，该效应受到胰岛素样生长因子 1 的促进，β 转化生长因子能下调肾上腺皮质细胞 ACTH-R 的数量。ACTH-R 与 ACTH 结合后受到激活，诱导 G 蛋白的构象变化以促进与该受体相应酶的相互作用，通过激活腺苷酸环化酶增加细胞内 cAMP 水平，引发一系列的基因转录，从而发挥其生理效应。编码 ACTH-R（黑皮素受体 MC2R）的基因位于染色体 18p11.21，无内含子。淋巴细胞 ACTH-R 属黑皮素受体 MC5R，同样由位于 18p11.21 的基因编码，也无内含子，主要介导 ACTH 诱导的淋巴细胞活性。

^{125}I-ACTH 的制备

一、氯胺-T 法

【材料与试剂】

1. ［Phe^2，Nle^4］ACTH（1～38）。
2. 无载体 Na^{125}I 溶液。
3. 氯胺-T。
4. 凝胶洗脱液：1 mol/L 吡啶乙酸，pH 5.5，含 3%（v/v）乙醇和 1%（v/v）β-巯基乙醇。
5. Sephadex LH-20 柱（0.9×23 cm）。
6. 反相 HPLC 仪：Altex Lichrosorb C-8 柱（0.4×25 cm）。

【制备方法】

5 μg［Phe^2，Nle^4］ACTH（1～38）溶于 5μl 0.2mol/L 磷酸盐缓冲液（PB）pH 7.6 中，并用 25μl 0.5mol/L PB（pH 7.8）稀释，然后依次间隔 20 s 加入 3μl（2 mCi）Na^{125}I、6μl 0.35%氯胺-T 水溶液（用前双蒸水新鲜配制）和 20μl 10% β-巯基乙胺，最后一次加入后充分混匀，反应混合物移入预先经洗脱液平衡的 Sephadex LH-20 柱进行分离，自动分部收集，每管 0.5ml，每管取 5μl 测定放射性计数，收集淋洗曲线第 1 个放射峰（峰Ⅰ）洗脱液（图 1A），适量分装后 4℃保存。受体结合分析前取经 Sephadex LH-20 粗纯化的分装标记物一个，用反相 HPLC 进一步纯化：Altex Lichrosorb C-8 柱，洗脱溶剂为 1 mol/L 吡啶乙酸，pH 5.5，含 14%（v/v）丙醇，以 0.5ml/min 流速匀速洗脱，自动分部收集，每管 0.5ml，共 30min，每管取 10μl 测定放射性计数，收集淋洗曲线第 2 个放射峰（峰Ⅱ）洗脱液（图 1B）。本法制备的［Phe^2，Nle^4-［^{125}I］Tyr^{23}］ACTH（1～38）放射性比活度为 1800±75 Ci/mmol。

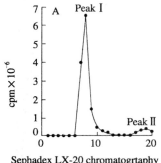
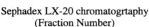
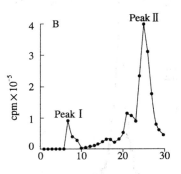

图 1 A. ^{125}I 标记［Phe^2，Nle^4］ACTH（1～38）的 Sephadex LH-20 柱层析淋洗曲线，Peak Ⅰ 为标记峰，peak Ⅱ 为游离 ^{125}I；B. ^{125}I 标记物的反相 HPLC 洗脱曲线，Peak Ⅰ 为标记损伤多肽，Peak Ⅱ 为单碘标记的［Phe^2，Nle^4-［^{125}I］Tyr^{23}］ACTH（1～38）

二、Iodogen 法

【材料与试剂】

1. ［Phe^2，Nle^4］ACTH（1～24）。

2. Iodogen。

3. 无载体 Na^{125}I 溶液。

4. 乙腈、异丙醇。

5. 0.25 mol/L 醋酸铵缓冲液，pH 5.0。

6. Krebs-Ringer 磷酸缓冲液（KRP）：119mmol/L NaCl，4.7mmol/L KCl，1.2mmol/L KH$_2$PO$_4$，1.2mmol/L MgSO$_4$，2.5mmol/L CaCl$_2$，24.9mmol/L NaHCO$_3$。

7. HPLC 仪：C$_{18\mu}$-Bondapack 柱（0.4×25 cm）、Corasil-C$_{18}$ 预柱包。

【制备方法】

1.5ml EP 管中加入 5μl 含 2mg/ml Iodogen 的氯仿，40℃温育蒸干，用 0.5mol/L PB（pH 7.0）漂洗一次；在涂布 Iodogen 的 EP 管中依次加入 100μl 0.5mol/L PB（pH 7.0）、5μl（2.5μg）双蒸水溶解的［Phe^2，Nle^4］ACTH（1～24）、2μl（1.0mCi）Na^{125}I，室温反应 30min，然后用含有 200μl 1mol/L 亚硫酸钠和 200μl KI 的 1ml 空针吸取标记混合物，终止反应。反应混合物经 HPLC 分离纯化：溶剂 A 为乙腈，溶剂 B 为含 7%（v/v）异丙醇的 0.25mol/L 醋酸铵缓冲液（pH 5.0），20%～60%乙腈线性梯度洗脱，流速为 1ml/min，洗脱时间 30min，自动分部收集，每管 1ml，［Phe^2，Nle^4-［3′-^{125}I］Tyr^{23}］ACTH（1～24）保留时间为 20min（图 2），收集峰洗脱管，用含 1%牛血清蛋白（BSA）的 KRP 液适当分装，4℃保存，有效使用期可达 2 周以上。根据三氯乙酸（TCA）沉淀及峰管洗脱液蛋白含量测定证实，所得无载体单碘化［Phe^2，Nle^4-［^{125}I］Tyr^{23}］ACTH（1～24）的比活度为 600 μCi/μg（2000 Ci/mmol）。

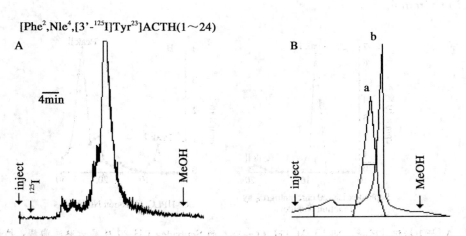

图 2 A. ^{125}I 标记混合物的 HPLC 洗脱曲线；B. 同时注入［Phe^2，Nle^4］ACTH（1～24）（20 μg，a）与单碘［Phe^2，Nle^4-［^{125}I］Tyr^{23}］（10^6 cpm，b）进行 HPLC，条件同上，结果显示本方法能有效分离标记与非标记［Phe^2，Nle^4］ACTH（1～24）

三、乳过氧化物酶法

【材料与试剂】

1. 猪 ACTH（94U/mg）。

2. 乳过氧化物酶。

3. 无载体 $Na^{125}I$ 溶液。

4. 磷酸缓冲液（0.05mol/L，pH 7.0）。

5. 0.003%（v/v）H_2O_2 水溶液。

6. 酸性丙酮酸液：醋酸：丙酮：水＝1：40：59。

7. 硅酸（G 32）。

【制备方法】

1.5ml EP 管中依次加入 $2\mu l$ 含 $2\mu g$ 乳过氧化物酶的 0.05mol/L 磷酸缓冲液（pH 7.0）、$28\mu l$ 同样磷酸缓冲液溶解的 ACTH（$5\mu g$）、$7.5\mu l$（1.5mCi）$Na^{125}I$ 和 $10\mu l$ 0.003%（v/v）H_2O_2 水溶液，室温混匀反应 10s，加入 $500\mu l$ 0.05mol/L 磷酸缓冲液（pH 7.0）终止反应。结合与游离 ^{125}I 采用硅酸吸附法分离、纯化：将反应混合物全量移入含 10mg 硅酸的 12×75mm 聚苯乙烯管中，旋转混合 5min，4℃、3000 转/分离心 5min，弃上清；沉淀加蒸馏水 2.0ml，旋转混合 1min，4℃、3000 转/分离心 5min，弃上清；沉淀加 1mol/L HCl 1ml，旋转混合 1min，4℃、3000 转/分离心 5min，弃上清；沉淀加 1ml 酸性丙酮酸，旋转混合 5min，将 ^{125}I-ACTH 从硅酸上洗脱下来，4℃、3000 转/分离心 5min，收集上清液，生理盐水稀释分装，－30℃冻存，有效使用期约 3 周。本法制备的 ^{125}I-ACTH 放射性比活度为 1282±135 Ci/mmol，碘化 ACTH 的产率平均为 60%。

肾上腺细胞膜 ACTH 受体结合分析

【材料与试剂】

1. 去势雄性杂交猪，12 周龄。

2. 组织保存液：0.25mmol/L 蔗糖，25mmol/L pH 7.6 Tris-HCl，含 10mmol/L $CaCl_2$、0.1% NaN_3。

3. 组织匀浆液：0.25mmol/L 蔗糖，25mmol/L pH 7.5 Tris-HCl，含 10mmol/L $CaCl_2$、0.1% NaN_3。

4. 结合缓冲液：25mmol/L pH 7.5 Tris-HCl，含 10mmol/L $CaCl_2$、0.1% NaN_3、1% BSA。

5. 分离液：25mmol/L pH 7.5 Tris-HCl，含 10mmol/L $CaCl_2$、0.1% NaN_3、3% BSA。

6. $[Phe^2，Nle^4-[^{125}I]Tyr^{23}]$ ACTH（1～38）。

7. $[Phe^2，Nle^4]$ ACTH（1～38）、ACTH（1～24）、猪 ACTH（1～39）、α-MSH。

【方法】

1. 肾上腺细胞膜制备：猪经放血处死，立即取出肾上腺放入冰冷组织保存液中，清除表面脂肪与连接组织，移入 12×75mm 聚丙烯试管中，液氮冷冻后－80℃超低温保存。肾上腺经冰冷组织匀浆液复融，吸干表面溶液，放入预先称重并置于冰浴上的平皿中，对半剖开，除去被膜与髓质，将平皿与肾上腺皮质一同称重，按 1ml/100mg 组织比例加入匀浆液，剪碎皮质，转入置于冰浴的双玻璃匀浆器中匀浆 4～5 次，搅拌 15min，静置 5min，将含肾上腺细胞膜的上清液倾倒入 50ml 聚丙烯离心管中，冰浴保存；匀浆器中加入 10ml 匀浆液，再次匀浆，方法同上，将两次匀浆上清液一并在 4℃ 条件下，1500×g 离心 10min；上清液倾倒入另一支离心管中，4℃、20 000×g 离心 30min，吸弃上清液，沉淀用结合缓冲液洗涤 1 次，加入 2ml 结合缓冲液充分悬浮，取少量悬液以 1∶30 的比例用结合缓冲液稀释，Lowry 法测定膜蛋白含量。肾上腺细胞膜制剂最后用结合缓冲液稀释为 20mg/ml，适当分装，−80℃ 冻存待用。

2. 饱和结合实验：12×75mm 聚丙烯试管总结合（TB）管中加入 100μl（2mg）膜受体制剂、300μl（81～11 700pmol/L）ACTH（1～39）结合缓冲液、100μl（208pmol/L）[Phe², Nle⁴-[¹²⁵I] Tyr²³] ACTH（1～38），非特异结合（NSB）管中加入 300μl（1μg）ACTH（1～24）结合缓冲液，终反应体积为 500μl，25℃ 静置孵育 40min。准确吸取反应混合物 200μl，小心加至含 1ml 冰冷分离液的 1.5ml 锥形微型离心管液面，4℃、5600×g 离心 4min，吸弃上清液，剪下含受体沉淀的管尖，转入 12×75mm 聚丙烯管中，测定膜结合放射性。

3. 结合与解离实验：12×75mm 聚丙烯试管中加入 100μl（233 μg）膜受体制剂、100μl（95pmol/L）[Phe², Nle⁴-[¹²⁵I] Tyr²³] ACTH（1～38）、300μl 结合缓冲液（TB 管）或 300μl（1μg）ACTH（1～24）结合缓冲液（NSB 管），终反应体积为 500μl，25℃ 分别孵育 0、5、10、15、20、30 和 40min，另外的分析管 25℃ 孵育 40min 后，TB 管中加入 50μl 结合缓冲液或 50μl（10μg）ACTH（1～24）结合缓冲液，分别继续孵育 10、20、30、45、60、75 与 90min，结合与游离放射性分离同［方法］2，结果见图 3。

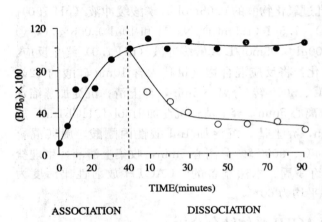

图 3　[Phe², Nle⁴-[¹²⁵I] Tyr²³] ACTH（1～38）与猪肾上腺皮质组织制剂的结合与解离曲线，●为单纯加入结合缓冲液稀释，○为加入结合缓冲液稀释＋10 μg ACTH（1～24）

脾淋巴细胞 ACTH 受体结合分析

【材料与试剂】

1. 雌性 SD 大鼠，体重约 150 g。
2. 结合缓冲液：RPMI 1640，1%（v/v）FCS（RIA 分析未探及 ACTH）。
3. 淋巴细胞分离液：Histoparue 液（ρ＝1.087）。
4. F（ab′）₂ 抗鼠 IgG 抗体。
5. Sephadex G-10 柱。
6. Petri 培养皿（直径 10 cm）。
7. [Phe², Nle⁴-[¹²⁵I] Tyr²³] ACTH（1～24）（比活度为 700 Ci/mmol）。
8. 非标记 [Phe², Nle⁴] ACTH（1～24）。

【方法】

1. B、T 淋巴细胞的制备：在 5s 内将 SD 大鼠从笼子中取出断头处死，立即取出脾，剪成碎块，置于 50 目钢丝网中，用 5ml 注射器芯轻碾脾碎块，用适量结合缓冲液冲洗钢丝网，悬液经尼龙滤布（孔径 $20\mu m$）过滤，并用巴斯德吸管反复抽吸数次后得到单细胞悬液，$500\times g$ 离心 15min，弃上清，沉淀加适量结合缓冲液悬浮。将细胞悬液移入等体积淋巴细胞分离液表面，$2500\times g$ 离心 15min，仔细吸取分离液表面的淋巴细胞层，用结合缓冲液稀释并混匀，$800\times g$ 离心 10min，细胞沉淀用适量结合缓冲液悬浮，其中 B 细胞和 T 细胞分别占 40% 与 60%。B 和 T 淋巴细胞通过淘洗方法进行分离：将 5ml（2.5mg）F $(ab')_2$ 抗鼠 IgG 抗体加入 Petri 培养皿中，4℃孵育过夜进行包被，结合缓冲液洗涤包被 Petri 培养皿 2 次，并用 1ml 结合缓冲液孵育 1h；每个培养皿中加入约 1×10^7 个脾淋巴细胞，孵育 30min，每隔 10min 轻微旋转摇动 1 次，收集非黏附细胞的悬液，并用结合缓冲液轻柔洗涤培养皿 2 次，洗涤液加入细胞悬液中，$800\times g$ 离心 10min，沉淀细胞用缓冲液适量悬浮，用上述同样方法再淘洗 1 次；培养皿中的黏附细胞用缓冲液加力冲刷，并用橡胶淀帚小心刮下，最后收集的黏附与非黏附细胞悬液经 $800\times g$ 离心 10min，沉淀各自用缓冲液洗涤 2 次，并悬浮至实验所需细胞浓度，锥虫蓝拒染细胞活力 >96%。本制备方法中的黏附细胞为 B 淋巴细胞，非黏附细胞为 T 淋巴细胞，细胞洗涤与淘洗操作均在 4℃下进行，整个过程在 2h 内完成。

2. 饱和结合分析：在 $12\times75mm$ 聚苯乙烯试管中依次加入 $50\mu l$ 结合缓冲液、$100\mu l$ （2×10^6）细胞悬液、$50\mu l$ 不同浓度的 [Phe^2，Nle^4-[^{125}I] Tyr^{23}] ACTH（1～24），NSB 管中加入 $50\mu l$（1000 倍）非标记 [Phe^2，Nle^4] ACTH（1～24）结合缓冲液，总反应体积 $200\mu l$；4℃孵育 30min，加入 5.0ml 冰冷结合缓冲液终止反应，4℃、$1500\times g$ 离心 10min，细胞沉淀用 5ml 同样缓冲液洗涤 2 次，测定沉淀细胞结合放射性。结果显示：[Phe^2，Nle^4-[^{125}I] Tyr^{23}] ACTH（1～24）与脾淋巴细胞的结合呈高、低亲和力两种 ACTH 受体。其中 B 细胞的 K_d 值分别为 0.09 ± 0.03 nmol/L、4.3 ± 0.5 nmol/L，受体结合位点分别为 3600 ± 245 个/细胞、37 700±4000 个/细胞；T 细胞的 K_d 值分别为 0.087 ± 0.02 nmol/L、4.0 ± 0.6 nmol/L，受体结合位点分别为 1097 ± 86 个/细胞、30 400±1640 个/细胞。

脂肪细胞 ACTH 受体结合分析

【材料与试剂】

1. 3T3-L1 细胞株。
2. 细胞培养液：DMEM，含 10%（v/v）FCS。
3. 漂洗液：Joklik's Spinner 介质，含 2mmol/L EDTA 和 1% BSA。
4. KRB 缓冲液：119mmol/L NaCl，4.7mmol/L KCl，1.2mmol/L KH$_2$PO$_4$，1.2mmol/L MgSO$_4$，2.5mmol/L CaCl$_2$，24.9mmol/L NaHCO$_3$。
5. 结合缓冲液：KRB 缓冲液含 1% BSA、0.01% 杆菌肽、0.01% 大豆胰蛋白酶抑制剂。
6. 分离液：KRB 缓冲液含 2% 白蛋白。
7. [Phe^2，Nle^4-[^{125}I] Tyr^{23}] ACTH（1～38）（比活度为 1800 Ci/mmol）。
8. 非标记 ACTH。

【方法】

1. 细胞培养与细胞悬液的制备：将复融的 3T3-L1 融合细胞加入含 0.5mmol/L 1-甲基-3-异丁基黄嘌呤、0.25 $\mu mol/L$ 地塞米松及 1 $\mu g/ml$ 胰岛素的细胞培养液中，37℃、5% CO$_2$ 及饱和湿度条件下常规培养 2 天，诱导其分化为脂肪细胞。2 天后将培养液更换为不含任何添加物的标准细胞培养液继续培养，1 周更换培养液 3 次。诱导分化后第 7 天或第 8 天，移弃培养液，加入漂洗液将细胞从培养瓶中分离，并用漂洗液孵育 20～30min。仔细收集细胞，600×g 离心 5min，沉淀细胞用结合缓冲液洗涤 1 次，并悬浮调整至实验所需细胞浓度，锥虫蓝拒染细胞活力＞95％。

2. 竞争结合分析：12×75mm 聚丙烯试管中依次加入 500μl（1.5×10^6）细胞悬液、50μl（0.4nmol/L）[Phe^2，Nle^4-[^{125}I] Tyr^{23}] ACTH（1～38）、50μl 结合缓冲液（纵轴 100％）或不同浓度（0.1～70nmol/L）ACTH，NSB 管中加入 50μl（0.44μmol/L）ACTH，24℃、95％O$_2$-5％CO$_2$ 条件下水浴振荡孵育 1h。准确吸取反应混合液 200μl，移入含有 1ml 4℃分离液的锥形离心管液面，4℃、8700×g 离心 5min，吸弃上清液，并将试管倒置充分引流，在沉淀上方 2mm 处剪下管尖，测定细胞结合放射性。3T3-L1 细胞结合数据的 Scatchard 作图分析呈直线，提示存在单一类型结合位点，B_{max} 为 3500 个位点/细胞。

说　明

1. ACTH（1～39）的生物活性和受体结合部位均位于 N 端，其中 ACTH（1～24）片段具有天然 ACTH 的全部生物活性。ACTH 分子含有两个酪氨酸残基（Tyr^2，Tyr^{23}）。资料显示，碘化反应主要集中在 Tyr^2 部位，单碘标记的 Tyr^2-ACTH（1～39）促进类固醇生成的效力只有天然 ACTH 的 50％，3,5-双碘-Tyr^2-ACTH（1～39）的生物活性仅有 2.4％，单碘-Tyr^2-ACTH（1～24）的生物活性基本丧失或显著降低。结构-功能关系的研究表明，这是由于标记过程中，引入 Tyr^2 的碘原子改变了 ACTH 受体结合部位的构象，同时氧化了 Met^4 残基中的亚砜。为了克服 ^{125}I 标记对 ACTH 生物活性的影响，Buckley 等用 Phe 替代 Tyr^2，Nle 替代 Met^4，合成了 ACTH 类似物 [Phe^2，Nle^4] ACTH（1～38），此后合成了 [Phe^2，Nle^4] ACTH（1～24）。

2. 用三种常规碘化方法标记、制备的 ^{125}I-ACTH 衍生物的比活度均大于 1000 Ci/mmol，且具备天然 ACTH 所有的生物活性，其中 ^{125}I-[Phe^2，Nle^4] ACTH（1～38）促进类固醇生成的半最大浓度（EC$_{50}$）（37.6±6.7 pmol/L）与 ACTH（36.1±6.1pmol/L）一致。除 Sephadex 柱层析、硅胶吸附及 HPLC 之外，使用羧甲基纤维素柱（1×12 cm）和 0.01 mol/L（pH 4.5）～0.6 mol/L（pH 5.2）醋酸铵缓冲液的指数梯度洗脱方式，也能有效分离标记混合物中的 ^{125}I-ACTH 与非标记 ACTH。

3. 温度对受体结合的影响：结果见图 4。

4. 近年来，^{3}H-ACTH（11～14）与 ^{3}H-ACTH（15～18）（KKRR）已用于 ACTHR-RBA，两者均与大鼠肾上腺皮质膜受体制剂具有高结合亲和力，K_d 值分别为 1.8±0.1nmol/L 与 2.1±0.1nmol/L；非标记 ACTH（11～14）能 100％抑制 ^{3}H-ACTH（15～18）的特异结合；ACTH（15～18）浓度在

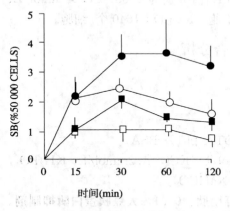

图 4　[Phe^2，Nle^4-[^{125}I] Tyr^{23}] ACTH（1～24）与大鼠肾上腺皮质球状细胞和束状细胞在 22℃（● 和 ■）与 37℃（○ 和 □）的时间结合曲线。根据结合曲线，本受体-配基系统的最佳反应条件选择 22℃孵育 30min

1～1000 nmol/L 范围并不影响肾上腺皮质膜制剂的 cAMP 活性，表明 ACTH（15～18）可作为 ACTH 拮抗剂。

（李前伟）

参 考 文 献

1. Serova LI, Gueorguiev V, Cheng SY, et al. Adrenocorticotropic hormone elevates gene expression for catecholamine biosynthesis in rat superior cervical ganglia and locus coeruleus by an adrenal independent mechanism. Neuroscience, 2008, 153: 1380 - 1389.

2. Armelle P, Danielle N, Martine B. The adrenocorticotropic hormone receptor. Current Opinion in Endocrinology & Diabetes, 2001, 8: 112 - 117.

3. Buckley DI, Hagman J, Ramachandran J. A sensitive radioimmunoassay for corticotropin using a fully biologically active ^{125}I-labeled ligand. Endocrinology, 1981, 109: 10 - 16.

4. Payet N, Escher E. Adrenocorticotropin receptor in rat adrenal glomerulosa. Endocrinology, 1985, 117: 38 - 46.

5. McIlhinney LH, Cook DM, Kendall JW, et al. The preparation of biologically active ^{125}I-labeled adrenocorticotropic hormone by a simple enzymic radioiodination procedure utilizing lactoperoxidase. Endocrinology, 1974, 94: 1259 - 1264.

6. Lefkowitz RJ, Roth J, Pricer W, et al. ACTH receptor in the adrenal: specific binding of ACTH $-^{125}$I and its relation to adenyl cyclase. Proc Natl Acad Sci USA, 1970, 65: 745 - 752.

7. Klemcke HG, Pond WG. Porcine adrenal adrenocorticotropic hormone receptors: characterization, during neonatal development, and response to a stressor. Endocrinology, 1991, 128: 2476 - 2488.

8. Payet N, Escher E. Adrenocorticotropin receptors in rat adrenal glomerulosa cells. Endocrinology, 1985, 117: 38 - 46.

9. Clarke BL, Bost KL. Differential expression of functional adrenocorticotropic hormone receptors by subpopulations of lymphocytes. J Immunol, 1989, 143: 464 - 469.

10. Clarke BL. Binding and processing of ^{125}I-ACTH by isolated rat splenic lymphocytes. Biochem Biophy Res Commun, 1999, 266: 542 - 546.

11. Grunfeld C, Hagman J, Sabin DA, et al. Characterization of adrenocorticotropin receptors that appear when 3T3-L1 cells differentiate into adipocytes. Endocrinology, 1985, 116: 113 - 117.

12. Smith EM, Meyer WJ, Blalock JE. An ACTH receptor on human mononuclear leukocytes: relation to adrenal ACTH-receptor activity. N Engl J Med, 1987, 317: 1266 - 1269.

13. Kovalitskaya YA, Kolobov AA, Kampe-Nemm EA, et al. Synthetic peptide KKRR corresponding to the human ACTH fragment 15-18 is an antagonist of the ACTH receptor. Russian Journal of Bioorganic Chemistry, 2008, 34: 24 - 29.

γ-氨基丁酸受体放射配基结合分析
（γ-Aminobutyric Acid Receptor-RBA）

γ-氨基丁酸（GABA）是哺乳动物中枢神经系统中主要的抑制性神经递质。GABA 受体主要分为两种亚型：一种是属于促离子型的 GABA$_A$ 受体，当该受体被活化时，调控 Cl$^-$ 通道，引起 Cl$^-$ 内流；另一种是促代谢型的 GABA$_B$ 受体，该受体活化与 G 蛋白偶联后，激活第二信使，影响 Ca^{2+} 和 K^+ 通道。关于 GABA 受体在中枢神经系统的调节和调制剂，包括药物的调制剂作用的机制，有些研究得较深入，有些还有待于进一步阐明，因此是一个受到关注的领域。它们各自的激动剂和拮抗剂见表1。

表 1 γ-氨基丁酸各自的激动剂和拮抗剂

类别	激动剂	拮抗剂
GABA$_A$受体	muscimol	印防己毒素（picrotoxin），bicuculline，SR95531
GABA$_B$受体	巴氯芬（baclofen）	

γ-氨基丁酸（GABA）受体的放射配基结合分析法

【材料与试剂】

1. 淋洗和反应磷酸缓冲液（B1）：50mmol/L KH_2PO_4-NaOH，10mmol/L $MgCl_2$，pH 7.7。

2. 制备磷酸缓冲液（B2）：B1 加 0.25mol/L 蔗糖，pH 7.7。

3. ［^3H］-GABA：比活度 3.4TBq/mmol（Amersham 产品），用 B1 缓冲液稀释至 875nmol/L 的应用液。

4. 非标记巴氯芬：用 B1 缓冲液配制成 0.4mmol/L 的应用液。

5. 玻璃纤维滤膜：虹光 69 型。

6. Lowry 微量法蛋白定量试剂：标准蛋白溶液（牛血清白蛋白 0.3mg/ml），50％三氯乙酸，0.5mol/L NaOH，2％碳酸钠（A 液），0.5％硫酸铜＋1％枸橼酸钠（B 液），酚试剂（原液临用前用 2 倍体积双蒸水稀释）。

【方法】

1. 组织膜受体标本的制备：大鼠断头，迅速开颅取脑，投入盛有 10ml B2 的小烧杯，鼠脑血漂洗净。脑组织加 15 倍体积的 B2（含 0.25mol/L 蔗糖）缓冲液转入内切式匀浆器，3000～5000 转/分（rpm）、1min 匀浆制成粗匀浆。将粗匀浆转入有 Teflon 芯的玻璃匀浆器，以一定转速上下 5 次匀浆后，转入冷冻高速离心管，1000×g 离心 10min，上清液20 000×g 低温离心 15min。沉淀悬浮于 15 倍体积的蒸馏水，再次进行匀浆，8000×g 离心20min，上清液48 000×g 离心 20min，该操作重复一次（主要除去内源性配基和抑制剂）。最后沉淀物-70℃低温保存备用。膜蛋白用 Lowry 法测定蛋白含量。

做结合反应的当天，将一个大脑膜受体标本加 15 倍体积的 B1 缓冲液匀浆，加入 Triton X-100 的终浓度为 0.05％，该膜受体标本的悬浮液置 37℃孵育 30min，随后 48 000×g 低温离心 10min。沉淀物加反应缓冲液匀浆，制成悬浮的膜受体标本，以上所有步骤均在 4℃操作。

2. 培养细胞标本的制备（可参照其他受体）：以 SK-N-SH 细胞或 C6 细胞为例。培养细胞，弃培养基，消化细胞脱落瓶壁，在 1000×g 离心 5min 的条件，用 Hank's 液洗弃培养基，最后用反应缓冲液将细胞浓度调至 $1×10^7$/ml。

3. 放射配基结合分析：每对复管加入不同浓度的放射性标记配基［^3H］-GABA（终浓度 10～250nmol/L）、固定量的膜蛋白 200 μl（蛋白量约每管 0.25～0.35mg），平行的非特异管再加入 100μl 非标记的 GABA（终浓度 10^{-5}mol/L），全部操作在 0～4℃ 进行。反应体积 400μl，然后置恒温振摇水浴，37℃振摇孵育 30min，4℃终止反应。

4. 分离结合与游离的配基：将两层玻璃纤维滤膜放在多头细胞收集器上，用预冷至 4℃左右的 B1 或蒸馏水将反应液中的膜碎片（包括与配基结合的受体）抽滤到滤膜上并洗去游离配基，用 5ml 蒸馏水淋洗 3 次（边放水边抽滤）。取下滤膜，80℃烘干（约 1h），用打孔器按次序切下各管的标本。

5. 放射性测量：将各标本的滤膜分别放入塑料 Eppendorf 管，加 1ml 固相闪烁液，用液体闪烁计数器测放射性，注意控制各管测量时间使测量误差全部小于 5%。

6. 数据处理：详见第六章和 EGF 受体计算的实例，求出受体数量（RT）和解离平衡常数（K_d）。

7. 蛋白定量：膜蛋白标本用微量 Lowry 法测定蛋白。5ml 普通试管若干支，分别加标准蛋白 0～600μl（0～1.8mg）或膜受体标本 100～200μl（全部双复管），用双蒸水补足体积至 800μl。每管加 200μl 50% TCA，混匀后静置 30min。1000×g 离心 15min，倾去上清液，用皱纹纸擦去管口残留的液体，各管加 200μl 0.5mol/L NaOH，37℃保温 2 小时，不可溶性蛋白全部溶解。每管加 1ml A＋B 混合液（临用时取 B 液 0.1ml 加 A 液 4.9ml 混匀），放置 10min。每管加酚试剂 100μl，混匀后 37℃保温 30min。1 小时内 660nm 波长测 OD 值，从标准曲线查标本的蛋白含量。

【注意事项】

制备标本时，尽可能采取一些除内源性配基的方法。膜标本反复冻融或与标本预先 37℃振摇孵育 30min，再用缓冲液通过离心方法反复洗涤，弃除组织中内源性抑制因子，增加与 ^{3}H-GABA 结合的受体。或者制备标本的缓冲液含 0.05% Triton X-100，也可提高配基与 GABA 受体的特异结合位点数，减少非特异结合。

γ-氨基丁酸$_A$（GABA$_A$）受体的放射配基结合分析法

【材料与试剂】

1. 淋洗和反应磷酸缓冲液（B1）：50mmol/L KH$_2$PO$_4$-NaOH，10mmol/L MgCl$_2$，pH 7.7。

2. 制备磷酸缓冲液（B2）：B1 加 0.25mol/L 蔗糖，pH 7.7。

3. ［^{3}H］-SR95531：比活度 1.85TBq/mmol（NEN 产品），用 B1 缓冲液稀释至 875nmol/L 的应用液。

4. 非标记巴氯芬：用 B1 缓冲液配制成 0.4mmol/L 的应用液。

5. 玻璃纤维滤膜：虹光 69 型。

【方法】

1. 组织膜受体标本的制备：差速离心法。大鼠断头，迅速开颅取脑，投入盛有 10ml B2 的小烧杯，将鼠脑血漂洗净。脑组织加 10ml 的 B2（含 0.25mol/L 蔗糖）转入内切式匀浆器，3000～5000 转/分（rpm），1min 匀浆制成粗匀浆。将粗匀浆转入有 Teflon 芯的玻璃匀浆器，以一定转速上下 5 次匀浆后，转入冷冻高速离心管，1000×g 离心 10min。上清液 20 000×g 低温离心 15min。沉淀悬浮于 10ml B1 缓冲液，再次进行匀浆和 48 000×g 离心 15min（主要除去内源性配基）。最后沉淀物加 B1 的量为每克脑组织 1ml，用小玻棒将沉淀物从管壁上刮下转入匀浆器，用较低速度匀浆，制成微粒悬浮液，即为膜受体标本，分装小管置低温保存备用。膜蛋白用 Lowry 法定出蛋白含量。做结合反应的当天，将膜受体标本加 20 倍的 B1，搅拌 10min，重新悬浮的膜受体标本再进行 48 000×g 低温离心 15min。以上所有步骤均在 4℃ 操作。

2. 培养细胞标本的制备（可参照其他受体）：以 SK-N-SH 细胞或 C6 细胞为例。培养细胞，弃培养基，消化细胞脱落瓶壁，在 $1000\times g$ 离心 5min 的条件下，用 Hank's 液洗弃培养基，最后用反应缓冲液将细胞浓度调至 $1\times10^7/ml$。

3. 放射配基结合分析：每对复管加入不同浓度的放射性标记配基 $[^3H]$-SR95531（终浓度 2～100nmol/L）、固定量的膜蛋白 200μl（蛋白量约每管 0.2～0.25mg），平行的非特异管再加入 100μl 非标记的巴氯芬（终浓度 10^{-4}mol/L），反应终体积 400μl。然后置 4℃ 孵育 30min。

4. 分离结合与游离的配基：将两层玻璃纤维滤膜放在多头细胞收集器上，用预冷至 4℃ 左右的 B1 或蒸馏水将反应液中的膜碎片（包括与配基结合的受体）抽滤到滤膜上并洗去游离配基，用 5ml 蒸馏水淋洗 3 次（边放水边抽滤）。取下滤膜，80℃ 烘干（约 1h），用打孔器按次序切下各管的标本。

5. 放射性测量：将各标本的滤膜分别放入塑料 Eppendorf 管，加 1ml 固相闪烁液，用液体闪烁计数器测放射性，注意控制各管测量时间使测量误差全部小于 5%。

6. 数据处理：详见第六章和 EGF 受体计算的实例，求出受体数量（RT）和解离平衡常数（K_d）。

【注意事项】

1. 使用放射性标记配基 $[^3H]$-muscimol 的结合反应条件：10mg 膜蛋白与 1nmol/L ^3H-muscimol 反应，平行非特异结合管另加 100nmol/L muscimol，在 4℃ 孵育 10min 后，进行结合与游离配基的分离。

2. 使用放射性标记配基 $[^3H]$-TBOB 的结合反应条件：0.4mg 膜蛋白与 3nmol/L $[^3H]$-TBOB 反应，平行非特异结合管另加印防己毒素和 200μmol/L muscimol，在 15℃ 孵育 15min 后，进行结合与游离配基的分离。

γ-氨基丁酸_B（GABA_B）受体的放射配基结合分析法

【材料与试剂】

1. 淋洗和反应磷酸缓冲液（B1）：50mmol/L KH_2PO_4-NaOH，10mmol/L $MgCl_2$，pH 7.7。

2. 制备磷酸缓冲液（B2）：B1 加 0.25mol/L 蔗糖，pH 7.7。

3. $[^3H]$-巴氯芬（baclofen）：比活度 1.11～1.85TBq/mmol（NEN 产品），用 B1 缓冲液配制成 72nmol/L 的应用液。

4. 外消旋巴氯芬：为标记配基，用 B1 缓冲液配制成 4.8×10^{-6}mol/L 的应用液。

5. γ-氨基丁酸_A。

6. 玻璃纤维滤膜：虹光 69 型。

【方法】

1. 组织膜受体标本的制备：大鼠断头，迅速开颅取大脑（弃小脑）称重，投入盛有 10ml B2 的小烧杯，将鼠脑血漂洗净。脑组织加 10ml 的 B2（含 0.25mol/L 蔗糖）在有 Teflon 芯的玻璃匀浆器内，以一定转速上下 5 次匀浆后，匀浆液加 B2 缓冲液至 10ml/g 脑组织，转入离心管，48 000×g 低温离心 10min。沉淀重新悬浮于 270ml B2 缓冲液，同前一次条件再次离心，每管分装 5～10ml，置 -70℃ 保存备用。蛋白用 Lowry 法定量。

实验当天，融化样本 50 000×g 离心 20min，沉淀悬浮于等体积的 B1 缓冲液，离心，重复 3 次（主要除去内源性配基和抑制剂）。最后沉淀物加 B1 的体积为每毫升悬浮液 1mg 蛋白。以上所有步骤均在 4℃操作。

2. 培养细胞标本的制备（可参照其他受体）：以 SK-N-SH 细胞或 C6 细胞为例。培养细胞，弃培养基，消化细胞脱落瓶壁，在 1000×g 离心 5min 的条件下，用 Hank's 液洗弃培养基，最后用反应缓冲液将细胞浓度调至 $1×10^7/ml$。

3. 放射配基结合分析的饱和曲线：每对复管加入固定浓度的放射性标记配基 $[^3H]$-巴氯芬 50μl（终浓度 18nmol/L）、15 点不同浓度的外消旋巴氯芬（$0～1.2×10^6 mol/L$）50μl、固定量膜蛋白 100 μl（蛋白量约每管 0.1mg），非特异管再加入 50μl 非标记的 γ-氨基丁酸（终浓度 $10^{-4} mol/L$），反应终体积 200μl。然后置 4℃孵育 60min。其余步骤同上。

4. 数据处理：详见第六章和 EGF 受体计算的实例，求出受体数（RT）和解离平衡常数（K_d）。

（胡雅儿）

参 考 文 献

1. Francis A，Paulsinelli W. Increased binding of $[^3H]$-GABA to striatal membranes following ischemia. J Neurochemistry，1983，40（5）：1497-1499.

2. Coloma FM，Niles LP. Melatonin enhancement of $[^3H]$-γ-aminobutyric acid and $[^3H]$ muscimol binding in rat brain. Biochemical Pharmacology，1988，37（7）：1271-1274.

3. Volgel HG（ed）. Drug discovery and evaluation. Berlin：Springer，2002：pp402-408.

血管紧张素Ⅱ受体放射配基结合分析
（Angiotensin Ⅱ Receptor-RBA）

血管紧张素Ⅱ（AngⅡ）是肾素-血管紧张素系统（RAS）的重要成员，RAS 通过 AngⅡ的作用来维持血压，它们可以直接作用于血管使其收缩，或通过促进去甲肾上腺素的释放，增加钠离子在肾的重吸收以及刺激醛固酮的产生等间接方式产生生理效应。AngⅡ除参与维持正常血管张力、调节水盐平衡外，还参与局部组织细胞的生长调节功能，因此，它在某些心血管疾病如高血压、心肌肥厚、充血性心力衰竭、缺血性心肌疾病及肾功能不全的病理过程中起重要作用。

AngⅡ的生物学作用均需通过血管紧张素Ⅱ受体（AT）的介导才能实现。AT 属 G 蛋白偶联 7 次跨膜受体家族成员。根据分子克隆研究，现已探明 AT 主要含有 AT_1、AT_2 等亚型。AT_1 由 359 个氨基酸组成，分子量是 41 060，受体的膜外功能域内含有三个 N-糖基化位点（Asn^4、Ans^{176}、Ans^{188}），Cys^{101} 与 Cys^{180} 之间形成二硫键。最新研究资料表明，AngⅡ与 AT_1 的结合位点不但在膜外区有分布，在跨膜区内亦有分布，而某些非肽小分子拮抗剂如 Losartan 的结合位点只分布在跨膜区内。跨膜区内还存在所谓结合口袋（binding pocket），结合口袋内一般以疏水键相互作用，是受体活化机制的重要场所。

AngⅡ对 AT_1 是高亲和性的，$K_d=0.1～1nmol/L$（$^{125}I-AngⅡ$）。AT_1 是 AT 的主要亚型，介导 AngⅡ大部分生物学效应，如调节血压和水盐代谢、血管加压素形成和释放、加速肌醇磷酸脂代谢、增加胞内游离钙浓度、激活 PKC 及磷脂酶 D 活性、抑制环化酶活性、降低 cAMP 生成以及激活各种酪氨酸激酶。

AT$_2$ 具有介导离子通道的作用，调节胞内 Ca^{2+} 水平，影响酪氨酸酶磷酸化活性，刺激心肌细胞产生花生四烯酸。

【材料与试剂】

1. 1mg Ang Ⅱ 溶于 1ml 0.01mol/L 的醋酸缓冲液；Sar^1-Ile^8-Ang Ⅱ。

2. 0.5mol/L pH 7.4 磷酸缓冲液（PB）。

3. 无载体 Na^{125}I。

4. 新配制的氯胺-T（1mg/ml）。

5. 偏焦亚硫酸钠（1mg/ml）。

6. C$_{18}$ 反相柱。

7. 含 20%～30% 乙腈的 0.1mol/L pH 7.8 乙酸胺缓冲液。

8. 含 1% BSA 的 0.05mol/L pH 7.4 PB。

9. 肝细胞膜制备液：0.05mol/L pH 7.4 Tris-HCl 缓冲液（内含 0.001mol/L EDTA，0.25mol/L 蔗糖）。

10. 肝细胞膜受体结合反应液：0.05mol/L pH 7.4 Tris-HCl 缓冲液（内含 0.1mol/L NaCl，0.01mol/L MgCl$_2$，0.1% BSA，0.0001mol/L PMSF，0.1g/L 杆菌肽）。

11. 冲洗液：0.05mol/L pH 7.4 PB＋0.9% NaCl。

12. 细胞收集器与玻璃纤维滤膜。

13. 肾上腺皮质细胞膜受体结合反应液：0.05mol/L pH 7.4 Tris-HCl 缓冲液（内含 0.2% BSA，0.3mg/ml 胰高血糖素，5mmol/L DTT，100mmol/L NaCl）。

14. 小牛血清。

15. DMEM 培养液（含 5% 的小牛血清）。

16. 0.25% 的胰蛋白酶溶液。

17. ^{125}I-Ang Ⅱ。

18. 平滑肌细胞受体结合反应液：0.05mol/L pH 7.4 Tris-HCl 缓冲液（内含 0.1mol/L NaCl，5mmol/L KCl，0.005mol/L MgCl$_2$，0.25% BSA，0.5mg/ml 杆菌肽）。

【方法】

1. Monoiodo-Ang Ⅱ 的制备

碘化反应：1mg Ang Ⅱ 溶于 1ml 0.01mol/L 的醋酸缓冲液中（Ang Ⅱ 准确的浓度可用光密度校正：酪氨酸在 275nm 处的消光系数为 1340）。10μg（10μl）Ang Ⅱ 加 10μl 0.5mol/L pH 7.4 PB、1mCi（10μl）Na^{125}I，迅速加入新配制的 10μl 氯胺-T，反应 30s，加 25μl（1mg/ml）偏焦亚硫酸钠终止反应。

纯化 Monoiodo-Ang Ⅱ：用 HPLC 法能满意地从碘化反应混合物中分离得到 Monoiodo-Ang Ⅱ，分离的条件是 C$_{18}$ 反相柱，冲洗液是含 20%～30% 乙腈的 0.1mol/L pH 7.8 乙酸胺缓冲液。

保存：纯化的 Monoiodo-Ang Ⅱ 产品用含 1% BSA 的 0.05mol/L pH 7.4 PB 配成 2μCi/50μl 分装保存在 −20℃。

2. 肝细胞膜 Ang Ⅱ 受体放射配基结合分析

肝细胞膜制备：取大鼠肝，称重并洗去血，剪碎，10 倍体积冷的肝细胞膜制备液，高速分散器每次 15s 分 3 次将肝细胞组织打成匀浆，再改用玻璃匀浆器匀浆。5000×g 离心 30min，弃沉淀，上清液改用 60 000×g 离心 60min，弃去上清液，沉淀加 0.05mol/L pH 7.4 Tris-HCl 缓冲液充分悬浮，30 000×g 离心 30min，弃上清，沉淀加肝细胞膜受体结合反应液，配成每克湿组织 2ml 的浓度，在玻璃匀浆器内匀浆，分装保存于−70℃，以上操作均在 4℃进行。染料法测定膜蛋白含量。

受体结合反应：0.3ml 膜受体结合反应液中约含 100μg 肝细胞膜蛋白，约 50 000 次/分 (cpm) 的 ^{125}I-Ang II 与 0～3.0ng 不等的非标记 Ang II 予以饱和，22℃反应 60min，非特异结合管加 1μg Ang II，冰浴终止反应，多头收集器将 ^{125}I-Ang II-受体复合物收集于玻璃纤维膜（事先用 BSA 饱和），用 10ml 冲洗液洗去游离的 ^{125}I-Ang II，γ 计数器测量样品放射性（样品的总结合），样品的特异结合是样品总结合减去非特异结合。

实验数据用手工法或计算机程序计算受体的亲和力（K_d）与受体的数量（B_{max}）。

3. 肾上腺皮质细胞膜 Ang II 受体放射配基结合分析

肾上腺皮质细胞膜制备：牛肾上腺在牛杀死后 10min 取得，立即切取肾上腺皮质，剪成小块，保存在冰冷的 Kerbs-Ringer 缓冲液中，此液内含 0.2%葡萄糖、1%BSA，相同的缓冲液洗一次，后换成 20mmol/L NaHCO₃（20ml/g 湿组织），玻璃匀浆器匀浆，使细胞完全破碎，过两层纱布以去除未碎组织，1500×g 离心 10min（4℃），弃沉淀，上清液 20 000×g 离心 60min（4℃），取沉淀用 20mmol/L Tris-HCl pH 7.4 悬浮，20 000×g 离心 60min（4℃），取沉淀用膜受体结合反应液匀浆制成均匀肾上腺皮质细胞膜制剂（0.5g 湿组织/ml），分装保存（−70℃），染料法测定膜蛋白含量。

受体结合反应：0.3ml 膜受体结合反应液中约含 100μg 肾上腺皮质细胞膜蛋白，约 50 000cpm 的 ^{125}I-Ang II 与 0～3.0ng 不等的非标记 Ang II 予以饱和，22℃反应 60min，非特异结合管加 1μg Ang II，冰浴终止反应，多头收集器将 ^{125}I-Ang II-受体复合物收集在玻璃纤维膜上（事先用 BSA 饱和），用 10ml 冲洗液洗去游离的 ^{125}I-Ang II，γ 计数器测量样品放射性（样品的总结合），样品的特异结合是样品总结合减去非特异结合。

4. 血管平滑肌细胞 Ang II 受体放射配基结合分析

平滑肌细胞的原代培养和传代培养采用组织块培养法。具体步骤如下：①动物：Wistar 大鼠，雌雄不限，体重 120～150g。②用乙醚将 Wistar 大鼠麻醉后固定于手术台上，用碘酒、酒精消毒胸颈部，开胸迅速取胸主动脉（贴脊柱走行），长约 1.5～2.0cm，置于盛有 PBS 溶液的瓶皿中，并迅速转入超净台内。把血管在 PBS 中洗 3 次，将血管外膜剥除，纵向切开血管，用镊子小心撕除外膜和刮除内膜，留下中膜组织。然后将血管转入盛有 DMEM 培养液的小皿中，剪成大小约为 1×2mm² 的组织块，移到培养瓶内，使之均匀分布于瓶内表面，反转培养瓶。加入 30%小牛血清培养液，于 37℃、5%CO₂ 培养箱内孵育，注意贴有组织块的瓶面朝上，孵育 4～6h 后轻轻翻转瓶子，使贴有组织块的瓶面朝下，以便组织块浸在培养液中，孵育一周后观察及换液。待细胞长满瓶底后用 0.25%的胰蛋白酶溶液消化传代，将第 3～6 代细胞用于实验。

血管平滑肌细胞 Ang II 受体和 ^{125}I-Ang II 结合：将鼠血管平滑肌细胞接种于 24 孔板，接种密度为 8×10⁴/ml，每孔接种 1ml，在细胞培养液 DMEM（含 5%的小牛血清）中培养 2 天，见细胞长满后，去除培养液，用室温存放的 PBS 洗细胞 2 次，每次放入 37℃孵箱保温 10min，以去除内源性血管紧张素 II，最后用 4℃存放的 PBS 洗细胞一次，在滤纸上控干净。在每孔细胞中依次加入受体结合反应液、0～3.0ng 不等的非标记 Ang II 以及 ^{125}I-Ang II

（80 000cpm），使细胞受体结合总体积为 $300\mu l$，非特异结合管加入已知 AngⅡ受体拮抗剂（Sar^1-Ile^8-AngⅡ）$1.5\mu g$。每个剂量设 3 个平行孔。轻摇 24 孔板，将所加液体混匀后，放置 4℃ 2h 后，用冰冷的 PBS 快速冲洗 3 次，以去除游离的 ^{125}I-AngⅡ。在滤纸上吸干水分，加入 0.5ml 0.1mol/L NaOH 消化 10min 后，移入试管，再加 0.5ml 0.1mol/L NaOH 清洗后，一并移入试管中，用 γ 计数器测量放射性。

【说明】

1. 放射性标记配基：多数采用 ^3H 或 ^{125}I 两种核素标记，^3H-AngⅡ 对 AT 的结合活性比 ^{125}I-AngⅡ 要高，但 ^3H-AngⅡ 的放射性比活度比 ^{125}I-AngⅡ 要低得多，而双碘标记的 AngⅡ（diiodinated AngⅡ）比单碘标记的 AngⅡ（monoiodinated AngⅡ）结合活性要低得多，所以目前都采用 monoiodinated AngⅡ 作为 AngⅡ 受体分析的标记物。monoiodinated AngⅡ 标记方法用氯胺-T法、Iodogen 以及酶法都可以，而纯化方法则以 HPLC 法为最佳，纯化的条件是 C_{18} 反相硅胶柱，洗脱液是 0.1mol/L pH 7.4 乙酸胺缓冲液（内含 20%～30%乙腈），它可将未标记的 AngⅡ、diiodinated AngⅡ 分开。现在也可用放射性标记特异的拮抗剂作为标记物，如 AT_1 用 [^3H]-L158809、[^3H]-SKF108566、[^3H]-losartan、[^{125}I]-EXP985。

2. 非特异结合（NSB）：在血管紧张素受体反应中，NSB 管所加的非标记 AngⅡ 或 Sar^1-Ile^8-AngⅡ 经常在 0.1～1μmol/L 浓度之间，用玻璃纤维滤膜分离，最好事先用 AngⅡ 作预饱和吸附，可降低非特异结合。非特异结合计数以占总投入量 0.8%～1% 为宜。

3. 保温条件：细胞碎膜反应的温度经常用 12～22℃，45～120min。活细胞受体反应的温度经常是 4℃过夜，如果 37℃ 保温超过 30min，又不存在肽酶抑制剂，就可能使多肽配基和受体产生严重的降解，结合率明显下降。

4. 缓冲液与附加剂：一般用 20～50mmol/L pH 7.4 Tris-HCl 缓冲液内加 0.2% BSA（56℃ 30min 加热失活）以稀释 AngⅡ。杆菌肽、胰高血糖素、ACTH、PMSF 等单独或联合使用以防止标记 AngⅡ 降解。EDTA 也能抑制标记配基降解，但螯合剂会降低受体与配基的结合，如果加入 EGTA 能避免产生此现象。低浓度的二硫苏糖醇（DTT）可减少多肽配基的降解，但高浓度的 DTT 可使 AngⅡ 受体的二硫基破坏，影响受体结合率，基于此现象，使用 DTT 的浓度需实际试验。

5. 对阳离子的依赖：①肾上腺皮质 Na^+ 能稳定 AngⅡ 受体高亲和性构象，提高结合率，最佳 Na^+ 的浓度为 140～200mmol/L。无 Na^+ 时只有低亲和性位点（$K_d=25$nmol/L，$B_{max}=3400$fmol/mg 蛋白），有 Na^+ 时出现高、低两个结合位点（$K_{d1}=0.5$nmol/L，$B_{max}=100$fmol/mg 蛋白；$K_{d2}=25$nmol/L，$B_{max}=5000$fmol/mg 蛋白）。可是，对平滑肌细胞，Na^+ 影响很小甚至还有抑制结合作用。②两价阳离子如 Ca^{2+}、Mg^{2+}、Mn^{2+} 对平滑肌细胞有增加结合率的作用。

6. 关于染料法定量蛋白含量的问题：染料法又名 Bradford 法，它是用考马斯亮蓝G-250 染料与蛋白质中精氨酸和赖氨酸或芳香氨基酸残基的结合，在碱性条件下，590nm 波长处有最大的吸收，以此作为比色法的基础。此种测量蛋白质含量的方法比 Lowry 法简单、快速、灵敏度高。但是，使用此法也有许多问题需加注意：

（1）pH 问题：此染料在酸性环境中，在 650nm 与 420nm 波长处也有最大吸收，所以环境 pH 对结果会有影响。

（2）化合物干扰问题：许多去污剂和化学物质对测量会有干扰，这种干扰是因为许多化学物质干扰染料与蛋白质之间的相互作用。

（3）膜蛋白测量问题：在测量膜蛋白含量时，如将膜蛋白样品直接作比色而不加预处理，则将低估膜蛋白样品的含量。膜蛋白样品应该事先用 NaOH 或去污剂预处理，使膜蛋白变成可溶性蛋白，这样会减轻此问题。

（4）标准品蛋白问题：由于各种蛋白质的氨基酸组成不尽相同，此法测量敏感度也随蛋白质不同而异，如 BAS 的敏感度比 IgG 要高。

（贺师鹏）

参 考 文 献

1. Sumner C，et al. Receptor for angiotensinⅡ. In：Kalimi MY，Hubbard JR，eds. Peptide hormone receptors. Berlin：Walter DE Gruyter 1987.
2. Glossmann H，et al. Radioligand assay for angiotensin Ⅱ receptors. In：Barnes D，Sirbasku DA，eds. Methods in enzymology 109（Part Ⅰ）：110. San Diego：Academic press，INC. 1987.
3. 贺师鹏，靖宇，岳保珍，等．甘草次酸与大鼠肝膜血管紧张素Ⅱ受体相结合．中国药理学通报，1998，14：519.

缓激肽受体的放射配基结合分析
（Bradykinin Receptor-RBA）

缓激肽（BK）是一种自体活性物质，是由激肽释放酶作用于激肽原而产生的一类局部激素。由于有不同的激肽释放酶，目前人类和哺乳动物缓激肽主要有 3 种类型，分别称为缓激肽、胰激肽和蛋氨酰胰激肽。它们的分子均由九肽组成，Eceadhern 报道的氨基酸为 Arg-Pro-Pro-Gly-Phe-Ser-Pro-Phe-Arg。

缓激肽具有广泛的生理和病理作用：①心血管系统：可使血管扩张、血压下降，反射性地增加心率和心输出量。②平滑肌：使子宫、支气管、胃肠道等部位的平滑肌收缩。③神经系统：较高浓度时能兴奋神经节及肾上腺髓质，对中枢神经也有广泛效应。④外分泌和内分泌系统：使外分泌腺的分泌增加，激肽释放酶则对一些内分泌的前激素（如胰岛素原和肾素原）有生理性激活作用。⑤"四致"作用：致炎、致痛、致过敏、致休克，使小血管扩张，毛细血管通透性增强，血浆外流，对痛觉神经末梢有强烈刺激作用，故有红、肿、热、痛、局部组织增生等炎症反应。此外，还是参与过敏性反应和休克发生的重要介质之一。缓激肽还能参与血压调节，缓激肽水平下降或受体被阻断，肾素-血管紧张素（RA）系统功能增强，出现高血压。

缓激肽的作用是通过靶组织细胞膜上的特异性受体而实现的。就目前所知，不同组织的缓激肽受体至少有 B_1 和 B_2 两种类型，它们都是 7 次跨膜的 G 蛋白偶联受体，还有人提出了 B_3 和 B_4 受体亚型的概念。

B_1 受体存在于家兔主动脉、颈动脉和犬去内皮的肾动脉等部位。从狗血管平滑肌获得的 B_1 受体由 350 个氨基酸组成，其中 76% 与人 B_1 受体的氨基酸相同。Cheng 等证明了牛肺动脉内膜 B_1 受体的存在，此受体具有可饱和性、高亲和力，伴有细胞内 Ca^{2+} 升高和内皮细胞舒张因子（EDRF）释放。在家兔离体主动脉标本中，B_1 受体激动剂 des-Arg^9-BK 引起的收缩可被糖皮质激素特异性抑制，血管对 B_1 激动剂的反应有"上调"现象，可能有免疫活性细胞参与其过程。损害性刺激可促进缓激肽的生成，作用于牙髓的 B_1 受体使牙髓内源性镇痛物质脑啡肽（EK）和蛋氨酸脑啡肽（ME）的含量升高，其作用可被 des-Arg[9]-Leu[8]-BK 所拮抗。

B_2 受体存在于猫回肠，大鼠子宫、附睾，犬颈动脉、肾动脉和兔颈静脉等部位。狗血管平滑肌 B_2 受体由 392 个氨基酸组成，其中 81% 与人 B_2 受体的氨基酸相同。Eggerickx 等从人的肺成纤维细胞 cDNA 反向转录得到 B_2 受体，由 364～366 个氨基酸组成，长度为 7kb，3 个外显子和 2 个内含子，分子量约 41 470。在激动剂中，B_2 受体对缓激肽的亲和力最高，其次是 Ly-BK 和 Me-Lys-BK，但介导平滑肌收缩的 B_2 受体则对 Ly-BK 最敏感。

B_3、B_4 受体均存在于突触后膜，可被缓激肽和 D-PheT-BK 兴奋。根据对缓激肽类似物的不同反应及脱敏作用加以区别，B_3 受体以快速脱敏作用为特征，收缩反应与前列腺素有关，能被 Phe[3]-D-Phe[7]-BK、D-Phe[7]-Hyp[6]-BK 和 D-Phe[2,7]-BK（B4404）所激活；而 B_4 受体不具有快速免疫性，其作用与前列腺素无关，可被 Thi[5,6]-D-Phe[7]-BK 和 D-Arg-Hyp[3]-Thi[5,8]-D-Phe[7]-BK（B 6572）所激活。

肺癌细胞缓激肽 B_1 受体的放射配基结合分析

【材料与试剂】

1. 标记配基：[3]H-Des-Arg[10]-胰缓激肽购自 Du Pont NEN（Hertfordshire，UK），比活度 107～110 Ci/mmol。

2. 人的肺癌细胞株 WI38 细胞株（ICN Biomedicals Ltd. Oxon. UK），DMEM 培养液。

3. 膜制备液：pH 7.4 HBSS（Hank's Buffered Salt Solution）内含 1mmol/L 菲啶（phenanthroline），1mmol/L EDTA，1 μmol/L 卡托普利（captopril）、亮抑蛋白酶肽（亮肽素，Leupeptin）、大豆胰酶抑制剂、Dl-2-mercaptomethyl-3-guanidoethylthiopropanoic acid，3.3 μmol/L 糜蛋白酶抑制素（chymostatin）和 0.1mmol/L PMSF。

4. HEPES 结合反应缓冲液（50mmol/L HEPES，5mmol/L $MgCl_2$，0.02mg/ml 菲啶，0.25mg/ml pefabloc SC，pH 7.2）。

5. 组织匀浆器。

6. 多头细胞收集器。

7. Whatman GF/B 滤膜（Semat Technical Ltd.，Hertfordshire）。

8. 液体闪烁计数器。

【方法】

1. 肺成纤维细胞的培养：WI38 细胞株置于 DMEM 培养基中［内含 10% 的胎牛血清，青霉素、链霉素各 100U/ml，2mmol/L 的谷氨酰胺，1%（v/v）的非必需氨基酸］，37℃、5% CO_2 条件下培养，每培养 3～4 天用 1mmol/L 的胰酶-EDTA 消化传代再培养。

2. 收集细胞和膜制备：将收获的细胞悬于膜制备液，在 4℃ 条件下细胞放置 5min，再用 10mmol/L pH 7.2 的 HEPES 缓冲液（内含胰酶抑制剂）洗涤细胞 2 次，然后用 Kinematica Polytron Homogeniser 将细胞匀浆，匀浆时间 30s，转速用 10 000 转/分，匀浆物 40 000×g 离心 20min，沉淀物用 HEPES 淋洗 2 次，将沉淀的膜制品用 pH 7.2 的 HEPES 缓冲液调整膜蛋白为 2mg/ml，−70℃ 干冰保存备用。

3. 肺成纤维细胞 B_1 受体的放射配基结合反应：1ml HEPES 结合缓冲液中含 WI38 膜蛋

白（配置浓度为 $40\sim80\mu g/ml$）、标记配基 ^{3}H-Des-Arg^{10}-胰缓激肽（$0.1\sim1nmol/L$ 依次递增浓度至饱和），NSB 管用 $1\mu mol/L$ 的未标记缓激肽。$4℃$ 条件下反应 60min 可达到平衡，用 Whatman GF/B 玻璃纤维滤膜分离复合物，滤膜使用前须用 0.1% 聚乙烯亚胺溶液预浸泡处理 2h 以上，淋洗液用 $50mmol/L$ pH 7.4 的 Tris 缓冲液，每次分离复合物至少 $4℃$ 淋洗 5 次，然后用液体闪烁计数器进行测量。实验的 NSB 管 $1\mu mol/L$ 的未标记缓激肽。

4. 实验参考值：K_d 约为 $0.33nmol/L$，B_{max} 约为 $52fmol/mg$ 受体蛋白。

缓激肽 B$_2$ 受体的放射配基结合分析

【材料与试剂】

1. 无载体 Na^{125}I。

2. Iodogen。

3. $50mmol/L$ 的硼酸缓冲液，pH 8.5。

4. Bolton-Hunter 试剂。

5. 自动分部样品收集器。

6. 自动放射扫描仪。

7. 膜制备液缓冲液（$25mmol/L$ TES，$1mmol/L$ 菲啶，$1mmol/L$ 二硫苏糖醇，$10\mu mol/L$ 卡托普利，0.1% BSA，$140\mu g/ml$ 制霉菌素，pH 6.8）；TES 即 Tris-HCl-EDTA-Saline。

8. 结合反应缓冲液（$25mmol/L$ TES，$1mmol/L$ 菲啶，pH 6.8）。

9. Hoe 140：D-Arg［Hyp^3，Thi^5，D-Tic^7，Oic^8］BK，Tyr^8-BK。

10. 液体闪烁计数器、γ 计数器。

11. ［^{125}I］-PIP-HOE 140（比活度为 1367mCi/mg）。

【方法】

（一）缓激肽标记物的制备

1. ［^{125}I］PIP-Hoe 140 的标记：在含有 5mCi ［^{125}I］-N-succinimidyl-3［4-hydroxyl］propionate 的试管内加入 $50\mu l$ $150nmol/L$ 的 PBS（pH 7.2），内含 $100\mu g$（$0.13\mu mol$）的 HOE 140，再加入 $50\mu l$ $200mmol/L$ 硼酸缓冲液（pH 8.0），室温振摇反应 4h，反应产物用 HPLC（C$_{18}$柱）分离纯化。产物 ［^{125}I］-PIP-HOE 140 比活度为 1367mCi/mg。

2. Iodogen 制备 ［^{125}I-Tyr^8］-BK：取 $10\mu g/50\mu l$ 缓激肽、1mCi Na^{125}I 和 $10\mu g$ Iodogen 总体积约 $60\mu l$，Iodogen 可事先放置于试管底部用氮气吹干，使用 $50mmol/L$ 的硼酸缓冲液（pH 8.5），室温标记 30min，缓冲液稀释后即可终止反应，用 HPLC 方法纯化。

3. ^{3}H-BK 购自 NEN 公司（Boston，MA），102 Ci/mmol。

（二）缓激肽 B$_2$ 受体的放射配基结合分析

1. 豚鼠回肠细胞缓激肽 B$_2$ 受体的放射配基结合分析

（1）豚鼠回肠 B$_2$ 受体细胞膜制备：取 $300\sim600g$ 雄性豚鼠，麻醉后打开腹腔，从回盲连接起始部 2cm 处切取回肠 10cm，除去脂肪后用等渗盐水冲洗，切碎后 $4℃$ 匀浆，$4℃$、$48\ 000\times g$ 再离心 15min，沉淀物加等量膜制备缓冲液，再 $4℃$、$48\ 000\times g$ 离心 15min，将沉淀部分用膜制备缓冲液悬浮，加入 0.1% 无蛋白酶 BSA、$1\mu mol/L$ MK-422 苯酯丙脯酸酯（enalaprilat）和 $140\mu g/ml$ 制霉菌素后用于受体分析。膜蛋白分析用牛标准 IgG。

（2）豚鼠回肠细胞缓激肽 B$_2$ 受体的放射配基结合反应：在反应体积为 1ml 的结合反应

缓冲液中含 25μg 细胞膜蛋白，加入 ^{3}H-BK（约 1～20 pmol/L），25℃温浴反应 60min 即可达到饱和，分离复合物用 Whatman GF/B 滤膜，滤膜使用前用 0.1％聚乙烯亚胺溶液浸泡 3h，以减轻非特异的吸附，采用 24 孔多头细胞收集器快速分离复合物，PBS 缓冲液淋洗 2 遍（4℃），液体闪烁计数器测量放射性。NSB 用 1μmol/L 的 BK，实验表明 NSB 小于总结合的 10％。实验数据用 Mcpherson 编制的 EBDA 和 Kinetic 程序处理。

（3）豚鼠回肠 B_2 受体：K_d 约为 0.15pmol/L，B_{max} 约为 193 fmol/mg 受体蛋白。

2．人鼻腔软组织缓激肽 B_2 受体的放射配基结合分析

（1）人鼻腔软组织细胞膜受体的制备：取外科手术切除的肥大鼻腔软组织，不要软骨，加入适量膜制备缓冲液 4℃匀浆，4℃ 2500×g 离心 10min，取上清部分再次 4℃ 50 000×g 离心 10min，沉淀物悬浮洗涤 2 次，最后用结合反应缓冲液 5ml 悬浮后测膜蛋白含量，调膜蛋白浓度为 1mg/ml 备用。

（2）人鼻腔软组织缓激肽 B_2 受体结合反应：0.2ml 结合缓冲液中含 100μg 膜蛋白、0.2nmol/L［^{125}I］PIP-Hoe 140 和依次递增的 HOE 140，20℃温浴震荡反应 1h，然后加入 2ml 冰冷的结合反应缓冲液，立即用 Whatman GF/B 滤膜快速分离复合物，滤膜使用前用 0.1％聚乙烯亚胺溶液浸泡 1h，PBS 缓冲液清洗滤膜 3 次，γ计数器测量放射性，计算机处理数据。NSB 用非标记的 HOE 140 1μmol/L。

（3）该实验参考值：K_d 约为 0.51±0.12nmol/L，B_{max} 约为 260±49fmol/mg 受体蛋白。

3．CCD-16 人肺成纤维细胞 B_2 受体的放射配基结合分析

（1）CCD-16 人肺成纤维细胞的培养和膜制备参看人肺成纤维细胞 B_1 受体内容。

（2）0.2ml 结合缓冲液中含 30μg CCD-16 人肺成纤维细胞膜蛋白及浓度依次递增至饱和的 ^{3}H-NPC17731（25～250pmol/L），25℃温浴 1h 可达到平衡，收集复合物用 Wallac B 型滤膜，滤膜事先用 0.3％聚乙烯亚胺浸泡，10mmol/L 的 HEPES 缓冲液淋洗滤膜，液体闪烁计数器测量放射性。

（3）人肺成纤维细胞 B_2 受体：K_d 约为 0.33nmol/L，B_{max} 约为 52 fmol/mg 受体蛋白。

4．人脐静脉内皮细胞 B_2 受体的放射配基结合分析

（1）人脐静脉内皮细胞膜受体的制备：收集人新生儿脐静脉，4℃保存不得超过 12h，取中段 10～15cm，去除血和其他组织，将脐静脉加入冰冷的膜制备缓冲液中，用 Polytron 匀浆器匀浆，4℃ 1000×g 离心 20min，将上清液再次 4℃ 100 000×g 离心 60min，沉淀物用结合反应缓冲液悬浮，调蛋白浓度为 160～200μg/100μl，确定蛋白浓度用 Bio-Rad 方法（Bradford，1976），标准蛋白用 BSA。

（2）人脐静脉内皮细胞膜 B_2 受体结合反应：0.25ml 结合反应缓冲液内含 160～200μg 细胞膜蛋白、浓度依次递增至饱和的 ^{3}H-BK（0.05～5nmol/L），NSB 用非标记的 BK 1μmol/L，室温反应 1h，滤膜用 Whatman GF/B，处理方法同前。

（3）人脐静脉内皮细胞 B_2 受体：K_d 约为 0.31±0.02nmol/L，B_{max} 约为 24±1.0fmol/mg 受体蛋白。

5．大鼠坐骨神经 B_2 缓激肽受体的放射自显影术

标本制备与放射自显影：取 100～300g Wistar 雄性大鼠，按 65mg/kg 静脉注射戊巴妥钠麻醉后迅速处死，仔细分离出坐骨神经，将神经组织切成长度约 2mm 小段，做常规冰冻病理切片。室温中取出切片组织温化，然后与 280pmol/L 的［^{125}I］Tyr^8-缓激肽标记配基室温反应 90min。反应缓冲液用 25mmol/L PIPES-NH$_4$OH 缓冲液［Piperazine-N，N-bis-

314

（2-ethanephonic acid），pH 6.8]，该缓冲液内含 1mmol/L 菲啶、1mmol/L 二硫苏糖醇、0.1mmol/L 甲硫丙脯酸（卡托普利）、0.2%BSA 和 1.5mmol/L 氯化镁。反应完成后用 4℃ PIPES-NH$_4$OH 缓冲液淋洗切片，室温干燥后，专用放射自显影胶片（tritium micro-scale，hyperfilm，Oakville，Ontario，Amersham Canada）与多个切片曝光 10～12 天，显影和定影用新鲜配置的 D19 显、定液 18℃处理玻片 5min，显微镜下观察结果。

（刘志强　强永刚）

参 考 文 献

1. Brenner NJ，Stonesifer GY，Schneck KA，et al. [^{125}I] PIP140，A high affinity radioligand for bradykinin B$_2$ receptors. Life Sciences，1993，53（25）：1879-1885.

2. Hess Jf，et al. Molecular cloning and pharmacological characterization of the canine B$_1$ and B$_2$ bradykinin receptors. Biol chem，2001，382（1）：123-129.

3. Eggerickx，et al. Molecular cloning，function expression and pharmacology characterization of a human BK B$_2$ receptor gene. Biochem Biophys Res Commun，1992，187：1306.

4. Jian Xingma，et al. Cloning，sequence analysis and expression of gene encoding the mouse BKB$_2$ receptor. Gene，1994，149：283.

5. Liebmann C，et al. Discrimination between putative bradykinin B$_2$ receptor subtypes in guinea pig ileum smooth muscle membrances with a selective，iodinatable，bradykinin analogue. Molecular Pharmacology，1994，46：949-956.

6. Dear JW，et al. Characterization of the bradykinin receptor in the human nasal airway using the binding of ^{125}I-Hoe 140. British Journal of pharmacology，1996，119：1054-1062.

7. Zhang SP，et al. Characterization of bradykinin receptors in human lung fibroblasts using the binding of ^{3}H-des-Arg^{10}，Leu^9 kallidin and ^{3}H-NPC17731. Life sciences，1998，62：2303.

8. Phammed SB，et al. Selective labeling of bradykinin receptor subtypes in WI38 human lung fibroblasts. British Journal of Pharmacology，1996，119：863-868.

9. Gessi S，et al. Human vascular kinin receptors of the B$_2$ type characterized by radioligand binding. British Journal of Pharmacology，1997，122：1450-1454.

10. Lopes P，et al. Quantitative autoradiographic localization of ^{125}I-tyr^8-BK receptor binding sites in the rat spinal cord：effects of neonatal capsaicin，noradrenergic deafferentation，dorsal rhizotomy and peripheral axotomy. Neroscience，1995，68（3）：867.

11. Eceachern Ae，et al. Expression cloning of a rat B$_2$ BK receptor. Pro Natl Acad USA，1991，88：7724.

降钙素基因相关肽家族受体的放射配基结合分析
(Calcitonin Gene-Related Peptide Receptor-RBA)

降钙素基因相关肽家族（calcitonin-gene-related peptides，CGRP）是一类多功能的激素多肽，已确认的成员包括降钙素（calcitonin，CT）、两种降钙素基因相关肽（CGRP1、CGRP2）、肾上腺髓质素（adrenomedullin，ADM）和糊精（amylin）。它们均与相应的高亲和力受体结合而发挥作用，这些受体包括降钙素受体（calcitonin receptor，CTR）和降钙素受体样受体（calcitonin receptor like receptor，CRLR）。

1991 年 CTR 首先被克隆出来，随后的研究发现 CTR 属于 G 蛋白偶联受体（G protein-coupled receptors，GPCRs）家族 B 组；然后 Chang（1993）和 Fluhmann（1995）先后发现了 CRLR，亦为 B 组 G 蛋白偶联受体。CRLR 氨基末端具有 3 个 N-糖基化位点，其氨基酸序列与 CTR 有 55 ％的同源性。CGRP 家族成员都可以 CRLR 为其受体成分，但单独表达的 CRLR 并不与 CGRP 结合，也不产生任何效应。它需要一组被称作受体活性修饰蛋白（receptor activity modifying proteins，RAMPs）的 I 型跨膜蛋白的协同作用，才可以介导 CGRP 的作用。不同的 RAMP 与 CRLR 结合表现为对不同配基具有高亲和力的受体表型，从而决定了其在体内的生物学效应。

CTR 分子质量为 8000～9000，包含 490 个氨基酸。人类 CTR 基因位于染色体 7q2113 上（基因序列号为 AC003078），鼠的位于 6 号染色体近端，而猪 CTR 基因位于 9q11212，与人 7q 染色体有同源性。Anusaksathien 等分离了编码鼠 CTR 的基因，发现存在 3 个启动子 P1、P2 和 P3，并且 CTR 的表达通过选择不同的启动子而存在组织特异性，P1、P2 启动子在破骨细胞、脑及肾中是可利用的，而 P3 仅在破骨细胞中有作用。Hoshiya 等还发现大鼠脑中的 CTR 优先表达来自母方的等位基因，而在其他组织中则没有发现这一现象。

CTR 主要分布在骨骼、肾及脑内，另外在乳腺癌细胞、淋巴细胞、肺及肝细胞内也发现有 CTR 存在。对受体 cDNA 的克隆研究发现，CTR 是一类拥有 7 个跨膜结构、与 G 蛋白偶联的受体家族，并且人、鼠等不同种系的 CTR 均存在不同的异构体，其机制可能与基因的替换和剪接不同有关，或与不同因子影响 CTR mRNA 转录后修饰有关。人类 CTR 的 mRNA 至少包括 5 种异构体，其中 hCTR1 和 hCTR2 是对 CTR 基因中一个含有 48 个核苷酸的外显子剪接不同产生的，而它们由于在第一胞内区域是否有 16 个氨基酸片段的插入和信号转导性质的不同而各自产生两种不同的蛋白质。hCTR1 和 hCTR2 都可以激活腺苷酸环化酶，但只有 hCTR2 可以通过磷脂酶 C 途径介导信号转导。

CTR 的信号转导途径有三种：①以 cAMP 为第二信使的信号转导途径现已明确，CT 与 CTR 结合后激活霍乱敏感蛋白（Gs），进而近一步激活腺苷酸环化酶，在 Mg^{2+} 存在的条件下催化 ATP 生成 cAMP。cAMP 作为第二信使，通过激活蛋白激酶 A，启动级联反应，产生最终效应。②以 Ca^{2+} 为第二信使的信号转导途径。另有一些研究发现 G 蛋白偶联受体可以与不同的 G 蛋白结合，激活不同的信号转导途径。如 CTR 与 G 蛋白-百日咳毒素敏感蛋白（Gq）结合可以激活磷脂酶 C，导致胞浆内血钙和三磷酸腺苷浓度增高，并使蛋白激酶浓度也升高而产生效应。这提示 CTR 可以通过增加胞浆的钙水平而介导 CT 的作用。③促分裂原活化蛋白激酶（MAPKs）信号转导途径。Chen 等对稳定表达兔 CT 受体的细胞进行研究，发现 CT 可以短暂激活 MAPKs 途径。MAPKs 是调节细胞分化、增殖及转化的重要信号转导途径，而研究已证实 CT 可以调控某些含有 CTR 细胞的生长。目前研究推测 CT 可以与 Gi 或 Gq 结合，激活 MAPKs 途径而发挥调节细胞增殖、分化的作用；也可以与 Gs 偶联，升高 cAMP 而发挥介导作用。

CTR 基因存在多态性，其核苷酸序列 1377bp 处的 C 突变成 T，导致相应的蛋白结构中脯氨酸（CCG）变为亮氨酸（CTG），从而使 CTR 基因产生 CC（纯脯氨酸型）、TT（纯亮氨酸型）及 TC（脯氨酸、亮氨酸杂交型）三种基因型。

CRLR 需要 RAMPs 的存在才能转移到细胞表面发挥受体作用。应用荧光联合细胞分类和共焦显微镜分析用抗原标记的 CRLR，发现三种 RAMPs 均能诱导 CRLR 转移到细胞表面，并且这是个相互作用的过程，RAMPs 转移到细胞表面也需要 CRLR 的存在。与 CRLR 不同，CTR 到细胞表面的转位过程不需要 RAMPs 的存在。RAMP1 还能诱导 CRLR 末端糖基化改变，应用标记蛋白进行免疫共沉淀研究证实，RAMP1 可以与成熟和不成熟的 CRLR 形成复合体，在细胞表面产生 CGRP 受体表型；而不能产生 CGRP 受体表型的 RAMP2 和 RAMP3 同样不能产生 CRLR 的糖基化改变。最近的研究还提示 N 末端是 RAMP 功能发挥的关键部位，只有存在 N 末端的 RAMP1 才能改变 CRLR 的糖基化，诱导 CGRP 与受体结合，而没有 N 末端的野生型 RAMP1 就没有这样的作用。此外，在转录调控方面，RAMPs 也发挥重要的作用。Nagae 等设计了一个由鼠肾纤维化引起的单侧输尿管阻塞模型，发现肾组织中 RAMP1 的表达水平升高了 13 倍，RAMP2 升高了 3 倍，而 RAMP3 水平没有变化；14 天后，CRLR 水平也开始升高。

现在随着对 CTR 的结构、功能及其与 CT 结合后的信号转导机制等方面的研究不断进展，为我们研究降钙素受体和相关的临床疾病提供了很大帮助。同时，在 RAMPs 方面的研究对于我们更全面地认识 CTR 也会有巨大的帮助。

^{125}I-sCT、^{125}I-amylin 等的制备

【材料与试剂】

1. 氯胺-T，Iodogen，Bolton-Hunter 试剂。
2. 无载体 Na^{125}I。
3. 0.5mol/L pH 7.4 PBS 缓冲液。
4. 吗啉（Morpholine）、酪氨酸甲酯。
5. 偏重亚硫酸钠。
6. Nucleosil 100-5C$_{18}$柱（4×250mm），Macherey-Nagel，Dueren，Germany。
7. 流动相为 0.1％三氟醋酸配成的 32％～44％乙腈（或 15％～45％乙腈）。
8. sCT 和 amylin，CGRP，ADM。

【方法】

1. 氯胺-T 法制备^{125}I-sCT：配置 6mg/ml 氯胺-T 和 0.5mCi/20μl Na^{125}I，然后将 sCT 溶于 0.01mol/L 的乙酸中制成 1mg/ml 的浓度。再用 0.5mol/L PBS 配制吗啉（Morpholine）使之浓度为 4.6mg/ml。室温下将 pH 7.2 的氯胺-T 与 Morpholine 混合，5 分钟后取 4ml 该混合液加入 20μl sCT 和 0.5mCi/20μl Na^{125}I，反应 60s，加入 1mg 的酪氨酸甲酯（methylester）捕获游离的^{125}I，纯化用 HPLC，32％～44％乙腈梯度淋洗 60min，一般^{125}I-sCT 在 22～27min 出现，标记的比活度可达 700 Ci/mmol。

2. Bolton-Hunter 法制备^{125}I-amylin

（1）^{125}I-Bolton-Hunter 的制备：取干净的小试管，在试管底部加入 1 μg 的 Bolton-Hunter 试剂，氮气吹干，再加入 10μl 体积的 1mCi 的 Na^{125}I 溶液，指弹混匀后迅速加入 50μg 氯胺-T 约 10μl，室温反应 3～5min，然后加入偏重亚硫酸钠 120μg/10μl 终止反应。纯化^{125}I-Bolton-Hunter：反应混合物加入 5μl 的二甲基甲酰胺（DMF）和 250μl 重蒸苯，用旋涡混合器混匀反应物，小心吸取上层苯液于另一试管中，氮气吹干即为干燥的^{125}I-Bolton-Hunter。

（2）^{125}I-Bolton-Hunter 与 amylin 的连接反应：将 0.1mol/L 硼酸盐缓冲液（pH 8.2）配好的 4 nmol 的 amylin 加到含有^{125}I-Bolton-Hunter 的试管中，室温反应 1h，被标记的糊精配基采用反相 HPLC（C$_{18}$柱）分离^{125}I-Bolton-Hunter-amylin 复合物，流动相为 0.1％三氟醋酸配成的 15％～45％的乙腈，^{125}I-Bolton-Hunter-amylin 比活度达到 2000Ci/mmol。

3. Iodogen 标记制备 ^{125}I-ADM：取 12.5μg ADM 溶于 pH 7.2 的 0.2mol/L 的磷酸盐缓冲液 10μl 中，然后加入 37MBq 的 Na^{125}I 和 10μg Iodogen 试剂 22℃反应 4min，用反相 HPLC（C$_{18}$柱，Novapak，Millpore MA USA）分离复合物，淋洗液分别用 15%～45%乙腈、水和 0.1%三氯醋酸，−80℃冻干储存，比活度可达到 10Bq/fmol。

人肾细胞降钙素受体放射配基结合分析

【材料与试剂】

1. HEK-293 细胞株，HEPES 培养液含 5%胎牛血清。

2. DMEM 培养液（内含 5%胎牛血清、80mg/L 庆大霉素、1mg/L 米诺环素和 15mmol/L HEPES）。

3. 结合反应缓冲液（用 DMEM 配制的 15mmol/L pH 7.4 HEPES，内含 0.1% BSA 和 0.1%杆菌肽）。

4. pH 7.4 PBS 缓冲液（140mmol/L NaCl，2mmol/L KCl，1mmol/L KH$_2$PO$_4$，8mmol/L Na$_2$HPO$_4$，内含 0.1% BSA 和 0.1%杆菌肽）。

5. 组织匀浆器。

6. 24 孔培养平板（Costar，Cambridge，MA）。

7. 多头细胞收集器。

8. ^{125}I-sCT（700Ci/mmol）。

【方法】

1. 人胎肾细胞（HEK-293）培养：HEK-293 细胞株使用 DMEM 培养液（内含 5%胎牛血清、80mg/L 庆大霉素、1mg/L 米诺环素和 15mmol/L HEPES）培养。

2. 人胎肾细胞受体结合反应：人胎肾细胞接种于 24 孔平板（5×10^{6}细胞/孔）培养 2～3 天后用培养液洗 2 次，每孔加 1ml 结合反应缓冲液、8～80fmol/ml ^{125}I-sCT，NSB 用 10^{-6}mol/L 非标记的 sCT，37℃、5% CO$_2$ 培养 1h，用冰冷的 PBS 洗涤细胞，去除游离配基，后用 0.5ml 0.5mol/L NaOH 溶解，然后测 γ 放射性，数据处理采用专用计算机软件。

人胎肾细胞降钙素受体 K_d 值约为 0.5±1.3nmol/L。

珍珠鸡壳腺降钙素受体放射配基结合分析

【材料与试剂】

1. Iodogen。

2. TE 缓冲液，磷酸盐缓冲液。

3. CT。

4. G-25 柱。

5. 50mmol/L Tris-HCl，1mmol/L EDTA，pH 7.4。

6. 玻璃纤维滤膜。

7. 未标记的 PEHrP。

8. 鸡血管紧张素Ⅱ，鸡血管活性肠肽，ACTH，胰岛素。

【方法】

1. Iodogen 法标记 CT：在涂有 10μg Iodogen 试剂的反应瓶中加入 12.5μg/10μl CT（溶于 pH 7.2 的 0.2mol/L 的磷酸盐缓冲液），然后加入 37MBq Na^{125}I，22℃反应 3min，凝胶

层析分离产物（G-25 柱），0.1mol/L 乙酸溶液洗脱，收集第一个峰值的产品做以下的结合分析实验。测得放射性活度为 307～487Ci/mmol。

2. 放射配基结合分析：取珍珠鸡的子宫内膜组织，冷的 PBS 溶液漂洗，称重后置于冷的 TE 缓冲液中粉碎匀浆，4℃ 700×g 离心 10min，取上清，沉淀再悬于 TE 缓冲液中，4℃ 700×g 离心 10min，取上清液跟前次离心的上清液合并，4℃ 30 000×g 离心 30min，取沉淀，TE 缓冲液漂洗 2 遍，悬于 2 倍体积的 TE 缓冲液中，等分成 1ml 的体积－70℃储存备用，用 Lowry 法做蛋白含量测定，牛血清白蛋白作标准品。每管含 30μg 蛋白、不同浓度标记品 ^{125}I-CT（0.07～3.5nmol/L）、有或无 1μmol/L 非标记的 CT，总体积 0.3ml。竞争实验模型：分别加入 1～1000nmol/L 非标记的 CGRP、10～1000nmol/L 未标记的 PEHrP、鸡血管紧张素Ⅱ、鸡血管活性肠肽、ACTH、胰岛素，4℃反应 2h，用玻璃纤维滤膜（0.3％聚乙烯亚胺预处理）分离。测滤膜放射性后进行数据拟合。结果：在产卵的鸡壳腺中，B_{max} 为 33.1～107.5 fmol/mg；在不产卵的鸡壳腺中，B_{max} 为 101.4～114.9 fmol/mg。鸡壳腺中降钙素受体的表达可能与其是否产卵有关。

小鼠促甲状腺素细胞降钙素受体放射配基结合分析

【材料与试剂】

1. 完全 DMEM 培养液。

2. 缓冲液 A（1.0mmol/L pH 7.4 HEPES，内含 0.5μg/ml 蛋白酶抑制剂、0.25μg/ml 亮肽酶、0.1mg/ml 苯甲脒、0.1mg/ml 制菌霉素）。

3. 缓冲液 B（50mmol/L pH 7.4 HEPES，内含 0.5μg/ml 酶抑制剂、0.25μg/ml 亮肽酶、0.1mg/ml 苯甲脒、0.1mg/ml 制菌霉素）。

4. 结合缓冲液（20mmol/L pH 7.4 HEPES，内含 5mmol/L $MgCl_2$、5mmol/L KCl、10mmol/L NaCl、0.1％ BSA、0.25％ 制霉菌素）。

5. PBS。

6. ^{125}I-sCT（700Ci/mmol）。

【方法】

1. 细胞培养：常规小鼠促甲状腺素细胞用完全 DMEM 培养，收集生长期悬浮细胞于 175cm^2 的 Flask 小瓶中。用结合缓冲液洗 2 次，再用结合缓冲液将贴壁细胞制成悬浮细胞（4×10^5/ml）。

2. 细胞膜制备：收集贴壁细胞，500×g 离心 15min（4℃），将沉淀细胞悬于 1ml PBS 中，再加入 30ml 冰冷的缓冲液 A，5000×g 离心 15min（4℃），将沉淀物再悬浮于 30ml 缓冲液 A 中匀浆，13 000 转/分（rpm），30s，匀浆液离心，5000×g（4℃），15min，取上清液再离心，10 000×g（4℃），1h，将沉淀物悬于缓冲液 B 中，Teflon 匀浆器匀浆制成膜制剂，－80℃保存或即用。蛋白质含量测定用 γ 球蛋白作标准蛋白。配成 0.2ml 含 200μg 膜蛋白的溶液。

3. ^{125}I-sCT 与细胞膜结合反应：取解冻的膜制剂，Teflon 匀浆器匀浆制成均匀膜制剂，在 0.2ml 结合缓冲液中含 20μg 膜蛋白、100 000cpm^{125}I-sCT 和不同量 sCT，NSB 用 1μmol/L 的未标记 sCT（类似物），37℃振摇反应 1h，反应混合液 10 000rpm 4℃离心 4min，沉淀用冷的 PBS 缓冲液淋洗 1 次，再 10 000rpm 4℃离心 4min，测量沉淀放射性。NSB 用 1μmol/L 的未标记 sCT（类似物）。

小鼠促甲状腺素细胞降钙素受体 K_d 约为 $0.557 \pm 0.12 \text{nmol/L}$ ， B_{max} 为 $(2.25 \pm 0.04) \times 10^7$ 个结合位点/细胞。

大鼠脑组织细胞糊精受体的放射配基结合分析

【材料与试剂】

1. 雄性 Sprague-Dawley 大鼠（200～250g）。
2. 20mmol/L pH 7.4 HEPES 缓冲液。
3. 匀浆器。
4. ^{125}I-amylin（^{125}I-糊精）：2000Ci/mmol。
5. 膜制备液（20mmol/L pH 7.4 HEPES 缓冲液，内含 0.5mg/ml 杆菌肽、0.2mmol/L PMSF）。
6. 结合缓冲液（20mmol/L pH 7.4 HEPES 缓冲液，内含 0.5mg/ml BSA、0.5mg/ml 杆菌肽、0.2mmol/L PMSF）。
7. 多头细胞收集器。
8. 玻璃纤维滤膜 No. 32（Schleicher AND Schuell，Keene，NH）。

【方法】

1. 脑组织膜制备：取 200～250g 雄性 Sprague-Dawley 大鼠脑组织，称重后将脑组织置于冰冷的膜制备液中匀浆，然后 4℃ 48 000×g 离心 15min，收集细胞膜，20mmol/L pH 7.4 HEPES 缓冲液洗涤 2 次，用新鲜缓冲液悬浮后再离心，收集细胞沉淀，用新鲜的结合缓冲液悬浮，配成 0.5g 湿重组织/ml 的浓度，贮于 -70℃ 备用。用 Bradford 法做蛋白质含量测定，小牛血清蛋白作标准品。

2. 脑组织细胞膜糊精受体的结合反应：在 0.3ml 结合缓冲液中含 40μg 脑膜蛋白、固定量 ^{125}I-糊精（约 30 000dpm）、不同量的非标记 amylin，进行结合反应，NSB 用 100nmol/L 未标记的 amylin，反应在 23℃进行 60min 后，用预处理过的玻璃纤维滤膜分离复合物，测滤膜放射性后进行数据拟合。蛋白质定量分析用 Bradford 法，小牛血清蛋白作标准品。

脑组织糊精受体：K_d 约为 27pmol/L，B_{max} 为 23.8 ± 2.3 fmol/mg 受体蛋白。

大鼠脑组织细胞糊精受体放射自显影术

【材料与试剂】

1. 雄性 Sprague-Dawley 大鼠（200～250g）。
2. 20mmol/L HEPES 缓冲液。
3. ^{125}I-糊精或^{125}I-sCT。
4. 鲑降钙素（sCT）。
5. 去离子水。
6. HYPERFILM-3H 专用感光材料（Amersham 公司）及配套显影、定影液。

【方法】

取冷冻的雄性 Sprague-Dawley 大鼠脑组织，冰冻切片厚度为 $12\mu m$，将切片组织放在 20mmol/L pH 7.4 HEPES 的培养液中（内含 100mmol/L NaCl、1mg/ml BSA 和 0.5mg/ml 杆菌肽）室温缓慢解冻，然后把解冻的切片与 74 pmol/L ^{125}I-糊精标记配基共同温浴 60min，NSB 用 1μmol/L 的鲑降钙素 sCT，最后用冰冷的缓冲液洗去游离的标记配基（3～4 次），再用去离子水洗去缓冲液的各种离子，将标本室温晾干后用 HYPERFILM-^{3}H 专用感光材料（Amersham 公司）曝光 4～7 天（或实验确定曝光时间），进行显影、定影处理。

大鼠脑组织降钙素基因相关肽受体放射自显影术

【材料与试剂】

1. 雄性 Sprague-Dawley 大鼠（200～250g）或豚鼠。

2. 50mmol/L 的 Tris-HCl 缓冲液。

3. ［^{125}I-Tyr^0］-hαCGRP。

4. hαCGRP。

5. 去离子水。

6. HYPERFILM-^{3}H 专用感光材料（Amersham Canada，Ontario，Canada）及配套显影、定影液。

【方法】

取冷冻的脑组织（雄性 Sprague-Dawley 大鼠或豚鼠），采用冰冻切片机获取 20μm 切片，4℃过夜使之干燥，然后将切片放在含 25pmol/L ［^{125}I-Tyr^0］-hαCGRP、50 mmol/L Tris-HCl 缓冲液中（pH 7.4）反应 90min，NSB 用 1μmol 的 hαCGRP，最后用冰冷的缓冲液洗去游离的标记配基（3～4 次），再用去离子水洗去缓冲液的各种离子，将标本室温晾干后用高灵敏的 HYPERFILM-3H 专用感光材料（Amersham Canada，Ontario，Canada）曝光 5 天，进行显影、定影处理。不同脑组织区域的特异结合定量分析用计算机影像分析系统 MCID 处理（MCID System，Image Research Inc，Stecatherines，Ontario，Canada）。

豚鼠脉管细胞 ADM 的放射配基结合分析

【材料与试剂】

1. 350g 豚鼠数只。

2. 匀浆器。

3. 结合缓冲液：20mmol/L pH 7.4 HEPES（内含 5mmol/L MgCl$_2$、10mmol/L NaCl、4mmol/L KCl、1mmol/L EDTA、0.001％ 磷酸美沙酮和 0.3％ BSA）。

4. 膜制备液：50mmol/L pH 7.6 HEPES 缓冲液［内含 0.25mol/L 蔗糖、10μg/ml 的胃蛋白酶抑制剂、0.25μg/ml 亮肽素和抗蛋白酶、0.1mg/ml 苄眯（benzamidine）和制霉菌素、30μg/ml 抑肽酶］。

5. 多头细胞收集器。

6. Whatman GF/B 滤膜（Semat Technical Ltd.，Hertfordshire）。

【方法】

1. 豚鼠脉管细胞膜制备：取 350g 豚鼠脉管（血管、输精管等）组织，在冰冷的膜制备缓冲液中匀浆后，4℃ 1500×g 离心 20min，取上清液，再次 4℃ 100 000×g 离心 60min，取沉淀物悬浮在 10 倍体积的结合缓冲液中。

2. ADM 的放射配基结合反应：0.5ml 结合缓冲液中含膜蛋白 100μg、300 000dpm 的 ^{125}I-ADM 与不同量的非标记 ADM 饱和结合，4℃反应 30min，NSB 用 1μmol 的非标记 ADM，复合物的分离用 4℃ 15 000×g 离心 2min。弃上清液，测沉淀的放射性。

（刘志强　强永刚）

参 考 文 献

1. Zimmermann U，Fluehmann B，Born W，et al. Coexistence of novel amylin-binding sites with calcitonin receptors in human breast carcinoma MCF-7 cells. J Endocrinol，1997，155（3）：423－431.

2. Hunt NH，Ellison M，Underwood JCE，et al. Calcitonin responsive adenylate cyclase in a calcitonin-producing human cancer cell line. Br J Cancer，1997，35：777－784.

3. Mclatchie LM，Fraser NJ，Main MJ，et al. RAMPs regulate the transport and ligand specificity of the calcitonin receptor-like receptor. Nature，1998，393（6683）：333－339.

4. Souheir H，et al. Isoforms of the rat calcitonin receptor：consequences for ligand binding and signal transduction. Endocrinology，1994，135：183－190.

5. Findlay DM，Deluise M，Valdo P. et al. Properties of a calcitonin receptor and adenylate cyclase in BEN cells，a human cancer cell line. Cancer Res，1980，40：1311－1317.

6. Perry KJ，Quiza M，Myers DE，et al. Characterization of amylin and calcitonin receptor binding in the mouse a-thyroid-stimulating hormone thyroph cell line. Endocrinology，1997，138（8）：3486－3496.

7. Muff R，Buhlmann N，Fischer JA. An amylin receptor is revealed following co-transfection of a calcitonin receptor with receptor activity modifying proteins-1 or-3. Endocrinology，1999，140（6）：2924－2927.

8. Bolton AE，Hunter WM. The labeling of proteins to high specific radioactivities by conjugation to a ^{124}I-containing acylating agent. Biochem J，1973，133：529－539.

9. Beaumont K，Kenney MA，Young AA，et al. High affinity amylin binding sites in rat brain. Mol Phar，1993，44：493－497.

10. Rossum DV，Menard DP，Foumier A，et al. Autoradiagraphic distribution and receptor binding profile of ^{125}I-Bolton Hunter rat amylin binding sites in the rat brain. J Phar and Exp therapeutics，1994，270（2）：779－787.

11. Sexton PM，Houssami S，Brady C. et al. Amylin is an agonist of the renal porcine calcitonin receptor. Endocrinology，1994，134：2103－2107.

12. Bhogal R，Smith DM，Bloom SR. Investigation and characterization of binding sites for islet amyloid polypeptide in rat membranes. Endocrinology，1992，130：906.

13. Van Rossum，Menard DP，Chang JK. Comparative affinities of human adrenomedullin for ^{125}I-labelled human alpha calcitonin gene related peptide [^{125}I] hCGRP and ^{125}I-labelled Bolton-Hunter rat amylin ^{125}I-BHrAMY specific binding sites in the rat brain. Can J Physiol Pharmacol，1995，73（7）：1084－1088.

14. Poyner DR，Taylor GM，Tomlinson AE，et al. Characterization of receptors for calcitonin gene-related peptide and adrenomedullin on the guinea-pig vas deferens. Br J Pharmacol，1999，126（5）：1276－1282.

15. Hiroshi O，Tetsuya T，Takehito K，et al. Presence of calcitonin receptors in shell gland of the guinea-fowl and changes in binding property during an oviposition cycle. Poultry Science，2003，82：1302－1306.

趋化因子受体结合分析
(Chemokine receptor binding Assay)

趋化因子受体（Chemokine receptors）是存在于哺乳动物、鸟类及鱼类某些细胞表面的，与淋巴细胞游走和活化相关的一大类结构相似的小分子蛋白质，其氨基酸序列具有同源性，半胱氨酸数目保守并且分子折叠相似。几乎所有的趋化因子受体都含有 70～80 个氨基酸，其中至少有 4 个半胱氨酸，其分子量大多在 8000～10 000。迄今为止已经发现了 18 种人类趋化因子受体和超过 50 种的相应趋化因子，其中某些受体及因子的信号通道尚未被阐明。根据其分子氨基端的 4 个保守半胱氨酸残基的空间位置不同可将趋化因子分为 4 个亚类：CC 类趋化因子——CC（β），其分子氨基端 2 个半胱氨酸残基相邻；C 类趋化因子——C（γ），只有 1 个半胱氨酸残基；CX3C 类趋化因子——CX3C（δ），其分子氨基端 2 个半胱氨酸残基之间插入 3 个氨基酸残基；CXC 类趋化因子——CXC（α），其分子氨基端 2 个半胱氨酸残基之间插入 1 个氨基酸残基。迄今为止分别只发现一种 C 和 CX3C 类趋化因子，而 CC 和 CXC 类趋化因子有若干亚类。CXC 及 CC 类趋化因子分别定位于第 4 对染色体和第 17 对染色体。大多数趋化因子含有一个肝素结合位点，能结合并作用于细胞表面或细胞外基质中的蛋白多糖。这可能有助于在内皮细胞表面建立趋化因子密度梯度，从而导致淋巴细胞黏附于内皮细胞及向炎症组织浸润。不同种类的趋化因子主要作用对象有所差别，其中 CXC 类主要趋化中性粒细胞，CC 类主要趋化单核细胞、T/B 淋巴细胞、嗜酸性粒细胞、嗜碱性粒细胞，C 类主要趋化 T 细胞，CX3C 类主要趋化单核细胞及 T 细胞。机体几乎所有细胞均可表达趋化因子受体，尤其是在白细胞趋化相关的自身稳定和炎症条件下。体外实验表明，趋化因子不仅影响淋巴细胞聚集，而且能调节炎症细胞其他功能活动。例如，调节巨噬细胞分泌 TNF-α、IL-1 和 TGF-β，影响 T 细胞分化成熟，影响 Th1 和 Th2 平衡。某些种类的趋化因子具有直接的抗微生物作用（抑制 HIV 活性）、血管生成作用（促进肿瘤生长或抑制肿瘤生长活性）和促凋亡作用（调节某些基因表达）。近年来的研究越来越清楚地提示，趋化因子及其受体可以再继续分为若干亚类，包括自身稳定的白细胞归巢分子（CXCR4、CXCR5、CCR7、CCR9）和炎症诱导分子（CXCR1、CXCR2、CXCR3、CCR1～CCR6、CX3CR1）。通过对相关基因敲除小鼠的研究，目前发现趋化因子及其受体在发育和疾病中有重要作用。

趋化因子受体高表达在树突细胞、单核细胞、淋巴细胞（包括 Th1 和 Th2 细胞）上。趋化因子受体的主要功能是调节造血和固有免疫、获得性免疫过程中白细胞的迁移。趋化因子通过与靶细胞膜上表达的趋化因子受体结合而发挥作用。目前已经发现的趋化因子受体均属 G 蛋白偶联受体，此受体有 7 个跨膜区，又称 7 次跨膜区受体超家族，在细胞内通过偶联 G 蛋白进行信号转导，归类为 G 蛋白偶联受体家族。与相应的配基结合后，趋化因子受体激发了细胞内的 Ca^{2+} 流（钙信号），引起细胞反应，包括趋化细胞向特定位置迁移。根据结合的趋化因子种类不同将趋化因子受体称为 CCR、CXCR、CX3CR 和 XCR1。其中 CCR1～CCR10、CXCR1～CXCR7、CX3CR1 和 XCR1 均已经成功克隆。近年来的研究表明，不仅淋巴细胞表达趋化因子受体，内皮细胞、血管平滑肌细胞都可表达。目前发现有 10 种趋化因子受体是单配受体（monogamous receptors），包括 CXCR1、CXCR4、CXCR5、CXCR6、CCR6，CCR8、CCR9、CCR10、XCR1 和 CX3CR1，选择性结合单一高亲和力内源性配基（K_d 约为 1 nM），其他八种是泛受体（promiscuous），不具有严格的专一性，一种趋化因子可以结合多个受体，而一种趋化因子受体也可以结合多个配基。

趋化因子 CC 受体的结合分析

趋化因子 CC 受体是 β 类趋化因子受体，是完整的膜蛋白，可以与 β 类趋化因子家族特异性结合。迄今为止已经发现了 10 种 CC 趋化因子亚家族成员，依据国际免疫学会联合会

IUIS/世界卫生组织 WHO 趋化因子命名小组的命名原则，分别被命名为 CCR1 至 CCR10。CCR1（CD191）是第一个被发现的 CC 类趋化因子受体，可与多种炎症和可诱导的 CC 趋化因子结合（包括 CCL4、CCL5、CCL6、CCL14、CCL15、CCL16 和 CCL23）。人类该受体表达在外周血淋巴细胞和单核细胞上，有文献报道，该受体主要限制性表达在淋巴细胞库中的记忆性 T 细胞上。CCR2（CD192）与 CCL2、CCL8 和 CCL16 结合，存在于人类的单核细胞、激活的记忆性 T 细胞、B 细胞、嗜碱性粒细胞和小鼠的腹腔巨噬细胞上。CCR3（CD193）可与 CCL11、CCL26、CCL7、CCL13、CCL15、CCL24（趋化嗜酸性粒细胞）和 CCL28（趋化 B、T 淋巴细胞到黏膜组织）结合，高表达在嗜酸性粒细胞和嗜碱性粒细胞表面，也表达在 Th1/Th2 细胞和气道上皮细胞上，在变态反应中有重要意义。CCR4（CD194）表达在 Th2 淋巴细胞表面，并与树突细胞迁移有关，与 CCL3、CCL5、CCL17 和 CCL22 结合。CCR5 表达在外周血起源的树突细胞、$CD34^+$ 造血前体细胞和某些活化的记忆性 T 细胞上，还作为细胞对 HIV-1 感染和发病敏感的共受体，可与 CCL2～CCL5、CCL11、CCL13、CCL14 和 CCL16 结合。CCR6 是 CCL20 受体，表达在未活化的记忆性 T 细胞和某些树突细胞及 Th17 细胞上。CCR7 是 B、T 淋巴细胞和树突细胞穿越高内皮小静脉，使其定位在第二淋巴器官 T 细胞区的非常重要的受体，其配基包括 CCL19 和 CCL21（以往称为 ELC 和 SLC）。CCR8 与 Th2 淋巴细胞相关，优势表达在人类的胸腺中，基因水平研究证实在脑、脾、淋巴结和单核细胞上也表达，与 CCL1 和 CCL16 结合。CCR9 先前被称为孤儿受体 GPR6～GPR9，高表达于胸腺和肠道，特异性配基是 CCL25。CCR10 是 CCL27、CCL28 的受体，曾被称为孤儿受体 GPR2，与皮肤炎症和调节性 T 细胞迁移到黏膜层有关。CCR11 可以与 CCL19、CCL21 和 CCL25 结合，结构与趋化因子受体类似，但是与配基结合后不能产生信号，因此不是真正意义上的趋化因子受体。

【材料与试剂】

1. ^{125}I-eotaxin（Amersham Pharmacia Biotech，比活度 2000 Ci/mmol），^{125}I-MIP-1α，^{125}I-RANTES，^{125}I-MIP-1β。

2. I-309（NK 细胞的特异配基，PeproTech，Rocky Hil，NJ）；MIP-1α，RANTES，MIP-1β 和 eotaxin（PeproTech，London，UK）；UCB35625，实验室制备 -20°C 保存在 10mmol/L Me_2SO 中。

3. 2D7/CCR5（抗 CCR5 兔抗体），H-52（抗 CCR1 兔抗体），对照同种型抗体 X931（IgG1）（Santa Cruz Biotechnology Inc. Santa Cruz CA）。

4. CCR1、CCR2、CCR3、CCR5、CCR6、CXCR1～CXCR5（Celltek Biotechnology，Cap Rorge，Queber，Canada）。

5. CCR4、CCR7 羧基端单抗（Research Dignostics. Cflanders NJ），CX3CR1 抗体（Terrey Pines Biolans，San Diego，CA），CCR8（Alexis Biochemicals，Lanfelfingen，Swizerland），其他单抗及趋化因子（R&D system Europe，Abingdon，Oxon UK）。

6. CCR5/CCR1 转染的 CHO 细胞，前 B 细胞淋巴瘤系 4DE4。

7. 缓冲液：RPMI 1640，25mmol/L HEPES，0.1% BSA，0.05% NaN_3，pH 7.4；结合缓冲液：pH 7.0 PB，内含 50mmol/L Hepes、1mmol/L $CaCl_2$、5μmol/L $MgCl_2$；0.5% BSA；细胞溶解液：1%SDS，1mol/L NaOH。

8. Ham's F12 培养液，含有 10% FCS；G418 培养基；0.2mol/L pH 7.4 PB；10% 人 AB 型血清。

9. M-450 CD3 Dynabeads（Dynal，Oslo，Norway）。

10. 人神经胶质瘤细胞 U251 细胞株。

11. Aβ$_{1-42}$（美国 Sigma 公司），溶于 0.01 mol/L PBS（pH 7.4），终浓度为 20μmol/L。

12. 人 RANTES ELISA 试剂盒（武汉博士德生物工程有限公司）。

13. 流式细胞仪 FACSort，Becton Dickinson。

14. 液体闪烁计数器。

15. γ 计数器（Carberra Packard，Pangebourne，UK）。

【方法】

1. CCR1/CCR5 放射配基结合分析

将用 Ham's F12 培养液培养的 CCR1/CCR5 转染的 CHO 细胞接种到 96 孔培养板中，500 000 个/孔，37℃ 48h 后，用 PBS 洗涤，加入含有 150 pmol/L 的^{125}I-MIP-1α 或^{125}I-RANTES 或^{125}I-MIP-1β 及不同浓度的趋化因子的 Hank's 平衡盐液 150μl，非特异结合管加非标记的 MIP-1α（或 RANTES 或 MIP-1β），37℃ 反应 90min，用含有 10mmol/L HEPES 和 0.15mol/L NaCl 的平衡盐溶液洗涤，去除未结合的^{125}I-趋化因子，然后用 1% SDS 和 1mol/L 的 NaOH 溶解细胞，37℃ 2h 后将细胞溶解液吸取到测量管中，用 γ 计数器测量放射性。

2. CCR1/CCR5 流式细胞术分析

用 Ham's F12 培养液培养的 CCR1/CCR5 转染的 CHO 细胞，调整细胞浓度为 2×10^6/ml。将相应第一抗体（抗 CCR5 抗体、抗 CCR1 抗体、对照抗体 X931）加于离心管中。每管各加细胞悬液 100μl，充分混匀，4℃避光反应 20min。加 PBS 2ml，2000rpm 离心 5min，洗涤 3 次。然后加入 FITC 标记的第二抗体 100μl，充分混匀，4℃避光反应 20min。然后加入 PB 2ml，离心洗涤，最后倾去上清液，沉淀用 PB 液悬浮，调细胞数为 1×10^6/ml，上流式细胞仪检测。

3. 人外周血 NK 细胞放射配基结合分析

（1）外周血 NK 细胞的制备：抽取静脉血，用淋巴细胞分离液常规分离淋巴细胞，然后将淋巴细胞悬液通过尼龙毛分离柱，未黏附尼龙毛柱的细胞即为新鲜 NK 细胞。将新鲜 NK 细胞放置于玻璃培养皿中，并加入 IL-2 1000U/ml，24h 后将活化的 NK 细胞分成两群，即黏附和非黏附的活化 NK 细胞，并加入 M-450 CD3 Dynabeads 除去 T 细胞。

（2）放射配基结合分析：黏附的 NK 细胞 3×10^5 和不同浓度的^{125}I-309 及非标记的配基 I-309 混合，结合缓冲液是 pH 7.0 PB，内含 50mmol/L HEPES，1mmol/L CaCl$_2$、5μmol/L MgCl$_2$ 和 0.5% BSA，最终量是 0.1ml。室温反应 4h，持续振摇。在竞争结合实验中，100 pmol/L^{125}I-309 和非标记的 I-309 加入 NK 细胞中，总量 0.1ml。最后通过多头细胞收集器将细胞收集在玻璃纤维滤纸上，并用含有 500mmol/L NaCl 的缓冲液洗涤，待滤膜干燥后，加入闪烁液，在液体闪烁计数器上计数。所得数据通过 Prism GraphPad 非线性回归处理（GraphPad，Software，SanDiego，CA）。

（3）NK 细胞流式细胞分析：1×10^6/ml NK 细胞中加入 1μg/ml 趋化因子单抗或多抗，4℃ 1h 后用 PBS 缓冲液洗涤，然后加入 1:100 稀释的 F（ab'）$_2$-FITC-羊抗鼠抗体，4℃ 45min 后洗涤 3 次，然后用流式细胞仪测量细胞荧光强度。

4. CCR3 放射配基结合受体分析

2×10^6/50μl 细胞与^{125}I-eotaxin 在 RPMI 1640（内含 25mmol/L HEPES、0.1% BSA、

0.05％ NaN$_3$，pH 7.4）中混合，同时依据实验需要加入不同浓度未标记的趋化因子或 CCR3 拮抗剂 UCB35625，室温放置 60min 后混匀，加入硅油，然后 13 000×g 离心 5min，在 γ 计数器上测量沉淀物的放射性。利用 PRISM 程序和非线性回归获得的 IC_{50} 值进行曲线拟合和数据处理（GraphPad Software，Inc.，San Diego，CA）。

5. ELISA 法测定细胞上清液 RANTES 蛋白含量

将神经胶质细胞瘤 U251 细胞株种植于 RPMI 21640 培养基中（含 10 ％小牛血清、青霉素、链霉素各 100 U/ml，碳酸氢钠 2.0 g/1000ml），置于 37℃、5％ CO$_2$ 孵箱中培养，隔天换液 1 次，2～3 天传代 1 次。取对数生长期 U251 细胞，以 $1×10^4$/孔密度接种于 96 孔培养板中，分为阴性对照组、模型对照组（TNF-α，50μg/L）以及 Aβ$_{1-42}$（20μmol/L）组。培养 24 h 后，吸取上述各组细胞上清液，离心去除沉淀，采用双抗体夹心 ELISA 法测定，于酶标仪上测定 450nm A 值。

【说明】

1. ^{125}I-MIP-1α、^{125}I-RANTES、^{125}I-MIP-1β 可以由生物公司购入。

2. 实验结果提示 CCR1 和 CCR5 均结合单独一类趋化因子，K1-CCR1 的 K_d＝116±26pmol/L，K1-CCR5 的 K_d＝196±82pmol/L，而基因突变的蛋白多糖缺陷型 CHO 转染细胞 745-CCR1 的 K_d＝688±364pmol/L，745-CCR5 的 K_d＝5090±1700pmol/L。

3. NK 细胞 K_d＝213±21 pmol/L。I-309 可与 ^{125}I-309 竞争结合受体，IC_{50} 为 558pmol/L。

4. UCB3526 可以竞争抑制 ^{125}I-eotaxin 的结合，但是能力较差；非标记的 eotaxin 能够 70％替代 ^{125}I-eotaxin，IC_{50} 是 1.1±1.3nmol/L（CCR3 的转染细胞）。

5. 人神经胶质瘤细胞 U251 在体外培养 24 h 后，RANTES 的表达量很低。单纯 Aβ$_{1-42}$ 培养 24h 可以引起 RANTES 的表达增加 4 倍，其表达量与单纯 TNF-α 培养相似。

趋化因子 CXC 受体的结合分析

趋化因子 CXC 受体（CXCR）是 α 类趋化因子，定位于第 4 号染色体，是完整的膜蛋白，可与 CXC 趋化因子家族成员特异性结合。目前已经发现哺乳动物有 7 种趋化因子受体，分别被命名为 CXCR1～CXCR7。CXCR1 和 CXCR2 密切相关，CXCR1 的配基是人类 CXCL8（也称为白细胞介素-8，IL-8）和 CXCL6。CXCR2 与 CXCL1～CXCL7 结合。CXCR1 和 CXCR2 均表达在中性粒细胞表面，对中性粒细胞的趋化具有重要意义。CXCR3 主要表达在 T 淋巴细胞和某些 B 淋巴细胞及 NK 细胞。细胞被激活后高表达。CXCR3 有两种同种型——CXCR3-A 和 CXCR3-B，有三种高选择性配基——CXCL9、CXCL10 和 CXCL11（IFN γ、γ IP-10 和 Mig）。γ IP-10 和 Mig 是 CXC 趋化因子超家族的两个成员，IFN γ 可以极大程度地上调它们的表达。γ IP-10 和 Mig 是 CXCR3 的功能性激动剂。这两种蛋白对 NK 细胞和活化 T 细胞有很强的激活作用，还介导 IFN γ 和脂多糖的作用及介导 T 细胞依赖的抗肿瘤作用。CXCR4 是 CXCL 12（SDF-1）的受体，与 CCR5 的相同点是它们都是 HIV-1 进入细胞的靶点。该受体具有广泛的细胞分布，表达在多数成熟与不成熟的造血细胞上，如中性粒细胞、单核细胞、T 细胞、B 细胞、树突细胞、朗汉斯细胞和巨噬细胞上，也表达在血管内皮细胞和神经元细胞、神经胶质细胞上。在 PHA 刺激和 IL-2 诱导下，CXCR4 在外周血单核细胞的表达迅速上调，同时对其配基 SDF-1α 应答的敏感性亦增加。SDF-1α 是一种高效淋巴细胞趋化因子，可诱导表达 CXCR4 细胞的趋化性及使其胞内 Ca^{2+} 浓度增加，通过与 CXCR4 相互作用参与多种生理和病理过程。CXCR5 选择性表达在 B 细胞上，与淋巴细胞归巢和正常淋巴细胞发育有关，主要配基是 CXCL13（BLC）。CXCR6 的配基是 CXCL16，在结构上与 CC 受体家族更加接近。CXCR7 原来被称为 RDC-1，近来发现其对 T 细胞具有趋化作用，与 CXCR4 作用类似。该受体也表达在记忆性 B 细胞表面。

【材料与试剂】

1. ^{125}I-Bolton-Hunter 试剂，^{125}I-IL-8（Amersham，PharmaciaBiotech），Iodogen（Pierce），^{125}I-IP-10/CXCL10（Perkin-Elmer Life Sciences，Boston，MA）。

2. Met-SDF-1，单抗 12G5（PeproTech EC Ltd. London，United Kingdom）。

3. 人乳腺癌细胞株 MCF-7、MDA-MB-231 及 HBL-100（中国科学院上海生物研究所细胞库）。

4. 兔抗人 CXCR7 抗体（Abcam 公司），HPR 标记的羊抗兔二抗（武汉博士德），鼠抗人 β-actin，辣根酶标记山羊抗鼠二抗（中杉金桥），PCR 引物（上海生工）。

5. 荧光素标记的抗人 CXCR2 单抗（PharMingen）。

6. AMD3100——非多肽类 CXCR4 拮抗剂。

7. 鼠抗人 CXCR3 单抗或 CCR3 单抗（Abingdon R&D Systems Europel Ltd，UK），同型鼠 IgG1（Glostrup，Dako），鼠抗人 CXCR4 McAb（bingdon，R&D Systems Europe Ltd UK）。

8. FITC 标记 F（ab′）$_2$ 的猴抗鼠单抗（Pennsylvania，Jackon Immuno Research Laboratories Inc. USA）。

9. 鼠抗人 IgE 受体 McAb 标记的磁珠，抗 CD3、CD4、CD8、CD14、CD15 和 CD19 标记的磁珠（挪威 Dynal 公司）。

10. SYBROR Green PCR 核心试剂盒（PE Applied Biosystems）。

11. COS-7 细胞，RBL-2H3 细胞，用含有 CXCR1、CXCR2 的 cDNA 转染。

12. 人类角质形成细胞株 HACAT，人 Hela 细胞。

13. 结合缓冲液：50mmol/L 磷酸缓冲液（内含 50mmol/L HEPES、1 mmol/L CaCl$_2$、5 mmol/L MgCl$_2$、0.5% BSA），pH 7.4。

14. 抗 CD16 包被的 MACS 颗粒（Bergisch Gladbach，Miltenyi Biotech，Germany）。

15. 反应缓冲液（内含 50 mmol/L HEPES、1mmol/L CaCl$_2$·2H$_2$O、5 mmol/L MgCl$_2$ 和 0.5% BSA，pH 7.2）。

16. 流式细胞仪（Miami，COULTERXLOR，Coulter Corp.，USA）。

17. ABIPRISMOR7700 序列检测系统（PE Applied Biosystems，USA）。

18. γ 计数器（Carberra Packard，Pangebourne，UK）。

【方法】

1. Iodogen 法制备^{125}I-Met-SDF-1α：常规 Iodogen 程序，用 HPLC 法纯化 ^{125}I-Met-SDF-1α，^{125}I-Bonlton-Hunter 试剂标记 12G5。

2. CXCR4 的放射性配基结合分析：将转染 CXCR4 cDNA 后一天的 COS-7 细胞接种到细胞培养板上，每孔细胞量相当于所加入放射性配基的 5%～10%。两天后，在不同的细胞孔中加入总量为 400μl 的用结合缓冲液稀释的 12pmol/L ^{125}I-Met-SDF-1α 或 32pmol/L 的^{125}I-12G5，及不同浓度的未标记的趋化因子或 AM3100，孵育后，用含有 0.15mol/L NaCl 的冷结合缓冲液洗涤 4 次，然后计数放射性。

3. CXCR1/CXCR2 放射性配基结合分析：将转染有 CXCR1、CXCR2 cDNA 的 RBL2H3

细胞接种到 24 孔培养板，5×10^5 个/孔，在含 10% FCS、100μg/ml 链霉素、100U/ml 青霉素，1mg/ml G418DMEM 的培养液中培养，使之成为单层。洗涤后，加入总量为 250μl 的结合缓冲液［内含 ^{125}I-IL-8 及 IL-8（0～100nmol/L）］，冰浴 2～4h 后，用 PBS（10% BSA）1ml 终止反应，洗涤 3 次后，用 0.1mol/L NaOH 250μl 溶解细胞，测量其放射性。非特异反应管用 300nmol/L 未标记的 IL-8 封闭。

4. CXCR3 放射性配基结合分析：气管上皮细胞在反应缓冲液中用 80 pmol/L ^{125}I-IP-10/CXCL10（2200 Ci/mmol）和未标记的 IP-10/CXCL10（80 pmol/L～200 nmol/L）悬浮，细胞悬液在 4℃振荡反应 120min，然后抽滤，用冷缓冲液［NaCl（500mmol/L）、HEPES（50mmol/L）、$CaCl_2 \cdot 2H_2O$（1 mmol/L）和 $MgCl_2$（5mmol/L），pH 7.2］洗涤。用 γ 计数器测定细胞放射性。

5. CXCR4 放射性配基结合分析：利用 96 孔培养板做受体结合分析。100μl 体系中含有 100 000 个 Hela 细胞，50mmol/L HEPES（pH 7.5）、1mmol/L $CaCl_2$、5mmol/L $MgCl_2$、0.5% BSA 与不同浓度的 ^{125}I-SDF-1α 和冷 SDF-1α 混合后，4℃ 孵育 2h。细胞抽滤器预先用 0.3% 聚乙烯亚胺和 0.2% BSA 平衡 30min。然后抽滤细胞，并用 300μl 洗涤缓冲液（含有 50mmol/L HEPES、1mmol/L $CaCl_2$、5mmol/L $MgCl_2$、0.5 mol/L NaCl 和 0.5% BSA，pH 7.5）洗涤 3 次。滤膜板放入多孔扫描适配板（MultiScreen Adaptor plate，Perkin-El-mer），每孔加入闪烁液 100μl，利用微板液闪计数器（Microplate Scintillation Counter，Packard，Meriden，CT）测量放射性。

6. CXCR2 流式细胞术分析：转染的 RBL-2H3 细胞用 FACS 标记液调节细胞浓度为 1×10^6/ml，加入离心管，每管 100μl，再加入 FACS 标记液稀释的 FITC 标记的抗人 CXCR2 单克隆抗体 20μl，浓度为 5μg/ml，置 4℃标记 45min 后，用 FACS 标记液洗细胞 2 次，然后通过流式细胞仪（FACS Calibrator）检测细胞表面 CXCR2 的表达。

7. 嗜酸性粒细胞的分离：基于 Percall 梯度离心法（密度为 1.082g/ml），先从人外周血分离颗粒细胞，然后用 155mmol/L 氯化铵（NH_4Cl）裂解红细胞，再用抗 CD16 包被的 MACS 颗粒通过磁性细胞分离系统（MACS）去除中性粒细胞。嗜酸性粒细胞的纯度用嗜伊红染色判断 ≥97%。在整个分离过程中，细胞都被保存在 4℃的不含 Ca^{2+} 和 Mg^{2+} 的 Hank's 液中。

8. CXCR3 流式细胞术分析：将新鲜分离或用细胞因子刺激过的嗜酸性粒细胞与 5μg/ml 鼠抗人 CXCR3 单抗或 5μg/ml 相应的同型鼠 IgG1 在含 2% 牛血清白蛋白和 0.1% 叠氮钠的 PBS 中孵育 20min。然后将细胞用染色缓冲液冲洗 2 次，重悬于 1：250 稀释的 FITC 标记的 F（ab'）$_2$ 的猴抗鼠单抗中，20min，接着再用染色缓冲液洗 2 次。所有步骤均在 4℃进行。然后用 1% 甲醛将细胞固定。用流式细胞仪进行分析。

9. 嗜碱性粒细胞的纯化：取健康的非过敏的实验者静脉血 50ml，间断 Percoll 密度梯度离心法获取富含嗜碱性粒细胞的细胞悬液，加入抗体标记的磁珠去除混杂细胞。

10. CXCR4 流式细胞术分析：将新鲜分离或用 IL-4 和 IL-10 刺激后的嗜碱性粒细胞在浓度为 5μg/ml 鼠抗人 CXCR4 McAb 或 5μg/ml 同种型鼠 IgG2a 的含有 2% 人 AB 型血清和 0.1% 叠氮钠的磷酸盐缓冲液中孵育 20min，之后洗涤 2 次，再加 5μl FITC 标记的 F（ab'）$_2$ 的兔抗鼠抗体，作用 20min 后洗涤。最后用流式细胞仪进行分析。所有操作过程均在 4℃进行。

11. CXCR4 实时定量反转录 PCR 分析：提取转染 CXCR4 的 COS-7 细胞总 RNA 之后进

行反转录。用 ABIPRISMOR7700 序列检测系统进行实时定量反转录 PCR 反应。通过使用 SYBROR Green PCR 核心试剂盒，每一循环过程中 Ampli Taq Gold 发挥 5′ 至 3′ 核酸内切酶活性时产生的荧光信号可提供实时定量 PCR 信息。CXCR4 特异性引物的核苷酸序列如下：正义链：5′ TCCAAAGCCTTCCCTGTGTC 3′；反义链：5′ AAAACATCCACTTTC CCCCC 3′。根据说明书，通过 β 肌动蛋白引物的定量 PCR 来间接标定靶 cDNA 的含量。PCR 反应优化条件：95℃ 15s，60℃ 60s 进行 40 个循环扩增。

12. RT-PCR 测定人气管上皮细胞 CXCR3-A 和 CXCR3-B 基因表达：分离人气管上皮细胞，提取总 RNA。合成 CXCR3 的特异性引物：上游引物：5′ AGCTTTGACCGCTAC CTGAA 3′；下游引物：5′ CGGAACTTGACCCCTACAAA 3′。两个变异体的特异性引物：CXCR3-A 引物：正义链为 5′ AACCACAAGCACCAAAGCAG 3′，反义链为 5′ TGATGT TGAAGAGGGCACCT 3′；CXCR3-B 引物：正义链为 5′ GCTGCTCAGAGTAAATCA CAGACTA 3′，反义链为 5′ TGATGTTGAAGAGGGCACCT 3′。进行 RT 反应，然后进行 PCR，95℃ 4min，然后 95℃ 30s，50℃ 30s，72℃ 1min，35 个循环，最终 72℃ 延伸 5min。取 PCR 反应产物于 2% 的琼脂糖凝胶上电泳，经用 GelDoc2000 成像系统扫描，Queantity One 4103 分析软件对琼脂糖凝胶电泳结果进行半定量分析。目的基因表达量为其与内参 GAPDH 的 A 值之比。

【说明】

1. AMD3100 可以竞争性拮抗 ^{125}I-Met-SDF-1α 与 CXCR4 的结合，Met-SDF-1α 与 SDF-1α 亲和力完全相同。

2. CXCR2 可以与 ^{125}I-IL-8 结合，$K_d = 2.4 \pm 1.3$ nmol/L，$B_{max} = 8460 \pm 232$ 个结合位点/细胞，与中性粒细胞、表达 CXCR2 的 HEK293 细胞和 3AsubE 细胞的受体亲和常数基本相等。经 UVN 照射 24h 后 CXCR2 表达明显减弱，至 48h 时 CXCR2 表达逐渐增强，72h 时其表达接近正常。

3. CXCR3 可以与 ^{125}I-IP-10/CXCL10 结合，每个细胞的受体位点数为 80 000（$B_{max} = 24\ 706 \sim 78\ 153$ 个结合位点/细胞），具有高亲和力（$K_d = 0.7 \sim 2.2$ nmol/L）。

4. 新鲜分离的嗜酸性粒细胞中大约 48.3% 为 CXCR3 阳性细胞群。IL-2 能够大幅度上调 CXCR3 在嗜酸性粒细胞上的表达，使其比例达到 98.8%。IL-10 显示了有很强的下调 CXCR3 在外周血嗜酸性粒细胞上表达的能力。

5. Hela 细胞以剂量依赖的方式与 ^{125}I-SDF-1α 结合，$K_d = 0.2566$ nmol/L。这种 ^{125}I-SDF-1α 的结合可以被冷 SDF-1α 特异性取代，证明 SDF-1α 结合具有高度特异性。

6. 新鲜分离的嗜碱性粒细胞，其中 CXCR4 阳性的细胞占 82%。人外周血静息嗜碱性粒细胞中可检测到 CXCR4 mRNA。

7. 乳腺癌细胞中 CXCR7 mRNA 的表达：ER（雌激素受体）阳性细胞株中 MCF-7 及 ZR-75-30 的表达量较低，ER 阴性细胞株中 MDA-MB-435S、MDA-MB-453、MDA-MB-231 及 HBL-100 的 mRNA 水平明显高于 ER 阳性细胞株。

趋化因子 CX3C 受体的结合分析

趋化因子 CX3C 受体 CX3CR 是 δ 类趋化因子受体，只有一个成员，基因定位在第 3 对染色体上，表达在中性粒细胞、单核细胞和 T 细胞表面。其结构是由浆膜外的 N 端黏蛋白样的外端、跨膜区和浆膜内的区域组成。CX3CR 与细胞膜表面 CD4 分子相同，都可与

HIV-1 结合。人类 CX3CR 配基是 CX3CL1 （Fractalkine），小鼠的类似物是 neutrotactin。CMKBRIL/V28 可以与 Fractalkine 结合，称为 CX3CR1。

【材料与试剂】

1. ^{125}I-Fractalkine （Amersham Pharmacia Biotech，比活度 2200Ci/mmol）。

2. 重组人 IL-18 （rh IL-18，KOMA 公司）。

3. 兔抗人 FKN/CX3CL1 多克隆抗体 （eBio-science 公司）。

4. Fractalkine，MIP-1，RANTES。

5. Hank's 平衡液，含 1%BSA、0.01% 叠氮钠，pH 7.4。

6. HEK293 细胞系。

7. 抗 CX3CR1 多克隆抗体。

8. γ 计数器 （Carberra Packard，Pangebourne，UK）。

【方法】

1. 放射配基结合分析：将 CX3CR1 转染 HEK293 细胞系，用抗 CX3CR1 多克隆抗体进行免疫组化法检测转染细胞表面 CX3CR1 的表达。转染的细胞用 DMEM 培养基（含 10% FCS、100μg/ml 链霉素、100U/ml 青霉素、1mg/ml G418）培养。然后将成功转染的 HEK 细胞 1×10^6 分别与 ^{125}I-Fractalkine （非特异结合管加过量的非标记的 Fractalkine） 及 MIP-1、RANTES 在总量为 200μl 的结合缓冲液 （Hank's 平衡液，含 1%BSA、0.01% 叠氮钠，pH 7.4） 中混合。23℃ 2h 后，用 1ml Hank's 液（含 0.5mol/L NaCl）洗涤去除未结合的部分，培养板直接用 γ 计数器测量放射性。

2. RT-PCR 测定 IL-18 对 CX3CR1 的调节

（1）采用人脐静脉内皮细胞株（HUVEC，CRL-1730，美国 ATCC 公司）、人单核细胞细胞株 THP21（中国科学院上海细胞库），培养基为含 10% 小牛血清的 RPMI 1640 培养基（含 10mmol/L HEPES、2mmol/L 谷氨酰胺、115g/L 碳酸氢钠、10% 胎牛血清），在 37℃、5% CO_2 培养箱中培养，在 HUVECs 生长至 85% 融合时进行实验。

（2）RT-PCR 检测人 FKN mRNA 的表达，按照 TRIzol （Invitrogen） 法提取细胞总 RNA。二步法 RT-PCR 检测 FKN 的 mRNA。人 Fractalkine 引物：上游引物：5′ACTCTT GCCCACCCTCAGC 3′；下游引物：5′ TGGAGACGGGAGGCACTC 3′。PCR 扩增片段长 597 bp。3-磷酸甘油醛脱氢酶（GAPDH）为内参照：上游引物：5′ TCGGAGTCAACG GATTTGGTCGTA 3′；下游引物：5′ ATGGACTGTGGTCATGAGTCCTTC 3′。PCR 扩增片段长 521 bp。94℃变性 30s，56℃退火 30s，72℃延伸 1min，30 个循环，最后 72℃延伸 5min。取 PCR 反应产物于 2% 的琼脂糖凝胶上电泳，经用 GelDoc2000 成像系统扫描，Queantity One 4103 分析软件对琼脂糖凝胶电泳结果进行半定量分析。目的基因表达量为其与内参 GAPDH 的 A 值之比。

【说明】

CX3CR1 转化的 HEK293 细胞的 $K_d = 0.74 \pm 0.36$nmol/L，$B_{max} = 62\,000 \pm 7800$ 个结合位点/细胞，60nmol/L Fractalkine 可以高度竞争结合 CX3CR1，而 250nmol/L 的 MIP-1、RANTES 不能竞争结合或抑制。IL-18 作为干预因素上调 FKN 在 HUVECs 的表达。25μg/L 是 IL-18 调节 FKN 表达的有效起始浓度，并能够以浓度依赖方式上调内皮细胞 FKN 的表达。

趋化因子 XC 受体

C 类趋化因子受体是 γ 类趋化因子受体，只有一个成员 XCR1，也被称为 GPR5，与 CC 类趋化因子受体高度同源，称为单个半胱氨酸基序-1（SCM-1），可以与 XCL1 和 XCL2（淋巴细胞趋化素 lymphotactin 1/2）结合。XCR1 是 G 蛋白偶联受体，与 RBS11 和 MIP-1α/RANTES 受体密切相关，通过增加细胞内 Ca^{2+} 水平传导信号。巨噬细胞炎性蛋白 II 是这一受体的拮抗剂，可以阻断其传导信号，GPR5 在胎盘高表达，在胸腺和脾低表达，主要介导淋巴细胞趋化反应和 Ca^{2+} 流动。已经发现了编码同一种蛋白质的两种选择性拼接的转录本变异体 *SCYC1* 和 *SCYC2*，位于染色体 1q23。人类有两种高度同源的 SCM-1 蛋白——SCM-1α 和 SCM-1β，二者仅有 2 个氨基酸不同。SCM-1 主要由小鼠和人类活化的 $CD8^+$ T 细胞和 NK 细胞、肥大细胞产生。在 PHA 和 PMA 刺激下，外周血 T 淋巴细胞和某些 T 细胞系可以产生这两种蛋白。SCM-1 主要对 NK 细胞、T 细胞具有趋化作用。

【材料与试剂】

1. ^{125}I-Bolton-Hunter 试剂盒（Amersham Pharmacia Biotech，Japan）。

2. rhSCM-1α，RPMI 1640 培养基（含有 20mmol/L HEPES、0.5% BSA，pH 7.4）。

3. 二丁基盐/橄榄油 4:1 混合。

4. 小鼠前 B 细胞系（L 1.2 细胞）。

5. γ 计数器。

【方法】

1. 用 ^{125}I-Bolton-Hunter 试剂盒碘化标记 rhSCM-1α，比活度 1.3×10^7 cpm/μg。

2. 将表达 XCR1 的 L 1.2 细胞与总量为 200μl 的 RPMI 1640（含有 20mmol/L HEPES、0.5% BSA，pH 7.4）、递增剂量的 ^{125}I-rhSCM-1α（非特异结合管加 100 倍超量的未标记的 rhSCM-1α）混合。15℃反应 1h，然后通过在二丁基盐/橄榄油 4:1 混合物中离心，分离细胞，用 γ 计数器测量放射性。结果用 LIGAND 程序分析。

【说明】

表达 XCR1 的 L 1.2 细胞与 ^{125}I-rhSCM-1α 结合的 $K_d = 10$nmol/L，$B_{max} = 1.1 \times 10^4$ 个结合位点/细胞。

红细胞趋化因子受体结合活性的测定

红细胞具有多种免疫物质如 CR1、CR3、CD58、CD59、DAF 及趋化因子受体等，具有黏附肿瘤细胞和清除循环免疫复合物的功能，还能通过其趋化因子受体（ECKR）结合趋化因子白介素-8（IL-8），从而调控血循环中 IL-8 的浓度。

【材料与试剂】

1. 人重组 IL-8。

2. 人 IL-8 ELISA 试剂盒（上海凌雁公司进口分装产品）。

3. α-纤维素（上海赵屯药厂产品），微晶纤维素（浙江湖州食品化工联合公司产品）。

4. 酶标仪（芬兰 Lab-systems 公司）。

5. K562 癌细胞。

【方法】

1. 红细胞分离柱制备：取玻璃滴管，装少许脱脂棉花，再加入用生理盐水配成的 a-纤维素：微晶纤维素（1∶1，w/w），柱高约 1cm，最后加入生理盐水。

2. 红细胞悬液制备：静脉抽取人外周血 2ml，用肝素抗凝，离心后取血浆与沉淀红细胞备用。将沉淀红细胞用生理盐水洗 3 次，每次 1000 转/分离心 5min，去上清，将沉淀红细胞加入红细胞分离柱，用生理盐水洗涤红细胞，将此悬液用生理盐水配成含红细胞数量为 $3.0 \times 10^{12}/L$ 的溶液。

3. 人重组 IL-8 应用液制备：取人 IL-8 ELISA 试剂盒中标准品稀释液 1ml 溶解人重组 IL-8（$10\mu g/ml$），再作 1∶20 稀释即为应用液。

4. ECKR 与 IL-8 结合反应：在待测样品管中加红细胞悬液 $100\mu l$、pH 7.4 PBS 缓冲液（含 1% BSA）$100\mu l$、人重组 IL-8 应用液 $100\mu l$，在阳性对照管中加 pH 7.4 PBS 缓冲液（含 1% BSA）$200\mu l$、人重组 IL-8 应用液 $100\mu l$。以上试管混匀，在试管上盖干纱布，放 37℃ 水箱孵育 15min（中途轻轻摇匀 1 次），取出，2000 转/分离心 5min，吸上清液 $100\mu l$ 立刻检测 IL-8 含量。

5. ECKR 结合活性测定：分别取以上样本管与阳性对照管上清液 $100\mu l$ 加入对应酶标板孔中，37℃ 反应 90min，取出，用洗涤液洗板 5 次，拍干。每孔加入稀释好的生物素标记的二抗 $100\mu l$，37℃ 反应 60min。洗板 5 次，拍干。每孔加入稀释好的酶联物 $100\mu l$，37℃ 反应 60min。洗板 5 次，拍干。每孔加底物 A、B 各 $50\mu l$，避光 37℃ 反应 15min，每孔加终止液 $50\mu l$，立刻在酶标仪上测定 A 值（$\lambda = 450nm$）。

【说明】

肝癌患者红细胞免疫黏附肿瘤细胞能力较正常人明显下降，ECKR 活性较正常人明显下降，血浆 IL-8 水平较正常人明显上升。

（侯桂华）

参 考 文 献

1. 郝杰，王沼丹，杨云霞. Aβ_{1-42} 诱导 U251 细胞趋化因子 RANTES 的研究. 四川大学学报（医学版），2009，40（6）：1011-1014.

2. 王元元，任国胜. 趋化因子受体 CXCR7/RDC1 在乳腺癌细胞株中的表达及意义. 重庆医科大学学报，2009，34（10）：1345.

3. 田轶伦，姜德谦，崔晓兰，等. 辛伐他汀抑制白细胞介素-18 诱导的人脐静脉内皮细胞 Fractalkine 表达和黏附作用. 中国药理学通报，2009，25（11）：1497-1502.

4. Peng SB, Peek V, Zhai Y, et al. Akt activation, but not extracellular signal-regulated kinase activation, is required for SDF-1A/CXCR4-mediated migration of epitheloid carcinoma cells. Mol Cancer Res, 2005, 3 (4)：227.

5. Kelsen SG, Aksoy MO, Yang Y, et al. The chemokine receptor CXCR3 and its splice variant are expressed in human airway epithelial cells. Am J Physiol Lung Cell Mol Physiol, 2004, 287：584-591.

6. 何静，毕志刚，刘岩群. 季节性接触性皮炎外周血淋巴细胞趋化因子受体 5 表达与血清总 IgE 水平关系研究. 临床皮肤病杂志，2001，30：4.

7. Lungierdinger M, Damaj B, Maghazachi AA. Expression and regulation of chemokine receptors in human natural killer cells. Blood, 2001, 97：367-375.

8. Gerlach LO, Skerlj RT, Bridger GJ. Molecular interactions of cyclam and bicyclam non-peptide antagonists with the CXCR4 chemokine receptor. J Biol Chem, 2001, 276：14153-14160.

9. 唐玲，于益芝，顾军，等. UVN 对角质形成细胞生长的抑制作用及其机制的研究. 中国皮肤病杂志，2001，15：361.

10. 李群，谭锦泉，黄保军，等 . γIP-10 和 Mig 通过趋化因子 CXC 受体 3 激活嗜酸性粒细胞 NFAT . 中华微生物学和免疫学杂志，2001，21：510.

11. 谭锦泉，胡春松，王兴兵 . IL-4 和 Il-10 调节嗜碱性粒细胞 CXCR4 表达及功能 . 中华微生物学和免疫学杂志，2001，21：585.

12. 冯晓鸿，张乐之，郭峰 . 红细胞趋化因子受体结合活性的变化 . 深圳中西医结合杂志，2001，6：370.

13. Sabroe I，Peck MJ，Keulen BJW. A Small molecule antagonist of chemokine receptor CCR1 and CCR3. J Biol Chem，2000，275：25985.

14. Ali S，Adrian CV，Palmer BB. Examination of the function of RANTES，MIP-1，and MIP-1 following interaction with heparin-like glycosaminoglycans. J Biol Chem，2000，275：11721 - 11727.

15. Richardson RM，Pridgen BC，Haribabu B. Differential cross-regulation of the human chemokine receptors CXCR1 and CXCR2. J Biol Chem，1998，273：23830 - 23836.

16. Combadiere C，Salzwedel K. Smith ED. Identification of CX3CR1 a chemotactic receptor for the human CX3C chemokine fractalkine and a fusion coreceptor for HIV-1. J Biol Chem，1998，273：23799 - 23804.

胆囊收缩素/胃泌素受体放射配基结合分析
(Cholecystokinin/Gastrin Receptor-RBA)

胆囊收缩素 (Cholecystokinin，CCK) 是一类能引起胆囊收缩的胃肠多肽激素，它广泛分布于中枢及外周神经系统，并以神经递质的形式发挥重要作用。天然的 CCK 存在多种形式，CCK_8 是具有 CCK 全部生物活性的最小单位。其他的 CCK 片段有 CCK_4、CCK_7、CCK_{11}、CCK_{25}、CCK_{33}、CCK_{39}、CCK_{58} 等。

胃泌素 (gastrin) 的功能是调节胃酸分泌，在体内主要以 34 肽胃泌素、17 肽胃泌素、14 肽胃泌素三种形式存在。而 14 肽胃泌素具有胃泌素的全部生物活性。

胃泌素与胆囊收缩素在进化上来源于单一祖先肽，两者在 C 末端 5 肽具有相同的结构片段，组成一个共同的激素家族 (gastrin/CCK 族)。

最早的 CCK 受体是在胰腺中发现了 CCK_A 受体，以后又在脑中发现了 CCK_B 受体，4 年后又发现了胃泌素受体。CCK_A 受体主要存在于胰腺和胆囊，CCK 与 CCK_A 受体结合导致受体激活，最后促使胆囊平滑肌收缩和胆囊排空。由于 CCK_B 受体和胃泌素受体的序列具有高度同源性，现在将胃泌素受体归于 CCK_B 受体，统称 Gastrin/CCK_B 受体。CCK_B 受体主要存在于中枢神经系统的大脑皮质、基底黑质、杏仁核和脊髓等部位。帕金森病、精神分裂症、焦虑症等都与 CCK_B 受体变化有关。胃泌素受体存在于胃黏膜细胞表面，调节胃酸分泌、肠嗜铬细胞释放组胺以及平滑肌细胞收缩。近年来，在人结肠肿瘤细胞株上又陆续发现了 CCK_C 受体。

通过分子克隆技术确定，gastrin/CCK_B 受体属于 G 蛋白偶联受体家族，具有 7 次跨膜特征。以人类克隆出的 gastrin/CCK_B 受体为例，它由氨基酸残基组成，分子量为 48 400，三个 N 糖基化位点位于 N 端的 Asn^7、Asn^{30}、Asn^{36}，而 Ser 和 Thr 磷酸化位点在胞内第 3 环和 C 末端。gastrin/CCK_B 受体偶联的是 $G_{q/11}$ 蛋白系统，激活磷脂酶 C，使 PIP2 水解，产生 IP_3 和 DAG，从而进一步使胞内 Ca^{2+} 浓度升高和激活 PKC，最终产生相应的生物效应。人们发现 gastrin/CCK_B 受体具有调节生长作用，在许多肿瘤组织中都发现 CCK_B 受体的存在，MAPK 信号转导途径可能起重要作用。

人类的 CCK$_A$ 受体基因也已被克隆，并确定也属于 G 蛋白偶联受体家族，具有 7 次跨膜特征。它偶联的是 G$_s$ 或 G$_{q/11}$ 蛋白系统。如果是 G$_s$ 蛋白系统，则激活腺苷酸环化酶活性，提高胞内 cAMP 水平，进一步激活 PKA；如果是 G$_{q/11}$ 蛋白系统，则通过肌醇磷脂系统发挥作用。

胆囊收缩素/胃泌素的标记物

早期在研究 CCK 受体时使用的 ^{3}H-标记的 CCK 衍生物及铃蟾肽，放射性比活度都较低（< 20Ci/mmol），它们对密度相对低的 CCK 受体不能检出高亲和性的结合位点。放射性碘的标记物虽然有较高的放射性比活度（>2000Ci/mmol），但是由放射性碘标记的硫酸化酪氨酸残基的 CCK 会失去生物活性。另外，传统的氯胺-T 法会使第 4 位甲硫氨基酸氧化，而 CCK 的 C 末端 5 个氨基酸残基对 CCK 的生物功能是十分必要的。所以，在 CCK 受体研究中不能使用 CCK 的直接碘化产物。后来人们常采用 ^{125}I-Bolton-Hunter 试剂与 CCK N 端游离氨基偶联的产物，而最常用的是 ^{125}I-Bolton-Hunter-CCK$_{33}$，其次是 ^{125}I-IE-CCK$_8$（^{125}I-imidoester-CCK$_8$），它们都可获得很高的放射性比活度，又能保持 CCK 原有的生物活性。但是，现在也能制得较高放射性比活度（100Ci/mmol）的 ^{3}H-CCK 标记物 [^{3}H-BDNL-CCK$_7$：BOC-Tyr（SO$_3$H）-[^{3}H]$_4$-Nle-Gly-Trp-[^{3}H]$_4$-Nle-Asp-Phe-NH$_2$] 用于 CCK 受体的研究。

胃泌素与 CCK 有些不同，可采用温和的 Iodogen 法以及固相乳过氧化酶法对胃泌素直接碘化，几乎完全保留其结合活性和生物活性。

【材料与试剂】

1. ^{125}I-BH（1375Ci/mmol，Amersham 公司产品）或 ^{125}I-IE，Na^{125}I。

2. CCK$_{33}$，CCK$_8$，gastrin。

3. 0.05mol/L pH 10.0 硼酸缓冲液。

4. 0.05mol/L pH 8.5 硼酸缓冲液（内含 0.25mol/L 的氨基乙酸）。

5. 6mol/L 盐酸胍。

6. Sephadex G-50 柱（1.6×100cm），Sephadex G-10 柱。

7. 0.5mol/L 醋酸溶液（内含 0.2%明胶）。

8. p-hydroxybenzimidate（IE）。

9. 50mmol/L pH 9.2 硼酸钠缓冲液。

10. DEAD-cellulose 离子交换柱。

11. 线性梯度洗脱液（100ml 0.02mol/L 碳酸氢铵与 100ml 0.4mol/L 碳酸氢铵，或 100ml 0.05mol/L 碳酸氢铵与 100ml 0.5mol/L 碳酸氢铵）。

【方法】

1. ^{125}I-BH-CCK$_{33}$ 制备：取 1mCi ^{125}I-BH（1375Ci/mmol，Amersham 公司产品），用 N$_2$ 吹干，加 15μl 0.05mol/L pH 10.0 硼酸缓冲液。加 CCK$_{33}$ 5μg 溶于 5μl 0.05mol/L 的醋酸溶液，在 0℃反应 30min 后，加入 0.5ml 0.05mol/L pH 8.5 硼酸缓冲液（内含 0.25mol/L 氨基乙酸），并放置 5min 后，再加入 0.5ml 6mol/L 盐酸胍，振摇 5min 后，将全部反应混合物加入 Sephadex G-50 柱（1.6×100cm）层析分离，用 0.5mol/L 醋酸溶液（内含 0.2%明胶）洗脱。放射性比活度是 215～260μCi/μg，此值相当于一分子的 ^{125}I-BH 标记一分子的 CCK$_{33}$。

2. ^{125}I-IE-CCK$_8$ 制备：将 3mCi/5μl 的 Na^{125}I（1.15nmol ^{125}I）、p-hydroxybenzimidate（1.2nmol/5μl）加入 40μl 5mmol/L pH 7.5 磷酸缓冲液（内含 4.5nmol 氯胺-T），室温反应

90s，加 10nmol 偏焦亚硫酸钠终止反应。加 40μl 戊醇（pentanol）提取，戊醇相含有 ^{125}I-IE，将戊醇溶液转移至玻璃容器中，用 N_2 吹干，直接向反应中加 4μl 50mmol/L pH 9.2 硼酸钠缓冲液（内含 4nmol CCK$_8$），30℃反应 24h 后，过 Sephadex G-10 柱，再过 DEAD-cellulose 离子交换柱纯化，用线性梯度洗脱（100ml 0.02mol/L 碳酸氢铵与 100ml 0.4mol/L 碳酸氢铵）。

3. Iodogen 法制备 ^{125}I-胃泌素（^{125}I-gastrin）：在涂有 5.8nmol（约 2μg）Iodogen 的反应管中，加入内含 1nmol 胃泌素的 0.05mol/L pH 7.4 磷酸缓冲液，1mCi/10μl Na^{125}I，反应 6min 后加 0.1ml 0.05mol/L NH$_4$HCO$_3$ 终止反应，将全部反应混合物位移至 Sephadex G-10 柱（1.0×9.5cm），柱事先用含 0.5% BSA 的 0.05mol/L NH$_4$HCO$_3$ 平衡，并用 0.05mol/L NH$_4$HCO$_3$ 洗脱，每 1ml 收集一管，集中含 ^{125}I-胃泌素收集液。该收集液进一步用 DEAD-cellulose 离子交换柱纯化，用线性梯度洗脱（100ml 0.05mol/L 碳酸氢铵与 100ml 0.5mol/L 碳酸氢铵）。

胆囊收缩素/胃泌素受体放射结合反应

【材料与试剂】

1. 大鼠，豚鼠。

2. 细胞膜制备液 A：5mmol/L Tris-HCl，内含 0.32mol/L 蔗糖，pH 7.4。

3. 细胞膜制备液 B：50mmol/L Tris-HCl，内含 5mmol/L MgCl$_2$、0.1mg/ml 杆菌肽，pH 7.4。

4. 细胞膜制备液 C：5mmol/L Tris-HCl，内含 5mmol/L MgCl$_2$、0.2mg/ml 杆菌肽、100μg/ml PMSF，pH 7.4。

5. 结合反应缓冲液：50mmol/L Tris-HCl，内含 5mmol/L MgCl$_2$、0.1mg/ml 杆菌肽、2mg/ml BSA，pH 7.4。

6. ^{125}I-BH-CCK$_{33}$，^{125}I-IE-CCK$_8$，^{125}I-胃泌素。

【方法】

1. 豚鼠大脑组织和大鼠胰腺、胃组织细胞膜的制备

（1）取豚鼠大脑组织，用 0.9% NaCl 洗尽血迹，用 20 倍冰冷的细胞膜制备液 A 在 Brinkmann Polytron PT 10 匀浆器内匀浆，匀浆液 100 000×g 离心 35min，弃上清液，沉淀用细胞膜制备液 B 悬浮，再次离心，离心后的沉淀再用细胞膜制备液 B 悬浮，配成 5~7mg 膜蛋白/ml 浓度的溶液，立即使用或 −70℃保存。

（2）取大鼠胰腺组织，用 0.9% NaCl 洗尽血迹，用 10 倍冰冷的细胞膜制备液 C 在 Polytron PT 10 匀浆器内匀浆，匀浆液再用相同缓冲液稀释 10 倍，匀浆液 100 000×g 离心 35min，弃上清液，沉淀用相同缓冲液悬浮，再次离心，沉淀再用相同缓冲液配成 5~7mg 膜蛋白/ml 浓度的溶液，立即使用或 −70℃保存。

（3）迅速取大鼠胃黏膜组织，用 0.9% NaCl 洗尽血迹，用 20 倍冰冷的 5mmol/L pH 7.4 Tris-HCl（内含 0.32mol/L 蔗糖）在 Brinkmann Polytron PT 10 匀浆器内匀浆，先用两层纱布过滤，滤液 200×g 离心 10min，沉淀用相同的缓冲液再次匀浆和离心，合并两次上清液，30 000×g 离心 45min，弃上清液，沉淀用 25mmol/L pH 7.4 HEPES 缓冲液（内含 2.5mmol/L MgCl$_2$、5mmol/L KCl、137mmol/L NaCl、0.7mmol/L Na$_2$HPO$_4$、10mmol/L 葡萄糖）悬浮，调整浓度至 2g 湿重组织/ml，立即使用或 −70℃保存，测蛋白含量。

2. 胆囊收缩素受体结合反应

（1）饱和结合分析（试验 7~12 个浓度点，每点 3 个重复样）：每试验管加 0.3ml 结合反应缓冲液（50mmol/L Tris-HCl，内含 5mmol/L MgCl₂、0.1mg/ml 杆菌肽、2mg/ml BSA，pH 7.4），内含 50~100μg 大鼠胰腺膜蛋白、50 000cpm 的 ^{125}I-BH-CCK$_{33}$（20pmol/L）及递增的非标记 CCK$_{33}$，非特异结合管加 1μmol/LCCK$_{33}$，37℃反应 30min 后，玻璃纤维滤膜抽滤，滤膜用冷的 15ml 50mmol/L PB（含 0.9% NaCl）分 3 次冲洗，测量放射性。

（2）竞争结试验（IC_{50}）：每试验管加 0.3ml 结合反应缓冲液（50mmol/L Tris-HCl，内含 5mmol/L MgCl₂、0.1mg/ml 杆菌肽、2mg/ml BSA，pH 7.4），内含 50~100μg 大鼠胰腺膜蛋白、45 000dpm ^{125}I-BH-CCK$_{33}$ 和不同浓度的竞争结合物，非特异结合管加 1μmol/L CCK$_{33}$，37℃反应 30min 后，玻璃纤维滤膜抽滤，滤膜用冷的 15ml 50mmol/L PB（含 0.9% NaCl）分 3 次冲洗，测量放射性。

3. 胃泌素受体结合反应

每试验管加 0.3ml 结合反应缓冲液（50mmol/L Tris-HCl，内含 5mmol/L MgCl₂、0.1mg/ml 杆菌肽、2mg/ml BSA，pH 7.4），内含 200μg 粗制胃黏膜膜蛋白、0.03~5nmol/L ^{125}I-胃泌素及胃泌素，非特异结合管加 1μmol/L 胃泌素，30℃反应 30min 后，玻璃纤维滤膜抽滤，滤膜用冷的 15ml 50mmol/L PB（含 0.9% NaCl）分 3 次冲洗，测量放射性。

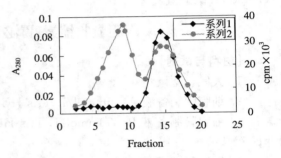

【说明】

1. 纯化 ^{125}I-IE-CCK$_8$ 时 DEAD-cellulose 阴离子交换柱线性梯度洗脱曲线（100ml 0.02mol/L 碳酸氢铵与 100ml 0.4mol/L 碳酸氢铵）：图中系列 1 是放射性曲线，系列 2 是紫外吸引曲线。

2. 实验参考数据

（1）豚鼠大脑皮层：$K_d = 1.0$nmol/L，$B_{max} = 28$fmol/mg 膜蛋白（^{125}I-BH-CCK$_{33}$，30℃，150min）。

大鼠大脑皮层：$K_d = 1.7$nmol/L，$B_{max} = 27.3$fmol/mg 膜蛋白（^{125}I-BH-CCK$_{33}$，24℃，60min）。

（2）大鼠胰腺膜：$K_d = 0.5$nmol/L，$B_{max} = 200$pmol/g 湿重组织（^{125}I-BH-CCK$_{33}$，37℃，30min）。

（3）大鼠（3 个月）胃肠各部分黏膜胃泌素受体的结合特性见下表（^{125}I-gastrin，30℃，30min）。

胃肠组织	K_d (nmol/L)	B_{max} (fmol/mg 粗膜蛋白)
胃底	0.21±0.05	5.1±0.55
胃窦	0.00±0.00	0.0±0.0
十二指肠	0.27±0.06	3.0±0.33
结肠	0.44±0.11	4.2±0.85

（贺师鹏）

参 考 文 献

1. Praissman M，Izzo RS，Berkowitz JM. Modification of the C-terminal octapeptide of cholecystokinin with a high-specific activity iodinated imidoester：preparation，characterization，and binding to isolated pancreatic acinar cells. Analytical Biochemistry，1982，121：190-198.

2. Singh P，Rae-venter B，Townsend M，et al. Gastrin receptors in normal and malignant gastrointestinal mucosa：age-associated changes. Am J Physiol，1985，249：G761-769.

3. Innis RB，Snyder SH. Distinct cholecystokinin receptors in brain and pancreas. Proc Natl Acad Sci USA，1980，77：6917-6921.

4. Singh P，Owlia A，Espeijo R，et al. Novel gastrin receptors mediate mitogenic effects of gastrin and processing intermediates of gastrin on Swiss 3t3 fibroblasts. J Biol Chem，1995，270：8425-8438.

5. Morency MA，Mishra RK. Cholecytokinin (CCK) receptors. In：Kalimi MY，Hubbard JR，eds. Peptide hormone receptors. Berlin：Walter de Grayter，1987.

促肾上腺皮质激素释放因子放射配基结合分析
(Corticotropin Releasing Factor Receptor-RBA)

促肾上腺皮质激素释放因子（corticotropin releasing factor，CRF）由 41 个氨基酸残基组成，M_r 为 4871。人和大鼠的 CRF 结构完全相同，生物活性中心位于 CRF 15～41 肽区，C 末端氨基酸及其酰胺基是生物活性的关键部位。编码人 CRF 的基因位于第 8 号染色体长臂上，含有两个外显子和一个内含子。CRF 主要由下丘脑室旁核小细胞神经元合成释放，并存在于大脑皮层、小脑、海马、基底神经节、延髓、脑桥、脊髓等中枢其他部位。此外，肾上腺、胰腺、胃、十二指肠、肝、肺、胎盘等外周组织和某些肿瘤组织也有不同程度的表达。正常人血浆 CRF 水平为 6.2 pg/ml，代谢廓清率为 7.9 ± 1.2 ml/（kg·min），半衰期为 25min。下丘脑 CRF 主要刺激垂体前叶促肾上腺皮质细胞前阿黑皮素原（proopiomelanocortin，POMC）基因的表达和 ACTH、β-内啡肽、β-促脂素及促黑色细胞素等的合成与释放，并对自主神经系统、物质代谢、血流动力学、免疫功能和生殖及性行为均有影响。目前认为，下丘脑 CRF 表达受去甲肾上腺素、盐皮质激素、糖皮质激素、脑啡肽原、乙酰胆碱、5-HT、γ-氨基丁酸、鸦片肽和应激等体液、神经的双重调控。

促肾上腺皮质激素释放因子受体（corticotropin releasing factor receptor，CRF-R）是一类细胞膜糖蛋白，属于 G 蛋白偶联受体家族成员，有 7 个疏水 α-螺旋跨膜结构域，N 端含 5 个糖基化位点，表观分子量为 40 000～45 000。目前，CRF-R 被分为 CRF-R$_1$ 和 CRF-R$_2$ 两大类，由不同的基因编码，两者氨基酸同源性＞70%，其中 CRF-R$_1$ 的结合决定簇位于 N 端 e1 区第 76～89 氨基酸，hCRF-R$_{2\alpha}$ 的主要结合部位由 e2 区第 172～174 氨基酸及 e3 区与第 5 跨膜区交界处第 261～263 氨基酸两部分构成。CRF-R$_1$ 通常以单一功能的形式（CRF-R$_{1\alpha}$）存在，由 415 个氨基酸残基组成，主要分布于垂体前叶及下丘脑，卵巢、子宫平滑肌也有表达。CRF-R$_2$ 根据其 N 端结构差异及分布不同分为 CRF-R$_{2\alpha}$、CRF-R$_{2\beta}$ 和 CRF-R$_{2\gamma}$ 三种亚型，分别由 411、438 与 397 个氨基酸残基组成。其中 CRF-R$_{2\alpha}$ 主要存在于下丘脑及嗅球，外周组织有少量分布；CRF-R$_{2\beta}$ 主要分布于心肌、骨骼肌、小动脉、子宫平滑肌、胃肠道等外周组织；CRF-R$_{2\gamma}$ 主要表达于海马、小脑、扁桃体、中脑、额叶皮质等有少量表达。CRF 与膜受体结合后，通过腺苷酸环化酶- cAMP 系统和钙-调钙蛋白系统途径实现其生理效应。

^{125}I-CRF 的制备

一、氯胺- T 法 I

【材料与试剂】

1. ［Nle^{21}，Tyr^{32}］-oCRF：用 10mmol/L 的乙酸将［Nle^{21}，Tyr^{32}］-oCRF 稀释为 1mg/ml，再用水稀释 2.5 倍，终浓度为 0.286mg/ml（w/v）。

2. 氯胺- T：50mmol/L PB（pH 7.5）用前现配制，浓度 0.04mg/ml（w/v）。

3. 无载体 $Na^{125}I$ 溶液：用 0.5mol/L PB（pH 7.5）稀释，放射性浓度为 50mCi/ml。

4. 偏重亚硫酸钠：50mmol/L PB（pH 7.5）用前现配制，浓度 1.2mg/ml（w/v）。

5. Sep-Park C_{18} 小柱：用前分别用 5ml 甲醇、5ml 0.5mol/L 乙酸预处理。

【制备方法】

1.5ml EP 管中依次加入 10μl（2.86μg）［Nle^{21}，Tyr^{32}］-oCRF、20μl（1mCi）$Na^{125}I$、20μl（0.8 μg）氯胺- T，25℃条件下涡流混匀 30s，加入 100μl（120μg）偏重亚硫酸钠终止反应；反应混合物用 1840μl 含 0.75%（w/v）BSA 的 0.5mol/L 乙酸稀释混匀，转入预处理过的 Sep-Park C_{18} 小柱进行初分离，依次用双蒸水（A）、0.5mol/L 乙酸（B）、75%乙腈-75% 0.5mol/L 乙酸（C）各 5ml 淋洗；收集含碘化多肽的洗脱液 C，经 C_{18} HPLC 柱再纯化，用 60%～95%（v/v）0.1% TFA -乙腈溶液梯度洗脱，流速 1ml/min，洗脱时间 25min，自动分部收集洗脱液每管 0.5ml，每管取 5μl 测定放射性计数，收集淋洗曲线峰计数管洗脱液，加入适量 HPLC 洗脱缓冲液（含终浓度为 0.06% BSA），分装 4℃保存，有效使用期至少 2 个月。标记配基使用前冰冻干燥，加适量结合缓冲液溶解悬浮，［Nle^{21}，^{125}I-Tyr^{32}]-oCRF 比活度约为 2200 Ci/mmol。

二、氯胺- T 法 Ⅱ

【材料与试剂】

1. Tyr^0-rCRF（1～41）：0.01mol/L HCl 溶解，分装为 5μg/20μl，－80℃冻存。

2. 氯胺- T：0.05mol/L PB 用前现配制，浓度为 2mg/ml。

3. 偏重亚硫酸钠：0.05mol/L PB 用前现配制，浓度为 2mg/ml。

4. 无载体 $Na^{125}I$ 溶液。

5. 洗脱缓冲液 Ⅰ：0.01mol/L 乙酸胺（pH 4.6）。

6. 洗脱缓冲液 Ⅱ：0.6mol/L 乙酸胺（pH 4.6）。

7. Sephadex G-50 柱（50×0.9cm），羧甲基纤维素（CM）-50 柱（10×1 cm）。

【制备方法】

1.5ml EP 管中依次加入 20μl（5μg）Tyr^0-rCRF（1～41）、0.74mCi（27.25MBq）$Na^{125}I$、20μl（40μg）氯胺- T，20～30℃下反应 60s，加入 20μl（40 μg）偏重亚硫酸钠终止反应；反应混合物转入预先经洗脱缓冲液 Ⅰ 平衡的 Sephadex G-50 柱进行层析，用洗脱缓冲液 Ⅰ 洗脱，自动分部收集每管 1ml，每管各取 10μl 测定放射性计数，收集淋洗曲线放射性峰 Ⅱ｛主要含［^{125}I-Tyr^0］-rCRF（1～41）｝洗脱液；峰 Ⅱ 洗脱液经 CM-50 柱层析再纯化，

用洗脱缓冲液Ⅱ淋洗，自动分部收集每管 1ml，每管各取 $10\mu l$ 测定放射性计数，收集淋洗曲线峰Ⅱ $\{[^{125}I\text{-}Tyr^0]\text{-}rCRF(1\sim41)\}$ 洗脱液，加入适量含 0.1% BSA 的洗脱缓冲液Ⅱ，分装 4℃保存，使用前冰冻干燥，加适量结合缓冲液溶解。自身置换法测定 $[^{125}I\text{-}Tyr^0]$-$rCRF(1\sim41)$ 的比活度为 4163 kBq/μg（约为 560 Ci/mmol）。

垂体前叶 CRF 受体分析

【材料与试剂】

1. 羊、SD 大鼠。

2. 匀浆液Ⅰ：10%蔗糖溶液（w/v）。

3. 匀浆液Ⅱ：50mmol/L Tris-HCl，10% 蔗糖（w/v），5mmol/L MgSO$_4$，2mmol/L EGTA，pH 7.6。

4. 结合缓冲液：50mmol/L Tris-HCl（pH 7.6），0.2% BSA（w/v），5mmol/L MgSO$_4$，2mmol/L EGTA，100 kU/ml 抑肽酶。

5. 清洗缓冲液：10 mmol/L HEPES 含 0.1% BSA，pH 7.6。

6. $[Nle^{21},^{125}I\text{-}Tyr^{32}]$-oCRF：结合缓冲液用前稀释。

7. $[Nle^{21},Tyr^{32}]$-oCRF、oCRF（1～39）、精氨酸加压素（AVP）：结合缓冲液用前溶解稀释。

8. GF/C 滤膜：1% BSA-10mmol/L HEPES（pH 7.5）用前 4℃浸泡过夜。

【方法】

1. 羊垂体前叶细胞膜制备：羊经放血处死，立即取出垂体，分离垂体前叶，转入含 9 倍体积 10%（w/v）蔗糖溶液的 Brinkmann 匀浆器内，中速匀浆 20～30 s，匀浆液 600×g 离心 5min，收集上清液；沉淀加上述体积匀浆液Ⅰ充分悬浮，600×g 再次离心 5min，合并两次上清液，40 000×g 离心 30min；吸弃上清液，刮下粉红色上层沉淀，用匀浆液Ⅰ充分悬浮，调节蛋白浓度为 20～40mg/ml，分装，干冰冷冻，－20℃保存，有效期至少 3 个月。上述操作均在 4℃条件下进行，实验前用 50mmol/L pH 7.6 Tris-HCl（含 0.1% BSA、10%蔗糖）稀释为 12mg 蛋白/ml 的溶液。

2. 大鼠垂体前叶细胞膜制备：5s 内将 SD 大鼠从笼子中取出断头处死，立即取出垂体，经匀浆液Ⅱ漂洗，分离垂体前叶并称重，转入玻璃-Teflon 匀浆器内，加 9 倍体积匀浆液Ⅱ，手动匀浆 10 次；匀浆液 600×g 离心 5min，收集上清液，40 000×g 离心 30min，沉淀用匀浆液Ⅱ充分悬浮，调节蛋白浓度为 5～10mg/ml，分装，－20℃保存。上述操作均在 4℃条件下进行，实验前用 50mmol/L pH 7.6 Tris-HCl（含 0.2% BSA、10%蔗糖）稀释为 5mg 蛋白/ml 的溶液。

3. 结合动力学实验：玻璃试管中加入 $30\mu l$（$360\mu g$）羊垂体前叶膜制剂、$30\mu l$（80 000cpm）$[Nle^{21},^{125}I\text{-}Tyr^{32}]$-oCRF、$90\mu l$

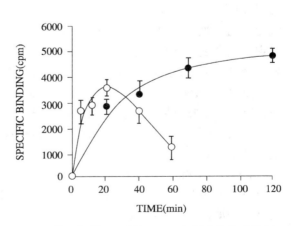

图 1　$[Nle^{21},^{125}I\text{-}Tyr^{32}]$-oCRF 与羊垂体前叶膜制剂在 22℃（●）和 37℃（○）的时间结合曲线（本受体-配基结合最佳反应条件选择 22℃温育 60min）

结合缓冲液（TB）或 90μl（0.75μmol/L）［Nle^{21}，Tyr^{32}］-oCRF 结合缓冲液（NSB），总反应体积 150μl，分别于 22℃ 温育 20、40、70、120min 和 37℃ 温育 5、10、20、40、60min，各时相点温育结束后，加入 1ml 冰冷稀释缓冲液，并立即经 GF/C 滤膜过滤，反应管和滤膜用冰冷清洗缓冲液洗涤 4 次，测定滤膜放射性，结果见图 1。

4. 竞争结合实验：玻璃试管中加入 40μl（200μg）SD 大鼠垂体前叶膜制剂、20μl（100 000 cpm）［Nle^{21}，^{125}I-Tyr^{32}］-oCRF、40μl 不含（B$_0$）或含浓度递增非标记配基的结合缓冲液（B），NSB 管中加入 40μl（5 μmol/L）［Nle^{21}，Tyr^{32}］-oCRF 结合缓冲液，22℃ 温育 60min，其余操作同［方法］3。实验数据经 Scatchard 作图分析，结果显示存在单一亲和力受体，K_d＝1.8±0.2 nmol/L，B_{max}＝106±8 fmol/mg 蛋白。

子宫肌层 CRF 受体分析

【材料与试剂】

1. 子宫。

2. 匀浆液：Dulbecco's PBS，含 10mmol/L MgCl$_2$、2mmol/L EGTA、0.15％ BSA、0.15mmol/L 杆菌肽、1mmol/L 苯甲磺酰氟，pH 7.2。

3. 可溶性缓冲液：含 1‰ 洋地黄皂苷的组织匀浆液，pH 7.2。

4. 结合缓冲液：50mmol/L Tris-HCl、2mmol/L EGTA、10mmol/L MgCl$_2$、0.15mmol/L 杆菌肽、0.1％ BSA，pH 7.2。

5. 聚乙二醇-8000（PEG-8000）。

6. ^{125}I-oCRF（比活度为 570 Ci/mmol）、［Nle^{21}，^{125}I-Tyr^{32}］-oCRF（比活度为 1089 Ci/mmol）。

7. oCRF、α 螺旋 oCRF（9～41）、精氨酸加压素（AVP）。

【方法】

1. 子宫肌层膜结合及可溶性 CRF 受体的制备：手术切除的绝经前女性非妊娠子宫，取子宫中线下段上缘肌层组织，立即液氮冷冻保存。冷冻的子宫肌层组织置于冰冷组织匀浆液中复融，并滤干、称重、剪碎，转入 Ystral 匀浆器内，加入 10 倍体积匀浆液，22℃ 匀浆 50s，匀浆液 4℃ 3000 转/分离心 30min，上清液 4℃ 40 000×g 离心 60min，吸弃上清液，沉淀用匀浆液洗涤并悬浮，4℃ 40 000×g 再次离心 60min，沉淀用适量匀浆液充分悬浮，得到膜结合受体制剂；最后沉淀用 15ml 22℃ 可溶性缓冲液悬浮，终浓度为 100mg 组织/ml，悬浮液置于冰水浴中搅拌 90～120min，4℃ 110 000×g 离心 60min，收集上清液，经 0.22μm 滤膜过滤，滤液即为可溶性受体制剂，将其立即置于冰浴中应用，或分装，-70℃ 冻存待用。双喹啉甲酸法测定制剂蛋白浓度。

2. 受体结合动力学实验：聚丙烯试管中依次加入 50μl（200μg）可溶性子宫肌层膜制剂、50μl（0.5pmol/L or 100 000cpm）^{125}I-oCRF、50μl 结合缓冲液（T 管）或 50μl（1μmol/L）非标记 oCRF 结合缓冲液（NSB 管），22℃ 条件下分别温育 30、60、90、120min，其余 T 管在 120min 时加入 50μl 22℃ 结合缓冲液或 50μl（1μmol/L）非标记 oCRF 结合缓冲液，分别继续温育至 125、150、180、210 与 240min，各时相点温育结束后，加入 0.5ml 冰冷 20％（w/v）PEG-8000，涡流混匀，冰浴孵育 30min，4℃ 12 000 转/分（rpm）离心 15min，吸弃上清液，沉淀用 1ml 冰冷 20％ PEG-8000 洗涤 2 次，测定沉淀放射性。

3. 饱和结合实验：聚丙烯试管中加入 50μl（100μg 蛋白）子宫肌层膜结合受体或可溶

性受体制剂、50μl（10～300 pmol/L 或 20 000～600 000 cpm）［Nle^{21}, ^{125}I-Tyr^{32}］-oCRF、50μl 结合缓冲液（T 管）或 50μl（1000 倍）非标记 oCRF 结合缓冲液（NSB 管），22℃温育 120min，加入 1ml 冰冷 20％（w/v）PEG-8000 终止反应，涡流混匀，冰浴孵育 30min，4℃ 12 000rpm 离心 15min，吸弃上清液，沉淀用 1ml 冰冷 20％ PEG-8000 洗涤 2 次，测定沉淀放射性。结合数据经 Scatchard 作图分析，提示存在单一亲和力受体，其中膜结合受体 K_d = 83.6±15pmol/L、B_{max} = 13±5fmol/mg 蛋白，可溶性受体 K_d = 195±35pmol/L、B_{max} = 21.5±6 fmol/mg 蛋白。

脾组织 CRF 受体分析

【材料与试剂】

1. 雄性 ICR 小鼠。

2. 匀浆缓冲液：50mmol/L Tris-HCl、2mmol/L EGTA、10mmol/L MgCl$_2$，pH 7.2。

3. 结合缓冲液：50mmol/L Tris-HCl、2mmol/L EGTA、10mmol/L MgCl$_2$、0.1mmol/L 杆菌肽、0.1％ BSA、0.1mmol/L 杆菌肽、抑肽酶（100 kU/ml），pH 7.2。

4. ［^{125}I-Tyr^0］-oCRF（2200 Ci/mmol）：结合缓冲液稀释。

5. 非标记 h/rCRF：结合缓冲液稀释。

【方法】

1. 脾组织膜结合受体的制备：雄性 ICR 小鼠离断颈髓处死，取出脾，称重并剪碎，加入 20 倍体积冰冷匀浆缓冲液，Polytron 匀浆器设置 3 档匀浆 30s，匀浆液 600×g 离心 5min，上清液 4℃ 38 000×g 离心 30min，沉淀用 20 倍体积冰冷匀浆缓冲液悬浮，4℃ 38 000×g 再次离心 30min，沉淀用结合缓冲液充分悬浮，配制为每毫升含 2.5mg 蛋白的膜受体制剂，分装，−70℃ 冻存待用。

2. 饱和结合实验：在 1.5ml 聚丙烯管中依次加入 100μl（250 μg）膜结合蛋白、100μl（0.05～1.0 nmol/L）［^{125}I-Tyr^0］-oCRF、100μl 结合缓冲液（TB）或 100μl（1 μmol/L）h/rCRF（NSB），室温孵育 120min，4℃ 12 000×g 离心 3min，沉淀加 1ml 冰冷 PBS（pH 7.2）含 0.01％ Triton-X 100 进行洗涤，4℃ 12 000×g 再次离心 3min，吸弃上清液，测定沉淀放射性。结合数据经 Scatchard 作图显示，［^{125}I-Tyr^0］-oCRF 与单一受体结合，K_d = 0.26±0.03 nmol/L，B_{max} = 8.74±0.58 fmol/mg 蛋白。

说　　明

1. CRF 的碘化标记均采用氯胺-T 法。人/鼠 CRF 分子中不含酪氨酸残基，Hillhouse 等曾用氯胺-T 法直接碘（^{125}I）化 h/rCRF 的 His^{13} 和 His^{32}，然而标记产物（^{125}I-hCRF）与人子宫肌层、大鼠垂体前叶及大脑皮层等组织膜受体制剂均无任何特异结合，可能与碘标记导致 hCRF 生物活性丧失有关。以羊 CRF 类似物［Tyr^0］-oCRF 或［Nle^{21}, Tyr^{32}］-oCRF 为底物进行碘化反应，不仅避免了同一肽类分子多部位碘化的弊端，而且保留了被标记物的生物活性。此外，［^{125}I-Tyr^0］-oCRF 和［Nle^{21}, ^{125}I-Tyr^{32}］-oCRF 均具有与血循环中的 CRF 结合蛋白低亲和力的优点。目前，［^{125}I-Tyr^0］-oCRF 可通过商业途径购买（Amersham 公司）。

2. 标记混合物的分离纯化一般采用两步法，首先通过 Sephadex 柱层析进行粗分离，然后再经 HPLC 或羧甲基纤维素（CM）柱层析进一步纯化。Sephadex G-50 柱层析洗脱曲线有 3 个放射性峰，峰 I 为标记损伤多肽，峰 II 是标记 oCRF，峰 III 系未结合的^{125}I。其中峰 II 洗脱液在 CM-52 柱层析的淋洗曲线呈现 2 个放射峰，峰 I 为未结合^{125}I 峰，峰 II 是^{125}I-oCRF 峰，表明仅用 Sephadex G-50 柱层析不能将未结合^{125}I 与^{125}I-oCRF 完全分离。使用 HPLC 进一步纯化，虽然能完全分离结合与游离的^{125}I，但实验成本昂贵，且国内实验室难以推广。相比之下，采用 CM-50 柱层析再纯化，同样能简便、有效地将^{125}I-oCRF 与未结合^{125}I 完全分离，解决了须使用大型昂贵仪器分离同位素的困难。

3. 受体结合分析表明，CRF 受体为单一、高亲和力受体。CRF 与其受体结合的关键取决于二价阳离子。资料显示，反应体系中 Mg^{2+}、Ca^{2+} 或 Mn^{2+} 等二价阳离子可使特异性结合增加 200%。室温（22℃）条件下，受体结合反应大多在 60min 左右达到平衡，并持续 4 h 以上。尽管^{125}I-hCRF 不能与 CRF 受体结合，但非标记 hCRF 置换^{125}I-oCRF 的能力与 oCRF 相同，可用于测定 NSB。

（李前伟）

参 考 文 献

1. Perrin MH，Haas Y，Rivier JE，et al. Corticotropin-releasing factor binding to the anterior pituitary receptor is modulated by divalent cations and guanyl nucleotides. Endocrinology，1986，118：1171 - 1179.

2. Westphal NJ，Evans RT，Seasholtz AF. Novel expression of type 1 corticotropin-releasing hormone receptor in multiple endocrine cell types in the murine anterior pituitary. Endocrinology，2009，150：260 - 267.

3. De Souza EB，Perrin MH，Rivier J，et al. Corticotropin-releasing factor receptors in rat pituitary gland：autoradiographic localization. Brain Research，1984，296：202 - 207.

4. Webster EL，De Souza EB. Corticotropin-releasing factor receptors in mouse spleen：identification，autoradiographic localization，and regulation by divalent and guanine nucleotides. Endocrinology，1988，122：609 - 617.

5. Grammatopoulos D，Hillhouse EW. Solubilization and biochemical characterization of the human myometrial corticotrophin-releasing hormone receptor. Molecular and Cellular Endocrinology，1998，138：185 - 198.

6. Schoeffter P，Feuerbach D，Bobirnac I，et al. Functional，endogenously expressed corticotropin-releasing factor receptor type 1（CRF）and CRF receptor mRNA expression in human neuroblastoma SH-SYSY cells. Fundam Clin Pharmacol，1999，13：484 - 489.

安定受体放射配基结合分析
（Diazepam receptor-RBA）

安定具有抗焦虑、镇静、催眠、抗惊厥作用，是苯二氮䓬类（Benzodiazopine，BZD）中枢神经系统抑制药。安定虽与脑组织有较强的结合力，但迄今在机体内尚未发现单独的受体结构存在。大量的事实证明，安定能与 $GABA_A$ 亚型高亲和力结合。$GABA_A$ 亚型是属于配基门控氯离子通道型的受体，它是由 α、β、γ 或 α、β、γ、δ 亚单位组成的多聚体，在 β 亚单上有 GABA 结合位点，在 $γ_2$ 亚单位有 BDZ 结合位点。所以安定受体应是 $GABA_A$-氯离子通道受体复合物的一部分。

中枢型 BDZ 受体又可分为 BDZ_1 和 BDZ_2 受体。BDZ_1 受体主要分布在小脑，BDZ_2 受体主要分布在边缘结构。

在外围的许多组织中也存在 BDZ 受体，称之为外周型 BDZ 受体（PBRs）。最初在肾中发现 PBRs，以后证实中枢也存在 PBRs。

PBRs 与中枢型 BDZ 受体有很多不同点。如氯硝西泮和氟马西尼对 GABA$_A$ 亚型受体（中枢型 BDZ 受体）有很高的亲和性，但对 PBRs 却亲和性很低；4-氯安定对 PBRs 有很高的亲和性，却对中枢型 BDZ 受体亲和性很低。

安定与 GABA$_A$ 亚型受体结合，打开氯离子通道，使 Cl$^-$ 内流形成超极化，从而减少去极化的神经兴奋作用，导致中枢神经系统的抑制，所以安定是中枢神经系统的抑制药。

安定是 BDZ 受体的激动剂，可加强 GABA$_A$ 亚型受体功能。但是有的 BDZ 受体配基如氟马西尼（flumazenil）不但具有拮抗 BDZ 受体激动剂的作用，还产生与激动剂相反的作用，以后称此种拮抗剂为反向激动剂。另外，又如 b-卡波林-3-羧酸（b-carboline-3-carboxylic acid，b-cc），虽然是 BDZ 受体激动剂，却使 GABA$_A$ 亚型受体功能抑制，所以也称它为反向激动剂。后来在人和大鼠脑内找到一种神经肽，它能抑制安定与 BDZ 受体结合，起到反向激动剂作用。

中枢型安定受体结合分析

【材料与试剂】

1. 反应缓冲液和淋洗缓冲液（B1）：50mmol/L KH$_2$PO$_4$-NaOH，10mmol/L MgCl$_2$，pH 7.7。
2. 膜制备缓冲液（B2）：B1 加 0.25mol/L 蔗糖，pH 7.7。
3. ^{3}H-flunitrazepam：比活度 85Ci/mmol（DuPont-NEN 产品），用 B1 缓冲液稀释至 1.02μl/ml 作为应用液。
4. 非标记 Diazepam：用 B1 缓冲液配制成 10μmol/L 的应用液。
5. 玻璃纤维滤膜：FP-WhatmanGF/B。

【方法】

1. 大鼠脑膜受体标本的制备：差速离心法。大鼠断头，迅速开颅取脑，投入盛有 10ml B2 的小烧杯，鼠脑血漂洗净。脑组织加 10ml B2（含 0.25mol/L 蔗糖）缓冲液转入内切式匀浆器，3000～5000 转/分（rpm），1min 匀浆制成粗匀浆。将粗匀浆转入有 Teflon 芯的玻璃匀浆器，以一定转速上下 5 次匀浆后，转入冷冻高速离心管，1000×g 离心 10min。上清液 20 000×g 低温离心 15min。沉淀悬浮于 10ml B1 缓冲液，再次进行匀浆后 48 000×g 离心 15min（主要除去内源性配基）。最后沉淀物加 B1 使浓度为 1ml/g 脑组织，用小玻棒将沉淀物从管壁上刮下转入匀浆器，用较低速度匀浆，制成微粒悬浮液，即为脑膜受体标本，分装小管置低温保存备用。膜蛋白用 Lowry 法定出蛋白含量。做结合反应的当天，将脑膜受体标本加 20 倍的 B1，搅拌 10min，重新悬浮的脑膜受体标本再进行 48 000×g 低温离心 15min。以上所有步骤均在 4℃操作。

2. 培养细胞标本的制备（可参照其他受体）：以 SK-N-SH 细胞或 C6 细胞为例。培养细胞，弃培养基，消化细胞脱落瓶壁，1000×g 离心 5min，用 Hank's 液洗弃培养基，最后用反应缓冲液将细胞浓度调至 1×10^7/ml。

3. 竞争结合反应：每对复管加入固定量的膜蛋白（蛋白量约每管 0.1mg）和 50μl 含 0.051μCi 的放射性标记配基 ^{3}H-flunitrazepam 应用液（放射配基终浓度为 3nmol/L）及 7～10 个不同浓度的非标记 Diazepam 作竞争结合反应，平行的非特异管再加入 10μmol/L 非标记的 Diazepam，反应终体积为 200μl。然后置 4℃孵育 30min。

4. 分离结合与游离的配基：将两层玻璃纤维滤膜放在多头细胞收集器上，用预冷至 4℃左右的 B1 或蒸馏水将反应液中的膜碎片（包括与配基结合的受体）抽滤到滤膜上并洗去游离配基，用 5ml 蒸馏水淋洗 3 次（边放水边抽滤）。取下滤膜，80℃烘干（约 1h），用打孔器按次序切下各管的标本。

5. 放射性测量：将各标本的滤膜分别放入塑料 Eppendorf 管，加 1ml 固相闪烁液，用液体闪烁计数器测放射性，注意控制各管测量时间使测量误差全部小于 5％。

6. 数据处理：详见第六章，求出 Diazepam 的 IC_{50} 值，再由（5-27）公式求 Diazepam 的 K_i 值。

外周型安定受体结合分析

【材料与试剂】

1. 动物：Holtzaaman-Sprague-Dawlty 大鼠。

2. metofane 麻醉剂。

3. 黄体（CL）。

4. 膜制备液：20nmol/L Tris-HCl pH 7.4，含 0.32mol/L 蔗糖、0.1mmol/L PMSF（polymethylsulfonyl fluoride）。

5. ^{3}H-PK11195（SA：83.5Ci/mmol）。

6. FP-WhatmanGF/B 玻璃纤维滤膜。

【方法】

1. 用人工方法使大鼠受精、怀孕，不同怀孕期大鼠用 metofane 麻醉并处死，从颈静脉血管放血，由尸体中取卵巢，从每个动物的卵巢中剥离黄体（CL），并将其迅速投入液氮中，在 -70℃保存，作为 PBR 的 mRNA 和放射配基结合分析之用。

2. 细胞膜制备：黄体（CL）在 20 nmol/L pH 7.4 Tris-HCl 液［含 0.32mol/L 蔗糖，0.1mmol/L PMSF（polymethylsulfonyl fluoride）］中制成匀浆，15 000×g 离心 20min，沉淀悬浮在 PBS 中。

3. 受体结合反应：在每管总反应体积为 0.3ml PBS 中含 200μg 膜蛋白、各种浓度（0.019～20nmol/L）的 ^{3}H-PK11195（SA：83.5Ci/mmol），4℃反应 120min，非特异结合管加 200 倍未标记 PK11195，终止反应加冰冷的 1ml 反应缓冲液，用 FP-WhatmanGF/B 玻璃纤维滤膜抽滤，用冰冷的 PBS 冲洗，滤膜烘干，用液体闪烁计数器测量放射性，仪器效率为 50％。数据处理用 1980 年 Mumson 和 Rodbard 的计算机程序作 Scatchard 图分析，求解 K_d 值和 B_{max} 值。

（贺师鹏）

参 考 文 献

1. Zorumski CF，Iserberg KE. Mechanism of action of benzodiazepines. AM J Psychiat，1991，148：162.

2. Kucken AM，Wagner DA，Ward PR，et al. Identification of benzodiazepine binding site residues in the γ_2 subunit of the γ-aminobutyric acida receptor. Molecular Pharmacology，2000，57：932 - 939.

3. Sridaran R，Philip GH，Li H，et al. GnRH agonist treatment decreases progesterone synthesis，luteal peripheral benzodiazepine receptor mRNA，ligand binding and steroidogenic acute regulatory protein expression during pregnancy. J Molecular Endocrinology，1999，22：45 - 54.

多巴胺受体的放射配基结合分析
（Dopamine receptor-RBA）

多巴胺（Dopamine，DA）受体蛋白由 387～477 个氨基酸残基组成，具有 7 个跨膜区，是 G 蛋白偶联的受体。

DA 受体因对腺苷酸环化酶（AC）的影响不同而被分为 D_1 和 D_2 两种亚型：DA 激动受体后，使 AC 活力增强、cAMP 水平增高者，称为 D_1 受体；相反，抑制 AC 活力、使 cAMP 水平下降，或者不影响 AC 活力者，称为 D_2 受体。应用重组 DNA 技术已克隆到 5 种 DA 受体亚型，其中 D_1 和 D_5 在分子结构和药理学上有很多共同点，称为 D_1 样受体；D_2、D_3 和 D_4 亦有许多共同点，称为 D_2 样受体。不同亚型的拮抗剂和激动剂见表 1。D_1 和 D_2 的分布和功能特性见表 2。

表 1　DA 受体亚型的选择性拮抗剂和激动剂

	D_1	D_2	D_3	D_4	D_5
选择性拮抗剂	SCH23390	Spiperone	Nafadotride	Olanzapine	SCH23390
	SCH39166	Sulpiride	S297	氯氮平	SCH39166
		Raclopride			
选择性激动剂	SKF38393		AJ76		SKF38393
	SKF82526		UH232		SKF82526
			LY171555		
			PD128907		

表 2　D_1 和 D_2 受体亚型定位分布和功能的差异

D_1	D_2
1. 纹状体突触后 DA 敏感神经元；增加 DYN、SP 释放	1. 自身受体（突触前和胞体-树突）负反馈；调节 DA 合成和释放，DA 神经元放电
2. 视网膜的视锥水平细胞；抑制光反应	2. 纹状体突触后；抑制 Enk、NT、Ach
3. 眼眶的小梁网络和睫状突起，调节眼内压	3. 垂体前叶；抑制 cAMP 形成和 PRL 释放，调节 Ca^{2+} 通道和 PI 更新
4. 血管平滑肌；肾、肠系膜血管床，脑血管等；使血管舒张	4. 垂体中叶；抑制 cAMP 形成和 α - MSH 释放
5. 牛甲状旁腺；增加甲状腺素分泌	5. 兴奋呕吐中枢化学感受器；致呕吐
6. SNC；增加 GABA 释放	6. 颈动脉；抑制化学感受器自发放电
7. 蜗牛内分泌细胞；促使放电	7. 交感神经末梢；抑制 NA 释放

大鼠脑多巴胺 D_1 受体测定法

【材料与试剂】

1. ^{3}H-SCH23390：将原购包装（比活度为 71Ci/mmol 时，浓度约为 25.5～29.1nmol/L）

345

分装为每安瓿 2～4μCi，应用时以 B_1 缓冲液稀释为 14 万～16 万 cpm/100μl。

2.（＋）SCH23390：①贮存液：（＋）SCH23390 以 95％乙醇与 0.1mol/L HCl 等量（v/v）混合液溶解，配成浓度为 2mmol/L 的溶液，4℃保存备用。②工作液：贮存液稀释 20 倍，即浓度为 0.1mmol/L。

3. B_1 缓冲液：Tris-HCl 缓冲液，50mmol/L，pH 7.4，含 10mmol/L $MgCl_2$。

4. B_2 缓冲液：含 0.25mol/L 蔗糖的 B_1 缓冲液，pH 7.4。

5. 0.25％聚乙烯亚胺（polyethyleneimine，PEI）：双蒸水配制，4℃保存备用。

【方法】

1. 膜蛋白制备：大鼠断头取脑，称重，先用预冷 B_2 缓冲液漂洗，然后投入盛有 8ml 预冷 B_2 缓冲液的小烧杯中，内切式匀浆器 3000～5000rpm 离心 1min，制粗匀浆。移入有 Teflon 芯的玻璃匀浆器，以一定的转速（约 4000 rpm）和一定的上下次数（一般为 7 次）制细匀浆。将细匀浆移入冷冻高速离心管，2000×g 离心 15min。上清转入超速离心管，27 000×g 离心 15min。沉淀物按 100mg 组织加 1ml B_1 缓冲液的比例加入适量预冷 B_1。用小玻璃棒将沉淀物刮下，使之混悬于 B_1 缓冲液中，再次移入 Teflon 芯玻璃匀浆器，以较低速度匀浆，制成混悬液，即为膜受体样品。

2. 饱和曲线制备：全部操作在 0～4℃进行。

1）加样：取 24 支规格为 12×100mm 的玻璃管（或塑料 γ 免疫反应管），按下表试剂和顺序加样，单位为 μl。

Tube	B_1	^{3}H-SCH23390	（＋）SCH23390	膜受体
1，1	195	5	0	200
2，2	190	10	0	200
3，3	185	15	0	200
4，4	180	20	0	200
5，5	170	30	0	200
6，6	150	50	0	200
7，7	130	70	0	200
8，8	100	100	0	200
9，9	90	10	100	200
10，10	70	30	100	200
11，11	40	60	100	200
12，12	0	100	100	200

2）反应：振荡恒温水浴箱，37℃，保温反应 50min。

3）分离：反应完毕，将试管立即转移至冰水中终止反应；双层玻璃纤维滤膜，以 0.25％ PEI 浸湿后抽滤；负压不宜过高，以 0.04～0.06mPa 为宜；用 15～20ml 预冷双蒸水淋洗；抽滤完毕，滤膜置 80℃烘箱内 40min 以上烘干。

4）放射性测量：将烘干的滤膜装入 Eppendorf 管内，加入 0.6％ b-PBD 闪烁液约 1ml，放入液体闪烁测量瓶内，置于液体闪烁计数仪上测放射性活度（cpm 值）。

5）数据处理：详见第六章和 EGF 受体数据计算过程的实例。计算机处理受体数据的软件国外有 LIGAND 软件包，国内有上海第二医科大学核医学教研室编制的受体数据处理软件包。即可得到大鼠脑 D_1 多巴胺受体饱和曲线，求出该受体的密度（RT）和解离平衡常数（K_d）。

大鼠脑多巴胺 D_2 受体测定法

【材料与试剂】

1. ^{3}H-Spiperone（螺环哌丁苯）：将原购包装分装为每安瓿 $2\sim4\mu Ci$，应用时以 B_1 缓冲液稀释为 8 万～10 万 cpm/$100\mu l$（比活度为 88Ci/mmol 时，浓度约为 $11.8\sim14.7$nmol/L）。

2. 氟哌啶醇（haloperidol）：① 贮存液：以 0.1mol/L HCl 和 95％乙醇的 1∶1（v/v）混合液做溶剂，将氟哌啶醇隔水加热溶解，配成 3.2mmol/L 溶液，4℃保存备用。② 工作液：贮存液稀释 10 倍，即浓度为 0.32mmol/L。

3. 酮色林（ketanserin）：① 贮存液：以 0.1mol/L HCl 配成浓度为 0.2mmol/L 的溶液；② 工作液：用时将贮存液稀释 100 倍，即浓度为 $2\mu mol/L$。

4. B_1 缓冲液：Tris-HCl 缓冲液，50mmol/L，pH 7.4，含 10mmol/L $MgCl_2$。

5. B_2 缓冲液：含 0.25mol/L 蔗糖的 B_1 缓冲液，pH 7.4。

6. 0.25％聚乙烯亚胺（polyethyleneimine，PEI）：双蒸水配制，4℃保存备用。

【方法】

1. 膜蛋白制备：同 D_1 受体测定。

2. 饱和曲线制备：全部操作在 0～4℃进行。

1）加样：取 24 支规格为 12×100mm 的玻璃管（或塑料 γ 免疫反应管），按下表试剂和顺序加样，单位为 μl。

Tube	B_1	Ketanserin	^{3}H-Spiperone	Haloperidol	膜受体
1，1	195	10	5	0	200
2，2	190	10	10	0	200
3，3	185	10	15	0	200
4，4	180	10	20	0	200
5，5	170	10	30	0	200
6，6	150	10	50	0	200
7，7	130	10	70	0	200
8，8	100	10	100	0	200
9，9	90	10	10	100	200
10，10	70	10	30	100	200
11，11	40	10	60	100	200
12，12	0	10	100	100	200

2）反应：振荡恒温水浴箱，37℃，保温反应 50min。

3）分离：反应管至冰水中。双层玻璃纤维滤膜以 0.25％ PEI 浸湿后抽滤，负压以 0.04～0.06mPa 为宜；用 15～20ml 预冷双蒸水淋洗完毕，滤膜置 80℃烘箱烘干。

4）放射性测量：将烘干的滤膜装入 Eppendorf 管内，加入 0.6％ b-PBD 闪烁液约 1ml，放入液体闪烁测量瓶内，置于液体闪烁计数仪上测放射性活度（cpm 值）。

5）数据处理：详见第六章和 EGF 受体数据计算过程的实例。计算机处理受体数据的软件国外有 LIGAND 软件包，国内有上海第二医科大学核医学教研室编制的受体数据处理软件包。

（孙启祥）

参 考 文 献

1. 金国章. 脑内多巴胺的生物医学. 上海：科技教育出版社，1998：65 - 129.
2. Hess EJ, Battaglia G, Norman AB, et al. Guanine nucleotide regulation of agonist interactions at [³H] SCH23390-labeled D₁ dopamine receptors in rat striatum. Euro J Pharmacol, 1986, 121: 31 - 38.
3. Sweet RA, Hamilton RL, Healy MT, et al. Alterations of striatal dopamine receptor binding in Alzheimer disease are associated with Lewy body pathology and antemortem psychosis. Archives of Neurology, 2001, 58 (3): 466 - 472.
4. Popoli P, Betto P, Rimondini R, et al. Aged-related alteration of the adenosine/dopamine balance in the rat striatum. Brain Research, 1998, 795: 297 - 300.

内皮素受体放射配基结合分析
(Endothelin receptor-RBA)

内皮素是由 21 个氨基酸残基组成的多肽，具有强大的缩血管和促进血管平滑肌细胞增殖的作用，在许多心、脑、肺、肾和血管疾病的发病中都有重要意义。

生物体内被确认至少有 ET-1、ET-2、ET-3 和 VIC 4 种异构体（图 1），它们在结构和功能上有许多相似之处，如都由 21 个氨基酸组成，分子内有两对二硫键，C 末端都含相同的 6 个氨基酸序列尾部（His-Leu-Asp-ILe-ILe-Trp），对血管都有收缩作用等。但是，它们在氨基酸组成、基因定位、组织表达的特异性、受体结合等方面还有差异。如 ET-2 分子的第 6、7 位氨基酸（Trp^6、Leu^7）与 ET-1 分子的氨基酸（Leu^6、Met^7）不同，ET-3 分子中有 6 个氨基酸（Thr^2、Phe^4、Thr^5、Tyr^6、Lys^7、Tyr^{14}）与 ET-1 不同，VIC 有 3 个氨基酸（Asp^4、Trp^6、Leu^7）与 ET-1 分子不同；ET-1 分子主要在内皮细胞中表达，ET-2 分子在肾居多，ET-3 分子在神经系统表达，VIC 对肠道平滑肌细胞有收缩作用。

内皮素的生物学作用是由其在细胞膜上特异的受体所介导的，了解内皮素受体以及细胞内信号转导系统对认识和阐明内皮素的功能极为重要。

现在，人们已从人、大鼠、牛、猪等动物中克隆出两种内皮素受体的 cDNA，IUPHAR 建议将内皮素受体分为 ET_A、ET_B 两种亚型。ET_A 型由 427 个氨基酸残基组成，分子量 48 722，N 末端有两个糖基化位点（在 Asn^{29}、Asn^{62} 处），在 Cys^{158} 与 Cys^{239} 之间有二硫键。ET_B 型由 442 个氨基酸残基组成，分子量为 49 643，N 末端有一个糖基化位点（在 Asn^{59} 处），在 Cys^{174} 与 Cys^{255} 之间有二硫键。经研究发现，内皮素受体与视紫质受体家族具有相似的结构，因此属于 G 蛋白偶联 7 次跨膜受体，受体分细胞内、细胞外和跨膜功能域三部分，每个跨膜区由 20～26 个疏水性氨基酸组成，联系这些结构的是内外 3 个环。ET_A 对 ET-1、ET-2 有较高的选择性结合；而 ET_B 对 ET 家族各成员的亲和力均相同，也称为非特异性受体。

ET 与其受体结合后通过 G 蛋白介导的磷脂酶 C（PLC）信号转导通路引起细胞内 Ca^{2+} 浓度持续升高，导致细胞收缩。此外，蛋白激酶 C 和 Na^+/H^+ 交换体的激活，使胞内 pH 升高，同样导致细胞收缩。ET-1 与 ET 受体结合激活促分裂原活化蛋白激酶（MAPK），使许多与细胞生长和分化有关的物质激活，促进细胞生长和有丝分裂。

^{125}I-ET-1 制备

ET-1 分子含有酪氨酸残基，可采用常规的氯胺-T、乳过氧化物酶以及 Iodogen 等方法标记放射性碘。由于 ET-1 分子中有两个二硫键，它对维持内皮素的生物活性至关重要，因此宜采用固相酶法或 Iodogen 法等碘标法。内皮素分子量约为 2500，分离游离碘常用的 Sephadex 分子筛过滤法是不够的，宜采用 C_{18} 反相柱法。

【材料与试剂】

1. Iodogen 带盖的反应瓶。

2. ET-1。

3. $Na^{125}I$。

4. 0.2mol/L pH 7.4 磷酸盐（PB）缓冲液。

5. Sep-Pak C_{18} CARTRIDGE（Millipore）。

6. 含 0.1%TFA 的 60%乙腈。

7. HPLC：分析型 C_{18} 柱及高压液相仪。

【方法】

1. Iodogen 法标记内皮素：在涂有 $4\mu g$ Iodogen 带盖的反应瓶中，加入 $20\mu l$ 0.2mol/L pH 7.4 磷酸盐（PB）缓冲液、$2\mu g/10\mu l$ ET-1、$1mCi/10\mu l$ $Na^{125}I$，反应 2min，吸出反应混合液即终止反应。

2. 纯化 ^{125}I-ET-1

（1）Sep-Pak C_{18} CARTRIDGE（Millipore）法：C_{18} 小柱先依次用 15ml 甲醇、5ml 蒸馏水冲洗，反应混合液进柱后用 0.1mol/L pH 7.5 PB 淋洗，洗脱游离的 ^{125}I，后改用含 0.1% TFA 的 60%乙腈洗脱，^{125}I-ET-1 在最先的 2ml 中，冻干分装保存，产品的放射性比活度为 $700\sim800$Ci/mmol。

（2）HPLC 纯化：反应混合液可先用 Sephadex G-15 柱 0.05mol/L pH 7.5 Tris-HCl 缓冲液洗脱，产品初步纯化，亦可用 Sep-Pak C_{18} 小柱初步纯化产品，进而用 HPLC 法进一步纯化（C_{18} 反相柱），流动相为含 0.1% TFA 的 50%～70%乙腈梯度洗脱，流速 2ml/min，产品放射性比活度约为 2000 Ci/mmol。

内皮素受体放射结合分析

【材料与试剂】

1. 雄性大鼠（185～250g）。

2. 50mmol/L pH 7.4 HEPES 缓冲液，内含 1mmol/L 1,10-菲咯啉（1,10-phenanthroline）。

3. 缓冲液 A：20mmol/L pH 7.4 Tris-HCl，100mmol/L NaCl，10mmol/L $MgCl_2$，3mmol/L EDTA，0.1mmol/L PMSF，$5\mu g/ml$ 胃蛋白酶抑制剂 A。

4. 缓冲液 B：20mmol/L pH 7.4 Tris-HCl，100mmol/L NaCl，10mmol/L $MgCl_2$，

0.1% BSA，0.025% 杆菌肽，3mmol/L EDTA，0.1mmol/L PMSF，5μg/ml 胃蛋白酶抑制剂 A。

5. ^{125}I-ET-1。

6. ET-1 标准品：0.1nmol/L～0.1 pmol/L。

7. 玻璃纤维滤膜（国产 49 型）。

【方法】

1. 细胞膜受体制备

(1) 粗膜制剂：雄性大鼠（185～250g）处死后，迅速取小脑组织，10 倍量冷的 50mmol/L pH 7.4 HEPES 缓冲液（内含 1mmol/L 1,10 - phenanthroline），在匀浆器中匀浆，匀浆液 1000×g 离心 10min（4℃），上清液即为粗膜制剂。Lowry 法测定膜蛋白含量。

(2) 精制膜制剂：雄性大鼠（185～250g）处死后，迅速取小脑组织，25 倍量冷的 10mmol/L pH 7.4 HEPES 缓冲液（内含 0.25mol/L 蔗糖，3mmol/L EDTA，0.1mmol/L PMSF，5μg/ml 胃蛋白酶抑制剂 A），在匀浆器中匀浆，匀浆液 1000×g 离心 10min，弃沉淀，上清液 30 000×g 离心 30min，弃上清液，沉淀悬浮在缓冲液 A 中，再 30 000×g 离心 30min，弃上清液，沉淀再悬浮在缓冲液 A 中，分装，－80℃保存。染料法测定蛋白含量。

2. 大鼠小脑组织细胞膜受体结合反应

在 0.3ml 缓冲液 B 中含有 10μg 蛋白的精制细胞膜、30 000cpm ^{125}I-ET-1 及 0.1nmol/L～0.1 pmol/L ET-1 标准品，非特异结合管加 1 μmol/L ET-1，25℃保温 2h 后，用玻璃纤维滤膜（国产 49 型）滤去未结合的^{125}I-ET-1，滤膜用 50mmol/L pH 7.4 PBS 液 15ml 分 3 次冲洗，γ 计数器测定滤膜放射性。

3. 大鼠 VSMC 培养细胞株受体结合反应

收集生长良好的 VSMC 细胞，以 5×10^5 细胞接种于 24 孔板，待完全贴壁，用 Hank's 液（内含 0.1% BSA）洗贴壁细胞 2 次，加 1ml Hank's 液、^{125}I-ET（30 000cpm）及 0.1nmol/L～0.1 pmol/L ET-1 标准品，非特异结合管加 1 μmol/L ET-1，37℃保温 1h 后，用玻璃纤维滤膜（国产 49 型）滤去未结合的^{125}I-ET-1，滤膜用 50mmol/L pH 7.4 PBS 液 15ml 分 3 次冲洗，γ 计数器测定滤膜放射性。

【说明】

1. 内皮素的结构见图 1。

2. ^{125}I-ET 对鼠的 VSMC：$K_d = 2 \times 10^{-10}$ mol/L，$B_{max} = 11\ 000 \sim 13\ 000$ 个结合位点/细胞。

（贺师鹏）

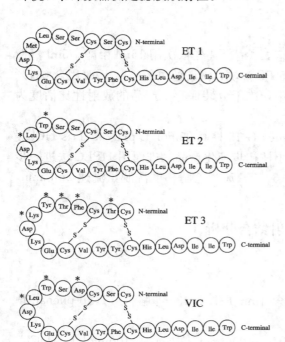

图 1　ET-1、ET-2、ET-3 及 VIC 的结构

350

参 考 文 献

1. Wu-wong JR，Chiou WJ，Magnuson SR，et al. Endothelin receptor agonists and antagonists exhibit different dissociation characteristics. Biochem Biophy Acta，1994，224：288－294.

2. Hiley CR，Jones CR，Pelton JT，et al. Binding of ［^{125}I］-endothelin-1 to rat cerebellar homogenates and its interactions with some analogues. Br J Pharmacol，1990，101：319－324.

3. Kloog AY，Schvartz I，Hazum E，et al. Competitive interaction between endothelin and sarafotoxin：binding and phosphoinositides hydrolysis in rat atria and brain. Biochem Biophy Res Commun，1989，158：195－201.

4. Hirata Y，yoshimi H，Takata S，et al. Cellular mechanism of action by a novel vasoconstrictor endothelin in cultured rat vascular smooth muscle cells. Biochem Biophy Res Commun，1988，154：868.

表皮生长因子受体的放射配基结合分析
（Epidermal Growth Factor receptor-RBA）

表皮生长因子（EGF）受体是一条由1186个氨基酸残基组成的分子量为170 000的单链跨膜糖蛋白。它由三个功能域组成：①胞外的 N 末端由621个氨基酸残基序列组成专一的 EGF 结合功能域，其中含有两个富集的 Cys 区和高浓度的连接寡聚糖区；②跨膜功能域由23个氨基酸残基组成的疏水单链跨膜序列；③胞内功能域由542个氨基酸残基序列组成，在这序列中含多个酪氨酸蛋白质激酶（TK）活性区以及三个 Tyr 的自身磷酸化部位（1068、1148、1173），在 TK 区的两边还有多个 Ser 或 Thr 的磷酸化位点，特别是721位的赖氨酸残基对 ATP 的结合及 TK 活性、654位的苏氨酸磷酸化位点对调节受体的 PKC 活性都是十分重要的。

EGF 受体的主要功能是介导 EGF 的生物学作用。EGF 受体结合 EGF 后激活受体内的酪氨酸激酶及丝氨酸/苏氨酸激酶的活性，导致磷酸化作用，引发细胞内相应的信号传递，最后产生一定的生物学反应。因此，EGF 受体的作用不仅仅是结合 EGF，而且还对激活酪氨酸激酶、丝氨酸/苏氨酸激酶活性，以及它们的磷酸化作用的调节有重要的影响。

【材料与试剂】

1. Iodogen。

2. Na^{125}I。

3. EGF（受体级，Sigma）。

4. Sephadex G-10。

5. 磷酸盐缓冲液（PB），0.2mol/L 及 0.05mol/L，pH 7.4。

6. 牛血清白蛋白（BSA），1%BSA。

7. ^{125}I-EGF，0.216μCi/ng。

8. 大鼠胎盘细胞膜制备液：0.05mol/L pH 7.4 Tris-HCl 缓冲液，内含 0.001mol/L EDTA、0.001mol/L EGTA、0.0005mol/L PMSF、0.25mol/L 蔗糖。

9. 大鼠胎盘细胞膜结合缓冲液：0.05mol/L pH 7.4 Tris-HCl，内含 0.001mol/L EDTA、0.001mol/L EGTA。

10. NSB：200ng EGF 粗品。

11. 细胞收集器及玻璃纤维滤膜（上海虹光）。

12. γ计数器，测量效率（E%）＝75%。

13. 兔子宫内膜细胞（简称 M-60 细胞）。

14. 洗涤液：（a）0.05mol/L pH 7.4 PBS；（b）Hank's 液。

【方法】

1. ^{125}I-EGF 的制备

Iodogen 反应管：1mg Iodogen 溶于 1ml 的氯仿中，每反应管 20μl（20μg），分装若干个管，减压抽干，加盖密封，−20℃贮存，6 个月内使用有效。

EGF 碘化反应：临用前，打开 Iodogen 反应管，加入 50μl EGF（2μg EGF 溶在 0.2 mol/L pH 7.4 PB）和约 10μl（1 mCi）Na^{125}I，加盖并不时轻摇，反应 1.5min，反应完毕后，取出反应混合物加到经平衡的 Sephadex G-10 柱中。

^{125}I-EGF 纯化：Sephadex G-10（细级）干粉用蒸馏水泡过夜，或者在沸水浴中煮沸 1～2h，使其充分溶胀，倾去上清液，加入 0.05mol/L pH 7.4 PB 平衡 10min，重复一次，将平衡后的 Sephadex 悬浮液一次性倒入带活塞的玻璃管（1×15cm）中使其均匀入管内，不留孔隙与气泡，继续用相同的缓冲液流过 20min，加入 0.5ml BSA（1mg/ml，溶于 0.05mol/L pH 7.4 PB）继续流过，直到收集液出现蛋白（用 10% TCA 监测）。

用 0.05mol/L pH 7.4 PB 洗脱，收集洗脱液，流速 0.5ml/min，每管 0.5ml，共收集 50～60 管即可，每管用 γ 计数器测量放射性，^{125}I-EGF 峰在前，游离碘峰在后。

2. 大鼠胎盘细胞膜 EGF 受体放射配基结合分析

大鼠胎盘细胞膜制备：切取孕鼠胎盘，切成小块，加 10 倍量胎盘膜制备液，置内切式高速匀浆器匀浆，每次 1min，共 5 次，再改用玻璃匀浆器匀浆。在低温离心机离心，先 800×g 离心 10min，取上清液；3000×g 离心 15min，取上清液；20 000×g 离心 1h，取沉淀；沉淀改用结合缓冲液悬浮，20 000×g 离心 1h，取沉淀；沉淀用结合缓冲液悬浮并匀浆，最后配成 0.5g 组织/ml 的溶液。考马斯亮蓝染料法测定细胞膜制剂的蛋白含量。

胎盘细胞膜结合反应：0.4ml 结合缓冲液中含 50 279cpm ^{125}I-EGF、0.081mg 胎盘细胞膜蛋白，每管加 0.1～3.0ng 不等的标准 EGF，制成饱和曲线；非特异管另加 200ng EGF，25℃保温 1h 后以冰浴终止反应。玻璃纤维滤膜抽滤（滤膜事先用 0.1%BSA 饱和），用 10ml PBS 冲洗。测量放射性。

3. 兔子宫内膜细胞 EGF 受体分析

M-60 单层细胞贴壁长满，用 Hank's 液洗 2 次，每次置 37℃保温 15min，去除内源性 EGF，计数每孔细胞数，共数三孔取平均值（每孔约 3×10^5 个），每孔 0.5ml 结合缓冲液中含不同量的^{125}I-EGF（2.5×10^4～2.5×10^{5}cpm），相应的 NSB 管加 200ng EGF。4℃保温过夜，以冷的 0.05mol/L pH 7.4 的 PBS 终止反应，机械方法将贴壁细胞完全悬浮，用双层玻璃纤维滤膜（事先用含 0.1%BSA 的 PBS 预饱和吸附）多头细胞收集器收集^{125}I-EGF 受体复合物，大约用 10ml PBS 冲洗。γ 计数器测量每管放射性。

【说明】

1. 结合反应的温度和时间：温度对受体的结合率有明显的影响，尤其是活细胞，在测定受体亲和力（解离平衡常数）时，受体的结合需要有足够长时间反应才达到平衡，37℃保温达到平衡所需的时间比 0℃要短，但是 37℃保温所得结合率经常比 0℃要低，且不稳定，而 0℃保温达到平衡所需时间虽长（一般在 12～16h），但结合率较为稳定。活细胞结合反应温度要低于 10℃，而最常用的是 4℃。

2. EGF-受体复合物内移（internalization）问题：活细胞 37℃保温结合率下降的原因是在此温度下，EGF-受体复合物非常容易进入细胞内，这就是 EGF-受体复合物内移现象。EGF-受体复合物内移后，遭受溶酶体的作用，使 EGF 与受体都降解。由于 EGF-受体复合物内移，不断破坏反应的平衡，所以在此情况下，测得的解离平衡常数也失去真实性。低温能够阻止 EGF-受体复合物内移，因为在低温时，细胞质膜的双脂层处于晶态，EGF-受体复合物就不能内移。

3. 非特异结合问题：由于 ^{125}I-EGF 与其受体的结合反应中存在特异结合和非特异结合，测定非特异结合的通用做法是加入超量的非标记 EGF，让其完全排除 ^{125}I-EGF 与其受体的特异结合，在此情况下出现的放射性计数率就被认为是非特异结合。对于 EGF 受体结合反应，所用的非标记 EGF 用量大约相当于标记 EGF 用量的 100 倍。根据我们的工作经验，所用的非标记 EGF 只需用粗制品 EGF 即可，所得非特异结合的数值非常恒定，与受体纯的 EGF 实验数值一致。

4. 大鼠肝细胞膜受体：K_d＝0.6 nmol/L，B_{max}＝0.4pmol/mg 膜蛋白；

大鼠胚胎膜受体：K_d＝0.271nmol/L，B_{max}＝35.6fmol/mg 膜蛋白；

家兔子宫内膜细胞受体：K_d＝0.466nmol/L，B_{max}＝21.76×10^3 个结合位点/细胞。

（贺师鹏）

参 考 文 献

1. Morris BJ. Specific radioactivity of radioimmunoassay tracer determined by self-displacement：A reevaluation. Clin Chem Acta，1976，73：213.

2. 贺师鹏，黄天贵，黄力新. 表面生长因子的 Iodogen 标记法与放射性比活度测定. 北京医科大学学报，1992，24：416.

3. Mukku VR，Starcel GM. Receptors for epidermal growth factor in the rat uterus. Endocrinology，1985，117：149－154.

4. Chen CF，Kurachi H，Fujita Y，et al. Changes in epidermal growth factor receptor and its messenger ribonucleic acid levels in human placenta and isolated trophblast cells during pregnancy. J Clin Endocr Metab，1988，67：1171.

5. Meruo T，Matsuo H，Oishi T，et al. Induction of differentiated trophoblast function by epidermal growth factor：relation of immunohistochemically detected cellular epidermal growth factor receptor levels. J Clin Endocr Metab，1987，64：744.

6. 贺师鹏，郭淑英，李伟雄，等. 雌激素对兔子宫内膜细胞受体和细胞周期的调控. 生物化学杂志，1992，8：298.

7. 贺师鹏，黄天贵，郭淑英，等. 雌激素拮抗剂对胎盘 EGF 受体及其基因表达的影响. 生物化学杂志，1994，10：291－295.

促红细胞生成素受体的放射配基结合分析
(Erythropoietin Receptor-RBA)

促红细胞生成素（erythropoietin，EPO）是由 166 个氨基酸残基组成的糖蛋白，分子量为 34 000～40 000，其中糖基约占 35%～39%，有 3 条 N-糖基与 1 条 O-糖基，由岩藻糖、甘露醇、N-乙酰葡萄糖胺、半乳糖、唾液酸等组成。EPO 分子的糖基化程度，特别是唾液酸的含量对其发挥生物活性至关重要。血清中的 EPO 主要由肾间质成纤维细胞和树枝状细胞产生，而胎儿与成人肾外的 EPO 主要来源于肝细胞和肝 I$_{to}$细胞。机体 EPO 的合成和分泌受低血氧饱和度以及钴、锰、镍等离子和铁螯合剂的刺激。EPO 是红系细胞发育过程中最重要的调节因子，能促进红系祖细胞的存活、增殖、分化及发育为成熟的红细胞。人 EPO 基因染色体定位于 7q22，由 4 个内含子和 5 个外显子组成。EPO 分子第 111～118 个氨基酸是受体的结合部位。

人促红细胞生成素受体（erythropoietin receptor，EPOR）由 507 个氨基酸残基组成，属于无酪氨酸激酶活性的细胞因子受体超家族成员。细胞外区由 223 个氨基酸残基构成，存在两个该家族均有的保守结构，即靠近 N 末端的 4 个半胱氨酸残基和近跨膜区的 WSXWS 序列，其中前者残基间二硫键的正确匹配对维系 EPOR 空间结构及功能极为重要，后者在确保 EPOR 与 EPO 结合的构型中发挥重要作用，外区 N 末端接有 24 个氨基酸残基组成的信号肽。跨膜区含有 24 个氨基酸，大部分为疏水性氨基酸。胞内结构域由 236 个氨基酸残基组成，由于缺少酪氨酸激酶的特征排列顺序，因此不具备酪氨酸激酶的活性。EPOR 主要存在于红系细胞和红白血病细胞，在其他细胞也有发现。细胞 EPOR 的数量取决于细胞对 EPO 的依赖程度，幼红细胞有高密度的 EPOR，成熟红细胞由于不再依赖 EPO，其细胞表面仅有极少 EPOR 的表达。当 EPO 与 EPOR 结合时，受体形成同源二聚体，通过 JAK2/STAT5、Ras/MAPK、PI3K 及 SH-PTP1 等信号转导途径，调节红系细胞的增殖与分化。人的 EPOR 基因定位于染色体 19p24。

^{125}I-rhEPO 的制备

【材料与试剂】

1. 人重组 EPO（rhEPO）。
2. Iodogen。
3. 氯胺-T（Chloramine T）。
4. 柱层析洗脱液：PBS 含 0.1% BSA。
5. Na^{125}I 溶液。
6. Sephadex G-25 柱（0.8×16 cm）。
7. PD-10 柱。

【方法】

1. Iodogen 法：1.5ml EP 管中加入 20μl 氯仿溶解的 Iodogen（2.5mg/ml），40℃温育蒸干，用 0.5 mol/L pH 7.0 磷酸钠缓冲液漂洗；涂布 Iodogen 的 EP 管中依次加入 5μl 磷酸钠缓冲液、12μl 含 0.2mg/ml rhEPO 的 PBS 以及 2μl（0.7 mCi）Na^{125}I，室温下温育 50s，将反应混合物移入另一支空白 EP 管内，加入 100μl 含 40mg/ml KI 的磷酸钠缓冲液，室温下温育 5min 以终止碘化作用，向混合物中加入 5μl 含 2% BSA 的 PBS；反应物经洗脱液预先平衡的 Sephadex G-25 柱分离，自动分部收集，每管收集洗脱液 12 滴（约 400μl），各取 5μl 测定放射性计数，根据洗脱曲线将 ^{125}I-rhEPO 洗脱放射峰部分合并（1.6ml），实验剩余的标记物加终浓度 0.02% NaN$_3$，4℃保存。

2. 氯胺-T 法：1.5ml EP 管中依次加入 95μl 0.5 mol/L pH 7.4 磷酸钠缓冲液、5μl

（1 mCi）Na^{125}I、5μl 含 0.14mg/ml rhEPO 的 PBS、20μl 2mg/ml 新鲜配制的氯胺-T 水溶液，室温下温育 1min，立即加入 100μl 2.4mg/ml 新鲜配制的偏重亚硫酸钠和 250μl 0.4% KI 终止反应，反应混合物经洗脱液平衡的 Sephadex G-25 柱分离纯化，自动分部收集洗脱液，每管 15 滴（约 500μl），取 5μl 测定放射性计数，将淋洗曲线峰管对应的洗脱液合并，4℃储存待用。

胎肝细胞 EPO 受体结合分析

【材料与试剂】

1. 妊娠 ICR 小鼠。

2. α-介质（GIBCO 产品）。

3. 细胞培养液：IMDM，含 10% FCS、100 U/ml 青霉素和 100 μg/ml 链霉素。

4. 结合缓冲液：IMDM，含 10% FCS、20mmol/L pH 7.4 HEPES、0.1% NaN$_3$。

5. ^{125}I-rhEPO，rhEPO。

【方法】

1. 胎鼠肝细胞制备与培养：利用颈部脱位方式处死妊娠 13 天 ICR 小鼠，取出胚胎中的肝，在 α-介质中剪碎并反复通过 26 号针头使其形成单细胞悬液，800×g 离心 5min，细胞沉淀用同样介质洗涤 2 次并悬浮，悬浮液经 1200×g 的 Percoll 密度梯度离心 10min，收集密度为 1.062 g/ml 与 1.076 g/ml 层间的肝细胞成分（富含红细胞集落生成单位），经细胞培养液稀释，800×g 离心 5min，洗涤 2 次并悬浮，以上操作均在无菌条件下进行。将含 5×10^6 个细胞的悬浮液转入培养瓶内，37℃、5% CO$_2$ 条件下培养，当细胞生长覆盖培养瓶底表面约 80% 时，利用橡胶淀帚将其从培养瓶中刮下，800×g 离心 5min，细胞沉淀用 PBS 洗涤 2 次，然后用结合缓冲液悬浮，并调整至实验所需细胞浓度，锥虫蓝染色细胞活力＞98%。

2. 受体结合分析：反应管中依次加入 4×10^6 个胎鼠肝细胞、含不同浓度 ^{125}I-rhEPO（0.02～4.8 nmol）的 PBS，终体积用结合缓冲液补足至 100μl，15℃轻微振荡温育 3 h，温育结束后将反应混合液全量移入含 1ml 10% 冰冷蔗糖溶液的离心管中，4℃、5000×g 离心 1min，吸弃上清液，细胞沉淀用 200μl 冰冷 PBS 洗涤 3 次，测定沉淀中结合 ^{125}I-rhEPO 放射性，NSB 管中加入 200 倍非标记 rhEPO。^{125}I-rhEPO 与胎鼠肝细胞结合数据经 Scatchard 作图分析，显示为单位点结合类型，K_d=111±9 pmol/L，B_{max}＝419±15 个结合位点/细胞。

肾小管细胞 EPO 受体结合分析

【材料与试剂】

1. 小鼠 MCT 近曲小管细胞株。

2. 细胞培养液：DMEM，含 10% 新生牛血清（NCS）。

3. 结合缓冲液：PBS（pH 7.3），含 0.1% BSA 和 0.1% NaN$_3$。

4. 10% 蔗糖溶液。

5. ^{125}I-rhEPO，rhEPO。

【方法】

1. 细胞培养：MCT 细胞于 37℃、5% CO$_2$ 及饱和湿度条件下培养，当细胞生长覆盖培养瓶底表面约 80% 时，利用橡胶淀帚将其从培养瓶中刮下，800×g 离心 5min，吸弃上清液，细胞沉淀用冰冷（4℃）0.5 mol/L NaCl 和 0.25 mol/L 醋酸（pH 2.5）洗涤 3min，除去结合在细胞表面的 EPO，然后用 pH 7.3 PBS 洗涤细胞 2 次以上，用同样缓冲液悬浮并调整至实验所需细胞浓度，锥虫蓝染色细胞活力＞98％。

2. 受体饱和结合分析：反应管中依次加入结合缓冲液、1×10^6 个 MCT 细胞、不同浓度 ^{125}I-rhEPO（40～620 pmol/L），总反应体积为 170μl，15℃轻微振荡温育 3 h，温育结束后将反应混合液全量移入含 1ml 10％冰冷蔗糖溶液的离心管中，4℃、5000×g 离心 1min，弃上清液，细胞沉淀经 200μl 冰冷 PBS 洗涤 3 次，γ 计数器测定其放射性，NSB 管中加入 200 倍非标记 rhEPO。饱和结合实验数据的 Scatchard 作图分析显示，MCT 细胞存在单一高亲和力结合位点，$K_d = 96.1 \pm 6.1$ pmol/L，$B_{max} = 0.3 \pm 0.07$ fmol/mg 蛋白。

肝癌细胞 EPO 受体结合分析

【材料与试剂】
1. Hep3B 肝癌细胞株。
2. 细胞培养液：EMEM，含 10％ FBS、0.01mmol/L 非必需氨基酸、1mmol/L 丙酮酸钠、0.2mmol/L 左旋谷酰胺、100 U/ml 青霉素和 100 μg/ml 链霉素。
3. 结合缓冲液：EMEM，含 10％ FCS、20mmol/L pH 7.4 HEPES。
4. ^{125}I-rhEPO，rhEPO。

【方法】
1. 细胞培养：Hep3B 细胞在 37℃、5％CO$_2$ 及饱和湿度条件下培养，在细胞生长至完全覆盖培养瓶底表面之前，用含 15mmol/L EDTA 的 PBS（pH 8.0）处理并收集，800×g 离心 5min，细胞沉淀经 EMEM 液洗涤 2 次，用适量结合缓冲液悬浮，调整至实验所需细胞浓度，锥虫蓝染色细胞活力＞95％。

2. 受体结合分析：24 孔培养板每孔植入 Hep3B 细胞 1×10^6 个，37℃、20％ O$_2$ 条件下温育 24 h，结合分析前 2 h 更换培养液，实验开始时用 PBS 洗涤细胞 2 次，然后加入结合缓冲液、20μl 含不同终浓度 ^{125}I-rhEPO 的 PBS，反应体积为 0.5ml，37℃、20％ O$_2$ 条件下温育 90min，温育结束时吸弃反应液，用冰冷 PBS 洗涤 2 次，并用 1ml 1mol/L NaOH 将细胞溶解，全量转入测量管中，测定其放射性，NSB 管加入 100 倍过量非标记 rhEPO。^{125}I-rhEPO 与 Hep3B 细胞结合数据的 Scatchard 作图分析显示为单位点结合类型，$K_d = 2.9$ nmol/L，$B_{max} = 1760$ 个结合位点/细胞。

红白血病细胞 EPO 受体结合分析

【材料与试剂】
1. 红白血病细胞株（TF-1）。
2. 细胞培养液：RPMI 1640，含 10％ FCS、3ng/ml 白细胞介素- 3。
3. 结合缓冲液：α-MEM 液，含 20mmol/L pH 7.4 HEPES、150mmol/L NaCl、1％ BSA，0.02％ NaN$_3$。
4. ^{125}I-rhEPO，rhEPO。

【方法】
1. 细胞培养：TF-1 细胞在 37℃、5％CO$_2$ 及饱和湿度条件下培养，每 3～4 天更换培养液，待细胞生长覆盖约 80％培养瓶底表面时，利用橡胶淀帚将其刮下，800×g 离心 5min，细胞沉淀经 PBS 洗涤 2 次，并用结合缓冲液悬浮至实验所需细胞浓度，锥虫蓝染色细胞活力＞98％。

2. 受体结合分析：在 96 孔 U 形底的组织培养板中，每个实验孔加入 TF-1 细胞 1×10^6 个，37℃温育平衡 30min，然后加入 $20\mu l$ 浓度递增的 ^{125}I-rhEPO（$0.2 \sim 1.6$ fmol），终反应体积 $150\mu l$，37℃进一步温育 90min，温育结束后将每孔反应混合物全量移入 0.9ml 含 10% BSA 的 α-MEM（v/v）冰冷溶液中，4℃、$1500 \times g$ 离心 5min，试管－70℃快速冷冻，在细胞沉淀上方 1mm 处用刀片切断离心管，测定冰冻沉淀细胞结合放射性，NSB 管中加入 100 倍非标记 rhEPO。特异结合（SB）数据采用 Scatchard 作图分析。^{125}I-rhEPO 与 TF-1 细胞结合数据的 Scatchard 作图分析显示为单位点结合类型，$K_d = 0.48 \pm 0.02$ nmol/L，$B_{max} = 1020 \pm 58$ 个结合位点/细胞。

说　明

1. Iodogen 法和氯胺－T 法是常用 ^{125}I 标记人重组促红细胞生成素（rhEPO）的方法。Sephadex G-25 柱层析能将 ^{125}I-rhEPO 与未结合的 ^{125}I 有效分离，冷实验证实碘标记 rhEPO 放射性的回收率达 100%，分离纯化后的标记产品在 SDS-PAGE 中的迁移只有单一带，低温贮存过程中，Ultrogel AcA 450 凝胶过滤层析未发现高分子量聚合物形成。绝大部分体外研究证实，上述两种方法制备的 ^{125}I-rhEPO 匀保留了与靶受体良好的结合活性，如 ^{125}I-rhEPO、rhEPO 及尿液中提取的 EPO 与 TSA8 红白血病细胞的结合亲和力相近，表明放射性碘化 rhEPO 对其与受体正常结合所需的构象并无明显影响。需要注意的是，虽然氯胺－T 反应本身并不改变 rhEPO 的生物结合活性，但由于引入的 ^{125}I 原子的质量相对较大，可能会导致 ^{125}I-rhEPO 生物效应明显减弱，资料显示下降幅度可达 90%，此外还可引起 EPOR-^{125}I-rhEPO 复合物的内移发生障碍。Iodogen 法制备的 ^{125}I-rhEPO 比活度为 $875 \sim 2625$ Ci/mmol，氯胺－T 法为 $510 \sim 1870$ Ci/mmol。

2. ^{125}I-rhEPO 与培养的悬浮细胞的结合大多在 15℃温育 1.5 h 后趋于平衡，并且达到最大。虽然 37℃温育 30min 时 ^{125}I-rhEPO 也能达到最大的结合，但由于该条件下 EPOR-^{125}I-rhEPO 复合物可发生明显降解及细胞内移作用，导致 ^{125}I-rhEPO 结合迅速下降，从而对受体的定量分析结果将产生显著影响。目前，^{125}I-rhEPO 与悬浮细胞的结合反应多采用 15℃温育 3 h，因为在该条件下不论有无 0.02% NaN_3 保护剂的存在，^{125}I-rhEPO 的结合均无明显变化，表明 15℃温育 3 h 不会引起受体-配基复合物发生明显的内移和降解。

3. 应用 ^{125}I-rhEPO 的研究证实，大多数 EPOR 为单位点受体，其亲和力与细胞对 EPO 的依赖性密切相关，K_d 值为 $0.94 \sim 5.2$ nmol/L，B_{max} 值为 $126 \sim 1760$ 个结合位点/细胞。少数细胞的 EPOR 为双位点受体，高、低亲和力结合位点的数目（B_{max}）分别为 $648 \sim 920$ 个结合位点/细胞与 $300 \sim 2586$ 个结合位点/细胞，K_d 值分别为 $0.41 \sim 0.50$ nmol/L 与 $0.92 \sim 3.13$ nmol/L。

（李前伟）

参　考　文　献

1. Fisher JW. Erythropoietin: physiology and pharmacology update. Experimental Biology and Medicine，2003，228：1-14.
2. Jelkmann W，Bohlius J，Hallek M，et al. The erythropoietin receptor in normal and cancer tissues. Criti-

cal Reviews in Oncology/Hematology，2008，67：39 - 61.

3. Sasaki R，Yanagawa SI，Hitomi K，et al. Characterization of erythropoietin receptor of murine erythroid cells. Eur J Biochem，1987，168：43 - 48.

4. Mufson RA，Gesner TG. Binding and internalization of recombinant human erythropoietin in murine erythroid precursor cells. Blood，1987，69：1485 - 1490.

5. Fukamachi H，Saito T，Tojo A，et al. Binding of erythropoietin to CFU-E derived from fetal mouse liver cells. Exp Hematol，1987，15：833 - 837.

6. Masuda S，Hisada Y，Sasaki R. Developmental changes in erythropoietin receptor expression of fetal mouse liver. FEBS Letters，1992，298：169 - 172.

7. Westenfelder C，Biddle DL，Baranowski RL. Human，rat，and mouse kidney cells express functional erythropoietin receptors. Kidney Int，1999，55：808 - 820.

8. Ohigashi T，Yoshioka K，Fisher JW. Autocrine regulation of erythropoietin gene expression in human hepatocellular carcinoma cells. Life Sciences，1996，58：421 - 427.

9. Grossi A，Vannucchi AM，Bacci P，et al. Erythropoietin upregulates the expression of its own receptor in TF-1 cell line. Leukemia Research，1988，22：145 - 151.

10. Kato M，Miura K，Kamiyamah H，et al. Immunological response to repeated administration of recombinant human erythropoietin in rats：biphasic effect on its pharmacokinetics. Drug Metabolism and Disposition，1997，25：1039 - 1044.

促卵泡激素受体放射配基结合分析
(Follicle Stimulating Hormone Receptor-RBA)

促卵泡激素（FSH）是由腺垂体分泌的一种糖蛋白。它的作用是促进和维持正常的性腺发育和生殖功能。FSH 的分子量为 32 600，由 α 和 β 两个亚单位组成。其中 α 亚单位含 92 个氨基酸，其分子量为 14 600；β 亚单位含 118 个氨基酸，其分子量为 18 000。FSH 和 LH 与 TSH（促甲状腺激素）、hCG（人绒毛膜促性腺激素）的 α 链很相似，氨基酸数目相同，仅有几个氨基酸不同。前三种分子的 α、β 链用化学方法拆离后，α 链可以互换而不影响其特异的生物活性。FSH、LH、TSH 分子在 β 链上有区别，故其生物活性的特异性全在 β 链。FSH 的生理功能是通过分布于性腺的特异性 FSH 受体所介导的。支持细胞（sertoli cell）和颗粒细胞（granulosa cell）分别是 FSH 作用于睾丸和卵巢的靶细胞。

对从牛睾丸中提纯的 FSH 受体的研究表明，FSH 受体是一种由寡聚糖蛋白构成的膜受体。FSH 与受体的相互作用部分依赖于膜磷脂的存在，通过膜磷脂稳定蛋白构象和介导信号传递；同时也依赖于二硫键的组合，稳定受体构象。以人 FSH 受体（FSHR）的分子结构为例，它由 695 个氨基酸组成，分子量约 76 000，其中氨基端 17 个氨基酸为疏水性信号肽；紧接着的是 349 个氨基酸组成的亲水性结构域，构成 FSHR 的细胞外结构域，是糖基化的；接着是 264 个氨基酸构成的跨膜区，含有两个半胱氨酸残基，构成二硫键稳定受体结构，还存在 Asp-Arg-Tyr 基序，可能对信号转换很重要。胞内区是 65 个氨基酸组成的羧基末端，富含丝氨酸、苏氨酸残基有利于磷酸化。由 7 个 α 螺旋构成的跨膜结构是 G 蛋白偶联受体家族的特征性基序，因此 FSH 受体是 G 蛋白偶联受体，而且是与 G_s 蛋白相偶联。关于 FSHR 的精确定位问题，放射自显影的研究表明，^{125}I 标记的 FSH 选择性地定位于支持细胞表面。

FSH Iodogen 碘标记

FSH 分子中含有多个酪氨酸残基可被碘化。文献报道，以乳过氧化物酶、氯胺- T、Io-dogen 为氧化剂都可标记 FSH。

【材料与试剂】

1. 高纯化的人（h）FSH（4350U/mg）。

2. $Na^{125}I$。

3. Iodogen。

4. 0.2 mol/L 磷酸缓冲液（PB），pH 7.2。

5. 0.01mol/L 磷酸缓冲液，内含 0.9%NaCl，pH 7.4（PBS）。

6. 1% BSA。

7. 0.01mol/L $NaHCO_3$。

8. PD-10 柱（Sephadex G-25）。

9. Whatman No.1 试纸。

10. 展开剂［正丁醇∶无水乙醇∶50%氨水＝5∶1∶2（v/v）］。

11. 放射性层析扫描仪（Bioscan）。

【方法】

1. （h）FSH 冻干粉用双蒸水溶解备用。

2. 碘化反应：将 20μg Iodogen 涂于管底，加 75μl 0.2 mol/L PB、25μl FSH（5 μg）、0.5mCi $Na^{125}I$，室温反应 5min，加 0.01mol/L PBS 400μl 至总体积 500μl 终止反应。

3. PD-10 柱纯化产品：PD-10 柱 20～25ml 0.01mol/L PBS 淋洗，1% BSA 饱和，再用 5ml 0.01mol/L PBS 淋洗，加样品，以 0.01mol/L PBS 洗脱，最初 2.5ml 弃除，继续收集 2ml 即为纯化产品。毛细管点样于 Whatman No.1 滤纸，在正丁醇∶无水乙醇∶50%氨水＝5∶1∶2（v/v）展开剂中展开。Bioscan 分析，得两个峰，峰Ⅰ为^{125}I-FSH，峰Ⅱ为游离 $Na^{125}I$。

4. 放射性比活度估算与放射化学纯度测定

（1）放射性比活度估算：从 0.5ml 反应混合液中正确取 5μl，点样于 Whatman No.1 滤纸，在正丁醇∶无水乙醇∶50%氨水＝5∶1∶2（v/v）展开剂中展开。放射性层析扫描仪（Bioscan）分析，测量^{125}I-蛋白峰放射性（X）。如果反应中投入 5μg FSH（分子量32 600），按以下公式计算^{125}I-FSH 的放射性比活度：

$$SA = \frac{X(\text{cpm})}{E} \times \frac{1}{2.22 \times 10^{12}} \times \frac{32.6 \times 10^{6}}{W} (\text{Ci/mmol})$$

X：^{125}I-蛋白峰放射性；E：放射性测量效率；W：滤纸点样的 FSH 质量。

（2）放射化学纯度测定：取经过 PD-10 柱纯化的产品 5μl，点样于 Whatman No.1 滤纸，在正丁醇∶无水乙醇∶50%氨水＝5∶1∶2（v/v）展开剂中展开。放射性层析扫描仪（Bioscan）分析，得两个峰，峰Ⅰ为^{125}I-FSH，峰Ⅱ为游离 $Na^{125}I$。测量^{125}I-蛋白峰（X）和游离 $Na^{125}I$ 放射性，按以下公式计算^{125}I-FSH 的放射化学纯度：

$$放射化学纯度 = \frac{X}{Y} \times 100\%$$

X：^{125}I-蛋白峰放射性；Y：滤纸点样总放射性。

大鼠睾丸组织膜制剂与^{125}I-FSH 结合反应

【材料与试剂】

1. 睾丸组织。

2. 缓冲液①：27%（w/w）蔗糖，1mmol/L EDTA，20mmol/L Na-HEPES，pH 7.5。

3. 缓冲液②：1mmol/L EDTA，20mol/L Na-HEPES，pH 7.5。

4. ^{125}I-FSH。

5. 部分纯化的 FSH（204U/L）。

6. 49 型玻璃纤维滤纸。

7. 细胞收集器。

【方法】

1. 受体膜制备（睾丸）：将睾丸（1 对）组织剥掉外膜，按组织重量的 10 倍加入缓冲液①，内切式分散器匀浆。4℃、3500×g 离心 10min，取上清液。上清液 4℃、27 000×g 离心 30min，弃上清液。沉淀中加缓冲液②10ml，玻璃匀浆器磨匀，4℃、27 000×g 离心 30min，弃上清液。沉淀加 5ml 缓冲液②，测蛋白含量。

2. ^{125}I-FSH 与膜制剂结合反应：采用放射性配基饱和法。分总结合（TB）和非特异结合（NSB）两组，反应在试管内进行，每管膜制剂（10μg）中依次分别加不同量^{125}I-FSH（2 万~20 万 cpm），非特异结合（NSB）组每管再加约 400 倍（7.5U）的部分纯化的 FSH，每个剂量设 3 个平行管，每组设 7 个剂量点，受体结合总体积为 400μl，37℃水浴摇床反应 90min。立即用细胞收集器通过 49 型玻璃纤维滤纸（事先用 1%BSA 饱和）滤过，用 12ml 冰冷的 0.01mol/L PBS 分 4 次充分冲洗，γ 计数器测量样品玻璃纤维滤纸放射性。

3. Scatchard 作图法处理数据，K_d 约为 0.67nmol/L，B_{max} 约为 400~600fmol/mg 膜蛋白。

说　明

1. FSH 标记时，如果高纯度的 FSH 非常少，可以用 FSH 2μg 进行标记。Iodogen 用 5μg，反应 5min。

2. 当标记物比活度较高时，精制的膜蛋白可以加 1μg 进行结合反应。

3. 由于纯品 FSH 的价格昂贵，所以非特异结合（NSB）时可以用部分纯化的 FSH 代替纯品 FSH。

4. 关于 FSH 受体与 LH、hCG 交叉结合的问题：FSH 与 LH、hCG 之间的 α 亚单位有极高的同源性，仅在 β 链上有区别。在大鼠卵巢膜制剂与^{125}I-FSH 的结合反应中，FSH 的 IC_{50} 为 15ng/ml，LH 的 IC_{50} 约为 250ng/ml，HCG 的 IC_{50} 约为 650ng/ml，所以在低剂量时它们之间的交叉反应是不明显的，但是在高剂量时存在一定的交叉反应。

（刘晓燕　贺师鹏）

参 考 文 献

1. Bhalla VK，Jr LER. Properties of follicle-stimulating hormone-receptor interactions. The Journal of

Biological Chemistry, 1974, 249 (1): 43 - 51.

2. Marana R, Suginami H, Robertson DM, et al. Influence of the purity of the iodinated tracer on the specificity of the radioimmunoassay of human follicle-stimulating hormone. Acta Endocrinol (Copenh), 1979, 92: 585.

3. Schneyer AL, Sluss PM, Bosukonda D, et al. Electrophoretic purification of radiodinated follicle-stimulating hormone for radioligand receptor assay and radioimmunoassay. Endocrinology, 1986, 119: 1446 - 1453.

4. Huhtaniemi LT, Yamamoto M, Ranta T, et al. Follicle-stimulating hormone receptors appear earlier in the primate fetal testis than in the ovary. Journal of Clinical Endocrinology and Metabolism, 1987, 65 (6): 1210.

5. Gudermann T, Brockmann H, Simoni M, et al. In vitro bioassay for human serum follicle-stimulating hormone (FSH) based on L cells transfected with recombinant rat FSH receptor: validation of a model system. Endocrinoogy, 1994, 135: 2204 - 2213.

6. Beau I, Groyer-Picard MT, Le Bivic A, et al. The basolateral localization signal of the follicle-stimulating hormone receptor. J Biol Chem, 1998, 273 (29): 18610 - 18616.

生长素受体放射配基结合分析
（Ghrelin Receptor-RBA）

1996 年，Howard 等从人和猪的垂体和下丘脑成功克隆新的受体，称之为生长激素促分泌素受体（growth hormone secretagogues receptor），亦称生长素受体（ghrelin receptor）。经核苷酸序列分析发现，相同的基因由于剪接不同生成 2 种异构体 cDNA，即 $GHSR_1$（a）和 $GHSR_1$（b）。$GHSR_1$（a）的 cDNA 编码由 366 个氨基酸组成的多肽，确定为 7 次跨膜的 G 蛋白偶联受体，它是人生长激素促分泌素受体的完整功能形式，能与生长素高亲和性结合，激活 G_q 的 G 蛋白，启动蛋白激酶 C 的信号通路。$GHSR_1$（a）如今被命名为人的生长激素促分泌素受体，即生长素受体（ghrelin receptor），以前曾被称为孤儿 G 蛋白偶联受体。$GHSR_1$（b）编码由 289 个氨基酸组成的多肽，只有 5 个跨膜功能域。$GHSR_1$（b）无法与生长素结合，迄今还不知其确切功能。

生长素受体在中枢神经系统如腺垂体、下丘脑、脑皮质、背侧丘脑、纹状体等组织和外周器官如胃、肠、胰腺、甲状腺、心、肾上腺、睾丸等组织中均有广泛表达。这与其调节生长激素释放功能相一致。

生长素是 1999 年 Kojima 等最初从大鼠胃组织中纯化而得到的由 28 个氨基酸组成的活性肽，并确定是生长素受体的内源性配基，它的第 3 位丝氨酸残基被正-辛酰化（n-octanoylation），是生长素与其受体结合并发挥活性的关键部位。生长素广泛分布于各种组织，其中除在胃肠道有分布外，在两栖类动物的下丘脑、心脏、胰腺、肺、胎盘都有分布。生长素除了能够促进生长外，还具有调节胃肠运动、心血管功能、能量代谢平衡、肿瘤细胞的增生和免疫系统功能等多种作用。

生长素受体结合分析

【材料与试剂】
1. 300～350g 大鼠。

2. 戊巴比妥钠。

3. 生理盐水。

4. 干冰。

5. 正己烷。

6. 冷冻切片机。

7. 结合反应缓冲液：50mmol/L Tris pH 7.2，10mmol/L EDTA，10mmol/L EGTA，1mmol/L 4-（2-aminoethyl）benzensulphonylfluoride。

8. ［^{125}I-His^9］-生长素：2000Ci/mmol（Amersham Pharmacia Biotech Bucks，U. K.）。

9. Hexarelin（Peninsula Laboratories，Belmont，CA，U. S. A.）。

【方法】

1. 心、肺等组织的冰冻切片标本制备：300～350g 大鼠，戊巴比妥钠麻醉后处死，迅速取出心、肺等组织，用冷的生理盐水洗尽血迹，将心血管壁弃尽，心室和心房分开，将洗尽血液的组织块投入经干冰预冷的正己烷中速冻，将速冻组织放在冷冻切片机中平衡 2h，把组织切成 30μm 厚的组织切片。

2. 饱和结合反应：在 0.5ml 结合反应缓冲液中加入 30μm 厚的组织切片，预保育 15min，饱和结合曲线由 12 个 ［^{125}I-His^9］-生长素浓度点组成，浓度范围在 0.01～1.5nmol/L 之间，相应的非特异结合管加过量（1μmol/L）非标记的 Hexarelin，反应混合液在室温保育 25min 后，迅速用 50mmol/L pH 7.4 Tris 4℃洗涤切片，洗去未结合的标记的生长素。在 γ 计数器中测定放射性，最后用染料法测定蛋白质浓度。

3. 竞争结合反应：结合条件如同饱和结合反应。在 0.5ml 结合反应缓冲液中加入 30μm 厚的组织切片，预保育 15min，加入固定浓度（0.15nmol/L）的 ［^{125}I-His^9］-生长素和某个浓度的竞争剂，竞争抑制曲线也由若干个竞争剂浓度组成，非特异结合管另加 1μmol/L 非标记的 Hexarelin，反应混合液在室温保育 25min 后，迅速用 50mmol/L pH 7.4 Tris 4℃洗涤切片，洗去未结合的标记的生长素。在 γ 计数器中测定放射性，最后用染料法测定蛋白质浓度。

4. 数据处理：按第六章饱和结合非线性曲线拟合方法处理。

【说明】

1. 结合反应最佳 pH 值应是 7.2。如果反应在 pH 6.5 下进行，则特异结合下降 30%；如果反应在 pH 7.5 下进行，则特异结合下降 40%。

2. ［^{125}I-His^9］-生长素标记物的结构：

$$CO-（CH_2)_6-CH_3$$
|
甘—丝—丝—苯丙—亮—丝—脯—谷—组—谷酰—精—缬—谷酰—谷酰—精—赖—谷—丝—赖—赖—脯—脯—丙—赖—亮—谷酰—脯—精
|
^{125}I

3. 人心脏组织

人左心室：K_d＝0.43±0.08nmol/L，B_{max}＝7.8±0.9 fmol/mg 蛋白。

人右心房：K_d＝0.48±0.12nmol/L，B_{max}＝9.2±2.2 fmol/mg 蛋白。

4. 一些化合物的 IC_{50} 值（见下表）

CHO-K₁ 细胞重组人的 ghrelin 受体系统，标记物 ^{125}I-ghrelin，$K_d=0.03$nmol/L，$B_{max}=9400$ fmol/mg 蛋白。

竞争剂	IC_{50}（nmol/L）
Substance P	54
Cortistalin14（鼠）	8200
Ghrelin（人）	0.13
Hexarelin	54

（贺师鹏）

参 考 文 献

1. Howard AD，Feighner SD，Cully DF，et al. A receptor in pituitary and hypothalamus that function in growth hormone release. Science，1996，273：974－977.

2. Kojima M，Hosoda H，Date Y，et al. Ghrelin is a growth-hormone-releasing acylated peptide from stomach. Nature，1999，402：656－660.

3. Sidath DK，Zakos P，Anthony PD. ［^{125}I-His⁹］-Ghrelin，a novel radioligand for localizing GHS orphan receptor in human and rat tissue：up-regulation of receptor with atherosclerosis. British J Pharmacology，2001，134：143－149.

谷氨酸受体的放射配基结合分析
（Glutamate Receptors-RBA）

谷氨酸（Glu）是在中枢神经系统中作用最明显的兴奋性神经递质，它介导兴奋性神经信息的传递，被称为兴奋性氨基酸。谷氨酸受体是兴奋性氨基酸受体。谷氨酸作用于离子型谷氨酸受体（ionotropic glutamate receptors，iGluRs）和 G 蛋白偶联 7 次跨膜的代谢型谷氨酸受体（metabotropic glutamate receptors，mGluRs）。iGluRs 与离子通道偶联，形成受体-通道复合物，介导快信号传导。iGluRs 通过由 G 蛋白-效应酶（激活 PLC）-胞内第二信使组成的信号传递系统起作用，产生缓慢的生理效应。此外，活化的 G 蛋白还能直接调控离子通道的活性。根据国际药理学联合会受体命名和药物分类委员会（NC-IUPHAR）的分类，iGluRs 属于第 1 大类的第 2 亚类；mGluRs 与其他 G 蛋白偶联受体（GPCR）相比，肽链较长，氨基酸序列也几乎无相同性，因而被单独列为新的 GPCR 亚类，属于第 2 大类第 3 亚类。iGluRs 的天然配基是 L-谷氨酸。由于合成的选择性配基的应用，分为 3 个亚型：NMDA 受体，与配基 N-甲基-D-天冬氨酸（N-methyl-D-aspartate，NMDA）高选择性结合；KA 受体，与红藻氨酸（kainate，KA）高选择性结合；AMPA 受体，与 α-氨基-3-羟基-5-甲基-4-丙酸异噁唑（α-amino-3-hydroxyl-5-methyl-4-isoxazolepropionate，AMPA）选择性结合。由于 NMDA 受体与 KA、AMPA 两种受体在药理学、氨基酸组成和序列分析方面都有很大区别，目前 KA 和 AMPA 受体又称为非 NMDA 受体。NMDA 和非 NMDA 受体结构的不同决定了它们功能上的差异。mGluRs，根据对特异性配基的选择性，现分为

8个亚型。

脑视皮质层突触膜谷氨酸受体的放射配基结合分析

【材料与试剂】

1. 电动玻璃匀浆器。

2. 高速、超速离心机。

3. 液体闪烁计数仪。

4. 多头细胞收集器。

5. 匀浆缓冲液：1mmol/L NaHCO$_3$（pH 7.45～7.55）。

6. L-［3，4-^{3}H］-谷氨酸，放射性比活度 19.2TBq/mmol。

7. L-谷氨酸。

8. 0.5％ PPO 二甲苯闪烁液。

9. 结合反应缓冲液：0.05mol/L Tris-HCl 缓冲液（pH 7.4）。

10. 梯度蔗糖：70％、45％、41％、37％（w/v）。

11. 49 型玻璃纤维滤膜。

【猫脑突触膜的制备】

取初生家猫仔，雌雄不论。在深麻醉下开颅，暴露大脑皮层。在平薛氏回和后薛氏回之间的外侧沟后端取材，得到视皮质层组织，以生理盐水冲洗，滤纸吸干，称重后尽量剪碎组织，以匀浆器制备组织匀浆。四层纱布过滤匀浆液，滤液用超声波振荡 3min（15～18μm）后，12 100×g 离心 20min，取沉淀做蔗糖密度梯度离心。沉淀用少许 Tris-HCl 缓冲液稀释，加入 70％蔗糖充分混匀，使样品液中蔗糖的终浓度为 48％，随后，在此样品上层依次铺上 45％蔗糖、41％蔗糖和 37％蔗糖，保证各密度梯度的层次分明。78 000×g 离心 2h，收集 37％～41％蔗糖界面层的膜成分。加入匀浆缓冲液适量稀释，27 000×g 离心 20min。将沉淀溶于少量 0.05mol/L Tris-HCl 缓冲液，用酚试剂法测定此突触膜受体制剂的蛋白浓度。上述制备突触膜受体制剂的操作应在冰浴条件下进行。所制备的突触膜受体制剂应分装后置－70℃贮存备用。

【方法】

将 100μl 100nmol/L～100μmol/L 一系列浓度梯度的 L-谷氨酸、100μl 50nmol/L ^{3}H-谷氨酸以及蛋白含量为 0.04mg/100μl 的突触膜受体制剂加入试管中，用结合反应缓冲液补足反应体积至 0.5ml。非特异性管中加入 5mmol/L L-谷氨酸 100μl。混匀，置 25℃水浴振荡箱中温育 30min 后，即刻加入 1ml 冰冷结合反应缓冲液终止反应。立即用多头细胞收集器将配基-受体复合物收集在滤膜上，并用 Tris-HCl 洗涤 3 次。将滤膜置闪烁瓶中，37℃干燥后，加 5ml 闪烁液，避光静置 2～3h 后，在液体闪烁计数仪上测定放射性强度。数据经 RBA 分析软件处理，就可得到 K_d 值和 B_{max} 值。本实验正常组为：K_d＝559.58±26.57 nmol/L；B_{max}＝137.35±9.21 pmol/mg 蛋白。

【说明】

1. 标记配基为 ^{3}H 标记物，要充分注意辐射自分解的问题。如不是新近标记，使用前应纯化，除去放化不纯物，否则会影响与受体的结合活性。 ［^{3}H］-L-Glu 纯化可采用 DowexX50WX8 阳离子交换柱树脂进行。先用蒸馏水平衡［^{3}H］-L-Glu，这样可使［^{3}H］-L-Glu 吸附于树脂而辐射分解物游离［^{3}H］杂质不被吸附。随后以蒸馏水充分冲洗树脂柱，再用 0.5mol/L HCl 溶出［³H］-L-Glu，经冷冻干燥后于－80℃ 低温保存。使用时用 0.01mol/L HCl 溶解即可。

2. 与不同亚型的受体结合，应选择特异性的标记配基或非标记配基。

3. 选择受体-配基结合反应的类型对标记配基放射性比活度的高低有要求。通常，非标记配基饱和法及竞争取代反应要求标记物的放射性比活度相对较高。根据采用何种结合反应类型，来选择所需标记配基放射性比活度的高低。

（张　敏　李　强）

参 考 文 献

1. Otita K，Yoneda Y. Disclosure by Triton X-100 of NMDA-Sensitive［³H］glutamate binding sites in brain synaptic membranes. Biochem Biophys Res Commun，1988，153（2）：510－517.

2. Hollmann M，Heinemann S. Cloned glutamate receptors. Annu Rev Neurosci，1994，7：31－108.

3. Conn PJ，Pin JP. Pharmacology and functions of metabotropic glutamate receptors. Annu Rev Pharmacol Toxicol，1997，37：205－237.

4. 马麟. 发育期单眼形觉剥夺弱视模型猫 VEP 特征及视皮层 GluRs 状况的研究. 华西医科大学博士学位论文，2002.14－17.

甘氨酸受体的放射配基结合分析
（Glycin receptor-RBA）

甘氨酸（Gly）是脑内主要的抑制性神经递质，介导抑制性神经信息的传递，称为抑制性氨基酸。甘氨酸是抑制性氨基酸的代表。甘氨酸通过与甘氨酸受体（GlyR）的结合而发挥其生物学效应。GlyR 是第一个从哺乳类中枢神经系统中分离的神经递质受体蛋白。大鼠、小鼠甘氨酸受体由 3 种亚基组成，其分子量分别为 48 000（α）、58 000（β）、93 000（γ）。甘氨酸受体由 2 个 α 亚基和 3 个 β 亚基跨膜组成 Cl^- 通道，属配基调控的离子通道型受体。根据国际药理学联合会受体命名和药物分类委员会（NC-IUPHAR）的分类，GlyR 属于第 1 大类的第 1 亚类。激动剂以 β-丙氨酸和牛磺酸作用最强，丙氨酸、丝氨酸和脯氨酸的作用较弱；拮抗剂以士的宁（strychnine）的作用最强、特异性最高。甘氨酸可增强 NMDA 引起的兴奋反应。

大鼠脑突触膜甘氨酸受体的放射配基结合分析

【材料与试剂】

1. 电动玻璃匀浆器。

2. 高速、超速离心机。

3. 液体闪烁计数仪。

4. 多头细胞收集器。

5. 缓冲液：0.05mol/L Tris-HCl 缓冲液，pH 7.4。

6.［³H］-甘氨酸。

7. 甘氨酸。

8. 0.5%PPO 二甲苯闪烁液。

9. 69 型玻璃纤维滤膜。

【大鼠脑突触膜的制备】

SD 大鼠，雌雄不限，体重 250g 左右。在深麻醉下开颅，取出脑组织，将脑干去除。以生理盐水冲洗脑组织，滤纸吸干，称重后，尽量剪碎组织，以匀浆器制备组织匀浆。4 层纱布过滤匀浆液，滤液用 1000×g 离心 20min，沉淀用适量 Tris-HCl 缓冲液稀释，27 000×g 离心 20min。将沉淀溶于少量 Tris-HCl 缓冲液，用酚试剂法测定此突触膜受体制剂的蛋白浓度。上述制备突触膜受体制剂的操作应在冰浴条件下进行。所制备的突触膜受体制剂应分装后置 −70℃ 贮存备用。

【方法】

将 100nmol/L～100μmol/L 一系列浓度梯度的甘氨酸各 100μl、100nmol/L ^{3}H-甘氨酸 100μl 以及突触膜受体制剂 100μl 加入试管中，用 Tris-HCl 补足反应体积至 0.5ml。非特异性结合管中加入 3mmol/L 甘氨酸 100μl。混匀，置 4℃ 20min 后，即刻加入 1ml 冰冷 Tris-HCl 缓冲液终止反应。立即用多头细胞收集器将配基–受体复合物收集在滤膜上，并用冷蒸馏水洗涤 3 次。将滤膜置闪烁瓶中，37℃ 干燥后，加 5ml 闪烁液，避光静置 2～3h 后，在液体闪烁计数仪上测定放射性强度。数据经 RBA 分析软件处理，就可得到 K_d 值和 B_{max} 值。本实验正常组为：$K_d=173±15$ nmol/L；$B_{max}=26±4$ pmol/mg 蛋白。

【说明】

1. 标记配基为 ^{3}H 标记物，要充分注意辐射自分解的问题。如不是新近标记，使用前应纯化，除去放化不纯物，否则会影响与受体的结合活性。

2. 脑内存在两型甘氨酸受体：脑干部的甘氨酸受体为士的宁敏感型，其余脑部的甘氨酸受体为士的宁不敏感型。若选择士的宁作为竞争取代物，要用脑干部的突触膜制剂来做结合反应。

3. 降低非特异性结合是本实验成功的关键。制备的受体样品蛋白浓度要适宜，减少杂蛋白；尽量应用新鲜样品，不宜反复冻融；在冰浴下操作；收集受体–配基复合物的滤膜洗涤 3 次，以便有效去除游离标记配基的影响等。这些都是降低非特异性结合的有效措施。

（张　敏）

参 考 文 献

1. 李萍，徐祥敏，杨雄里. 甘氨酸受体的研究进展. 生物化学与生物物理进展，2001，28（5）：609-614.
2. 贾贺堂，欧阳安，陈宜张. 大鼠脑突触质膜甘氨酸受体的研究. 河南医学研究，1996，5（3）：228-230.
3. Ogita K，Suzuki T，Yoneday. Strychnine-insensitive binding of [^{3}H] glycine to synaptic membranes in rat brain, treated with Triton X-100. Neuropharmacology，1989，28（11）：1263-1270.
4. Pfeiffer F，Graham D，Betz H. Purification by affinity chromatography of the glycine receptors of rat spinal cord. J Biol Chem，1982，257：9389-9393.

胰高血糖素受体放射配基结合分析
(Glucagon Receptor-RBA)

胰高血糖素是由 29 个氨基酸残基组成的肽类激素，由胰腺 α 细胞分泌。胰高血糖素的基本功能是控制血糖水平，在肝细胞能刺激糖原分解和糖原异生作用，导致葡萄糖的产生并释放到血液，以及引起肝、脂肪细胞中脂的分解，因此，它与胰岛素的功能恰好相反。胰高血糖素受体由 485 个氨基酸残基组成，分子量为 54 962，属 G 蛋白偶联 7 次跨膜型受体。膜外功能域含 142 个氨基酸残基，在 Asn^{47}、Asn^{60}、Asn^{75}、Asn^{79} 残基上糖基化，有一个二硫键；膜内功能域含有 80 个氨基酸残基。胰高血糖素受体在肝细胞中是高表达的，在脂肪和心脏组织亦有发现。现已知胰高血糖素受体存在两种类型（GR_1、GR_2）。GR_1 能激活磷脂酶 C 使磷脂酰肌醇水解形成 IP_3 和 DAG，从而使细胞内 Ca^{2+} 浓度升高，启动 Ca^{2+} 信号系统并激活 PKC。GR_2 通过 G_s 激活环化酶活性，使胞内 cAMP 水平升高，出现典型的胰高血糖素受体生物学活性。低浓度的胰高血糖素就能导致受体的活化。

胰高血糖素放射性碘标记

胰高血糖素分子中含有两个酪氨酸残基（Tyr^{10}、Tyr^{13}）可被碘化，现代文献报道以氯胺-T、乳过氧化物酶、Iodogen 为氧化剂都可标记胰高血糖素，业已明确唯有 $[^{125}I\text{-}Tyr^{10}]$ 单碘胰高血糖素（monoiodoglucagon）对肝细胞膜胰高血糖素受体的亲和性（$K_d =$ 0.3nmol/L）最高，生物活性最佳。胰高血糖素对氧化剂十分敏感，碘化过程中分子会受损伤，产物中还会有二碘胰高血糖素及 $[^{125}I\text{-}Tyr^{13}]$ monoiodoglucagon 等碘化物，它们或者无结合活性，或者亲和性不好。因此，如何分离 $[^{125}I\text{-}Tyr^{10}]$ monoiodoglucagon 产品成为大家关心的问题。

【材料与试剂】

1. 胰高血糖素。

2. $Na^{125}I$。

3. Iodogen。

4. Waters $C_{18\mu}$-Bondapak（0.4×30cm）。

5. 甲醇、乙腈、三乙胺、磷酸、NH_4HCO_3。

6. 高效液相色谱仪。

【方法】

1. 碘化反应：将 $4\mu g$ Iodogen 涂于管底，加 $90\mu l$ 0.4mol/L pH 7.2 磷酸缓冲液（PB）、$90\mu l$（内含 9nmol）胰高血糖素、20mCi $Na^{125}I$（9nmol），室温反应 1min，加 $10\mu l$ 2mmol/L 酪氨酸终止反应，冷却至 0～4℃。

2. HPLC 纯化产品：

（1）A 法：溶剂 A：40％甲醇含 10mmol/L H_3PO_4，用三乙胺调至 pH 3.0。

　　　　　溶剂 B：CH_3CN：0.1mol/L NH_4HCO_3＝1：1。

　　　　　流速：1.0ml/min。

先用溶剂 A 洗脱，取 G 峰收集物，将 G 峰收集物再用溶剂 B 洗脱，得两个峰，峰Ⅰ为 $[^{125}I\text{-}Tyr^{13}]$ monoiodoglucagon，峰Ⅱ为 $[^{125}I\text{-}Tyr^{10}]$ monoiodoglucagon，如图 1 所示。图 2 是峰Ⅰ、峰Ⅱ产品与肝细胞膜结合，作 Scatchard 图分析得亲和性，峰Ⅱ的 K_d 值为 0.3nmol/L，峰Ⅰ的 K_d 值为 1.3nmol/L。

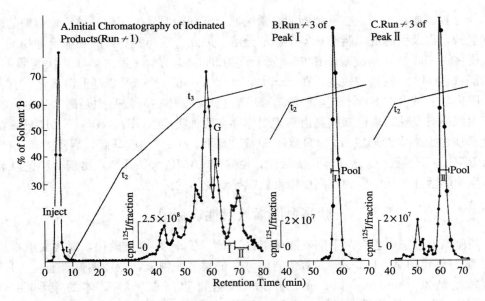

图1　Iodogen 碘化胰高血糖素产物的 HPLC 分离图

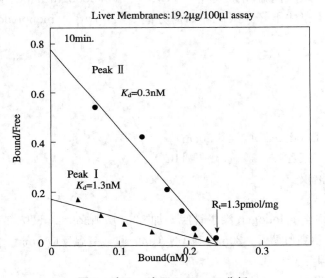

图2　峰Ⅰ、峰Ⅱ Scatchard 分析

（2）B法：溶剂 A：40%甲醇含 10mmol/L H_3PO_4，用三乙胺调 pH 3.0。

溶剂 B：CH_3CN：0.1mol/L Tris＝1：1，pH 9.2。

流速：1.0ml/min。

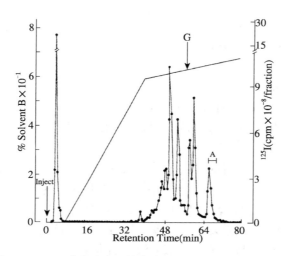

图 3　Iodogen 碘化胰高血糖素产物的 HPLC 用 B 法分离图

先用溶剂 A 洗脱 8min，后改用溶剂 B 线性梯度洗脱。第一个线性梯度是 $0\sim60\%$ 的溶剂 B，洗 40min，第二个线性梯度是 $60\%\sim100\%$ 的溶剂 B，在第 64min 后出现 A 峰，洗脱图如图 3 所示。经鉴定 A 峰产品就是 $[^{125}\text{I-Tyr}^{10}]$ monoiodoglucagon，第 54min 峰的产物就是天然的胰高血糖素。标记所用 Na^{125}I 丰度为 100%，$[^{125}\text{I-Tyr}^{10}]$ monoiodoglucagon 的放射性比活度为 2200Ci/mmol，它的生物学活性及受体结合活性都很好。

【说明】

1. Iodogen 碘化胰高血糖素用 HPLC 分离所得 $[^{125}\text{I-Tyr}^{10}]$ monoiodoglucagon 产率在 5% 左右，因此收率不算高，但产品质量好。

2. 在使用 Iodogen 方法以前，glucagon 碘化常用的氧化剂是氯胺-T、乳过氧化物酶等。用 glucagon：^{125}I：氯胺-T＝1：0.3：0.3 分子比时，反应 15s，制备 ^{125}I-glucagon 的收率为 18%，如果反应时间超过 15s，产品的生物活性将失掉 $80\%\sim90\%$；用 glucagon：^{125}I：H$_2$O$_2$＝1：2：2 制备 ^{125}I-glucagon 的收率为 48%。这些方法标记率都很高，但产品较为复杂。早期纯制碘化反应混合物用过纤维素柱层析法，认为可以除去受损伤的 glucagon，后又利用聚丙烯酰胺凝胶电泳分离纯化 ^{125}I-glucagon，认为此法能得到 $[^{125}\text{I}]$ monoiodoglucagon，有比较好的生物活性，但后来发现这种产物与受体结合动力学性能较差，事实上，它是非均一的和结合动力学指标不好的混合物。最后，Rojas 等人报告，利用 Iodogen 碘标法反相柱 HPLC 纯化而得到的 $[^{125}\text{I-Tyr}^{10}]$ monoiodoglucagon，产品是单一的，放射性比活度高，生物学活性和受体结合动力学等性质与天然 glucagon 一致。

肝细胞膜与 $[^{125}\text{I-Tyr}^{10}]$ monoiodoglucagon 结合分析

【材料与试剂】

1. 大白鼠。

2. 玻璃匀浆器。

3. 1mmol/L NaHCO$_3$。

4. 69%（w/w）蔗糖液。

5. 50% 的蔗糖液。

6. 42.3% 蔗糖液。

7. 40 000 转/分水平头离心机。

8. ［^{125}I-Tyr^{10}］ monoiodoglucagon （［^{125}I］ MIG）。

9. 胰高血糖素。

10. 硝酸-醋酸酯薄膜。

11. 反应缓冲液 I （20mmol/L pH 7.5 Tris-HCl，0.1%BSA，1.0mmol/L EDTA）。

12. 部分纯肝细胞质膜（0.2～0.8mg 膜蛋白/ml）。

【方法】

1. 肝细胞膜制备：150g 左右的大白鼠，断头放尽血，切取肝，切去结缔组织。10g 肝组织切碎加 25ml 1mmol/L NaHCO$_3$，4℃用宽松玻璃匀浆器匀浆，将匀浆液倒入 500ml 1mmol/L NaHCO$_3$液中，搅匀，匀浆先过两层纱布，再过 4 层纱布，滤液经 1500×g 离心 10min，小心吸去上清液，沉淀重复上述步骤，最后合并沉淀物，再在匀浆器中匀浆，使细胞破碎，匀浆液加入 34ml 69%（w/w）蔗糖液，加水至 60ml 均匀混合，不见条纹块状物，再调节蔗糖液浓度至 44%。每离心管加 20ml 匀浆液，用 42.3%蔗糖液封顶，90 000×g 水平离心头离心 120min，取 42.3%界面上的悬浮物，此悬浮物加 8ml 1mmol/L NaHCO$_3$，摇匀，90 000×g 离心 10min，弃上清，沉淀即为部分纯的肝细胞质膜。在 20ml 离心管中加 4.1ml 50%的蔗糖液铺垫，然后加 1%～24%（w/w）蔗糖梯度，在此梯度上加 2ml 部分纯质膜液，2000 转/分（500×g）水平头离心 60min，不用刹车，用 24 号针头吸去液面上的悬浮物，此悬浮物含大部分纯质膜，而线粒体和泡沫污染很少，分装后－70℃保存，测蛋白含量。

2. 肝细胞膜与 ［^{125}I-Tyr^{10}］ monoiodoglucagon （［^{125}I］ MIG）结合反应：在 0.1ml 反应缓冲液 I 中含 20～80μg 膜受体蛋白、［^{125}I］ MIG 约 10^5 cpm （1nmol/L）及不同浓度的未标记的胰高血糖素，32.5℃保温 20min，终止反应是加冷的 5ml 反应缓冲液 I，立即通过 0.45μm 硝酸-醋酸酯薄膜（事先用 10%BSA 饱和）滤过，用 15ml 反应缓冲液 I 分 3 次充分冲洗，整个抽滤过程 20s 内完成，γ 计数器测量放射性，非特异结合 （NSB） 管加 1μmol/L 未标记的胰高血糖素。NSB 计数占总结合约 2%，总结合率（B$_0$）约占总计数率（T 管）的 10%。

3. Scatchard 作图法分析，K_d约为 0.75nmol/L，B_{max}约为 2.1pmol/mg 蛋白。

【说明】

1. 结合反应温度的影响：结合率在 30℃比 0℃要高，1min 即达到平衡，一般采用 22℃或 32℃保温 20min。

2. 鸟苷酸是影响胰高血糖素与其受体结合的主要因素，加 GTP 使它们的结合率下降。在肝细胞膜上的胰高血糖素受体存在两种亲和性可转换的状态，GTP 能刺激结合的胰高血糖素解离，呈现为胰高血糖素受体亲和性下降。

3. 肝细胞膜用胰酶处理会降低胰高血糖素与其受体的结合，并使环化酶的活性降低。

4. 二价金属离子亦是调节受体的重要因素，如 Mg^{2+} 能降低受体结合，也是增加胰高血糖素激活环化酶的活化因子，但不影响受体亲和性，也不影响达到平衡的时间。

可溶性胰高血糖素受体与 ［^{125}I］ MIG 结合分析

【材料与试剂】

1. 麦芽凝集素。

2. 含 10mmol/L NaHCO$_3$、100mmol/L NaCl 的溶液。

3. Sepharose 6B-CL。

4. 甘氨酸。

5. GlcNAc：N-acetyglucosamine。

6. CHAPS：3-［（3-cholamidopropyl）dimethylammonio］-1-propane sulfate。

7. 反应缓冲液Ⅰ：25mmol/L pH 8.0 HEPES，0.5 mol/L NaCl，0.5mmol/L EDTA，1.0mmol/L MgCl$_2$。

8. 反应缓冲液Ⅱ：25mmol/L pH 8.0 HEPES，12%（w/v）蔗糖，1mmol/L EDTA，2mmol/L MgCl$_2$。

9. 反应缓冲液Ⅲ：25mmol/L pH 8.0 HEPES，8.0%（w/v）蔗糖，50mmol/L KCl，1mmol/L EDTA，2mmol/L MgCl$_2$，0.5%Lubrol-PX。

10. 纯制的肝细胞膜制剂。

【方法】

1. WGL-Sepharose 凝胶制备：100mg 的麦芽凝集素（wheat germ lectin，WGL）与 30ml Sepharose 6B-CL（CNBr 活化的 Sepharose 6B）在含 10mmol/L NaHCO$_3$、100mmol/L NaCl、200mmol/L GlcNAc 的溶液中 4℃ 反应过夜，反应后的凝胶用冷的含 10mmol/L NaHCO$_3$、100mmol/L NaCl 的溶液洗，凝胶用 1.5g 甘氨酸溶液（含 10mmol/L NaHCO$_3$、100mmol/L NaCl）4℃反应过夜，此凝胶再用含 10mmol/L NaHCO$_3$、100mmol/L NaCl 的溶液洗，以 1∶2 比例将凝胶悬浮在含 10mmol/L NaHCO$_3$、100mmol/L NaCl 的溶液中，4℃存放，4～6 周有效。

2. CHAPS 提取液制备：纯制的肝细胞膜制剂悬浮于 20mmol/L CHAPS 反应缓冲液Ⅰ中（膜蛋白浓度为 6～8mg/ml），0～4℃ 搅拌 30min，100 000×g 离心 60min。小心移走上清液，用 40% 的蔗糖液将上清液调至 16%（w/v）的蔗糖浓度，内含 25%～30%可溶性胰高血糖素受体，分装，保存于−70℃。

3. 可溶性胰高血糖素受体与［^{125}I］MIG 结合反应：60μl CHAPS（3mmol/L）提取液与 30μl［^{125}I］MIG（含 0.1%BSA、1nmol/L［^{125}I］MIG）在 210μl 反应缓冲液Ⅱ中冰浴反应 90～180min。反应结束后，每管加 300μl WGL-Sepharose 凝胶液（凝胶在使用前用 10 倍体积的反应缓冲液Ⅲ洗过，最后以 1∶4 的比例将凝胶悬浮在反应缓冲液Ⅲ中），在低温振荡 2h，反应结束后，加 5ml 冷的反应缓冲液Ⅲ终止反应，1500×g 离心 15min，吸去上清液，凝胶加 5ml 冷的反应缓冲液Ⅲ洗 1 次，测定凝胶放射性。不加 WGL-Sepharose 凝胶液的对照管计数占总结合计数的 0.08%～0.3%。

【说明】

1. 胰高血糖素受体是细胞表面的糖蛋白，植物凝集素能与其特异结合，制成 WGL-Sepharose 固相吸附剂吸附［^{125}I］MIG-受体复合物，通过低速离心将游离的［^{125}I］MIG 分离，所产生空白本底只占总结合的 0.08%～0.3%。

2. 有许多去垢剂用于细胞膜蛋白的溶解，实验证明：CHAPS 提取液中的胰高血糖素受体与细胞膜中受体有相同的特异性，能与［^{125}I］MIG 保持很高的结合活性，而且 insulin、ACTH、vasopressin 等对受体无影响。

3. 肝细胞胰高血糖素敏感的环化酶广泛用于研究信号转导过程环化酶的模型系统，纯化受体如今还没有可能性，因此需要可靠有效的可溶性受体的实验系统。其他可溶性受体常用方法，例如凝胶过滤沉淀法，对胰高血糖素受体实验都因为本底计数太高而无法应用。

Herberg 等人根据糖蛋白受体与植物凝集素特异结合的性质制成的固相吸附剂是个简单易行的方法。

（贺师鹏）

参 考 文 献

1. Robell M，Krans HMJ，Pohl SL，et al. The glucagons-sensitive adenyl cyclase system in plasma membranes. J Biol Chem，1971，246：1861-1871.
2. Birnbaumer L，Pohl SL. Relation of glucagons-specific binding site to glucagons-dependent stimulation of adenyl cyclase activity in plasma membranes of rate liver. J Bio Chem，1973，248：2056-2065.
3. Rojas FJ，Swartz TL，Iyengar R，et al. Monoiodoglucagon：synthesis，purification by high pressure liquid chromatography and characteristics as a receptor probe. Endocrinol，1983，113：711-719.
4. Herberg JT，Codina J，Rich KA，et al. The hepatic glucagon receptor. J Biol Chem，1984，259：9285-9294.
5. Francisco JR，Birnbaumer L. Assay for glucagon receptor. In：Birnbaumer L，O'Malley BW，eds. Methods in enzymology. 109：3～20. San Diego：Academic press，INC，1985.
6. Richard TP，Iyengar R. Glucagon receptor：structure and function. In：Kalimi MY，Hubbard JR，eds. Peptide hormone receptors. Berlin：Walter de Gruyter，1987.

促性腺激素释放激素受体的放射配基结合分析
（Gonadotropin Releasing Hormone Receptor-RBA）

促性腺激素释放激素（gonadotropin releasing hormone，GnRH）是一种由 10 个氨基酸残基组成的十肽，相对分子量为 1181，编码人 GnRH 的基因位于 8 号染色体，为单拷贝基因，长约 4.5 kb，包括 4 个外显子和 3 个内含子。哺乳类动物 GnRH 的氨基酸排列顺序为：pGlu-His-Trp-Ser-Tyr-Gly-Leu-Arg-Pro-Gly-NH$_2$，其中 His^2 是 GnRH 发挥生物效应所必需的氨基酸，用苯丙氨酸或色氨酸替代后其生物激活下降 60%～98%，而 Gly^6-Leu^7 是形成与 GnRH 受体高亲和力结合的关键部位。内源性 GnRH 主要由下丘脑神经内分泌细胞合成释放，经垂体门脉系统作用于腺垂体，控制黄体生成素（LH）和促卵泡激素（FSH）合成与分泌，并受内源性儿茶酚胺、多巴胺、神经肽 Y、应激及代谢等的调控。此外，松果体、海马、扣带皮质（cingulate cortex）、嗅球、胎盘、卵巢、消化道及某些肿瘤组织也能合成分泌 GnRH，并通过旁分泌、自分泌或神经分泌机制实现其不同的生物效应。将第 6 位左旋甘氨酸残基代之以某种右旋的氨基酸残基，除去第 10 位甘氨酰胺并代之以乙基酰胺后形成的九肽 GnRH 衍生物（GnRH-A），可增加对垂体促性腺细胞表面 GnRH 受体的亲和力，增强对酶降解的抵抗力，使半衰期从原来的 2～4min 延长至数小时，其效力比天然 GnRH 强 10～200 倍。

人促性腺激素释放激素受体（gonadotropin releasing hormone receptor，GnRH-R）是由 328 个氨基酸残基组成的单跨膜糖蛋白，有 7 个跨膜结构域，属 G 蛋白偶联受体家族成员，也是目前已知唯一缺乏细胞内 C 末端结构域的 G 蛋白偶联受体。人 GnRH-R 基因位于染色体 4q13.2～13.3 上，含有 3 个外显子和 2 个内含子。GnRH-R 的分子量为 60 000，含有 3 个 N-糖基化位点，第 90、98、291 位酸性氨基酸残基可能是与 GnRH 结合后产生生物效应的位点。GnRH-R 除分布于下丘脑-垂体-性腺轴外，在胎盘、乳腺、胃肠道、胰腺等多种正常组织及外周血单核细胞也有表达，GnRH-R 还表达于乳腺癌、垂体促性腺细胞瘤、肝癌、肺癌、肾腺癌、结肠癌等肿瘤组织。GnRH-R 表达受 GnRH、性激素、激活素（activin）及抑制素（inhibin）等神经内分泌激素的调控。GnRH-R 与 GnRH 结合后发生微聚集作用而受到激活，激活的受体使与 G 蛋白偶联的磷脂酰二磷酸肌醇（PIP2）水解，生成三磷酸肌醇（IP_3）及二酰甘油（DG），导致细胞内储备的钙动员和 PKC 活化，诱发促性腺激素的分泌、合成及其他生物效应。

^{125}I-GnRH 的制备

一、氯胺-T 法

【材料与试剂】

1. ［His^5，$D\text{-}Tyr^6$］GnRH：0.5 mol/L 磷酸缓冲液（pH 7.4）溶解。

2. 氯胺-T：0.5 mol/L PB（pH 7.4）用前现配制（3mg/ml）。

3. $Na^{125}I$ 溶液。

4. 偏重亚硫酸钠：0.5 mol/L PB（pH 7.4）用前现配制（1.2mg/ml）。

5. C_{18}反相 HPLC。

【方法】

1.5ml EP 管中依次加入 $20\mu l$（$5\mu g$）［His^5，$D\text{-}Tyr^6$］GnRH、$10\mu l$（1mCi）$Na^{125}I$ 和 $10\mu l$（$30\mu g$）氯胺-T，室温下混匀反应 20s，加入 $50\mu l$（$60\mu g$）偏重亚硫酸钠终止反应；反应混合物经反相 HPLC 梯度洗脱分离纯化，洗脱液梯度为 0～80％乙腈/0.01 mol/L 醋酸铵（pH 4.6），时间为 30min，流速为 1.5ml/min，自动分部收集每管 0.5ml，每管取 $5\mu l$ 测定放射性计数，根据时间-放射性淋洗曲线，收集合并标记多肽峰，^{125}I-［His^5，$D\text{-}Tyr^6$］GnRH 的保留时间为 22～27min，－20℃保存，比活度为 1000～1500 Ci/mmol。

二、乳过氧化物酶法

【材料与试剂】

1. ［$D\text{-}Tyr^0$］Antide：［$D\text{-}Tyr^0$，$N\text{-}Ac\text{-}D\text{-}Nal$（2）^{1}，$pCl\text{-}D\text{-}Phe^2$，$D\text{-}Pal$（3）^{3}，$Lys$（Nic）^{5}，$D\text{-}Lys$（Nic）^{6}，$Lys$（iPR）^{8}，$D\text{-}Ala^{10}$］GnRH，0.01 mol/L 磷酸缓冲液（pH 7.4）溶解。

2. 乳过氧化物酶：0.01 mol/L 磷酸缓冲液（pH 7.4）配制。

3. 过氧化氢：用前双蒸水现配制。

4. $Na^{125}I$ 溶液。

5. Sephadex G-25 柱（1×40cm）：用前洗脱液平衡。

【方法】

1.5ml EP 管中加入 $20\mu l$ 0.5mol/L PB（pH 7.4）、$5\mu l$（$2.5\mu g$）［$D\text{-}Tyr^0$］Antide、$5\mu l$（1mCi）^{125}I、$5\mu l$（$5\mu g$）LPO、$10\mu l$（150ng）过氧化氢水溶液，室温混匀反应 1min，加入 $100\mu l$ 0.01mol/L 磷酸缓冲液（pH 7.4）（含 0.15mol/L NaCl、16％蔗糖和 0.1％ NaN_3）终止反应，最后加入 $50\mu l$ 10％ BSA 充分混匀。反应混合物经 Sephadex G-25 柱层析分离纯化，洗脱液为 0.1mol/L 醋酸含 0.1％ BSA，自动分部收集每管 0.5ml，时间-放射性淋洗曲

线可见 3 个峰，按时间顺序分别为未结合 [125]I（峰 I）、[125]I-［D-Tyr[0]］Antide（峰 II）、标记聚合物（峰 III），收集并分别合并峰 II 淋洗液（其中不含非标记［D-Tyr[0]］Antide），适当分装，−20℃保存。

大鼠垂体细胞膜 GnRH 受体结合分析

【材料与试剂】

1. 成年雄性 SD 大鼠。

2. 结合缓冲液：25mmol/L Tris-HCl，10mmol/L MgCl$_2$，0.1% BSA，pH 7.4。

3. [125]I-［D-Tyr[0]］Antide（比活度 1200 Ci/mmol）。

4. 非标记［D-Tyr[0]］Antide、天然 GnRH。

【方法】

1. 大鼠垂体前叶细胞膜制备：SD 大鼠断头处死，分离出垂体，液氮冷冻保存，实验时取一定数量的垂体 4℃融解，每个垂体加 1ml 结合缓冲液，Dounce 匀浆器于冰浴中匀浆 5 次，匀浆液经两层棉纱布过滤，滤液 4℃、400×g 离心 5min，收集上清液，沉淀加 10 倍体积冰冷结合缓冲液，Dounce 匀浆器置冰浴中匀浆 8 次，4℃、700×g 离心 10min；收集合并两次离心上清液，4℃、4000×g 离心 20min，吸弃上清液，膜沉淀用结合缓冲液充分悬浮，并调整至每 0.1ml 含 1/10 个垂体膜，分装，−20℃保存。

2. 受体结合动力学分析：12×75mm 聚丙烯试管中加入 100μl 膜制剂、200μl（10[6] cpm）[125]I-［D-Tyr[0]］Antide、200μl 不含（TB）或含 1 μg 非标记［D-Tyr[0]］Antide（NSB）的结合缓冲液，4℃分别孵育 0.5、1、2、4、8、12 与 24 h，其余 TB 管在 24 h 加入 50μl 含 1μg 非标记［D-Tyr[0]］Antide 的结合缓冲液，4℃分别继续孵育 0.5、1、3、6、12、24、48、72 与 96 h，各时相点孵育结束后，立即加入 3ml 冰冷结合缓冲液，4℃、4000×g 离心 30min，吸弃上清液，测定沉淀结合放射性。结果见图 1。

3. 竞争结合实验：12×75mm 聚丙烯试管中加入 100μl 膜制剂、200μl（5×10[5] cpm）[125]I-［D-Tyr[0]］Antide、200μl（10[-11]～10[-8] mol/L）非标记［D-Tyr[0]］Antide 或（10[-9]～10[-6] mol/L）天然 GnRH，4℃孵育 12 h，孵育结束后立即加入 3ml 冰冷结合缓冲液，4℃、4000×g 离心 30min，吸弃上清液，测定沉淀结合放射性，NSB 管中加入 1 μg 非标记［D-Tyr[0]］Antide。结果见图 2。

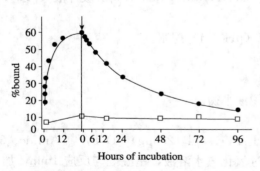 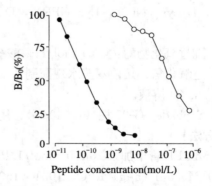

图 1　4℃、[125]I-［D-Tyr[0]］Antide 与大鼠垂体细胞膜的结合解离曲线

●为总结合，□为非特异结合

图 2　［D-Tyr[0]］Antide（●）、天然 GnRH（○）与 [125]I-［D-Tyr[0]］Antide 竞争大鼠垂体细胞膜的结合曲线

大鼠垂体细胞 GnRH 受体结合分析

【材料与试剂】

1. BW 成年雌性大鼠（200～250 g）。
2. 细胞培养液：M 199 含 10％马血清、100 U/ml 青霉素、100 μg/ml 链霉素。
3. 结合缓冲液：M 199、0.1％ BSA、25mmol/L HEPES、0.5mmol/L 杆菌肽。
4. ^{125}I-GnRH-A（比活度 1200 Ci/mmol）。
5. 非标记 GnRH-A、天然 GnRH。
6. GF/C 玻璃纤维滤膜：用前 1％ BSA 浸泡过夜。

【方法】

1. 大鼠垂体细胞的制备：处死 50～100 只 BW 大鼠并分离其垂体前叶，用组织绞碎器将其绞碎，转入含有 0.1％ BSA MEM 的无菌梭形瓶中，移弃溶液，更换为 20ml 新鲜配制的 MEM 介质（含 0.1％胶原酶、0.1％透明质酸酶和 2 μg/ml 脱氧核糖核酸酶）；37℃温育 30min 后，溶液经尼龙筛过滤除去组织碎片，滤液室温下 100×g 离心 10min，将沉淀的细胞用细胞培养液悬浮；在 16mm 多孔组织培养皿中，每孔植入 10^6 个细胞/2ml 悬液，37℃培养 2 天；每孔用 2ml M199 液洗涤 2 次，然后用橡胶淀帚刮下，转入 12×75mm 玻璃管内，加入结合缓冲液充分悬浮，调整细胞浓度为 $2×10^7$/ml。

2. 饱和结合实验：12×75mm 玻璃管中依次加入 100μl（$2×10^6$）细胞、100μl 不同浓度的 ^{125}I-GnRH-A、100μl 不含（TB）或含（NSB）0.2 μmol/L 非标记 GnRH-A 的结合缓冲液，总反应体积为 300μl，22℃温育 80min，加入 4ml 冰冷 PBS（pH 7.4）稀释终止反应，立即经 GF/C 玻璃纤维滤膜真空抽滤，并用 4ml 冰冷 PBS 冲洗 3 次，测定滤膜结合放射性。结合数据经 Scatchard 作图，K_a 为 $2.5×10^9$ (mol/L)$^{-1}$，GnRH-A 的 B_{max} 为 6 fmol/10^7细胞。

3. 竞争结合实验：12×75mm 玻璃管中依次加入 100μl（$2×10^6$）细胞、100μl（50 000 cpm）^{125}I-GnRH-A、100μl（10^{-11}～10^{-8}mol/L）非标记 GnRH-A 或（10^{-9}～10^{-6}mol/L）天然 GnRH，4℃孵育 3 h，孵育结束后加入 4ml 冰冷 PBS（pH 7.4）终止反应，其余操作同［方法］2，NSB 管中加入 100μl（0.2 μmol/L）非标记 GnRH-A 结合缓冲液。

转染的 COS-1 细胞膜 GnRH 受体结合分析

【材料与试剂】

1. COS-1 细胞。
2. 人 GnRH 受体 cDNA。
3. 结合缓冲液：10mmol/L HEPES（pH 7.4），1mmol/L EDTA 和 0.1％ BSA。
4. GF/C 滤膜：用前经 1％聚氮丙啶浸泡过夜。
5. ^{125}I-[His^5, D-Tyr^6] GnRH：结合缓冲液稀释。
6. 非标记 [Ac-D-4-Cl-Phe^{1,2}, D-Trp^3, D-Lys^6, D-Ala^{10}NH$_2$] GnRH（拮抗剂 26）。

【方法】

1. 细胞膜制备：COS-1 细胞用含 10％ FBS 的 DMEM 常规培养维护，hGnRH 受体 cD-NA 转染 COS-1 细胞的方法见参考文献（5）。用结合缓冲液将转染 hGnRH-R cDNA 的 COS-1 细胞从培养皿中分离，转入置于冰浴中的 Dounce 匀浆器内匀浆 8 次，匀浆液经两层棉

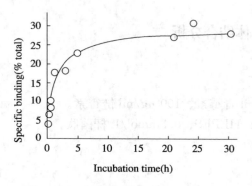

图 3 4℃ 条件下 ^{125}I-［His^5，D-Tyr^6］GnRH 与转染 hGnRH-R 的 COS-1 细胞膜制剂的时间结合曲线（最大结合平衡时间选择 20 h）

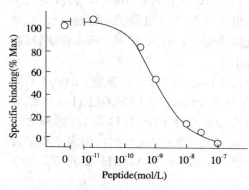

图 4 ［His^5，D-Tyr^6］GnRH 竞争 ^{125}I-［His^5，D-Tyr^6］GnRH 与转染 hGnRH-R 的 COS-1 细胞膜的结合曲线

纱布过滤，滤液 4℃、10 000×g 离心 40min，移弃上清液，粗膜沉淀用适量冰冷结合缓冲液充分悬浮，分装，−20℃保存。

2. 受体结合动力学实验：12×75mm 聚丙烯试管中加入 250μl 结合缓冲液、100μl（5fmol）hGnRH 受体膜制剂、50μl（22fmol）^{125}I-［His^5，D-Tyr^6］GnRH、100μl 不含（TB）或含（NSB）1 μmol/L 非标记拮抗剂 26 的结合缓冲液，终反应体积为 500μl，4℃分别孵育不同时间，各时相点孵育结束后，加入 3ml 冰冷 0.01％聚氮丙啶溶液终止反应，经 GF/C 滤膜真空抽滤，并用相同溶液洗涤滤膜 3 次，测定滤膜结合放射性，结果见图 3。

3. 竞争结合实验：13×78mm 聚丙烯试管中加入 250μl 结合缓冲液、100μl（5 fmol）hGnRH 受体膜制剂、50μl（22 fmol）^{125}I-［His^5，D-Tyr^6］GnRH、100μl 含不同浓度的非标记［His^5，D-Tyr^6］GnRH（TB），NSB 管中加入 100μl（1 μmol/L）非标记拮抗剂，终反应体积 500μl，4℃孵育过夜，其余操作同［方法］2。结果见图 4，配基数据的分析程序计算显示，［His^5，D-Tyr^6］GnRH 的 K_d 值为 0.40±0.09 nmol/L。饱和结合分析数据的 Scatchard 作图显示，^{125}I-［His^5，D-Tyr^6］GnRH 的 K_d 值为 0.19 nmol/L。

说　明

1. GnRH 受体定量研究常用 GnRH 激动剂作为配基，目前认为 GnRH 的 Tyr^5 残基参与维持多肽的活性构象。虽然大部分取代 Tyr^5 的 GnRH 类似物的生物活性可降低 49％～95％，但碘化标记配基结合大鼠垂体膜受体的亲和力与相应非修饰多肽一致。然而，这类标记配基难以区分亲和力差异在 2 倍以内的 GnRH 受体，而亲和力的细微差别对非饱和竞争结合分析条件下示踪剂的结合有明显的影响。资料显示：用 His 代替 GnRH 分子中的 Tyr^5 并不影响其与哺乳类动物 GnRH 受体的亲和力，能将修饰 Tyr^5 所产生的潜在不利影响降至最低；用天然或人工氨基酸的右旋（D 型）异构体替代 GnRH 6 位上的 Gly 残基，能增加对 GnRH 受体的亲和力，其中［Tyr^6］GnRH 类似物的生物活性有一定增强。研究表明，^{125}I-［His^5，D-Tyr^6］GnRH 对人 GnRH 受体的亲和力高于常规的放射性配基 ^{125}I-［D-Ala^6，N-Me-Leu^7，Pro^{9}NHEt］GnRH。

2. Limonta 等人应用氯胺-T 法标记 D-Ser（tBu）^{6}-GnRH-EA，标记混合物通过 Sep-Pak C$_{18}$柱初步分离［洗脱液为 75％CH$_3$CN-25％HOAc（0.5 mol/L）］，所得碘化多肽进一步经 C$_{18}$HPLC 纯化，流动相为 30％ CH$_3$CN-70％三乙胺甲酸（triethylammoniumformate）（pH 3.0），流速 1ml/min，所得产物 ^{125}I-D-Ser（tBu）^{6}-GnRH-EA 的比活度可达 1500～2000

Ci/mmol，并保留了良好的受体结合活性。

（李前伟）

参 考 文 献

1. Millar RP，Lu ZL，Pawson AJ，et al. Gonadotropin-releasing hormone receptors. Endocrine Reviews，2004，25：235 - 275.

2. Sun YM，Dunn IC，Baines E，et al. Distribution and regulation by oestrogen of fully processed and variant transcripts of gonadotropin releasing hormone I and gonadotropin releasing hormone receptor mRNAs in the male chicken. Journal of Neuroendocrinology，2008，13：37 - 49.

3. Flanagan CA，Fromme BJ，Davidson JS，et al. A high affinity gonadotropin-releasing hormone （GnRH） tracer，radioiodinated at position 6，facilitates analysis of mutant GnRH receptors. Endocrinology，1998，139：4115 - 4119.

4. Li SL，Vuagnat B，Gruaz V，et al. Binding kinetics of the long-acting vonadotropin-releasing hormone （GnRH） antagonist antide to rat pituitary GnRH receptors. Endocrinology，1994，134：45 - 52.

5. Naor Z，Clayton RN，Catt KJ. Characterization of gonadotropin-releasing hormone receptors in cultured rat pituitary cells. Endocrinology，1980，107：1144 - 1152.

6. Millar RP，Davidson J，Flanagan CA，et al. Ligand binding and second-messenger assays for cloned G_q/G_{11}-coupled neuropeptide receptors; the GnRH receptor. In：Sealfon SC，eds. Methods in neurosciences，receptor molecular biology. San Diego：Academic Press，INC，1995：145 - 162.

7. Limonta P，Ladizhenskaya A，Gunsalus GL，et al. Regulation of pituitary gonadotropin-releasing hormone receptors by androgens in the male rabbit. Endocrinology，1986，118：340 - 347.

粒细胞集落刺激因子受体的放射配基结合分析
（Granulocyte Colony-Stimulating Factor Receptor-RBA）

人粒细胞集落刺激因子（G-CSF）是一种由 174 个氨基酸残基组成的糖蛋白，分子量为 17 900～21 800，O - 糖基化位点位于 Thr^{133}，在 E. coli 中表达的无糖基 G-CSF 与天然 G-CSF的功能无明显差别，表明糖链对 G-CSF 的生物学活性无贡献，G-CSF 的主要功能区集中在第 30 个氨基酸之后。G-CSF 主要由单核细胞、血管内皮细胞、成纤维细胞、骨髓间质细胞等多种细胞产生，正常人血清中含量＜30 ng/ml。G-CSF 主要作用于中性粒细胞系祖细胞，促进其增殖、分化为成熟的中性粒细胞，刺激骨髓储存库中成熟粒细胞快速释放进入血液循环，增强粒细胞的趋化及吞噬功能。重组人粒细胞集落刺激因子（rhG-CSF）的结构和组分均与人体内源性 G-CSF 相同，具有和天然 G-CSF 相似的物理和生物学特性。人 G-CSF基因位于 17q21～22，全长 2.5 kb，有 4 个内含子和 5 个外显子，其基因结构与 GM-CSF、M-CSF 没有明显同源性。

人粒细胞集落刺激因子受体（granulocyte colony-stimulating factor receptor，G-CSFR）是由 813 个氨基酸残基组成的单链跨膜蛋白，分子量约为 130 000～150 000，与小鼠 G-CSFR氨基酸组成有 62.5% 的同源性，而与 GM-CSF 受体的同源性则相对较低。G-CSFR 属于细胞因子受体超家族成员之一，胞外区由 602 个氨基酸残基组成，其 N 端的 Ig 样结构，以及含有 4 个保守半胱氨酸残基和一个 WSXWS 序列的 CRH 区是 G-CSF 与 G-CSFR 结合所必需的区域。跨膜区由 28 个氨基酸残基构成。胞浆内部分由 183 个氨基酸残基组成，近膜区的 box1、box2 结构与细胞增殖及生存信号的转导密切相关，而 C 末端的 99 个氨基酸则是细胞成熟信号所必需的区域。胞内部分缺乏酪氨酸激酶（PTK）的特征序列，故不具备 PTK 的活性。G-CSFR 在髓祖细胞、髓性白血病细胞、成熟中性粒细胞、血小板、单核细胞、某些 T（B）淋巴细胞、血管内皮细胞、肺癌细胞等细胞均有不同程度的表达，粒细胞 G-CSFR 的数量随着细胞的发育而增加，正常成熟粒细胞结合位点数目约为 $1000\sim2000$ 个/细胞，而幼稚粒细胞表面结合位点数则仅有正常粒细胞的 1%。当 G-CSF 与 G-CSFR 结合时，引发受体形成同源二聚体复合物，后者以更高的亲和力与 G-CSF 结合，通过 JAK2/STAT5、Ras/MAPK 等信号转导途径发挥其生物效应。

^{125}I-G-CSF 的制备

【材料与试剂】

1. ［Tyr^1，Tyr^3］rhG-CSF、rhG-CSF、G-CSF。

2. Enzymobead 试剂：使用前 $500\mu l$ 蒸馏水浸泡 30min。

3. 氯胺-T。

4. 洗脱缓冲液 I：10mmol/L 醋酸钠缓冲液（pH 4.0），0.2% BSA。

5. 洗脱缓冲液 II：磷酸钠（0.02 mol/L，pH 7.3）缓冲的生理盐水（0.15 mol/L），0.02% Tween 20。

6. 洗脱缓冲液 III：10mmol/L 磷酸钠缓冲液，用 0.02% Tween 20 的枸橼酸调节至 pH 2.6。

7. 洗脱缓冲液 IV：20mmol/L Tris-HCl，0.1mg/ml BSA，pH 6.8。

8. 洗脱缓冲液 V：20mmol/L Tris-HCl，0.5mmol/L NaCl，0.02% NaN$_3$，0.1mg/ml BSA，pH 8.0。

9. 2% D-葡萄糖，0.5% NaN$_3$，偏重亚硫酸钠。

10. 无载体 Na^{125}I 溶液。

11. 硅酮脂膏。

12. Whatman 3mm 滤纸：将半径 0.2 cm 的滤纸用 1mol/L NaCl 饱和并干燥。

13. PD-10 柱，Sephadex G-25 柱（1×15 cm），CM-Sepharose CL-6B 柱（300μl），Sephracryl S-200 柱。

14. 5.0ml 聚丙烯离心管（从底部 200μl 容积处截断），2 cm×2 cm 玻片。

【方法】

1. 固相乳过氧化物酶/葡萄糖氧化酶法：1.5ml EP 管中依次加入 $4\mu l$（2 μg）［Tyr^1，Tyr^3］rhG-CSF、$5\mu l$（0.5 mCi）Na^{125}I、$5\mu l$ 46mmol/L NaI、$2\mu l$ 2% D-葡萄糖、$10\mu l$ 200mmol/L 磷酸钠缓冲液（pH 7.0）及 2 μg Enzymobead 试剂，置冰浴中混匀反应 1 h，加入 $25\mu l$ 5mg/ml NaN$_3$ 终止反应，将反应混合物注入经洗脱缓冲液 I 平衡的 PD-10 柱，并用相同缓冲液洗脱，分离结合与游离 ^{125}I，自动分部收集每管 $500\mu l$，每管取 $5\mu l$ 测定放射性计数，将淋洗曲线的第一个（^{125}I-［Tyr^1，Tyr^3］rhG-CSF）峰洗脱液合并，4℃储存。

2. "两相"系统法：两相反应系统装置（图 1）：体积约 200μl 的圆底塑料管，塑料管上盖一张玻璃片，玻璃片里层贴一直径为 0.4 cm 的 Whatman 3mm 滤纸，滤纸事先用 1mmol/L NaCl 饱和并干燥。在容量为 200μl 的聚丙烯管底部依次加入 128μl 磷酸缓冲液

（pH 7.5，含 1μg C-GSF）、12μl 0.125mmol/L KI、10μl（1mCi）Na^{125}I，终反应体积 150μl，混匀，将预处理的 Whatman 滤纸用 10μl 新鲜配制的氯胺-T 水溶液（16mg/ml）浸渍，并立即铺贴于玻片上，将玻片的滤纸面向下盖于反应管上，用硅酮脂膏密封试管与玻片接触面，滤纸每隔 10min 更换，共 3 次，温育结束后加入 5μl（10mg/ml）新鲜配制的偏重亚硫酸钠水溶液终止反应，整

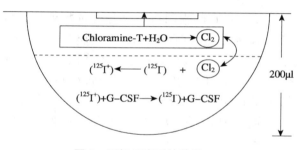

图 1　两相反应系统装置

个过程在室温下进行。反应混合物经洗脱缓冲液 II 平衡的 Sephadex G-25 柱层析分离，自动分部收集（每管 300μl），每管取 5μl 测定放射性，合并第一个放射峰（^{125}I-G-CSF）的洗脱液，适当分装，4℃保存。实验前标记物用洗脱缓冲液 III 以 1:15 稀释，并用经洗脱缓冲液 III 平衡的 CM-sepharose CL-6B 柱层析再纯化，首先用磷酸（10mmol/L）/枸橼酸缓冲液（pH 2.6）洗脱残留游离 ^{125}I、游离碘化酪氨酸及可能被碘化的 Tween 20，然后用含 0.02% Tween 20 的 PBS 洗 ^{125}I-G-CSF，供实验用。自身置换法测定 ^{125}I-G-CSF 的比活度为 3500～6570 Ci/mmol。

3. 氯胺-T 法：1.5ml EP 管中加入 35μl 反应混合物，含 0.5 μg rhG-CSF、10%二甲亚砜、0.02%聚乙二醇、1 mCi Na^{125}I、6 nmol/L 氯胺-T、0.25 mol/L pH 6.8 磷酸钠缓冲液，冰水浴中轻微振荡反应 5min，然后加入 6μl 1.1 nmol/L 半胱氨酸和 10μl 0.2 mol/L KI，冰水浴中继续温育 10min，反应混合物移入经 1ml 1% BSA 预处理的 PD-10 柱，用 25ml 洗脱缓冲液 IV 淋洗分离结合与游离 ^{125}I，自动分部收集每管 500μl，根据淋洗曲线合并第一个放射峰洗脱液，得到粗品 ^{125}I-rhG-CSF，再用经洗脱缓冲液 V 平衡的 Sephracryl S-200 柱层析对粗品进行纯化，自动分部收集每管 500μl，收集洗脱曲线第一个放射峰（^{125}I-rhG-CSF）洗脱液，低温保存待用。SDS-PAGE 鉴定标记物纯度，自身置换法测定 ^{125}I-rhG-CSF 的比活度为 2850～6720 Ci/mmol。

中性粒细胞 G-CSF 受体结合分析

【材料与试剂】

1. 肝素抗凝的正常人外周静脉血。

2. 粒细胞分离液：将 40%聚蔗糖液或粉状 Ficoll-400 以无菌双蒸水配制成 9%聚蔗糖液（A 液，浮力密度为 1.028）；将 60%复方泛影葡胺注射液以双蒸水配制成 34%溶液（B 液，浮力密度为 1.198）；A 液与 B 液按 50:25.4 的比例混合即得粒细胞分离液（浮力密度为 1.085）。

3. 淋巴细胞分离液：浮力密度 1.077。

4. Wright's 染色液。

5. 锥虫蓝染色液。

6. 结合缓冲液：Hank's 平衡盐溶液，含 20mmol/L pH 7.4 HEPES、10% FCS。

7. ^{125}I-［Tyr^1，Tyr^3］rhG-CSF。

8. 非标记 rhG-GSF。

【方法】

1. 中性粒细胞制备：取肝素抗凝外周静脉血，于室温下静置 1 h 或 2000 转/分离心 15min，吸取富含白细胞的"白膜层"，以等量 0.15 mol/L pH 7.4 PBS 稀释，移入粒细胞分离液上［分离液与分离样本的体积比可为 1：（1～4）］，2000 转/分离心 20min，取位于分离液界面上的白色层带，以吸管小心移入另一试管，以 PBS 稀释至分离前的体积，细胞悬液加于淋巴细胞分离液上，2000 转/分离心 20min，细胞沉淀用结合缓冲液洗涤 2 次，并悬浮至实验所需细胞浓度。Wright's 染色测中性粒细胞纯度＞98%，锥虫蓝染色细胞活力＞98%。

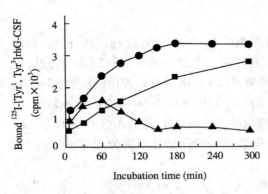

图 2　温度和时间对 ^{125}I-［Tyr^1，Tyr^3］rhG-CSF 与小鼠特异结合的影响［4℃（■）、15℃（●）、37℃（▲）］

2. 温度和时间对受体-配基特异结合的影响：200μl 反应体积中含 $1×10^6$ 个小鼠骨髓细胞与 $5×10^4$ cpm ^{125}I- ［Tyr^1，Tyr^3］rhG-CSF，分别于 4℃、15℃、37℃ 条件下温育 10、30、60、90、120、150、180、240 和 300min，温育结束后将反应管置于冰水浴中，取 80μl 反应混合物转入盛有 350μl 10% FSC 的锥形管液面，4℃、1500×g 离心 5min，吸弃上清液，在沉淀上方将离心管截断，γ 计数器测定沉淀部分放射性，NSB 管中加入 500 倍非标记 rhG-CSF。最佳结合温育条件为 15℃、3 h（图 2）。

3. 饱和结合反应：试管中加入粒细胞悬浮液 20μl（$1×10^6$ 个细胞）、终浓度递增的 ^{125}I- ［Tyr^1，Tyr^3］rhG-CSF（5～450 pmol/L），终反应体积用结合缓冲液补足至 200μl，15℃ 温育 3 h，其余操作同［方法］2，^{125}I- ［Tyr^1，Tyr^3］rhG-CSF 与正常人粒细胞结合数据的 Scatchard 作图分析显示为单位点受体，$K_d =$ 100～200 pmol/L，$B_{max} =$ 1500～3000 个结合位点/细胞。

白血病细胞 G-CSF 受体结合分析

【材料与试剂】

1. 急性粒细胞性白血病（AML，M2 亚型）患者外周静脉血。

2. 溶血剂：0.826% NH_4Cl、0.1% $KHCO_3$、0.0037% EDTA·2 Na。

3. PBS 缓冲液：0.8% NaCl、0.29% $Na_2HPO_4 \cdot 12H_2O$、0.02% KCl、0.02% KH_2PO_4，pH 7.4。

4. PFN 缓冲液：PBS 含 2% FCS 和 0.1% NaN_3，pH 7.4。

5. 淋巴细胞分离液：浮力密度 1.077。

6. 结合缓冲液：Hank's 液，10% FCS（v/v），20mmol/L pH 7.4 HEPES。

7. ^{125}I- ［Tyr^1，Tyr^3］rhG-CSF。

8. 非标记 rhG-CSF。

【方法】

1. 细胞制备：取肝素抗凝的 AML（M2 亚型）患者外周静脉血，加入溶血剂，37℃ 直立静置 20min，吸弃上清液，细胞沉淀用含 2% FCS 的 PBS 洗涤 2 次，悬浮于 PFN 缓冲液中，细胞悬液仔细移入淋巴细胞分离液上，1500 转/分离心 30min，收集界面富含白血病细胞的"白膜层"，用 PFN 缓冲液适当稀释，800×g 离心 5min，细胞沉淀用 α-MEM 液洗涤 2 次，并悬浮于含 10％二甲亚砜和 50％ FCS 的 α-MEM 中，液氮冷冻保存。液氮保存的细胞快速融解，800×g 离心 5min，细胞沉淀用结合缓冲液洗涤 3 次并悬浮至实验所需细胞浓度。瑞氏染色白血病细胞纯度＞95％，锥虫蓝染色活细胞数＞95％。

2. 受体结合分析：反应管中加入 2.5×10^6 个细胞、5.9～190 pmol/L ^{125}I-［Tyr^1，Tyr^3］rhG-CSF，终反应体积用结合缓冲液补足至 200μl，15℃温育 3 h，温育结束后，将反应混合物全量移入含 350μl FCS 的 0.5ml 锥形离心管液面，1500×g 离心 1min，吸弃上清液，在沉淀上方截断离心管，利用 γ 计数仪测定沉淀放射性，NSB 管中加入 500 倍非标记 rhG-CSF。结合实验数据经 Scatchard 作图分析显示为单一结合位点，K_d＝85 pmol/L，B_{max}＝350 个结合位点/细胞。

淋巴瘤细胞 G-CSF 受体结合分析

【材料与试剂】

1. 人非霍奇金淋巴瘤细胞株（HCF-MLpN B）。
2. 细胞培养液：RPMI 1640，10％ FCS。
3. 结合缓冲液：Hank's 液，10％ FCS（v/v），20mmol/L pH 7.4 HEPES。
4. ^{125}I-［Tyr^1，Tyr^3］rhG-CSF。
5. rhG-CSF。

【方法】

1. 细胞培养：HCF-MLpN B 细胞于 37℃、5％CO$_2$ 及饱和湿度条件下培养，当细胞生长覆盖培养瓶底面积达 80％时，利用橡胶淀帚将其刮下，800×g 离心 5min，细胞沉淀用结合缓冲液洗涤 2 次，并悬浮至实验所需细胞浓度。

2. 受体结合反应：反应管中加入 5×10^6 个 HCF-MLpN B 细胞、50～2500 pmol/L ^{125}I-［Tyr^1，Tyr^3］rhG-CSF，终反应体积用结合缓冲液补足至 200μl，15℃温育 3 h，温育结束后，取 90μl 反应混合物转入含 300μl 10％ FCS 的 0.5ml 锥形离心管液面，4000 转/分离心 2min，吸弃上清液，在沉淀上方截断离心管，放入 γ 测量管中测定其放射性，NSB 管中加入 1000 倍非标记 rhG-CSF。结合数据应用 Scatchard 作图分析，显示为单一结合位点，K_d＝153～182 pmol/L，B_{max}＝1044～1116 个结合位点/细胞。

小细胞肺癌 G-CSF 受体结合分析

【材料与试剂】

1. 小细胞肺癌细胞株 H 128。
2. 细胞培养液：IMDM，10％ FCS（v/v），1％ 谷氨酰胺，100U/ml 青霉素，100μg/ml链霉素。
3. 结合缓冲液：IMDM，25mmol/L HEPES，4mg/ml BSA，pH 7.4。
4. ^{125}I-G-CSF。
5. rhG-CSF。

【方法】

1. 细胞培养：H 128 细胞于 37℃、5％CO$_2$ 及饱和湿度条件下培养，当细胞长至指数生长期时，利用橡胶淀帚将其刮下，800×g 离心 5min，细胞沉淀用 PBS 洗涤 2 次，并用结合缓冲液悬浮至实验所需细胞浓度，锥虫蓝染色细胞活力>98%。

2. 受体结合分析：反应管中加入 $4×10^6$ 个细胞、不同浓度 ^{125}I-G-CSF（15～500 pmol/L），终体积用结合缓冲液补足至 $400\mu l$，23℃轻微振荡温育 90min，温育结束后置反应管于冰水浴中，将反应混合物全量移入含 0.7ml FCS 的 1.5ml 锥形离心管液面，4℃、2000×g 离心 10min，吸弃上清液，结合缓冲液洗涤 2 次，在沉淀上方 2mm 处截断离心管，测定沉淀放射性，NSB 管中加入 100 倍非标记 rhG-CSF。结合数据的 Scatchard 分析提示为单位点受体，K_d=128 pmol/L，B_{max}=285 个结合位点/细胞。

说　明

1. 目前，粒细胞集落刺激因子的碘化标记大多采用 LPO 法，应用氯胺-T 和 Iodogen 标记具有生物活性的碘化 G-CSF 的成功率则很低，即使通过 Botton-Hunter 试剂标记，所得 ^{125}I-G-CSF 的比活度也过低。虽然 ^{125}I-rhG-CSF 是常用的放射性配基，但有资料显示，^{125}I-rhG-CSF 并不适合精确研究人的 G-CSFR，一方面 ^{125}I-rhG-CSF 的非特异结合占总结合的 20%～30%，另一方面其生物活性仅为标记前的 50%。此外，该放射性配基与 G-CSFR 的结合能力在标记 3 天后迅速丧失，−20℃保存的有效时间不超过 48 h。

研究证实，将 G-CSF 氨基末端的苏氨酸（Thr^1）与亮氨酸（Leu^3）用酪氨酸（Tyr）替代，重组产生的突变蛋白[Thr^1，Tyr^3] rhG-CSF 具有与 rhG-CSF 相似的生物活性，LPO 法碘化标记，^{125}I-[Tyr^1，Tyr^3] rhG-CSF 的比活度>2090 Ci/mmol，并能在标记后至少 3 周保留所有的生物活性及受体结合能力。此外，"两相"系统法制备的 ^{125}I-G-CSF 即使不加载体，−20℃储存至少 1 个月时仍具有与受体特异结合的能力，比活度>3500 Ci/mmol。

2. 氯胺-T 是最常用的碘化生物活性蛋白或多肽的氧化剂之一，在标记过程中由于反应体系内的氧化条件能同时改变诸如蛋氨酸、半胱氨酸、组氨酸及其他敏感基团，引起蛋白质结构的更迭，最终可能导致其生物活性丧失。尽管人们一直在努力通过改进反应条件以减小这种影响，然而只要氧化剂与底物存在于同一反应混合物中，继发效应很难完全避免，Iodogen 法与 LPO 法也存在同样的问题。

"两相"系统法是使底物和氯胺-T 保持在反应体系的不同部位，靠近含底物和 ^{125}I 液面的玻片滤纸上，在 Cl$^-$ 离子存在条件下，氯胺-T 与水反应后产生的 Cl$_2$ 弥散出滤纸，缓慢溶解进入底物溶液中，并与 ^{125}I 反应，产生的 ^{125}I$^+$ 能修饰蛋白分子中的芳香环。由于 Cl$_2$ 的氧化能力较弱，产生的活性 ^{125}I$^+$ 浓度较低，适当延长反应时间（约 40min）可获得较高的标记水平，这些条件对其他基团影响极小，并使标记大多发生在表面结构且更为特异，与标准氯胺-T 法和 Iodogen 法相比，"两相"系统法的最大优点在于充分有效地保留了被标记物的生物活性。LPO 法标记产品的比活度相对较低，而"两相"系统法标记产品的比活度与标准氯胺-T 法在同一水平。LPO 法主要使碘标记到酪氨酸上，而"两相"系统法还能使组氨酸、色氨酸被标记，因此增加了结构表面被标记的潜在靶点数量，使产品拥有高比活度（如 ^{125}I-G-CSF 比活度为 3500～6750 Ci/mmol）。总之，在标记具有敏感生物活性的蛋白质（如抗体）与多肽方面，"两相"法技术优于目前应用的碘化系统，并且克服了传统碘化标记方法的某些固有缺陷。

3. 粒细胞集落刺激因子受体（G-CSFR）为高亲和力的单一结合位点，K_d 值均在 pmol/L 级范围（15～405 pmol/L），B_{max} 随着靶细胞种类和发育程度的不同而有差异，73%～79%

的造血干细胞及 93％的造血祖细胞表达 G-CSFR，受体数目随着细胞的成熟而增加，正常粒细胞的 G-CSFR 约为 1000～3000 个/细胞，是幼稚粒细胞的 100 倍。

4. 碘化 G-CSF 与靶细胞结合实验大多选择在 15～25℃温育 2～3 h 条件下进行，该条件下 G-CSF 与受体结合达最大，且处于平衡状态，也有实验选择 4℃温育 16 h 或 37℃温育 30min。放射性配基与受体结合的最佳温度与时间均应通过实验来筛选和确定。

（李前伟）

参 考 文 献

1. Keiko M, Shigeru M, Toshio M, et al. Constitutive expression of granulocyte-colony stimulating factor receptor on a human B-lymphoblastoid cell line. British Journal of Haematology, 1996, 94: 250 - 257.
2. Tejedor F, Ballesta JPG. Iodination of biological without loss of functional activity. Analytical Biochemistry, 1982, 127: 143 - 149.
3. Nicola NA, Metcalf D. Binding of the differentiation-inducer, granulocyte-colony-stimulating factor, to responsive but not unresponsive leukemic cell lines. Proc Natl Acad Sci USA, 1984, 81: 3765 - 3769.
4. Shieh JH, Peterson RHF, Moore MAS. Modulation of granulocyte colony-stimulating factor receptors on murine peritoneal exudates macrophages by tumor necrosis factor-α. The Journal of Immunology, 1991, 146: 2648 - 2653.
5. Watanabe M, Fukamachi H, Uzumaki H, et al. Mutant protein of recombinant human granulocyte colony-stimulating factor for receptor binding assay. Analytical Biochemistry, 1991, 195: 38 - 44.
6. Motoji T, Watanabe M, Uzumaki H, et al. Granulocyte colony-stimulating factor (G-CSF) receptors on acute myeloblastic leukemia cell and their relationship with the proliferative to G-CSF in clonogenic assay. British Journal of Haematology, 1991, 77: 54 - 59.
7. Avalos BR, Gasson JC, Hedvat C, et al. Human granulocyte colon-stimulating factor: biologic activities and receptor characterization of hematopoietic cells and small cell lung cancer cell lines. Blood, 1990, 75: 851 - 857.

粒细胞-巨噬细胞集落刺激因子受体的放射配基结合分析
（Granulocyte-Macrophage Colony-Stimulating Factor Receptor-RBA）

粒细胞-巨噬细胞集落刺激因子（GM-CSF）是由 127 个氨基酸残基组成的非糖基化蛋白质，由位于染色体 5q21～23 的基因编码，分子量为 14 370，主要由单核细胞、活化 T 细胞、成纤维细胞、内皮细胞等细胞合成分泌。GM-CSF 通过旁分泌方式刺激骨髓多能干细胞（CFU-S）向红系、粒系、巨核细胞系列分化，刺激粒-单核细胞系祖细胞（CFU-GM）的定向生成及增殖，促进骨髓粒细胞系、单核细胞系、巨核细胞系的发育和成熟，增强外周血成熟的粒细胞、单核细胞的功能，其有效浓度仅为 10^{-12} mol/L。机体组织内的 GM-CSF 含量极微，难以纯化得到同质 GM-CSF，而重组 GM-CSF 具有与天然 GM-CSF 相同的生物活性。

粒细胞-巨噬细胞集落刺激因子受体（GM-CSFR）是一种糖蛋白，存在高亲和力与低亲和力两种形式，其中高亲和力 GM-CSFR 由 α 和 β 两个亚单位构成，α 亚单位本身构成低亲和力 GM-CSFR。人的 α 亚单位由 400 个氨基酸残基组成，其中前导序列（信号肽）、膜外部分、跨膜区和胞浆内区段分别由 22、297、27 和 54 个氨基酸残基构成，分子量约为 80 000，能与 GM-CSF 特异结合（$K_d=1\sim5$ nmol/L），与小鼠 GM-CSFR α 亚单位氨基酸的同源性低于 35%；构成人高亲和力 GM-CSFR 的 β 亚单位为 IL-3R、IL-5R 和 GM-CSFR 所共有，分子量约为 135 000，不能结合 GM-CSF，但可与 α 亚单位结合形成高亲和力受体（$K_d=10\sim40$ pmol/L）；血液中还存在由 GM-CSFR α 亚单位细胞外区段构成的可溶性受体，该受体能特异结合 GM-CSF，从而阻滞 GM-CSF 的作用。GM-CSFR 属于造血因子超家族成员，胞浆内结构域缺少内在 PTK 的特征序列，N 末端有 4 个高度保守的半胱氨酸残基，膜外区近膜部位存在 WSXWS 保守序列。高亲和力 GM-CSFR 主要表达于造血细胞，也存在于小细胞肺癌细胞；低亲和力 GM-CSFR 表达于造血与非造血细胞。GM-CSFR 表达受 IL-1、IL-2、TNF-α、TNF-γ 等的激活，并受到糖皮质激素（DM）的抑制以及 GM-CSF 本身的负调节，DM 可促进 α 亚单位的基因表达。GM-CSF 与高亲和力 GM-CSFR 结合后，促使受体胞浆内结构域酶活性或与信号分子间亲和力的改变，通过 AK/STAT、PCK、Ras、PI3K 等途径，发挥其生物效应。

^{125}I-rGM-CSF 的制备

【材料与试剂】

1. 重组鼠 GM-CSF（rmGM-CSF），重组人 GM-CSF（rhGM-CSF）。

2. 溶解液：乙腈$_{(v)}$：0.1% TFA$_{(v)}$=4：6。

3. Enzymobead 试剂（乳过氧化物酶/葡萄糖氧化酶试剂）。

4. Bolton-Hunter 试剂。

5. 洗脱缓冲液Ⅰ：50mmol/L pH 7.2 磷酸钠缓冲液，0.01% 明胶。

6. 洗脱缓冲液Ⅱ：磷酸钠（0.02 mol/L，pH 7.3）缓冲的生理盐水（0.15 mol/L），0.02% Tween 20。

7. Na^{125}I 溶液。

8. 硅酮脂膏。

9. Whatman 3mm 滤纸：将直径为 0.4 cm 的滤纸用 1 mol/L NaCl 饱和并干燥。

10. Sephadex G-25 柱，CM-Sephadex 柱，PD-10 柱。

【方法】

1. 固相乳过氧化物酶/葡萄糖氧化酶法：反应管中加入 10μl 含 5μg rmGM-CSF 的溶解液和 50μl 0.2mmol/L pH 7.2 磷酸钠缓冲液，用氮气除去乙腈，依次加入 50μl Enzymobead 试剂、20μl（1mCi）Na^{125}I、10μl 2.5% β-D-葡萄糖，25℃ 温育 10min，然后加入 20μl 25mmol/L NaN$_3$ 和 10μl 新鲜配制的偏重亚硫酸钠水溶液（5mg/ml），继续 25℃ 温育 5min，反应混合物中结合与游离 ^{125}I 经洗脱缓冲液Ⅰ平衡的 2ml Sephadex G-25 柱层析分离，自动分部收集每管 500μl，合并淋洗曲线第一个放射峰（^{125}I-rmGM-CSF）洗脱液，加入 BSA（终浓度为 0.01%）和 NaN$_3$（终浓度为 0.02%），4℃ 保存。

2. 两相法：在容量为 200μl 的聚丙烯管底部依次加入 60μl 含 1μg rhGM-CSF 的 0.1% NaCl、50μl 50mmol/L 硼酸缓冲液（pH 8.4）、12μl 0.125mmol/L KI、10μl（1mCi）Na^{125}I，终反应体积 132μl，混匀，将预处理的 Whatman 滤纸用 10μl 新鲜配制的氯胺-T 水溶液（16mg/ml）浸渍，并立即铺贴于玻片上，将玻片的滤纸面向下盖于反应管上，用硅酮脂膏密封试管与玻片接触面，滤纸每隔 10min 更换，整个碘化时间在 40min 以上，反应结束后加入 5μl（50μg）新鲜配制的偏重亚硫酸钠水溶液终止反应，整个过程在室温下进行。反应混合物经洗脱缓冲液Ⅱ平衡的 CM-Sephadex 柱层析分离，自动分部收集每管 500μl，每管取 5μl 测定放射性，合并淋洗曲线第一个放射峰（^{125}I-rhGM-CSF）洗脱液，分装并 4℃保存。

3. Bolton-Hunter 法：反应管中加入 10μl 含 5μg rhGM-CSF 的 0.3mol/L 磷酸钠缓冲液（pH 8.0）、1mCi Bolton-Hunter 试剂，4℃轻微振荡温育 15h，温育结束后加入 50μl 含 50μg 甘氨酸的 PBS（pH 6.5）终止反应，混合物通过 PD-10 柱分离碘化 rhGM-CSF 与游离^{125}I，洗脱液为含 0.1％甘氨酸的 PBS（pH 6.5），自动分部收集每管 500μl，每管取 5μl 测定放射性，合并淋洗曲线第一个放射峰（^{125}I-rhGM-CSF）洗脱液，分装并 4℃保存。

巨噬细胞 GM-CSF 受体结合分析

【材料与试剂】

1. 鼠巨噬细胞肿瘤 P388D1 细胞株。

2. 细胞培养液：RPMI，10％ FCS（v/v），1％谷氨酰胺，100U/ml 青霉素，100μg/ml 链霉素。

3. 结合缓冲液：RPMI 1640（含 2％ BSA、20mmol/L HEPES、0.2％ NaN$_3$，pH 7.2）。

4. 苯二甲酸油：邻苯二甲酸二丁酯：橄榄油 ＝ 3：2。

5. ^{125}I-rmGM-CSF。

6. rmGM-CSF。

【方法】

1. 细胞培养：P388D1 置于 37℃、5％CO$_2$ 及饱和湿度条件下培养，当细胞长至指数生长期时，利用橡胶淀帚将其刮下，800×g 离心 5min，细胞沉淀用结合缓冲液洗涤 2 次，并悬浮至实验所需细胞浓度，锥虫蓝染色细胞活力＞95％。

2. 温度与时间对受体-配基结合的影响：反应管中加入 8×10^7/ml P388D1 细胞、1.5pmol/L ^{125}I-rmGM-CSF，终体积用结合缓冲液补足至 150μl，分别于 4℃和 37℃轻微振荡温育 5、10、15、20、30、60、90、120min，每个时相各取 70μl 反应混合物移入经过预冷并含有 200μl 苯二甲酸油的微型离心管液面，4℃、1000×g 离心 2min，－70℃快速冷冻，在沉淀上方 2mm 处用保险刀片切断离心管，测定细胞沉淀结合放射性，NSB 管中加入 100 倍非标记 GM-SCF。结果显示 37℃温育 30min 可达最大结合，且随温育时间延长 SB 结合缓慢下降（图 1）。

3. 受体结合反应：反应管中加入 8×10^7/ml P388D1 细胞、终浓度递增的^{125}I-rmGM-CSF（10 pmol/L～100 nmol/L），终体积用结合缓冲液补足

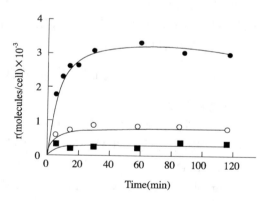

图 1　^{125}I-rmGM-CSF（比活度为 900Ci/mmol）与 P388D1 细胞在不同时间的特异结合曲线

■代表 NSB，4℃（○）与 37℃（●）

至 150μl，37℃轻微振荡温育 1 h，其余操作同 ［方法］ 2。^{125} I-rmGM-CSF （比活度为 870 Ci/mmol） 与 P388D1 细胞的结合曲线中，结合数据的 Scatchard 作图分析显示为单一类型结合位点，亲和常数 K_a＝ $(8.0\pm2.0) \times10^8$ $(mol/L)^{-1}$，B_{max}＝4002$\pm$1998 个结合位点/细胞。

中性粒细胞 GM-CSF 受体结合分析

【材料与试剂】

1. 正常人外周静脉血。

2. Percoll 液 （密度为 60％与 75％）。

3. 结合缓冲液：IMDM 含 20 mmol/L HEPES、2mg/ml BSA，pH 7.4。

4. ^{125} I-rhGM-CSF。

5. rhGM-CSF。

【方法】

1. 中性粒细胞制备：室温 （20～25℃） 下，抽取正常人外周静脉血与 3.8％的枸橼酸钠以 9：1 比例混合，1500 转/分离心 15min；吸取白膜层，用生理盐水稀释后加入 6％ Dextran-500 充分混匀，垂直静置 30min，吸取上层白细胞悬液，2000 转/分离心 15min，细胞沉淀用 PBS 洗涤 2 次，并悬浮于无血小板血浆 （PPP） 中。在硅化管中，依次加入 75％ （密度 1.090） 与 60％ （密度 1.079） Percoll 液和 PPP 重悬液 （体积比为 2：2：1），1250 转/分离心 14min，吸取 60％与 75％ Percoll 液界面层中的中性粒细胞，用 PBS 充分洗涤除去 Percoll 胶粒，细胞沉淀用结合缓冲液悬浮至实验所需细胞浓度，瑞氏染色中性粒细胞纯度＞98％，锥虫蓝染色细胞活力＞98％。

2. 受体结合反应：反应管中加入 4×10^6 个中性粒细胞、浓度不同的^{125} I-rhGM-CSF，终反应体积用结合缓冲液补足至 400μl，23℃温育 2 h，温育结束后，将反应混合物全量移入含 750μl 75％ FCS 的冰冷结合缓冲液 （v/v） 的 EP 离心管液面，4000 转/分离心 2min，吸弃上清液，在沉淀上方 1mm 处用保险刀片切下离心管，测定细胞沉淀放射性，NSB 管中加入 50 倍非标记 rhGM-CSF。^{125} I-rhGM-CSF （比活度为 7.6×10^4 cpm/ng） 与正常人中性粒细胞结合数据的 Scatchard 作图分析显示存在单一结合位点，K_d＝10～100 pmol/L，B_{max}＝293～982 个结合位点/细胞。

骨髓白血病细胞 GM-CSF 受体结合分析

【材料与试剂】

1. 人骨髓白血病细胞株 （KG-1）。

2. 细胞培养液：RPMI 1640，10％ FCS （v/v）。

3. 结合缓冲液：137mmol/L NaCl，5.36mmol/L KCl，0.34mmol/L Na_2HPO_4，0.44mmol/L KH_2PO_4，10mmol/L 葡萄糖，0.81mmol/L $MgSO_4$，126mmol/L $CaCl_2$，4.17mmol/L $NaHCO_3$，0.02％ NaN_3，0.1％ BSA 和 20mmol/L pH 7.4 HEPES。

4. 苯二甲酸油：邻苯二甲酸二丁酯(v)：橄榄油(v)＝3：2。

5. ^{125} I-rhGM-CSF。

6. rhGM-CSF。

【方法】

1. 细胞培养：KG-1 细胞于 37℃、5％CO_2及饱和湿度条件下培养，当细胞生长覆盖培养瓶底表面积达 80％时，利用橡胶淀帚将其刮下，1500 转/分离心 5min，吸弃上清液，细胞沉淀用结合缓冲液洗涤 2 次，并悬浮至实验所需细胞浓度，锥虫蓝染色细胞活力＞95％。

2. 受体结合反应：反应管中加入 $2×10^6$ 个 KG-1 细胞、不同浓度的 ^{125}I-rhGM-CSF（0.06～4.0 nmol/L），终体积用结合缓冲液补足至 $100\mu l$，15℃轻微振荡温育 1.5 h，温育结束后将反应混合物全量移入含 $200\mu l$ 苯二甲酸油的 1.5ml EP 离心管液面，4℃、4000 转/分离心 2.5min，－70℃快速冷冻，在细胞沉淀上方 1mm 处用刀片将离心管切断，测定沉淀细胞结合放射性，NSB 管中加入 100 倍过量的非标记 rhGM-CSF。^{125}I-rhGM-CSF 与 KG-1 细胞的结合数据经 Scatchard 作图分析显示，KG-1 细胞存在两种亲和力类型 GM-CSF 受体，高亲和力受体 K_d 值为 10～50 pmol/L，低亲和力受体 K_d 值为 1～10 nmol/L。

骨髓细胞 GM-CSF 受体结合分析

【材料与试剂】

1. GM-CSF 与 IL-3 依赖的人 M-07e 骨髓细胞株。

2. 细胞培养液：IMDM 液，5％ FCS（v/v），2 ng/ml rhGM-CSF。

3. 结合缓冲液：RPMI 1640，含 10％ FCS（v/v）、2mg/ml $NaHCO_3$、50 μg/ml 谷氨酰胺、$2.75\mu l$（$4×10^{-5}$ mol/L）2－巯基乙醇、10mmol/L pH 7.0 HEPES 缓冲液、0.1％ NaN_3。

4. ^{125}I-rhGM-CSF。

5. rhGM-CSF。

【方法】

1. 细胞培养：M-07e 细胞在 37℃、5％CO_2 及饱和湿度条件下培养，当培养细胞处于指数生长期时，利用橡胶淀帚将其刮下，1500×g 离心 5min，吸弃上清液，细胞沉淀用冷 RPMI 液洗涤 3 次，然后悬浮于结合缓冲液，调整细胞计数至实验所需浓度，锥虫蓝染色细胞活力＞98％。

2. 受体结合分析：在微滴板孔中植入 M-07e 细胞 $5×10^6$ 个/孔，加入浓度递增的 ^{125}I-rh-GM-CSF（0.02～2.0 nmol/L），终体积用结合缓冲液补足至 $150\mu l$，37℃轻微振荡温育 1 h，温育结束后用结合缓冲液洗涤 2 次，$200\mu l$ 结合缓冲液悬浮，将细胞悬液全量移入含 $200\mu l$ FCS 的 1.5ml EP 离心管液面，10 000×g 离心 5min，吸弃上清液，在沉淀上方剪断离心管并测定细胞结合放射性，NSB 管中加入 100 倍过量的非标记 rhGM-CSF。^{125}I-rhGM-CSF（比活度为 1183 Ci/mmol）与人 M-07e 骨髓细胞的结合数据经 Scatchard 作图分析显示，M-07e 细胞存在单一高亲和力 GM-CSF 受体，K_d＝52±20 pmol/L，B_{max}＝405±27 个结合位点/细胞。

小细胞肺癌 GM-CSF 受体结合分析

【材料与试剂】

1. 人 H128 小细胞肺癌细胞株。

2. 细胞培养液：IMDM，10％ FCS（v/v），1％谷氨酰胺，100U/ml 青霉素，100μg/ml 链霉素。

3. 结合缓冲液：IMDM，4mg/ml BSA，25mmol/L HEPES，pH 7.4。

4. ^{125}I-rhGM-CSF。

5. rhGM-CSF。

【方法】

1. 细胞培养：H128 细胞在 37℃、5%CO_2 及饱和湿度条件下培养，当细胞处于指数生长期时，利用橡胶淀帚将其刮下，800×g 离心 5min，细胞沉淀用 PBS 洗涤 2 次，并用结合缓冲液悬浮至实验所需细胞浓度，锥虫蓝染色细胞活力＞98%。

2. 受体结合分析：反应管中加入 2×10⁶ 个细胞、不同浓度的 125I-rhGM-CSF，终体积用结合缓冲液补足至 400μl，22℃轻微振荡温育 90min，温育结束后反应管置于冰水浴中，将反应混合物全量移入含 0.7ml FCS 的 1.5ml 锥形离心管液面，4℃、2000×g 离心 10min，吸弃上清液，结合缓冲液洗涤 2 次，在沉淀上方 1mm 处截断离心管，测定沉淀放射性，NSB 管中加入 100 倍非标记 rhGM-CSF。结合数据经 Scatchard 作图分析显示，H128 细胞存在单一高亲和力 GM-CSF 受体，K_d＝21±4.0 pmol/L，B_{max}＝37±7 个结合位点/细胞。

说　明

1. 目前，重组 GM-CSF 的碘化标记多采用固相乳过氧化物酶/葡萄糖氧化酶法、Bolton-Hunter 法及 Tejedor-Ballesta 两相法，其中前两者的被标记配基选用大肠杆菌产生的 rhGM-CSF，后者应选用由 COS 细胞产生的 rhGM-CSF。资料显示，源于大肠杆菌的 rhGM-CSF 虽可用两相法碘化标记，但由于标记产物比活度过低而不能用于平衡结合实验。上述三种方法的标记产物（125I-rhGM-CSF）均保留所有对靶细胞的生物效应及特异结合活性。自身置换分析显示，125I-rhGM-CSF 及 rhGM-CSF 加入量对特异 B/F 作图，两者曲线呈平行关系，表明标记方法及碘化修饰并不影响 rhGM-CSF 的结合亲和力，所测定标记产物的比活度见表 1。

表 1　不同标记方法 125I-rhGM-CSF 比活度的比较

方法	作者	文献	125I-rhGM-CSF 比活度	
			文献中的表示单位	* Ci/mmol
两相法	Persio JD	The Journal of Biological Chemistry, 1988, 263 (4): 1834-1841	(1~9) ×10⁵cpm/ng	900~8100
	Walker F	Journal of Cellular Physiology, 1987, 130: 255-261	(5~8) ×10⁶cpm/pmol	3000~4800
LPO 法	Persio JD	The Journal of Biological Chemistry, 1988, 263 (4): 1834-1841	(0.5~5.2) ×10⁵cpm/ng	450~4684
	Park LS	The Journal of Biological Chemistry, 1986, 261 (9): 4177-4183	(1~5) ×10¹⁵cpm/mmol	600~3000
	Baldwin GC	Blood 1989, 73 (4): 1033-1037	(4.1~4.6) ×10⁵cpm/ng	3693~4144
Bolton-Hunter 法	Taketazu F	Journal of Cellular Physiology, 1991, 146: 251-257	5.0×10⁴cpm/ng	450
	Cannistra SA	Proc Natl Acad Sci USA, 1990, 87: 93-97	40~110μCi/μg	600~1650
	Persio JD	The Journal of Biological Chemistry, 1988, 263 (4): 1834-1841	(0.5~5.2) ×10⁵cpm/ng	450~4684

　＊：以 γ 计数仪探测效率为 75%、rhGM-CSF 分子量为 15 000 换算成 Ci/mmol

2. 人粒细胞和单核细胞具有单一高亲和力类型的 GM-CSFR，其 K_d 值为 $10\sim100$ pmol/L，B_{max} 约为 $300\sim1200$ 个结合位点/细胞，即使 8 nmol/L ^{125}I-rhGM-CSF 与正常人中性粒细胞结合，仍未能探测到低亲和力受体的存在。在白细胞过多症患者的原始细胞及其细胞株中，则探测到高亲和力的单位点和高、低亲和力的双位点 GM-CSFR，其中低亲和力受体的 K_d 值为 $1\sim10$ nmol/L。Brizzi 等的资料显示，37℃条件下，NaN_3 的存在能有效减少 ^{125}I-rhGM-CSF 与人 M-07e 骨髓细胞结合后的内移，并且这种结合在 2h 内与细胞密度呈线性关系。Walker 等的实验则发现，37℃时，NaN_3 非但不能阻滞 ^{125}I-rhGM-CSF 与鼠 WEHI-3BD$^+$ 骨髓单核细胞白血病细胞结合后的内移，似乎还可促进结合位点的丧失。低温（4℃）条件下虽能有效避免 ^{125}I-rhGM-CSF 内移的发生，但应充分考虑到饱和结合过于缓慢，某些靶细胞长时间的温育有可能导致细胞活力丧失。此外，反应系统中加入 50 倍与 200 倍非标记 rhGM-CSF 所得非特异结合（NSB）无明显差别，约为总结合（TB）的 $10\%\sim18\%$。

（李前伟）

参 考 文 献

1. Hamilton JA. Colony-stimulating factors in inflammation and autoimmunity. Nature Reviews Immunology，2008，8：533 - 544.

2. Bezbradica JS，Gordy LE，Stanic AK，et al. Granulocyte macrophage colony-stimulating factor regulates effector differentiation of invariant natural killer T cells during thymic ontogeny. Immunity，2006，25：487 - 497.

3. Park LS，Friend K，Gillis S，et al. Characterization of the cells surface receptor for granulocyte-macrophage colony-stimulating factor. The Journal of Biological Chemistry，1986，261：4177 - 4183.

4. Walker F，Burgess AW. Internalization and recycling of the granulocyte-macrophage colony-stimulating factor（GM-CSF）receptor on a murine myelomonocytic leukemia. Journal of Cellular physiology，1987，130：255 - 261.

5. Chiba S，Tojo A，Kitamura T，et al. Characterization and molecular features of the cell surface receptor for human granulocyte-macrophage colony-stimulating factor. Leukemia，1990，4：29 - 36.

6. Persio JD，Billing P，Kaufman S，et al. Characterization of the human granulocyte-macrophage colony-stimulating factor receptor. The Journal of Biological Chemistry，1988，263：1834 - 1841.

7. Taketazu F，Chiba S，Shibuya K，et al. IL-3 specifically inhibits GM-CSF binding to the higher affinity receptor. Journal of Cellular Physiology，1991，146：251 - 257.

8. Brizzi MF，Avanzi GC，Veglia SC，et al. Expression and modulation of IL-3 and GM-CSF receptors in human growth factor dependent leukemic cells. British Journal of Haematology，1990，76：203 -209.

9. Baldwin GC，Gasson JC，Kaufman SE，et al. Nonhematopoietic tumor cells express functional GM-CSF receptor. Blood，1989，73：1033 - 1037.

组胺受体放射配基结合分析
（Histamine Receptor-RBA）

组胺受体广泛存在于中枢神经系统和外周组织，根据脑和其他组织的体外实验可分为 H_1、H_2 及 H_3 三种亚型。H_1 受体被激动后，引起 Ca^{2+} 内流，细胞内 Ca^{2+} 增加，导致平滑肌的收缩、血管通透性增加、激素释放和脑的糖原分解。H_2受体激动后引起胃酸的分泌增加、平滑肌的松弛、淋巴细胞功能的抑制，心肌的效应为收缩力和速率的改变。H_3受体为自身受体（autoreceptor），不但抑制组胺的释放，还抑制其他神经递质（NE 和 5-HT 等）的释放。中枢神经的组胺受体参与觉醒、情感和记忆等高级神经活动，还与偏头痛的发作关系密切。各亚型性质见表 1。

表 1 组胺受体的亚型和性质

受体的亚型	H_1	H_2	H_3
G 蛋白的亚型	G_q	G_s	$G_{i/o}$
第二信使	PLC，磷脂肌醇	激活腺苷酸环化酶	抑制腺苷酸环化酶
选择性激动剂	2-thiazolylethylamine	impromidine	R-α-methylhistamine
选择性拮抗剂	mepyramine	Iodoaminopotentidine, tiotidine	thioperamide
组织分布	突触后	外周、突触后	突触前

组胺 H_1 受体的放射配基结合分析

【材料与试剂】

1. 磷酸缓冲液（B1）：50mmol/L KH_2PO_4-NaOH，10mmol/L $MgCl_2$，pH 7.7。
2. 制备磷酸缓冲液（B2）：B1 加 0.25mol/L 蔗糖，pH 7.7。
3. ^{3}H-mepyramine：H_1受体的高亲和力拮抗剂作放射性标记配基。
4. Promethazine：非标记配基用于非特异结合的测定。
5. 多头细胞收集器：浙江绍兴东浦医疗仪器厂。
6. 玻璃纤维滤膜：上海虹光造纸厂出品的虹光 69 型。
7. Lowry 微量法蛋白定量试剂：标准蛋白溶液［牛血清白蛋白 0.3mg/ml；50％三氯乙酸；0.5mol/L NaOH；2％碳酸钠（A 液）；0.5％硫酸铜＋1％枸橼酸钠（B 液）；酚试剂（原液临用前用两倍体积双蒸水稀释）］。

【方法】

1. 膜受体标本的制备：差速离心法。大鼠断头，迅速开颅取脑，投入盛有 10ml B2 的小烧杯。鼠脑漂洗后连同缓冲液转入内切式匀浆器，3000～5000 转/分（rpm），转 1min 制粗匀浆。将粗匀浆转入有 Teflon 芯的玻璃匀浆器，以一定转速上下 5 次匀浆后，转入冷冻高速离心管，2000×g（5000rpm）离心 10min。上清液倒入另一高速离心管，27 000×g 离心 15min。沉淀物加 B1 6ml，用小玻棒将沉淀物从管壁上刮下转入匀浆器，用较低速度匀浆，制成微粒悬浮液，即为膜受体标本。Lowry 法测定蛋白含量。

2. 放射配基结合反应：每对复管加入不同浓度的放射性标记配基^{3}H-mepyramine（终浓度 0.3～10nmol/L）、固定量的膜蛋白 200μl（蛋白量约每管 0.2～0.4mg），平行的非特异管再加入 100μl Promethazine（终浓度 $6×10^{-7}$mol/L），全部操作在 0～4℃ 进行，终体积 400μl。加样完毕后将试管连同试管架放入恒温振摇水浴，25℃振摇孵育 30min。

3. 分离结合与游离的配基：将两层玻璃纤维滤膜放在多头细胞收集器上，用预冷至 4℃左右的蒸馏水将反应液中的膜碎片（包括与配基结合的受体）抽滤到滤膜上并洗去游离配基，用 5ml 蒸馏水淋洗 2 次（边放水边抽滤）。取下滤膜，80℃烘干（约 1h），用打孔器按顺序切下各管的标本。

4. 放射性测量：将各标本的滤膜分别放入塑料 Eppendorf 管，加 1ml 固相闪烁液，用液体闪烁计数器测量放射性，注意控制各管测量时间使测量误差全部小于 5%。

5. 数据处理：详见第六章和 EGF 受体计算的实例。多点饱和曲线法用质量作用定律模型曲线稳健回归法绘制饱和曲线，并计算出受体的最大结合位点数（RT）和解离平衡常数（K_d）值。

组胺 H$_2$ 受体的放射配基结合分析

【材料与试剂】

1. 磷酸缓冲液（B1）：50mmol/L KH$_2$PO$_4$-NaOH，10mmol/L MgCl$_2$，pH 7.7。

2. ^{3}H-tiotidine：H$_2$ 受体的高亲和力拮抗剂作放射性标记配基，用 B1 缓冲液稀释。

3. Promethazine：非标记配基用于非特异结合的测定，用 B1 缓冲液稀释。

【方法】

1. 膜受体标本的制备：大鼠断头，取大脑，分离皮层，其余步骤同 H$_1$ 受体测定。

2. 放射配基结合反应：每对复管加入不同浓度的放射性标记配基 ^{3}H-tiotidine（终浓度 0.2~3nmol/L）、固定量的膜蛋白 200μl（蛋白量约每管 0.2~0.3mg），平行的非特异管再加入 100μl Promethazine（终浓度 6×10^{-7} mol/L），全部操作在 0~4℃ 进行，终体积 400μl。加样完毕后将试管连同试管架放入恒温振摇水浴，37℃振摇孵育 30min。

3. 分离结合与游离的配基：将两层玻璃纤维滤膜放在多头细胞收集器上，用预冷至 4℃左右的蒸馏水将反应液中的膜碎片（包括与配基结合的受体）抽滤到滤膜上并洗去游离配基，用 5ml 蒸馏水淋洗 2 次（边放水边抽滤）。取下滤膜，80℃烘干（约 1h），用打孔器按顺序切下各管的标本。

4. 放射性测量：将各标本的滤膜分别放入塑料 Eppendorf 管，加 1ml 固相闪烁液，用液体闪烁计数器测量放射性，注意控制各管测量时间使测量误差全部小于 5%。

5. 数据处理：详见第六章和 EGF 受体计算的实例。多点饱和曲线法用质量作用定律模型曲线稳健回归法绘制饱和曲线，并计算出受体的最大结合位点数（RT）和解离平衡常数（K_d）值。

6. 蛋白定量：膜蛋白标本用微量 Lowry 法测定蛋白。

组胺 H$_3$ 受体的放射配基结合分析

【材料与试剂】

1. 磷酸缓冲液（B1）：50mmol/L KH$_2$PO$_4$-NaOH，10mmol/L MgCl$_2$，pH 7.7。

2. 制备磷酸缓冲液（B2）：B1 加 0.25mol/L 蔗糖，pH 7.7。

3. ^{3}H-（R）α-MeHA：H$_3$ 受体的高亲和力拮抗剂作放射性标记配基，用 B1 缓冲液稀释。

4. Promethazine：非标记配基用于非特异结合的测定，用 B1 缓冲液稀释。

【方法】

1. 膜受体标本的制备：大鼠断头，取脑，分离大脑皮层置 10ml B2 缓冲液，用有 Teflon 芯的玻璃匀浆器以一定转速上下 5 次匀浆后，转入冷冻高速离心管，750×g 离心 10min。上清液倒入另一高速离心管，42 000×g 离心 15min。沉淀物加 B1 缓冲液，用小玻棒将沉淀物从管壁上刮下转入匀浆器，用较低速度匀浆，制成微粒悬浮液，即为膜受体标本，全部操作在 $0\sim4℃$ 进行。Lowry 法蛋白定量约为 $0.3\sim0.4mg/ml$。

2. 放射配基结合反应：每对复管加入不同浓度的放射性标记配基^{3}H-(R)α-MeHA（终浓度 $0.5\sim10nmol/L$）、固定量的膜蛋白 $200\mu l$（蛋白量约每管 $0.3\sim0.4mg$），平行的非特异管再加入 $100\mu l$ Promethazine（终浓度 $6\times10^{-7}mol/L$），全部操作在 $0\sim4℃$进行，终体积 $400\mu l$。加样完毕后将试管连同试管架放入恒温振摇水浴，$25℃$振摇孵育 $60min$。以下步骤同组胺 H_1 受体的测定。

（胡雅儿）

参 考 文 献

1. Arbone L，Claro E，Picatoste F，et al. ^{3}H-mepyramine binding to histamine H_1 receptors in bovine retina. Biochem Biophys Res Commun，1986，135：445-450.

2. Saitoh T，Fukushima Y，Otsuka H，et al. Effects of N-alpha-methyl-histamine on human H（2）receptors expressed in CHO cells. Gut，2002，50（6）：786-789.

3. Flood JF，Uezu K，Morley JE. Effect of histamine H_2 and H_3 receptor modulation in the septum on post-training memory processing. Psychopharmacology，1998，140（3）：279-284.

4. Volgel HG（ed）. Drug discovery and evaluation. Berlin：Springer，2002：351-352；858；421-422.

人绒毛膜促性腺激素受体放射性配基结合分析
(Human Chorionic Gonadotropin Receptor-RBA)

人绒毛膜促性腺激素（HCG）是由妊娠早期胎盘绒毛组织滋养层细胞所分泌的一种糖蛋白激素，分子量约为 46 000。在妊娠早期具有 LH 和 FSH 活性，是维持正常妊娠的重要激素。在某些肿瘤组织中也检测到 HCG，如胃癌、肺癌等。HCG 的生物学功能较为复杂。HCG/ LH 作用于共同的受体，即 HCG/ LH 受体。对该受体结构特性及其在不同器官、组织的表达和调节的研究，对于生殖生理的理解十分重要。HCG/ LH 受体属 G 蛋白偶联 7 次跨膜受体，基因较大，约 70kb，受单一基因编码，由 11 个外显子和 10 个内含子组成。HCG/ LH 是 HCG/ LH 受体的主要调节激素，HCG/ LH 与细胞表面的 HCG/ LH 受体结合后，活化糖原磷酸化酶（GS）和腺苷酸环化酶（AC），从而促进细胞内 cAMP 合成，引起一系列生物学效应。HCG/ LH 受体分布在睾丸、前列腺、卵巢、子宫、输卵管、胎盘、胎膜、蜕膜及脐带等器官组织中。在不同器官组织中的 HCG/ LH 受体分子量有所不同，大约为 70 000~90 000。

HCG 放射性碘标记

HCG 碘化标记现在主要采用氯胺- T 法和 Iodogen 法。这两种方法都能够获得生物活性保持良好的 HCG 标记配基，可用于 RBA。氯胺- T 法简单、经济，易于在实验室进行。但由于氯胺- T 的氧化作用较 Iodogen 强，容易造成 HCG 蛋白生物活性的损伤。因此，在标记条件的选择上要严格加以注意，如氯胺- T 用量、反应时间等，以保证所得到的标记物有良好的生物活性。

【材料与试剂】

1. HCG：12 000U/mg。

2. 无载体 $Na^{125}I$。

3. 氯胺-T。

4. Bio-Gel P10。

5. 碘化钾。

6. 偏重亚硫酸钠。

【方法】

1. 采用改良的氯胺-T法。带塞小试管内依次加入 $Na^{125}I$ 18.5MBq/25μl，HCG20μg/10μl，氯胺-T 20μg/10μl。冰浴下混匀，反应 30s，即刻加入偏重亚硫酸钠 50μg/250μl 和 1％碘化钾 100μl，混匀后立即上凝胶柱分离纯化。

2. Bio-Gel P10 凝胶柱，柱长 20cm，直径 1cm，经 Tris-HCl 缓冲液（0.05mol/L，pH 7.4）平衡后备用。临用前以 5％ BSA 饱和凝胶柱。

3. 上柱后用 0.05mol/L Tris-HCl 缓冲液（含 0.5％ BSA，pH 7.5）淋洗，滴速为每管每分钟 0.5ml 左右，共收集 60 管。在井型 γ 闪烁计数器上作井外固定几何位置的放射性测定。淋洗曲线中第 1 个峰为 ^{125}I-HCG 峰，第 2 个峰为盐峰（$Na^{125}I$），收集第 1 峰，分装成若干管，置－70℃贮存备用。用上述标记方法得到的 ^{125}I-HCG 放射比活度一般在 25.5～68TBq/mmol。

【说明】

1. ^{125}I-HCG 生物活性受反应物分子比值、氧化反应时间以及 ^{125}I-HCG 放射比活度大小等的影响。随着反应物分子比值的降低、氧化时间缩短及 ^{125}I-HCG 放射比活度减少，^{125}I-HCG 的生物活性增高。本方法中反应物分子比大致为 2：1：100（HCG：$Na^{125}I$：氯胺-T），氧化反应 30s，所得到的 ^{125}I-HCG 放射比活度约为 50TBq/mmol，与 HCG 受体有较好的结合活性，其生物活性良好。

2. 一定要采用低温（冰浴）标记，控制标记物的放射比活度不宜过高，以 25.5～68TBq/mmol 为宜。不要盲目追求高的标记率和放射比活度，这会带来标记物生物活性的降低甚至丧失。

3. ^{125}I-HCG 可在－70℃贮存 30 天，其生物活性尚佳。

大鼠卵巢细胞膜与 ^{125}I-HCG 的结合反应

【材料与试剂】

1. 玻璃匀浆器。

2. 大鼠。

3. Tris-HCl 缓冲液：0.05mol/L，pH 7.5。

4. 匀浆缓冲液：1mmol/L $NaHCO_3$，pH 7.5。

5. HCG：12 000U/mg。

6. ^{125}I-HCG。

7. 牛 γ 球蛋白。

8. 聚乙二醇（PEG），分子量6000。

9. 70%（w/v）蔗糖液。

10. 45%（w/v）蔗糖液。

11. 41%（w/v）蔗糖液。

12. 37%（w/v）蔗糖液。

13. 超速离心机。

【方法】

1. 大鼠卵巢细胞膜的制备：大鼠（约3月龄）断头处死，立即取出卵巢，置冰浴条件下去除结缔组织及包膜，剪碎，按100mg/ml加入匀浆缓冲液。匀浆后，四层纱布过滤，再匀浆3次。滤液用超声波振荡3min（15～18μm）后，800×g离心15min，弃沉淀，上清液30 000×g离心20min，取沉淀作蔗糖密度梯度离心。沉淀用少许Tris－HCl缓冲液稀释，加入70%蔗糖充分混匀，使样品液中蔗糖的终浓度为48%。随后，在此样品上层依次铺上45%蔗糖、41%蔗糖和37%蔗糖。操作要细心，各层不能交叉，保证各密度梯度的层次分明，就好似配鸡尾酒一样。78 000×g离心2h，收集37%～41%蔗糖界面层的膜成分。加入匀浆缓冲液适量稀释，39 000×g离心10min。将沉淀溶于少量0.05mol/L Tris-HCl缓冲液，用Folin法测定所制备的膜受体制剂的蛋白含量，分装，贮存于－70℃冰箱备用。

2. 大鼠卵巢细胞膜与^{125}I-HCG的结合反应：在试管中加入HCG 5～1000U、卵巢膜受体制剂5μg、^{125}I-HCG 10ng，Tris-HCl缓冲液（含0.1% BSA）补足反应体积至0.5ml。置恒温水浴振荡箱中（振荡60～70次/分），30℃温育2h，反应达到平衡后，立即加入1ml冰冷Tris-HCl缓冲液终止反应，然后加入0.42% γ球蛋白0.2ml及7% PEG 1.2ml，混匀后置冰浴15min。3500rpm离心15min，负压吸去上清，测各管沉淀的放射性计数。非特异性结合管加入HCG 1000U。

3. 数据处理：可用RBA分析软件进行数据处理，得到K_d和RT（即B_{max}）值。手工计算最常采用Scatchard作图法。K_d约为1.7nmol/L，RT约为510 fmol/mg蛋白。

【说明】

1. 分离方法：我室曾对滤膜法、高速离心法以及PEG法进行了综合评价，从分离效果以及性价比考虑，认为以上采用的PEG加γ球蛋白的分离法较为适宜。

2. 贮存后使用^{125}I-HCG须进行活性校正，否则影响数据处理结果。

3. 加样顺序：反应体系中最后加入膜受体制剂。

（张敏）

参 考 文 献

1. Ryu KS, Gilchrist RL, Koo YB, et al. Gene, interaction, signal generation, signal divergence and signal transduction of the HCG/GC receptor. Int J Gynaecol Obstet, 1998, 60 (Suppl 1)：S9-20.

2. 雷幼导，陈曼玲，李栗，等．^{125}I-绒毛膜促性腺激素的生物活性研究．华西医科大学学报，1987，18 (3)：199-202.

3. 张敏，雷幼导．睾丸的绒毛膜促性腺激素受体的放射性配体结合分析．华西医科大学学报，1993，24 (1)：36-39.

4. 陈曼玲，雷幼导，王德恭，等．绒毛膜促性腺激素放射受体分析的B和F分离方法研究．华西医科大学学报，1986，17 (4)：265-268.

5. 雷幼导，张敏．受体放射分析中标记配体质量的评价．标记免疫分析与临床，1998，5 (1)：28-31.

人生长激素受体放射配基结合分析
(Human Growth Hormone Receptor-RBA)

人生长激素（hGH）是垂体前叶 α 细胞分泌的蛋白质激素，在人血浆中大约有一百多种分子形式，造成其不均一性的原因有：多基因编码、翻译后的蛋白修饰、GH 单体聚合形成寡聚体、GH 代谢转化形成的片段，以及与其结合蛋白形成的复合体。但主要是 22 000 的单体分子，它是由 191 个氨基酸残基组成，分子内含 2 个二硫键，与受体结合所必需的有 3 个结构区域。一是第 1α 螺旋的 N 末端，二是第 4α 螺旋的 C 末端，三是第 2、3α 螺旋间第 54 至 74 个氨基酸残基的部分。这 3 个区域不但与受体结合有关，而且也是 hGH 促生长作用、胰岛素样作用及致糖尿病活性发挥功能的结构区域。

hGH 的生物学效应可分间接促生长作用和直接抗胰岛素作用，特别是 hGH 促进骨生长不是直接作用，而是通过刺激肝、肾、软骨细胞产生 IGF-I，由 IGF-I 直接作用于软骨细胞上 IGF-I 受体，使软骨细胞克隆扩增、肥大，成为骨细胞，从而使骨骼生长。

GH 受体是由 620 个氨基酸残基组成的单链跨膜蛋白，分为胞外配基结合区、跨膜区、胞内结构区。该受体的主要特点是：胞内结构区不具有潜在酪氨酸激酶或其他细胞内信号酶活性，配基与受体结合后，胞浆中 JAK 酪氨酸激酶家族与 GH 受体的胞浆部分结合，使受体的 C 末端酪氨酸磷酸化。其信号传递过程，简单地说就是一个分子上的两个结合位点分别与两个受体分子结合，使受体形成对称的二聚体，它能与胞浆中的 JAK 酪氨酸激酶家族结合，进而激活并启动 STAT91 和有丝分裂原，激活蛋白激酶（MAP kinase），使其磷酸化，最后激活的 STAT91 和 MAP kinase 进入胞核内，启动 GH 的目标基因转录，完成 hGH 信号由细胞表面传至胞核内。

^{125}I-GH 的制备

考虑到 GH 受体放射配基结合分析的要求，首先需用高纯度的 GH 以及纯化的标记物。GH 的放射性碘标记物一般使用氯胺-T 法、乳过氧化物酶法以及 Iodogen 法制备。纯化标记 GH 大多数采用凝胶层析过滤法，如 Sephadex G-100，或 G-75，或 G-50 等，也可用聚丙烯酰胺凝胶电泳法以及 HPLC 分离纯化 ^{125}I-GH。产品的放射性比活度为 $50\sim100\mu Ci/\mu g$，但有的高达 $220\sim230\mu Ci/\mu g$。

【材料与试剂】

1. 氯胺-T，固相乳过氧化物酶，Iodogen。
2. 50mmol/L 的磷酸盐缓冲液。
3. 0.5nmol GH。
4. 0.5nmol 偏焦亚硫酸钠。
5. 1 mCi Na^{125}I。
6. Sephadex G-100 柱。
7. 10 ％聚丙烯酰胺凝胶。
8. SpheriSorb OdS 柱（4.6mm×10cm）（Pyeunicam Ltd.）。
9. 流动相：甲醇：水：三氟乙酸（TFA）＝80：19：1。

【方法】

1. 氯胺-T 法：10μl 50mmol/L 的磷酸盐缓冲液中含 10μg GH（0.5nmol），加入 20μl 氯胺-T（400μmol/L），室温反应 30s，加 40μl 偏焦亚硫酸钠（500μmol/L）终止碘化反应，进一步分离纯化。

2. 固相乳过氧化物酶法：10μl 50mmol/L 的磷酸盐缓冲液中含 10μg GH（0.5nmol），置于碘化瓶中，加入 10μl 固相乳过氧化物酶（10μg）、1mCi Na^{125}I，随即加入 10μl H$_2$O$_2$（50μmol/L），反应 10min 后，再加 10μl H$_2$O$_2$（50μmol/L），反应 10min，加 500μl 50mmol/L 的磷酸盐缓冲液终止反应，1500×g 离心 15min，将沉淀弃去，上清液进一步分离纯化。

3. Iodogen 法：50μl 500mmol/L 的磷酸盐缓冲液中含 10μg GH（0.5nmol），加到含 2μg 固相 Iodogen 反应管中，加 1 mCi Na^{125}I（无载体），室温反应 15min，移出反应混合液，进一步分离纯化。

4. ^{125}I-GH 分离纯化

（1）Sephadex G-100 柱层析法（1×100cm）：Sephadex G-100 先用 50mmol/L pH 7.4 的磷酸盐缓冲液溶胀并装柱，后用 1 床体积的 0.9mol/L 甲醛溶液洗去细菌，再用 50mmol/L pH 7.4 的磷酸盐缓冲液洗尽甲醛，最后用含 1% BSA 的 50mmol/L pH 7.4 的磷酸盐缓冲液平衡，加入碘化的反应混合物，用 50mmol/L pH 7.4 的磷酸盐缓冲液洗脱，每分钟收集 1ml，检测 ^{125}I-GH 峰和游离碘峰放射性。

（2）聚丙烯酰胺凝胶电泳法：反应混合液加入 100μl 40%（w/v）蔗糖液，混合后的样品加到 10% 聚丙烯酰胺凝胶上，0.1mol/L pH 9.15 Tris-HCl 作为电泳液，电泳后用 γ 计数器检测放射性峰位。凝胶每 15mm 切一段，将含有 ^{125}I-GH 的凝胶用 0.1mol/L pH 8.0 NH$_4$HCO$_3$ 缓冲液浸泡过夜，离心，收集上清液，凝胶用同样的缓冲液反复洗尽，合并洗脱液。

（3）HPLC 分离纯化法：用 SpheriSorb OdS 柱（4.6mm×10 cm），流动相为甲醇：水：TFA＝80：19：1，流速 120 ml/h，280nm 紫外光检测，收集 ^{125}I-GH。

肝质膜和微粒体膜 GH 受体放射配基结合分析

【材料与试剂】

1. 肝质膜和微粒体膜。

2. 兔或大鼠。

3. 结合反应缓冲液：25mmol/L pH 7.4 Tris-HCl，0.1%BSA，10mmol/L CaCl$_2$。

4. GH。

5. ^{125}I-GH。

【方法】

1. 肝质膜和微粒体膜制备：取兔或大鼠肝，用生理盐水洗尽血，加 10 倍体积 0.3mol/L 蔗糖液，玻璃匀浆器匀浆，三层纱布过滤，600×g 离心 15min，弃去沉淀，上清液 15 000×g 离心 15min，沉淀即为肝细胞粗质膜，上清液含微粒体膜。上清液 100 000×g 离心 60min，沉淀用 0.3mol/L 蔗糖液洗 3 次，最后一次的沉淀改用 25mmol/L pH 7.4 Tris-HCl、10mmol/L CaCl$_2$ 缓冲液悬浮，−80℃分装保存。肝细胞粗质膜沉淀用 0.3mol/L 蔗糖液洗 3 次，最后一次的沉淀改用 25mmol/L pH 7.4 Tris-HCl、10mmol/L CaCl$_2$ 缓冲液悬浮，

−80℃分装保存。膜蛋白含量测定：取一定量膜溶液加 1 mol/L NaOH 80℃加热 30min，染料比色法测蛋白含量。

2. GH 受体结合反应：在 0.5ml 结合反应缓冲液中含 100～150μg 膜蛋白、80×10^3 cpm 的 ^{125}I-GH 和 0～800ng GH，24℃反应 60～120min，低速离心法或滤膜过滤法分离结合与游离 ^{125}I-GH，测沉淀放射性，非特异结合管加 100μg 的 GH。

单层细胞或悬浮细胞 GH 受体放射配基结合分析

【材料与试剂】

1. RIN-5AH 细胞株。

2. 结合反应缓冲液①：10mmol/L pH 7.4 HEPES，130mmol/L NaCl，4.7mmol/L KCl，2.5mmol/L CaCl$_2$，1.24mmol/L MgSO$_4$，2.4mmol/L NaHPO$_4$，1％BSA。

结合反应缓冲液②：25mmol/L pH 7.4 Tris-HCl，120mmol/L NaCl，5.0mmol/L KCl，1.2mmol/L MgSO$_4$，1mmol/L titriples Ⅲ，15mmol/L NaAc，1mg/ml BSA，10mmol/L D（＋）-葡萄糖（dextrose）。

【方法】

1. RIN-5AH 细胞株在 24 孔板中每孔细胞长至（1～2）×10^6 时用无血清培养液洗 3 次，洗去内源性的 GH，加入 1.5ml 结合反应缓冲液①，内含 50 000cpm^{125}I-GH 和 0～800ng GH，24℃反应 60min，反应结束后，倾去反应液，用冷的结合反应液洗 6 次，洗尽游离 ^{125}I-GH，每孔加 0.2ml 0.1mol/L NaOH，室温放置 30min，将溶液转移至塑料管中，重复洗 1 次，合并两次洗液，测量每管放射性，非特异结合管加 100μg 的 GH。

2. 人外周血单核细胞：正常人外周血用 Ficol-Isopaque 液离心法分离得单核细胞，配成 2×10^6 细胞/ml。结合反应缓冲液②中含 10^6 个单核细胞、30 000cpm^{125}I-GH 和 0～800ng GH，37℃反应 60min，反应结束后加 1ml 冰冷的结合反应缓冲液②，低速离心 10min，弃上清液，测沉淀放射性，非特异结合管加 100μg 的 GH。

可溶性 GH 受体放射配基结合分析

【材料与试剂】

1. 肝膜溶液：25mmol/L pH 7.4 Tris-HCl 缓冲液，10mmol/L CaCl$_2$，0.1％BSA。

2. 1％ Triton X-100。

3. 结合反应缓冲液：25mmol/L pH 7.4 Tris-HCl 缓冲液，10mmol/L CaCl$_2$，0.1％ BSA，0.06％～0.13％ Triton X-100。

4. 25％（w/v）PEG。

【方法】

1. 可溶性 GH 受体制备：5～10mg 膜蛋白/ml 的肝膜溶液（25mmol/L pH 7.4 Tris-HCl 缓冲液，10mmol/L CaCl$_2$，0.1％BSA）加入 1％ Triton X-100，室温放置 30min 后，200 000×g 离心 120min，上清液中含 GH 受体可溶性蛋白。

2. 可溶性 GH 受体放射配基结合分析：在 0.5ml 结合反应缓冲液中含 150～200μg 受体蛋白、50 000cpm^{125}I-GH 和 0～800ng GH，室温反应过夜，加 1ml 0.1mol/L pH 7.5 NaH$_2$PO$_4$ 终止反应，再加 1ml 25％（w/v）PEG 混匀，4℃放置 30min，1500×g 离心 45min，测沉淀放射性，非特异结合管加 100μg 的 GH。

说　明

1. 外周单核细胞与^{125}I-GH 反应在 37℃ 120min 有最大结合，饱和结合每 10^6 个细胞为 25ng ^{125}I-GH，IC_{50} 为 12～25ng hGH/10^6 细胞，结合反应对 K^+、Na^+、Ca^{2+} 浓度不灵敏，但 Mg^{2+} 浓度会改变结合。

2. 鼠肝微粒体膜 GH 受体与^{125}I-GH 反应有时间温度依赖关系，22℃时在 15～20h 有最大结合，IC_{50} 值为 5～130ng hGH/mg 膜蛋白。

3. RIN-5AH 细胞株（insulin-secreting cell line）与^{125}I-GH（37℃）：

$K_{d1}=8.3\times10^{-10}$mol/L，$B_{max}=4000$ 个结合位点/细胞；

$K_{d2}=3.8\times10^{-9}$mol/L，$B_{max}=67\,000$ 个结合位点/细胞。

（贺师鹏）

参 考 文 献

1. Hubbard JR. Growth hormone receptors. In：Kalimi MY，Hubbard JR，eds. Peptide hormone receptors. Berlin：Walter de Gruyter，1987.

2. Posner BI，Kelly PA，Shiu RPC，et al. Studies of insulin growth hormone and prolactin binding：tissue distribution，species variation and characterization. Endocrinology，1974，95：521－531.

3. Billestrip N，Martin JM. Growth hormone binding to specific receptors stimulates growth and function of cloned insulin-producing rat insulinoma RIN-5AH cells. Endocrinology，1985，116：1175.

4. Kiess W，Butenand TD. Specific growth hormone receptor on human peripheral mononuclear cells：re-expression，identification，and characterization. J Clin Endocrino Met，1985，60：740.

5. linde S，Hansen B，Lernmar K. Stable iodinated polypeptide hormones polyacrylamide gel electrophoresis. Anal Biochem，1980，107：165－176.

6. Salacinki PRP，Mclean C，Sykes JEC，et al. Iodination of proteins，glycoproteins，and peptides using a solid-phase oxidizing agent，1，3，4，6-tetrachloro-3α，6α-diphenyl glycoluril（Iodogen）. Anal Biochem，1981，117：136－146.

5-羟色胺受体的放射配基结合分析
（5-Hydroxytryptamine Receptor-RBA）

自 1980 年以来，由于放射标记受体的引入，脑内 5-羟色胺（5-HT，5-hydroxytryptamine，serotonin）受体的研究有了飞速发展。到目前为止，采用药理学、分子生物学和放射配基结合方法已发现 7 种 5-HT 亚型，包括 5-HT$_1$（5-HT$_{1A,1B,1D,1E,1F}$）、5-HT$_2$（5-HT$_{2A,2B,2C}$）、5-HT$_3$（5-HT$_{3A,3B}$）、5-HT$_4$、5-HT$_5$（5-HT$_{5A,5B}$）、5-HT$_6$、5-HT$_7$。在这些受体亚型中，除 5-HT$_3$ 受体属于离子通道受体，其余亚型均为 G 蛋白偶联受体。信息传递主要通过细胞膜内侧 G 蛋白中介，调节 PLC 或 cAMP 活性，进行一系列生化反应产生效应。

5-HT 在中枢神经系统和一些外周组织具有广泛的生理作用，例如睡眠、体温调节、情绪反应、下丘脑神经激素分泌和平滑肌张力的调节等。5-HT 受体的多样性为介导 5-HT 广泛的生理作用提供了基础。表 1 列出 5-HT 各受体亚型及其特征。

表1　5-HT受体亚型及其特征

5-HT亚型	分布	受体后机制	激动剂放射配基	拮抗剂放射配基	生物效应
5-HT$_{1A}$	CNS（中缝核，海马）	cAMP↓ K$^+$通道	[^{3}H] 8-OH-DPAT	[^{3}H] WAY100635	为自身受体，使神经元超极化。行为变化，血压降低
5-HT$_{1B}$	CNS（黑质，基底神经节，苍白球）	cAMP↓	[^{3}H] 舒马普坦	[^{3}H] GR55562	为自身受体，抑制递质释放
5-HT$_{1D}$	CNS（黑质，基底神经节），牛、人的脑动脉	cAMP↓	[^{3}H] 舒马普坦		为自身受体，抑制递质释放，血管收缩
5-HT$_{1E}$	CNS（皮质，纹状体）	cAMP↓	[^{3}H] 5-CT		抑制腺苷酸环化酶
5-HT$_{1F}$	CNS（皮质，海马）	cAMP↓	[^{3}H] LY334370		抑制腺苷酸环化酶
5-HT$_{2A}$	外周血管平滑肌，血小板，肺，胃肠道，CNS（皮层嗅结节密度高）	IP$_3$↑	[^{3}H] α-甲基-5-HT	[^{3}H] 酮色林	血管收缩，血小板聚集，支气管和胃肠道平滑肌收缩，神经元缓慢去极化
5-HT$_{2B}$	胃底	IP$_3$↑	[^{3}H] α-甲基-5-HT	[^{3}H] SB200646	肌肉收缩
5-HT$_{2C}$	CNS（脉络膜丛，黑质，海马）	IP$_3$↑	[^{3}H] α-甲基-5-HT	[^{3}H] 美舒麦角	激活磷脂酶C
5-HT$_3$	中枢神经元（极后区，孤束核），外周神经元（自主神经元，感觉神经元，胃）	Na$^+$-K$^+$离子通道	[^{3}H] α-甲基-5-HT [^{3}H] m-氯苯双胍	[^{3}H] 曲匹西隆 [^{3}H] 昂丹司琼 [^{3}H] 格拉尼西隆	①神经元迅速去极化，释放递质；②参与痛觉；③与放化疗引起的呕吐有关
5-HT$_4$	CNS（上丘，下丘，海马），胃肠道肠肌神经丛，平滑肌	cAMP↑	[^{3}H] 甲氧氯普胺	[^{3}H] GR113808 [^{3}H] SB204070	①神经元兴奋；②促进乙酰胆碱释放，引起消化道腺体分泌，并促进蠕动反射
5-HT$_5$	大脑	未知			
5-HT$_6$	大脑	cAMP↑		[^{125}I] SB258585	
5-HT$_7$	大脑	cAMP↑		[^{3}H] SB269970	

大鼠脑细胞膜5-羟色胺受体分析

【材料与试剂】

1. 雄性大鼠（275～350g）。

2. [^{3}H] 8-OH-DPAT（240Ci/mmol）（Amersham）。

3. Brinkman Polytron匀浆器。

4. 制备缓冲液（50mmol/L Tris-HCl，25℃时pH 7.4）。

5. 反应缓冲液（50mmol/L Tris-HCl，25℃时pH 7.7；10 μmol/L帕吉林；1mmol/L CaCl$_2$；0.01%维生素C）。

【方法】

1. 标本制备：大鼠断头后，迅速取出脑组织，冻存于2-甲基乙烷（－38℃），贮存于－80℃备用。实验时，融化脑组织，分离出额叶皮质、海马和纹状体，加入20倍体积冰冷

Tris 制备缓冲液，用 Brinkman Polytron 匀浆器匀浆（15s），45 000×g 离心 10min，细胞膜沉淀重悬于 20 倍体积 Tris 制备缓冲液，37℃预孵育 10min 去除内源性配基。同样条件离心，将沉淀重悬于 90 倍体积 Tris 反应缓冲液中。

2. 放射配基结合反应：于硼硅管中分别加入 400μl 膜标本（250～300μg 蛋白）、50μl 不同浓度 [³H] 8-OH-DPAT 调整至 100～300Ci/mmol（0.05～60 nmol/L），平行的非特异管加 50μl 非标记 5-HT（终浓度 10μmol/L），终体积 0.4ml，体积不足用反应缓冲液补足。各样本作两平行复管。

3. 25℃水浴箱中轻微振荡孵育 30min。

4. 反应结束后立即放置于冰浴终止反应，抽滤至玻璃纤维滤膜上（滤膜预先用 0.3%聚乙烯亚胺浸泡，以减少非特异结合），用 4ml 冰冷水洗涤 3 次，滤膜 80℃烘干后投入闪烁液中，用液体闪烁测量仪测 cpm 值。

5. 以牛血清白蛋白为标准品，Lowry 法测定蛋白。

6. 数据处理详见第六章和 EGF 受体计算的实例。

【注意事项】

1. 新鲜组织与冻存组织结合参数无明显差异。

2. 帕吉林等单胺氧化酶抑制剂可用来防止单胺类递质的分解，维生素 C 用来防止单胺递质的氧化。

3. 8-OH-DPAT、5-HT 作为配基呈现双位点结合，而 WAY100635、（±）普萘洛尔、螺环哌啶酮作为配基呈现单位点结合模式，但普萘洛尔兼与肾上腺素 β 受体结合，螺环哌啶酮兼与 5-HT$_2$ 和多巴胺受体结合，特异性不高。

4. 内源性胺类可使高亲和力 5-HT$_{1A}$ 受体转变为低亲和力受体，因而延长预孵育时间可增加 B_{max}。

5-羟色胺$_{2A}$转染细胞 NIH3T3 中 5-HT 受体分析

【材料与试剂】

1. 5-HT$_{2A}$ 转染细胞 NIH3T3。

2. 27.9Ci/mmol [³H] 5-HT，61Ci/mmol [³H] 酮色林（Amersham）。

3. 磷酸缓冲液（8g/L NaCl，0.2g/L KCl，1.15g/L Na$_2$HPO$_4$，pH 7.4）。

4. 制备缓冲液 [50mmol/L Tris-HCl，10mmol/L MgCl$_2$，0.5mmol/L EDTA，0.1mmol/L 苯甲磺酰氟（PMSF），pH 7.4]。

5. 分析缓冲液（50mmol/L Tris-HCl，10μmol/L 帕吉林，5mmol/L MgCl$_2$，0.1%维生素 C，pH 7.4）。

【方法】

1. 细胞培养：细胞密度达到 5×10^6/ml 时，磷酸缓冲液洗细胞 2 次，37℃孵育于 100ml 含 2.5mg/ml 胰蛋白酶的 Hank's 平衡盐缓冲液中 5min，加入胰蛋白酶抑制剂终止反应，3000×g、10min 离心两次，细胞膜沉淀重悬于 250ml 冰冷 Tris 制备缓冲液，Polytron 匀浆器最大速度匀浆 15s，室温孵育匀浆 10min，20 000×g 离心 20min，沉淀重悬于制备缓冲液，并加入 20%体积的甘油，使细胞浓度相当于 4×10^7/ml。冻存于－80℃备用。

2. 放射配基结合反应：实验时，融化细胞膜，重悬于 10 倍体积分析缓冲液中。各管加入 100μl 膜标本、50μl 放射配基 [³H] 5-HT 或 [³H] 酮色林（至少取 8 个浓度，0.05～

15nmol/L）、50μl 分析缓冲液或 50μl 美西麦角（终浓度 10^{-5}mol/L，非标记配基确定非特异结合）。

3. 药物竞争结合实验：各管加入 100μl 膜标本、50μl 放射配基 [^{3}H] 5-HT（3nmol/L）或 [^{3}H] 酮色林（1nmol/L）、50μl 不同浓度取代药物（10^{-11}～10^{-5}mol/L）美西麦角，非特异结合管加 50μl 10^{-5}mol/L 美西麦角。

4. 室温孵育 1h。

5. 快速抽滤终止反应。反应后立即放到冰上终止反应，抽滤至玻璃纤维滤膜上，用 4ml 冰冷蒸馏水洗涤 3 次，滤膜 80℃烘干后投入闪烁液中，用液体闪烁测量仪测 cpm 值。

6. 数据处理详见第六章和 EGF 受体计算的实例。

【注意事项】

1. [^{3}H] 酮色林和 [^{3}H] 5-HT 与受体的结合呈现单位点结合模式，亲和力为 nmol/L 级。

2. [^{3}H] 5-HT 容易衰变和分解，购到后超过 2～3 个月即不能用于受体结合实验。

（张永芳）

参 考 文 献

1. Pauwels PJ. Diverse signalling by 5-hydroxytryptamine（5-HT）receptors. Biochemical Pharmacology, 2000, 60: 1743 - 1750.

2. Kandel ER, Schwartz JH, Jessell JM. 神经科学原理. 第四版. 英文影印版. 北京：科学出版社, 2001: 1209 - 1225.

3. Mongeau R, Welner SA, Quirion R, et al. Further evidence for differential affinity states of the serotonin$_{1A}$ receptor in rat hippocampus. Brain Research, 1992, 590: 229 - 238.

4. Sumiyoshi T, Stockmeier CA, Overholser JC, et al. Serotonin1A receptors are increased in postmortem prefrontal cortex in schizophrenia. Brain Research, 1996, 708: 209 - 214.

5. Sprouse JS, McCarty DR, Dudley MW. Apparent regional differences in 5-HT$_{1A}$ binding may reflect [^{3}H] 8-OH-DPAT labeling of serotonin uptake sites. Brain Research, 1993, 617: 159 - 162.

6. Sundaram H, Newman-Tancredi A, Strange PG. Characterization of recombinant human serotonin 5-HT$_{1A}$ receptors expressed in Chinese hamster ovary cells. Biochemical Pharmacology, 1993, 45 (5): 1003 - 1009.

7. Yokota N, Yamawaki S, Hayakawa H, et al. Multiple [^{3}H] 8-hydroxy-2- (di-n-propylamino) -tetralin binding sites in rat brain: modulation by GTP and cations. Japanese Journal of Psychopharmacology, 1989, 9 (2): 197 - 206.

1，4，5 -三磷酸肌醇（IP$_3$）受体的放射配基结合分析
（IP$_3$ Receptor-RBA）

20 世纪 80 年代初确立 IP$_3$ 为第二信使，在细胞内由 G$_q$ 蛋白偶联受体系统和受体酪氨酸激酶系统的磷脂酶 C（PLC）将磷脂酰肌醇- 4，5 -二磷酸（PIP$_2$）水解生成 IP$_3$ 和 DG（1，2 -二酰基甘油），具体反应如下：

$$PIP_2 \qquad\qquad\qquad DG \qquad\qquad\qquad IP_3$$

体内肌醇脂质所含的肌醇都是 myo-肌醇，它是肌醇的一种异构体，myo-肌醇分 L 和 D 两种构型，如图 1 所示。

L型   D型

图 1   myo-肌醇-1-磷酸的对映体

体内除 L-myo-肌醇-1-磷酸外，其余肌醇磷酸酯均为 D 型，细胞内两种途径产生的 IP_3 亦均为 D 型。D 型的 IP_3 与受体结合的效价较 L 型高 1000 倍以上。IP_3 分子中 3 个磷酸是重要的结构特征，4，5-位磷酸在与受体相互作用时是极为重要的，1-位磷酸对受体的特异结合起决定作用。IP_3 分子中 6-位羟基在与受体作用时亦有重要作用。

迄今未能在 myo-肌醇母体上合成选择性拮抗剂，现有的拮抗剂如肝素、卡非因、xestospongin、磷脂酰肌醇-4，5-二磷酸（phosphatidylinositol 4，5-bisphosphate）对 IP_3 受体的作用都比 IP_3 要弱。

IP_3 受体定位于内质网、肌浆网或细胞核膜上的钙通道，现已知 IP_3 受体有 3 种亚型（IP_3R_1、IP_3R_2、IP_3R_3），它是由同源性四聚体（homotetramer）组成。IP_3R_1 单聚体亚单位由 2695 个氨基酸、IP_3R_2 由 2701 个氨基酸、IP_3R_3 由 2571 个氨基酸组成，每个亚单位都具有 3 个不同功能结构，它们的 N 末端是配基结合区，其中 Arg^{265}、Lys^{508}、Arg^{511} 3 个氨基酸位置在与配基结合中起关键作用，Arg^{568} 对各种肌醇酯的特异结合作用也不可忽视。C 末端为跨膜区，M1 至 M6 跨膜区段中，M5、M6 的内凹区组成钙通道的核心。在 N 末端和 C 末端之间的为调节或偶联结构区，其中有 Ca^{2+}、ATP 的结合部位以及供蛋白激酶磷酸化部位。

大鼠肝细胞内核膜三磷酸肌醇受体结合分析

【材料与试剂】

1. TKM 液（50mmol/L Tris/HCl，25mmol/L KCl，5mmol/L $MgCl_2$，pH 7.5）。

2. 匀浆液（含 0.25 mol/L 蔗糖、1.0mmol/L EGTA 的 TKM 液）。

3. 含 2.3mol/L 蔗糖的 TKM 液。

4. 缓冲液 A［含 0.25mol/L 蔗糖、10mmol/L $MgCl_2$、1mmol/L DTT、10mg/L 亮抑蛋白酶肽（leupeptin）、2mmol/L PMSF、50mmol/L Tris-HCl，pH7.4］。

5. DNAse I（250mg/L）。

6. $^3H\text{-}IP_3$。

7. 核膜结合反应液：50mmol/L Tris-HCl，0.2mmol/L EDTA，pH8.0。

8. 组织溶解液（Soluene350，Packark）。

【方法】

1. 肝细胞内核膜的提纯：所有操作均在0～4℃下进行。用50ml冰冷TKM液，从门静脉原位灌洗肝，取肝剪碎置于40ml匀浆液（含0.25mol/L蔗糖、1.0mmol/L EGTA的TKM液）中，匀浆，纱布过滤，离心（2250转/分，10min）。弃上清液，将沉淀加6ml匀浆液、12ml含2.3mol/L蔗糖的TKM液混匀，装入离心管，下铺6ml含2.3mol/L蔗糖的TKM液，再离心（27000转/分，30min），沉淀即为核。沉淀核用缓冲液A（含0.25mol/L蔗糖，10mmol/L MgCl$_2$，1mmol/LDTT，10mg/L leupeptin，2mmol/L PMSF，50mmol/LTris-HCl，pH7.4）重悬，加入10g/L枸橼酸钠，冰浴30min并轻轻搅拌，离心（500转/分，15min），去外膜核沉淀于管底。再用缓冲液A重悬沉淀，使核蛋白浓度为5g/L，加入DNAse I（250mg/L），在4℃消化14h，进行蔗糖密度梯度（0.25、1.6、2.4mol/L）离心（27000转/分，2h），内核膜位于0.25/1.6蔗糖溶液界面。考马斯亮蓝定量蛋白。检测标志酶：焦磷酸化酶、细胞色素还原酶的活性。

2. $^3H\text{-}IP_3$与内核膜IP$_3$受体结合测定：内核膜用含50mmol/L Tris-HCl，pH8.0，1mmol/L EDTA悬浮，进行$^3H\text{-}IP_3$结合反应。分别加浓度递增的$^3H\text{-}IP_3$（0.05～1.5nmol/L），反应体积400μl，每管加入核蛋白0.1mg，4℃下反应10min。结合与游离的放射性配基（$^3H\text{-}IP_3$）用离心法（12000转/分）分离，上清液抽吸去除，沉淀加1ml组织溶解液（Soluene350，Packark）、乙醇70μl，转至液闪杯中，用液闪仪测定$^3H\text{-}IP_3$放射性。非特异结合管通过加10μmol/L IP$_3$测定。由Scatchard分析得到K_d、B_{max}值。

牛主动脉平滑肌微粒体IP$_3$受体结合分析

【材料与试剂】

1. 咪唑-HCl匀浆液：5mmd/L pH 7.4咪唑-HCl（含0.3mmol/L蔗糖）。

2. 主动脉平滑肌。

3. 蔗糖溶液浓度梯度：5mmol/L pH 7.4咪唑-HCl缓冲液〔含蔗糖27%、32%、38%、45%（wt/wt）〕。

4. 反应缓冲液：50mmol/L Tris-HCl，1mmol/L EDTA，1mmol/L DTT，pH 8.3。

5. $^3H\text{-}IP_3$。

6. IP$_3$。

7. NEN的EcoScin闪烁液。

【方法】

1. 平滑肌微粒体制备：取主动脉平滑肌12～15g，切成2mm小块，加入250ml咪唑-HCl匀浆液（5mmol/L pH7.4咪唑-HCl含0.3mol/L蔗糖），在waring blender匀浆器最大速度匀浆90s，匀浆混合液在Beckman JA-10 rotor 8000转/分（7700×g$_{max}$）离心20min，保留上清液（S$_1$）。沉淀继续按上述匀浆条件再匀浆和离心，匀浆液（加1mmol/L MgATP），保留上清液（S$_2$）。上清液S$_1$、S$_2$分别通过4层纱布过滤，过滤液分别在Beckman 35 rotor 30000转/分（110000×g$_{max}$）离心60min，所得沉淀再悬浮在200ml咪唑-HCl匀浆液中，并在Beckman JA-14离心20min，所得上清液在Beckman 45Ti rotor 40000

转/分离心 60min，取沉淀并将其再悬浮在 40ml 咪唑- HCl 匀浆液中，用 Dounce 匀浆器匀浆，将匀浆液加入 4 种不同浓度的蔗糖溶液，5mmol/L pH 7.4 咪唑- HCl 缓冲液［含蔗糖浓度 27％、32％、38％、45％（wt/wt）］，Beckman SW-27rotor 20 000 转/分离心 16h，收集 27％与 32％交界面组分，及 38％与 45％交界面组分，用两倍的 5mmol/L pH 7.4 咪唑- HCl 缓冲液稀释，在 Beckman 35 rotor 32 000 转/分（125 000×g_{max}）离心 2 h，沉淀再悬浮在咪唑匀浆液（10mg/ml 蛋白）中，－80℃冻存。

2. ^{3}H-IP$_3$ 与微粒体 IP$_3$ 受体结合分析：在 100μl 50mmol/L Tris-HCl、1mmol/L EDTA、1mmol/L DTT、pH8.3 反应缓冲液中含 50μg 微粒体蛋白、不同浓度的 ^{3}H-IP$_3$（1～16nmol/L），在 4℃反应 10min 后，Beckman TL-100 rotor 离心 10min，小心吸去上清液，沉淀用 250μl 反应缓冲液重复洗两次，沉淀加 200μl 水和 NEN 的 EcoScin 闪烁液 5ml 溶解，测量放射性，非特异结合每管加 10μmol/L 未标记 IP$_3$。

【说明】

平滑肌微粒体：K_d＝2.4±0.24nmol/L

B_{max}＝2.7±0.18nmol/mg 蛋白

（贺师鹏）

参 考 文 献

1. Wilcox RA，Primrose WU，Nshorski SR，et al. New developments in the molecular pharmacology of the myo-inositol 1，4，5-trisphosphate. Trends in pharmacology Sciences，1998，19：467-475.
2. 赫胜利，杨军，张孙曦，等．败血症大鼠肝细胞内核膜三磷酸肌醇受体的改变．北京医科大学学报，1999，31：306.
3. Chadwick CC，Saito A，Fleischer S. Isolation and characterization of the inositol triphosphate receptor from smooth muscle. Proc Nalt Acad Sci USA，1990，87：2132-2136.
4. Saito A，Seiler S，Chu AJ，et al. Preparation and morphology of sarcoplasmic reticulum terminal cisternae from rabbit skeletal muscle. J Cell Biology，1984，99：875.

胰岛素样生长因子-Ⅰ受体放射配基结合分析
(Insulin-Like Growth Factor-Ⅰ Receptor-RBA)

胰岛素样生长因子（IGFs）是结构和功能相近，但又不完全相同的两种单链多肽（IGF-Ⅰ、IGF-Ⅱ）的总称。IGF-Ⅰ分子量为 7649，由 70 个氨基酸残基组成；IGF-Ⅱ分子量为 7471，由 67 个氨基酸残基组成。两者有 62％的同源性。人的 IGF-Ⅰ、IGF-Ⅱ与人的胰岛素分别有 49％和 47％的同源性，血清中 90％的 IGFs 由肝合成，人 IGF-Ⅰ基因位于第 12 条染色体上，而 IGF-Ⅱ却位于第 11 条染色体上。IGFs 不但是一类有丝分裂促进剂，而且还参与胚胎发育、创伤愈合及肿瘤生长。IGF-Ⅰ直接刺激软骨生长，但 IGF-Ⅱ刺激软骨生长比 IGF-Ⅰ要弱得多，IGF-Ⅱ与肿瘤生长的关系比 IGF-Ⅰ要密切。IGF-Ⅰ在体内表达受 GH 的调节，IGF-Ⅱ基因表达的调节关系所知甚少。

IGF-Ⅰ和 IGF-Ⅱ功能上的雷同与差异同样也表现在它们的受体分子上。IGF-Ⅰ受体是一个不均一的四聚体，由 1337 个氨基酸残基构成 2 个 α 亚单位和 2 个 β 亚单位，2 个 α 亚单位之间通过二硫键相连，2 个 β 亚单位各自与 α 链通过二硫键相连。α 亚单位在胞外，有 16

404

个 N-糖基化位点，还有半胱氨酸富集区域，是配基结合部位。通过跨膜区的 β 亚单位有 24 个疏水氨基酸残基组成的跨膜功能区域，β 亚单位的胞内部分含有酪氨酸激酶活性，能交叉催化相应 β 亚单位上的酪氨酸磷酸化。IGF-Ⅰ受体与胰岛素受体非常相似。而 IGF-Ⅱ受体是单链跨膜多肽分子，92％在胞外，不与胰岛素结合，没有内在酪氨酸蛋白激酶活性，与人 6-磷酸甘露糖（Man-6-P）受体有 99.4％的同源性。

^{125}I-IGF-Ⅰ的制备

【材料与试剂】

1. 氯胺-T。

2. Iodogen 的固相试管。

3. 0.2mol/L pH 7.5 的磷酸钠缓冲液。

4. Na^{125}I。

5. 偏亚焦硫酸钠。

6. Sephadex G-25 或 Sephadex G-10。

【方法】

1. 氯胺-T 法：在 50μl 0.2mol/L pH 7.5 的磷酸钠缓冲液中加入 1～6μg IGF-Ⅰ、1mCi Na^{125}I，迅速加入 2～5μg 氯胺-T，反应 1min 后加入 1μg 偏亚焦硫酸钠终止反应。反应混合物加入事先平衡的 Sephadex G-25 柱分离纯化 ^{125}I-IGF-Ⅰ，产品的比活度为 100～200 μCi/μg。

2. Iodogen 法：在含 20μg Iodogen 的固相试管中加入 50μl 0.2mol/L pH 7.5 的磷酸钠缓冲液、2μg IGF-Ⅰ、1mCi Na^{125}I，反应 1.5min，将反应混合物加入事先平衡的 Sephadex G-10 柱分离纯化 ^{125}I-IGF-Ⅰ，产品的标记率为 35％，比活度为 213μCi/μg。

【说明】

^{125}I-IGF-Ⅰ的制备在 20 世纪 80 年代前都用氯胺-T 法，80 年代后逐渐采用 Iodogen 法。由于分子中含 3 个酪氨酸残基，碘化反应不难进行，产品一般用 Sephadex G-25 柱层析分离纯化，也可用亲和柱层析纯化。产品的比活度在 100～200μCi/μg 之间，有的高达 300μCi/μg。

大鼠脑组织 IGF-Ⅰ受体结合分析

【材料与试剂】

1. 大白鼠。

2. 0.25mol/L 蔗糖液。

3. Dounce 匀浆器。

4. 离心机（4 ℃）。

5. 受体反应缓冲液：25mmol/L pH 7.5 Tri-HCl，0.1％纯 BSA，1mg/ml 杆菌肽，10mmol/L MgCl$_2$。

【方法】

1. 脑组织膜受体制备：200～300g 大白鼠断头，快速取垂体、下丘脑及切去这两部分后的其他脑组织，冷冻于—20℃，存放一年有效，用前化冻，4 倍体积的 0.25mol/L 蔗糖液在 Dounce 匀浆器中匀浆，匀浆液 4 ℃ 800×g 离心 30min，弃沉淀，上清液 4 ℃ 15 000×g 离心 90min，弃上清液，沉淀悬浮在 25mmol/L Tris-HCl 缓冲液（含 10mmol/L MgCl$_2$，pH

7.5）中，测蛋白含量，－20℃ 分装保存。

2. 受体结合反应：在 0.5ml 受体反应缓冲液中含（3～5）×10^4 cpm 的^{125}I-IGF-Ⅰ、100μg 垂体蛋白或 200μg 下丘脑蛋白或 400μg 脑蛋白、0～200ng 未标记 IGF-Ⅰ，22℃ 保温 120min，加入 3ml 冷的反应缓冲液（0.1% 粗 BSA），4℃ 3000×g 离心 30min，弃上清液，测沉淀放射性，NSB 管加 100 倍粗制 IGF-Ⅰ。

【说明】

1. 结合反应的时间和温度：受体与 IGF-Ⅰ结合，4℃ 需 12～18h 达到平衡；与 IGF-Ⅱ结合，22℃ 需 2h 达到平衡。37℃ 达到平衡时的结合率低于 22℃。

2. 膜蛋白的用量与结合率：

	^{125}I-IGF-Ⅰ结合率（%）	^{125}I-IGF-Ⅱ结合率（%）
垂体蛋白（200μg）	2～3	15～20
下丘脑蛋白（200μg）	2	10
脑蛋白（400μg）	2	10～15

软骨细胞 IGF-Ⅰ受体结合分析

【材料与试剂】

1. 13 天鸡胚。

2. Dulbecco 缓冲液。

3. 0.2% BSA。

4. 2mg/ml 粗胶原酶。

5. 反应缓冲液：Dulbecco 内含 0.2% BSA，pH 7.4。

6. ^{125}I-IGF-Ⅰ。

7. IGF-Ⅰ。

【方法】

1. 软骨细胞制备：取自 13 天鸡胚的胸骨和骨盆的软骨，去除脉络膜外的组织，取软骨小块在 10ml Dulbecco 缓冲液（pH 7.4，内含 0.2% BSA、2mg/ml 粗胶原酶）37℃ 保温 20min，一层纱布滤过，用 5ml Dulbecco 缓冲液洗 2 次，在 30ml 含胶原酶的缓冲液中保温 2h，每 5～10min 振摇一次，被消化下来的软骨细胞经滤过、离心、洗涤 3 次再悬浮在反应缓冲液中，配成每毫升含 10^6 个细胞浓度的溶液。

2. 受体结合反应：0.5ml 反应缓冲液中含 5×10^5 个软骨细胞、200 000cpm ^{125}I-IGF-Ⅰ和 1.5～50ng/ml 非标记 IGF-Ⅰ，30℃ 反应 90min，用 Millipore 滤过，以 3ml 反应缓冲液冲洗，测量滤膜放射性，NSB 管加 500ng 粗品 IGF-Ⅰ。

淋巴细胞 IGF-Ⅰ受体结合分析

【材料与试剂】

1. 淋巴细胞：病人的外周血、骨髓、胸膜液，或细胞株。

2. 反应缓冲液：100mmol/L pH 7.5 HEPES，120mmol/L NaCl，5mmol/L KCl，1.2mmol/L MgCl$_2$，10mmol/L dextrose，15mmol/L CH$_3$COONa，1mmol/L EDTA，

1%BSA。

3. IGF-Ⅰ。

4. ^{125}I-IGF-Ⅰ。

【方法】

1. 受试的淋巴细胞分离自急性白血病和非霍奇金病病人的外周血、骨髓或胸膜液，每毫升（3～5）×10^{6}个细胞。

2. 受体结合反应：待细胞长至每毫升（3～5）×10^{6}个细胞时，离心、洗涤，再悬浮在无血清培养液中，培养48h，细胞计数，离心，将细胞悬浮在反应缓冲液中，浓度为每毫升（12.5～25）×10^{6}个细胞。0.5ml反应缓冲液内含（5～10）×10^{6}个细胞、100 000cpm ^{125}I-IGF-Ⅰ和不同浓度的未标记IGF-Ⅰ，15℃反应90min，离心1min分离，测细胞的放射性，NSB管加500ng粗品IGF-Ⅰ。

成纤维细胞 IGF-Ⅰ 受体结合分析

【材料与试剂】

1. 成纤维原代细胞。

2. ^{125}I-IGF-Ⅰ。

3. IGF-Ⅰ。

4. 反应缓冲液：内含20mmol/L pH 7.4 HEPES、0.1%BSA的MEM。

【方法】

1. 成纤维细胞的原代培养。

2. 受体结合反应：在24孔培养板中每孔植50 000个细胞，在含有10%胎牛血清的MEM培养液中5%CO$_2$、37℃培养3天，换一次液，再培养3天使细胞长满全孔，弃去培养液，用PBS（pH 7.4）洗3次，去除细胞表面结合的内源性IGF-Ⅰ，加0.25ml反应缓冲液（内含80 000 cpm ^{125}I-IGF-Ⅰ和0.1～300ng/ml未标记IGF-Ⅰ），8℃保温2h后，弃去上清液，用PBS液洗3次，加0.5ml 0.3mol/L NaOH，22℃消化45min，全量转移至塑料管中，测放射性，NSB管加1μg粗品IGF-Ⅰ。

【说明】

1. 不同类型的受体如悬浮细胞、单层贴壁细胞、细胞膜的受体与^{125}I-IGF-Ⅰ结合反应具有不同的特性，在设计每个方法时必须考虑这些特性。①单层贴壁培养细胞：从理论上讲，生长在塑料壁上的单层细胞最符合它的生理状态，它们与^{125}I-IGF-Ⅰ结合时不需作任何处理。假如，受体与^{125}I-IGF-Ⅰ结合作动力学分析，采用37℃培养，由于存在配基内移和降解问题，情况变得十分复杂。另一个问题是成纤维细胞会分泌IGF-Ⅰ结合蛋白，它能与放射配基结合，造成定量受体数的困难，为避免此等问题，常降低保温温度，但保温温度太低，达到平衡所需时间太长，操作亦不方便，目前一般采用15～20℃，保温90～120min。②悬浮细胞：像红细胞、单核细胞在体内就是悬浮状态，本身处于非锚状态（non-anchored state）是最佳生理状态，但是像成纤维细胞，它是依赖于锚状态的，要将成纤维细胞制成悬浮细胞就会改变细胞形状，从而影响受体与配基的相互作用。另外，在制备悬浮细胞时常用蛋白水解酶消化，这样也会改变细胞表面受体数量和亲和性。③细胞膜制剂：细胞膜制剂一般都利用新鲜组织而不采用单层细胞和悬浮细胞制备，细胞膜制剂可－70℃存放，以备随时使用。它的另一个优点是无内移问题，活细胞的配基-受体复合物内移使受体结合处于非平衡态，作动力学分析使结果不真实。不过粗膜制剂中混杂有线粒体膜会降低结合的特异性。

2. 保温条件：①为了准确测定受体的亲和性与受体数量，重要的一点是选择达到平衡时的温度和时间。如选择 37℃保温，配基内移和降解作用使结合率下降，而且反应处于非平衡态；若用 15℃结合反应，内移程度低，达到平衡需 3~5h，约有大于 70% 的标记肽结合在细胞表面；4℃保温所得结果与 15℃相似，但达到平衡所需时间要长得多。②在 HEPES 或 Tris-HCl 缓冲液中加入生理盐水和 BSA（1~10mg/ml）可降低非特异吸附。③在大多数情况下，最适 pH 值为 7.5~8.0。④另一个奇特的现象是蔗糖溶液中加 NaCl 可增加 3~6 倍的特异结合率，这可能与受体亲和性增加有关，而 ^{125}I-胰岛素的结合却不受此影响，它的生理意义仍不清楚。

3. ^{125}I-IGF-I 结合的特征：当细胞与 ^{125}I-IGF-I 保温时，非标记 IGF-I 的加入可以迅速取代结合。在多数研究中 IC_{50} 值在 2~7ng/ml 之间。Scatchard 分析显示，多数情况是线性的，属单位点受体类型。人的成纤维细胞 $K_d = 0.94 \times 10^{-9}$ mol/L，$B_{max} = 2000$ 个结合位点/细胞；BALB/c3T3 细胞 $K_d = 6.71 \times 10^{-10}$ mol/L，$B_{max} = 3400$ 个结合位点/细胞。

（贺师鹏）

参 考 文 献

1. Kaplowitz PB. Somatomedin receptors. In: Kalimi MY, Hubbard JR, eds. Peptide hormone receptors. Berlin: Walter de Gruyter, 1987.

2. Goodyer CG, Stephano LD, Lai WH, et al. Characterization of insulin-like growth factor receptors in rat anterior pituitary, hypothalamus, and brain. Endocrinology, 1984, 114: 1187.

3. Clemmons DR, Elgin R, James PE. Somatomedin-c binding to cultured human fibroblasts in dependent on donor age and culture density. J Clin Endocrinol Metab, 1986, 63: 996.

4. Lee PDK, Rosenfeld RG, Hintz RL, et al. Characterization of insulin, insulin-like growth factors I and II, and growth hormone receptor on human leukemic lymphoblasts. J Clin Endocrinol Metab, 1986, 62: 28.

5. Zap FJ, Schoenle JZE, Froesch ER. Insulin-like growth factors I and II: some biological action and receptor binding characteristics of two purified constituents of nonsuppressible insulin-like activity of human serum. Eur J Biochem, 1978, 87: 285-296.

6. Rechler MM, Nissley SP. Insulin-like growth factors. In: Sporn MB, Roberts AB, eds. Peptide growth factors and their receptors. Berlin: Springer-Verlag, 1991.

7. 贺师鹏，黄天贵，邓鸿业，等. 胰岛素样生物因子的放射免疫分析及其应用. 中华核医学杂志, 1996, 16: 127.

胰岛素受体放射配基结合分析
(Insulin receptor-RBA)

胰岛素受体是细胞表面的一种糖蛋白，是由两个 α 亚单位和两个 β 亚单位所构成的异四聚体 $\alpha_2\beta_2$。编码人胰岛素受体的基因位于第 19 号染色体，全长超过 150kb，由 22 个外显子、21 内含子组成，从第 1 至第 11 个外显子编码 α 亚单位，从第 12 至第 22 个外显子编码 β 亚单位，α、β 亚单位都源自一个共同的单链前体，在成熟过程中由蛋白质水解酶剪接而成

分离的 α、β 亚单位。α 亚单位由 720 个氨基酸残基组成，β 亚单位由 620 个氨基酸残基组成，两个 α 亚单位之间由二硫键连接，两个 β 亚单位各自与 α 亚单位之间也有二硫键相连而构成异四聚体。胰岛素受体的 α 亚单位存在于细胞膜外侧，而 β 亚单位插入双脂膜，其跨膜区为由 23～26 个疏水氨基酸残基组成的跨膜单链。α 亚单位是富集半胱氨酸的，另外还含有 15 个糖基化位点，是亲水性的链；β 亚单位含 6 个糖基化位点，其中 4 个在膜外。α、β 亚单位均为糖蛋白且都含唾液酸残基，α 亚单位的主要功能是结合胰岛素配基，当 α 亚单位结合胰岛素后，β 亚单位的酪氨酸激酶被激活而产生自身磷酸化作用，所以 β 亚单位的主要功能是反映激酶活性，而四聚体结构是激酶活性所必需的。β 亚单位还含有丝氨酸/苏氨酸残基，也有自身磷酸化功能，受体的磷酸化作用是可逆的，其自身磷酸化作用大小依赖于温度和 Mn^{2+}、Mg^{2+}，它们是受体的辅助因子，但 Zn^{2+} 和 Cu^{2+} 能抑制自身磷酸化作用。

^{125}I-胰岛素制备

【材料与试剂】

1. 纯胰岛素。

2. 无载体 $Na^{125}I$。

3. 氯胺-T。

4. 偏重亚硫酸钠。

5. 层析用纤维素。

6. BSA。

7. 0.5 mol/L pH 7.4 磷酸缓冲液。

8. 0.5 mol/L pH 8.6 巴比妥缓冲液。

【方法】

1. 在 50μl 0.5 mol/L pH 7.4 磷酸缓冲液中含等分子的 ^{125}I：胰岛素：氯胺-T（1：1：1）反应混合物，室温反应 30～40s。

2. 用 3 倍于氯胺-T 量的偏重亚硫酸钠终止反应，反应混合物立即上柱。

3. 纯化单碘胰岛素：0.5g 纤维素装成 0.8×3 cm 柱，用 0.5 mol/L pH 8.6 巴比妥缓冲液平衡，并加 0.1ml BSA（1.5%）饱和柱，加入反应混合物后，用 0.5 mol/L pH 8.6 巴比妥缓冲液加压洗脱游离碘和损伤的胰岛素，然后改用 0.2 mol/L pH 7.4 磷酸缓冲液（12% BSA）洗脱 ^{125}I-胰岛素，收集 ^{125}I-胰岛素，分散保存于 −20℃ 备用。

4. 用纸电泳法作标记率、放化纯检查。电泳条件：电泳液为 0.075 mol/L pH 8.6 巴比妥缓冲液，新华—号滤纸长 30cm，250V 电压，电泳 1h，每隔 1cm 剪开，逐条测定放射性。^{125}I-胰岛素在原点（A）不动，损伤的胰岛素约在 5cm 处（B），游离碘约在 10cm 处（C），根据反应混合物滴样可按下式计算标记率：

$$标记率(\%)=(A+B)cpm/(A+B+C)cpm×100\%$$

根据纯化后产品滴样可按下式计算放化纯：

$$放化纯(\%)=(A)cpm/(A+B+C)cpm×100\%$$

^{125}I-胰岛素的放射性比活度可用放射免疫自身替代法或放射受体自身替代法测定。

【说明】

1. ^{125}I-胰岛素产品的放射性比活度为 $100\sim150\mu Ci/\mu g$，每个胰岛素分子含 $0.7\sim0.8$ 个碘原子。

2. 胰岛素分子由 α、β 两链构成，α、β 链之间有两个二硫键相连，α 链中还有一个二硫键，这 3 个二硫键对维持胰岛素活性构象起重要作用。胰岛素在碘标时所用的氯胺-T 的量和作用时间长短，对保证标记后的胰岛素分子的完整性十分重要。胰岛素分子中有 4 个酪氨酸残基可被标记，现在一般认为每个胰岛素分子中被标记一个碘原子，胰岛素分子中被标记碘原子数多了也会降低结合率，所以采用适当分离方法将损伤胰岛素分子去掉或只要分离出的单碘胰岛素分子。

肝细胞膜胰岛素受体放射配基结合分析

【材料与试剂】

1. 大鼠。

2. ^{125}I-胰岛素。

3. 胰岛素。

4. 蔗糖。

5. 100mmol/L pH 7.5 HEPES 缓冲液（内含 120mmol/L NaCl、1.2mmol/L $MgSO_4$、1mmol/L EDTA、0.1‰ BSA）。

6. 1.0mmol/L pH 7.5 碳酸缓冲液（内含 0.5mmol/L $CaCl_2$）。

7. 冲洗液：50mmol/L pH 7.5 PB+0.9‰ NaCl。

【方法】

1. 肝细胞膜制备：取 $150\sim200g$ 雄大白鼠的肝，用 1.0mmol/L pH 7.5 $NaHCO_3$（内含 0.5mmol/L $CaCl_2$）洗净血后，在冰浴中用内切式分散器 15 000 转/分 1min 连续操作 3 次，然后在玻璃匀浆器内匀浆，低温（4℃）、$150\times g$ 离心 10min，弃沉淀，上清液制成 50%（w/v）蔗糖悬液，$100\ 000\times g$ 离心 1.5h，取界面层制成 $37\%\sim42\%$（w/v）蔗糖悬液，再 $1\ 000\ 000\times g$ 离心 1.5h，取界面层悬浮在 HEPES 缓冲液中，再 20 000 转/分 离心 1h，弃上清液，沉淀配成 2g 湿组织/ml 的溶液，分装后−70℃保存，用染料法测定蛋白含量。

2. 肝细胞膜胰岛素受体与^{125}I-胰岛素结合反应：在 0.3ml HEPES 缓冲液中含 150μg 蛋白的肝细胞膜、$1\sim2$ng ^{125}I-胰岛素 [$(1\sim1.5)\times10^5$ cpm] 及不同浓度的胰岛素，非特异结合管加 1μg 胰岛素，24℃保温 1h，然后用玻璃纤维滤膜抽滤（滤膜事先用 1% BSA 浸泡），滤膜用 50mmol/L PB 缓冲液（内含 0.9‰ NaCl）15ml 分 3 次冲洗，滤纸测量放射性。

脂肪细胞胰岛素受体放射配基结合分析

【材料与试剂】

1. 大鼠。

2. ^{125}I-胰岛素，胰岛素。

3. 1.0mmol/L pH 7.5 碳酸缓冲液（内含 0.5mmol/L $CaCl_2$）。

4. 胶原酶。

5. D-Hank's 液：NaCl 8.0g，KCl 0.4g，$Na_2HPO_4\cdot12H_2O$ 0.12g，KH_2PO_4 0.06g，

NaHCO$_3$ 0.35g，葡萄糖 1g，加水 1000ml，pH7.5。

6. 结合反应液：D-Hank's 液（内含 1% BSA）。

7. 冲洗液：50mmol/L pH 7.5 PB＋0.9% NaCl。

【方法】

1. 游离脂肪细胞制备

（1）胶原酶消化法制备脂肪细胞：用体重 150～200g 雄性大白鼠或 500g 老年雄鼠，断头放血后，立即取出附睾脂肪组织，切碎，用 Kreb's-Ringer-KHCO$_3$ 缓冲液（KRB）洗去血迹，用 KRB 缓冲液（内含胶原酶 3mg/ml、BSA 40mg/ml）37℃消化 1h，然后用 250μm 尼龙网滤过后再 400 转/分离心 4min，洗 3 次，脂肪细胞制备当天进行结合实验。

（2）非胶原酶消化法制备脂肪细胞：用体重 150～200g 雄性大白鼠，断头放血后立即取出附睾脂肪组织，用 D-Hank's 液洗净血迹，剪开撕碎，用 Hank's 液（含 1% BSA）洗一次，并在组织搅碎器以 Hank's 液（含 1%BSA）中速（4000～5000 转/分）搅碎 3～4s，重复 2～3 次，用尼龙网滤过，静置 5min 以上，吸去下层浑浊液，脂肪细胞浮在液面，加 Hank's 液（含 1%BSA），500 转/分离心 5min，吸去下层浑浊液，如此重复数次，将脂肪除去。

2. 脂肪细胞胰岛素受体与 ^{125}I-胰岛素结合反应：每管中加 0.1ml 结合反应液、0.2ml 脂肪细胞悬浮液（1.7×10^5 个细胞）、0.1ml ^{125}I-胰岛素（6.5ng）和未标记胰岛素（0～10^{4}ng），24℃保温 45min 后冰浴冷却，用微孔滤膜或玻璃纤维滤膜（滤膜预先用 1%BSA 冲洗液浸泡）抽滤，用 15ml PBS 液分 3 次冲洗，滤膜进行放射性测量，非特异结合管加 10μg 胰岛素。

【说明】

1. 受体结合反应的温度与时间：反应时间和温度的选择取决于许多因素，其中主要是存在于组织和细胞内的酶。在 37℃容易引起胰岛素及受体的降解，但 37℃保温时达到平衡所需时间短，如 30～37℃保温 30min 就达到最大值，随后很快下降。低温保温时达到平衡所需时间长，如 15～20℃时 5h 才达到平衡。

2. 多数胰岛素受体结合的 Scatchard 图是一条曲线，由手工作图求解亲和性应该得到两个 K_d 值，但准确性较差；若用天然胰岛素取代 50%标记胰岛素（IC_{50}）来计算 K_d 值，则比 Scatchard 作图法要准确，不过这样求得的 K_d 值是属于高亲和性的，无法求得低亲和性。由 Scatchard 作图法，用其横轴的截距求解受体的数量，由于它是一条曲线，横轴截距很难确定，求解受体数量的准确性亦很差。尽管如此，Scatchard 作图法还是经常被应用，不过现在用计算机程序自动计算双位点受体亲和性和数量更容易。

3. 在肝、脂肪、单核等细胞的胰岛素受体测定中，应该注意它们存在负协同作用的现象。

（贺师鹏）

参 考 文 献

1. Bhatena BJ. Insulin receptor. In：Kalimi MY，Hubbard JR，eds. Peptide hormone receptors. Berlin：Waher de Grayter，1987.

2. 中国科学院动物研究所等. 胰岛素及其类似物与其受体的相互作用. 中国科学，1974，(6)：612.

3. Kahn CR. Membrane receptors for hormones and neurotransmitters. J Cell Biology，1976，70：261.

4. Freychet P，Kahn R，Roth J，et al. Insulin interaction with liver plasma membranes. J Biol Chem，1972，

247：3953.

5. Freychet P, et al. Monoiodoinsulin: demonstration of its biological activity and binding to fat cell and liver membranes. Biochem Biophys Res Commun，1971，43：400.

6. Rodbell M. Metabolism of isolated fat cells I，effects of hormones on glucose metabolism and lipolysis. J Biol Chem，1964，239：375.

白介素-1受体放射配基结合分析
(Interleukin-1 Receptor-RBA)

白介素-1（IL-1）是一个多功能的促炎症细胞因子家族，几乎所有有核细胞均能产生 IL-1，但大多数细胞只有在激活后才被诱导合成 IL-1 前体蛋白。IL-1 有多种生物学作用，具有介导炎症反应、促进 T 细胞和 B 细胞的增殖与分化、参与免疫调节、影响代谢、刺激造血细胞及引起发热等作用。

IL-1 目前已知有 3 种：IL-1α、IL-1β 和 IL-1 受体拮抗剂（IL-1Ra）。IL-1α 和 IL-1β 的氨基酸序列只有 26％的同源性，但它们同为折叠三叶草型结构，并且对相应受体的结合率和生物活性几乎相同。

IL-1 的受体主要有两种，IL-1 受体 I 型（IL-1R I）和 IL-1 受体 II 型（IL-1R II），另外还有一种 IL-1 受体相关蛋白（IL-1RAcP）。IL-1R I 主要表达于 T 细胞，分子量为 80 000；IL-1R II 主要表达于中性粒细胞和 B 细胞。

IL-1 和 IL-1R I 结合后再和 IL-1RAcP 形成复合物，表现出高亲和性，并触发信号转导，所以 IL-1R I 是信号转导受体。IL-1Ra 与 IL-1 竞争结合 IL-1R I 后，受体不能传导信号，起特异性抑制 IL-1 的作用；IL-1R II 是分子量为 68 000 的糖蛋白，胞浆结构域为含有 29 个氨基酸的糖基化分子，是一种"诱饵"分子，IL-1 与其结合不仅不能传导信号，而且还降低 IL-1R I 对 IL-1 的敏感性。

IL-1α、IL-1β、IL-1Ra 和 IL-1R I 的亲和力相近。IL-1β 对 IL-1R II 具有很强的亲和力和选择性，IL-1α 对 IL-1R II 的亲和力要比对 IL-1R I 低 10～100 倍。

【材料与试剂】

1. ^{125}I-Bolton-Hunter 试剂或 Na^{125}I。

2. 苯，氮气，反应瓶，甘氨酸，明胶。

3. 硼酸钠缓冲液（0.1mol/L，pH 8.5），含 1mol/L 甘氨酸的硼酸钠缓冲液。

4. Sephadex G-25 层析柱或 Biogel P6 柱。

5. IL-1（重组的 IL-1），^{125}I-rhIL-1β，rhIL-1β。

6. 氯胺-T（1μg/30μl）。

7. 柱洗脱液：0.05mol/L pH 7.4 PB（内含 0.14mol/L NaCl、0.1％ BSA）。

8. 0.2mol/L pH 7.4 PB。

9. Na$_2$S$_2$O$_5$（0.1mg/ml）。

10. 滑膜组织样品。

11. 1mg/ml 链霉蛋白酶，2mg/ml 胶原酶。

12. 结合缓冲液（PBS 中含有 10mmol/L HEPES，0.5％明胶，0.02％ NaN$_3$，pH

7.4)。

13. 2% SDS。

14. DMEM 培养液（含有 10% 的 FCS）。

15. 结合缓冲液（DMEM 培养液中含有 20mmol/L HEPES，pH 7.0）。

16. A-498，Caki-1，Caki-2，ACHN 肾癌细胞系。

17. 冲洗缓冲液（PBS：0.05mmol/L pH 7.2 PB，含 140mmol/L NaCl、30mmol/L KCl）。

18. 膜制备缓冲液：RPMI 1640 中含有庆大霉素 50μg/ml、HEPES 20mmol/L、NaN₃ 1mg/ml、每毫升 100 个激肽释放酶抑制单位的牛胰蛋白酶抑制剂、短杆菌肽 10^{-4}mol/L。

19. Polytron 组织匀浆器。

20. 结合缓冲液（膜制备缓冲液＋0.15% BSA）。

21. 洗涤液：0.05mol/L pH 7.2 PB（含 0.14mol/L NaCl、0.01% Triton X-100）。

【方法】

1. IL-1 Bolton-Hunter 标记法：首先取 1mCi/100μl ^{125}I-Bolton-Hunter 试剂于反应瓶中，氮气吹干，取 2～4μg IL-1 溶于 20μl 0.1mol/L 硼酸钠缓冲液（pH8.5），加入反应瓶中，混匀后置于冰上反应 30min，最后加入 50μl 含有 1mol/L 甘氨酸的硼酸钠缓冲液终止反应。将反应混合物过 Sephadex G-25 层析柱纯化（层析柱事先用含有 0.25% 明胶的 0.05mol/L pH 7.5 PBS 平衡）。在标记和纯化的过程中，蛋白的回收率为 75%。也可以用 1ml 的 Biogel P6 柱快速过滤（层析柱事先用 1% BSA 饱和）。^{125}I-IL-1 的比活度为（2～5）× 10^{15}cpm/mmol。

2. IL-1 氯胺－T 标记法：将 IL-1α 溶解于 0.2mol/L pH 7.4 PB，取 1μg/10μl IL-1α 加入反应瓶中，加入 1mCi Na^{125}I/25μl PB，最后加入氯胺－T 1μg/30μl，冰上反应 30min，加入 3μg/30μl（0.05mol/L pH 7.4 PB）Na₂S₂O₅终止反应，1ml 的 Biogel P6 柱快速过滤，用 PBS（0.05mol/L pH 7.4 PB 含 0.14mol/L NaCl、0.1% BSA）洗脱，每管收集 100μl。^{125}I-IL-1 比活度为 1600～2700 Ci/mmol，标记率为 40%～50%。

3. 滑膜成纤维细胞受体结合分析

滑膜成纤维细胞培养：由临床股关节炎患者获得滑膜组织样品，冲洗，切为小块，37℃经过如下一系列的酶消化过程得到滑膜细胞。首先链霉蛋白酶（pronase）1mg/ml 消化 1h，然后用 2mg/ml 胶原酶消化 6h（都溶于 DMEM 培养液中并含有 10% 的 FCS）。接种之前，细胞预先在 Primaria 3824 组织培养瓶中 37℃培养 1h，使非滑膜细胞预先贴壁。细胞另外接种之后，在 DMEM 培养液中常规条件培养。实验中，细胞以较高的密度 2.5×10^5 个/孔接种于 12 孔板，生长 5 天，隔日换液。

放射配基饱和分析：将上述贴壁的滑膜细胞用 PBS 洗涤后加入 200μl 结合缓冲液，内含有不同浓度的放射配基^{125}I-rhIL-1β（0～250pmol/L），NSB 管加入 100 倍未标记的 rhIL-1β。22℃反应 3h 后，将细胞培养板浸入冷 PBS 中充分冲洗，用 2% SDS 溶解细胞，收集并进行放射性计数。

非放射配基饱和分析：结合缓冲液中加入 20pmol/L 标记配基，同时在不同试管中加入递增浓度的未标记配基 rhIL-1β（0～2000pmol/L）。22℃反应 3h 后，将细胞培养板浸入冷 PBS 中充分冲洗，用 2% SDS 溶解细胞，收集并进行放射性计数。

4. 人肾癌细胞受体结合分析：人肾癌细胞系培养（A-498，Caki-1，Caki-2，ACHN）：

将人肾癌细胞接种于 24 孔板，细胞处于亚融合状态时，用结合缓冲液洗 2 次，每次 37℃保温 30s，以除去结合于受体上的配基，计每孔中细胞数。各孔中依次加入不同浓度的 ^{125}I-rhIL-1，4℃反应 3h，NSB 管加入 100 倍未标记的 rhIL-1。之后用冲洗缓冲液（PBS：0.05mmol/L pH 7.2 PB 含 140mmol/L NaCl、30mmol/L KCl）冲洗 4 次，加入 1ml SDS 溶解细胞，测放射性计数。

5. 脑组织质膜的 IL-1 受体结合实验

脑组织细胞膜制备：小鼠断颈处死，取出脑中的不同解剖区域，迅速置于冰冷的膜制备缓冲液，用高速组织匀浆器匀浆组织每次 20s，共 6 次。匀浆液 4℃、20 000×g 离心 12min。弃上清液后再用膜制备缓冲液悬浮沉淀，4℃、20 000×g 离心 12min，弃上清液，沉淀悬浮于结合缓冲液之后调整蛋白浓度至 0.5～0.7mg/ml。

受体结合反应：反应容器为 1.5ml 离心管，加入 100μl 结合缓冲液（内含 10～400pmol/L 浓度的 ^{125}I-IL-1α 或者 β），最后加入粗提的细胞膜 100μl，NSB 管中加入 100～300nmol/L IL-1β。室温下保温 2h 后，12 000×g 离心 5min，弃上清液，用含有 0.01% Triton X-100、pH 7.2 的 PBS 洗涤沉淀一次，再次离心。吸出上清液后以沉淀进行计数。

【说明】

1. B-H 法：使用氧化剂标记 IL-1，但氧化剂的短暂暴露可导致生物活性的丧失。只有 B-H 法氧化剂不直接接触 IL-1，不会导致生物活性的丧失。^{125}I-IL-1 在 −20℃ 的条件下储存 6 周而结合活性没有明显丧失。

2. 氯胺-T 法：使用温和的氯胺-T 标记法（IL-1：^{125}I：氯胺-T＝0.05：0.5：7；0℃/30min 或 4℃/10min）也可以取得很好的比活度和保持良好的结合活性。

3. 滑膜成纤维细胞 IL-1 受体，在正常人 K_d 值为 21±4.5pmol/L，骨关节炎的患者 K_d 值为 23±5.0pmol/L。

4. 人肾癌细胞 A-498 有两种对 IL-1 的结合位点，高亲和位点的 K_d 为 4.5×10^{-11}mol/L，低亲和位点为 K_d＝1.3×10^{-9}mol/L，而 ACHN、Caki-1、Caki-2 没有特异性结合。

5. 小鼠海马的粗提膜对 ^{125}I-IL-1α 结合的 K_d 值为 114±35pmol/L，B_{max} 为 2.5±0.4fmol/mg 蛋白。

（张正浩　贺师鹏）

参 考 文 献

1. Cunningham ET, Wada E Jr, Carter DB, et al. Localization of interleukin-1 receptor messenger RNA in murine hippocampus. Endocrinology, 1991, 128 (5)：2666-2668.

2. Bird TA, Saklatvala J. Identification of a common class of high affinity receptors for both types of porcine interleukin-1 on connective tissue cells. Nature, 1986, 324：263-266.

3. Juric DM, Carman KM. Interleukin-1 beta, but not IL-1 alpha, mediates nerve growth factor secretion from rat astrocytes via type Ⅰ IL-1 receptor. Int J Dev Neurosci, 2001, 19：675-683.

4. Liu C, Hart RP, Liu XJ, et al. Cloning and characterization of an alternatively processed human type Ⅱ interleukin-1 receptor mRNA. J Biol Chem, 1996, 271：20965-20972.

5. Marquette C, Ban E, Laniece P, et al. Rat interleukin-1 beta binding sites in rat hypothalamus and pituitary gland. Neuroendocrinology, 1995, 62：362-369.

6. Takao T, Tracey DE, Mitchell WM, et al. Interleukin-1 receptors in mouse brain：characterization and neuronal localization. Endocrinology, 1990, 127：3070-3078.

白介素-2 受体放射配基结合分析
（Interleukin-2 Receptor-RBA）

白介素-2（IL-2）主要是由 T 细胞和 NK 细胞产生的分子量为 15 000～18 000 的糖蛋白，它在机体的免疫应答中起重要作用。

人的 IL-2 由 133 个氨基酸残基组成，等电点（PI）为 6.8～8.2，其基本结构由 4 组 α 螺旋和 3 个环区组成（有的说由 A-α-B-B'-C-D 6 个 α 螺旋组成），分子内 Cys^{58}-Cys^{105} 的二硫键对维持多肽链的活性构象起重要作用，Thr^3 含唾液酸。IL-2 分子的糖基化程度是不确定的，但这并不影响它的生物功能。

IL-2 受体应由 α、β、γ 三条跨膜链以非共价键结合而组成。

α 链含有 251 个氨基酸，它的膜外区含 219 个氨基酸，跨膜区有 19 个氨基酸，胞浆区只有 13 个氨基酸。膜外区的 N 端前 163 个氨基酸包含了与 IL-2 结合的信息，158～160 位氨基酸参与 α-β 之间的结合，此区段内有多个 N-和 O-糖基化位点、5 个二硫键和丝氨酸/苏氨酸磷酸化位点。

β 链由 499 个氨基酸组成，它的膜外区含 214 个氨基酸，跨膜区有 26 个氨基酸，胞浆区有 259 个氨基酸。膜外区第 132～143 位氨基酸参与 IL-2 的结合，194～198 位氨基酸有 WSXWS 基序结构。胞浆区含 42 个脯氨酸、30 个丝氨酸，以及 6 个可能参与信号转导的酪氨酸磷酸化位点。

γ 链由 347 个氨基酸组成，它的膜外区含 232 个氨基酸，跨膜区有 29 个氨基酸，胞浆区有 86 个氨基酸。膜外区含 6 个 N-糖基化位点、4 个 Cys 和 WSXWS 基序结构。目前发现，IL-2 受体的 γ 链也是 IL-4、IL-7、IL-9、IL-13、IL-15 受体的 γ 链组分，因此它们之间显示出共同的功能，如传递 T 细胞的增殖信号。

α 链单独与 IL-2 结合时，只有较弱的亲和性，K_d 值为 1.4×10^{-8} mol/L；β 链单独与 IL-2 结合时，它的亲和性更低，K_d 值为 1.2×10^{-7} mol/L；而 α 链和 β 链共同参与 IL-2 的结合则亲和性很高。γ 链不能单独与 IL-2 结合，而 γ 和 β 共同与 IL-2 结合时，则可完成 IL-2 受体的信号转导作用。

【材料与试剂】

1. 0.2mol/L pH 7.4 磷酸缓冲液。

2. IL-2。

3. 氯胺-T（0.1mg/ml）。

4. $Na_2S_2O_5$（0.3mg/ml）。

5. 反相柱（Vydac218-TP546，46×250mm）。

6. 梯度洗脱液（A 液：0.1% 三氟乙酸，4% 丙酮，0.25mol/L 高氯酸钠，0.02mol/L $CaCl_2$；B 液：86% 乙腈，0.1% 三氟乙酸，4% 丙酮，0.25mol/L 高氯酸钠，0.02mol/L $CaCl_2$）。

7. 亲和层析柱（46C8-A2 单克隆抗体）。

8. 1.5% 醋酸（含 1mg/ml BSA）。

9. Jurka 细胞株。

10. 不含亮氨酸和赖氨酸的 DMEM 培养液。

11. 40Ci/mmol [4，5-^{3}H] 亮氨酸，48Ci/mmol [4，5-^{3}H] 赖氨酸。

12. 40μmol/L 亮氨酸，65μmol/L 赖氨酸。

13. 1.5μg/ml PHA，50ng/ml PMA。

14. 1.5%醋酸。

15. 48%乙腈（0.1%TFA）。

16. 10mmol/L pH 7.5 Tris-HCl 缓冲液（含 0.14 mol/L NaCl）。

17. RPMI 1640 培养液（含 1mg/ml BSA）。

18. HUT 102B2 细胞。

19. ^{125}I-IL-2：1.82×10^6 dpm/pmol。

20. 混合油（硅油：液状石蜡＝84：16）。

【方法】

1. ^{125}I-IL-2 氯胺-T 标记法：在 30μl 0.2mol/L pH 7.4 磷酸缓冲液中含 5 μg IL-2，加 0.5mCi/10μl Na^{125}I、1μg/10μl 氯胺-T，20℃反应 10min 后，加 3μg/10μl Na$_2$S$_2$O$_3$，终止反应，反应混合物直接进入 HPLC 的反相柱（Vydac218-TP546，46×250mm），梯度洗脱（A 液：0.1%三氟乙酸，4%丙酮，0.25mol/L 高氯酸钠，0.02mol/L CaCl$_2$；B 液：86%乙腈，0.1%三氟乙酸，4%丙酮，0.25mol/L 高氯酸钠，0.02mol/L CaCl$_2$），流速 1ml/min。^{125}I-IL-2 峰在 80min 时被洗脱，收集^{125}I-IL-2 产品，并加入 4mg/ml BSA，由 HPLC 所得的^{125}I-IL-2 产品再进一步亲和层析柱（46C8-A2 单克隆抗体）纯化，用 1.5%醋酸（含 1mg/ml BSA）洗脱。^{125}I-IL-2 的比活度为 1.82×10^6 dpm/pmol（819Ci/mmol）。

2. 生物合成标记法：5×10^6 的 Jurka 细胞悬浮在不含亮氨酸和赖氨酸的 DMEM 培养液中，向培养液中加入 0.75mCi/ml 的 40Ci/mmol [4，5-^{3}H] 亮氨酸、0.75mCi/ml 的 48Ci/mmol [4，5-^{3}H] 赖氨酸及 40μmol/L 亮氨酸、65μmol/L 赖氨酸。在此培养液中的细胞再用 1.5μg/ml PHA、50ng/ml PMA 刺激，37℃保温 16h 后，反应混合物直接加入单克隆抗体 46C8-A2 的亲和层析柱，用 1.5%醋酸（含 1mg/ml BSA）洗脱。收集^{3}H-IL-2 的产品，再经 HPLC 反相柱（RPSC-C$_3$），用 48%乙腈（0.1%TFA）洗脱，收集^{3}H-IL-2 峰，洗脱液加 1mg/ml BSA 作为载体，并用氮气移去洗脱液中的乙腈，最后产品溶解在 10mmol/L pH 7.5 Tris-HCl 缓冲液（含 0.14 mol/L NaCl）中，^{3}H-IL-2 的比活度为 4.5×10^5 dpm/pmol（202Ci/mmol）。

3. IL-2 受体结合反应：在总体积为 0.1ml 的 RPMI 1640 培养液（含 1mg/ml BSA）中，含 0.5×10^6 HUT 102B2 细胞及不同浓度的^{125}I-IL-2（3～300pmol/L），非特异结合管加 150～300 倍的 IL-2，37℃保温 15～30min 后，每管加 0.9ml 冷的 RPMI 1640 培养液（含 1mg/ml BSA），9000×g 离心 20s，弃去上清液，沉淀细胞再加 1ml RPMI 1640 培养液（含 1mg/ml BSA）使其再悬浮，悬浮的细胞液加到 0.2ml 混合油（硅油：液状石蜡＝84：16）中，9000×g 离心 90s，弃上清液，测量沉淀细胞的放射性。

【说明】

1. 在制备^{3}H-IL-2、^{35}S-IL-2 时都用生物合成法，纯化产品时需用亲和层析和高压液相分离。^{3}H-IL-2 的放射性比活度达到 200Ci/mmol。^{125}I-IL-2 可用氯胺-T 法、乳过氧化物酶法、Iodogen 法、Bolton-Hunter 试剂等方法，而 Robb R 认为在一定条件下，氯胺-T 法制得的^{125}I-IL-2 与其受体的相互作用行为和生物学活性与^{3}H-IL-2 或 IL-2 是一样的。他们建议

^{125}I:IL-2 分子比为 1:3，也就是说，$10\mu g$ IL-2 只需 0.5mCi 的 Na^{125}I，那么氧化 0.5mCi 无载体、无保护剂的 Na^{125}I 理论上只需 $0.038\mu g$ 的氯胺-T，因此，实际上用 $1\sim5\mu g$ 氯胺-T 就足够。

2. 在人和小鼠 T、B 细胞上的 IL-2 受体属于双位点系统，高亲和力位点的 K_d 值为 $7.6\sim220$ pmol/L，低亲和力位点的 K_d 值为 $2.1\sim38.1$nmol/L。

表1　不同类型细胞 K_d 值

细胞类型	高亲和力（pmol/L）	低亲和力（nmol/L）	文献
ILT-Yan	7.6 ± 2.0	20.9 ± 15.1	(1)
TL-Mor	11.1 ± 1.9	38.1 ± 11.9	(1)
T 母细胞	19.0	1.36	(2)
B 母细胞	23.0	1.15	(2)
小鼠的 T 母细胞*	71	11	(3)

* 人 IL-2 受体的 cDNA 传染小鼠 T 细胞

（张正浩　贺师鹏）

参 考 文 献

1. Fujii M，Sugamura K，Sano K，et al. High-affinity receptor-mediated internalization and degradation of interleukin-2 in human T cells. J Exp Med, 1986, 163: 550-562.

2. Lowenthal JW，Zubler RH，Nabholz M，et al. Similarities between interleukin-2 receptor number and affinity on activated B and T lymphocytes. Nature, 1985, 315: 669-672.

3. Kondo S，Shimizu A，Maeda M，et al. Expression of functional human interleukin-2 receptor in mouse T cells by cDNA transfection. Nature, 1985, 320: 75-77.

4. Hatakeyama M，Minamoto S，Uchiyama T，et al. Reconstitution of function receptor for human interleukin-2 in mouse cells. Nature, 1985, 318: 467-470.

白介素-3 受体放射配基结合分析
(Interleukin-3 Receptor-RBA)

白介素-3（IL-3）是由活化 T 细胞、NK 细胞和肥大细胞产生的，分子量为 15 000～25 000 的糖蛋白，具有刺激造血细胞前体和肥大细胞增殖分化的能力。人的 IL-3 是由 133 个氨基酸组成的单肽链，分子内 Cys^{16} 与 Cys^{84} 形成的二硫键为其生物活性所必需。天然 IL-3 是糖蛋白，糖基化程度并不影响其活性。

IL-3 受体由 α、β 两条不同的蛋白链组成。α 链由 360 个氨基酸残基构成，膜外区为 287 个氨基酸，跨膜区有 20 个氨基酸，胞内区有 53 个氨基酸。β 链由 871 个氨基酸残基构成，膜外区有 422 个氨基酸，跨膜区有 27 个氨基酸，胞内区有 432 个氨基酸。α 链能特异识别 IL-3，单独与配基结合的亲和性较弱。β 链尽管不能单独与配基结合，但 IL-3 受体的 α 链与 IL-3 结合后再与 β 链结合，则表现为很高的亲和性。β 链还具有信号转导的功能。

由于 IL-3、IL-5 及 GM-CSF 三种受体各自都由两条蛋白链（α、β 链）构成，但其中的 β 链是共同的，称 βc 链（common β chains）。三种受体在整体结构上极为相似，都为 4 螺旋柱体结构，而且对同一种靶细胞诱导相似的应答反应，所以将它们同归一个受体亚类。

IL-3 受体胞浆域本身没有酪氨酸激酶活性，不过 IL-3 受体结合配基后能结合胞浆中有酪氨酸激酶活性的 JAK2/STATs，进而启动细胞内信号系统的传导。

IL-3 受体放射配基结合分析

【材料与试剂】

1. IL-3。

2. $Na^{125}I$。

3. 0.1 mol/L pH 7.0 磷酸盐缓冲液，10％ DMSO，$100\mu g/ml$ PEG。

4. 氯胺-T（1mg/ml）。

5. 偏焦亚硫酸钠（10mg/ml）。

6. Sephadex G-25 柱。

7. IL-3 依赖细胞（32D-cl23 或 FDC-P）。

8. 50mmol/L pH 3.0 甘氨酸-HCl 缓冲液。

9. 结合缓冲液：RPMI 1640（内含 2％ BSA、0.1％ NaN_3、20mmol/L HEPES）培养液。

10. ^{125}I-IL-3：比活度约为（1.1～2.2）$\times 10^6$ cpm/pmol。

11. 混合油（硅油：液状石蜡＝84：16）。

【方法】

1. 氯胺-T 标记法：$20\mu l$（$7.5\mu g$）IL-3、0.1 mol/L pH 7.0 磷酸盐缓冲液、10％ DMSO、$100\mu g/ml$ PEG、1mCi $Na^{125}I$、$10\mu l$ 氯胺-T（1mg/ml），4℃ 反应 5min，加 $10\mu l$ $Na_2S_2O_5$（3mg/ml）和 $10\mu l$ KI（0.1mol/L），终止反应，用 Sephadex G-25 柱层析纯化 ^{125}I-IL-3，它的放射性比活度约为（1.1～2.2）$\times 10^6$ cpm/pmol，^{125}I-IL-3 产品仍保持很好的生物活性。

2. 两相标记法：标记装置如图所示（389 页图 1）。在容积为 $200\mu l$ 的反应器中，加 1～$2\mu g/100\mu l$ IL-3、0.02 mol/L pH 7.4 磷酸盐缓冲液（含 0.15mol/L NaCl、0.02％ Tween 20）和 1mCi $Na^{125}I$，覆盖 $100\mu l$ 硅油，在 Whatman 3mm 滤纸（事先用 1mol/L NaCl 浸泡并干燥）上滴加 $10\mu l$ 氯胺-T（16mg/ml），滤纸固定在玻璃板上，将此玻璃板覆盖在反应器上，氯胺-T 遇水分解出氯气，通过硅油扩散到含 $Na^{125}I$ 和 IL-3 的磷酸缓冲液中，使 IL-3 碘化，滤纸 10min 换一次，共换 3～4 次，最后加 $5\mu l$ $Na_2S_2O_5$（10mg/ml），反应在室温下进行，用 Sephadex G-25 柱（1×10 cm）纯化 ^{125}I-IL-3，^{125}I-IL-3 的比活度约为（1～4）$\times 10^5$ cpm/ng。

3. IL-3 受体结合反应：2.0×10^6 IL-3 依赖细胞（32D-cl23 或 FDC-P）在 1ml 50mmol/L pH 3.0 甘氨酸-HCl 缓冲液中预处理 1min，洗去内源性的配基，细胞在 RPMI 1640（内含 2％ BSA、0.1％ NaN_3、20mmol/L HEPES）培养液中洗 2 次。在特异结合管中，$200\mu l$ 结合缓冲液内含 2.0×10^6 个细胞、不同浓度（50 000～300 000cpm）的 ^{125}I-IL-3，非特异结合管加 200 倍非标记的 IL-3，22℃ 保温 90min 后，加入等体积的 FCS，4℃ 10 000×g 离心 5min，弃上清液，测量沉淀细胞的放射性；或将反应混合物加入 $250\mu l$ 混合油（硅油：液状石蜡＝84：16）中，10 000×g 离心 5min，弃上清液，测量沉淀细胞的放射性。

【说明】

1. IL-3 与 GM-CSF 属于同一个亚类，它们之间有许多类似之处，IL-3 的放射性标记和受体结合反应都可用于 GM-CSF 的分析。

2. 关于 IL-3 的碘标记法，文献报道有氯胺-T 法、两相法、Bolton-Hunter 试剂法、Iodogen 法，从效果看，Iodogen 法较好。

3. 关于 IL-3 受体的亲和力性质：20 世纪 80 年代，Palaszynski 等人认为 IL-3 依赖细胞只存在高亲和性 IL-3 受体，它的 K_d 值在 10^{-11} mol/L 左右。20 世纪 90 年代初，Schreurs 等人证明 IL-3 依赖细胞不只存在高亲和性结合位点，还存在低亲和性结合位点，其 K_d 值为 17.9 ± 3.6 nmol/L（4℃），低亲和性结合位点的解离速率非常快，其 $T_{1/2}$ 为 4min，而高亲和性结合位点的解离速率相对比较慢，其 $T_{1/2}$ 为 4h。

（贺师鹏）

参 考 文 献

1. Morel PA，Schreurs J，Townsend K，et al. Identification of a novel protein capable of interaction with the IL-3 receptor. J Immunol，1991，146：2295－2304。

2. Jacobsen SEW，Ruscetti FW，Dubois CM，et al. Induction of colony-stimulating factor receptor expression on hematopoietic progenitor cells：proposed mechanism for growth factor synergism. Blood，1992，80：678－687。

3. Nicola NA，Metcalf D. Binding of iodinated multipotential colony-stimulating factor（interleukin-3）to murine bone marrow cells. J cell physiol，1986，128：180－188.

4. Palaszynski EW，Ihle JN. Evidence for specific receptors for interleukin-3 on lymphokine-dependent cell lines established from long-term bone marrow cultures. J Immunol，1984，132：1872－1878.

5. Hoang T，Lean AD，Haman A，et al. The structure and dynamics of the granulocyte macrophage colony-stimulating factor receptor defined by the ternary complex model. J Biol Chem，1993，268：11881－11887.

6. Itoh N，Yonehara S，Schreurs J. Cloning of an interleukin-3 receptor gene：a member of a distinct receptor gene family. Science，1990，247：324－327.

白介素-4 受体放射配基结合分析
（Interleukin-4 Receptor-RBA）

白介素-4（IL-4）是由辅助性 T 细胞（Th2）产生的，主要作用于 B 细胞，起增强 IgE 介导的体液免疫作用和细胞杀伤作用，对 T 细胞、造血前体细胞也有作用。

IL-4 分子由 129 个氨基酸残基组成，具有 4 个 α 螺旋柱形结构，分子量为 15 000，由于糖基化程度不同，可能出现 18 000 或 19 000 等不同的分子量。分子内靠二硫键维持三维结构的稳定性。

IL-4 受体由 α 链和 γ 链构成，分子量为 140 000，在对 IL-4 敏感和不敏感的各种类型细胞上都有 IL-4 受体的分布。

人的 α 链是由 800 个氨基酸残基组成的肽链，它的膜外区有 207 个氨基酸，跨膜区有 24 个氨基酸，胞内区有 569 个氨基酸，膜外区含有 4 个 Cys 和 WXAWS 基序结构、6 个 N-糖基化位点。γ 链是由 347 个氨基酸残基组成的肽链，膜外区结构特征属于造血生长因子受体家族。单独的 α 链能与 IL-4 结合，但结合作用较弱，而单独的 γ 链不能与 IL-4 结合，也不表现特异的信号转导。IL-4 与 α 链相结合后，再与 γ 链结合，这样形成的完整的 IL-4 受体才表现出高亲和性，其 K_d 值为 40～200pmol/L。IL-4 受体胞内区自身没有酪氨酸激酶活性，完整的 IL-4 受体与 IL-4 结合后能与胞浆内 JAK/STAT 系统结合，启动细胞内信号转导。

【材料与试剂】

1. 固相酶（葡萄糖氧化酶：Enzymobeads suspension，Bio-rad Lab，Richmond，CA）。

2. 0.1mol/L pH 7.0 的磷酸盐缓冲液。

3. 纯品 IL-4，重组 IL-4。

4. $Na^{125}I$。

5. 6% D-葡萄糖。

6. 10% NaN_3。

7. Sephadex G-25 柱。

8. 0.05mol/L pH 7.4 的磷酸盐缓冲液（含 0.9% NaCl、0.1% BSA）。

9. 0.5μg Iodogen 反应瓶。

10. 0.2 mol/L pH 8.3 硼酸盐缓冲液。

11. 300mmol/L NaCl。

12. 150mmol/L NaCl，50mmol/L pH 2 柠檬酸缓冲液。

13. 亲和层析柱（Sepharose 4B-抗 IL-4 单克隆抗体柱：11B11）。

14. 小鼠（DBA/2）B 细胞（反复洗涤）。

15. 结合缓冲液：RPMI 1640（含 10% FCS、0.2% NaN_3、20mmol/L pH 7.0 HEPES）。

16. 混合油（硅油：液状石蜡＝84：16）。

【方法】

1. IL-4 固相酶标记法：所用的固相酶是葡萄糖氧化酶（Enzymobeads suspension，Bio-rad Lab，Richmond，CA）。在 78.5μl 的 0.1mol/L pH 7.0 磷酸盐缓冲液中含 20μg 纯的 IL-4、2.5mCi $Na^{125}I$ 及 Enzymobeads suspension，加 9μl 6% D-葡萄糖溶液启动反应，4℃连续反应 16h 后，加 25μl 10% NaN_3 和 200μg 酪氨酸的 0.1mol/L pH 7.0 磷酸盐缓冲液，冰浴保温 15min 以终止反应。反应混合物通过 Sephadex G-25 柱（0.5×10cm），用 0.05mol/L pH 7.4 的磷酸盐缓冲液（含 0.9% NaCl、0.1% BSA）洗脱，收集 ^{125}I-IL-4 产物，分装后 −20℃保存。

2. IL-4 Iodogen 标记法：在涂有 0.5μg Iodogen 的反应瓶中，加入 25μl 0.2 mol/L pH 8.3 硼酸盐缓冲液、1μg/10μl 纯的 IL-4 及 1mCi $Na^{125}I$，4℃反应 20min 后，加等体积含 300mmol/L NaCl 的 20mmol/L HEPES，然后立即将反应混合物移入亲和层析柱（11B11 单克隆抗体），先用 PBS 洗，后用 1mol/L NaCl 洗，再用水洗，最后用含 150mmol/L NaCl 的 50mmol/L pH 2 柠檬酸缓冲液将 ^{125}I-IL-4 全部洗下来，所得 ^{125}I-IL-4 产品加入 0.1% BSA 以减少非特异物理吸附。

3. B 细胞 IL-4 受体放射配基结合分析：在 200μl 结合缓冲液中含 $5×10^6$ 个 DBA/2 静息期脾的 B 细胞与 $(0.5～10)×10^4$ cpm（0.1～500pmol/L）的 ^{125}I-IL-4，4℃反应 90min，非特异结合管加 100～200 倍的重组 IL-4，将反应混合物加到含 200μl 混合油试管中，10 000×g 离心 5min，试管置干冰中冷冻，弃上清液，测量沉淀细胞中的放射性。

【说明】

1. IL-4 放射性标记常用核素是^{125}I、^{35}S、^{3}H。^{125}I-IL-4 化学标记可用氯胺- T 法、Bolton-Hunter 试剂法、固相酶标法、Iodogen 法，但从简便、标记率稳定、保持生物活性等因素综合评价，首推 Iodogen 法，其次是固相酶标法。^{35}S、^{3}H 标记 IL-4 都用生物合成法，纯化产品需用亲和层析法等复杂步骤。

2. IL-4 受体在各类细胞上都有分布，静息期细胞上表达的数量少，转化细胞受体数量大增。受体的结合力表现为单位点高亲和性。

细胞名称	细胞类型	IL-4R/细胞	K_d（pmol/L）	文献
脾细胞	DBA/2	450		(1)
B 细胞	静息期	430	37	(2)
B 细胞	LPS 刺激	800	32	(2)
T 细胞	静息期	280		(1)
T 细胞	conA 刺激	2420		(1)
HT-2	T 辅助性	5655	49	(2)
Thy-17	上皮细胞	880	33	(2)
30E	内皮细胞	3550	32	(2)
AE 6	肥大细胞	3350	50	(2)
P388D1	巨噬细胞	1250	48	(2)

（贺师鹏）

参 考 文 献

1. Ohara J，Paul WE. Receptors for B-cell stimulatory factor-1 expressed on cell of haematopoietic lineage. Nature，1987，325：537 - 540.

2. Lowenthal JW，Castle BE，Christiansen J，et al. Expression of affinity receptors for murine interleukin 4 (BSF-1) on hemopoietic and nonhemopoietic cells. J Immunol，1988，140：456 - 464.

3. Murata T，Noguchi PD，Puri RK. Receptors for interleukin（IL）-4 do not associate with common γ chain，and IL-4 induces the phosphorylation of JAK2 tyrosine kinase in human colon carcinoma cells. J Biol Chem，1996，270：30829 - 30836.

白介素-5 受体放射配基结合分析
（Interleukin-5 Receptor-RBA）

白介素-5（IL-5）由 Th 细胞产生，其分子共由 115 个氨基酸组成，分子量为 13 000。人的 IL-5 在 Ans^{25}有 N -糖基化位点，Thr^{3}有 O -糖基化位点，糖基化位点对 IL-5 的活性及其与受体结合有重要作用。IL-5 主要作用于 B 细胞和肥大细胞，有增强体液免疫和杀伤细胞功能。

IL-5 受体由 α、β 两条不同的蛋白链组成。α 链由 400 个氨基酸残基组成，胞外区有 322 个氨基酸，跨膜区有 20 个氨基酸，胞浆区有 58 个氨基酸。α 链的 N 端有 4 个保守的残基，在近膜侧有 WSXWS（Trp-Ser-X-Trp-Ser，X 代表任一氨基酸）基序，它对配基结合至关重要，另外还有 3 个Ⅲ型纤维结合素串联重复单元。胞内侧靠近膜区有一个富含脯氨酸区段（pro-x-pro）。β 链由 871 个氨基酸残基构成，膜外区有 422 个氨基酸，跨膜区有 27 个氨基酸，胞内区有 432 个氨基酸。βc 链则负责信号传递，IL-5 与 α 链结合后再与 βc 链结合，这样一个整体的 IL-5 受体不但亲和性提高，也有利于信号转导。IL-5 受体胞浆域本身没有酪氨酸激酶活性，不过 IL-5 受体结合配基后能结合胞浆中有酪氨酸激酶活性的 JAK2/STATs，进而启动细胞内信号系统的传导。

IL-3、IL-5 及 GM-CSF 三种受体各自都由两条蛋白链（α、β 链）构成，但其中的 β 链是共同的，称 βc 链（common β chains）。三种受体在整体结构上极为相似，都为 4 螺旋柱体结构，而且对同一种靶细胞诱导相似的应答反应，所以将它们同归一个受体亚类。

IL-5 受体放射配基结合分析

【材料与试剂】

1. 0.1mol/L pH 8.5 硼酸缓冲液。

2. 双碘 Bolton-Hunter 试剂。

3. 含 0.2 mol/L 甘氨酸的 0.1 mol/L pH 8.5 硼酸缓冲液。

4. pH 7.2 1640 培养液。

5. 0.25% 的明胶。

6. PD-10 凝胶柱（PD-10, Pharmacia Fine Chemicals）。

7. 含 25mmol/L HEPES、pH 7.2 的 1640 液（内含 1mg/ml BSA、100μg/ml 链霉素、100U/ml 青霉素）。

8. ^{35}S-甲硫氨酸。

9. Barth's 培养液。

10. 爪蟾卵母细胞（xenopus oocytes）。

11. BCL$_1$-B20 细胞株。

12. 1640 培养液（含 10% FCS）。

13. ^{125}I-IL-5，^{35}S-IL-5。

14. 84% 硅油、16% 液状石蜡混合液。

【方法】

1. Bolton-Hunter 试剂制备 ^{125}I-IL-5：4μg 纯化的 IL-5 溶在 10μl 0.1mol/L pH 8.5 硼酸缓冲液中，加到含 500μCi Bolton-Hunter 试剂的反应瓶中，在冰浴中反应 30min 后，加 500μl 含 0.2mol/L 甘氨酸的 0.1mol/L pH 8.5 硼酸缓冲液以终止反应，再加入 500μl 0.25% 明胶（用 pH 7.2 1640 培养液配制）作为载体。游离的 Bolton-Hunter 试剂用 PD-10 凝胶柱分离（PD-10, Pharmacia Fine Chemicals），收集 ^{125}I-IL-5 组分，并用 25mmol/L HEPES、pH 7.2 的 1640 液稀释（内含 1mg/ml BSA、100μg/ml 链霉素、100U/ml 青霉素），^{125}I-IL-5 比活度为 5.1×10^{14}cpm/mmol。

2. ^{35}S-IL-5 生物合成标记法：用 SP6RNA 聚合酶在体外合成 IL-5 mRNA 并注入爪蟾卵

母细胞，加入 $10\mu l$ 含 $0.1mCi\,^{35}S$-甲硫氨酸的溶液，在 Barth's 培养液 20℃ 培养 2d 后，收集爪蟾卵母细胞培养液，利用免疫亲和层析法纯化培养液中的 ^{35}S-IL-5，^{35}S-IL-5 的比活度为 6.2×10^{15} cpm/mmol。

3. IL-5 受体结合反应

BCL_1-B20 细胞株：BCL_1-B20 是小鼠慢性 B 细胞白血病细胞株，该细胞株被 IL-5 诱导分泌高水平的 IgM，与标记的 IL-5 结合呈现高、低亲和力。BCL_1-B20 细胞株能在 1640 培养液（含 10% FCS）中传代。

结合反应：BCL_1-B20 细胞株用反应缓冲液 37℃ 保温 2h，再用相同的缓冲液洗 3 次，重复进行 2 次，以除去内源性 IL-5。在 $200\mu l$ 反应缓冲液中含 2×10^6 个 BCL_1-B20 细胞及各种浓度的 ^{125}I-IL-5，非特异结合管加 50～100 倍的 IL-5，37℃ 保温 10min 后，将 $200\mu l$ 84% 硅油、16% 液状石蜡的混合油加到反应混合液中，1200 转/分离心 90s，移去上清液，测量沉淀细胞的放射性。

【说明】

从已有的文献资料可知，BCL_1-B20 细胞与 ^{125}I-IL-5 结合出现两个亲和常数，分别为 66pmol/L（高亲和力）和 12nmol/L（低亲和力），与此相应，高亲和力的受体结合位点数为 400 个/细胞，低亲和力的受体结合位点数为 7500 个/细胞。如果 BCL_1-B20 细胞用 $50\mu g/ml$ LPS（脂多糖）37℃ 培养 24h，再测 IL-5 受体，其高亲和力 K_d 值为 92pmol/L，受体结合位点数为 1200 个/细胞，低亲和力 K_d 值为 5.2nmol/L，受体结合位点数为 8400 个/细胞。由此可见，BCL_1-B20 细胞经 LPS 处理后，受体的高亲和力变化不大（K_d 值由 66pmol/L 变成 92pmol/L），而受体的数量增加 3 倍；受体的低亲和力减小 1 倍，受体的数量变化不大（结合位点数由 7500 个/细胞变成 8400 个/细胞）。

（贺师鹏）

参 考 文 献

1. Mita S，Harada N，Naomi S，et al. Receptor for T cell-replacing factor/interleukin 5. J Exp Med，1988，168：863－876.

2. Mita S，Tominaga A，Hitoshi Y，et al. Characterization of high-affinity receptors for interleukin 5 on interleukin 5-dependent cell lines. Pro Nalt Acad Sci USA，1989，86：2311－2315.

3. Honjo J，Takatsu K. Interleukin-5. In：Sporn MB，Roberts AB，eds. Peptide growth factors and receptors. Berlin：Springer-Verlag，1990：609－632.

白介素-6 受体放射配基结合分析
（Interleukin-6 Receptor-RBA）

多种细胞包括淋巴和非淋巴细胞都可产生白介素-6（IL-6），但活化的单核细胞仍是血液中 IL-6 的主要来源。IL-6 对免疫应答、急性期反应、造血和神经系统有多方面的作用。

人的 IL-6 是由 183 个氨基酸残基组成的糖蛋白，有 N-糖基化位点，但并非活性所必需。小鼠 IL-6 则由 187 个氨基酸残基组成，有 O-糖基化位点而无 N-糖基化位点。

IL-6 受体由 α、β 两种链组成。α 链由 467 个氨基酸残基组成，膜外区有 Ig 样功能区、4

个 Cys、WSXWS 基序结构和 2 个纤维结合素Ⅲ型功能区，跨膜区有 22 个氨基酸，胞内区由 82 个氨基酸残基组成。β 链则是分子量为 130 000 的 gp130 链，胞外区有 597 个氨基酸，跨膜区有 22 个氨基酸，胞浆区有 277 个氨基酸。gp130 链是 IL-11、CNTF、OSM、LIF 等因子受体的共同组成成分。α 链对 IL-6 呈低亲和性，无信号转导功能；gp130 链对配基无结合，但负责信号转导。α 链与 IL-6 结合后再与 2 个 gp130 链结合，形成完整的 IL-6 受体，对 IL-6 的亲和性比单独的 α 链要高得多。

IL-6 受体胞浆区部分本身不具有酪氨酸激酶活性，但是它能与胞浆中有酪氨酸激酶活性的 JAK/STATs 系统结合，启动细胞内的信号转导系统。

【材料与试剂】

1. 氯胺-T（6.4mg/ml）。

2. $Na^{125}I$（5 mCi/ml）。

3. 0.2mol/L pH 7.2 磷酸缓冲液。

4. Sephadex G-25 柱。

5. 平衡缓冲液（0.02mol/L pH 7.2 磷酸缓冲液内含 0.14 mol/L NaCl、1mg/ml BSA、0.01% Tween 20）。

6. ^{125}I-Bolton-Hunter 试剂（2000Ci/mmol，Amersham Corp.）。

7. 0.1 mol/L pH 8.5 硼酸缓冲液。

8. 0.1 mol/L pH 8.5 硼酸缓冲液（内含 0.2mol/L 甘氨酸）。

9. PD-10 凝胶柱（PD-10，Pharmacia Fine Chemicals）。

10. 结合反应缓冲液（25mmol/L HEPES、pH 7.2 的 1640 培养液，内含 1mg/ml BSA、100μg/ml 链霉素、100U/ml 青霉素）。

11. 细胞株：CESS（EBV 转化的人 B 细胞系），U937，U266，HL60 等。

12. 细胞培养液：DMEM（内含 7.5% FCS、10mmol/L HEPES、18mmol/L 葡萄糖、0.55mmol/L L-精氨酸、0.24mmol/L L-天冬酰胺、1.5mmol/L L-谷氨酰胺）。

13. ^{125}I-IL-6：6.16×10^{13} cpm/g。

【方法】

1. 氯胺-T 标记法：0.5μg/5μl IL-6、0.2mol/L pH 7.2 磷酸缓冲液、250μCi/5μl $Na^{125}I$、5μl 氯胺-T（6.4mg/ml）混合，室温反应 1min，用 Sephadex G-25 柱［事先用 0.02mol/L pH 7.2 磷酸缓冲液（内含 0.14mol/L NaCl、1mg/ml BSA、0.01% Tween 20）平衡］，并用平衡缓冲液洗脱，碘的标记率为 50%，^{125}I-IL-6 比活度为（1~2）$\times 10^5$ cpm/ng。

2. ^{125}I-IL-6 Bolton-Hunter 试剂标记法：5μg IL-6 溶在 10μl 0.1mol/L pH 8.5 硼酸缓冲液中，加到含 500μCi ^{125}I-Bolton-Hunter 试剂（2000Ci/mmol，Amersham Corp.）的反应瓶中，冰浴反应 15min 后，加 500μl 0.1mol/L pH 8.5 硼酸缓冲液（内含 0.2mol/L 甘氨酸），继续在冰浴反应 5min 以终止反应，游离的 ^{125}I-Bolton-Hunter 试剂用 PD-10 凝胶柱（PD-10，Pharmacia Fine Chemicals）分离，收集 ^{125}I-IL-6 组分。^{125}I-IL-6 组分用 25mmol/L HEPES、pH 7.2 的 1640 液（内含 1mg/ml BSA、100μg/ml 链霉素、100U/ml 青霉素）稀释，^{125}I-IL-6 比活度为 6.16×10^{13} cpm/g。

3. ^{35}S-IL-6 的生物合成标记法：将 IL-6 的 mRNA 注入爪蟾卵母细胞，在含有 ^{35}S-甲硫氨酸的培养液中，37℃培养 16h，收集爪蟾卵母细胞培养液，利用免疫亲和层析法纯化培养液中的 ^{35}S-IL-6，^{35}S-IL-6 比活度为 93 000cpm/ng。

4. 受体结合反应：测定 IL-6 受体所用的细胞是 EBV 转化的人 B 细胞系，称之为 CESS。它的培养液是 DMEM（含 7.5% FCS、10mmol/L HEPES、18mmol/L 葡萄糖、0.55mmol/L L-精氨酸、0.24mmol/L L-天冬酰胺、1.5mmol/L L-谷氨酰胺）。CESS（EBV 转化的人 B 细胞系）细胞用结合反应缓冲液洗 2 次，每次在 37℃保温 10min，以洗去结合在细胞上的内源性的 IL-6。在 100μl 反应缓冲液中含 1×10^6 个细胞和各种浓度的 ^{125}I-IL-6（9000～120 000cpm），4℃保温 180min，并不时振摇，非特异结合管加 200 倍的 IL-6，反应结束，加 300μl 10% FCS，9000 转/分离心 90s，弃上清液，测沉淀放射性。

【说明】

1. IL-6 受体在正常人静息期 T 细胞是有表达的（K_d=1.4×10^{-10} mol/L，B_{max}=290 个结合位点/细胞），在静息期 B 细胞是不表达的，但是在 0.003% SAC 37℃刺激 3h 后即有表达（K_d=13.6×10^{-10} mol/L，B_{max}=80 个结合位点/细胞），它们的受体都属于单位点系统。

2. EBV 转化的 B 细胞及肿瘤细胞也有 IL-6 受体表达，如 CESS（K_d=3.4×10^{-10} mol/L，B_{max}=2700 个结合位点/细胞）、SKW6-CL4（K_d=2.0×10^{-10} mol/L，B_{max}=210 个结合位点/细胞）、U930（K_d=3.3×10^{-10} mol/L，B_{max}=2800 个结合位点/细胞）、U266（K_d=2.5×10^{-10} mol/L，B_{max}=11 000 个结合位点/细胞）。

（贺师鹏）

参 考 文 献

1. Taga T，Kawannisih Y，Hardy RR，et al. Receptors for B cell stimulatory factor 2. J Exp Med，1987，166：967-981.

2. Coulie PG，Vanhecke A，Damme JV，et al. High-affinity binding sites for human 26-kDa protein（interleukin-6，B cell stimulatory factor-2，human hybridoma plasmacytoma growth factor，interferon-β），different from those of type I interferon（α，β），on lymphoblastoid cell. Eur J Immunol，1987，17：1435-1440.

3. Diamant M，Hanson MB，Rieneck K，et al. Stimulation of the B9 hybridoma cell line by soluble interleukin-6 receptors. J Immunol Methods，1994，173：229-235.

4. Hirano T，Kishimoto T. Interleukin-6. In：Sporn MB，Roberts AB，eds. Peptide growth factors and receptors. Berlin：Springer-Verlag，1990：633-665.

干扰素受体的放射配基结合分析
（Interferon Receptor-RBA）

1957 年，Isaacs 与 Lindenmann 发现一种能干扰病毒在宿主细胞增殖的蛋白质，即干扰素（IFN），分为 I 型干扰素和 II 型干扰素两大类。I 型 IFN 家族包括 IFN-α、IFN-β，II 型 IFN 又称为免疫干扰素或 γ 干扰素（IFN-γ）。根据 IFN 的分类，干扰素受体（INFR）分为 I 型干扰素受体（IFN-α/β受体）和 II 型干扰素受体（IFN-γ 受体）。

IFN-α 是一组约由 20 多种不同细胞产生的具有抗病毒、抗细胞增殖作用的细胞因子，分子量约 19 000～26 000，蛋白质序列约由 166～179 个氨基酸组成，含有两个二硫键，无糖基。IFN-α 基因有高度同源性，定位于染色体长臂的 9p21-pter，但没有内含子。IFN-β 是由成纤维细胞、上皮细胞、胚胎细胞、乳腺癌细胞等产生的一类干扰素，人 IFN-β 由 166 个氨基酸组成，没有内含子，有糖基，分子量约 20 000，小鼠 IFN-β 分子量为 28 000～35 000。人的 IFN-β 也定位于染色体长臂的 9p21-pter，小鼠在 4 号染色体上。IFN-γ 主要由 T 细胞和 NK 细胞产生。IFN-γ 的基因定位于 12 号染色体上，小鼠在 10 号染色体上，有 3 个内含子和 4 个外显子。IFN-γ 的氨基酸约 127～143 个，成熟的单体 IFN-γ 有 143 个氨基酸，不同方法测得的分子量约为 17 000～45 000。IFN-γ 没有二硫键，具有活性的 IFN-γ 为二聚体或四聚体，单体 IFN-γ 没有活性。

Ⅰ型干扰素受体基因定位于第 21 号染色体上，大约 20kb，内含子不明，细胞受体密度约 100～5000 个/细胞，受体与配基 IFN-α/β 结合的 K_d 值约 10^{-11}～10^{-10} mol/L。它属于Ⅱ类细胞因子受体家族。IFN-α/β 通过吸附细胞表面 IFN-α/β 受体发挥作用。1900 年，Uze 等公布了 IFN-α 受体的结构，是含有 21 个氨基酸转膜片段和 100 个氨基酸胞浆区域的 557 个氨基酸，在接近 110 000～130 000 处有明显的电泳迁移带。IFN-β 受体有可溶和跨膜两种形式。IFN-β 受体有三种由相同基因可选择黏结产生的类型：短型体 IFN-β 受体、可溶体 IFN-β 受体和长型体 IFN-β 受体。长型体和短型体通过胞外和跨膜区域以及胞浆区域的第 1 个 16 氨基酸来区分。可溶体由第 236 个氨基酸后插入一个终止密码子产生。长型体 IFN-β 受体长为 515 个氨基酸残基，是信号产生的最初形式，胞外区域在 87 -天冬酰胺和 192 -天冬酰胺处有两个已知的糖基化位点，胞浆区域含有 7 个酪氨酸（Tyr^{269}、Tyr^{306}、Tyr^{316}、Tyr^{318}、Tyr^{337}、Tyr^{441} 和 Tyr^{512}）、一个盒 1 图形（氨基酸 289～294）以及 6 个酸性区。短型体的 cDNA 编码有 2 个胞浆酪氨酸残基的一个 331 个氨基酸蛋白。Ⅰ型干扰素受体的信号转导途径已清楚。Ⅰ型干扰素与其受体结合后，胞浆中的 STAT 蛋白 P_{84}/P_{91}（翻译中的信号转导和激活物）和 P_{113} 进行酪氨酸磷酸化，并与胞浆中分子量为 48 000 的蛋白结合，形成 IFN-α 的基因因子 $ISGF_3$ 复合体，$ISGF_3$ 迅速移位于细胞核中，并与顺式-激活干扰素刺激反应元件 ISRE 结合，从而激发它们的翻译。

Ⅱ型干扰素受体（IFN-γ 受体）是一种分布于细胞表面的受体，神经细胞含有较多 IFN-γ 受体，而成熟红细胞表面没有该受体的分布。人的 IFN-γ 受体基因定位于 6 号染色体，其中 α 链基因位于 6q16～22，β 链基因位于 21 号染色体上，小鼠位于 10 号染色体。IFN-γ 受体分为配基吸附链（IFN-γR₁）和第二受体链，即附属链（IFN-γR₂），两者都属于细胞因子Ⅱ类受体超家族。IFN-γ 结合引起 2 个 IFN-γ 受体亚单位的寡聚化，这引起信号转导：JAK_1 和 JAK_2（受体相关蛋白酪氨酸激酶）活化，潜在转录因子 STAT1α 磷酸化和激活之后，IFN-γR₁ 胞内区域的 Tyr^{440} 磷酸化。现研究较多的是功能性 IFN-γ 受体复合物，由两种受体链和附属的信号转导成分组成。已经证实功能性受体是 4 链复合物，但仅由 1 条 IFN-γR₁ 和 1 条 IFN-γR₂ 链组成的半个复合物激活，是否能导致信号转导仍不为所知。与 STAT1α 一样，通过对 IFN-γ 反应缺陷突变小鼠的研究，发现信号转导需要 JAK_1 和 JAK_2 激酶。在结合配基后，受体复合物似乎浓缩为具有 JAK 激酶有效浓度的活性紧密结构，可以磷酸化人 IFN-γR₁ 链的 Tyr^{440}，磷酸化的 Tyr^{440} 接着将 STAT1α 募集于复合物，导致 STAT1α 的磷酸化。紧接着磷酸化的 STAT1α 从 IFN-γR₁ 链释放，然后二聚化，形成活性转录因子复合物，该复合物激活包含 γ 活性序列 GSA 成分的基因。

干扰素受体放射性配基的制备

【材料与试剂】

1. 磷酸甘油酸激酶，BSA，焦硫酸钠。

426

2. 三磷腺苷（ATP）。

3. 40mmol/L Tris-HCl 缓冲液（pH 7.4）。

4. 无载体 $H_3{}^{32}PO_4$ 放射源，使用前用 NaOH 中和；无载体 Na^{125}I。

5. IFN（α、β、γ）。

6. 二硫苏糖醇。

7. 氯胺-T，BSA，偏重亚硫酸钠。

8. 小鼠或大鼠。

9. DMEM 培养液，RPMI 1640 培养基。

10. 0.4ml 长聚丙烯离心管，1.5ml 离心管。

11. ^{32}P-Mu-IFN-γ（^{32}P-小鼠-IFN-γ，3000Ci/mmol）；^{125}I-IFN-α2，比活度 1.7×10^3 Ci/mmol（62.9Bq/fmol）。

12. Burkitt Daudi 细胞株（American Type Culture Collection，ATCC number CCL-213），小鼠胸腺细胞。

13. 多头细胞收集器，Whatman GF/B 滤膜。

【方法】

1. 磷酸化标记配基的制备

（1）在 10ml 的具塞玻璃管内依次加入 0.5ml 1mol/L Tris-HCl 缓冲液（pH 8.0），0.06ml 1mol/L MgCl$_2$，1.02ml 0.1 mol/L NaOH 及 20μmol/L 半胱氨酸、60μmol/L ATP、10μmol/L 三磷酸甘油酸、0.1ml 甘油醛-3-磷酸脱氢酶，0.05ml 磷酸甘油酸激酶和 0.5mCi ^{32}P-磷酸盐，用水加至终体积为 10ml，26℃反应 1h。

（2）将反应液转移至强碱性阴离子交换树脂 711 柱上（柱长 0.9×2.0 cm），淋洗流速为 1ml/min，用 40ml 水洗去杂质，再用 20ml 左右的 0.25mol/L HCl 淋洗出标记的 ^{32}P-ATP。

（3）将 ^{32}P-ATP 加入预先活化的活性炭柱上，先用 50ml 水将柱洗至中性，然后用 30ml 含 0.15mol/L NH$_4$OH 的 50%乙醇水溶液再次洗脱 ^{32}P-ATP，浓缩抽干。

（4）在小试管中加入 30μl 反应溶液（0.2mol/L NaCl、24mmol/L MgCl$_2$、10～40mmol/L 二硫苏糖醇）、40mmol/L Tris-HCl、0.5～1μg 的 IFN、1mCi（3.7×10^7 Bq）^{32}P-ATP 和 15～60U cAMP，加双蒸水至总体积 60μl，30℃反应 1h。

（5）加入 0.5ml 冰冷的终止液（5mg/ml BSA，10mmol/L 焦磷酸钠，pH 6.7）终止反应，用 10mmol/L pH 6.7 焦磷酸钠溶液 1000ml 透析 2 次，每次 6h，清除未结合的 ^{32}P-ATP，然后浓缩冷冻保存。

（6）^{32}P-IFN 标记产品的比活度：小鼠 ^{32}P-IFN-γ：1000～4000Ci/mmol（65～254μCi/μg）；人 ^{32}P-IFN-α：890～2600 Ci/mmol（45～135μCi/μg）；人 ^{32}P-IFN-γ：630～6000Ci/mmol（36～340μCi/μg）。

2. 氯胺-T 法 ^{125}I-INF 标记配基的制备

（1）称取 IFN-α 或其亚型 IFN-α1/2，用 0.05mol/L PBS 缓冲液将其配成 5μg/20ml 浓度，取 5～10μg IFN-α 加入试管中，然后加入 1mCi Na^{125}I 20μl 和 5μg/50μl 氯胺-T，室温反应 45min，用 1ml 100μg/ml 的偏重亚硫酸钠终止反应。

（2）将反应混合物加入 Sephadex G-75 凝胶层析柱进行纯化，柱子使用前需用 1% 的 BSA 1ml 预过柱以减少 IFN-α 的吸附，然后用试管收集淋洗液测放射性，将试管中 IFN-α 蛋白峰的标记物合并，用层析法确定标记率和放化纯度，用自身取代法确定标记物 ^{125}I-IFN-α 的比活度。

鼠淋巴细胞干扰素-γ 受体结合分析

【材料与试剂】

1. 小鼠或大鼠。

2. DMEM 培养液，RPMI 1640 培养基。

3. 0.4ml 长聚丙烯离心管，1.5ml 离心管。

4. ^{32}P-Mu-IFN-γ（^{32}P–小鼠–IFN-γ，3000Ci/mmol），小鼠-IFN-γ。

5. 胰蛋白酶，EDTA，蔗糖等。

6. ^{32}P 测试闪烁液。

【方法】

1. IFN-γ 细胞膜受体制备：一般细胞膜受体制备有两种方法。

(1) 大鼠 100～300g，快速断头放血，按常规方法将大鼠血液与淋巴细胞分离液混合离心，吸取淋巴细胞层细胞，将细胞配成浓度为 $5×10^6$/ml 的溶液。

(2) 取培养的小鼠淋巴细胞，如果是悬浮培养，使用前先用 RPMI 1640 或 DMEM 培养液洗 1 次，将细胞配成浓度为 $5×10^6$/ml 的溶液；贴壁生长的细胞先用含 0.25% 胰蛋白酶的 0.02% EDTA 消化，然后用 RPMI 1640 培养液洗 3 次，将细胞配成浓度为 $1×10^7$/ml 的溶液。

2. 受体结合反应

(1) 1.5ml 离心管 24 支，按 12 对插入试管架中，向每个试管加入等量细胞悬液 $60\mu l$，再取标记的配基 ^{32}P-Mu-IFN-γ，使用前先 14 000×g 离心 15min 去除冻存和溶解时可能出现的凝聚物，然后每管加入 $50\mu l$ ^{32}P-Mu-IFN-γ 标记配基，其放射性强度按（1～2.5）$×10^6$ cpm 梯度递增。

(2) 实验另设 24 个试管作为非特异结合和阴性对照组，每管加入 $60\mu l$ 用未标记的 Mu-IFN-γ 处理的细胞悬液和按（1～2.5）$×10^6$ cpm 梯度递增的 $50\mu l$ ^{32}P-Mu-IFN-γ 标记配基，一般非特异结合管（NSB）用 $1\mu g$/ml 的 Mu-IFN-γ 即可满足实验要求。

(3) 上述试管在 24℃ 结合反应 80min，每 15min 需轻轻悬浮一次，然后在 0.4ml 长聚丙烯离心管中，每管加入 0.35ml 5%～10% 的蔗糖溶液（用 PBS 配置），将上述处理细胞转入长聚丙烯离心管中，每管处理细胞加两个蔗糖管，每管 $50\mu l$，在水平离心机上 12 000×g 离心 1～2min，用剪钳将聚丙烯离心管底沉淀细胞剪下，放入闪烁液中用液体闪烁计数器测量 β 放射性计数，专用计算机软件做数据分析。

(4) 该实验的 K_d：（3.0～6.9）$×10^{-10}$ mol/L；每个细胞的结合位点数：（6～16）$×10^3$ 个/细胞。

人 Daudi 细胞 IFN 受体结合分析

【材料与试剂】

1. RPMI 1640 培养基。

2. PBS 溶液。

3. 50mmol/L Tris 缓冲液（pH 8）。

4. ^{125}I-IFN-α，^{125}I-IFN-β。

5. 多头细胞收集器。

6. Whatman GF/B 滤膜。

【方法】

1. Daudi 细胞悬液制备：从人的 Burkitt 细胞系获得 Daudi 细胞，或购买 Burkitt 淋巴瘤 Daudi 细胞株，常规 RPMI 1640 做非搅动性悬浮培养，培养液内含 10% FCS，取收获细胞用 PBS 洗涤 3 次，再用冰冷的 50mmol/L pH 8 Tris 缓冲液洗涤细胞，调整细胞浓度约 $2 \times 10^6/0.5ml$ 用于结合实验。

2. 受体结合反应：每个实验点用 3 个平行试管，每个试管底部加入等量 Daudi 细胞 $2 \times 10^6/0.5ml$，依次递增加入标记配基 $^{125}I\text{-IFN-}\alpha$ 或 $^{125}I\text{-IFN-}\beta$，标记配基的饱和量为 500U/0.5ml，NSB 用未标记的 IFN $2 \times 10^4U/0.2ml$，反应总体积控制在 1ml，4℃ 反应 2h 即可达到饱和，用 Whatman GF/B 滤膜（事先用 0.001% 聚乙二醇胺溶液浸泡，以减少非特异吸附）快速分离复合物，冷缓冲液淋洗滤膜 3 次。用 γ 计数器测定滤膜放射性计数，专用软件包进行数据的拟合处理。

【说明】

人的 IFN-α、β、γ 受体结合数据参考值

配基	靶细胞	表观结合常数（mol/L）	受体位点数/细胞
INF-α2	Hep-2	2×10^{-10}	1000
INF-β	Hep-2	7×10^{-10}	1000
INF-γ	Hep-2	1×10^{-9}	7500～1500
INF-α2	A549	4×10^{-10}	1000
INF-β	A549	3×10^{-11}	400
INF-γ	A549	1×10^{-10}	4000
INF-α2	Daudi	2×10^{-10}	500～1000
INF-β	Daudi	10^{-10}	400
INF-γ	Daudi	$(2～10) \times 10^{-10}$	3500～7000
INF-α2	Lymphocytes	$(3～9) \times 10^{-10}$	100±60
INF-β	Lymphocytes	$(3～5) \times 10^{-11}$	60±30
INF-γ	Lymphocytes	$(0.5～2) \times 10^{-10}$	200±100

小鼠胸腺细胞干扰素-α 受体分析

【材料与试剂】

1. 小鼠胸腺细胞。

2. RPMI 1640 培养基。

3. $^{125}I\text{-IFN-}\alpha2$，比活度 $1.7 \times 10^3 Ci/mol$（62.9Bq/fmol）。

4. 多头细胞收集器。

5. Whatman GF/B 滤膜。

6. 0.05mol/L pH 7.4 Tris-HCl 缓冲液（内含 0.15mol/L NaCl）。

【方法】

1. 小鼠胸腺细胞悬液的制备：取 4～6 周龄的 CBA 小鼠，勿激惹，迅速断头杀死小鼠，立即取胸腺组织，在冰盘中剥去被膜及周围结缔组织，置于 RPMI 1640 培养液中，用两片毛玻璃的末端轻轻挤压研磨胸腺组织，获取胸腺细胞，用冰冷的 50mmol/L pH 8 的 Tris 缓冲液洗涤细胞（Tris 缓冲液内含 1mmol/L EGTA 和 5mmol/L 的 $MgCl_2$、$50\mu g/ml$ 亮肽素、$5\mu g/ml$ 抑胃肽、$10\mu g/ml$ 胰蛋白酶抑制剂、$200\mu g/ml$ 杆菌肽、1mmol/L PMSF），用于结合实验。如果使用细胞膜碎片做受体结合反应，须将细胞转入 Dounce 匀浆器中粗匀，将粗提物再转入 B 型玻璃研钵，用冰冷的上述缓冲液反复细研，进一步破碎细胞膜，取出混合膜碎片 4℃ 800×g 低速离心 5min，收获上清液 4℃ 20 000×g 高速离心 30min，将沉淀的膜蛋白悬于 0.05mol/L pH 7.4 Tris-HCl 反应缓冲液中，测定蛋白质含量做受体定量分析。

2. 受体结合反应：取小鼠胸腺细胞用 0.05 mol/L pH 7.4 Tris-HCl 反应缓冲液调细胞浓度为 $8.6\times10^6/ml$，取 1ml 细胞悬液分别加入平行试管中（或 $150\mu g$ 细胞膜碎片），依次递增加入 ^{125}I-IFN-α2 标记配基。为了减少蛋白的水解，实验在 0℃ 进行并在反应液中加入 0.6mg/L PMSF，0℃ 结合反应 30min 即可达到饱和，采用 Whatman GF/B 玻璃纤维滤膜法快速分离复合物，冷缓冲液淋洗滤膜 3 次，NSB 管用 100nmol/L 非标记 IFN-α2。Whatman GF/B 滤膜事先用 0.001‰ 聚乙二醇胺溶液浸泡，以减轻非特异吸附，然后用 0.05 mol/L pH 7.4 Tris-HCl 缓冲液漂洗 2 次，用 γ 计数器测定滤膜放射性计数，专用软件包进行数据的拟合处理。^{125}I-IFN-α2 的 K_d 值为 $(2.46\pm0.18)\times10^{-10}$mol/L。

（刘志强　强永刚）

参 考 文 献

1. Langer JA, Rashidbaigi A, Pestka. Preparation of ^{32}P-labeled murine immune interferon and it's binding to the mouse immune interferon receptor. J Biol Chem, 1986, 261 (21)：9801.

2. Merlin G, Falcoff E, Aguet M. ^{125}I-labelled human interferons alpha, beta and gamma：comparative receptor-binding data. J Gen Virol, 1985, 66：1149-1152.

3. Aguet M, Grobke M, Dreiding P. Various human interferon-α subclasses cross-react with common receptors：their binding affinities correlate with their specific biological activities. Virology, 1984, 132：211-216.

4. Zavyalov VP, Navolotsksya EV, Vasilenko RN, et al. The sequence 130～137 of human interferon-α2 is involved in the competition of interferon, prothymosin α and cholera toxin B subunit for common receptors on human fibroblasts. Molecular Immunology, 1995, 32 (6)：425-431.

5. 张玲玲，孟祥伟. 干扰素受体研究进展. 吉林医学，2003，24 (6)：492-493.

白三烯受体的放射配基结合分析
(Leukotriene Receptor-RBA)

白三烯（包括 LTB_4、LTC_4、LTD_4、LTE_4 等）是花生四烯酸（AA）的代谢产物，参与体内多种免疫和炎症的发生和发展过程，是体内重要的活性物质之一。

白三烯受体有 BLT（LTB_4）、$CysLT_1$（LTC_4）、$CysLT_2$（LTC_4）3 种亚型，均属于 7 次跨膜 G 蛋白偶联受体。LTB_4 是偶联 $G_{q/11}$ 或 $G_{i/o}$ 的 G 蛋白；LTC_4 是偶联 $G_{q/11}$ 的 G 蛋白。

内源性配基有 LTB_4、LTC_4、LTD_4、LTE_4、14Z-tetraenoic acid、12R-HETE 等，而选择性激动剂只有 LTB_4，选择性拮抗剂则有很多，如对 LTB_4 受体的有 SB209247、

CGS25019C、LY293111 等，对 LTC_4 受体的有 ICI204219、SR2640 等。

LTB_4 受体亚型的放射配基是〔^3H〕LTB_4 或〔^3H〕CGS23131；LTC_4 受体亚型的放射配基是〔^3H〕LTC_4 或〔^3H〕ICI198615。

LTC_4 受体放射配基结合分析

【材料与试剂】

1. LTC_4，〔^3H〕LTC_4。

2. 膜制备缓冲液：50mmol/L pH7.4 Tris-HCl。

3. 结合缓冲液：50mmol/L pH7.4 Tris-HCl（内含 20mmol/L $CaCl_2$、20mmol/L 丝氨酸）。

【方法】

1. 豚鼠肺组织细胞膜受体制备：豚鼠断头后取出肺，于冰水浴中将肺组织剪成细小碎块，以 10 倍体积（w/v）的膜制备缓冲液制成匀浆（Polytron 匀浆器第 6 档，30s），经纱布过滤，匀浆液 4℃下、1000×g 离心 10min，取上清液，再 45 000×g 离心 10min，沉淀加入 50mmol/L pH7.4 Tris-HCl 缓冲液（内含 50mmol/L 丝氨酸），调节蛋白浓度为 1.5mg/ml。

2. 饱和结合试验：每个反应管的 250μl 结合缓冲液中含 75μg 膜蛋白、浓度递增的〔^3H〕LTC_4（0.02～0.5$\mu mol/L$），非特异结合管加 1$\mu mol/L$ 非标记 LTC_4，30℃反应 40min 后，迅速用玻璃纤维滤膜抽滤，并用冰冷的 Tris-HCl 缓冲液冲洗 3 次（每次 5ml），将滤膜烤干后，用液闪计数器测定滤膜的放射性，利用计算机受体计算软件求解受体的 K_d 值和 B_{max}。

3. LTC_4 受体拮抗剂（激动剂）的 IC_{50} 值测量：每个反应管的 250μl 结合缓冲液中含 75μg 膜蛋白和 0.25nmol/L〔^3H〕LTC_4，竞争结合管除加同量的膜蛋白和〔^3H〕LTC_4 外，还加入不同浓度的待测药物，非特异结合管加 1$\mu mol/L$ 非标记 LTC_4，30℃反应 40min 后，迅速用玻璃纤维滤膜抽滤，并用冰冷的 Tris-HCl 缓冲液冲洗 3 次（每次 5ml），将滤膜烤干后，用液闪计数器测定滤膜的放射性，利用计算机受体计算软件求解待测药物的 IC_{50} 值。

【说明】

1. 在 30℃时，受体结合反应的最佳时间为 30～40min，结合反应时间至 60min，结合率下降。

2. 在 30℃，40min 结合反应时间，膜蛋白用量在 75～150μg，非特异结合较低，超过 200μg 时，非特异结合较高。

3. 豚鼠肺组织细胞膜受体与 LTC_4 结合是属于单位点系统，在 30℃反应条件下，其 K_d 值为 $2.7×10^{-10}$ mol/L，B_{max} 为 $3.55×10^{-13}$ mol/mg 蛋白。

4. 某些白三烯受体拮抗剂的化学名称：

（1）SB209247：(E-3-6-[((2、6-dichlorophenyl)-thio)methyl]-3-[2-phenylethoxy]-2-pyridinyl)-2-propenoic acid

（2）CGS25019C：4-(5-[4-(aminoiminomethyl)]phyenoxy)pentoxy-3-methoxy-N,N-bis(1-methyletyl)benzamide-(Z)-2-butenedioate

（3）LY293111：(2-[2-propyl-3-(2-ethyl-4(4-fluorophenyl)-5-hydroxyphenyl)propoxy]phenyoxy)benzoic acid

（4）ICI204219：4-(5-cyclopentyloxy-carbonyl-amino-1-methyl-indol-3-ylmethyl)-3-methoxy-N-O-tolylsulphonylbenzamide

(5) SR2640：2-(3-[2-quinolylmethoxy]phenylamino)benzoic acid

LTB$_4$受体放射配基结合分析

【材料与试剂】

1. [^{3}H] LTB$_4$，LTB$_4$。
2. 膜制备缓冲液：50mmol/L pH7.0 Tris-HCl。
3. 结合缓冲液：15mmol/L pH7.0 Tris-HCl（内含 10mmol/L MgCl$_2$、10%甲醇）。

【方法】

1. 豚鼠脾组织细胞膜受体制备：豚鼠断头后取出脾，于冰冷的生理盐水中洗净并剪去结缔组织称重并剪成细小碎块，以 10 倍体积（w/v）的膜制备缓冲液制成匀浆（Polytron 匀浆器第 6 档，30s），经纱布过滤，得到 10%的粗膜匀浆物，匀浆在 4℃下，1000×g 离心 10min，取上清液，而沉淀再加适量的膜提取液混匀，再次 1000×g 离心 10min，取上清液，合并两次上清液，于 40 000×g 离心 10min，弃上清液，沉淀加入 50mmol/L pH7.4 Tris-HCl 缓冲液，调节蛋白浓度为 3.0mg/ml。

2. 饱和结合试验：每个反应管的 150μl 结合缓冲液中含 150μg 膜蛋白、浓度递增的 [^{3}H]LTB$_4$（0.1～5nmol/L），非特异结合管 2.2μmol/L 加非标记 LTB$_4$，25℃反应 60min 后，迅速用玻璃纤维滤膜抽滤，并用冰冷的 50mmol/L Tris-HCl 缓冲液冲洗 3 次（每次 4ml），将滤膜烤干后，用液闪计数器测定滤膜的放射性，利用计算机受体计算软件求解受体的 K_d 值和 B$_{max}$。

【说明】

豚鼠脾组织细胞膜受体与 LTB$_4$ 结合是属于单位点系统，在 25℃反应条件下，其 K_d 值为 1.55×10^{-9} mol/L，B$_{max}$ 为 2.59×10^{-13} mol/mg 蛋白。

（贺师鹏）

参 考 文 献

1. 侯艳宁，朱秀媛，程桂芳. 白三烯 C$_4$（LTC$_4$）放射受体结合方法的建立及二苯乙烯低聚物和LTC$_4$受体结合特性. 药学学报，2000，35：81～84.
2. 赵宁，朱秀媛，程桂芳. 白三烯 B$_4$（LTB$_4$）放射受体结合方法的建立及其特性的分析. 药学学报，1996，31：875～877.
3. Winkler JD, Saall HM, Foley JJ, et al. Leukotriene B4-induced homologous desensitization of calcium moblilization and phosphoinnsitide metabolism in U-937 cees. J Pharmacol Exp Ther，1988，246：204.
4. Heise CE, O'Docod BF, Figueroa DT, et al. Characterization of the human cysteinze leukotriene w receptor. J Biol Chem，2000，275（39）：30531.

瘦素受体的放射配基结合分析
(Leptin Receptor-RBA)

瘦素（leptin）是肥胖基因（*ob*）的蛋白质表达产物，主要由脂肪细胞分泌。通过与中枢神经系统和外周组织的瘦素受体（OB-R）结合来调节体内的能量平衡、脂肪储存及某些内分泌功能，并参与造血和生殖。研究表明，人和啮齿动物的瘦素受体 mRNA 广泛表达于脑、心、胎盘、肝、肾、胰、脾、肌肉、胸腺、前列腺、睾丸、卵巢、小肠、结肠、肾上腺等组织器官。至少有 a、b、c、e、f 5 种异构类型，其中 e 型在许多组织中有相对高的表达，而 a、c、f 型在多种外周器官中选择性地表达。a 型在体内表达最广泛，在脉络丛表达最高。b 型在下丘脑的弓形核、背内侧核、室旁核、外侧下丘脑核等核团上高度表达，而这些核团具有调节摄食和体重的功能，在一些外周组织，如心、肺、淋巴结、肾上腺髓质等也有表达。瘦素受体是一类单跨膜的细胞膜受体，属于 I 类细胞因子受体家族，其信号传递通路也与其他细胞因子受体信号通路相似，主要是通过 Janus 激酶（Janus kinase，JAK）转录子的单转导体和活化体（signal transducer and activatior of transcription，STAT）通路调控靶基因的转录，也可通过丝裂原活化蛋白激酶（mitogen-activated protein kinase，MAPK）和 3-磷酸肌醇激酶（phosphoinositide 3-kinase，PI3-K）通路传递信号。瘦素受体后存在多条信号传递通路，彼此相互联系、相互调节，形成一个复杂的信号网络。瘦素受体后信号传递通路目前还未完全阐明。

Leptin 放射性碘标记

Leptin 碘化标记采用氯胺-T 法。在标记条件的选择上要严格加以注意，如氯胺-T 用量、反应时间等，以保证所得到的标记物有良好的生物活性。

【材料与试剂】

1. 重组人 leptin。

2. $Na^{125}I$ 无载体。

3. 氯胺-T。

4. 碘化钾。

5. 偏重亚硫酸钠。

6. 聚丙烯酰胺凝胶电泳（PAGE），圆盘电泳，凝胶柱：$\Phi 1cm \times 18cm$。

【方法】

1. 采用氯胺-T 法进行瘦素的碘化标记。标记的混合液进行 PAGE 分离纯化。

2. 圆盘电泳：柱长 18cm，直径 1cm。电泳后将凝胶柱切成 2.5mm 薄片，经洗脱液（1%BSA，0.05mol/L NH_4HCO_3，pH8.0）每片 0.5ml 浸泡过夜，测定各凝胶切片的放射性。^{125}I-leptin 为一个单峰，其 R_f 值为 0.74 ± 0.11（$n=3$）。收集 ^{125}I-leptin 峰凝胶浸泡液，分装成若干管，置 -70℃ 贮存备用。

3. 用三氯醋酸沉淀法测定 ^{125}I-leptin 的放射化学纯度为 96%±3%；用放射免疫自身置换法测定 ^{125}I-leptin 的放射比活度为 57.35 ± 10.027 TBq/mmol，即 1550 ± 271 Ci/mmol（$n=3$）。

人成骨细胞与 ^{125}I-leptin 的结合反应

【材料与试剂】

1. CO_2 培养箱。

2. 低温离心机（5000r/min）。

3. γ 闪烁计数仪。

4. 相差显微镜。

5. 低温水浴振荡箱。

6. DMEM 培养基（低糖型）。

7. 缓冲液：50mmol/LTris-HCl，pH7.8（含 10nmol/LHEPES 及 0.2%BSA）。

8. 分离剂：2%PEG–缓冲液。

9. ^{125}I-leptin（放射比活度为 57.35±10.027TBq/mmol）。

10. 重组人 leptin。

11. 兔抗骨钙素。

12. 得克萨斯红标记驴抗兔 IgG。

13. 茜素红。

【方法】

1. 人成骨细胞的培养和鉴定：人成骨细胞的培养参照 Elias 及 Majdahls 方法加以改良。用新鲜传三代人成骨细胞爬片，采用碱性磷酸酶组织化学染色、骨钙素免疫荧光组织化学染色、钙-茜素红染色等方法来鉴定。

2. 标记配基饱和法：将传三代的人成骨细胞用 0.25%胰酶消化后用 DMEM 制成单细胞悬液，经离心后以缓冲液（含 10nmol/L HEPES 和 0.2%BSA 的 Tris-HCl，pH7.8）调细胞浓度约 2.0×10^6/ml 备用。用缓冲液配制 leptin，浓度为 5μg/ml，^{125}I-leptin 也用缓冲液配制成 1.5×10^5cpm/50μl～2×10^7cpm/50μl 的 8 个浓度备用。在试管中，依次加入不同浓度的 ^{125}I-leptin 50μl，非特异管中加入配制的 leptin 50μl，用缓冲液补足总反应体积 0.3ml，最后加入配制的细胞悬液 200μl。混匀后，置 4℃水浴振荡箱中（约 100 次/分）温育 20～24h，各管即刻加 300μl 2%PEG–缓冲液分离剂，混匀后 4℃离心 10min（1500×g），尽快吸弃上清液，测定沉淀的放射性计数（cpm 值）。数据经 RBA 分析软件处理，就可得到 K_d 值和 RT 值。K_d：0.11±0.08 nmol/L；RT：1.7±0.3 nmol/L。

【说明】

1. 标记配基为 ^{125}I 标记物，要充分考虑放射性衰变带来的标记物质量问题。在不同时间实验，应重新计算放射比活度；由于放射性衰变可导致标记物生物活性降低，还应同时进行标记物活性的校正。

2. 由于本实验的标记配基的放射比活度较高，亦可采用非标记配基饱和法测定 K_d 值及 RT 值。

（张　敏　李双庆）

参 考 文 献

1. 刘丹．瘦素受体及其信号传递通路．国外医学·内科学分册，2002，29（7）：281－283，302.
2. 李双庆，赵红莉，李晓佳，等．人成骨细胞瘦素受体放射配基结合分析研究．华西医科大学学报，2002，33（3）：375－378.
3. Elias JA，Tang W，Horowitz. Cytokine and hormonal stimulation human osteosarcome interleukn-11 production. Endocrinology，1995；136（2）：489－498.

促黄体生成激素受体的放射配基结合分析
(Luteinizing Hormone Receptor-RBA)

促黄体生成激素（luteinizing hormone，LH）是脑垂体前叶分泌的一种由 α、β 两个亚基通过非共价键组成的二聚体糖蛋白激素。人 LH-α、LH-β 亚基分别由 89 与 115 个氨基酸残基组成，各含两个糖基化位点。人与羊 LH-α 亚基氨基酸同源性约为 70%，其中有 12 个氨基酸顺序完全相同，被认为是糖肽链的生物活性中心。人 LH-β 亚基的第 37 和 59 位酪氨酸构成与 α 亚基的连接部位，第 23 和 72 位半胱氨酸形成的双硫键参与和 LH 受体的相互作用。LH 的多肽部分由垂体前叶 LH 细胞粗面内质网合成，在高尔基体加工处理，并加上糖基形成分泌颗粒。LH 的主要生理功能为促进雌激素和黄体酮的合成，触发排卵，促进黄体生成，促进睾丸间质细胞增殖分化及睾酮的生成等。LH 的分泌受 GnRH、雌二醇、黄体酮、睾酮等激素，多巴胺、去甲肾上腺素、肾上腺素、乙酰胆碱、5-羟色胺、GABA 等神经递质，以及阿片肽、吗啡、β-内啡肽等神经肽的调节。

垂体前叶产生的 LH 和胎盘产生的绒毛膜促性腺激素（chorionic gonadotropin，CG）在结构和功能上相类似，均与同一个膜受体（LH/CG-R）相结合。LH/CG 受体为单肽链跨膜糖蛋白，分子量为 90 000～92 000，属于 G 蛋白偶联受体超家族，由较长的细胞外区、7 个跨膜结构域和较短的胞浆区组成，其中胞外区含有的 6 个 N-糖基化位点远离激素结合区域，并不参与激素结合及信号转导。大鼠 LH/CG-R 由 674 个氨基酸残基组成，胞外有 341 个氨基酸残基，其中含一个与大豆植物凝集素基因结构一致的 10 个氨基酸残基链，该结构可能参与识别、结合 LH 和/或信息传递功能；跨膜区和胞内区分别含 265 与 68 个氨基酸残基，其中部分跨膜区和胞内区共同构成 G 蛋白结合部位，C 端区富含丝氨酸、苏氨酸和酪氨酸残基，是受体发生磷酸化的部位。LH/CG-R 主要存在于睾丸间质细胞和卵巢分化成熟的卵泡颗粒细胞、黄体细胞、卵泡膜细胞与间质细胞，此外，还表达于子宫内膜、胎盘、胎膜、蜕膜、输卵管、大脑、靶组织血管、子宫内膜癌等组织。LH/CG-R 的表达受 GnRH、LH、CG、EGF、PRL、GH、cAMP 等的调控。LH 与受体结合后，通过腺苷酸环化酶-cAMP、磷脂酶 C-磷酸肌醇和 Ca^{2+} 系统途径实现其生物效应。编码人 LH/CG-R 的基因位于染色体 2p21-p16，大鼠 LH/CG-R 基因编码区含有 11 个外显子和 10 个内含子。

^{125}I-LH/hCG 的制备

【材料与试剂】

1. 羊 LH（oLH）：用 0.25 mol/L 磷酸钾缓冲液（pH 7.3）配制。
2. 乳过氧化物酶：用 0.25 mol/L 磷酸钾缓冲液（pH 7.3）配制。
3. 标记缓冲液：1 mol/L 磷酸钾缓冲液，pH 7.3。
4. Na ^{125}I 溶液。
5. 过氧化氢水溶液（1.4 μg/ml）。
6. Sephadex G-200（1 cm×25 cm）：使用前用洗脱液平衡处理。

【方法】

小玻璃试管中依次加入 25μl 1 mol/L 标记缓冲液、10μl（24 μg）oLH 溶液、20μl（2 mCi）Na ^{125}I（116 ng）溶液、2μl（1 μg）过氧化物酶溶液，室温条件下，将反应混合物置于磁力搅拌器上混匀，每间隔 2min 分 4 次加入 10μl（14 ng）过氧化氢水溶液启动反应，10min 时，TCA 法（0.1ml 10%TCA 含 0.1% BSA）测得沉淀放射性为 90%～95%。碘化反应完成（10min）后，吸取标记混合物经 Sephadex G-200 柱层析进行分离纯化，洗脱液为 10mmol/L 磷酸钾缓冲液（含 0.9% NaCl，pH 7.3），自动分部收集每管 0.5ml，每管取 5μl 测定放射性计数，根据时间-放射性淋洗曲线，合并收集峰 I（^{125}I-LH）洗脱液，分装，

−70℃保存，有效期至少 4 周。

黄体细胞膜 LH 受体结合分析

【材料与试剂】

1. 首次妊娠奶牛：混合饲料饲养。

2. 匀浆缓冲液：0.025mol/L Tris-HCl, pH 7.8(8℃)，含 0.25mol/L 蔗糖、1mmol/L CaCl₂。

3. 细胞膜悬浮液：0.025 mol/L Tris-HCl, 1 mmol/L CaCl₂, pH 7.8 (8℃)。

4. 结合缓冲液：Krebs-Ringer 重碳酸盐缓冲液（含 1% 白蛋白）。

5. ^{125}I-oLH（比活度 1800 Ci/mmol）：结合缓冲液稀释。

6. 非标记 oLH：结合缓冲液溶解。

7. 醋酸纤维素（EGWP）滤膜：用前 4℃、结合缓冲液浸泡过夜。

【方法】

1. 黄体细胞膜制备：当胚胎长至 10～12cm 时，将妊娠奶牛处死，立即取出卵巢，放入冰冷 0.9% NaCl 溶液中，剔除卵巢外膜组织，用保险刀片刮下卵巢中的黄体细胞（4 个黄体可产生 18～22g 组织），加入 7 倍体积匀浆缓冲液，冰浴中 Dounce 匀浆器匀浆 5 次，匀浆液经两层棉纱布过滤；滤液 2℃、400×g 离心 4min，收集上清液，沉淀加入 8 倍体积匀浆缓冲液，冰浴中 Dounce 匀浆器匀浆 8 次，2℃、700×g 离心 10min；收集合并两次离心上清液，2000×g 离心 20min，吸弃上清液，沉淀用适量细胞膜悬浮液充分悬浮，分装，−20℃冻存或 0℃保存。Lowry 法测定膜制剂蛋白含量。

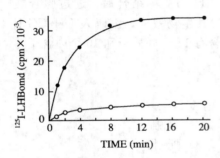

图 1　23℃, ^{125}I-oLH 与牛黄体细胞膜的结合动力学曲线　● 为 TB，○ 为 NSB，最大结合平衡时间取 20min

2. 受体结合动力学实验：试管中加入 50μl 结合缓冲液、50μl（150μg）结合缓冲液稀释的细胞膜蛋白制剂、50μl（1.5 nmol/L）^{125}I-oLH、50μl 不含（TB）或含 20μg 非标记 oLH（NSB）的结合缓冲液，终反应体积 200μl，充分混匀，23℃分别孵育 1、2、4、8、12、16 和 20min，在各时相点试管中加入 3ml 冰冷结合缓冲液终止反应，立即经 EGWP 滤膜真空过滤，滤膜用 3ml 冰冷结合缓冲液冲洗 3 次，测定滤膜结合放射性，结果见图 1。

3. 饱和结合实验：试管中加入 50μl 结合缓冲液、50μl（100 μg）细胞膜蛋白制剂、50μl 浓度递增的 ^{125}I-oLH、50μl 不含（TB）或含 20 μg 非标记 oLH（NSB）的结合缓冲液，充分混匀后 23℃孵育 20min，其余操作同 ［方法］2。^{125}I-oLH 与牛黄体细胞膜的 B_{max} 为 474 fmol/（L·mg）膜蛋白，解离平衡常数 K_d 值为 3.4 nmol/L，属单位点结合类型。

睾丸肿瘤细胞 LH/CG 受体结合分析

【材料与试剂】

1. 小鼠 M5480P 睾丸 Leydig 肿瘤细胞株。

2. C 57 B l/6 雄性小鼠：7～9 周龄。

3. 组织分离液：M199 液（含 20 μg/ml 庆大霉素）。

4. 细胞保存液：M199 液（含 0.1%BSA 和 20 μg/ml 庆大霉素）。

5. 结合缓冲液：10mmol/L PB（含 0.15 mol/L NaCl、0.1% 199 液、0.1%BSA，pH 7.4）。

6. ^{125}I-hCG：比活度为 35 000 cpm/ng，用前结合缓冲液稀释。

7. 非标记 hCG：结合缓冲液溶解。

【方法】

1. Leydig 肿瘤细胞（M5480P）的制备：取液氮保存的 M5480P 细胞 37℃ 水浴中快速溶解，无菌条件下接种（$1×10^7$个细胞）于 C 57 B 1/6 雄性小鼠皮下，18 天后取肿瘤组织常规皮下种植传代。传代 18 天的荷瘤小鼠离断颈部处死，分离肿瘤并除去其表面脂肪，称重（1.39±0.10）g 后剪成碎块，置于 30 目钢丝网中，用 5ml 注射器芯碾碎，并过滤入含组织分离液的培养皿中，滤液转入离心管，4℃、静置 15～20min；仔细吸取上清液，4℃、270×g 离心 10min，沉淀用 3ml 双蒸水悬浮 20 s，加入 1ml 3.6% NaCl，并用等渗生理盐水调节至 40～50ml，4℃、270×g 再次离心 10min，吸弃上清液，沉淀用细胞保存液悬浮，并调节细胞浓度至 $2.5×10^6$/ml。锥虫蓝拒染细胞活力为（78.5±2.4）%。

2. 受体结合分析：塑料管中依次加入 2ml（$5.0×10^6$个）M5480P 悬液、100μl 浓度递增的 ^{125}I-hCG、100μl 不含（TB）或含 10 μg 非标记 hCG（NSB）的结合缓冲液，混合物于 5%CO$_2$/95%O$_2$ 环境、37℃ 水浴振荡（60～80 次/分）孵育 1 h，准确抽取 1.5ml 反应混合液，加入含 1ml 冰冷 PBS 的 12×75mm 聚苯乙烯管中，4℃、1200×g 离心 10min，吸弃上清液，沉淀加 2ml 冰冷 PBS 悬浮，涡流混匀 20 s，4℃、1200×g 再次离心 10min，移弃上清液，测定沉淀细胞结合放射性，经体积校正。^{125}I-hCG 与 M5480P 细胞的饱和结合数据经 Scatchard 作图分析，显示存在单一类型受体，K_d＝51.6±7.3 pmol/L，B_{max}＝2214±61 个结合位点/细胞。

可溶性 LH/CG 受体结合分析

【材料与试剂】

1. 大鼠 LH/CG 受体 cDNA。

2. 人 HEK 239 胚胎肾细胞。

3. 缓冲液 A：20mmol/L HEPES，含 150mmol/L NaCl，pH 7.4。

4. 结合缓冲液：20mmol/L HEPES，含 150mmol/L NaCl、蛋白酶抑制剂（1mmol/L 苯甲磺酰氟、5mmol/L N-己基顺丁烯二酰亚胺、10mmol/L EDTA），pH 7.4。

5. 缓冲液 B：20mmol/L HEPES，含 150mmol/L NaCl、1% Nonidet P-40、20%甘油、1mmol/L 苯甲磺酰氟、5mmol/L N-己基顺丁烯二酰亚胺、10mmol/L EDTA，pH 7.4。

6. 缓冲液 C：20mmol/L HEPES，含 150mmol/L NaCl、20%甘油、1mmol/L 苯甲磺酰氟、5mmol/L N-己基顺丁烯二酰亚胺、10mmol/L EDTA，pH 7.4。

7. ^{125}I-hCG：比活度为 $5.0×10^7$cpm/μg，缓冲液 C 稀释。

8. 非标记 hCG：用 10mmol/L Na$_2$HPO$_4$ 含 0.9% NaCl（pH 7.4）配制。

【方法】

1. 可溶性 LH/CG 膜受体制备：大鼠 LH/CG 受体 cDNA 通过磷酸钙方法转染 HEK 239 细胞，具体方法见参考文献 2。培养的转染细胞用缓冲液 A 洗涤 2 次，置于冰浴中用橡胶帚刮下，移入结合缓冲液中充分悬浮，4℃、1300×g 离心 10min，吸弃上清液，沉淀细胞用 0.6ml 缓冲液 B 悬浮，冰浴静置 15min，加 5.4ml 缓冲液 C 稀释混匀，4℃、100 000×g 离心 60min，收集含可溶性膜受体的上清液。

2. 受体结合分析：12×75mm 聚丙烯试管中依次加入 500μl 可溶性受体制剂、100μl（150 000 cpm）^{125}I-hCG、6.5μl 不同浓度非标记 hCG，4℃孵育 16 h，反应结束后分别加入 250μl 含 5mg/ml 牛 γ 球蛋白和 750μl 含 20% PEG-8000 的缓冲液 A，充分混匀，4℃孵育 10min，4℃、1300×g 离心 30min，移弃上清液，沉淀用 1.5ml 缓冲液 A 再悬浮，4℃、1300×g 再次离心 30min，测定沉淀结合放射性，NSB 管中加入 1000 倍非标记 hCG。结果：竞争结合数据的 Scatchard 作图呈直线，提示存在单一类型受体，$K_d = 0.34 \pm 0.03$nmol/L，$B_{max} = 21\,900 \pm 800$ 个结合位点/细胞。

【说明】

hCG 与 LH 是 LH/CG 受体分析的常用配基，可采用 LPO、氯胺-T 及 Iodogen 法进行碘化标记。在 LPO 法中，当 ^{125}I、oLH（hCG）、LPO 和过氧化氢保持相同的摩尔比时，标记率可达 90%～95%（oLH）或＞95%（hCG），平均每个 oLH（或 hCG）分子约结合 1 个 ^{125}I 原子，产物 ^{125}I-oLH 与 ^{125}I-hCG 的比活度分别高达 1800 Ci/mmol 与 2125 Ci/mmol，并保留了良好的生物及免疫活性。在氯胺-T 法中，当 ^{125}I：hLH（hCG）：氯胺-T 的摩尔比为 1：1：100，冰浴中反应 1min 时，所得 ^{125}I-hLH 的比活度达 1890～2160 Ci/mmol，每个 hLH 分子含 0.9～1.0 个 ^{125}I 原子，生物活性为 hLH 的 84.1%～90.8%；^{125}I-hCG 的比活度高达 2806～3082 Ci/mmol，每个 hCG 分子含 1.3～1.5 个 ^{125}I 原子，生物活性为 hCG 的 91.2%～111%。反应混合物经 Sephadex 或 Bio-Gel P10 柱层析分离纯化得到的标记多肽，无须进一步采用离子交换层析分离未标记物。

（李前伟）

参 考 文 献

1. Gospodarowicz D. Properties of the luteinizing hormone receptor of isolated bovine corpus luteum plasma membranes. J Biol Chem, 1973, 248：5042-5049.

2. Papaionannou S, Gospodarowicz D. Comparison of the binding of human chorionic gonadotropin to isolated bovine luteal cells and bovine luteal plasma membranes. Endocrinology, 1975, 97：114-124.

3. Zeng HW, Phang T, Song YS, et al. The role of the hinge region of the luteinizing hormone receptor in hormone interaction and signal generation. J Biol Chem, 2001, 276：3451-3458.

4. Gospodarowicz D. Properties of the luteinizing hormone receptor of isolated bovine corpus luteum plasma membranes. J Biol Chem, 1973, 248：5042-5049.

5. Huhtaniemi I, Zhang FP, Kero J, et al. Transgenic and knockout mouse models for the study of luteinizing hormone and luteinizing hormone receptor function. Molecular and Cellular Endocrinology, 2002, 187：49-56.

6. Ascoli M, Puett D. Gonadotropin binding and stimulation of steroidogenesis in Leydig tumor cells. Proc Natl Acad Sci USA, 1978, 75 (1)：99-102.

7. Bellisario R, Bahl OP. Human chorionic gonadtropin. The Journal of Biological Chemistry, 1975, 250：3873-3844.

8. Hong SH, Ji IH, Ji TH. The [alpha] -subunit of human choriogonadotropin interacts with the exodomain of the luteinizing hormone/choriogonadotropin receptor. Endocrinology, 1999, 140：2486-2493.

9. Angelova K，Puett D. Differential responses of an invariant region in the ectodomain of the three glycoprotein hormone receptors to mutagenesis and assay conditions. Endocrine，2002，19：147-154.

巨噬细胞集落刺激因子受体的放射配基结合分析
(Macrophage Colony-Stimulating Factor Receptor-RBA)

人巨噬细胞集落刺激因子（M-CSF）又称集落刺激因子1（colony-stimulating factor-1，CSF-1），编码 M-CSF 的单基因位于染色体 5q33.1，长约20kb，由10个外显子组成。由于转录过程中选择性剪接，产生长度为 1.6kb、4.0kb 和 2.0kb 的 mRNA 分子，分别合成由 256、554 和 438 个氨基酸残基组成的可溶型 M-CSF（sM-CSF，M-CSFα）、膜结合型 M-CSF（mM-CSF，M-CSFβ）和细胞外基质结合型 M-CSF（PG-M-CSF，M-CSFγ）3 种分子形式。其中 4.0kb mRNA 在人体中占主要地位，产生由两个 44kDa 亚基经二硫键连接的同源二聚体糖蛋白，分子量约 85 000。mM-CSF 的生物学活性与 sM-CSF 相似，PG-M-CSF 由 43 000 的 M-CSF 亚基和 150 000 的糖蛋白亚基组成。M-CSF 可由激活的成纤维细胞、单核细胞、巨噬细胞、内皮细胞及淋巴细胞合成分泌，正常成人血清 M-CSF 含量为 1.58 ± 0.50 ng/ml（参考范围：$1.02\sim2.10$ ng/ml），主要由肾清除。M-CSF 以自分泌或旁分泌的形式释放，主要促进造血祖细胞分化成单核-巨噬细胞，维持单核-巨噬细胞生长、增殖和分化，参与胚胎发育与骨骼形成，并与妇科肿瘤、动脉粥样硬化斑块形成、慢性肾衰竭、不育症以及某些中枢神经系统疾病有关。M-CSF 的合成及分泌受到 IL-1α、TNF-α、PDGF、脂多糖、地塞米松、雌激素等的调节。

人巨噬细胞集落刺激因子受体是一种 972 个氨基酸残基组成的单链跨膜糖蛋白，由位于染色体 5q33.3 的 *c-fos* 原癌基因编码，属于酪氨酸激酶（PTK）型受体，亦属 PDGF 受体家族成员。胞外区含有 512 个氨基酸残基，形成 3 个 Ig 样的配基结合结构域；跨膜区由 25 个疏水氨基酸残基构成；胞内结构域含有 435 个氨基酸残基，其中包括 PTK 活性所需的全部序列。M-CSFR 具有高、低两个亲和力位点，胞外区单个 Ig 样结构域构成低亲和力位点，而多个 Ig 样结构域共同构成高亲和力位点。正常情况下 M-CSFR 主要分布于单核-巨噬细胞、破骨细胞、胎盘滋养层细胞，细胞恶性转化后可表达于卵巢癌、绒毛癌、乳腺癌等多种肿瘤细胞，并在多种血液病多个系列的细胞质和细胞核内检测到 M-CSFR。M-CSFR 与 3 种形式的 M-CSF 结合后，通过引发细胞内蛋白激酶活化、蛋白质磷酸化、离子通道通透性改变、磷脂酶激活及生物大分子合成等，从而发挥其生物学作用。M-CSFR 的表达受 M-CSF 本身、DAG 类似物佛波脂、PKC 激活诱导剂 LPA 及激素等的调节。此外，血清和其他体液中还存在由 M-CSFR 胞外区形成的 90 000 可溶性受体（M-CSFsR），正常血清浓度儿童为 (0.54 ± 0.54) ng/ml、成人为 (0.48 ± 0.41) ng/ml，M-CSFsR 作为细胞膜受体 M-CSFR 的拮抗剂，通过结合 α、β、γ 3 种形式的 M-CSF，能有效阻断细胞膜 M-CSFR 介导的信号转导。

^{125}I-M-CSF 的制备

【材料与试剂】

1. 鼠淋巴细胞来源的 M-CSF。
2. $K_2S_2O_5$、KI、二甲亚砜（DMSO）。

3. 无载体 Na^{125}I 溶液。

4. 凝胶洗脱液：50mmol/L 磷酸钠，含 0.2％结晶型 BSA、3mmol/L NaN$_3$、20 μg/ml 聚乙二醇 6000（PEG 6000），pH 6.5。

5. Sephadex G-25 柱（5.0 cm×0.5 cm）。

6. 聚丙烯酰胺梯度凝胶（制备方法见参考文献 6）。

7. 圆盘电泳仪。

【方法】

氯胺-T 法：反应管中依次加入 50mmol/L 磷酸钠缓冲液（pH 6.5）、0.9μg（32.0 pmol）M-CSF、1.64 mCi（0.9 nmol）Na^{125}I、28.0 μmol/L DMSO、3.3μg PEG 6000，总体积为 36μl，0℃条件下水育 30min，水育结束后加入 1μl（2.4 nmol）K$_2$S$_2$O$_5$ 终止反应，并加入 2μl（200 nmol）KI 混匀；反应混合物中结合与游离^{125}I 经 0.5ml 马血清平衡的 Sephadex G-25 柱层析分离，洗脱液为含 0.1％ PEG 6000 的 0.3mmol/L Tris-HCl 缓冲液（pH 7.4），自动分部收集每管 100μl，每管吸取 5μl 测定放射性，合并淋洗曲线中第 1 个^{125}I 蛋白结合放射峰洗脱液（约 300μl），冰冻干燥；冻干标记物用 100μl 双蒸水溶解，加入 25μl 60％蔗糖（含 0.001％溴酚蓝）混匀，混合物移入制备好的梯度凝胶（约 30％）电泳系统中，室温、75V 恒压条件下电泳 7 h，将电泳完毕的凝胶条分切为 0.4mm 长度，分别置于含 0.5ml 凝胶洗脱液试管中 4℃过夜洗脱，收集^{125}I-M-CSF 放射峰（Ⅰ）洗脱液约 4ml（图 1），过滤除菌，1.0ml 分装，−20℃保存。

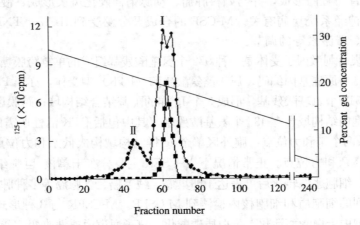

图 1　经 Sephadex G-25 柱分离的标记物的梯度凝胶电泳洗脱放射性曲线（-●-），峰Ⅰ为^{125}I-M-CSF，峰Ⅱ为标记损伤多肽片段；-■-为标记^{125}I-M-CSF 的生物活性曲线；——为凝胶浓度梯度曲线

巨噬细胞 M-CSF 受体结合分析

【材料与试剂】

1. C3H/Anf 小鼠。

2. PBS：0.15mmol/L NaCl，5mmol/L PB，pH 7.35。

3. 结合缓冲液：α 介质，25mmol/L 不含重碳酸盐的 HEPES，pH 7.35，10％（v/v）FCS，5 U/ml 肝素。

4. α-HEPES 液：α 介质，25mmol/L 不含重碳酸盐的 HEPES，pH 7.35。

5. FCS-α 液：α 介质含 10％（v/v）FCS。

6. ^{125}I-M-CSF。

7. 非标记 M-CSF、胰岛素。

【方法】

1. 腹膜渗出巨噬细胞的制备：取 8～12 周龄雌性 C3H/Anf 小鼠，经腹腔一次注射 1.5ml 含 2%水解淀粉的 PBS，3 天后离断颈部处死，用 10ml 预冷 FCS-α-HEPES 液冲洗腹腔，收集灌洗液，室温、800×g 离心 10min，沉淀用 10ml α-HEPES 液悬浮，800×g 离心 10min，吸弃上清液，细胞沉淀最后用适量结合缓冲液再悬浮，0℃保存。实验前，细胞悬液在室温下、800×g 离心 10min，沉淀用适量 FCS-α 悬浮，置于 37℃温育 4 h，以除去细胞膜表面结合的内源性 M-CSF，2℃、800×g 离心 10min，PBS 洗涤 1 次，用结合缓冲液重悬浮，调整至实验所需细胞浓度，0℃保存。

2. 受体饱和结合分析：在 35mm 组织培养皿中依次加入 2.55×10^{5}0℃预冷的巨噬细胞、不同浓度的^{125}I-M-CSF，终反应体积用结合缓冲液补足 1ml，0℃条件下温育 20 h，温育结束后，将反应混合物全量移入盛有 3ml 冰冷 FCS 的 5ml 试管液面，终止反应，2℃条件下，800×g 离心 10min，将试管置于冰水浴（或 4℃环境）中，仔细吸弃上清液，测定剩余放射性，NSB 培养皿中加入 50 倍过量的非标记 M-CSF。结合实验数据经 Scatchard 作图分析，显示鼠巨噬细胞存在单位点 M-CSF 受体，^{125}I-M-CSF 的表观 K_d＝11pmol/L，B$_{max}$＝52 000 个结合位点/细胞。

巨噬细胞株 M-CSF 受体结合分析

【材料与试剂】

1. 鼠 J774.2 巨噬细胞株。

2. 细胞培养液：α 介质含 10%（v/v）FCS。

3. PBS：0.15mmol/L NaCl，5mmol/L PB，pH 7.35。

4. 结合缓冲液：α 介质，25mmol/L 不含重碳酸盐的 HEPES，10%（v/v）FCS，pH 7.35（23℃条件下配制）。

5. ^{125}I-M-CSF。

6. 非标记 M-CSF。

7. 鼠 M-CSF 制剂：纯化的淋巴细胞 M-CSF、淋巴细胞条件培养液、BALB/c 胚胎提取液。

8. 人 M-CSF 制剂：Stage Ⅵ 尿液 M-CSF、stageⅠ尿液 M-CSF、脾成纤维细胞条件培养液。

【方法】

1. 细胞培养：盛有鼠 J774 细胞的旋转培养瓶于 37℃、5% CO$_2$ 及饱和湿度条件下常规培养，旋转培养方式可避免在收集细胞时用酶蛋白处理，当细胞长至对数生长期〔（5～9）× 10^5/ml〕时进行收集，4℃、800×g 离心 10min，细胞沉淀用预冷 PBS 洗涤两次，并用预冷结合缓冲液悬浮至 2.6×10^6/ml，锥虫蓝拒染细胞活力＞95%。

2. 鼠、人 M-CSF 制剂的制备：见参考文献 5。

3. 受体竞争结合分析：在 12×75mm 塑料试管中分别加入 100μl 含不同活性单位 M-CSF 制剂的结合缓冲液，150μl（1.2×10^5 cpm）^{125}I-M-CSF，预冷至 0℃，然后加入 50μl 0℃预冷的 J774.2 细胞（1.3×10^5），总反应体积 300μl，加上试管塞 0℃孵育过夜，温育结束后每支反应管各取 200μl，移入盛有 3ml 0℃预冷马血清的 12×75mm 塑料试管液面，0℃、800×g 离心 10min，仔细吸弃 2.5ml 上清液，测定剩余部分放射性（OB），NSB 管中加入

400 倍过量的非标记 M-CSF（放射性计数 NC 一般为 300 cpm）。

脾细胞 M-CSF 受体结合分析

【材料与试剂】

1. 雌性 C3H/Anf 小鼠。

2. 组织分离液：α 介质，25mmol/L 不含重碳酸盐的 HEPES，pH 7.35，10%（v/v）马血清（HS），5 U/ml 肝素。

3. 结合缓冲液：α 介质，25mmol/L 不含重碳酸盐的 HEPES，pH 7.35，10%（v/v）HS。

4. ^{125}I-M-CSF。

5. Stage I 鼠淋巴细胞 M-CSF（非标记 M-CSF）。

6. 金属筛。

【方法】

1. 脾细胞的制备：8～12 周雌性 C3H/Anf 小鼠，离断颈部处死，取出脾，用组织分离液充分清洗，除去血管及表面浆膜。将脾剪成碎块，置于金属筛内用力挤压，使其碎裂并经筛孔进入新更换的组织分离液中，悬浮液用巴斯德吸管反复抽吸数次后得到单细胞悬液，500×g 离心 15min，沉淀用结合缓冲液悬浮，调节至实验所需细胞浓度，锥虫蓝拒染细胞活力＞95%。每个脾可产生约 10^8 个细胞。所有操作在 4℃ 下进行。

2. 受体结合分析：所有操作在 0℃ 下进行。在预冷的 35mm 塑料组织培养皿中加入 4×10^6 个脾细胞，静置 30min，对照组中加入结合缓冲液配制的终浓度 500 pmol/L 非标记 M-CSF，总结合组中加入相同体积的结合缓冲液，培养皿内容物充分混匀后孵育 2 h，加入不同放射活度的 ^{125}I-M-CSF，终反应体积为 1ml，混合物充分混匀并继续孵育 2 h，温育结束后将细胞充分悬浮，吸取 0.8ml 细胞悬液移入盛有 3ml 过滤马血清的 12×75mm 聚丙烯试管液面，500×g 离心 15min，吸弃上清液，细胞沉淀用 200μl 结合缓冲液充分悬浮，准确吸取 150μl 细胞悬液，加入到另一支含 300μl 结合缓冲液的新试管中，500×g 离心 10min，移弃上清液，测定沉淀细胞放射性，经体积和稀释校正。结合实验数据经 Scatchard 作图分析，求出 K_d 与 B_{max} 值。

骨髓细胞 M-CSF 受体结合分析

【材料与试剂】

1. 雌性 C3H/Anf 小鼠。

2. 组织分离液：α 介质，25mmol/L 不含重碳酸盐的 HEPES，pH 7.35，10%（v/v）马血清（HS），5 U/ml 肝素。

3. 结合缓冲液：α 介质，25mmol/L 不含重碳酸盐的 HEPES，pH 7.35，10%（v/v）HS。

4. ^{125}I-M-CSF。

5. Stage I 鼠淋巴细胞 M-CSF（非标记 M-CSF）。

【方法】

1. 骨髓细胞的制备：8～12 周雌性 C3H/Anf 小鼠，离断颈部处死，取出股骨并清除其周围组织，用手术刀切开两端骨髓腔，较大的骨髓腔端插入硅胶管，硅胶管另一端接上空针，用组织分离液充分冲洗出骨髓腔细胞，并用洗脱液反复经骨髓腔冲洗数次以得到单细胞悬液，500×g 离心 15min，沉淀用结合缓冲液悬浮，调节至实验所需细胞浓度，锥虫蓝拒染细胞活力＞95％。每侧股骨可得到约 10^7 个细胞，所有操作在 4℃下进行。

2. 受体结合分析：所有操作在 0℃下进行。在预冷的 35mm 塑料组织培养皿中加入 $4×10^6$ 个骨髓细胞，静置 30min，对照组中加入结合缓冲液配制的终浓度 500 pmol/L 非标记 M-CSF，总结合组中加入相同体积的结合缓冲液，培养皿内容物充分混匀后孵育 2 h，加入不同放射活度的 ^{125}I-M-CSF，终反应体积为 1ml，混合物充分混匀并继续孵育 2 h，温育结束后将细胞充分悬浮，吸取 0.8ml 细胞悬液移入盛有 3ml 过滤马血清的 12×75mm 聚丙烯试管液面，500×g 离心 15min，吸弃上清液，细胞沉淀用 200μl 结合缓冲液充分悬浮，准确吸取 150μl 细胞悬液，加入到另一支含 300μl 结合缓冲液的新试管中，500×g 离心 10min，移弃上清液，测定沉淀细胞放射性，经体积和稀释校正。结合实验数据经 Scatchard 作图分析，求出 K_d 与 B_{max} 值。

【说明】

1. M-CSF 的碘（^{125}I）化标记多采用氯胺-T 法。Stanley 等的经验显示，根据 Greenwod 等的标记方法虽能得到高放射性比活度的 ^{125}I-M-CSF，但在该比活度水平标记条件下，^{125}I-M-CSF 将完全失去原有的生物活性及免疫结合活性。乳过氧化物酶（LPO）法制备的 ^{125}I-M-CSF 虽然保留了良好的生物及结合活性，但由于标记产物比活度过低，难以满足受体定量分析要求。

2. Stanley 等人在 Greenwod 方法的基础上改进标记条件，使 M-CSF 碘化反应在比较温和（0℃）的环境中进行，^{125}I 与 M-CSF 摩尔比约为 28：1，并在碘化反应系统中加入 10%（v/v）DMSO（DMSO 与 M-CSF 的摩尔比约为 10^6：1），标记产物经梯度凝胶再分离纯化，能有效除去标记损伤的多肽片段。

3. 改进方法的碘（^{125}I）化效率为 8%～11%，每分子 M-CSF 被标记 1～3 个 ^{125}I 原子，^{125}I-M-CSF 的比活度为 106 000～300 000 cpm/ng，并保留了 80%～95% 的生物活性，与兔 M-CSF 抗血清的结合率达 90%，与鼠腹膜渗出巨噬细胞的亲和力（K_d=12 pmol/L）和与 M-CSF 抗血清的（K_d=11 pmol/L）基本一致。

4. 本法制备的 ^{125}I-M-CSF 仍不十分稳定，在 0℃至−20℃条件下保存，其生物活性、抗体结合活性及与巨噬细胞 M-CSF 受体特异结合能力随时间逐渐丧失（$T_{1/2}$约为 6 周），有效使用期＜3 周。

5. 由于 M-CSF 受体对蛋白酶和固定剂非常敏感，因此难以建立细胞膜制剂和固定细胞的放射受体分析方法。

6. 在 0℃条件下，^{125}I-M-CSF 与靶细胞 M-CSF 受体可达最大结合，但不同细胞反应达到平衡的时间不同（2～15 h），并且这种特异结合基本上是不可逆的。资料显示，^{125}I-M-CSF 的特异结合在 FCS-α-HEPES、α-HEPES、含 3mmol/L EDTA 和 10%（v/v）透析 FCS 的 PBS 等结合分析缓冲液中并无明显差别，既不被血清中糖蛋白、脂蛋白竞争，也不受钙离子和代谢抑制剂 NaN_3 或脱氧葡萄糖影响，同时也不受存在于某些巨噬细胞群的甘露聚糖甘-葡萄糖苷位点的"非特异"介导。

7. ^{125}I-M-CSF 与鼠腹膜渗出巨噬细胞 0℃温育 20 h，锥虫蓝拒染细胞活力仍＞95％，结合放射性是 37℃时的 10 倍，加入 50 倍非标记 M-CSF 时的特异结合（98%）明显高于 37℃（89%），且仅有 10%～20% 的结合 ^{125}I-M-CSF 发生解离。M-CSF 抑制 ^{125}I-M-CSF 结合的 IC_{50}约为 18 pmol/L。

8. 虽然 M-CSF 受体胞外区的单个与多个 Ig 样结构域分别构成高、低亲和力两种位点，但在受体结合实验中，Scatchard 作图分析仅显示存在单一高亲和力类型受体。

（李前伟）

参 考 文 献

1. Baiocchi G，Talpaz M，Gutterman JU，et al. Expression of the macrophage colony-stimulating factor and its receptor in gynecologic malignancies. Cancer, 2006, 67: 990 - 996.

2. Stanley ER. Colony-stimulating factor (CSF) radioimmunoassay: detection of a CSF subclass stimulating macrophage production. Proc Natl Acad Sci USA, 1979, 76: 2969 - 2937.

3. Guilbert LJ, Stanley ER. Specific interaction of murine colony-stimulating factor with mononuclear phagocytic cells. J Cell Biology, 1980, 85: 153 - 159.

4. Stanley ER, Guilbert LJ. Methods for the purification, assay, characterization and target cell binding of a colony stimulating factor (CSF-1). Journal of Immunological Methods, 1981, 42: 253 - 284.

5. Stanley ER, Heard PM. Factors regulating macrophage production and growth. The Journal of Biological Chemistry, 1997, 252: 4305 - 4312.

6. Das SK, Stanley ER, Guilbert LJ, et al. Discrimination of a colony stimulatin factor subclass by a specific receptor on a macrophage cell line. Journal of Cellular Physiology, 1980, 104: 359 - 366.

7. Margolis J, Kenrick KG. Polyacrylamide gel electrophoresis in a continuous molecular sieve gradient. Anal Biochem, 1968, 25: 347 - 362.

8. Byrne PV, Guilbert LJ, Stanley ER. Distribution of cells bearing receptor for a colony-stimulating factor (CSF-1) in murine tissues. The Journal of Cell Biology, 1981, 91: 848 - 853.

促黑色素细胞激素受体的放射配基结合分析
(Melanocyte-Stimulating Hormone Receptor-RBA)

促黑色素细胞激素（MSH）是 αMSH、βMSH 和 γMSH 3 种单链多肽的总称，来自同一前体分子——阿黑皮素原（POMC），一级结构均含有特征序列 MGHFRWG。其中 αMSH 由 13 个氨基酸残基组成，N 末端乙酰化，C 末端酰胺化（Ac-SYSMGHFRWGKPV-NH_2），相对分子质量（Mr）为 1655 Da，无种属差别；人 βMSH 由 22 个氨基酸残基组成，Mr 为 2659 Da；γMSH 包括 γ_1MSH、γ_2MSH 和 γ_3MSH，Mr 分别为 1513 Da、1571 Da 与 2941 Da，分别由 11、12 及 13 个氨基酸残基组成，种属间具有高度的同源性。MSH 主要由位于垂体中间叶、下丘脑弓状核和孤束核的 MSH 细胞合成。正常人血浆中仅能检测到 βMSH，含量为 20～110 ng/L；人垂体组织 MSH 的含量约为 300～400μg/g，其中 βMSH 占绝大部分，αMSH 不足 3%；αMSH 在下丘脑的含量最高，在其他脑区和部分外周组织也可检测到。MSH 的主要功能是控制肤色，并参与调节神经内分泌、免疫系统和心血管系统等方面的功能，其中对 αMSH 作用的研究最为广泛和深入。MSH 在垂体和下丘脑的表达主要受到促黑激素抑制因子（MIF）、促黑激素释放因子（MRF）、促甲状腺激素释放激素（TRH）、神经肽 Y（NPY）、多巴胺（DA）、γ氨基丁酸（GABA）等的调节。

MSH 受体是促黑皮质素受体（melanocortin receptors，MCRs）家族成员，有 5 种亚型，均属 G 蛋白偶联受体，由单一的多肽链构成，包括较短的细胞外 N 末端和细胞内 C 末端，以及 7 个疏水跨膜区段。其中 MC1-R 又称 αMSHR 或 MSHR，基因位于染色体 16

（q24）上，人的 MC1-R（hMC1-R）由 317 个氨基酸残基组成，M_r 为 35 000～40 000 Da，除存在于皮肤黑色素细胞膜外，还广泛存在于中枢神经系统和外周组织器官；MC2-R 又称为 ACTH 受体，基因位于 18（q11.2），hMC2-R 由 297 个氨基酸残基组成，主要存在于肾上腺皮质；MC3-R 的基因位于 20（q13.2-13.3），hMC3-R 由 361 个氨基酸残基组成，主要分布于中枢神经系统；MC4-R 的基因位于 18（q21.3），由 333 个氨基酸组成，主要存在于中枢神经系统；MC5-R 基因的染色体定位尚不清楚，小鼠的 MC5-R mRNA 见于免疫系统、泪腺、皮肤、骨骼肌、肺及大脑等组织。在 Ca^{2+} 的参与下，无活性的 MSHR 与 MSH 结合而被激活，活性 MSHR 激活 AC，细胞内 cAMP 浓度增加，通过激活蛋白激酶，进而产生相应的生物学效应。

^{125}I-NDP-MSH 的制备

【材料与试剂】

1. NDP MSH（[Nle^4，D-Phe^7]-α-MSH）。

2. 氯胺-T。

3. Enzymobeads（乳过氧物酶珠，LPO）。

4. Na^{125}I 溶液。

5. 二巯基乙醇。

6. 乙腈（CH$_3$CN）、0.1％三氟乙酸水溶液（0.1％TFA）。

7. Bio-Gel P$_2$柱。

8. Sep-pak C$_{18}$柱。

9. C$_{18}$反相柱。

【方法】

1. LPO 法：1.5ml 聚丙烯管中依次加入 20μl（含 4μg NDP MSH）的 0.001 mol/L HCl、50μl Enzymobeads 试剂、10μl（1 mCi）Na^{125}I 与 25μl 1％β-D-葡萄糖，室温下混匀反应 20min，通过离心从反应产物中除去酶反应珠。反应混合物经 Sep-pak C$_{18}$反相 HPLC 纯化，流动相溶剂 A 为 0.05 mol/L pH 5.8 醋酸胺、溶剂 B 为乙腈，15％～40％的溶剂 B 线性梯度洗脱，洗脱速率 1.5ml/ml，以每管 0.75ml 分部收集洗脱液并测定其放射性，在标记产品相对集中的收集管中分别加入 50μl 5％ BSA，通过真空离心除去乙腈，低温贮存待用。

2. 氯胺-T 法 I：1.5ml EP 管中加入 5μl（20 μg）NDP MSH 的 50mmol/L PBS（pH 7.4）与 3μl（0.5 mCi）Na^{125}I，快速喷射加入 10μl（2.4mg/ml）新鲜配制的氯胺-T 水溶液，室温轻微振荡反应 40 s，20 s 内加入 50μl（4.8mg/ml）新鲜配制的偏重亚硫酸钠水溶液终止反应，并加入 200μl 10％ BSA。结合与游离^{125}I 经 Bio-Gel P$_2$柱层析（1.0 cm×30 cm）分离，洗脱液为 0.1 mol/L 醋酸溶液，自动分部收集 15 滴（每管约 500μl），各取 5μl 测定放射性计数，收集淋洗曲线第一个放射峰（^{125}I-NDP MSH）洗脱液，低温保存待用。

3. 氯胺-T 法 II：在含 10μl（0.5 mCi）Na^{125}I 溶液的 1.5ml EP 管中，分 3 次加入现配制的氯胺-T 水溶液各 5μl（2.5mg/ml），每次间隔 30 s，随后加入 5 μg 的 NDP MSH，置于冰水浴中轻微振荡充分混匀反应 1min，加入 400μl 50 μmol/L PBS（pH 7.4）和 4μl 二巯基乙醇终止反应，加入 100μl（10mg/ml）BSA。将标记混合物加入预先经甲醇、双蒸水和 0.1％TFA 活化的 Sep-pak C$_{18}$柱中，用 0.1％TFA 淋洗除去游离^{125}I，碘化 NDP MSH 经甲醇洗脱，经氮气浓缩干燥后溶于 100μl 0.1％TFA 中，并经反相 HPLC 纯化，流动相为溶剂

A（0.1％TFA）与溶剂 B（700ml 乙腈＋299ml 双蒸水＋1ml TFA），20％～50％的溶剂 B 线性梯度洗脱，洗脱时间 25min，^{125}I-NDP MSH 的保留时间约为 10min，收集单碘标记多肽，冰冻干燥，－20℃保存待用。

巨噬细胞 MSH 受体结合分析

【材料与试剂】

1. 鼠 RAW 264.7 巨噬细胞株。

2. 细胞培养液：DMEM 液，10％ FCS（v/v）。

3. 结合缓冲液：25mmol/L pH 7.9 HEPES，0.5mmol/L EDTA，0.5mmol/L 二硫苏糖醇，1％ Nonidet P-40，5％甘油，50mmol/L NaCl。

4. ^{125}I-NDP MSH。

5. NDP MSH。

【方法】

1. 细胞培养：RAW 264.7 细胞于 37℃、5％CO_2 及饱和湿度条件下培养，当细胞生长覆盖培养瓶底表面约达 80％时，利用橡胶淀帚将其从培养瓶中刮下，800 转/分离心 5min，细胞沉淀用结合缓冲液洗涤两次，并悬浮至实验所需细胞浓度，锥虫蓝染色细胞活力＞98％。

2. 受体结合反应：①饱和试验：在 96 孔培养板中每孔植入 $5×10^4$ 个 RAW 264.7 细胞，加入终浓度不同的^{125}I-NDP MSH（5.6 pmol/L～2.8 nmol/L），终反应体积用结合缓冲液补足 150μl，37°温育 2 h，除去上清液，用冰冷结合缓冲液洗涤 3 次，加 0.2ml 0.1mol/L NaOH 将细胞溶解，全量转移至测量管中测定结合部分放射性，NSB 管加入 3 μmol/L NDP MSH。②竞争试验：反应孔中加入 $5×10^4$ 个细胞、0.2 nmol/L ^{125}I-NDP MSH、3 pmol/L～1 μmol/L 的 α-MSH、1 nmol/L～1mmol/L 的 α-MSH（11～13），其余操作同饱和结合试验。

转染 MC3-R COS 细胞的 MSH 受体结合分析

【材料与试剂】

1. COS 细胞。

2. 大鼠 MC3-R cDNA。

3. ^{125}I-NDP MSH。

4. NDP MSH。

5. 结合缓冲液：MEM，25mmol/L HEPES（pH 7.0），0.2％ BSA，1mmol/L 1，10 - 邻二氮菲，0.5mg/L 白胃素，200mg/L 杆菌肽。

【方法】

1. 大鼠 MC3-R 基因转染 COS 细胞：见参考文献 5。当培养的转染 COS 细胞长至对数生长期时，用 0.1mmol/L EDTA 收集培养细胞，800×g 离心 5min，细胞沉淀用结合缓冲液洗涤两次并悬浮至实验所需浓度，锥虫蓝染色细胞活力＞98％。

2. 饱和结合试验：在 96 孔培养板中每孔植入约 $4×10^4$ 个细胞，加入 100μl 含 4 pmol/L～9nmol/L ^{125}I-NDP MSH 的结合缓冲液，37℃温育 2 h；温育结束后将培养板置于冰浴中，4℃结合缓冲液洗涤 3 次，并加 200μl 0.1 mol/L NaOH 将细胞溶解，全量转移至测量管中，测定放射性计数（cpm 值），NSB 管中加入 3 μmol/L 非标记 NDP MSH。数据经受体分析程序处理。

3. 竞争结合试验：反应孔中加入 4×10^4 个细胞，不同浓度的 γ_1 MSH（0.3 nmol/L～10 μmol/L）或 HS014（0.1 nmol/L～3 μmol/L）、0.3 nmol/L ^{125}I-NDP MSH，其余操作同饱和结合试验。

黑色素瘤细胞膜 MSH 受体结合分析

【材料与试剂】

1. B16 鼠黑色素瘤细胞株。

2. 细胞裂解缓冲液：10mmol/L pH 7.4 Tris-HCl，0.3mmol/L l，10 -邻二氮菲，1mmol/L 苯甲磺酰氟（PMSF）。

3. 溶解缓冲液：10mmol/L pH 7.4 Tris-HCl，5mmol/L EDTA，1.5%（v/v）Triton X-100，0.1 μg/ml 杆菌肽。

4. 结合缓冲液：50mmol/L pH 7.4 Tris-HCl，10mmol/L $MgCl_2$，1mmol/L $CaCl_2$，0.3mmol/L l，10 -邻二氮菲，1mmol/L 二硫苏糖醇，0.1% BSA。

5. ^{125}I-NDP MSH。

6. α-MSH。

【方法】

1. 细胞膜制备：B16 细胞于 37℃、5%CO_2 及饱和湿度条件下培养，当细胞生长覆盖约 80% 的培养瓶底表面积时，利用橡胶淀帚将其刮下，800×g 离心 5min，细胞沉淀用裂解缓冲液悬浮，冰浴 30min，分别用 21 号和 25 号空针各匀浆 5 次，匀浆液 4℃、20 000×g 离心 30min，沉淀加溶解缓冲液悬浮，冰浴 1 h，4℃、50 000 ×g 离心 1 h，得到纯化膜蛋白。采用 lowy 法（或 Folin 法，紫外分光光度计法）测定膜制剂蛋白含量，Trouster 法测定膜制剂 5′核苷酸酶含量，以评价纯化受体的质量。

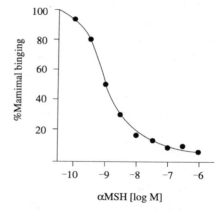

图 1　α-MSH、^{125}I-NDP MSH 与 B16 黑色素瘤细胞膜 MSH 受体竞争结合曲线

2. 受体竞争结合分析：试管中加入 150 μg 膜蛋白制剂，0.1 μCi ^{125}I-NDP MSH，终浓度 10^{-10}～10^{-6} mol/L 非标记 αMSH，终体积用结合缓冲液补足 200μl，混匀后避光 15℃温育 3 h，反应结束后加入 5ml 冰冷结合缓冲液稀释，48 000×g 离心 1 h，测定沉淀放射性，NSB 管中加入 3 μmol/L 非标记 αMSH，结果见图 1。

【说明】

1. ［Nle^4，$D-Phe^7$］-α-MSH（NDP MSH）是 αMSH 的类似物，同样具有作为 MSH 受体激动剂的活性。由于 NDP MSH 有很强的抗氧化和抗酶降解能力，以及与 MSH 受体结合的亲和力明显优于 αMSH，故是研究 MSH 受体特性常选用的配基。NDP MSH 分子中的酪氨酸位于第 2 位，经 ^{125}I 标记后并不影响该放射性配基与相应受体结合的亲和力。

2. ^{125}I 标记 NDP MSH，最初采用 LPO 法，目前常用氯胺-T 法，后者操作简便，同样基本保持了［^{125}I-Tyr^2，Nle^4，$D-Phe^7$］-α-MSH 与标记物原有的免疫活性，^{125}I-NDP MSH、NDP-MSH 对转染 COS 细胞 hMC3-R 的 K_i 值分别为 0.412±0.121 nmol/L 与 0.319±0.064 nmol/L，对 hMC4-R 的 K_i 值则分别为 1.78±0.36 nmol/L 与 1.96±0.39 nmol/L。鉴于

NDP MSH 分子只有一个酪氨酸，为了获得高比放的标记配基，在经初步纯化除去未结合 ^{125}I 后，使用反相 HPLC 将标记与未标记配基进行分离。对不具备进行 HPLC 条件者，通过 Bio-Gel P$_2$ 分离纯化制备的 ^{125}I-NDP MSH 同样能满足受体研究的要求，产品比活度均可达 2000 Ci/mmol。此外，现已有商品化 [^{125}I-Tyr^2, Nle^4, D-Phe^7]-α-MSH 提供（Advanced ChemTech），比活度均达 2000 Ci/mmol。

（李前伟）

参 考 文 献

1. Brzoska T，Luger TA，Maaser C，et al. α-melanocyte-stimulating hormone and related tripeptides：biochemistry，antiinflammatory and protective effects in Vitro and in Vivo，and future perspectives for the treatment of immune-mediated inflammatory diseases. Endocrine Reviews，2008，29：581-602.

2. Wong W，Minchin RF. Binding and internalization of the melanocyte stimulating hormone receptor ligand ［Nle4，D-Phe7］alpha-MSH in B16 melanoma cells. Int J Biochem Cell Biol，1996，18：1223-1232.

3. Tatro，JB，Reichlin S. Specific receptors for alpha-melanocyte-stimulating hormone are widely distributed in tissues of rodents. Endocrinology，1987，121：1900-1907.

4. Mandrika I，MucenieceR，Wikberg JE，et al. Effects of melanocortin peptides on lipopolysaccharide/interferon-gamma-induced NF-kappaB DNA binding and nitric oxide production in macrophage-like RAW 264. 7 cells：evidence for dual mechanisms of action. Biochemical Pharmacology，2001，61：613-621.

5. Lindblom J，Schioth HB，Larsson A，et al. Autoradiographic discrimination of melanocortin receptors indicates that the MC3 subtype dominates in the medial rat brain. Brain Research，1998，81：161-171.

6. Schioth HB，Muceniece R，Wikberg JES，et al. Characterisation of melanocortin receptor subtypes by radioligand binding analysis. Eur J Pharmacol，1995，288：311-317.

7. Dyer JK，Ahmedb AR，Oliverb GW，et al. Solubilisation partial characterisation of the alpha-MSH receptor on primary rat Schwann cells. FEBS LETTERS，1993，336：103-106.

8. Scimonelli T，Eberle AN. Photoaffinity labelling of melanoma cell MSH receptors. FEBS LETTERS，1987，226：134-138.

9. Ghanem GE，Comunale G，Libert A，et al. Evidence for alpha-melanocyte-stimulating hormone（α-MSH）receptors on human malignant melanoma cells. International Journal of Cancer，2006，41：248-255.

10. Joseph CG，Bauzo RM，Xiang Z，et al. Elongation studies of the human agouti-related protein（AGRP）core decapeptide（Yc［CRFFNAFC］Y）results in antagonism at the mouse melanocortin-3 receptor. Peptides，2003，24：263-270.

11. Chen JQ，Cheng Z，Hoffman TJ，et al. Melanoma-targeting properties of ^{99m}Technetium-labeled cyclic α-Melanocyte-stimulating hormone peptide analogues. Cancer Research，2000，60：5649-5658.

褪黑激素受体的放射配基结合分析
(Melatonin Receptor-RBA)

褪黑激素（melatonin）是松果体分泌的具有广泛生理功能的内分泌激素。褪黑激素的功能之一，是光线作用于视网膜神经细胞，传至下丘脑，再经交感神经传至松果体，起抑制褪黑激素分泌的作用。反之，黑夜无光时，松果体则会分泌褪黑激素。这就是褪黑激素的昼夜规律调节与催眠作用。当然，褪黑激素通过血液的运输还可对全身发挥其他的生理作用。现今，已将褪黑激素作为保健品，但用量大大超过生理剂量，若长期使用，对身体是有益还是有害尚有争议。保健功能不能肯定，切勿盲目使用，须小心谨慎对待。

褪黑激素受体自 1994 年起已经从人和其他动物中克隆出编写 3 种褪黑激素受体的 cDNA。其中 MT$_1$、MT$_2$ 两种亚型受体对 2-$[^{125}I]$Iodomelatonin 的结合具有高亲和性，而 MT$_3$ 亚型受体对它是低亲和性的。另外，3 种受体信号传导系统亦有不同，MT$_3$ 受体结合褪黑激素使活化磷酸酯酶 C 产生 IP$_3$ 来发挥生物活性作用，而 MT$_1$、MT$_2$ 两种亚型受体结合褪黑激素后活化 G$_s$ 蛋白，激活 cAMP 环化酶而发挥作用。

最近日本成田药厂推出 Rozerem (ramlteon)，它作为褪黑激素 MT$_1$/MT$_2$ 受体的激动剂，用于治疗中枢神经系统疾病，包括阿尔茨海默病和抑郁症及失眠症，不引起药物滥用，已获美国 FDA 批准在美国上市。由此可见，褪黑激素受体作为开发新药的靶点仍有很大潜力。

【材料与试剂】

1. HEK293 人胚胎肾细胞株。

2. DMEM 细胞培养液内含 10%胎牛血清、1%青霉素和链霉素及 4%geneticin G-418。

3. 染料法试剂（Bradford 法）：Coomassie blue dye 试剂（Bio-Rad Laboratories，Inc.，cA）。

4. 冷冻的仓鼠组织(Saint Aubin les Elbeuf，Charles River Breeding Laboratories，Inc. France)。

5. polytron 组织捣碎机。

6. 细胞膜制备缓冲液：50mmol/L pH7.4 Tris-HCl，内含 2mmol/L EDTA、1mmol/L PMSF（phenylmethylsulfonyl fluoride）。

7. 2-$[^{125}I]$iodomelatonin（2200Ci/mmol NEN Boston，MA）。

8. 饱和结合反应缓冲液：50mmol/L pH7.4 Tris-HCl，内含 5mmol/L MgCl$_2$。

9. 0.5%polyethylenimine。

10. 冲洗液：50mmol/L Tris-HCl 缓冲液。

11. GF/B 玻璃纤维滤膜（Brandel）。

12. γ 计数器（Auto-Gamma5000，Packard）。

【方法】

1. 细胞培养：HEK293 是人胚胎肾细胞株，它能稳定表达 MT$_1$、MT$_2$ 褪黑激素受体。在 DMEM 细胞培养液中，37℃，95%O$_2$，5%CO$_2$ 条件下能生成单层细胞。单层细胞用 PBS 洗 2 次，用 MatriSperse（Becton Dickinson，Le Pont-de-Claix，France）收获细胞，1000r/min，4℃离心，取沉淀细胞，将细胞再悬浮在 PBS 中，细胞用 polytron 组织捣碎机制成匀浆，匀浆液 20 000×g，4℃，离心 30min，取沉淀，沉淀再悬浮在缓冲液中，用染料法（Bradford 法）测定膜蛋白浓度，以 BSA 为标准。膜蛋白浓度配成 5mg/ml，分装并 -80℃保存备用。

2. 仓鼠器官细胞膜制备：冷冻的仓鼠组织由 120～130g 雄性叙利亚仓鼠制成，将冰冻组织化冻后放入 polytron 组织捣碎机中，加 15 倍冷冻的组织细胞膜制备缓冲液，15 秒/次，共 4～5 次制成匀浆液，匀浆液 45 000×g，4℃，离心 20min，沉淀用组织细胞膜制备缓冲液悬浮后，再 45 000×g，4℃，20min 离心，沉淀用组织细胞膜制备缓冲液悬浮，将此悬浮液通过 26 号注射器针头，最后的匀浆液用染料法（Bradford 法）测定膜蛋白浓度，并配成浓度为 5mg/ml 的膜蛋白，分装并 -80℃保存备用。

3. 受体结合反应

（1）饱和结合反应：在总体积为 0.25ml 反应缓冲液中含 50μg（肾）或 100μg（小肠）膜蛋白，2-$[^{125}I]$iodomelatonin 浓度 0.005～1.5nmol/L（MT$_1$）或 0.02～3nmol/L

（MT$_2$），非特异结合管加非标记的 melatonin 10μmol/L，4℃，保温 0.5h，终止反应加冰冷的反应缓冲液 1ml，用 GF/B 玻璃纤维滤膜（事先用 0.5% polyethylenimine 浸泡）快速真空抽滤，每次 1ml 冰冷的冲洗液冲洗，共冲洗 3 次，滤膜红外线烘干，用 γ 计数器测量放射性，用计算机程序绘制饱和曲线及 Scatchard 曲线，计数 K_d 及 B$_{max}$ 值。

（2）竞争结合曲线：在总体积为 0.25ml 中反应缓冲液含 50μg 或 100μg 膜蛋白，2-[^{125}I] iodomelatonin 浓度 0.025nmol/L（MT$_1$）或 0.200nmol/L（MT$_2$），加不同浓度的竞争结合物，其浓度须事先预试验决定。4℃ 反应 30min，非特导结合管加非标记的 melatonin 30μmol/L，终止反应加冰冷的 1ml 反应缓冲液，用 GF/B 玻璃纤维滤膜（事先用 0.5% polyethylenimine 浸泡）快速真空抽滤，每次 1ml 冰冷的冲洗液冲洗，共冲洗 3 次，滤膜红外线烘干，用 γ 计数器测量放射性，用计算机程序绘制竞争结合曲线，计算 IC_{50}（I_{50}），根据第五章（5-27 公式）计算 K_i 值。

【说明】

1. 褪黑激素受体结合反应的最佳温度：4℃ 时受体结合率最好，其次是 25℃，最差是 37℃。

2. 仓鼠后组织细胞对 2-[^{125}I] iodomelatonin 结合能力是不同的，见表 1。

表 1　叙利亚仓鼠组织对 2-[^{125}I] iodomelatonin 的 B$_{max}$ 值

仓鼠组织	B$_{max}$（fmol/mg 膜蛋白）
肾	9.0
肝	6.1
脑	3.4
小肠	3.0
肺	2.2
心	0.5
骨骼肌	0.3

3. 由饱和曲线分析得知

肾细胞的 K_d＝1.9±0.45nmol/L，B$_{max}$＝89.5±18.0fmol/mg 膜蛋白

小肠细胞 K_d＝1.75±0.13nmol/L，B$_{max}$＝89.5±18.0fmol/mg 膜蛋白

4. 各种褪黑激素类似物对 3 种褪黑激素受体亚型的 K_i 值是不同的，见表 2。

表 2　褪黑激素类似物对褪黑激素受体亚型的 K_i 值影响

褪黑激素类似物	K_i（nmol/L）		
	MT$_3$	HEK-hMT$_2$	HEK-hMT$_1$
2-Iodomelatonin	0.6	0.013	0.014
6-Chloromelatonin	2.9	0.58	0.26
Prazosin	10.2	540	5300
Melatonin	54	0.1	0.26

（贺师鹏）

参 考 文 献

1. Paul P, Lahaye C, Delagrange P, et al. Characterization of 2- [125I] iodomelatonin binding sites in Syrian hamster peripheral organs. J Pharmacol Exp Ther, 1999, 290：334-340.

2. Beresford IJ, Browning C, Starkey SJ, et al. GR196429：a nonindolic agonist at high-affinity melatonin receptors. J Pharmacol Exp Ther, 1998, 285：1239-1245.

3. Sugden D, Pickering H, The MT, et al. Melatonin receptor pharmacology：toward subtype specificity. Biol Cell, 1997, 89：531-537.

胃动素受体的放射配基结合分析
(Motilin Receptor-RBA)

胃动素（motilin）长期以来被认为是调节肠胃运动的内分泌多肽。胃动素主要生理作用是引发消化间期移行性运动综合波（migarating motor complex，MMC），从而起肠道清道夫的作用。现在，编写人胃动素受体的 cDNA 已经被克隆出来，从结构上，发现它与人生长激素促分泌素受体是极为相似的。跨膜部分两者有 86% 同源，组成受体的其他部分约有 52% 的同源性。所以它很可能代表了新一类型的受体家族。

胃动素是由 22 个氨基酸残基组成的多肽。它的氨基酸序列分别为：F-V-P-I-F-T-Y-G-E-L-Q-R-M-Q-E-K-E-R-N-K-G-Q（motilin）。它的第七位酪氨酸（Y）是可以用 ^{125}I 标记的（〔^{125}I-Y^7〕motilin），它与胃动素受体可得到极高的亲和性（$K_i=2.3\pm0.4$ nmol/L），为了进行光亲和标记，将第十三位的 M 用 Ile（I）取代，第一位的 F 用 p-benzoyl-L-phenylalani 取代 Bpa-V-P-I-F-T-Y-G-E-L-Q-R-Ile-Q-E-K-E-R-N-K-G-Q，将其碘标后便成〔^{125}I-Y^7-BPa^{1}Ile^{13}〕motilin，同样有很高的亲和性（$K_i=12.4\pm1.0$ nmol/L）。

〔^{125}I-Y^7〕motilin 的制备

【材料与试剂】

1. 固相氧化剂〔N-chlorobenzene-sulfonamide（Iodo-beads）〕。

2. Na^{125}I 溶液。

3. 胃动素。

4. 0.2mmol/L pH7.4 磷酸缓冲液。

5. 逆相 HPLC 柱。

【方法】

固相氧化剂〔N-chlorobenzene-sulfonamide（Iodo-beads）〕碘化法：1mci 的 Na^{125}I 和 3μg 胃动素在 0.2mmol/L pH7.4 磷酸缓冲液中，加 Iodo-beads 反应 15s，反应物用逆相 HPLC 法纯化产物，它的放射性比活度为 2000ci/mmol。

中国仓鼠细胞株胃动素受体结合分析

【材料与试剂】

1. 野生型人胃动素受体 cDNA。

2. 构建成能稳定表达人胃动素受体的细胞株（CHO-MtIR）。

3. Ham'sF-12 内含 5％胎牛血清培养液。

4. 24 孔培养板。

5. 〔^{125}I－Y^7〕motilin（SA：2000ci/mmol）。

【方法】

1. 细胞株的建立：用野生型人胃动素受体 cDNA 的结构转染到中国仓鼠卵巢细胞（CHO-K1）中构建成能稳定表达人胃动素受体的细胞株（CHO-MtIR），细胞在 Ham'sF-12 内含 5％胎牛血清的塑料瓶中培养，两周换一次液。

2. 受体结合反应

（1）饱和曲线：受体结合反应可用完整的含胃动素受体（CHO-MtIR）细胞株，接种在 24 孔培养板中，用 KRH 培养液培养，加 8 种不同浓度的〔^{125}I-Y^7〕motilin，做成饱和曲线，非特异结合管加 1μmol/L 非标记的胃动素，25℃，保温 60min，用玻璃纤维滤膜分离。将细胞株制成细胞膜，每个反应管加 8 种不同浓度的〔^{125}I－Y^7〕motilin，非特异结合管加 1μmol/L 非标记的胃动素，25℃，保温 60min，用玻璃纤维滤膜分离。

（2）竞争结合反应：用细胞株或制成细胞膜（参照饱和曲线做法），每反应管加（3～5μg）〔^{125}I-Y^7〕motilin 和不同浓度竞争剂，非特异结合管加 1μmol/L 非标记的胃动素，25℃，保温 60min，用玻璃纤维滤膜分离。γ 计数器测量放射性，数据处理用计算机程序作 Scatchard 曲线，通过计算获得 K_d 或 K_i 及 B$_{max}$ 值。

中国仓鼠卵巢细胞（CHO－K1）中构建的人胃动素受体的细胞株：

K_i＝2.3±0.4 nmol/L，B$_{max}$＝175 000 个结合位点/细胞

（贺师鹏）

参 考 文 献

1. Coulie B，Matsuura B，Dong M，et al. Identification of peptide ligand-binding domains within the human motilin receptor using photoaffinity labeling. J Biol Chem，2001，276：35518－35522.

毒蕈碱乙酰胆碱受体的放射配基结合分析
(Muscarinic Acetylcholine Receptor-RBA)

毒蕈碱乙酰胆碱受体（mAChR，M 受体）是 7 个跨膜 G 蛋白偶联的受体。M 受体存在于中枢和外周神经系统的神经、心脏、平滑肌和内外分泌腺组织，参与调节重要的生理反应。在中枢参与运动控制、血压和体温的调节，在学习记忆等过程中也起着重要作用。在外周组织调节腺体的分泌、平滑肌收缩以及心率等。现已知阿尔茨海默病（Alzheimer's disease，AD）、帕金森病（Parking's disease，PD）、哮喘、痛觉、心肌和胃肠道平滑肌功能异常都与 M 受体的变化密切有关。因此，研究 M 受体的结构和功能，开发其高选择性的激动剂和拮抗剂用于治疗这些疾病意义重大。

1980 年 Hammer 等根据药理学研究提出 M 受体异型性，根据选择性激动剂和拮抗剂亲和力的不同分成 M$_1$～M$_4$ 四类亚型（表 1）。

表 1 M 受体亚型相对选择性配基和主要分布

$M_1 \sim M_4$ 受体亚型选择性	相对选择性配基名称	pA2				组织主要分布
		M_1	M_2	M_3	M_4	
M_1	Pirenzepine	7.8	6.2	6.4	6.2	大脑皮层、海马、纹状体、
	Trihexyphenidyl	8.8	7.3	7.8	7.9	神经节后纤维等
M_2	AF-DX116	5.9	6.7	5.3	5.7	心肌、肺、大脑基底动脉、
	Methoctramine	7.6	7.7	5.6	5.8	神经节前纤维等
M_3	pFHHSiD	6.7	6.0	8.0	7.8	外分泌腺体
M_4	UH-AH37		7.1	7.5	8.2	肠道平滑肌、虹膜括约肌
对 M 受体无选择性的配基	QNB	10.0	10.0	10.0	10.0	
	Atropine	9.4	8.8	8.8	9.0	
	Scopolamine	9.4	8.7	9.5	9.5	

分子生物学的研究根据 M 受体分子氨基酸序列的差别,将其分为 5 种亚型:$m_1 \sim m_5$,对应于药理学分型的 $M_1 \sim M_4$,m_5 为孤儿受体,还未找到内源性配基,主要存在于脑组织。

总毒蕈碱乙酰胆碱受体(总 M 受体)的测定

大鼠脑内有 5 种不同亚型的 M 受体,实验所用配基 ^{3}H-QNB 对 M 受体无选择性,测到的是总的 M 受体数量和对 ^{3}H-QNB 的亲和力。每一受体标本做 6~8 个实验点(多点饱和曲线),逐点增加标记配基的量,低剂量应覆盖不饱和区,高剂量应覆盖饱和区,以便得到较典型的饱和曲线。此法能给出较多参数,如受体的数量(RT)、亲和力(K_d)、反映实验误差大小的平均残差等,可信度也较高,但工作量较大。

【材料与试剂】

1. 淋洗磷酸缓冲液(B1):50mmol/L KH_2PO_4-NaOH,10mmol/L $MgCl_2$,pH 7.7。

2. 制备磷酸缓冲液(B2):B1 加 0.25mol/L 蔗糖,pH 7.7。

3. 反应磷酸缓冲液(B3):B1 或 B1 加 0.2% VitC 为 B3,pH 7.7。

4. 放射配基:^{3}H-QNB,比活度 1.5TBq/mmol,用 B1 稀释至约 6000~8000cpm/50μl。

5. 非放射配基:非标记 QNB(用乙醇溶解为 0.5mg/ml 浓溶液贮备,临用前 B1 稀释 50 倍)。

6. 冷冻高速离心机和专用 10ml 塑料离心管。

7. 多头细胞收集器。

8. 玻璃纤维滤膜:虹光 69 型。

9. Lowry 微量法蛋白定量试剂:标准蛋白溶液(牛血清白蛋白 0.3mg/ml);50%三氯乙酸;0.5mol/L NaOH;2%碳酸钠(A 液);0.5%硫酸铜+1%枸橼酸钠(B 液);酚试剂(原液临用前用两倍体积双蒸水稀释)。

【方法】

1. 膜受体标本的制备:差速离心法。大鼠断头,迅速开颅取脑,投入盛有 10ml B2 的小烧杯。鼠脑漂洗后连同缓冲液转入内切式匀浆器,3000~5000 转/分(rpm),1min,制粗匀浆。将粗匀浆转入有 Teflon 芯的玻璃匀浆器,以一定转速上下 5 次匀浆后,转入冷冻高速离心管,2000×g(5000rpm)离心 10min。上清液倒入另一个高速离心管,27 000×g 离心 15min。沉淀物加 B1 6ml,用小玻棒将沉淀物从管壁上刮下转入匀浆器,用较低速度匀浆，制成微粒悬浮液，即为膜受体标本。

2. 放射配基结合反应：共用18支塑料小管，按下表加样，表中体积以 μl 计，全部操作在 $0\sim4℃$ 进行，终体积 $400\mu l$。加样完毕后将试管连同试管架放入恒温振摇水浴，$37℃$ 振摇孵育 $30min$。

管号	缓冲液 (B1)	放射配基（³H-QNB） (1.2万～1.6万 cpm/100μl)	非放射配基 终浓度 0.1$\mu mol/L$	膜受体标本
1，1	190	10	—	200
2，2	180	20	—	200
3，3	160	40	—	200
4，4	140	60	—	200
5，5	120	80	—	200
6，6	100	100	—	200
7，7	80	20	100	200
8，8	40	60	100	200
9，9	0	100	100	200

3. 分离结合与游离的配基：将两层玻璃纤维滤膜放在多头细胞收集器上，用预冷至 $4℃$ 左右的蒸馏水将反应液中的膜碎片（包括与配基结合的受体）抽滤到滤膜上并洗去游离配基，用 $2\times5ml$ 的 B1 缓冲液或蒸馏水淋洗（边放水边抽滤）。取下滤膜，$80℃$ 烘干（约1h），用打孔器按次序切下各管的标本，注意编号次序。

4. 放射性测量：将各标本的滤膜分别放入塑料 Eppendorf 管，加 1ml 闪烁液，用液体闪烁计数器测放射性，注意控制各管测量时间使测量误差全部小于 5％。

5. 数据处理：详见第六章和 EGF 受体数据计算过程的实例。计算机处理受体数据的软件国外有 LIGAND 软件包，国内由上海第二医科大学核医学教研室编制的受体数据处理的软件包。

6. 蛋白定量：膜蛋白标本用微量 Lowry 法定蛋白。5ml 普通试管若干支，分别加标准蛋白 $0\sim600\mu l$ 或膜受体标本 $100\sim200\mu l$（全部双复管），用双蒸水补足体积至 $800\mu l$。每管加 $200\mu l$ 50％TCA，混匀后静置 $30min$。$1000\times g$ 离心 $15min$，倾去上清液，用皱纹纸擦去管口残留的液体，各管加 $200\mu l$ 0.5mol/L NaOH，$37℃$ 保温 2h，不可溶性蛋白全部溶解。每管加 1ml A＋B 混合液（临用时取 B 液 0.1ml 加 A 液 4.9ml 混匀），放置 $10min$。每管加酚试剂 $100\mu l$，混匀后 $37℃$ 保温 $30min$。1h 内 660nm 波长测 OD 值，从标准曲线查标本的蛋白含量。

【注意事项】

1. 标记配基浓度要远远大于受体的浓度，使标记配基与受体的结合达到最大值。

2. 受体的本质是蛋白质，在整个制膜和加样过程处于 $4℃$，保证蛋白质的高级结构不被破坏。

3. 防止标记配基与受体反应的总结合管和受体标本被非标记配基污染，污染的后果是造成总结合管的放射性降低。

454

单点法求 M 受体数量

单点法求受体量是通常在多点饱和曲线上选一个使受体基本饱和的标记配基量，根据结合部分的放射比活度算出受体结合位点的摩尔数。该方法操作简便，所需标本量少，适用于临床检验和药物筛选，但只能给出受体密度，而且饱和曲线只是在 $[LT]$ 非常大时才真正达到坪，单点法不可能选如此大的 $[LT]$，所以单点法测到的受体数略小于饱和曲线法。

1. 试剂：以膜受体为例。选定的标记配基、测定 NSB 的非标记配基、待测标本均用选定的缓冲液稀释，并经预试验选定各自的浓度。

2. 加样步骤：全部做 3 个复管，各总结管和 NSB 管全部加相同浓度的标记配基和相同量的膜蛋白，平行的 NSB 管另加一定量的非标记配基，用缓冲液补足到一定体积。

3. 温育和分离：反应管在一定温度振摇温育一定时间（通过预实验选定），立即通过多头细胞收集器用冰冷缓冲液终止反应，迅速抽滤至两层玻璃纤维膜上，并以 10ml 冰水淋洗。滤膜 80℃/30min 烘干，投入闪烁液内作固相测量。另取一定体积标本测定蛋白含量。

4. 数据处理：先将复合物放射性测量得到的 cpm 值换算成受体数量即 fmol 数，再被标本中的蛋白量除，换算成受体密度（fmol/mg 蛋白）。因为多数复合物中受体和配基是 1：1 的关系，所以单位换算的公式是：

$$受体密度 = \frac{总结合管\ cpm - 非特异结合管\ cpm}{测量效率（\%）×配基比活度×标本的蛋白量}$$

如果受体和配基以 1：2 的关系形成复合物，则上式还应被 2 除。注意上式中分子是标本的特异结合，所以需事先从总结合（TB）减去非特异结合（NSB）。配基比活度应换算成 dpm/fmol。标本的蛋白量需用生化方法测定。Bradford 法只适用于可溶性蛋白，结合在膜或核上的蛋白以 Lowry 法较可靠。完整细胞也可不蛋白定量而对细胞进行计数，得到 fmol/10^6 个细胞，或受体分子数/10^6 个细胞（1fmol＝6.04 ×10^8 个分子）。

³H-AFDX-384 测定 M₂ 受体亚型

以 M_2 受体选择性高亲和力配基 ³H-AFDX-384 进行 M_2 受体亚型的多点饱和曲线分析，所得实验数据用双位点质量作用定律模型进行曲线拟合，得到典型的双位点曲线，其中高亲和力低容量的结合位点是 M_2 受体亚型的数量和亲和力。

【材料与试剂】

1. 标记放射配基：³H-AFDX-384，临用时用 B3 稀释至约 6000～8000cpm/50μl。

2. 其余参照前一部分。

【方法】

组织标本的膜蛋白制备参照前一部分。此处以培养的神经细胞为例。

1. 标本制备：将培养瓶内的培养基弃除，1×PBS 洗两次，将培养瓶内的细胞刮下，收集于离心管，2000 转/分离心 10min，沉淀加入 8ml 的 B1 缓冲液，用含 Teflon 芯的玻璃匀浆器上下匀浆 5 次，移入高速离心管，28 000×g 离心 15min。沉淀物加 B1 缓冲液 6ml，用小玻棒将沉淀物从管壁上刮下转入匀浆器，用较低速度匀浆，制成膜蛋白悬液，即为膜受体标本。

2. 放射配基结合反应：一定量的膜蛋白悬液（0.05～0.1mg 蛋白）与不同浓度的 ³H-

AFDX-384（2~20nmol/L）进行结合反应，平行的非特异结合管加终浓度为 $1\mu mol/L$ 阿托品，反应终体积 $200\mu l$，全部操作在 $0~4℃$ 进行。加样完毕后将试管连同试管架放入恒温振摇水浴，$37℃$ 振摇孵育 30min。

3. 其余步骤同前一部分。

4. 数据处理参照第六章，采用双位点方法。计算机处理受体数据的软件国外有 LIGAND 软件包，国内有上海第二医科大学核医学教研室编制的受体数据处理的软件包。

【注意事项】

数据处理要用双位点的数学模型。

双位点竞争结合测定 M 胆碱受体的亚型

如果在有两种亚型的受体和无选择性放射配基的反应系统中加入另一种非放射性配基，该非放射性配基与两种亚型的亲和力不同，则情况和单位点竞争结合不同，不能用单位点竞争结合的数学模型来拟合。需用下列公式（推导见第五章）求证：

$$[RI] = [RI_1] + [RI_2] = \frac{[RT_1]\,[I]}{IC_{50}^1 + [I]} + \frac{[RT_2]\,[I]}{IC_{50}^2 + [I]}$$

式中 $[RI_1]$ 和 $[RI_2]$ 虽不能分别测量，但两者之和即 $[RI]$，却可从放射性测量中求得，设未加竞争剂的实验管测得的计数率值为 cpmA，加某一量的竞争剂后测得的计数率值为 cpmB，则（cpmA - cpmB）换算成的结合位点数等于竞争剂占领的结合位点数 $[RI]$。所以上述最后一式中仅有两个变数，即 $[RI]$ 和 $[I]$，$[I]$ 是游离的竞争剂浓度，一般可用所加竞争剂的总浓度来近似，所以该式可用于拟合双位点竞争曲线，求解 $[RT_1]$、$[RT_2]$、IC_{50}^1、IC_{50}^2，再由 IC_{50}^1 及 IC_{50}^2 求出 KI_{i1} 及 KI_{i2}。

【材料与试剂】

1. 选择性非标记配基：哌仑西平（pirrenzipine，PZ）。

2. 其余参照前一部分。

【方法】

一定浓度的受体标本（大鼠脑的 M 受体）与一定浓度的标记配基（^{3}H-QNB）起结合反应，反应系统中同时加不同浓度的非标记竞争性抑制剂（派仑西平，PZ）反应，平衡后分离复合物测放射性。由于 PZ 对 M_1 亚型的选择性高出其他亚型约 20 倍，所以低剂量时主要是 M_1 的结合受抑制，高剂量时其他亚型的抑制才逐步加大，故属双位点系统。用数学模型可算出两种亚型的 KI 和 IC_{50}，同时也给出 RT_1 和 RT_2。标记配基 LT 及其平衡解离常数 KL 为已知参数。

1. 组织标本和培养细胞的膜蛋白制备参照前一部分。

2. 结合反应：共用 24 支棕色小玻管，按下表加样，表中体积以 μl 计，全部操作在 $0~4℃$ 进行，终体积 $400\mu l$。

管号	放射配基 (1.2万~1.6万 cpm/100ml)	非放射配基 (终浓度 nmol/L)	膜蛋白标本
1，1	100	100（0）	200
2，2	100	100（100）	200
3，3	100	100（300）	200
4，4	100	100（1000）	200
5，5	100	100（2000）	200
6，6	100	100（5000）	200
7，7	100	100（10000）	200
8，8	100	100（30000）	200
9，9	100	100（100000）	200
10，10	100	100（QNB）	200

3. 加样完毕后将试管连同试管架放入恒温振摇水浴，37℃振摇孵育 30min。

4. 其余步骤同前一部分。

5. 数据处理参照第六章的双位点竞争结合数学模型，采用计算机程序处理。国外常用 LIGAND 软件包，国内有上海第二医科大学核医学教研室编制的受体数据处理的软件包。

M 受体的单位点竞争结合

如果在受体和放射配基的反应系统中加入另一种也能与该受体发生特异结合反应的非放射性配基，则非放射性配基将与放射性配基竞争有限的受体，而使复合物的放射性降低。所以单位点竞争主要有两个特点：

1. 如果固定一定量的竞争剂而逐步改变 LT，则得到饱和曲线，只是其平衡解离常数变大，竞争剂用量越多或亲和力越高，平衡解离常数越大。

2. 如果固定 LT 而逐步改变竞争剂用量 IT，则得到竞争抑制曲线，亦即复合物的放射性随竞争剂的增加而变小，当横坐标是 IT 的对数时，呈反 S 形曲线。亲和力越高（K_i 越小）的竞争剂，曲线下降越快，亦即其位置越靠左。常用 IC_{50} 来反映它们的亲和力，IC_{50} 越小，亲和力越高，亦即 K_i 越小。

【材料与试剂】

1. 放射配基：^3H-QNB，用 B1 稀释至约 6000 至 8000cpm/$50\mu l$。

2. 非标记配基：QNB 浓度见加样表。

【方法】

一定浓度的受体标本（大鼠脑的 M 受体）与一定浓度的标记配基（^3H-QNB）起结合反应，反应系统中同时加不同浓度的非标记竞争性抑制剂（QNB）反应，平衡后分离复合物测放射性。由于放射配基及竞争剂对 M 受体各亚型无选择性，故属单位点系统。用数学模型算出竞争剂的 K_i 和 IC_{50}，同时也给出 RT。标记配基 LT 及其平衡解离常数 KL 为已知参数。

1. 组织标本的膜蛋白制备参照前一部分。

2. 结合反应：共用 20 支棕色小玻管，按下表加样，表中体积以 μl 计，全部操作在 0~4℃进行，终体积 $400\mu l$。

管号	放射配基 (1.2万~1.6万 cpm/100μl)	非放射配基 (终浓度 nmol/L)	膜蛋白标本
1, 1	100	100 (0)	200
2, 2	100	100 (0.1)	200
3, 3	100	100 (1)	200
4, 4	100	100 (3)	200
5, 5	100	100 (10)	200
6, 6	100	100 (30)	200
7, 7	100	100 (100)	200
8, 8	100	100 (1000)	200
9, 9	100	100 (10000)	200
10, 10	100	100 (100000)	200

3. 加样完毕后将试管连同试管架放入恒温振摇水浴，37℃振摇孵育 30min。

4. 分离结合和游离配基等其余步骤同前。

5. 数据处理详见第六章的单位点数学模型。计算机处理受体数据的软件国外有 LIG-AND 软件包，国内有上海第二医科大学核医学教研室编制的受体数据处理的软件包。

（胡雅儿）

参 考 文 献

1. 胡雅儿，卞以洁，易宁育，等．用放射配基结合分析法测定甲低小鼠脑 M 受体．中华核医学杂志，1989，9（2）：91.

2. 胡雅儿，高汝协，易宁育，等．老年大鼠脑 M 受体亚型的变化及知母的调整作用．中药药理与临床，1993，9（1）：15.

3. Yamamura HI, Snyder SH. Muscarinic cholinergic binding in rat brain. Proc Natl Acad Sci USA, 1974, 71 (5)：1725 - 1729.

4. Frey KA, Ehrenkaufer RL, Beaucage S, et al. Quantitative in vivo receptor binding. I. Theory and application to the muscarinic cholinergic receptor. Journal of Neuroscience, 1985, 5 (2)：421 - 428.

5. Yamamura HI, Watson M, Wamsley JK, et al. Light microscopic autoradiographic localization of [^{3}H] pirenzepine and [^{3}H] (—) quinuclidinyl benzilate binding in human stellate ganglia. Life Sciences, 1984, 35 (7)：753.

利尿钠肽受体的放射配基结合分析
（Natriuretic Peptide Receptor-RBA）

哺乳动物体内的利尿钠肽（natriuretic peptides，NPs）包括三型：心钠素（atrial natriuretic peptide，ANP）、B 型利尿钠肽（B- type natriuretic peptide，BNP）、C 型利尿钠肽（C - type natriuretic peptide，CNP）。1983 年 DeBold 等从大鼠的心房组织中提取、分离和纯化出心钠素，日本学者随后从猪脑中分离出了 BNP 和 CNP。这 3 种 NPs 的长度不同，但

均有由 1 个二硫键连接的 17 个氨基酸环状生物活性结构组成，环状结构中氨基酸的保留顺序为"半胱-苯丙-甘- X-X-X -天冬-精-异亮- X-X-X -甘-半胱-甘-半胱"，其中 X 代表任意一种组成人体蛋白质的氨基酸。NPs 在机体中的分布部位不同。人类 ANP（hANP）基因主要在心房、心室、肾细胞中表达，与高血压及心脏肥厚有关。人类 BNP（hBNP）基因主要在心室、心房中表达，与心室的纤维化有关。人类 CNP（hCNP）基因在脑、软骨细胞、暴露于细胞因子的上皮细胞中高度表达，它的缺乏与矮小症及因软骨骨化受损而致的夭折有关。

利尿钠肽受体在哺乳动物及人体的肾、肾上腺、血管、神经系统、肝、胆、平滑肌等细胞以及肺实质和色素沉着上皮细胞等分布较广。ANP 受体由 1057 个氨基酸组成，BNP 受体由 1048 个氨基酸组成，CNP 受体由 496 个氨基酸组成。NPs 与利尿钠肽受体（NPRs）结合后才能发挥生物学作用。目前发现 NPRs 有 3 种亚型：NPR-A/GC-A/NPR1、NPR-B/GC-B/NPR2 和 NPR-C/NPR3。NPR-A/GC-A/NPR1 和 NPR-B/GCB/NPR2 是颗粒型鸟苷酸环化酶，可催化合成 cGMP；NPRCNPRC/NPR3 也是一种膜受体，但缺乏胞内的酶活性部位，通过受体介导的内化和降解来降低 NPs 的局部浓度。3 种 NPRs 对 NPs 的亲和力不同。NPR-A 特异地结合 ANP、BNP，NPR-B 特异地结合 CNP，NPR-C 与 3 种 NPs 及其类似物的亲和力相当。NPs 结合 NPRs 后，生理效应通过三类可与 cGMP 连结的蛋白产生：依赖 cGMP 的蛋白激酶、cGMP 调节的磷酸二酯酶和环核苷酸门控的离子通道。

NPs/NPRs 系统可增加血管内皮对白蛋白等小分子的通透性，降低血容量，舒张血管平滑肌，拮抗肾素/醛固酮系统，促进水、钠排泄，降低血压；还起着神经递质/调质的作用，抑制口渴和交感活性，易化迷走神经兴奋传入。内耳含内、外淋巴系统，对内耳 NPs/NPRs 系统的研究将对阐明其液体容量、离子分布、局部血流调节及声音传导的机制提供新的实验依据。

^{125}I – hANP 标记配基的制备

【材料与试剂】

1. 氯甘脲（Iodoegn）（Sigma 产品）。

2. 无载体 Na^{125}I（Amersham 公司产品）。

3. 0.1 mol/L pH7.4 PBS 缓冲液。

4. hANP。

5. Sephadex G25。

【方法】

1. 准确称取 Iodoegn，用三氯甲烷配成 1mg/ml，取 10μl 加入玻璃小试管底部，氮气吹干。

2. 用 0.1mol/L PBS 缓冲液将 hANP 配置成浓度为 1μg/10μl。

3. 取 hANP 1μg/10μl 加入氮气吹干的 Iodoegn 试管中，再加入无载体 Na^{125}I 1mci/10μl，在 4℃反应 4min，并不断振摇。

4. 快速加入 100μl KI（100mg/ml）以终止反应。

5. 反应产物纯化：一般采用 SephadexG-50 柱分离，以 1mol/L HAc 洗脱，分段收集洗脱液，测定放射性，一般在外在体积后的第一个放射性峰为^{125}I-hANP，其放射性比活度在 1000~1200Ci/mmol，为了得到更高纯度的产物，也可用 HPLC 法纯化，选用 C$_{18}$ 反相柱

（C_{18}ODS46mm×15cm），以 0～60％乙腈 / 0.2mol/L pH4.5 KH_2PO_4 溶液梯度洗脱，分段收集洗脱液，流洗液分装后冻于－20℃。

血管壁组织微粒体 ANP 受体放射配基结合分析

【材料与试剂】

1. 正常分娩的人胎盘组织。

2. 受体反应缓冲液：50mmol/L Tris-HCl（pH7.4，4℃），内含 0.02％ BSA、$40\mu g/ml$ 制菌素、$4\mu g/ml$ 胰酶和亮肽素（leupeptin）、3mmol/L $MnCl_2$。

3. 匀浆器。

4. ^{3}H-SP（31 Ci/mmol）。

5. 多头细胞收集器。

6. Whatman GF/B 滤膜。

【方法】

1. 血管壁组织受体碎片制备：从正常分娩的妇女取胎盘组织，用蒸馏水冲洗干净，轻轻剥取绒毛膜滋养层组织放入生理盐水中，慢慢取出血管，用生理盐水冲走淤血等其他非血管组织，然后将血管分成多份，每份约取血管组织 2～5g。取一份加入 0.2 mol/L 的蔗糖溶液 30ml，用 Polytron PT 20S 的组织匀浆器，低速匀浆（0℃）。取匀浆物用 0.25mol/L 冰冷的蔗糖溶液 1∶1 稀释，1500×g 4℃离心 2 次，每次离心 10min，弃沉淀，取出上清液部分再次 4℃ 100 000×g 离心 10min，沉淀部分即为受体膜碎片，将受体膜碎片悬浮在 50mmol/L Tris-NaCl 缓冲液中，取出部分测定蛋白质含量（Lowry 法，标准蛋白用 BSA），其他－70℃保存备用。注意以上操作必须在 0～4℃条件下操作。

2. 血管壁组织 ANP-A 型受体结合反应：取上述微粒体膜制剂，加入 50mmol/L Tris-HCl 缓冲液 [内含 40mmol/L 的苯甲脒氯化氢、0.2 mmol/L 的放线酰胺素（actinonin）、0.2mmol/L 苯丁抑制素（bestatin）、50kU/ml 抑肽酶和 0.3％BSA] 调整膜蛋白浓度在 0.5mg/ml 左右。^{125}I-ANP 用 50mmol/L pH7.4 Tris-HCl 缓冲液配成 10pmol/L ^{125}I-ANP 及不同浓度的 ANP。取 $100\mu l$ 膜碎片制剂（约含 $50\mu g$ 膜蛋白）、$100\mu l$ 的 ^{125}I-ANP 及 ANP（10pmol/L ^{125}I-ANP 及不同浓度的 ANP），NSB 用 $1\mu mol/L$ 的非标记 ANP，22℃温浴 90min 后，$0.2\mu m$ 的硝酸纤维素滤膜（WCN 型 WHATMAN，MAIDSTONE，UK）分离，用 10ml 冲洗液（50mmol/L pH7.4 Tris-HCl 缓冲液，内含 120mmol/L NaCl、0.1％BSA、0.01％ Tween 20）冲洗，滤膜使用前须常规预处理，防止游离物质的吸附。数据处理用 LIGAND 软件包。

实验参考值：K_d 值约为 58p mol/L，B_{max} 约 14 fmol/mg 蛋白。

神经组织 ANP（或 BNP）受体放射配基结合分析

【材料与试剂】

1. ^{125}I-ANP 或 ^{125}I-BNP（比活度 200～$400\mu Ci/\mu g$）。

2. PPD（内含 0.01％的 PAPAIN、0.1％蛋白酶、0.01％的 DNase）。

3. 结合反应缓冲液：50mmol/L Tris-HCl、100mmol/L NaCl、5mmol/L $MgCl_2$、0.1mmol/L PMSF、0.5％BSA，pH7.4。

4. 多头细胞收集器。

5. Whatman GF/B 滤膜。

【方法】

1. 受体细胞的培养：获取怀孕 16 天的小鼠，迅速断头取出脑组织，仔细选取脑干区组织，用无菌 HBSS（平衡盐缓冲液）室温洗涤脑组织 3 次，用研钵研细组织。取 5ml PPD（内含 0.01％的 PAPAIN、0.1％蛋白酶、0.01％的 DNAse）加入试管，37℃ 温浴 15min，然后将研磨的神经组织加入试管混匀，$1500 \times g$ 离心 5min 去除 PPD，然后再用 5ml Dulbecco's MEM/Ham's F12（内含 0.01％的 DNAse）悬浮沉淀的神经细胞，悬浮的细胞温浴 15min，再次研磨方法同上，$1500 \times g$ 离心 5min，沉淀部分用 1:1 的 DMEM/F12［内含 10％的 BSA、20 万单位青霉素、$200\mu g/ml$ 链霉素、$50ng/ml$ 二性霉素 B（Fungizone）和 15mmol/L 的 HEPES］悬浮，用 $80\mu mol/L$ Nitexscreen 过滤器将细胞过滤到试管中，稀释至 30～40ml，用细胞计数器计算细胞浓度，调细胞密度为 $5 \times 10^5/cm^3$，接种于培养皿的各孔中，常规 CO_2 培养，3 天换一次培养液，第 3 天加入氟尿嘧啶（5 - FU）抑制细胞生长用于 RBA 分析。

2. ANP（或 BNP）受体结合分析：取接种的培养皿，将标记品浓度调至 $200\mu Ci$，每孔加入 ^{125}I-ANP 或 ^{125}I-BNP 0.05～2 nmol，4℃ 反应 90min 即可达到平衡，用 $30\,000 \times g$ 4℃、15min 离心法分离复合物，沉淀部分用冰冷的 PBS 洗涤两次，然后测放射性，用 LIGAND 软件包（D. Rodbard，NIHJ）作数据拟合分析，NSB 用 10^{-7}mol/L 的同类非标记品，一般 NSB 小于总结合的 10％，定蛋白用 Lowry 法。

实验参考值：ANP 受体 $K_d = 0.25 \pm 0.09$ nmol/L，$B_{max} = 3.2 \pm 0.05$fmol/mg 蛋白

　　　　　　BNP 受体 $K_d = 0.74 \pm 0.007$ nmol/L，$B_{max} = 88 \pm 0.3$fmol/mg 蛋白

大鼠神经胶质细胞 ANP 受体结合反应

【材料与试剂】

1. ^{125}I-ANP (2000 Ci/mmol)。

2. 膜制备液：50mmol/L pH7.4 Tris-HCl 缓冲液（内含 100mmol/L NaCl、5mmol/L $MgCl_2$、0.1mmol/L PMSF）。

3. 结合反应缓冲液：50mmol/L Tris-HCl、100mmol/L NaCl、5mmol/L $MgCl_2$、0.1mmol/L PMSF、0.5％BSA，pH7.4。

【方法】

1. 大鼠神经胶质细胞膜制备：获取出生 1 天龄的 SD 大鼠，迅速杀死，用无菌的眼科手术器械仔细从脑干系统分离神经胶质细胞，置于 DMEM 液（内含 10％的马血清）中，轻轻研碎组织块，用多孔细胞培养皿（孔直径 35mm）每孔加入约 18×10^6 个细胞，在 10％的 CO_2 培养箱中 37℃ 养育 3 天，在培养液中加入 $10\mu mol/L$ β-阿糖胞苷养育 2 天，换液一次再培养 3 天，一般培养 6～10 天，然后用 DMEM 液洗涤培养的细胞，用相差显微镜观察细胞的生长情况，计数细胞数量。将上述星型胶质细胞和神经细胞混合体用 pH7.4 冰冷的常规 PBS 缓冲液洗涤，$1200 \times g$ 4℃ 离心 5min，取沉淀物悬于 2 ml 冰冷的膜制备液中，用 TeKmar 组织匀浆器迅速匀浆 10s，$48\,000 \times g$ 4℃ 离心 10min，弃上清液，沉淀物用 1ml 冰冷膜制备液悬浮，混匀后取 $10\mu l$ 膜制备作测定蛋白质含量分析。注意以上操作必须在 0～4℃ 条件下进行。

2. 神经胶质细胞 ANP 受体结合分析：取受体膜碎片 $100\mu l$（约含 $50\mu g$ 膜蛋白）于试管

中，依次递增加入^{125}I-ANP 标记配基 5～200 pmol（3-［^{125}I］iodo-tyr28-ANP（rat），Amersham），用 0.5% BSA 使反应总体积控制在 500μl 左右，24℃振荡水浴中 20min 即可达到平衡，NSB 用非标记的 ANP 11μmol，达平衡后用每管加入 1ml 冰冷的 Tris-HCl 缓冲液，快速离心 13 000×g 4℃ 2min，弃上清液，测管底沉淀部分的放射性，星型胶质细胞特异结合可达到总结合的 70.8%～72.4%，神经细胞结合可达到 69.7%～75.2%。

【注意事项】

1. 该实验还可用固定标记物的方法（每管加等量 50 pmol/L 的^{125}I-ANP），膜蛋白的变化范围：每管 25～100μg，24℃振荡水浴中 20min 即可达到平衡。

2. 由于离心法分离复合物往往上清液中会带走少量复合物中的放射性，因此采用该分离方法应做必要的校正。校正方法是：取弃去的上清液测放射性，然后将上清液与新鲜的膜蛋白再反应一次，观察复合物中的放射性是否与上清液中的放射性相等，复合物中的放射性与弃去的上清液测放射性比值应接近于 1，若该值过小必须做必要的校正。

ANP、BNP 的放射自显影分析

【材料与试剂】

1. 振荡恒温水箱、切片机、显微镜。

2. Wistar 大鼠、Sprague-Dawley 大鼠。

3. 原子核乳胶、氚片（Amersham 公司）。

4. ^{125}I-α-ANP、^{125}I-BNP。

5. 戊巴比妥钠、制菌霉素、α-ANP、蛙降钙素、血管紧张素Ⅱ、苏木精、曙红。

6. 50 mmol/L pH7.4 Tris-HCl 缓冲液。

7. D19 显、定影液（KodaR 公司）。

【方法】

1. 脑组织 ANP 受体放射自显影分析

（1）取 200～250g 的 Wistar 大鼠，正常环境饲养两天，迅速断头杀死大鼠，勿激惹。取出脑组织－40℃快速冷冻（isopentane），用切片机在－20℃低温恒温条件下切成厚 15μm 的薄片贴于玻片上，干燥器中 4℃放置 8h，取出切片在 50mmol/L pH7.4 Tris-HCl 缓冲液中（内含 40μg/ml 制菌霉素、0.5% BSA、100mmol/L NaCl、5mmol/L MnCl$_2$）17℃放置 15min，然后再将切片与 200pmol/L ^{125}I-α-ANP（3-［125I］iodo-28-tyrosyl rat α-ANP）17℃反应 15min，^{125}I-α-ANP 比活度为：2013Ci/mmol（Amersham UK），NSB 用 1μmol 非标记的 α-ANP，也可用 1μmol 蛙降钙素或血管紧张素Ⅱ，反应完成后玻片用 4℃缓冲液淋洗除去残留物，冷气快速干燥。

（2）将玻片与 LKB ULTROFILM（SWEDEN）X-感光材料 4℃曝光 5 天，然后用 FORMALDEHYDE 固定，苏木精和曙红染色，胶片用 KODAX D19 冲晒，计算机自显影颗粒密度分析系统对自显影片进行分析处理，给出结合位点数。切片组织的蛋白分析用改良的 Lowry 法。K_d：3.99～4.40 nmol/L。

α-ANP 是由 28 个氨基酸组成的心钠素，它由心脏的 ATRIA 合成分泌入血液，调节心血管系统。α-ANP 对神经系统也有一定的作用，但作用于神经系统的主要是 BNP，脑和心脏的 ATRIA 均能合成利钠肽，文献报道猪脑合成的 BNP 有 26 个氨基酸残基，目前还有报道发现含有 32 个氨基酸的 NH$_2$ 末端的 BNP-32。

2. 脑组织 BNP 放射自显影分析

（1）取 200~250g 的 Sprague-Dawley 大鼠，正常环境饲养两天，迅速断头杀死大鼠，勿激惹。取出脑组织−35℃快速冷冻（isopentane），用切片机在−20℃低温恒温条件下切成厚 20μm 的薄片贴于玻片上，真空低温干燥器中 4℃放置 2h，−70℃保存。

（2）用时取出切片在 50mmol/L pH7.5 Tris-HCl 缓冲液中（内含 0.5% BSA,）放置 10min，然后再将脑组织切片与 280pM 125I-BNP 反应 90min，（若非脑组织，100pmol/L 125I-BNP 即可）125I-BNP 比活度约为 2000Ci/mmol（Amersham UK），NSB 用 $5×10^{-7}$mol/L 非标记的 BNP，其他实验步骤参照 ANP 放射自显影术。

树眼镜蛇属利钠肽（DNP）受体的放射自显影术和放射配基结合分析

【材料与试剂】

1. DNP（Amersham Biosciences，GE Healthcare，Bucks，UK）。

2. 氯胺−T；Sephadex G-25。

3. 结合缓冲液：含有 10mmol/L $MgCl_2$ 和 5mmol/L pH 7.2 乙二胺四醋酸的 50mmol/L Tris-HCl 缓冲液。

4. LKB Ultrofilm X−感光胶片。

5. ANP、BNP、CNP（sigma）。

【方法】

1. DNP 的放射性标记：5μgDNP、200μCi Na125I 和 30μg/10μl 的氯胺−T 依次加入 1.5ml EP 管中，室温下混匀反应 1min，加入 60μg/50μl 的偏重亚硫酸钠终止反应；反应物采用 Sephadex G−25 分离，以 1mol/L HAc 洗脱，分段收集洗脱液，并测放射性，第 1 个发射峰即为125I-DNP，其放射性比活度为 2000Ci/mmol，分装后冻干于−20℃备用。

2. 左右心房、心室组织经过常规冰冻切片处理制成切片标本，用结合缓冲液 4℃预孵育 15min，然后在含有125I-DNP（2000Ci/mmol）的结合缓冲液中 22℃孵育 1h，PBS 冲洗标本，冷气快速干燥，将切片紧贴 LKB Ultrofilm X−感光胶片 4℃曝光 3 天，然后甲醛固定，苏木精和伊红染色，冲洗胶片，用自显影颗粒密度分析系统对自显影进行分析处理。

3. 放射配基结合分析：左心室切片用结合缓冲液 4℃预孵育 15min，然后在含有一系列递增浓度的125I-DNP（2pmol/L~1nmol/L）22℃孵育 1h，非特异性结合用含有高浓度的未标记的 DNP（1μmol/L）的125I-DNP 孵育，PBS 洗净后，测放射性。DNP 的竞争结合分析通过加 DNP 受体的激动剂完成,125I-DNP 以固定浓度 0.2nmol/L 孵育完成后，分别以一个递增浓度滴加 DNP 受体的激动剂 ANP、BNP 和 CNP 孵育 1h，PBS 洗后测放射性，计算机软件处理数据。本实验测得 K_d 值约为 0.2nmol/L，B_{max} 约为 6.09fmol/mg 蛋白。在对125I-DNP 绑定结合区域的结合力上，ANP、BNP 比 CNP 有一个较大的亲和力。

大鼠动脉壁平滑肌细胞膜 ANP 受体分布免疫组化分析

【材料与试剂】

1. Wistar-Kyoto 大鼠（17 周龄）。

2. 戊巴比妥钠、多聚甲醛磷酸缓冲液、Triton X-100。

3. 抗 ANP 抗体。

4. ANP、二氨基连苯胺-双氧水底物液（DAB-H_2O_2）。

5. 碱性磷酸酶（AP）、抗碱性磷酸酶抗体（AAP）、戊二醛。

【方法】

1. 受体标本制备：取 Wistar-Kyoto 大鼠，按 30mg/kg 体重用 3% 戊巴比妥钠腹腔注射麻醉大鼠，开胸经左心室注入预冷的生理盐水冲洗血液，再用 4% 的多聚甲醛磷酸缓冲液（0.1mol/L pH 7.4）灌注固定血管组织，开颅取出脑组织置于上述固定液中继续 4℃ 固定 24h。取出脑组织用 4℃ 0.01mol/L PBS（pH 7.4）冲洗 3 次，在解剖显微镜下仔细分离大脑基底动脉、大脑中动脉、大脑前动脉及其分支区域的软脑膜，将剥离的软脑膜置于 PBS 中展开，贴在涂有甲醛铬明矾-明胶的载玻片上，晾干后置于 4℃ PBS 液中保存备用。

2. ANP 受体的特异结合：取出动脉-软脑膜玻片晾干，加入 0.5% I 型胶原酶溶液 37℃ 消化 30min，更换溶液重复消化后转入 10% 的蔗糖缓冲液 1h，Triton X-100 1h，将过量 ANP 溶液滴加在玻片标本上 37℃ 湿盒内反应 30min，饱和后用 PBS 轻轻冲洗标本数次，每次 5min，然后加入 1:1000 稀释度的抗 ANP 抗体，4℃ 孵育 72h 后再加入二抗 IgG 4℃ 孵育 24h，用 PBS 轻轻冲洗标本数次，每次 5min，除去游离的特异抗体。

3. 碱性磷酸酶（AP）标记抗体及免疫组化染色：按 1:1 的量取碱性磷酸酶-抗碱性磷酸酶抗体（APAAP）一份加入等量抗 ANP 抗体的玻片上，再加入 0.25% 的戊二醛 0.11ml（0.15mol/L PBS 配置），混合密封、避光、室温缓慢振荡标记 6h，然后加入 0.2ml 甘氨酸停止反应，苏木精酶标抗体滴染 37℃ 湿盒内反应 30min，用 PBS 冲洗 3 次后加入 DAB-H_2O_2 底物液室温反应 10min，PBS 冲洗玻片再加入 1% 的锇酸溶液反应 10min。

4. 细胞受体密度分析：软脑膜铺片经免疫组化染色后，用 TJTY-30 型自动图像处理系统（image processing system）进行三维受体密度测量，粒子直径小于或等于铺片厚度用 $V_v = V_x/V_c$ 公式计算每条血管单位体积中粒子数（N_m）和粒子大小（V_m）所占体积百分比。

（刘志强　强永刚）

参 考 文 献

1. Hunter WM, Greenwood FC. Preparation of iodin-131 labelled human growth hormone of high specific activity. Nature, 1962，5：4827.

2. James Mcqueen, Kingdom JCP, Whittle MJ, et al. Characterization of atrial natriuretic peptide receptors in human fetoplacental vasculature. Am J Physiol, 1993；264（3 Pt 2)：H798 - 804.

3. Levin ER, Frank HJ, Gelfand R, et al. Related Natriuretic peptide receptors in cultured rat diencephalon. J Biol Chem, 1990，265（17)：10019 - 10024.

4. Higuchi K, Hashiguchi T, Ohashi M, et al. Porcine brain natriuretic peptide receptor in bovine adrenal cortex. Life Sci, 1989，44（13)：881 - 886.

5. Price JS, Brown MJ. 125I-neuropeptide Y binding activity of pig spleen cell membranes：effect of solubilisation. Life Sci, 1990，47（24)：2299 - 2306.

6. Brown J, Czarnecki A. Autoradiographic localization of atrial and brain natriuretic peptide receptors in rat brain. Am J Physiol, 1990，258（1 Pt 2)：R57 - 63.

7. Konrad EM, Thibault G, Pelletier S, et al. Brain natriuretic peptide binding sites in rats：in vitro autoradiographic study. Am J Physiol, 1990，259（2 Pt 1)：E246 - 55.

8. Sumners C, Tang W. Atrial natriuretic peptide receptor subtypes in rat neuronal and astrocyte glial cultures. Am J Physiol，1992，262（5 Pt 1)：C1134 - 43.

9. Rutherford RA, Wharton J, Needleman P, et al. Autoradiographic discrimination of brain and atrial na-

triuretic peptide-binding sites in the rat kidney. J Biol Chem, 1991, 266 (9): 5819 - 5826.

10. Kenny AJ, Bourne A, Ingram J. Hydrolysis of human and pig brain natriuretic peptides, urodilatin, C-type natriuretic peptide and some C-receptor ligands by endopeptidase-24. 11. Biochem J, 1993, 291 (Pt 1): 83 - 88.

11. Marquis M, Fenrick R, Pedro L, et al. Comparative binding study of rat natriuretic peptide receptor-A. Mol Cell Biochem, 1999, 194 (1 - 2): 23 - 30.

12. 任大宏, 吴翠环. 自发性高血压大鼠脑动脉心钠素受体分布的计量学研究. 中国组织化学与细胞化学杂志, 1994, 3 (1): 67 - 74.

13. Mason DY, Sammons R Alkaline phosphatase and peroxidase for double immunoenzymatic labelling of cellular constituents. Journal of clinical pathology, 1978, 31: 454 - 460.

14. Gurminder S, Rhoda EK, Janet JM, et al. Novel snake venom ligand dendroaspis natriuretic peptide is selective for natriuretic peptide receptor-A in human heart. Circulation Research, 2006, 99: 183 - 190.

神经肽 Y 受体的放射配基结合分析
（Neuropeptide Y Receptor-RBA）

神经肽 Y（neuropeptide Y, NPY）广泛分布于哺乳动物体内, 具有广泛的生物学作用, 如影响激素分泌, 调节心血管功能, 调节体温、生物节律、性行为及情绪等各种生物学功能, 现越来越受到人们的重视。

NPY 是 1982 年瑞典 Karolinska 学院的 Tatemoto 从猪脑组织中纯化出的由 36 个氨基酸组成的多肽, 属于胰多肽家族, 分子量为 4 215 000。其 N 端和 C 端各有一个酪氨酸残基和酪氨酰胺残基, C 端的酰基化对 NPY 的生物活性至关重要, N 端的酪氨酸残基与稳定 NPY 的三级结构和结合 NPY 受体密切相关。从分子结构上看, 人、大鼠、豚鼠 NPY 的氨基酸顺序完全相同, 而猪的 NPY 只是在第 17 位氨基酸有所不同。X 射线晶体结构图像提示, NPY 的空间三维结构有两个相互平行的螺旋区, 一个富含脯氨酸的螺旋和一个 α 螺旋, 两个螺旋区都有两性电离的特点, 两个螺旋之间借疏水键维持稳定。

NPY 的功能是通过与 NPY 受体的相互作用完成的, 现已克隆的 NPY 受体至少有 6 种: Y_1、Y_2、Y_3、Y_4、Y_5 和 Y_6 受体, 它们均是 G 蛋白偶联受体, 其中 Y_1、Y_2、Y_3 受体与 G 蛋白偶联情况见下表 1。

表 1　Y_1、Y_2、Y_3 受体与配基结合后的第二信使性质

受体型号	与配基的亲和力	信息传递
Y_1	NPY＝PYY＝$Leu^{31}Pro^{34}$-NPY＞NPY_{13-36}	抑制 AC、动员 Ca^{2+}
Y_2	NPY＝PYY＝NPY_{13-36}＞$Leu^{31}Pro^{34}$-NPY	抑制 AC、抑制［Ca^{2+}］i
Y_3	NPY＝$Leu^{31}Pro^{34}$-NPY＝NPY_{13-36}＞＞PYY	动员 Ca^{2+}、抑制 AC

AC: 腺苷酸环化酶

现在对 NYP 受体的研究多集中在中枢神经系统, Y_1 受体多分布在海马复合体、齿状回分子层、皮层额部第 4 层; Y_2 受体多分布在海马锥体层（$CA_4 \sim CA_1$）, 尾状核的头、尾区, 蓝斑核, 黑质, 海马的分子层, 脑皮层额部, 颞部（尤其在表浅层）, 杏仁核前部, 中央灰

质下部，白质。Grundemar 等用反义核酸技术发现，Y_3 受体主要位于孤束核（NTS），注入小剂量的 NPY 到单侧 NTS 引起血压下降、心率减慢；若同时注入双侧 NTS 则引起血压升高。在脑干 NTS 中并存着 Y_1 和 Y_2 两种受体亚型，$Leu^{31}Pro^{34}$-NPY 作用于 Y_1 受体引起血压上升，NPY_{13-36} 作用于 Y_2 受体引起血压下降，若同时注射 $Leu^{31}Pro^{34}$-NPY 和 NPY_{13-36}，NPY_{13-36} 可阻断 $Leu^{31}Pro^{34}$-NPY 的升压作用，推测 Y_1 和 Y_2 受体可能是经受体水平相互作用的；进一步研究后发现，NPY_{13-36} 可使受体和 G 蛋白失偶联，从而影响了 Y_1 受体的信息传递，阻断 $Leu^{31}Pro^{34}$ NPY 的降压作用。然而也有实验发现，大剂量的 NPY_{13-36} 在 NTS 不仅不升压，反而起到降压作用，推测可能是 NPY_{13-36} 部分激活 Y_1 受体所致，这说明 Y_2 受体激动剂对 Y_1 受体有双向作用。

大鼠血管平滑肌细胞神经肽 Y 放射配基结合分析

【材料与试剂】

1. $Na^{125}I$。
2. Iodogen。
3. Sep-Pak C_{18} 柱子。
4. 神经肽 Y（Sigma）。
5. 大鼠。
6. RPMI1640 培养基（GIBCO-BRL）。
7. γ 计数仪。

【方法】

1. 神经肽 Y 的 ^{125}I 标记：Iodogen 1mg 溶于 2ml 氯仿中，取该溶液 0.1ml 加入小平底试管中，旋转试管使溶液包被试管内壁，然后吹干。向试管中加入 NPY 标准品 10nmol $Na^{125}I$（185MBq）、0.01mol/L 磷酸盐缓冲液 40μl（pH 7.4），混匀后 24℃ 下反应 5min，不断搅拌，150μl 磷酸盐缓冲液终止反应。反应液加入已有 5％牛血清白蛋白 200μl 的试管中混匀，上 Sep-Pak C_{18} 柱，用 0.027mol/L 甲酸（内含 0.2％牛血清白蛋白、0.02％叠氮钠）洗脱，定量分管收集洗脱液，测定放射性，绘制洗脱曲线，计算蛋白质标记率和比活度。

2. 大鼠血管平滑肌细胞（VSMC）的培养：大鼠麻醉后常规剖腹取出主动脉，按复合胶原酶消化法消化、分离、收集 VSMC，用 10％小牛血清培养液调整细胞数为 $1×10^5$ 个/毫升，将调整后的细胞悬液接种于培养板内，置 37℃、5％ CO_2 培养箱内培养。

3. 神经肽 Y 的放射配基结合分析：收集培养的 VSMC，4℃、1000 转/分离心 30min，用 RPMI 1640 培养液调整细胞数为 $1.5×10^6$ 个/毫升，取 1ml 此悬液分别与 $1×10^{-10}$～$1.5×10^{-9}$ mol/L 的 ^{125}I-NPY 混合，非特异管加入 $1×10^{-6}$ mol/L NPY，混合物于 37℃ 水浴保温 30min，冰浴停止反应，离心沉淀细胞，用 D-Hanks 液洗涤 3～4 次，检测沉淀细胞的放射性。本实验测得血管平滑肌细胞膜神经肽 Y 受体值：K_d 为（0.199～0.372）±0.042 nmol/L，B_{max} 为 456 147±3607 个结合位点/细胞。

海马细胞 NPY 亚型受体的放射配基结合分析

【材料与试剂】

1. 牛或胚胎小鼠（海马组织）。
2. 内切式匀浆器和 Teflon 匀浆器。

3. ^{125}I-NPY，比活度（SA）为 1080 Ci/mmol。

4. 结合缓冲液：25mmol/L HEPES、1mmol/L MgCl$_2$、1mmol/L CaCl$_2$、1mmol/L PMSF 和 1mg/ml 制菌素（内含 10μg/ml 苯甲脒、20μg/ml 抑肽酶、10μg/ml 蛋白酶抑制剂）。

【方法】

1. 海马组织细胞膜受体制备：在屠宰厂获取刚处死 20min 内的牛海马组织，迅速放入 0.3mol/L 的蔗糖缓冲液中（该缓冲液中含有 10mmol/L HEPES、0.1mol/L PMSF，pH7.4），用 Teflon 匀浆器 6000×g 匀浆，1000×g 离心 10min，取上层组织液 100 000×g 离心 60min，取沉淀部分悬于 0.3mol/L 的蔗糖缓冲液中保存。临用前取海马组织细胞膜蛋白，用 10ml 含 25mmol/L HEPES、1mmol/L MgCl$_2$、1mmol/L CaCl$_2$、1mmol/L PMSF 和 1mg/ml 制菌素的缓冲液洗涤两次，27 000×g 离心 20min，沉淀部分用结合缓冲液调整蛋白浓度为 200μg/ml。

2. 海马组织细胞膜受体结合反应：在 0.5ml 结合缓冲液含 40μg 海马组织膜蛋白、^{125}I-NPY（100 000cpm/ml），加入不同量的非标记的 NPY 使其饱和，NSB 管用 1μmol/L 的非标记 NPY。24℃反应 1h，用 13 600×g 的离心法终止反应，离心时间为 5min，离心沉淀物轻轻淋洗后，测定放射性计数，然后做受体数据分析（software receptor fit，Lundon Software Inc），求出受体值，数据处理用 GraphPAD INPLOT 软件包的非线性程序拟合，该法求得海马 NPY 值：K_d 为 0.1nmol/L，B_{max} 为 165 fmol/mg 膜蛋白。

【注意事项】

1. 若用海马细胞悬液做细胞受体分析，一般用 24 孔板，取细胞 50 000～60 000/cm^2，加入标记配基范围约 24～3350 pmol/L，NSB 用 1μmol/L 的非标记 NPY。

2. 标记配基 ^{125}I-PYY（31-34）、^{125}I-PYY（3-36）、NPY 和 PYY 的制备同前边的方法，纯化用反向 HPLC（C$_{18}$柱），^{125}I-NPY 的比活度范围可达到 1080～2000 Ci/mmol，用 CH-T 法或 Indogen 法均可，但标记比活度不同。

3. 实验用离心法，在 24℃反应 1h 达到饱和后终止反应，其解离部分小于 12%。

4. ^{125}I-PYY（31-34）为选择性 Y$_1$ 受体激动剂，但对 Y$_4$、Y$_5$ 有一定的亲和力。

5. ^{125}I-PYY（3-36）为相对特异性 Y$_2$ 受体激动剂，但对 Y$_4$、Y$_5$ 也有一定的亲和力。

6. ^{125}I-PYY 多数实验认为是 Y$_3$ 受体亚型标记配基。

7. NPY 为非选择性 NPY 受体激动剂，BIBP3226［N2-（diphenylacetyl）-N-（4-hydroxyphenyl）-D-arginine amide］为 Y$_1$ 选择性拮抗剂，rPP（rat pancreatic polypeptides）为 Y$_4$ 受体激动剂，hPP（human pancreatic polypeptides）为 Y$_4$、Y$_5$ 受体激动剂。

人红白血病 HEL 细胞 NPY（Y$_1$）受体放射配基结合分析

【材料与试剂】

1. 磷酸盐缓冲液（内含 150mmol/L NaCl），pH7.4。

2. HEL（human erythroleukemia）细胞系。

3. ^{125}I-NPY，SA：74TBq/mol。

4. HEPES 反应缓冲液（pH7.4）：10mg/ml HEPES、150mg/ml NaCl、5mg/ml KCl、2.5mg/ml CaCl$_2$、1.2mg/ml KH$_2$PO$_4$、1.2mg/ml MgSO$_4$、25mg/ml NaHCO$_3$、10mg/ml BSA。

【方法】

1. HEL 细胞的培养：将 HEL 细胞置于 RPMI 1640 培养基中悬浮生长，培养基内加入

2mmol/L 谷氨酸盐、100U/ml 青霉素盐、100μg/ml 链霉素和 10％胎牛血清，37℃、95％空气、5％ CO_2 培养，每天用新鲜的培养基替换旧液，并保持细胞密度维持在（4～8）×10^5。

2. HEL 细胞膜受体悬液制备：收获培养的 HEL 细胞，室温 450×g 离心 10min，用磷酸盐缓冲液洗涤细胞两次，然后用 HEPES 反应缓冲液悬浮细胞密度为 2×10^7。

3. HEL 细胞膜 NPY 受体结合反应：取预先用 SIGMACOTE 包被管底部的聚丙烯试管若干，用 20mmol/L 反应缓冲液洗试管两次，以减少实验中 NSB 的影响，然后每管加入 HEL 细胞 2×10^6 个，依次递增加入标记配基 ^{125}I-NPY（0.4～20 nmol），NSB 用 200 nmol/L 的非标记 NPY，反应总体积控制在 500μl，25℃温浴 90min，用离心法终止反应（3000×g，5min），取沉淀的细胞用 1ml 冰冷的磷酸盐缓冲液洗涤两次，γ 计数器测定沉淀物的放射性，GraphPAD 软件包做数据处理，求得 HEL 细胞 NPY 受体：B_{max} 为 73.0±18.8fmol 每 10^6 个细胞，K_d＝3.9±1.0 nmol/L。

股动脉神经肽 Y_1、Y_2、Y_3 受体亚型放射自显影术

【材料与试剂】

1. NPY、PYY、Leu31Pro34-NPY 均为 Sigma 公司产品。

2. ^{125}I-NPY 购自宝灵曼公司或自己标记。

3. WKY 大鼠。

4. 感光材料 Hyperfilm X-ray 片（Amersham 公司）。

【方法】

1. 常规放射自显影操作：新鲜的鼠股动脉去除内、外膜，冰冻切片后立即将其移于 22℃100pmol 的 ^{125}I-NPY 溶液中反复浸泡 3h，为排除本底干扰，可用 100pmol^{125}I-NPY 加 1μmolNPY 共同作用于血管条作为对照，反应后再在 0.01mol 磷酸盐缓冲液（PBS）中冲洗（每次 4min，4℃），用蒸馏水洗涤 1 次（4℃，每次 5s），最后将血管内膜切片平贴于载玻片上，在冷空气下迅速干燥，4℃下进一步干燥过夜，次日即可用于放射自显影。

2. 不同亚型受体分析：根据 NPY 3 种受体亚型与其配基结合特性的不同，分别用 1μmol Leu31Pro34-NPY、NPY13-36、PYY 预先封闭 Y_1、Y_2、Y_3，然后再用 ^{125}I-NPY 孵育血管条从而显示 NPY 受体亚型的存在。

3. 曝光和显、定影处理：处理后的切片标本与感光片紧压接触，放置在低温、干燥的环境中曝光 2～3 周，再进行显影、停显、定影、水洗和常温下干燥，感光片作为底片洗片显示受体亚型分布情况。

（刘志强　强永刚）

参 考 文 献

1. 曾春雨，刘光耀，王旭开，等．自发性高血压大鼠血管平滑肌细胞 NPY 受体测定．中华核医学杂志，1997，17（4）：207．

2. 曾春雨，刘光耀，王旭开，等．鼠股动脉神经肽 Y 受体亚型的定性分析．高血压杂志，1997，5（3）：192．

3. Li W, MacDonald RG, Hexum TD. Neuropeptide Y receptor in bovine hippocampus is a Y_2 receptor. Life Sci, 1992, 50 (10)：695-703.

4. St-Pierre JA, Dumont Y, Nouel D, et al. Preferential expression of the neuropeptide Y Y_1 over the Y_2 receptor subtype in cultured hippocampal neurons and cloning of the rat Y_2 receptor. Br J Pharmacol, 1998, 123 (2)：183-194.

5. Feth F, Rascher W, Michel MC. Neuropeptide Y (NPY) receptors in HEL cells: comparison of binding and functional parameters for full and partial agonists and a non-peptide antagonist. Br J Pharmacol, 1992, 105 (1): 71-76.

神经生长因子受体的放射配基结合分析
(Nerve Growth Factor Receptor-RBA)

　　神经生长因子 (nerve growth factor, NGF) 是神经系统最重要的生物活性分子之一，它的生物学作用主要表现在促进感觉和交感神经节细胞的生长、分化和轴突的生长，NGF 还从生化和形态上加速干细胞分化成交感和感觉神经元，NGF 在炎症和免疫反应中也有作用。

　　NGF 分子量为 140 000，是沉降系数为 7S 的复合物，又称 7S NGF。该复合物各由 2 个 α、β、γ 亚单位组成，其中只有 β 亚单位具有 NGF 活性，两条多肽间有 3 个二硫键相联结，肽链中含有较多的碱性氨基酸，故其等电点为 9.3。

　　现认为，NGF 受体可能存在两类受体，它们在亲和性、稳定性、分布和生物学功能等方面均有所不同，高亲和性 NGF 受体 (TrkA) 分子量为 140 000，K_d 值为 10^{-11}mol/L，解离速度慢 ($T_{2/1}$ 约为 30min)，不易被胰蛋白酶水解，主要分布在效应神经元的细胞膜上，它介导促进某些蛋白或酶的合成，诱导突起生长等。低亲和性 NGF 受体 (P75NTR) 分子量为 80 000，K_d 值为 10^{-9}mol/L，解离速度快 ($T_{2/1}$ 约 10s)，易受胰蛋白酶破坏，在效应神经元和非神经元细胞上均有分布。NGF 受体结合功能上虽有高、低亲和性两种，但迄今被成功分离的受体基因只有一种。

　　NGF 受体属于单链跨膜型受体，受体分子的膜外功能域含 250 个氨基酸残基，近 N 端各有一个 N-和 O-糖基化位点，该区域内以 40 个氨基酸为单元形成 4 个重复结构，重复结构内含 6 个半胱氨酸残基，重复结构后富含苏氨酸和丝氨酸序列。受体的跨膜功能域由 22 个非极性疏水氨基酸组成。受体的胞浆功能域由 155 个氨基酸残基组成，无糖基化位点，少含半胱氨酸。NGF 是以二聚体与其受体相结合，NGF 的 C 末端和 N 末端序列在与高亲和性受体的结合中起重要作用，而 NGF 的 lyr^{32}、lyr^{34}、lyr^{95} 3 个赖氨酸残基和附近的丙氨基酸，借助电荷相互作用与低亲和性的 NGF 受体相结合。由于低亲和性 NGF 受体还可以与神经营养因子家族的其他成员相结合，因此，低亲和性 NGF 受体的特异性较差，亲和性低，还易受环境因素影响。可是 NGF 与高亲和性 NGF 受体结合时，还需与低亲和性 NGF 受体结合以提高细胞表面 NGF 的有效浓度，在两种受体均有表达的细胞表面 NGF 的亲和力提高 25 倍之多，因此，低亲和性 NGF 受体的存在既可促进高亲和性 NGF 受体的自身磷酸化，又可引起结构变化，从而导致与配基的结合能力和信号传导功能的改变。

^{125}I-NGF 制备

　　NGF 碘标可用氯胺-T 法、乳过氧化物酶法、Hunter-Bolton 试剂法、固相酶法等方法，都能取得良好效果，尤其是应用乳氧化物酶法标记 NGF，其产物对许多类型的细胞都有很高的特异结合能力，每个 NGF 分子参入 2 个分子的碘，这样的产品允许用于低浓度 NGF 受体的细胞类型受体结合分析。

1. 0.1mol/L 的磷酸盐缓冲液（PB）。

2. Na^{125}I（100mCi/ml）。

3. NGF（1mg/ml）。

4. 乳过氧化物酶（1mg/ml）。

5. 0.003%H$_2$O$_2$。

6. BSA（1mg/ml）。

【方法】

碘化反应在 10×75mm 带盖的玻璃管中室温下进行，在 25μl 0.1mol/L 的磷酸盐缓冲液（PB）中加入 30μl 含3mCi 的 Na^{125}I 和 50μl NGF（1mg/ml）混匀，加入 50μg 乳过氧化物酶混匀后，再加入 15μl 0.003%H$_2$O$_2$ 反应 30min，然后再加 15μl 0.003%H$_2$O$_2$ 继续反应 30min，终止反应时加入 200μl 0.4%HAc 与 600μl NaAc（内含 0.5mol/L NaCl、600μgBSA），利用透析膜（切 3500 分子量）透析法除去游离^{125}I，透析液是 0.01mol/L pH4.0 NaAc 缓冲液，含0.5mol/L NaCl，每 3h 换一次液，共换 8 次，每次 200ml，经过透析的产品再用 Amicon，2100CF50A 膜超滤，除去凝集的^{125}I-NGF 大分子，浓缩产品，最后的放射浓度是 19.9μg/ml，放化纯为 96.2%，如果标记混合反应物用 Biogel P-60 柱层析法亦可得到合格的产品供 NGF 受体分析用。

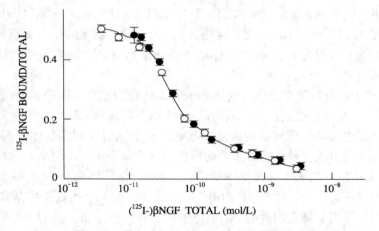

图1 ^{125}I-NGF（O）与 NGF（●）亲和性结合曲线的比较

图 1 是^{125}I-NGF 与 NGF 结合亲和性的比较，实验结果表明放射性标记的 NGF 与天然的 NGF 与其受体结合曲线完全重合，说明两者对受体的结合特性是完全一致的。

NGF 受体放射配基结合分析

【材料与试剂】

1. 8 天鸡胚脊柱神经节。

2. CMF-PBS：137mmol/L NaCl，2.68mmol/L KCl，1.5mmol/L KH$_2$PO$_4$，0.65mmol/L Na$_2$HPO$_4$，pH7.4。

3. 0.012%胰酶。

4. 0.0012% DNAse I。

5. 胰酶抑制剂。

6. 结合缓冲液：137mmol/L NaCl，4.74mmol/L KCl，1.18mmol/L KH_2PO_4，2.56mmol/L $CaCl_2$，1.18mmol/L $MgSO_4$，10mmol/L pH7.4 HEPES，1mg/ml BSA，1mg/ml 葡萄糖。

7. ^{125}I-NGF。

【方法】

1. 细胞制备：快速剥离8天鸡胚脊柱神经节并浸入冰冷的pH7.4无钙镁离子的磷酸盐缓冲液（CMF-PBS）中，在分离单细胞前，将约200～1000个神经节浸泡在CMF-PBS（内含0.012％胰酶，0.0012％ DNAse I）中37℃，保温10min后，加入胰蛋白酶抑制剂400μg及10％胎牛血清，用5ml滴管轻轻吹打，使细胞分散，细胞悬液通过3层40μm尼龙网滤去未被消化的组织，神经细胞的富集是通过将滤过后的细胞悬液铺在35cm²培养皿中在88％空气、12％CO_2条件下，37℃培养60min，非神经细胞如成纤维细胞贴在玻壁上，再除去培养液中少量凝集的神经细胞，培养液500×g离心5min，收集沉淀，再将沉淀细胞悬浮在结合缓冲液中，每个神经节平均可产生40 000个神经细胞，98％以上是活细胞。

2. NGF受体结合反应：在500μl结合缓冲液中含0.6×10⁶个神经细胞，3pmol～3.7nmol/L ^{125}I-NGF，37℃反应45min，非特异结合管加10μg NGF，结合和游离配基的分离是每管中加入200μl 0.15mol/L蔗糖溶液，10 000×g离心30s，弃去上清液，测定管底沉淀细胞的放射性即为结合于细胞表面的^{125}I-NGF，每个工作点做3份重复样品。

鸡胚脊柱神经节细胞：K_{d1}＝23pmol/L，B_{max}＝（3±1.1）×10³个结合位点/细胞

K_{d2}＝1.7nmol/L，B_{max}＝（23±11）×10³个结合位点/细胞

（贺师鹏）

参 考 文 献

1. Vale RD，Shooter EM：Assaying binding of nerve growth factor to cell surface receptors. In：Methods in Enzymology 109（Part I）：21，eds. San Diego：Academic press，INC，1985.

2. Sutter A，Riopelle Rj，Haaris-Warrick RM，et al. Nerve growth receptors. J Biol Chem，1979，254：5972－5980.

烟碱样乙酰胆碱受体的放射配基结合分析
（Nicotinic Acetylcholine Receptor-RBA）

最初根据对毒蕈碱（muscarine）和烟碱（nicotine）的反应特性不同，胆碱受体被分为毒蕈碱样乙酰胆碱受体（muscarinic acetylcholine receptor，mAChR，M受体）和烟碱样乙酰胆碱受体（nicotinic acetylcholine receptor，nAChR，N受体）。现在认识到mAChR和nAChR是来自不同的遗传基因，其形成的受体蛋白结构分属于两类不同的受体家族。

nAChR属于离子通道偶联的受体家族，主要通过对膜电位的调节来进行信息传导。以前曾将自主神经节处的nAChR称为N_1受体，而将神经-肌肉接头处的nAChR称为N_2受体。现在认为nAChR一般可分为外周型和中枢型。外周型nAChR又可分为神经节N受体和骨骼肌/电器官N受体两类，它由$(\alpha_1)_2\beta_1\gamma\delta$5个亚单位组成。中枢型nAChR也可分为神经节N受体和脑N受体，一般由2个α亚单位和3个β亚单位组合而成，α亚单位是激动剂

的结合亚单位，β亚单位被称为结构亚单位。

每种亚型受体的生理功能不尽相同，已知它们参与大脑认知（如学习记忆）、注意力、觉醒、疼痛的控制、感觉运动和调制、体温的调节和神经系统的发育等。且它们与脑内的主要神经递质 ACh、DA、NE、5-HT、谷氨酸、GABA 等有相互调制作用。

烟碱样乙酰胆碱受体配基结合分析

该实验选用对 nAChR 亚型无选择性而高亲和力的放射性配基 ^{3} H-epibatidine（^{3}H-EPI），测定总 nAChR 的密度及其对 ^{3}H-EPI 的亲和力。

【材料与试剂】

1. 放射性标记配基：^{3}H-epibatindine（^{3}H-EPI，比活度 45～60Ci/mmol）。

2. 非标记配基：烟碱（nicotine）。

3. 结合反应缓冲：50mmol/L Tris-HCl 缓冲液，pH7.4（含 NaCl 120mmol/L，KCl 5mmol/L，$MgCl_2$ 1mmol/L）。

4. 膜制备缓冲液：50mmol/L Tris-HCl 缓冲液，pH7.4（含 NaCl 120mmol/L，KCl 5mmol/L，$MgCl_2$ 1mmol/L，0.1mmol/L 苯甲磺酰氟，蔗糖 0.32mmol/L）。

5. Lowry 微量法蛋白定量试剂：标准蛋白溶液（牛血清白蛋白 0.3mg/ml）；50％三氯乙酸；0.5mol/L NaOH；2％碳酸钠（A 液）；0.5％硫酸铜＋1％枸橼酸钠（B 液）；酚试剂（原液临用前用两倍体积双蒸水稀释）。

【方法】

1. 膜受体标本的制备：差速离心法。大鼠断头，迅速开颅取脑，投入盛有 10ml 的膜制备缓冲液小烧杯。鼠脑漂洗后连同缓冲液转入内切式匀浆器，3000～5000 转/分，转 1min 制粗匀浆。将粗匀浆转入有 Teflon 芯的玻璃匀浆器，以一定转速上下 5 次匀浆后，转入冷冻高速离心管，2000×g（5000 转/分）离心 10min。上清液倒入另一高速离心管，27 000×g 离心 15min。沉淀物加结合反应缓冲 6ml，用小玻棒将沉淀物从管壁上刮下转入匀浆器，用较低速度匀浆，制成微粒悬浮液，即为膜受体标本。

2. 放射配基结合反应：每对复管加入不同浓度的放射性标记配基（终浓度 0.1～10nmol/L），固定量的膜蛋白 200 μl（蛋白量每管约 0.2～0.25mg），平行的非特异管再加入 100μl Nicotine（终浓度 10^{-6}mol/L），全部操作在 0～4℃ 进行，终体积 400μl。加样完毕后将试管连同试管架放入恒温振摇水浴，37℃振摇孵育 30min。

3. 分离方法（分离结合与游离的配基）：将两层玻璃纤维滤膜放在多头细胞收集器上，用预冷至 4℃左右的蒸馏水将反应液中的膜碎片（包括与配基结合的受体）抽滤到滤膜上并洗去游离配基，用 2×5ml 的冰冷蒸馏水淋洗（边放水边抽滤）。取下滤膜，80℃烘干（约 1h），用打孔器按次序切下各管的标本，注意编号次序。

4. 放射性测量：将各标本的滤膜分别放入塑料 Eppendorf 管，加 1ml 闪烁液，用液体闪烁计数器测放射性，注意控制各管测量时间使测量误差全部小于 5％。

5. 数据处理：详见第六章和 EGF 受体计算的实例。计算机处理受体数据的软件国外有 LIGAND 软件包，国内有上海第二医科大学核医学教研室编制的受体数据处理的软件包。

6. 蛋白定量：膜蛋白标本用微量 Lowry 法定量蛋白。5ml 普通试管若干支，分别加标准蛋白 0～600μl 或膜受体标本 100～200μl（全部双复管），用双蒸水补足体积至 800μl。每管加 200μl 50％TCA，混匀后静置 30min。1000×g 离心 15min，倾去上清液，各管加 200μl

0.5mol/L NaOH，37℃保温 2h，不可溶性蛋白全部溶解。每管加 1ml A＋B 混合液（临用时取 B 液 0.1ml 加 A 液 4.9ml 混匀），放置 10min。每管加酚试剂 100μl，混匀后 37℃保温 30min。1h 内 660nm 波长测 OD 值，从标准曲线查标本的蛋白含量。

【注意事项】

1. 膜标本制备的缓冲液必要时加入 0.1mmol/L 苯甲磺酰氟、梭曼或丙氟磷抑制乙酰胆碱酯酶。尤其选用[3]H-乙酰胆碱，避免干扰总结合。

2. 大鼠脑的 N 受体主要以 α4β2 亚型为主，达 90％以上。所用配基[3]H-cytisine 对此亚型有选择性，所以测得的是 α4β2 亚型的受体密度和亲和力。饱和分析时选用[3]H-cytisine 的浓度范围从 30pmol/L 到 70nmol/L，平行的非特异结合管另加 1μmol/L 的非标记 cytisine。

3. 选用 N 受体拮抗剂[125]I-α-银环毒素为放射性标记配基时，饱和分析时选用[125]I-α-银环毒素的浓度范围从 10pmol/L 到 20nmol/L，平行的非特异结合管另加 10μmol/L 的非标记 α-银环毒素。

（王子玫）

参 考 文 献

1. Marutle A，Warpman U，Bogdanovic N，et al. Regional distribution of subtypes of nicotinic receptors in human brain and effect of aging studied by （±）-[3 H] epibatidine. Brain Research, 1998，801：143-149.

2. Parker MJ，Beck A，Luetje CW. Neuronal nicotinic receptor β2 and β4 subunits confer large differences in agonist binding affinity. Molecular Pharmacolocy, 1998，54：1132-1139.

3. Sabbagh MN，Reid RT，Corey-Bloom J，et al. Correlation of nicotinic binding with neurochemical markers in Alzheimer's disease. J Neural Transm, 1998，105：709-717.

阿片受体的放射配基结合分析
(Opioid Receptor-RBA)

阿片是从植物罂粟未熟的浆果汁干燥物中提取的一类生理活性广泛的生物碱，其中包含吗啡、可卡因、罂粟碱等多种活性成分，而吗啡的作用最强，可归纳为镇痛、镇静、镇咳、平喘、止泻、扩张血管使血压下降等，吗啡的不良反应有成瘾性、耐受性、呼吸抑制等。

1973 年证明在脑组织中存在阿片受体。1979 年利用选择性放射配基等实验确定了 μ、δ、κ 阿片受体的存在。直到 1992 年采用分子生物学的方法才成功克隆 δ 阿片受体，阐明了 δ 受体的一级结构序列，由 372 个氨基酸组成，N 末端有两个糖基化位点，证明具有典型的 G 蛋白偶联的 7 次跨膜的视紫红质结构特征。1993 年同时将 μ、κ 两种阿片受体成功克隆，μ 受体也是蛋白偶联 7 次跨膜受体，其分子由 389 个氨基酸组成，N 末端有 5 个糖基化位点，C 末端有磷酸化位点；κ 受体也是蛋白偶联 7 次跨膜受体，其分子由 380 个氨基酸组成。1994 年从人和大鼠 cDNA 文库中筛选到另一类阿片受体，其药理性质明显不同于已发现的阿片受体，称之为阿片受体家族中的"孤儿受体"（orphan receptor：ORL-1）。其在人由 370 个氨基酸组成，在大鼠为 367 个氨基酸，具有 G 蛋白偶联的 7 次跨膜的视紫红质结构特征，N 末端有 3 个糖基化位点，在胞外环上有两个半胱氨酸残基互联使结构稳定，在胞内环上有磷酸化位点。

μ、δ、κ 3 种受体调节相同的第二信使系统，它们偶联的都是 Gi 亚单位，受体激活后引起腺苷酸环化酶活性的抑制、胞内 cAMP 水平下降、N 型电压控制的钙通道关闭及钙依赖性钾离子通道开放，结果引起超极化，从而降低神经兴奋性，能增加磷脂酶 C 的活性及丝裂素激活的蛋白激酶 Erk-1 和 Erk-2。

μ、δ、κ 3 种阿片受体的氨基酸序列有 65% 是相同的，具有高度的同源性。而它们之间最大的差别在于 7 次跨膜的细胞外环及氨基端和羧基的氨基酸组成以及结构不同。

除了 μ（Mu）、κ（Kappa）、δ（delta）、(ORL-1) 受体外，推测还有其他阿片受体的亚型，如 σ（Sigma）、ζ 等，目前对它们的了解甚少，还需深入研究。

长期以来，阿片受体被认为只分布于中枢神经系统，但近十年来研究表明，在外周组织也存在阿片受体。人和动物的炎症会产生疼痛，但炎症周围的免疫细胞也会分泌内源性阿片肽，它们与外周感神经的阿片受体结合从而引起局部的镇痛作用。

阿片受体的内源性配基为脑啡肽、内啡肽和强啡肽，它们分别由不同的基因编码，这些肽对阿片受体的亲和力不同，但三者均可与一种以上的阿片受体结合，其中脑啡肽对 δ 型受体有较强的选择性，被认为是其内源性配基。强啡肽对 κ 型受体选择性较强，是其内源性配基。

1995 年发现孤儿受体的内源性配基，称为孤啡肽（orphanin FQ），是从猴及大鼠脑中分离得到的是一个十七肽（FGGFTGARKSARKLANQ）。虽然其结构与一些内阿片肽有相近之处，但孤啡肽与阿片受体没有高亲和力。μ 阿片受体的内源性配基直到 1997 年才被发现，称为内源性吗啡肽（endomorphin）。内源性吗啡肽又可分：endomorphin-1（Tyr-Pro-Trp-Phe）和 endomorphin-2（Tyr-Pro-Phe-Phe）。在中枢神经系统与 μ 阿片受体呈镜像分布，对 μ 受体的结合力比对 δ 和 κ 受体的结合力高 100 倍。

高选择性、高亲和性阿片受体配基的研究仍是一个重要的科研课题，因为这种高选择性配基是研究阿片受体亚型结构功能的必要工具，特别是某类选择性配基会有一些手性中心，具有多个立体异构体，比较这些异构体的生物活性及与受体结合的选择性差异，为了解阿片受体结构功能关系提供了重要的依据。

大鼠脑及 CHO-μ/1 细胞的 μ 阿片受体放射配基结合分析

已知内源性吗啡肽对 μ 阿片受体有高选择性和高亲和性，不过此种肽易受蛋白酶水解而不稳定，根据以往的经验将肽链中的某些 L-氨基酸换成 D-氨基酸就能阻止蛋白酶水解。现在研制成的 TAPP（Tyr-D-Ala-PhePhe）对 μ 阿片受体也有高选择性和高亲和性，却不易被蛋白酶水解。由它制成标记物 [^{3}H]-TAPP 则是研究 μ 阿片受体结构与功能的有用工具。

【材料与试剂】

1. 大鼠脑组织。

2. CHO（Chinese hamster ovary）细胞株。

3. 转染 μ 阿片受体 cDNA 的 CHO-μ/1 细胞株。

4. 50mmol/L pH7.4 Tris-HCl 缓冲液。

5. Teflon 玻璃匀浆器。

6. 含 0.32mol/L 蔗糖的 50mmol/L pH7.4 Tris-HCl 缓冲液。

7. [³H]-TAPP：SA：56.8Ci/mmol 放化纯大于 95％。

8. 各种阿片受体激动剂拮抗剂：Dihydromorphine（μ）、DAMGO（μ）、U69、593（κ）、DPDPE（δ）。

【方法】

1. 大鼠脑细胞膜制备：击头杀死大鼠迅速切取脑组织，并去除小脑，投入冰冷的 50mmol/L pH7.4 Tris-HCl 缓冲液中，在 Teflon 玻璃匀浆器匀浆，匀浆液 40 000×g 4℃ 离心 20min，沉淀悬浮在 50mmol/L Tris-HCl 缓冲液中，37℃ 保温 30min，再 40 000×g 4℃ 离心 20min，沉淀再悬浮在含 0.32mol/L 蔗糖的 50mmol/L pH7.4 Tris-HCl 缓冲液中，细胞膜溶液分装，在 −70℃ 保存备用。膜蛋白含量用染材法（Bradford 法）测定，以 BSA 为标准。

2. CHO（Chinese hamster ovary）细胞株膜制备：μ 阿片受体 cDNA 转染 CHO，并能稳定表达 μ 阿片受体，称为 CHO-μ/1 细胞株。该细胞株在含 10％ FCS，400μg/ml geneticin（G418）5％ CO_2，95％空气，37℃条件下培养生长。单层细胞用 PBS 洗两次，收集细胞，1000×g 离心 10min，细胞沉淀物悬浮在 50mmol/L pH7.4 Tris-HCl 缓冲液中，在 Teflon 玻璃匀浆器匀浆，匀浆液 20 000×g 4℃ 离心 25min，最后的沉淀再悬浮在 50mmol/L pH7.4 Tris-HCl 缓冲液中，细胞膜溶液分装，在 −70℃ 保存备用。膜蛋白含量用染材法（Bradford 法）测定，以 BSA 为标准。

3. 受体结合反应

（1）饱和结合反应：在 1ml 50mmol/L pH7.4 Tris-HCl 缓冲液中内含 CHO-μ/1 细胞株膜蛋白 100～250μg，[³H]-TAPP 为 0.01～3.5nmol/L，浓度逐点增多，浓度点设定约 10 个，非特异结合管加未标记的纳洛酮（naloxone）10μmol/L，25℃，保温 45min 后，立即用 Whatman 玻璃纤维滤膜抽滤，滤膜用 5ml 冰冷的 50mmol/L pH7.4 Tris-HCl 缓冲液冲洗，共洗 3 次，滤膜红外线烘干，用液体闪烁计数仪测量放射性，计算机程序处理数据，求解 K_d、B_{max} 值。

如果膜蛋白用大鼠脑细胞膜，膜蛋白用量为 300～500μg，其他的用量与步骤完全与 CHO-μ/1 细胞株相同。

（2）竞争结合反应：在 1ml 50mmol/L pH7.4 Tris-HCl 缓冲液中内含 CHO-μ/1 细胞株膜蛋白 100～250μg，[³H]-TAPP 为 0.5nmol/L，加不同浓度的非标记的竞争结合物，浓度逐点增多，浓度点的设定需根据竞争物的结合能力而定，非特异结合管加未标记的纳洛酮（naloxone）10μmol/L，25℃，保温 45min 后，立即用 Whatman 玻璃纤维滤膜抽滤，滤膜用 5ml 冰冷的 50mmol/L pH7.4 Tris-HCl 缓冲液冲洗，共洗 3 次，滤膜红外线烘干，用液体闪烁计数仪测量放射性，计算机程序处理数据，求解 IC_{50} 值。

【说明】

1. 受体结合反应的温度以 25℃ 为佳，0℃、30℃ 都不如 25℃ 好。

2. 标记物 [³H]-TAP 与天然的或克隆的 μ 阿片受体相互结合，如果有 Na^+ 的存在，会使它们的结合率下降。如果含 10mmol/L NaCl，结合率下降 50％。另外，鸟核苷酸 Gpp（NH）p 也会使标记物 [³H]-TAP 与天然的或克隆的 μ 阿片受体相互结合率下降。

3. [³H]-TAP 与天然的或克隆的 μ 阿片受体结合参数：

	大鼠脑细胞膜	CHO-μ/1 细胞株膜
K_d（nmol/L）	0.31±0.02	0.78±0.09

| B_{max}（fmol/mg 蛋白） | 119.±18.2 | 1806±138 |
| n_H（Hill 系数） | 1.01±0.02 | 1.04±0.07 |

青蛙脑组织 μ、δ、κ 阿片受体结合分析

【材料与试剂】

1. 青蛙。

2. 制备缓冲液：50mmol/L pH7.4 Tris-HCl EDTA-Na 缓冲液。

3. Whatman GF/B 玻璃纤维滤膜。

4. ［^{3}H］DAMGO（51Ci/mmol）。

5. DAMGO：[D-Ala^2，NMePhe^4，Gly-ol]-enkephalin。

6. ［^{3}H］U69593（63Ci/mmol）。

7. U69593：(5α，7α，8β)-(＋)-N-methyl-N-[7-(1-pyrrolidinyl)-1-oxaspiro [4.5] dec-8-yl]-benzeneacetamide。

8. ［^{3}H］DPDPE（48Ci/mmol）。

9. DPDPE：[D-Pen^2，D-Pen^5]-enkephalin。

【方法】

1. 脑组织细胞膜制备：未处理的青蛙斩首后迅速切取大脑组织，取约重 80mg －70℃ 存储备用。试验当天，暖化组织，加 4ml 50mmol/L pH7.4 Tris-HCl EDTA-Na 缓冲液匀浆，匀浆液在 400 转/分 4℃离心 15min，取上清液，上清液用 14 500×g（24 000×g）4℃离心 15min，取沉淀并将沉淀悬浮在 12ml 50mmol/L Tris-HCl，5mmol/L pH7.4 MgCl$_2$缓冲液中，立即再匀浆，即可用于结合试验，加入镁离子可增加受体亲和性。膜蛋白含量用染材法（Bradford 法）测定，以 BSA 为标准。

2. 受体结合反应

（1）饱和结合反应：实验每个剂量点为 3 个复管。在 0.4ml 结合反应缓冲液中内含 0.09～0.25mg 脑膜蛋白，加标记配基 ［^{3}H］DAMGO（0.1～50nmol/L），浓度逐渐增加，非特异结合管加 10μmol/L 未标记配基 DAMGO，室温反应 1h，用 Whatman GF/B 玻璃纤维滤膜抽干（滤膜事先用 0.3%polyethylenimine 浸泡，以减少非特异吸附），用 5ml 缓冲液冲洗，分别洗 3 次，分离游离标记配基，滤膜红外线烘干，液体闪烁计数仪测量放射性（Beckman LS1801 闪烁计数仪），仪器测量效率：40%～50%。实验数据用计算机程序处理，求 K_d 和 B_{max}值及作图。假如用 ［^{3}H］U69593 做标记配基，则非特异结合管加未标记 U69593；如用 ［^{3}H］DPDPE 做标记配基，则非特异结合管加未标记 DPDPE。其他过程相同。

（2）竞争结合反应：实验每个剂量点为 3 个复管。在结合缓冲液中内含 0.09～0.25mg 脑膜蛋白，加 2.0nmol/L 标记配基 ［^{3}H］DAMGO，每个剂量管加 0.01～100nmol/L 未标记配基 DAMGO（或其他竞争拮抗剂），浓度逐渐增加，非特异结合管加 10μmol/L 未标记配基 DAMGO（相应的竞争拮抗剂），室温反应 1h，用 WhatmanGF/B 玻璃纤维滤膜抽干（滤膜事先用 0.3%polyethylenimine 浸泡，以减少非特异吸附），用 5ml 缓冲液冲洗，分别洗 3 次，分离游离标记配基，滤膜红外线烘干，液体闪烁计数仪测量放射性（Beckman LS1801 闪烁计数仪），仪器测量效率：40%～50%。实验数据用计算机程序处理，求 IC_{50}，根据第五章的 5-27 式可计算 K_i值。

如果要求 $[^3H]$ U69593 的 K_i 值，竞争结合反应中的 $[^3H]$ U69593 最好加 5.0nmol/L；求 $[^3H]$ DPDPE 的 K_i 值，竞争结合反应中的 $[^3H]$ DPDPE 最好加 1.25nmol/L。其他过程相同。

【说明】

青蛙大脑阿片受体对 3 种标记配基亲和性与受体密度的特性：

	$[^3H]$ DAMGO	$[^3H]$ U69593	$[^3H]$ DPDPE
K_d 值（nmol/L）	7.27	6.81	4.69
B_{max} 值（fmol/mg 蛋白）	224.4	118.6	268.9

（贺师鹏）

参 考 文 献

1. Spetea M，Otvos F，Toth G，et al. Interaction of agonist peptide $[^3H]$ -Tyr-D-Ala-Phe-Phe-NH$_2$ with μ-opioid receptor in rat brain and CHO-μ/1 cell line. Peptides，1998，19：1091-1098.

2. Newman LC，Sands SS，Wallace DR，et al. Characterization of μ，κ and δ opioid binding in amphibian whole brain tissue homogenates. The Journal of Pharmacology and Experimental Therapeutics，2002，301：364-370.

【附录】

1. 内源性阿片肽家族各成员序列

- 孤啡肽　Phe-Gly-Gly-Phe-Thr-Gly-Ala-Arg-Lys-Ser-Ala-Arg-Lys-Leu-Ala-Asn-Gln-NH$_2$
- 强啡肽　Tyr-Gly-Gly-Phe-Leu-Arg-Arg-Ile-Arg-Pro-Lys-Leu-Lys-Trp-Asp-Asn-Gln-NH$_2$

β-内啡肽　Tyr-Gly-Gly-Phe-Met-Thr-Ser-Glu-Lys-Ser-Gln-Thr-Pro-Leu-Val-Thr-Leu-Lys-Asn-Ala-Ile-Ile-Lys-Asn-Val-His-Lys- Lys-Gly-Gln-NH$_2$

α-脑啡肽　Tyr-Gly-Gly-Phe-Leu-Arg-Lys-Tyr-Pro-Lys-NH$_2$

- 亮脑啡肽　Tyr-Gly-Gly-Phe-Leu-NH$_2$
- 甲脑啡肽　Tyr-Gly-Gly-Phe-Met-NH$_2$

内源性吗啡　endomorphin-1（Tyr-Pro-Trp-Phe-NH$_2$）；endomorphin-2（Tyr-pro-phe-NH$_2$）

2. 阿片受体配基的特性

阿片受体	选择性激动剂	选择性拮抗剂
DOR（δ）	DPDPE、[D-Ala2] Deltorphin	Naltrindole、TIPP
KOD（κ）	U69 593、CI977	Nor-binltorphine
MOR（μ）	Dermorphin、endomorphin、DAMGO	CTOP
NOR（ORL1）	Ro646198	J11397

无选择性配基：Diprenorphine、Naloxone

上述选择性配基或无选择性配基多数都已制成放射性配基。

食欲素受体结合分析
(Orexin Receptor-RBA)

食欲素（Orexin，又称 hypocretin）是 1998 年所发现的一种下丘脑外侧区合成和分泌的小分子多肽。食欲素分 A、B 两种亚型，它们来源于同一前体（130 个氨基酸残基）的两种新的神经肽。食欲素 A 由 33 个氨基酸残基组成，链内有两个二硫键，食欲素 B 由 28 个氨基酸残基组成，两者大概有 50% 的同源性（见图 1）。

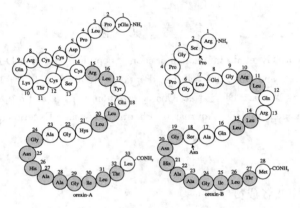

图 1 食欲素 A、B 结构图

食欲素受体（也称丘脑分泌素受体）属于 G 蛋白偶联受体，也有两种亚型，即 OX_1-R 和 OX_2-R，每个亚型分别由两种不同的基因（$HCRTR_1$，$HCRTR_2$）编码。人的 OX_1-R 和 OX_2-R 分别由 425 和 444 个氨基酸残基组成，两者有 64% 的同源性。食欲素 A 对 OX_1-R 和 OX_2-R 的亲和力分别为 30 nmol/L 和 34 nmol/L，而食欲素 B 对 OX_1-R 和 OX_2-R 的亲和力分别为 2500 nmol/L 和 60 nmol/L，所以食欲素 A 对 OX_1-R 和 OX_2-R 都有相当高的亲和性，食欲素 B 对 OX_2-R 亦有相当高的亲和性。但是它们对 OX_1-R 的亲和力相差 83 倍多。食欲素与其受体结合激活 G_q 蛋白偶联受体，并通过磷脂酶 C（PLC）与钙依赖以及钙不依赖（calcium-independent）转导通路。食欲素的生理作用主要是影响机体摄食行为，也能参与血糖代谢、疼痛感知、心血管及自主神经系统的调节。近年来，发现食欲素还参与睡眠-觉醒周期的调节。

食欲素受体结合分析

【材料与试剂】

1. ^{125}I-orexin-A：用氯胺-T 法将 ^{125}I 标记在食欲素-A 中，$Na^{125}I$ 1mCi（2000Ci/mmol，New England Nuclear）、单碘食欲素-A（^{125}I 食欲素-A）用 C18 反相高效液相色谱法纯化。^{125}I-orexin-A 放射性比活度为 2000Ci/mmol。

2. ［^{3}H］SB674042 由 Amersham pharmacia（carcliff UK）公司标记，放射性比活度为 27Ci/mmol。

3. 重组人 CHO-K_1-OX_1-R 细胞的培养液：含 5% 胎牛血清和 2mmol/L L-谷氨酰胺

的 DMEM/F12 培养液。

4. 重组人 CHO - DG44 - OX₁ - R 或 CHO - DG44 - OX₂ - R 细胞的培养液：含 10％胎牛血清、400μg/ml G418 的 DMEM - Alpha 培养液。

5. 细胞膜制备液：含 25mmol/L HEPES、2mmol/L EDTA 和 1×compete™（丝氨酸和半胱氨酸蛋白酶抑制）pH 7.5 的缓冲液，每片 1×compete™剂配成 50ml。

6. CHO - K₁ - OX₁ 细胞的结合反应液：含 150mmol/L NaCl、0.5％牛血清白蛋白的 20mmol/L 的 HEPES 结合缓冲液，pH 7.4。

7. WGA - PVT 的 SPA 珠与细胞膜结合反应液：含 25mmol/L HEPES、2.5mmol/L MgCl₂、0.5mmol/L EDTA、0.025％杆菌肽，pH 7.4。

8. tyrode's 培养液（内含 2.5mmol/L 丙磺舒和 0.1％明胶）。

9. Fluo3：4μmol/L。

10. 食欲素- A，食欲素- B。

11. 拮抗剂：SB - 674042，SB - 408124，SB - 410220，SB - 334867。

【方法】

1. 重组人 CHO - K₁ - OX₁ - R 细胞培养：稳定表达 OX₁ 受体的 CHO 细胞株（CHO - K₁-OX₁）在含 5％胎牛血清和 2mmol/L L -谷氨酰胺的 DMEM/F12 培养液中，37℃ 5％ CO₂ 下培养。结合实验前培养 24 小时。

2. 重组人 CHO - DG44 - OX₁ - R 或 CHO - DG44 - OX₂ - R 细胞培养：稳定表达 OX₁ 受体的 CHO 细胞株（CHO - DG44 - OX₁ - R 或 CHO - DG44 - OX₂ - R）在含 10％胎牛血清、400μg/ml G418 的 DMEM - Alpha 培养液中，37℃、95％O₂ 和 5％CO₂ 下培养 3～4 天，细胞单层生长，以后在同样的培养液和培养条件下将细胞铺在 96 孔板（Costar，U.K.）中，每孔 20 000 个细胞培养过夜备用。

3. 含 CHO - K₁ - OX₁ - R 细胞株培养和细胞膜制备：稳定表达 OX₁ 受体的 CHO 细胞株（CHO - K₁ - OX₁）在含 5％胎牛血清的 DMEM/F12 培养液和 2mmol/L L -谷氨酰胺中，37℃ 5％CO₂ 下培养。为了完成以 CHO - K₁ - OX₁ - R 细胞膜为基础的 SPA 试验，细胞从平板中刮下，500×g 离心沉淀 5min，收集沉淀细胞。细胞膜制备的所有程序在 4℃条件下完成。将细胞悬在 10 倍体积 pH 7.5 的细胞膜制备缓冲液中。将此细胞悬液在玻璃Teflon匀浆器中匀浆，50 000×g 离心 30min。上清液丢弃，沉淀再悬浮在相同的缓冲液中再匀浆，再次 50 000×g 离心 30min。由此产生的沉淀再悬浮在缓冲液中，制成 4mg/ml 蛋白质溶液，储存在-80℃直至使用。

4. [¹²⁵I] 食欲素- A 与 CHO 细胞株（CHO - K₁ - OX₁）的结合反应：转染 OX₁ 受体的 CHO 细胞株（CHO - K₁ - OX₁）将稳定表达人类 OX₁ 受体，CHO 细胞株接种到 12 孔板中，每孔密度为 3×10⁵ 个细胞。24h 培养后，丢弃培养液，培养细胞加含 0.5％牛血清白蛋白和 HEPES -盐的结合缓冲液，20℃孵育 90min，在 0.25ml 结合缓冲液中含 0.2nmol/L 的 [¹²⁵I] 食欲素- A，每孔中加一定浓度（浓度梯度为 10⁻¹⁰～10⁻⁶mol/L）的未标记的食欲素- A。非特异结合管加 2μmol/L 食欲素- B，在 20℃孵育 90min 后，细胞用冰冷的磷酸盐缓冲液洗 3 次，然后用 0.1 mol/L 的 NaOH 溶液溶解，结合细胞的放射性由 γ -计数器测定。

5. [³H] SB - 674042 与 CHO 细胞株（CHO - K₁ - OX₁）的结合反应：转染 OX₁ 受体的 CHO 细胞株（CHO - K₁ - OX₁）稳定表达人类 OX₁ 受体，将 CHO 细胞株接种到 96 孔板中，每孔密度为 3×10⁴ 个细胞。24h 培养后，丢弃培养液，细胞加含 150mmol/L NaCl、0.5％

牛血清白蛋白的 20mmol/L HEPES 结合缓冲液（pH 7.4），25℃孵育 60min。

饱和实验是细胞与 [³H] SB-674042 在浓度梯度为 0.2～24nmol/L 范围之间（共分 7～8 个实验浓度点）的反应，反应体积为 250μl，非特异结合管加 2μmol/L 未标记的 SB-674042 化合物。终止反应每孔加冰冷的磷酸盐缓冲液，弃去反应液，重复用冰冷的磷酸盐缓冲液洗 3 次，然后加 Microscint 40 在室温放 2h，液体闪烁计数器测量放射性，每孔测 2min。细胞蛋白质含量测定时先用 0.1mol/L NaOH 溶解，用 Bradford 方法测定，以牛血清白蛋白为标准。

竞争抑制实验是细胞与 3nmol/L [³H] SB-674042 和一定浓度范围的竞争拮抗剂保温，反应体积为 250μl，非特异结合管加 2μmol/L 未标记的 SB-674042 化合物。终止反应每孔加冰冷的磷酸盐缓冲液，弃去反应液，重复用冰冷的磷酸盐缓冲液洗 3 次，然后加 Microscint 40 在室温放 2h，液体闪烁计数器测量放射性，每孔测 2min。

结合动力学反应是细胞与 3nmol/L [³H] SB-674042 保温，分别测量 1min 至 60min 的特异结合。终止反应每孔加冰冷的磷酸盐缓冲液，弃去反应液，重复用冰冷的磷酸盐缓冲液洗 3 次，然后加 Microscint 40 在室温放 2h，液体闪烁计数器测量放射性，每孔测 2min。

解离动力学反应是细胞与 3nmol/L [³H] SB-674042 先保温 60min，后加 3μmol/L SB-408124，分别测 2min 至 60min 的特异结合。终止反应每孔加冰冷的磷酸盐缓冲液，弃去反应液，重复用冰冷的磷酸盐缓冲液洗 3 次，然后加 Microscint 40 在室温放 2h，液体闪烁计数器测量放射性，每孔测 2min。

6. [³H] SB-674042 与细胞膜（CHO-K₁-OX₁-R）为基础的 SPA 珠结合反应：75 μg/ml CHO-K₁-OX₁ 细胞膜（缓冲溶液：内含 25mmol/L HEPES、2.5mmol/L MgCl₂、0.5mmol/L EDTA、0.025% 杆菌肽，pH 7.4）与 5mg/ml WGA-PVT SPA 珠，在 4℃ 不断振摇 1h，细胞膜预偶联在 PVT 珠上，此珠-膜结合物 300×g 离心，沉淀在室温再悬浮于相同体积的缓冲液中。在 96 孔 Packard 板中每孔加 100μl 含 7.5μg 的珠-膜结合物与 100μl 内含 0.1～20nmol/L 的 [³H] SB-674042 保温反应（总反应体积 200μl，在室温孵育 4h），非特异性结合的孔加 3μmol/L SB-408124。反应检测板不断振摇 10min，然后在室温孵育 4h，测量前将 96 孔板置于 Parkard Top Count 闪烁计数器测量（每孔计 2min）。蛋白质含量测定使用 Bradford 法，以牛血清白蛋白作为标准。

7. 细胞钙代谢功能反应：CHO-DG44-OX₁ 或 CHO-DG44-OX₂ 细胞株在含 1% 胎牛血清和 400μg/ml G418 的 MEM-Alpha 培养液中，37℃、95%O₂ 和 5%CO₂ 的条件下培养，成单层生长。细胞每 3～4 天传代一次。CHO-DG44-OX₁ 或 CHO-DG44-OX₂ 细胞接种到 96 孔板中（Costar，U.K.），每孔 20 000 个细胞，培养过夜。然后在细胞培养液中加入 4μmol/L Fluo3 AM 钙荧光指示剂和 2.5mmol/L 丙磺舒，37℃ 保温培养 60min。细胞在培养液中被冲洗 4 次，最后再悬浮在 tyrode's 培养液中（内含 2.5mmol/L 丙磺舒和 0.1% 明胶），不加拮抗剂为对照组，加拮抗剂（浓度为 0.1nmol/L～10μmol/L）为实验组，37℃ 保温 30min 后，培养板置入荧光成像读数仪（fluorometric imaging plate readers，FLIPR；Molecular Devices，U.K.）中，加食欲素-A（10nmol/L）测量其加入前和加入后荧光强度的变化（$\lambda_{ex}=488$nm，$\lambda_{EM}=540$nm）。

【结果】

1. ¹²⁵I-orexin-A 与全细胞 OX₁ 受体的 K_d 值为 0.47nmol/L，B_{max} 为 2pmol/mg 蛋白。

2. 饱和结合研究：结果如图 2。

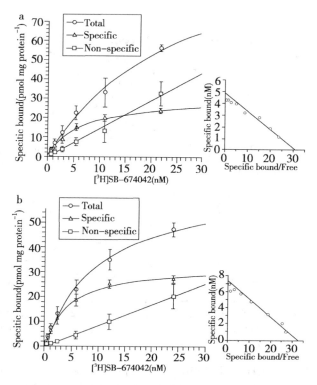

图 2 （a）［³H］SB－674042 与 CHO－K₁ 全细胞中 OX₁ 受体的总结合和非特异结合曲线及 Scatchard 曲线；（b）［³H］SB－674042 与 CHO－K₁ 细胞膜 SPA 中 OX₁ 受体的总结合和非特异结合曲线及 Scatchard 曲线（引自 Langmead CJ. Br J Pharmacol，2004，141：340.）

  饱和结合研究的 Scatchard 图所示，CHO－K₁ 细胞的 OX₁ 受体是单位点结合。

  全细胞法 K_d＝5.03±0.31nmol/L； B_{max}＝34.4±2.0 pmol/mg 蛋白。

  细胞膜 SPA 法 K_d＝3.75±0.45mol/L； B_{max}＝30.8±1.8 pmol/mg 蛋白。

  3. 动力学研究：结果如图 3。

  ［³H］SB－674042 与 CHO－K₁ 全细胞法 OX₁ 受体达到平衡结合需时 60min，而细胞膜 SPA 法达到平衡结合需时 30min；加过量的 SB－408124 促其＞80％特异结合被解离，全细胞法需时 120min，而细胞膜 SPA 法需时 90min。动力学研究表明全细胞法 OX₁ 受体的 K_d 值为 1.16nmol/L，细胞膜 SPA 法 OX₁ 受体的 K_d 值为 1.07nmol/L。此结果与饱和分析结果较为接近。

  4. 竞争抑制研究：以［³H］SB－674042 为配基与 CHO－K₁ 全细胞法和细胞膜 SPA 法的 OX₁ 受体结合，用人的食欲素－A、食欲素－B 以及 SB－334867、SB－408124、SB－410220竞争结合反应，结果见图4。

  以（A）为基础计算出全细胞反应中食欲素－A 的 K_i 为 318±158nmol/L；食欲素－B 的 K_i 为 1516±596nmol/L，SB－334867 的 K_i 为 57±8.3nmol/L，SB－408124 的 K_i 为 99±18nmol/L，SB－410220 的 K_i 为 18.5±4.5nmol/L。以（B）为基础计算出细胞膜 SPA 反应中 SB－334867 的 K_i 为 38.7±3.6nmol/L，SB－408124 的 K_i 为 26.9±4.1nmol/L，SB－410220 的 K_i 为 4.5±0.2nmol/L；但是食欲素－A 和食欲素－B 即使浓度为 10μmol/L 亦没有观察到竞争抑制反应。

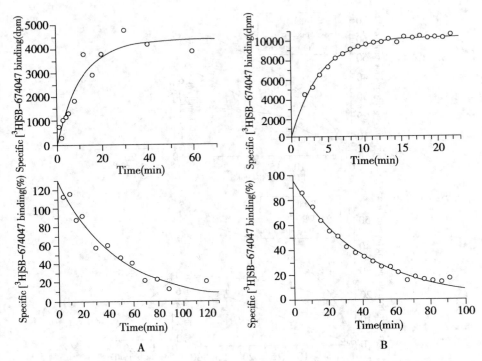

图 3 （A）[³H] SB-674042 与 CHO-K₁ 全细胞法 OX₁ 受体结合和解离的时间进程（Time-course）曲线；
（B）[³H] SB-674042 与 CHO-K₁ 细胞膜 SPA 法 OX₁ 受体结合和解离的时间进程（Time-course）曲线

（引自 Langmead CJ. Br J Pharmacol，2004，141：340.）

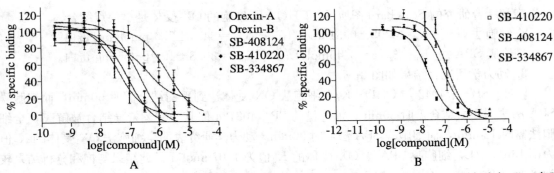

图 4 （A）以 [³H] SB-674042 为配基与全细胞法中 CHO-K₁-OX₁ 受体结合，用人的食欲素-A、食欲素-B 以及 SB-334867、SB-408124、SB-410220 的竞争抑制曲线；（B）以 [³H] SB-674042 为配基与细胞膜 SPA 法中 CHO-K₁-OX₁ 受体结合，用 SB-334867、SB-408124、SB-410220 的竞争抑制曲线

　　（1）食欲素非肽选择性拮抗剂的抑制作用：以 10nmol/L 食欲素-A 测出的荧光值为最大值，分别加 SB-334867、SB-408124、SB-410220、SB-674042，浓度范围为 0.1nmol/L～10μmol/L，得到图 5。

　　上述结果表明 SB-334867、SB-408124、SB-410220、SB-674042 对 OX₁ 受体内源性激动剂食欲素-A 引起的细胞质 Ca^{2+} 浓度增加有抑制作用，抑制曲线平行右移，最大值基本不变，说明它们都是竞争性拮抗剂。

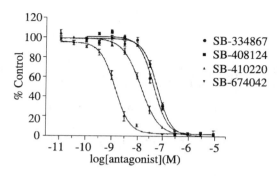

图 5　食欲素选择性拮抗剂对激动剂引起 OX_1 受体细胞质中 Ca^{2+} 的抑制作用

（引自 Langmead CJ. Br J Pharmacol，2004，141：340. ）

（2）以图 5 为依据计算出拮抗剂的解离平衡常数 K_b 值如下：

	SB－334867	SB－408124	SB－410220	SB－674042
K_b OX_1 （nmol/L）	27.8±2.6	21.7±2.3	8.7±0.8	1.1±0.1
K_b OX_2 （nmol/L）	1704±266	1405±284	503±90	1290±0.15

上述结果表明：①SB－334867、SB－408124、SB－410220、SB－674042 对 OX_1 受体是高度亲和性的，而对 OX_2 受体是低亲和性的，两者亲和性之比分别约为 61 倍（SB－334867）、64 倍（SB－408124）、57.8 倍（SB－410220）和 117.3 倍（SB－674042），因此这些拮抗剂是有选择性的。②本法测得的 SB－674042 解离平衡常数 K_b 值（1.1±0.1nmol/L）与动力学法得到的 SB－674042 解离平衡常数 K_d 值（1.16nmol/L）完全一致，说明以细胞为基础观察生物功能同样可以测出拮抗剂的解离平衡常数，结果与放射配基结合法完全一致，是等效的方法。③拮抗剂 SB－674042、SB－408124、SB－410220、SB－334867 结构式如下：

[³H]SB-674042　　　　　　　SB-408124　　　　　　　SB-410220　　　　　　　SB-334867

参　考　文　献

1. Langmead CJ，Jerman JC，Brough SJ，et al. Characterisation of the binding of ［³H］－SB－674042，a novel nonpeptide antagonist，to the human orexin－1 receptor. Br J Pharmacol，2004，141：340.

2. Kukkonen JP，Holmqvst T，Ammoun S，et al. Functions of the orexinergic/hypocretinergic system. Am J Cell Physiol，2002，283：C1567.

3. Sakural T，Amemiya A，Ishii M，et al. Orexins and orexin receptors：a family of hypothalamic neuropeptides and G protein-coupled receptors that regulate feeding behavior. Cell，1998，92：573－585.

催产素受体的放射配基结合分析
(Oxytocin Receptor-RBA)

催产素（oxytocin，OT）是最早从垂体纯化和阐明一级结构的多肽激素，其结构式如下：

$$\text{OT：} \underset{\underset{S}{|}}{Cys^1} - Tyr^2 - ILe^3 - Gln^4 - ASn^5 - \underset{\underset{S}{|}}{Cys^6} - Pro^7 - Leu^8 - Gly^9 - NH_2$$

它的结构与 AVP 十分相似，都为环状九肽，1，6 位两个半胱氨酸形成二硫键，C 末端 3 个氨基酸形成直链。但是它们的氨基酸序列是有差别的，OT 的 3，8 两位是异亮氨酸和亮氨酸，与 AVP 有所不同，所以催产素和血管升压素结构上有相同点，也有不同点，因此，OT 在生物学性质上与 AVP 有相似的一面，也有不同之处。传统上，催产素有刺激子宫平滑肌收缩和排乳作用，但是经过多方面的研究，现发现它对垂体中的 ACTH、PRL、GH 以及 LH、FSH 等多肽激素有一定的促进分泌作用。OT 对心血管功能有一定调节作用，但远不如 AVP 作用强，不过 OT 对脐动脉、脐静脉有强烈的收缩作用，而对主动脉平滑肌收缩无明显作用。OT 有调节肾排水和排钠作用，但比 AVP 要弱。OT 有促进胃液分泌、减弱胃的运动等作用。

体内不同靶细胞对 OT 的反应能力不同，是由于存在特异性的 OT 受体，这种特异性的受体是组织特异性的特征依据。催产素受体已被克隆，它属于 7 次跨膜蛋白偶联受体。人的催产素受体由 388 个氨基酸残基组成，分子量为 42 000；大鼠催产素受体由 389 个氨基酸残基组成，它与 V_1 受体有 43% 的同源性，因此 OT 对 VP 受体有一定的交叉反应。OT 受体偶联的是 $G_{q/11}$ 亚单位的 G 蛋白，OT 与其特异性的受体结合后，激活磷脂酶活性，启动磷脂酰肌醇信号系统，使胞内钙离子浓度升高，激活 PKC 活性。

OT 受体的内源性配基是 oxytocin，它的选择性激动剂是 [thr^4，Gly^7] OT，选择性拮抗剂是 desGly-d（CH$_2$）$_5$［Tyr（Me）^{2}，Thr^4，orn^8］OT 及 L372662，放射性配基是［^{125}I］d（CH$_2$）$_5$［Tyr（Me）^{2}，Thr^4，orn^{8}Tyr^{9}NH$_2$］OT。

催产素受体的放射配基结合分析

【材料与试剂】

1. 膜制备缓冲液：50mmol/L pH7.6 Tris-HCl，内含 1mmol/L EDTA、12mmol/L 一硫代甘油（monothioglycerol）、30%甘油。

2. 结合反应缓冲液 A：50mmol/L pH7.5 Tris-HCl，含 5mmol/L MnCl$_2$、0.1%BSA、0.1mg/ml 杆菌肽。

3. 结合反应缓冲液 B：25mmol/L pH7.4 Tris-HCl，含 10mmol/L MgCl$_2$、0.1%BSA、0.1mg/ml 杆菌肽，1mmol/L EDTA。

4. ^{3}H-oxytocin：［Tyrosyl-^{3}H］oxytocin，31Ci/mmol。

5. ［^{125}I］d（CH$_2$）$_5$［Tyr（Me）^{2}，Thr^4，orn^8 Tyr^9 NH$_2$］OT：2000Ci/mmol（New Englan Nuclear）。

【方法】

1. 子宫细胞膜制备：大鼠子宫肌层组织，称重，切成小块，加 8 倍体积的膜制备缓冲液，在匀浆器中匀浆，$500 \times g$ 离心 10min，沉淀在同样的缓冲液中再次匀浆，$500 \times g$ 离心 10min，合并两次上清液，上清液 165 000$\times g$ 离心 30min，弃上清液，沉淀再用 50mmol/L pH7.6 Tris-HCl（含 5mmol/L $MnCl_2$）悬浮，再次 165 000$\times g$ 离心 30min，弃上清液，沉淀再用 50mmol/L pH7.6 Tris-HCl（含 5mmol/L $MnCl_2$）悬浮，配成 2g 湿重组织/ml 的浓度，测蛋白含量，-70℃分装保存。

2. 催产素受体结合分析

（1）饱和结合反应（试验 7～12 浓度点，每点 3 个重复样）：每试验管加 0.25ml 结合反应缓冲液 A，内含 100～200μg 子宫细胞膜蛋白，9000dpm ^{3}H-oxytocin 及递增的非标记的催产素，非特异结合管加 1μmol/L 催产素，20℃反应 60min 后，玻璃纤维滤膜抽滤，滤膜用冷的 15ml 50mmol/L PB 含 0.9％NaCl 分 3 次冲洗，测量放射性。

（2）OT 竞争剂的 IC_{50} 测定（试验 7～12 浓度点，每点 3 个重复样）：每试验管加 0.2ml 反应缓冲液 B，内含 60μg 子宫细胞膜蛋白、60pmol/L ^{3}H-oxytocin 及递增浓度的被测物。非特异结合管加 1μmol/L 催产素，30℃反应 30min 后，玻璃纤维滤膜（滤膜事先用 0.5％聚乙烯亚胺处理）抽滤，滤膜用冷的 15ml 50mmol/L PB 含 0.9％NaCl 分 3 次冲洗，测量放射性。作竞争抑制曲线，并求解竞争剂的 IC_{50} 值。

【说明】

放射性标记配基：由于催产素的分子结构与 AVP 十分相似，环内第 2 位的酪氨酸残基（Tyr^2）是在 OT 分子的生物活性和结合活性范围内，Tyr^2 的碘标可能会破坏 OT 分子的生物活性和结合活性，一般不用天然催产素直接碘标产物作为放射配基，而用线性 OT 拮抗剂的碘标物作放射配基，即（［^{125}I］d（CH_2）$_5$［Tyr（Me）^{2}，Thr^4，orn^8 Tyr^9 NH$_2$］OT）。

（贺师鹏）

参 考 文 献

1. Leavitt WW, Burns JM, Alecozay A. Oxytocin Receptors：An overview. In：Kalimi MY, Hubbard JR, eds. Peptide hormone receptors. Berlin：Walter de Grayter，1987.

2. Barberis C, Mouillac B, DurouX T. Structural bases of vasopressin/oxytocin receptor function. J Endocrinol，1998，156：223 - 229.

3. Gal CSL, Wagnon J, Garcia C, et al. Biochemical and Pharmacological properties of SR 49059, a new, potent, nonpeptide antaginist of rat and human vasopressin V_{1a} receptors. J Clin Invest，1993，92：224 -231.

4. Soloff MS. Uterine receptor for oxytocin：effects of estrogen. Biochem Biophy Resarch Communi，1975，65：205.

甲状旁腺素受体的放射配基结合分析
(Parathyroid Hormone Receptor-RBA)

甲状旁腺素（PTH）是体内调节钙磷代谢的重要激素。PTH 的主要作用是调节钙磷代谢，其主要的靶细胞是成骨细胞与肾小管细胞，但最新研究表明，除这些经典靶器官细胞外，多种组织上均有受体，如主动脉、肾上腺、膀胱、大脑、小脑、心脏、回肠、肝、肺、骨骼肌、卵巢、胎盘、皮肤、脾、胃、子宫和睾丸等。人、猪和牛的 PTH 结构十分相似，都由 84 个氨基酸残基组成单一直链多肽，具有相同的生物学活性和免疫学活性。在肝细胞及肾小管细胞中，PTH 可被分解为 N 端片段和 C 端片段，N 端（1～34 氨基酸残基）PTH片段保存了完整 PTH 的全部生物学活性，而 C 端片段过去被认为是没有生物学活性的，但是这种观点正在被新的研究发现所改变。PTH 是维持正常血钙水平的最主要的调节因素，可以对小肠、肾、骨等组织器官产生效应。PTH 通过 1，25（OH）$_2$维生素 D$_3$以促进小肠吸收钙和磷，并使远曲小管吸收钙的能力显著增强，故使血钙水平得以保持平衡。PTH 对骨骼具有双相效应，既影响成骨，又作用于破骨。大剂量的 PTH 首先是抑制成骨作用，随后通过促单核干细胞分化成破骨细胞而促进破骨。而接近正常生理浓度的 PTH 有缓慢的成骨作用。对淋巴细胞、血管平滑肌细胞也有影响，可促进淋巴细胞增殖和肝细胞再生，刺激狗肝细胞释放葡萄糖。

PTH 受体已先后从大鼠的骨和肾细胞、人的骨和肾细胞中被克隆出来。这 4 种来源的 PTH 受体有很高的同源性，大鼠和人类 PTH 受体的氨基酸序列有 90% 相同，鼠骨和肾细胞上的 PTH 受体的氨基酸序列有 78% 相同，说明这两类靶器官上的 PTH 受体很可能是同种受体。

大鼠成骨样细胞上的 PTH 受体系由 591 个氨基酸残基组成，PTH 受体具有典型的 7 次跨膜 G 蛋白偶联受体的结构特征，一个长的细胞外功能区（带有信号肽和 4 个 N-糖基化位点），7 个跨膜的疏水区，有 3 个胞外、内环相连，以及一条很长的胞内尾巴。目前人们将PTH 受体归入 G 蛋白偶联的多肽激素受体大类中的一个亚类，该亚类的其他成员有生长激素释放因子、血管活性多肽、降钙素、肠促胰液素、胰高血糖素等多肽激素受体。PTH 受体的配基结合位点主要分布在 N 端的胞外域。PTH 受体被激活后可以引起多种细胞内信号系统的传导，PTH 受体偶联的是 $G_{s\alpha}$ 和 $G_{q\alpha}$ 两种亚单位的 G 蛋白，所以主要是激活腺苷环化酶/PKA 信号系统，其次是磷脂酶 C-磷脂酰肌醇及钙与 PKC 信号系统。

一、PTH 的放射性标记

在 PTH 分子的第 8、18 位含有两个甲硫氨基酸残基，它对氧化剂很敏感，因为这两个氨基酸残基在 PTH 分子的生物活性范围之内，它们的氧化结果将使 PTH 失去活性。如果使用氯胺-T 这样的氧化剂，标记天然 PTH 分子作为放射配基，对受体分析将是非常不利的。因此必须采用温和的氧化剂手段，如有人建议使用电解方法标记 PTH，或用乳过氧化物酶标记 PTH，当然可采用 Iodogen 法标记 PTH。标记产物最好采用高压液相法分离纯化所要求的产品。

【材料与试剂】

1. 乳过氧化物酶：grade B，20.3U/mg（Calbiochem）。

2. bPTH（1～84）：牛甲状旁腺素（1～84）。

3. Na^{125}I：（无载体，New England Nuclear）。

4. Sep-PakC$_{18}$反相柱（C$_{18-\mu}$Bondapak，3.9×30 cm，Waters Associates，Inc.，Mil-ford，MA）。

5. 0.1%三氟乙酸（TFA）为溶剂的 12%～32%乙腈。

6. 氯胺-T（0.2mol/L），偏亚硫酸钠（0.2 mol/L），0.1% BSA。

【方法】

1. 乳过氧化物酶法标记天然甲状旁腺素［bPTH（1～84）］：碘化反应在 0.1mol/L pH7.0 磷酸盐缓冲液中进行，反应物分子比为 bPTH：$Na^{125}I$：$H_2O_2=2:1:1$，室温反应 30s 后，加 100mmol/L DTT 终止反应，反应混合物在室温继续反应 60min。

2. 氯胺-T 法标记天然甲状旁腺素［bPTH（1～84）］：在 0.1ml 0.2mol/L pH7.0 磷酸盐缓冲液中进行，$2\mu g$ bPTH、1mCi $Na^{125}I$、$20\mu l$ 氯胺-T（0.2mol/L）室温反应 30s 后，加 $50\mu l$ 偏亚硫酸钠（0.2 mol/L）和 1ml 0.1% BSA 终止反应。

3. HPLC 法纯化 ^{125}I-bPTH：首先将上述碘化的反应混合物冷冻干燥，用 0.1% 三氟乙酸（TFA）溶解冷干的混合物，Sep-PaKC$_{18}$ 反相柱（C_{18}-μBondapak，3.9×30cm，Waters Associates，Inc.，Milford，MA），反相柱首先以 12% 乙腈（0.1% TFA 为溶剂）平衡，12%～32% 乙腈（0.1% TFA 为溶剂）线性梯度洗脱，流速 1.5ml/min，游离碘和非标记的 PTH 先流出，虽后是单碘-PTH，双碘-PTH 在最后。

4. 碘标甲状旁腺素可用人工合成的不含甲硫氨酸的［Nle^8，Nle^{18}，Tyr^{34}］bPTH（1～34），方法和过程如同天然甲状旁腺素（1～84）。

二、甲状旁腺素受体放射结合分析

【材料与试剂】

1. 缓冲液 A：0.25mol/L 蔗糖，1.0mmol/L EDTA，5mmol/L pH7.5 Tris-HCl。
2. 缓冲液 B：1.0mmol/L EDTA，5mmol/L pH7.5 Tris-HCl。
3. 结合反应缓冲液：50mmol/L Tris-HCl，50mol/L HEPES，2.0mmol/L $MgCl_2$，0.1% BSA，pH7.5。

【方法】

1. 狗肾皮质细胞膜制备：取狗肾组织切成小块，放入 8 倍体积缓冲液 A 中，在 Polytron 匀浆器中匀浆，1500×g 离心 10min，沉淀在缓冲液 A 中再匀浆、离心，合并两次匀浆液，20 000×g 离心 30min，沉淀悬浮在缓冲液 B 中，再 20 000×g 离心 30min，沉淀悬浮在缓冲液 B 中，配成 2ml/g 湿重组织的浓度，测量膜蛋白含量，分装 -80℃ 保存待用。

2. 大鼠成骨样细胞 ROS17/2.8 细胞培养：ROS17/2.8 细胞培养于含 10% 小牛血清的 F$_{12}$ 培养基中，细胞接种在 24 板中，每孔接种（3～5）×10^4 个细胞，长满后再培养 4～5 天后，即可用于受体结合分析。

3. PTH 受体饱和结合反应：每条饱和曲线由 7～10 个浓度点组成，每个浓度点在 0.2ml 结合反应缓冲液中含 $50\mu g$ 左右的肾皮质细胞膜蛋白（如果是细胞株的细胞膜加 $30\mu g$ 膜蛋白），40 000cpm ^{125}I-bPTH 及递增的 bPTH，非特异结合管加 $1\mu mol/L$ bPTH，30℃ 反应 60min 后，用 GF/C 玻璃纤维滤膜分离除去游离的 ^{125}I-bPTH，用冷的 50mmol/L pH7.4 PBS 含 1mg/ml BSA 15ml 分 3 次冲洗，滤膜红外灯烤干，用液体闪烁计数仪测量 ^3H 放射性，用专用计算机软件程序计算受体的 K_d、B_{max} 值。

4. ROS17/2.8 细胞 PTH 受体饱和结合反应：ROS17/2.8 细胞培养于含 10% 小牛血清的 F$_{12}$ 培养基中，细胞接种在 24 板中，每孔接种（3～5）×10^4 个细胞，长满后再培养 4～5 天后，弃去培养液，再用结合缓冲液，37℃ 培养 30min，共两次，洗去结合的内源性 PTH，每条饱和曲线由 7～10 个浓度点组成，每个浓度点在 0.5ml 结合反应缓冲液中加 ^{125}I-bPTH ［（5～10×10^4 cpm）］及递增的 bPTH，非特异结合管加 $1\mu mol/L$ bPTH，15℃ 反应 240min

后，弃去反应液终止反应，用冷的结合缓冲液 1ml 洗 3～5 次，每孔加 0.2ml 1 mol/L NaOH，室温放置 20min，将膜溶解液转移到试管中，再加 1 mol/L NaOH 洗两次，每次 0.2ml，合并溶膜液，并测量放射性，用专用计算机软件程序计算受体的 K_d、B_{max} 值。

【说明】

^{125}I-bPTH（1-84）与 ROS17/2.8 细胞的 K_d 值为 3.3nmol/L。^{125}I-bPTH（1-34）与 ROS17/2.8 细胞的 K_d 值为 18nmol/L。

（贺师鹏）

参 考 文 献

1. Nissenson RA, Klein RF. Parathyroid hormone receptors. In: Kalimi MY, Hubbard JR, eds. Peptide Hormone Receptors. Berlin: Walter de Grayter, 1987.
2. Kremer R, Bennett HPJ, Mitchell J, et al. Characterzation of the Rabbit renal receptor for native parathyroid hormone employing a radioligand purified by reversed-phase liquid chromatography. J boil chem, 1982, 257: 14048-14954.
3. Yamamoto I, Shigeno C, Potts JT, et al. Charaterization and agonist-induced down-regulation of parathyroid hormone receptors in clonal rat osteosarcoma cells. Endcrinol, 1987, 122: 1224-1208.
4. 杜国光，李平风，杨非易，等. 甲状旁腺素及维甲酸对成骨样细胞甲状旁腺素受体的调节作用. 生物化学杂志，1997，13: 83-86.

血小板活化因子受体的放射配基结合分析
(Platelet-Activating Factor Receptor-RBA)

血小板活化因子（PAF）是一种内源性磷脂介质，分子式为 1-烷氧基-2-O-乙酰基-sn-甘油-3-磷酰胆碱。PAF 的化学结构类似于磷脂酰胆碱，但又有其不同之处，它的甘油分子中 C1 位连接的是醚连脂肪醇，C2 位连接的是乙酰基，PAF 的结构为它的生物效应提供了必需的化学基础。它是目前已知的作用最强的血小板激活剂，除作用于血小板、中性粒细胞外，其他的如单核细胞、巨噬细胞、平滑肌细胞、内皮细胞也都敏感，生物活性广泛，可引起血栓、哮喘、过敏反应、内毒素休克、溃疡性结肠炎、牛皮癣和肾小球肾炎等病变。PAF 的作用不仅限于血小板激活，而且还是一种强效内分泌调节剂，对人类某些疾病的发生和发展起重要作用。PAF 的生物学效应是由特异的 PAF 受体所介导的。

PAF 受体在体内含量极少，但分布较广。20 世纪 90 年代初，Honda 等人借用爪蟾卵母细胞的基因表达系统，对豚鼠肺组织的 PAF 受体的 cDNA 进行克隆，并成功地表达。

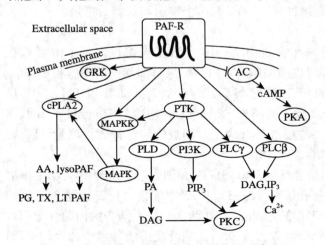

图 1 PAF 受体细胞内信号传导系统

Richard 等克隆出人的 PAF 受体的 cDNA，表达出人的 PAF 受体，结果表明，豚鼠肺组织的 PAF 受体与紫红质类 G 蛋白偶联受体有广泛的同源性，现确定 PAF 受体属于 $G_{q/11}$ 和 $G_{i/o}$ 的 G 蛋白偶联受体家族。人、大鼠、豚鼠的 PAF 受体均有 342 个氨基酸组成，分子量约为 39 000，而恒河猴的 PAF 受体是由 341 个氨基酸组成，与人、大鼠、豚鼠的 PAF 受体组成相差一个氨基酸。人与豚鼠 PAF 受体的氨基酸序列有 83% 的同源性，跨膜区则有 90% 的同源性，说明不同物种之间的 PAF 受体同源性很高。豚鼠肺组织的 PAF 受体胞外结构域由 81 个氨基酸组成，大鼠、豚鼠在 Asn-4、Asn-169 是 N-糖基化位点，而人的 Asn-4 被 His 取代，所以人的 PAF 受体在 N 端无糖基化位点。跨膜区由 7 个疏水链构成，共有 148 个氨基酸组成，第 2 疏水链中的 1 个天冬氨酸，第 6、7 疏水链中有 3 个脯氨酸，构成配基结合位点。胞浆区由 113 个氨基酸组成，其中有 4 个丝氨酸和 5 个苏氨酸，它们可能是磷酸化位点。

PAF 受体的信号传递系统，PAF 通过 PLC、PLA2、PI3K 和 PLD 激活磷脂的更新，PAF 亦能激活许多激酶，例如 PKC、MAPK、GRK 以及 PTK 等。PAF 诱导的信号传导不仅与 G 蛋白偶联受体的信号传递系统有关，而且还包含生长因子受体的信号传递系统。具体见图 1。

血小板活化因子受体的放射配基结合分析

【材料与试剂】

1. ^{3}H-PAF：83.1Ci/mmol（Amersham 产品），PAF：$1\mu mol/L$。

2. ACD 液（38mmol/L 柠檬酸，38mmol/L 枸橼酸钠，138mmol/L 葡萄糖，pH6.4）。

3. 磷酸缓冲液（3.2mmol/L KH_2PO_4，4.8mmol/L Na_2HPO_4，80mmol/L 柠檬酸，4.4mmol/L 葡萄糖，pH6.5）。

4. 含 0.1%BSA 的 0.9%NaCl 冲洗液。

【方法】

1. 兔血小板制备：从家兔耳动脉取血，以十分之一体积的 ACD 液抗凝，1000 转/分离心 10min，取上层富血小板血浆，加等体积的磷酸缓冲液，混匀，4℃，2900 转/分离心 10min，取沉淀，用磷酸缓冲液悬均匀，4℃，3300 转/分离心 5min，重复 3 次，取沉淀血小板加入含有 0.9mmol/L $CaCl_2$ 和 0.1%BSA 的磷酸缓冲液，稀释成浓度为（0.5～1.0）× 10^8/ml 血小板悬浮液。

2. ^{3}H-PAF 与血小板 PAF 受体结合反应：在 1.0ml 反应体中含 0.92ml 的血小板悬浮液、0.04ml 的 ^{3}H-PAF（0.1～1nmol/L）、0.04ml 0.9%NaCl，非特异结合管加 $1\mu mol/L$ PAF，25℃反应 10min 后，玻璃纤维膜抽滤（事先用含 0.1%BSA 的 0.9%NaCl 冲洗过），用 4ml 含 0.1%BSA 的 0.9%NaCl 冲洗 4 次，滤膜在红外灯下烘干，置 4ml 二甲苯闪烁液中，测量放射性，特异结合是总结合减去非特异结合。

3. ^{3}H-PAF 与血小板膜片 PAF 受体结合反应

（1）血小板膜片制备：将制成血小板悬浮液迅速置于液氮中冷冻，然后缓慢升温变暖至室温，重复 3 次后，加入 12%～27% 蔗糖梯度溶液，63 500×g 超速离心 5h，沉淀为未破碎的血小板，小心取 12% 与 27% 蔗糖溶液之间的血小板膜片，−80℃可保存 2 周。

（2）膜片 PAF 受体结合反应：在 1ml 反应缓冲液（10mmol/L Tris，150mmol/L NaCl，0.25%BSA，pH7.5）中含 $100\mu g$ 膜蛋白、0.1～10nmol/L 的 ^{3}H-PAF，非特异结合

管加 1000 倍 PAF，0℃，反应 10min 后，玻璃纤维膜抽滤（事先用含 0.1%BSA 的 0.9% NaCl 冲洗过），用 4ml 含 0.1%BSA 的 0.9%NaCl 冲洗 5 次，滤膜在红外灯下烘干，置 4ml 二甲苯闪烁液中，测量放射性，特异结合是总结合减去非特异结合。

【说明】

1. PAF 为磷脂类化合物，易黏附在管壁与滤材上，血小板亦易黏附管壁，引起高的非特异结合，反应试管及其他器皿均需认真硅化（硅油：乙醚＝1：100）。

2. 血小板浓度需保持在 $(0.5\sim1.0)\times10^8/ml$，避免出现过低过高的特异结合。

3. 制备好的血小板悬浮液，4℃，存放 24h，仍有良好的结合率。

4. 滤膜冲洗需 4 次以上，才能保证非特异结合降低到实验要求。

（贺师鹏）

参 考 文 献

1. Izumi T，Shimizu T. Platrlet-activating factor：gene expression and signal transduction. Boichim Biophy Acta，1995，1259（3）：318－333.

2. Hwang SB，Lee CSC，Shen TY，et al. Specfic receptor sites for PAF on rabbit platelet and guinea pig smooth muscle membranes. Boichemistry，1993，22：4756－4763.

3. Ukena D，Dent G，Birk FW，et al. Radioligand binding of antagonists of platelet-activating factor to intact human platelets. FEBs letters，1988，228：285－289.

4. 王银叶，郭晓东，韩桂秋，等. 家兔血小板 PAF 受体放射配基结合测定法. 北京医科大学学报，1991，23：247－248.

血小板源生长因子受体的放射配基结合分析
（Platelet-Derved Growth Factor Receptor-RBA）

血小板源生长因子（PDGF）是个分子量为 30 000 的蛋白质，最初发现是凝血过程中从血小板释放的，故取名为血小板源生长因子。后来知道许多类型的细胞，如转化及肿瘤细胞、血管内皮细胞、单核和巨噬细胞、新生大鼠血管平滑肌细胞等都能分泌这种蛋白，它与其他的生长因子一样是很强的促有丝分裂剂（mitogen）。PDGF 在胚胎发生和发育、创伤修复、肿瘤形成、与炎性疾病有关的纤维变性反应等都有重要作用。PDGF 分子是由 A、B 两条多肽链（A 链约有 211 个氨基酸残基，B 链约有 109 个氨基酸残基）靠二硫键组成二聚体，不同细胞中组成不同类型的二聚体，有的是 AB 型，有的是 AA 型或 BB 型。

PDGF 受体是由 α、β 两种亚基以独立的单体或松散地联成二聚体形式存在于细胞膜表面，二聚体一般具有较高的亲和性。α 亚基可结合 PDGF A 链和 B 链，β 亚基只能结合 B 链。α、β 两种亚基的分子大小相近，分子量约为 180 000，两种亚基的等电点估计为 4.2～5.2。PDGF 受体 K_d 值用 ^{125}I-PDGF 结合分析推测约为 $10^{-11}\sim10^{-9}$ mol/L，而且变动很小，每个细胞的受体数约为 $4\times10^4\sim4\times10^5$ 结合位点数。PDGF 受体的拮抗剂迄今发现极少，已报道的只有两类，即碱性蛋白如组蛋白、鱼精蛋白以及小分子苏拉明（suramin），与其他的生长因子一样，PDGF 受体也属于单链跨膜酪氨酸蛋白激酶型的，受体结合配基后自身磷酸化。

^{125}I-PDGF 的制备

【试剂】

1. 高纯度 PDGF。

2. Iodogen 反应管。

3. Na^{125}I。

4. Sephadex G-25 柱。

5. 0.3mol/L pH 7.3 磷酸缓冲液（PB）。

6. 1mol/L 醋酸（内含 0.3%BSA）。

【方法】

在涂有 5μg Iodogen 的反应管内加入 0.3mol/L pH 7.3 PB、10μg 高纯度 PDGF、1mCi Na^{125}I，反应体积为 0.05ml，4℃反应 10min 后，移入事先用 BSA 饱和的 Sephadex G-25 柱，用 1mol/L 醋酸（内含 0.3%BSA）洗脱，^{125}I-PDGF 峰在前，游离碘峰在后，SA 约为 20 000 cpm/ng，冷冻存放可用 4 个月。

【说明】

1. 使用高纯度 PDGF 是必需的，成熟的 B 链是不含酪氨酸残基的，用 AB 链碘标时，只有 A 链是被标记^{125}I 的。

2. PDGF 碘标记除用 Iodogen 法外，还可用氯胺-T 法、一氯化碘法。

3. PDGF 碘标记后纯化除了用 Sephadex G-25 柱层析法外，还可用透析法、HPLC 法分离。

3T3 细胞 PDGF 受体放射配基结合分析

【材料与试剂】

1. 3T3 单层培养细胞：在 24 孔板中，每孔加细胞（1～2）×10^4/ml，在 DMEM（内含 10%胎牛血清）培养 3～10 天，后换成 2%胎牛血清培养 2 天，使其铺成单层贴壁细胞。

2. 结合缓冲液：0.05mol/L pH 7.4 磷酸盐缓冲液（PB）内含 1mmol/L CaCl$_2$、1 mmol/L MgCl$_2$、0.1% BSA。

3. 清洗液：0.05mol/L pH7.4 磷酸盐缓冲液（PB）内含 0.9% NaCl、1% Triton X-100（含 0.1% BSA）或 0.25mol/L NaOH。

【方法】

3T3 单层培养细胞培养于 24 孔板，每孔长有 0.7×10^5 个细胞，在 1ml 缓冲液中加 0.5ng ^{125}I-PDGF 以及不同量的 PDGF 饱和结合，非特异结合管加 2μg PDGF，4℃反应 3h，反应完毕，用清洗液洗去未结合的 ^{125}I-PDGF，后用 1% Triton X-100 或 0.25mol/L NaOH 溶解，转移至试管内作放射性测量。

【说明】

1. 结合缓冲液一般用含 0.1%BSA 的 PB 缓冲液，也可以用 5mmol/L pH 7.4 HEPES，内含 0.9% NaCl，或者用 Ham's medium F12（pH7.4）＋ 25mmol/L HEPES ＋ 0.25%BSA。

2. 结合缓冲液中一般要加 1mmol/L CaCl$_2$、1mmol/L MgCl$_2$。

3. 反应 pH 需大于 6.5，一般都用 7.4。

4. 反应温度一般取 4℃反应 3h，也有用 22℃反应 1h，37℃反应 1h 到结合达到最大值，时间延长结合逐渐减少。

5. 小鼠 3T3 细胞 $K_d = 0.74 \pm 0.19$ mol/L，$B_{max} = 40\,000$ 个结合位点/细胞；人的包皮成纤维细胞（foreskin fibroblast）$K_d = 1 \times 10^{-9}$ mol/L，$B_{max} = 3 \times 10^5$ 个结合位点/细胞。

（贺师鹏）

参 考 文 献

1. Bowen-Pope DF, Ross R. Methods for studing the platelet-derived growth factor receptor. In：Barnes D, Sirbasku DA, eds. Methods in Enzymology 109（Part I）：69. San Diego：Academic Press, INC, 1987.
2. Singh JP. A radioreceptor assay for platelet-dervied growth factor. In：Barnes D, Sirbasku DA, eds. Methods in Enzymology 147（Part B）：13. San Diego：Academic Press, INC, 1987.
3. Huang JS, Huang SS, Kennedy B, et al. Platelet-Derived growth factor. J Biol Chem, 1982, 257：8130.
4. Helddin CH, westermark B, wasteson A. Specific receptors for platelet-dervied growth factor on cells derived from connective tissue and glia. Pro Natl Acad Sci USA, 1981, 78：3664 – 3668.
5. Williams LT, Trember P, Antoniades HN. Platelet-derived growth factor binds specifically to receptors on vascular smooth muscle cells and the binding becomes nondissociable. Pro Natl Acad Sci USA, 1982, 79：5867 – 5870.

催乳素受体的放射配基结合分析
（Prolactin Receptor-RBA）

催乳素是 1928 年 Strick 博士在研究垂体功能时发现的。催乳素（prolactin，PRL）又称泌乳素或促乳素，是由腺垂体所分泌的一种多肽类激素，其功能主要是促进乳汁的生成和分泌，调节乳腺的生长和发育。哺乳动物的 PRL 都是单链多肽，人的 PRL（hPRL）相对分子量为 23 000，包含 199 个氨基酸，不同种属 PRL 的原始序列具有一定差异，异种的哺乳动物间 PRL 的同源性在 60％以上。hPRL 基因位于第 6 对染色体短臂上，为单基因编码形式，是由二硫键维持其三环结构，长约 15kb，包括 6 个外显子，其中 1a 为额外的非编码外显子。

哺乳动物全身各种组织中均分布有 PRL 受体，与许多细胞因子（如造血生长因子、各种白细胞介素等）的受体结构相似，同属细胞因子受体超家族。PRL 受体属于一个包含许多细胞因子和生长因子的受体家族，提示 PRL 具有经典激素和细胞因子的双重功能。PRL 受体结构具有多态性，主要由细胞内区的变异造成。有学者认为受体结构的多态性可能在乳腺癌的发生过程中对细胞信号的传导变化起一定作用。已知哺乳动物中 PRL 至少有两种形式的受体存在，即长型受体（long form）和短型受体（short form）。在大鼠的乳腺中短型 PRL 受体是主要的存在形式，长型 PRL 受体只占 30％。其结构是一个跨膜单链蛋白，本身无酪氨酸激酶活性。PRL 受体为仅含有 1 个跨膜区域的跨膜蛋白，由膜外域、跨膜域和胞内域 3 部分组成，具有细胞因子受体超家族的结构特征。哺乳动物和禽类 PRL 受体结构的不同之处在于哺乳动物只有 1 个胞外配基结合区，而禽类则具有 2 个重复单位的配基结合区。

PRL 的功能是通过与位于质膜和组织中的特定高度亲和性受体相结合而引发的。PRLR

492

位于靶细胞的细胞膜上，当 PRL 与受体结合后，激活细胞质内酪氨酸激酶（JAK），JAK 的底物是信号转导与转录激活因子（STAT），STAT 被激活后到达细胞核内与特定基因结合，调节基因的表达。每个 PRL 分子有两个受体结合位点，必须先后与两个受体结合形成三聚体才能激活信号转导途径。

目前，调控 PRLR 基因的作用机制并不是十分清楚。Feysot 等研究发现，PRLR 的膜外域含有 2 个半胱氨酸和 WS 基序。任何保守的半胱氨酸的突变都会导致 PRLR 结构的变化以及功能的降低；WS 基序虽不与配基结合区相邻，但其突变会降低结合亲和性。PRLR 的两个色氨酸（Trp72 和 Trp139）也参与 PRL 和 PRLR 的结合；这两个色氨酸是配基受体与 PRL 家族结合的典型代表。PRLR 膜外域的 3 个天冬酰胺联糖基化位点并不参与配基的结合。催乳素受体的胞内域缺乏内在的酪氨酸激酶（PTK），但受体与配基结合后可激活与受体偶联的 PTK，并使之磷酸化；PRL 受体通过受体的二聚化导致与之结合的非受体型 PTK 激活及自身磷酸化，启动细胞内信号传导的级联反应。

催乳素标记配基的制备

【材料与试剂】

1. 鸡 PRL（chPRL），小鼠 PRL（rPRL）。

2. 反应终止液（含 1％碘化钾、1％溴酚蓝、16％蔗糖的 0.05 mol/L PBS，pH7.4）。

3. 0.25 mol/L 碳酸缓冲液（pH7.4），0.4 mol/L 醋酸缓冲液（pH5.5）。

4. 无载体 Na^{125}I（Amersham 公司产品）。

5. 氯胺-T，乳过氧化物酶（LPO），Sigma 产品。

6. Sephadex G-25，Sephadex G-100 柱。

7. H$_2$O$_2$ 液（新鲜）。

【方法】

1. 改良氯胺-T 氧化法制备^{125}I-chPRL

（1）将 5μg chPRL 装入 0.5ml 的 Eppendorf 管中，加入 30μl 0.25mol/L PBS 使之溶解，然后再加入 1mCi 的 Na^{125}I 溶液，轻轻弹几下管子使内容物混合均匀。

（2）在上述反应液中加入 10μl 氯胺-T 溶液（含氯胺-T 580ng），轻轻摇晃混合，反应 5min 后，再加入 5μl 氯胺-T 溶液继续反应 5min 后，向管中加入 100μl 反应终止液偏重亚硫酸钠，随后加入 200μl 含 10％牛血清白蛋白的 0.05mol/L PB（pH7.4）。

（3）将反应混合液加载到 1×50cm 的 Sephadex G-25 的层析柱上层析，用 0.05 mol/L PB 洗脱柱子，每管收集洗脱液 0.3ml（8 滴左右），标记物随指示剂溴酚蓝一起流出，将含标记 chPRL 的洗脱液浓缩储存。标记品放射比活度为 29μCi/μg。

2. 乳过氧化物酶法标记^{125}I-rPRL

（1）用醋酸缓冲液将 rPRL 配置成浓度为 8μg/40μl 的溶液，取 8μg rPRL 于玻璃试管底部。

（2）向试管底部加入无载体 Na^{125}I 1.85 MBq/6μl，40μl 醋酸缓冲液混匀。

（3）再加入乳过氧化物酶（LPO）4μg/4μl 及新鲜配置的 1/5000 的 H$_2$O$_2$ 液 4μl，混匀室温反应 1min，然后再加入同样 H$_2$O$_2$ 液 4μl 反应 30s。

（4）加入 pH 7.5 0.05 mol/L PBS、0.05 mol/L EDTA-BSA 和 0.5％巯基乙醇共 150μl 终止反应。

（5）取预先用 0.2％BSA 处理的 Sephadex-G100（1×60cm），将上述反应产物过柱，流速 1ml/3min，洗脱液用 0.4 mol/L pH5.5 醋酸缓冲液，测各管放射性作图，显示 3 个峰，第 1 峰为聚合峰，第 2 峰为标记 rPRL 峰，第 3 峰为碘游离峰，比活度可达（2.96～3.7）×10^{10}Bq/μg。

大鼠前列腺上皮细胞催乳素受体放射配基结合分析

【材料与试剂】

1. 30 日龄未成年 SD 大鼠。

2. 50mmol/L PBS 缓冲液（pH 7.6，4℃）。

3. 胶原酶、胰岛素、表皮生长因子、霍乱毒素和转铁蛋白。

4. ^{125}I-γPRL（比活度 89.62μCi/μg）。

5. 细胞培养板。

6. McCoy's 5A 培养液。

【方法】

1. 大鼠前列腺上皮细胞的分离培养：大鼠 100～300g，快速断头，迅速取出前列腺组织，研碎组织后用胶原酶分散前列腺上皮细胞，按每孔每毫升 2×10^5 个细胞接种于无血清 McCoy's 5A 培养液中（内含 10μg/ml 胰岛素、10 ng/ml EGF、10 ng/ml 霍乱毒素和 5μg/ml 的转铁蛋白），细胞在含 5％CO_2、95％空气、水蒸气饱和的培养箱内培养，3 天换液一次，第 5 天用于受体分析。

2. 前列腺上皮受体结合反应：取培养的细胞，PBS 洗涤两次后，接种于多孔平板，每孔接种细胞 2×10^5 个，每 3 孔为一个平行孔，每孔依次递增加入标记配基 ^{125}I-PRL（约 1×10^5～2×10^5 cpm），非特异结合用不同剂量的 PRL，约 5μg 未标记的 PRL 即可全部竞争结合的标记受体。反应总体积 0.4ml，室温孵育 20h 即可达到饱和，用冰冷的 PBS 洗涤细胞 3 次，然后用 1mol/L NaOH 消化细胞后测定放射性，专用软件包进行数据的拟合处理。

大鼠肝细胞膜催乳素受体放射配基结合分析

【材料与试剂】

1. 雌性 7～10 天龄未成年 SD 大鼠。

2. 膜制备缓冲液（20mmol/L pH 7.6 Tris-HCl，内含 10mmol/L Mg_2Cl_2、0.25mmol/L PMSF、0.3mol/L 蔗糖）。

3. 结合反应缓冲液（20mmol/L pH 7.6 Tris-HCl，内含 10mmol/L Mg_2Cl_2、0.25mmol/L PMSF、0.1％ BSA）

4. 胶原酶、胰岛素、表皮生长因子、霍乱毒素和转铁蛋白。

5. ^{125}I-oPRL（羊催乳素比活度 80μCi/μg）

6. 玻璃匀浆器。

7. 分离液（20mmol/L pH 7.6 Tris-HCl，内含 10mmol/L Mg_2Cl_2、0.25mmol/L PMSF、0.1％ BSA、7％的聚乙二醇 6000、1：30 的兔血清）。

【方法】

1. 肝细胞膜制备：大鼠脱臼处死，立即剖腹，肝用预冷的膜制备缓冲液灌洗至无血色，去除肝脂肪和结缔组织，将肝组织剪碎，用 4 倍体积的上述缓冲液在玻璃匀浆器中匀浆，用光学显微镜检查至无完整肝细胞为止，匀浆液经 4 层纱布过滤，将滤液经 4℃、600×g 离心 15min，取上清液 25 000×g 再离心 30min，沉淀物用结合缓冲液洗涤两次，用结合缓冲液悬浮制成受体膜制剂，以上操作在 4℃进行。用 Lowey 法确定膜蛋白含量，以 BSA 作标准。

2. 受体结合反应：在反应总体积为 0.3ml 结合反应缓冲液中加入肝细胞膜悬液 600μg、^{125}I-oPRL（约 200 000cpm）和依次递增未标记的 oPRL（1～3000ng），20℃反应 16～20h 即可达到饱和，非特异结合用约 5μg 未标记的 oPRL，反应结束后加入 1ml 分离液混匀，4℃、1500×g 离心 20min，测沉淀物的放射性，用专用软件包进行数据的拟合处理。

【注意事项】

该实验经计算机分析，Scatchard 作图为一向下凹的曲线，提示催乳素受体有两个亲和力不同的结合位点，$B_{max1} = 2.44$ pmol/mg 受体蛋白，$K_{d1} = 3.2×10^{-10}$ mol/L；$B_{max2} = 12.7$ pmol/mg 受体蛋白，$K_{d2} = 1.26×10^{-8}$ mol/L。

T 淋巴细胞核催乳素受体分析

【材料与试剂】

1. 催乳素依赖的 T 淋巴细胞瘤 Nb2-11 株（购自 Winnipeg，Canada）。

2. 核受体制备液 A：10mmol/L pH7.6 Tris-HCl 缓冲液（内含 1mmol/L EDTA、3mmol/L $CaCl_2$、10mmol/L KCl、50μg/ml 亮肽素、10μg/ml 抑肽酶）。

3. 核受体制备液 B：10mmol/L pH7.6 Tris-HCl 缓冲液（内含 1mmol/L $MgCl_2$，25% 甘油，25μg/ml 亮肽素）。

4. 核受体制备液 C：50mmol/L pH7.4 Tris-HCl 缓冲液（内含 1mmol/L 原钒酸钠、1mmol/L PMSF、25μg/ml 亮肽素、0.25% CHAPS）。

5. ^{125}I-rPRL（比活度 80μCi/μg）。

6. 玻璃匀浆器。

7. 结合反应缓冲液：50mmol/L Tris-HCl（pH7.4）、10mmol/L $MgCl_2$、0.1% BSA。

【方法】

1. 淋巴细胞核催乳素受体的制备：取培养的催乳素依赖的 T 淋巴细胞瘤 Nb2-11，将细胞悬浮于受体制备液 A，冰浴 10min，然后转移至玻璃匀浆器中匀浆，4℃、750×g 离心 10min，取上清液（核受体粗制部分）4℃、100 000×g 离心 60min，将沉淀部分用受体制备液 B 悬浮，洗涤 2 次，每次 4℃、100 000×g 离心 60min，最后用受体制备液 C 悬浮核蛋白，Lowey 法确定核蛋白的量。

2. 淋巴细胞核 DNA 含量测定：取培养的 T 淋巴细胞瘤 Nb2-11 细胞，用 10ml 10 mmol/L PBS 缓冲液洗涤 2 次，800 转/分水平离心机离心 5min，弃上清液后向沉淀细胞加 20 倍体积的蛋白酶 K（终浓度 100μg/ml），在 55℃转鼓上旋转孵育过夜（转速 30～40 转/小时），然后向细胞中加入等量饱和酚，轻轻混匀后室温 10 000 转/分离心 10min，取上清液加入等量酚剂（酚：氯仿：异戊醇 = 25：24：1），强烈振摇后再室温 10 000 转/分离心 10min，取上清液加入 2 倍体积乙醇－20℃放置 4h，用无菌玻棒缠绕 DNA，70% 的乙醇蘸洗 DNA 2 次，真空抽干后溶解在 50～100μl TE 液中，用紫外分光光度计测 OD 值（λ＝260/280）求出 DNA 的量。

注：DNA 含量测定主要试剂配制

（1）10 mmol/L PBS（pH 8.0）缓冲液。

（2）蛋白酶 K（1mg 蛋白酶 K，10％的 SDS 50μl，0.25 mol/L pH7.4 EDTA 10μl，双蒸水 40μl）。

（3）TE 液（1 mol/L Tris-HCl，0.1mol/L EDTA，混合后高压灭菌，4℃保存，用时稀释 100 倍）。

（4）pH 8.0 饱和酚（苯酚 65℃完全溶解，183℃重蒸馏收集蒸馏酚，加入等体积的 1 mol/L Tris-HCl，加盖剧烈振荡，静止分层后取上层水相调 pH 为 8.0，4℃储存备用）。

3. 受体结合反应：每个点取用 3 个平行试管，在 0.2ml 结合反应缓冲液内有 400μg DNA 胞核组分，^{125}I-rPRL（约 150 000cpm）及依次递增的未标记的 rPRL 直到饱和结合，NSB 用 1μg 的 oPRL，25℃温浴 10h，然后每管加入 0.5ml 0.1％的牛 γ 蛋白和 1ml 24％（w/v）8000 分子量的聚乙二醇，振摇混合，2000×g 4℃离心 15min，弃上清液后测沉淀放射性，数据处理用 San Diego CA 公司的 GraphPad Inplot 软件包，以 DNA/ml 表示胞核组分的受体含量。实验 K_d 参考值约为 170～180pmol/L。

脑催乳素受体的放射自显影术

【材料与试剂】

1. 成年 SD 大鼠。

2. ^{125}I-PRL 标记配基（152μCi/ug）。

3. LKB Ultrofilm X 线片（Rockvill，Md，USA）。

4. 反应缓冲液：25mmol/L pH 7.5 Tris 缓冲液，内含 10mmol/L CaCl$_2$、0.5％杆菌肽、0.1％叠氮化钠。

5. EYECOM Model 850 计算机密度分析仪自动定量读片系统（Melbourne，Fla，USA）。

【方法】

成年 SD 大鼠，迅速断头取出脑组织，切成 41cm×41cm×53cm 的形状，干冰速冻后 －20℃存放 1h～7d，将组织置于－15℃冰冻切片机上切成 20μm 的薄片，置于载玻片上 4℃空气干燥 24h，然后将切片置于反应缓冲液中 25℃预反应 30min，重新更换缓冲液后加入 46～110pmol/L 的 ^{125}I-PRL 标记配基，25℃结合反应 24h，最后加入 25mmol/L 的无叠氮化钠和杆菌肽的 Tris 缓冲液终止反应 20min，非特异结合用非标记的 PRL。

结合反应玻片用冰冷的双蒸水洗涤 2 次，洗去未结合的标记配基 ^{125}I-PRL，吸水纸吸干水分，用 LKB Ultrofilm X 线片室温曝光 7 天。使用 EYECOM Model 850 密度分析仪阅读和处理数据。

（刘志强　强永刚）

参 考 文 献

1. 施振旦，黄祖汉. 家鸡催乳素放射免疫测定法的建立. 核农学报，2000，14（1）：36－39.

2. 张才乔，扬传任，庄临之. 催乳素对大鼠前列腺上皮细胞自身受体的作用. 核农学报，1994，8（2）：127－128.

3. 刘孟元，周肃，汤特. 大鼠肝细胞膜催乳素受体的研究. 中国病理生理杂志，1991，7（5）：521－523.

4. Rao YP, Buckley DJ, Buckley AR. The nuclear prolactin receptor：a 62-kDa chromatin-associated protein in rat Nb2 lymphoma cells. Arch Biochem Biophys, 1995, 322（2）：506－515.

5. Buntin JD，Ruzycki E，Witebsky J. Prolactin receptors in dove brain：autoradiographic analysis of binding characteristics in discrete brain regions and accessibility to blood-borne prolactin. Neuroendocrinology，1993，57（4）：738-750.

6. Bergeron JJ，Resch L，Rachubinski R，et al. Effect of colchicine on internalization of prolactin in female rat liver：an in vivo radioautographic study. J Cell Biol，1983，96（3）：875-886.

7. 李永健. 催乳素、催乳素受体与乳腺癌. 世界肿瘤杂志，2005，4（3）：224-226.

前列腺素受体的放射配基结合分析
（Prostaglandin Receptor-RBA）

前列腺素（PG）是一类二十碳脂肪酸的衍生物。前列腺素按结构和功能分 D、E、F、I、T 5 种类型，即 PGD_2、PGE_2、$PGF_{2\alpha}$ 和 PGI_2（前列环素）、TXA_2（血栓烷素）。前列腺素由花生四烯酸（arachidonic acid）在环氧化酶（cycloxygenases，COX）作用下合成，哺乳动物的花生四烯酸由细胞膜磷脂在磷脂酶 A2（PLA2）和磷脂酶 C（PLC）的作用下分解而产生。COX 有两种同工型：COX-1 为组成型酶，COX-2 为诱导型酶。花生四烯酸通过环氧化酶催化作用首先转化为 PGG_2，再由 PGG_2 转化为 PGH_2，随后再经各类合成酶生成 PGD_2、PGE_2、$PGF_{2\alpha}$ 和 PGI_2、TXA_2。

前列腺素受体是属于 G 蛋白偶联的 7 次跨膜结构的超家族成员。前列腺素受体分 DP、EP、FP、IP、TP 5 种亚型。而 EP 受体还可分为 EP_1、EP_2、EP_3、EP_4 4 种类型。

早在 1991 年，由 Hirata 等人首先完成了人 TXA_2 受体的克隆工作，确定该受体由 343 个氨基酸组成，属于视紫红质类的 G 蛋白偶联且具有 7 次跨膜结构类型的受体。以后各实验室相继完成其他 7 个前列腺素受体的克隆工作，搞清了每种前列腺素受体的氨基酸序列，确定它们都是属于视紫红质类的 G 蛋白偶联 7 次跨膜结构类型的受体，不过每种前列腺素受体的氨基酸序列和组成不相同，特别是 N 和 C 末端长短不一，而且每种前列腺素受体对各种前列腺素激动剂和拮抗剂的结合亲和性是不同的。

另外，各种前列腺素受体所偶联的 G 蛋白的 $G\alpha$ 亚单位不同，受体的信号传导系统的反应亦各不相同，现在所知：DP、EP_2、EP_4、IP 等受体偶联 G_S 亚单，而 EP_3、FP、TP 等受体偶联的是 Gq/Gq/11 亚单，不同的前列腺素受体启动后引起细胞内不同类型的信号传导的变化，反应不同的生物学功能。如 DP 受体结合 PGD_2 后启动 cAMP 环化酶可引起细胞内 cAMP 浓度的上升。FP 受体结合 $PGF_{2\alpha}$，EP2、EP_4 受体被启动，产生 IP_3 和 DRG 及引起 Ca^{2+} 内流，使胞内 Ca^{2+} 浓度升高。

前列腺素广泛分布于人体各种组织中，是发挥多种生理功能的活性小分子化合物。它可以促进睡眠、诱导过敏反应、抑制血小板凝集及松弛平滑肌，并且在生殖系统中起重要作用。前列腺素是周围和中枢神经中的一种介质，对炎症、免疫、高血压有重要的调节功能，介导酸诱导的内脏痛觉的敏感性。前列腺素还在成骨细胞和破骨细胞的分化与增殖中起作用。因而前列腺素受体可介导多种多样的生理和药理作用，使它成为开发新药的潜在靶位。

人 DP 受体结合分析

经重组的人结肠癌细胞 LS174T 能有效地表达人 DP 受体和分泌黏液素。它与 $[^3H]$

PGD$_2$有很强的特异结合，激活 cAMP 环化酶，使胞内水平提高。

【材料与试剂】

1. 重组的人结肠癌细胞 LS174T。

2. 完全 MEM 培养液。

3. 受体结合缓冲液：10 mmol/L HEPES-KOH（pH 7.4），含 1 mmol/L EDTA、10 mmol/L MnCl$_2$

4. [^{3}H] PGD$_2$（NEN，172 Ci mmol/L）。

【方法】

1. LS17T 细胞的培养和细胞膜制备：各种高分泌黏液素的 LS174T 细胞种植在裸鼠腹腔中生长，虽后移植在完全的 MEM 培养中，在含 10% 胎牛血清、100 单位/每毫升青霉素 G、100μg/ml 硫酸链霉素、20mmol/L HEPES，5% CO$_2$、37℃ 培养，待收获细胞。LS174T 细胞膜制备是在含蛋白酶抑制剂和充氮气的条件下将细胞粉碎。

2. PGD$_2$ 受体的竞争结合反应：在 0.2ml 受体结合缓冲液中含 8nmol/L [^{3}H] PGD$_2$、350μg 膜蛋白及各种竞争物（如 PGD$_2$ 及 L-644，698），浓度在 0.03~1000nmol/L。非特异结合管加 10μmol/L PGD$_2$，竞争物以 DMSO 溶解，其最终浓度为 1%（v/v）。结合反应在室温保温 1h。加 3ml 冰冻的结合反应缓冲液终止反应，Whatman GF/B 玻璃纤维滤膜真空抽滤，3ml 结合反应缓冲液冲洗 3 次，烘干滤膜，用闪烁液测量放射性。

CRTH$_2$ 受体结合分析

CRTH$_2$ 受体对 PGD$_2$ 有很高的亲和性，它偶联的 G 蛋白 α 亚单位是 G$_i$ 与启动相应的环化酶，它与 DP 受体的结构不完全一样，DP 受体偶联的 G 蛋白 α 亚单位是 G$_s$。CRTH$_2$ 是 Chemoattractant Receptor-homologousmolecule expressed on T-Helper type-2 Cells 的简称，CRTH$_2$ 受体是从活化的 T-helper-2（TH$_2$）细胞中分离出来的。由此受体中确定的部分 CDNA 编码所编写成的受体命名为 GRP44，此受体的生理特性是不完整的，它在胃、心脏、小肠、胸腺中是高表达的，它与 Leukcyte chemoattractant 受体家族有高度的同源性，其中包括 FMLP 受体、C3a 受体、C5a 受体。

【材料与试剂】

1. [^{3}H] PGD$_2$（NEN，172 Ci mmol/L）。

2. 消化液：15 mmol/L HEPES，pH 7.6，5 mmol/L EDTA，5 mmol/L EGTA，2 mmol/L phenylmethylsulfonyl fluoride。

3. 结合反应缓冲液：25 mmol/L HEPES（pH7.4），1 mmol/L EDTA，5 mmol/L MgCl$_2$，140mmol/L NaCl，5 mmol/L KCl。

4. 60% 蔗糖液。

5. ER293/ mCRTH$_2$ 或 ER293/pEGSH 细胞株。

6. 10μmol/L ponosteron A（ponA）。

【方法】

1. 细胞膜制备：ER293/ mCRTH$_2$ 或 ER293/pEGSH 细胞株在转染 48h 后收获细胞。细胞先用含 1mmol/L EDTA 的冰冻 PBS 液洗 1 次，随后用消化液分次将培养细胞刮削下来，再将细胞反复 5 次通过 21 号标准注射针头以破碎细胞，细胞液加 60% 蔗糖液，4℃ 150 000×g 离心 1h，收集细胞膜液层，此细胞膜液层反复 5 次通过 26 号标准注射针头，

−80℃，冷冻备用。对于稳定表达的 ER293 /mCRTH₂或 ER293/pEGSH 细胞株，在制备细胞膜前，先将培养细胞在含有 10μmol/L ponosteron A（ponA）中培养 24h，以减少 mCRTH₂的表达。

2. 受体结合反应

（1）饱和结合反应：在 0.2ml 结合反应缓冲液中含细胞膜 30μg 膜蛋白，2.5 到 30 nmol/L [³H] PGD₂浓度范围，设 7 或 8 个实验点，非特异结合管加 1μmol/L PGD₂，4℃ 保温 1.5 h，加 3ml 冰冻的结合反应缓冲液终止反应，Whatman GF/B 玻璃纤维滤膜真空抽滤，3ml 结合反应缓冲液冲洗，共洗 3 次，烘干滤膜，用闪烁液测量放射性。

（2）竞争结合反应：在 0.2ml 结合反应缓冲液中含细胞膜 30μg 膜蛋白，3 nmol/L [³H]PGD₂和不同浓度的竞争结合配基，非特异结合管加 1μmol/L PGD₂，4℃ 保温 1.5 h，加 3ml 冰冻的结合反应缓冲液终止反应，Whatman GF/B 玻璃纤维滤膜真空抽滤，3ml 结合反应缓冲液冲洗，共洗 3 次，烘干滤膜，用闪烁液测量放射性。

【说明】

CRTH₂受体特性：

1. B_{max}：与 ³H-prostaglandin D（perkin Elmer Net616）的最大结合：0.56pmol/mg 膜蛋白。

2. K_d：与 ³H-prostaglandin D₂的结合：1.7nmol/L。

3. 膜蛋白的浓度：8.88mg/ml。

4. 宿主细胞：HEK _ 293 细胞。

5. 贮藏：细胞膜悬浮在 50mmol/L HEPES，Tris-HCl pH7.4 10%蔗糖−70℃保存。

动脉血管 PGE₂结合分析

EP 受体至少有 4 种亚型，而且已全部被克隆出来。药理研究表明 PGE₂对血管的舒张作用是通过 EP₂和 EP₄两种受体亚型的作用，它被启动后刺激胞内 cAMP 水平的提高。与此相反，EP₃A受体偶联的是 G_i位点，EP₃A受体的启动是抑制胞内 cAMP 水平的下降。

【材料与试剂】

1. 怀孕的母羊。

2. 盐酸氯氨酮。

3. 地西泮。

4. 细胞膜的制备液：10mmol/L pH7.4 PBS，内含大豆胰蛋白酶抑制剂（1mg/ml）5% PMSF。

5. 受体结合缓冲液：10mmol/L pH7.4 PBS，内含大豆胰蛋白酶抑制剂（1mg/ml）5% PMSF。

6. [³H] PGE₂（154Ci/mmol，Du Pont NEN 公司）。

【方法】

1. 组织收集：怀孕的母羊间隙静脉注射盐酸氯氨酮 [0.3mg/（kg·min）] 和地西泮 [0.01mg/（kg·min）]，新生儿出生后 8h 前放血，获取动脉管（ductus arteriosus：DA），妊娠 135±3 天，在交付切腹取胎儿前，静脉注射盐酸氯胺酮（30mg/kg）放血后获取 DA。取得的血管立即移入液氮，可在−80℃保存。此程序已被加州大学旧金山分校动物研究所认定为有效的方法。

2. 细胞膜的制备：冰冻的血管含内皮细胞，在 10 倍量的 10mmol/L pH7.4 PBS 内含大豆胰蛋白酶抑制剂（1mg/ml）5% PMSF（phenylmethylsulfonyl fluoride），4℃、10 000×g 离心 15min，共两次，弃去核、未破细胞、纤维组织等沉淀物。合并的上清液，再 4℃、100 000×g 离心 90min，弃上清液，含细胞膜的沉淀，−80℃分装保存，供受体结合试验，在一周内使用。

3. 受体结合反应

（1）饱和结合试验：在 100μl 的结合缓冲液中含 100～2000μg 膜蛋白，2.5～30nmol/L 不同浓度的 $[^3H]$ PGE_2 逐点饱和（放射性比活度为 154Ci/mmol，Du Pont 公司），37℃，保温 30min，非特异管加 1μmol/L 未标记的 PGE_2，终止反应加 1ml 结合缓冲液，用 Whatman GF/B 玻璃纤维滤膜真空抽滤，3ml 结合反应缓冲液冲洗，洗 3 次，烘干滤膜，用闪烁液测量放射性。

（2）竞争结合反应：在 100μl 的结合缓冲液中含 100～2000μg 膜蛋白，8nmol/L $[^3H]$ PGE_2 及不同浓度的竞争拮抗剂，如非选择性的 EP 激动剂（16,16-dimethyl-PGE_2）、EP_1 拮抗剂（AH-6809）、EP_2 激动剂（butaprost）、EP_3 激动剂（M&B-28767）和 EP_4 拮抗剂（AH-23848B）。

平滑肌细胞 TXA_2 结合分析

【材料与试剂】

1. 融合的人平滑肌粒附细胞。
2. 结合反应液 0.2% BSA，20mmol/L HEPES 的 MEM。
3. ^3H-SQ29524。
4. SQ29524。
5. 0.2% BSA PBS 冲洗液。

【方法】

受体结合反应：饱和反应在含 0.2% BSA，20mmol/L HEPES 的 MEM 500μl 培养液中加入融合的人平滑肌粒附细胞，（5～6）×10^4 细胞/cm^2，0.3～0.5nmol/L ^3H-SQ29524，用 10nmol/L～10μmol/L 未标记的 SQ29524 逐点饱和，25℃，保温 30min，终止反应加冰冷的 0.2% BSA PBS 冲洗，最后用 0.25N NaOH 溶解，并用液体闪烁计数器测其放射性。非特异结合管加未标记的 SQ29524 用量有总结合 40%～50% 的范围。数据处理用 1980 年 Munson and Rodbard 计算机程序。SQ29524 为 TXA2 受体的拮抗剂，其 K_d 值为 3.4nmol/L ± 44% CV，B_{max} 为 41fmol/L ±38% CV。

（贺师鹏）

参 考 文 献

1. Narumiya S，Sugimoto Y，Ushikubi F. Prostanoid Receptors：Structures，Properties，and Functions. Physiol Rev，1999，79：1193-1226.

2. Hata AN，Matthew RZ，Breyer D，et al. Expression and molecular pharmacology of the mouse CRTH2 receptor. Journal of Pharmacology And Experimental Therapeutics，2003，306：460-470.

3. Sawyer S，Cauchon E，Chateauneuf A，et al. Molecular pharmacology of the human prostaglandin D_2 receptor，CRTH2. British Journal of Pharmacology，2002，137，1163-1172.

4. Wright DH, Ford-Hutchinson AW, Chadee K, et al. The human prostanoid DP receptor stimulates mucin secretion in LS147T cell. British Journal of Pharmacology, 2000, 131, 1537 – 1540.

5. Bouayad A, KajinoH, Nahid WalehN, et al. Characterization of PGE$_2$ receptors in fetal and newborn lamb ductus arteriosus. Am J Physiol Heart Circ Physiol, 2001, 280: H2342.

6. Apra V, Habib A, Accomazzo MR, et al. Throboxane prostanoid in human airway smooth musche cell: in relevant in proliferation. Eur j pharmacol, 2003, 474: 149 – 159.

维甲酸受体的放射配基结合分析
（Retinoids Receptor-RBA）

维生素甲酸是维生素甲的类似物，维生素甲对多种皮肤病有效，但它的治疗剂量接近中毒剂量，严重限制了其临床应用。为了获得高效低毒性的化合物，化学家们研制了多种维生素甲的衍生物，结果找到了许多对皮肤病有效的化合物，人们将它们统称为"Retinoids"或统称为"Retinoic acid"，中文名称为视黄酸或维甲酸。视黄酸又可分为全反式视黄酸（all trans retinoic acid）和9-顺视黄酸（9-cis retinoic acid）。

维甲酸主要通过其受体介导它的药理活性。自1987年pelkocich等人发现人类第一种维甲酸受体（retinoic acid receptor，RAR），以后又发现了维甲酸X受体（retinoid X receptor，RXR）。RAR和RXR二类维甲酸受体各自还有α、β、γ3个亚型。RAR和RXR二类维甲酸受体的分子量相似，均在50 000左右。RAR和RXR本身可形成同二聚体，RAR和RXR之间也可以形成异二聚体，RXR还可以和核受体其他成员之间形成异二聚体。RAR和RXR二聚体化后，顺式作用于目标基因上游启动子内的特定DNA序列，即视黄酸反应元件（RARE）和9-顺视黄酸反应元件（RXRE）以调控目标基因的转录。视黄酸的两种顺反异构体都能激活RAR和RXR两种受体。RAR和RXR的其他结构特征与核受体的结构特征是非常类似的，详细内容可参考本书第三章，此处不再重复叙述。

现在又发现维甲酸作用机制亦可以不通过维甲酸受体发生作用，而通过调节其他因子发挥作用，如维甲酸CD437可通过肝素结合表皮生长因子（HB-EGF）使多种癌细胞发生凋亡；维甲酸CD2409可通过佛波酯抑制血管内皮生长因子（VEGF）表达激酶蛋白1（AP1）而发挥作用，其详细机制还不十分清楚。

hRAR$_\gamma$结合分析

【材料与试剂】

1. 纯化（His）$_6$-hRAR$_\gamma$受体蛋白。

2. 结合反应缓冲液：10mmol/L pH 7.8 HEPES，150mmol/L NaCl，0.1mmol/L EDTA，0.5mmol/L 二硫苏糖醇，10%甘油，2.5μg/μl 胰岛素。

3. [11, 12-^{3}H$_2$] 9-cis-RA：44Ci/mmol，NEN。

4. 竞争物：SR11253。

5. 非标记9-Cis-RA。

6. SephadexG-50柱。

【方法】

1. 一个 hRAR$_\gamma$ 的片断（Met^{73}-Ala^{454}序列）在 E. Coli BL21 中表达，并用 GSH-亲和层析及 HPLC 法纯化得到（His）$_6$-hRAR$_\gamma$受体蛋白，其分子量为 44969±32Da。

2. hRAR$_\gamma$竞争结合反应：在 200μl 结合反应缓冲液中约含 10nmol/L 的（His）$_6$-hRAR$_\gamma$受体蛋白，约 1.7nmol/L 的［11，12-^{3}H$_2$］9-cis-RA 标记配基及不同浓度的竞争物（SR11253），其浓度在 10^{-8} 至 10^{-5}mol/L（约有 8 个试验点）。非特异结合管加 1μmol/L 非标记 9-cis-RA，非特异结合控制在 5% 总结合左右，4℃，反应 1h。用 SephadexG-50 凝胶柱分离结合的和未结合的标记配基，凝胶柱事先用结合反应缓冲液平衡。结合的标记配基洗脱液用液体闪烁计数仪测量放射性，实验数据用计算机程序处理（prism Graph pad）。竞争物 SR11253 的 IC_{50}=724mol/L，相应的 K_i=424±29nmol/L，（His）$_6$-hRAR$_\gamma$受体蛋白对 9-cis-RA 的亲和常数 K_d=2.4nmol/L。

hRXRα 结合分析

【材料与试剂】

1. 纯化的 hRXRα 的配基结合功能域蛋白。

2. 结合反应缓冲液：10mmol/L pH7.4 Tris-HCl，内含 0.15mol/L KCl、0.5% CHAPS（Roche Diagnosting）、8%甘油。

3. ［11，12-^{3}H$_2$］9-cis-RA：44Ci/mmol，NEN。

4. 9-cis-RA。

5. 钇硅酸铜珠（yttrium silicate copper His-tag beads：Amersham Pharmacia Biotech）。

【方法】

1. hRXRα 的配基结合功能域（ligand-binding-domain：LBD）在 E. coli 中表达，竞争结合试验所用的受体蛋白用多聚组氨酸标记的融合纯化蛋白。

2. hRXRα 竞争结合反应：在 300μl 结合反应缓冲液中含 1μg 受体蛋白（His-tagged-RXR）、1nmol/L ［11，12-^{3}H$_2$］9-cis-RA，加不同浓度的未标记 9-CIS-RA，浓度由零逐渐增加（8-9 试验浓度点），结合反应在 4℃进行 16～18h，终止反应加入 500μl 组氨酸标记融合的钇硅酸铜珠，室温连续不断振摇 1h，组氨酸标记的珠用 1ml 反应缓冲液洗，共洗 3 次，洗去未结合的放射性标记物，将受体结合的标记物与未结合的标记物分离，结合的标记物制成 0.5ml 悬浮液并加 3.5ml Ecolume 闪烁液，用 Beckman LS3801 计数仪测量放射性。非特异结合管加 1μmol/L 9-cis-RA，使其结合小于总结合的 10%，每个试验点均有双管，特异结合率的计算：特异结合的计数率 cpm/总结合讨数率 cpm×100%。

（贺师鹏）

参考文献

1. Cavasotto CN，Liu G，James SY，et al. Deteminants of retinoid X receptor transcriptional antagonism. J Med Chem，2004，47：4360 – 4372.

2. Peterson VJ，Barofsky E，Deinzer ML，et al. Mass-spectrometric analysis of agonist-induced retinoic acid receptor g conformational change. Biochem J，2002，362：173 – 181.

Ryanodine 受体的放射配基结合分析
（Ryanodine Receptor-RBA）

ryanodine 受体（RyR）是位于细胞内质网/肌浆网膜上的 Ca^{2+} 通道之一，在调节各种细胞内钙信号转导方面扮演着重要的角色。例如，RyR 在骨骼肌的兴奋-收缩偶联（excitation-contraction coupling，EC 偶联）中，介导了肌质网内 Ca^{2+} 的快速释放，故又称为钙释放通道（calcium release channel）。RyR 蛋白具有两大特征：其一是与一种植物碱——ryanodine 的高亲和性结合，两者结合的摩尔比例是 1:1，故得名 ryanodine 受体；其二是分子量最高，该蛋白是由分子量为 560 000 的相同亚单位组成的四聚体，整个蛋白的分子量超过 2 000 000，使之成为目前最大的离子通道蛋白。

在 1989 年，Takeshima 等人克隆并测序了 RyR 蛋白。从不同的组织中分离出 3 种不同类型的 RyR：RyR_1 即骨骼肌型；RyR_2 即心肌型；而 RyR_3 称为脑型。这种命名方式基于 RyR 最初纯化的时间和组织来源，但是进一步的研究表明 3 种类型的 RyR 并非完全是组织特异性表达的。RyR_1 和 RyR_2 在非肌肉组织中（包括中枢神经系统）也有表达；而 RyR_3 则更多地表达在平滑肌和各种非兴奋组织（包括淋巴组织）中。比较 RyR 在同一种属的 3 种类型，发现 RyR_1 和 RyR_2、RyR_1 和 RyR_3、RyR_2 和 RyR_3 之间的同源性分别是 67%、67% 和 70%。

高分辨冷冻电子显微镜的研究表明：RyR 蛋白的结构类似于蘑菇状，由一个正方形帽子（27nm×27nm×11nm）和根部（12nm×12nm×6.5nm）组成。根部是 RyR 蛋白的疏水性区域所形成的跨膜孔道，将 RyR 固定于肌质网膜上；帽子结构连接 RyR 蛋白与细胞膜，并与二氢吡啶受体（dihydropyridine receptor，DHPR）相互作用。RyR 蛋白上存在许多结合位点，可以与不同的蛋白和通道调节因素（如：Ca^{2+}）相互作用，共同调节通道的活性。

【材料与试剂】

1. 主要试剂

（1）BCA（Protein Assay Reagent Kit，PIERCE）。

（2）ryanodine、PMSF 等试剂（Sigma Chemical Co.）。

（3）$[^3H]$-ryanodine（68.30 Ci/mnol，Du Pont-New England Nuclear）。

2. 主要溶液

（1）匀浆液 [30mmol/L Tris 马来酸（Trismaleate），3.0mol/L 蔗糖，3mmol/L $MgCl_2$，2mmol/L 二硫苏糖醇（DTT），1μmol/L 抑胃肽（pepstatin），1μmol/L 亮肽素（leupeptin），2.4IU 抑肽酶（aprotinin），0.1mmol/L 苯甲基磺酰氟（PMSF），1μmol/L 抗坏血酸钠（Naascorbate），50μmol/L pefabloc），pH7.2]。

（2）萃取液（30mmol/L Trismaleate，0.3mol/L 蔗糖，0.6mol/L KCl，5mg/L leupeptin，0.1mmol/L PMSF，pH7.0）。

（3）储存液（30mmol/L Trismaleate，0.3mol/L 蔗糖，5mg/L leupeptin，0.1mmol/L PMSF，pH7.0）。

（4）结合液（25mmol/L imidazole，1.0mmol/L KCl，1.103mmol/L $CaCl_2$，0.95mmol/L EGTA，20μmol/L Ca^{2+}，pH7.4）。

（5）终止液（166.6mmol/L KCl，33.3mmol/L imidazole，16.7mmol/L NaN_3，用前稀

释 10 倍）。

（6）冲洗液（25mmol/L imidazole，1.0mol/L KCl，1.103mmol/L CaCl$_2$，0.95mmol/L EGTA，pH7.2）。

3. 主要仪器：UtraTurraxT25 匀浆机，离心机，液闪计数仪，分光光度仪。

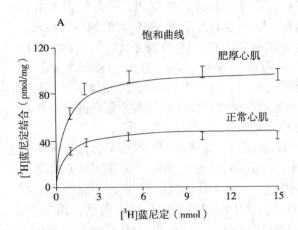

图 1　［^{3}H］-ryanodine 与 SR ryanodine 受体反应的饱和曲线

【方法】

1. 制备心肌细胞的肌质网（SR）：雄性 Sprague-Dawley 大鼠，体重 250g。戊巴比妥钠（40mg/kg）腹腔麻醉后，快速取出心脏，剔除心房和结缔组织，用 0℃的匀浆液冲洗，并快速切碎（＜10mm^3）；按比例加入 0℃的匀浆液（v/w＝5，每 40g 加 200ml），用 UtraTurraxT25 低速下匀浆 2 次（每次 30s，间隔 10s）。匀浆以双层纱布过滤，再用 4 层纱布过滤，经低速离心（3800×g，20min）后所得上清液用于制备 SR。上清液高速离心（4℃，12 000×g，20min）；取上清液再以 143 000×g 离心 30min。所得沉淀置于 100ml 萃取液混匀后，高速离心（4℃，143 000×g，45min）。收集富含 SR 沉淀，悬浮于保存液，分装后以液氮速冻后－80℃保存备用，留一份按 BCA 法测量膜蛋白浓度。

2. SR 与［^{3}H］-ryanodine 的结合：在 0.3ml 结合缓冲液中含 SR 200 μg 与 0.5～15.0 nmol/L［^{3}H］-ryanodine，非特异性结合在 5μmol/L 非标记 ryanodine，30℃，孵育 90min。反应完毕，加终止液终止反应，用 Millipore（0.45μm）过滤，以 5ml 冰冷的冲洗液冲洗。滤膜干燥后加入闪烁液，用液闪计数仪测定放射活性（PACHARD，TRICARB1600TR），为总结合的 5％～10％。

【说明】

1. ［^{3}H］-ryanodine 与 SR ryanodine 受体反应的饱和曲线见图 1。

2. PMSF 的使用方法：PMSF 的半衰期很短，临用前加入新鲜溶液。PMSF 是一种强毒性的胆碱酯酶抑制剂，对呼吸道黏膜、眼睛和皮肤有很强的危害性。吸入、误服或通过皮肤吸收可致命，操作应在通风橱内进行，并戴手套。

（韦日生　尹长城）

参　考　文　献

1. Coronado R，Morrissettte J，Sukhareva M，et al. Structure and function of ryanodine receptor. Am J Physiol，1994，266：C1485－C1504.

2. Takeshima H，Nishimura S，Matsumoto et al. Primary structure and expression from complementary DNA of skeletal muscle ryanodine receptor. Nature，1989，339：439－445.

3. Protasi F，Takekura H，Wang Y. RYR$_1$ and RYR$_3$ have different roles in the assembly of calcium release units of skeletal muscle. Biophy J，2000，79：2494－2508.

4. Wagenknecht T，Rademacher M，Grassucci R，et al. Locations of calmodulin and FK506-binding protein on the three-dimensional architecture of the skeletal muscle ryanodine receptor. J Biol Chem，1997，272：

32463 - 32471.

5. Sorrentino V, Reggiani C. Trends Cardiovasc Med, 1999, 9: 54 - 61.

6. Zhang L, Kelley J, Schmeisser, et al. Complex formation between junctin, triadin, calsequestrin, and the ryanodine receptor Proteins of the cardiac junctional sarcoplasmic reticulum membrane. J Biol Chem, 1997, 272: 23389 - 23397.

7. Beard NA, Sakowska M M, Dulhunty AF, et al. Calsequestrin is an inhibitor of skeletal muscle ryanodine receptor calcium release channels. Biophys J, 2002, 82: 310 - 320.

8. 王培勇，杨军，董林旺，等. 心肌肥厚大鼠心肌肌浆网和核被膜 ryanodine 受体变化的研究. 中国危重病急救医学，2001, 13 (10): 582 - 587.

9. 朱厚础等译. 蛋白质纯化与鉴定实验指南. 北京：科学出版社，1999: 131.

生长抑素受体的放射配基结合分析
(Somatostatin Receptor-RBA)

生长抑素（somatostatin，SST）又名生长激素释放抑制因子（SRIF）。它是一种广泛存在于中枢神经系统和周围组织中的环状多肽。生长抑素十四肽（SST-14）和廿八肽（SST-28）是体内分泌的两种主要的活性肽。SST-14 的氨基酸序列如下：Ala^1-Gly^2-Cys^3-Lys^4-Asn^5-Phe^6-Phe^7-Trp^8-Lys^9-Thr^{10}-Phe^{11}-Thr^{12}-Ser^{13}-Cys^{14}。

生长抑素的生理作用不仅仅抑制生长激素的分泌，而且还能抑制胰岛素、胃泌素、胆囊收缩素、胰多肽及 P 物质等激素的分泌，它能有效地调节内外分泌活动，参与脑的学习记忆和通讯等功能，生长抑素的功能是由其存在于细胞膜上特异的受体所介导的。

人的生长抑素受体经分子克隆技术分析，它们的一级结构已被确定，同时还确定该受体属于 G 蛋白偶联的受体（GPCR）。生长抑素受体与其他 G 蛋白偶联的受体一样，都是由 7 个跨膜 α 螺旋结构组成，跨膜区由 22～27 个疏水氨基酸残基组成，细胞外是 N 末端，胞内为 C 末端，连接这些结构的是细胞内外的 3 个环（pool）状结构，胞外的 2、3 环之间含有一个二硫键，胞外 N 末端含有糖基化位点，C 末端含有 PKA、PKC 的丝氨酸/苏氨酸的磷酸化位点，生长抑素受体共有 5 个亚型，每个亚型的氨基酸残基数量、分子量各不相同，$SSTR_1$ 为 391 个残基，$SSTR_2$ 是 362 个残基，$SSTR_3$ 是 418 个残基，$SSTR_4$ 是 388 个，$SSTR_5$ 是 363 个残基，而且各亚型的 N 末端和 C 末端的氨基酸序列长短是不同的。

生长抑素受体诱导的是细胞内腺苷酸环化酶活性的抑制和胞内 Ca^{2+} 浓度的降低、K^+ 通道开放、酪氨酸酶的激活、细胞增生的抑制。近年来研究证实，生长抑素受体在垂体瘤、脑膜瘤、乳腺癌、星形细胞瘤、小细胞肺癌等肿瘤细胞中有高表达。SST-14 和 SST-28 对生长抑素受体的 1 至 4 亚型具有几乎相同的亲和性，SST-28 对 5 型的亲和性比 SST-14 要大。人工合成肽奥曲肽（octreotide）（DPhe-Cys-Phe-DTrp-Lys-Thr-Cys-Thr 及其类似物［Tyr3］-octreotide 为 2、4 亚型的选择性激动剂，BIM23052（DPhe-Phe-Phe-DTrp-Lys-Thr-Phe-Thr-NH2）为 5 型受体的选择性激动剂，但迄今还未发现各种亚型的选择性拮抗剂。

［^{125}I］-SST 类标记化合物的制备

在生长抑素受体结合分析中，制备碘标记配基时选用 SST-14，28 奥曲肽类似物作为前体，常用的标记物为［^{125}I］-CGP23996、［^{125}I-Tyr^1］-octreotide 等。

1. 硅化的玻璃管（10×75mm）。

2. ［Tyr^1］-octreotide（0.5mg/ml）。

3. 0.5mol/L pH7.5 PB。

4. Na^{125}I（500μCi/ml）。

5. 氯胺-T（1mg/ml 新配）。

6. BSA（80mg/ml）。

7. SephadexG-25 柱（1×40cm）。

8. 0.1mol/L 醋酸（含 0.1%BSA）。

【方法】

在硅化的玻璃管（10×75mm）中加 20μl 0.5mol/L pH7.5 PB、20μg/8μl［Tyr^1］SST-14、2mCi/4μl Na^{125}I、4μg/4μl 氯胺-T（肽：^{125}I：氯胺-T＝10：1：19），反应 15s 后，加入 300μl BSA（80mg/ml）终止反应，迅速将反应混合物加入 SephadexG-25 柱（1×40cm）分离，此柱事先用 0.1mol/L 醋酸（含 0.1%BSA）平衡，用平衡液洗脱，每管收集 1ml，由于^{125}I-SST 的疏水性可与柱床体相互作用而滞留于柱床，故 BSA、游离碘先于^{125}I-肽流出，其流洗过程见图 1。产物的放射性比活度约为 584Ci/mmol。

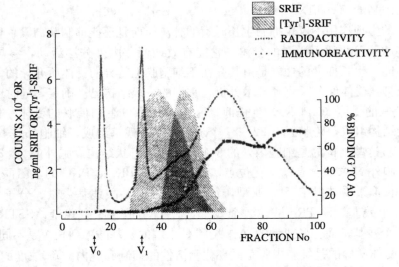

图1 ［^{125}I-Tyr^1］SST-14 在 Sephadex G-25 柱层析洗脱图

第 1 峰是 BSA，第 2 峰是游离^{125}I，第 3 峰是［^{125}I-Tyr^1］SST-14

【说明】

1. SST-14、奥曲肽分子中没有酪氨酸残基，不能作碘标，将 SST-14 分子 1 位的 Ala 换成 Tyr，奥曲肽分子中 3 位的 Phe 换成 Tyr 成为标记前体。

2. 生长抑素分子常含有二硫键，在氯胺-T 碘化反应中为保护二硫键，终止反应不用偏焦亚硫酸钠，而用 BSA。

3. 纯化标记产品，亦可用羧甲基纤维素（CM52，Whatman）离子交换法，反应产率约为 32%，放射性比活度为 460Ci/mmol。

生长抑素受体放射结合分析

【材料与试剂】

1. 大鼠（雄性 Wistar 大鼠 230～250g）。

2. 膜制备液：50mmol/L pH7.5 Tris-HCl 缓冲液。

3. 反应缓冲液：50mmol/L pH7.7 Tris-HCl 缓冲液，内含 5mmol/L MgCl$_2$、2mg/ml BSA、20μg/ml 杆菌肽。

4. 冲洗液：0.05mol/L pH7.7 Tris-HCl 缓冲液（含 0.15mol/L NaCl）。

5. $[^{125}I\text{-}Tyr^1]$-SST-14。

6. SST-14。

【方法】

1. 大鼠大脑皮质或垂体细胞膜制备：大鼠处死后，迅速剪取所需脑组织，加 10 倍体积膜制备液，用组织捣碎器捣碎，后改用 Teflon 玻璃匀浆器匀浆（以上操均在 4℃），匀浆液 600×g 离心 5min（4℃），保留上清液，沉淀再悬浮于膜制备液，600×g 离心 5min，合并两次上清液，上清液 45 000×g 离心 30min，弃上清液，沉淀再悬浮于 1ml 膜反应缓冲液，制成均匀的细胞膜，测蛋白含量，备用。

2. 受体结合反应：在试管中加入 100μl 膜反应液、100μl 新制细胞膜（约 50～100μg）、100μl $[^{125}I\text{-}Tyr^1]$-SST-14（20～100pmol/L），非特异结合管加 1μmol/L SST-14，反应体积 300μl，37℃，20min 保温后，用 Whatma GF/C（或国产 49 型）玻璃纤维滤膜过滤（滤膜事先用 0.5％聚乙烯亚胺，0.1％BSA 处理），滤过后的滤膜用 0.05mol/L pH7.7 Tris-HCl（内含 0.15mol/L NaCl）缓冲液 15ml 分次冲洗，冲洗后测量滤膜放射性，特异结合是总结合与非特异结合之差。

【说明】

1. CHO 细胞几乎没有内源性生长抑素受体，经转染各生长抑素受体亚型的 cDNA 后，CHO 细胞能表达各种生长抑素受体亚型，这种细胞可用于研究生长抑素及其类似物的亲和性。

2. 膜制剂经－70℃冷冻后，受体特异结合将丧失 20％，0℃存放 48h 内是稳定的。

3. $[^{125}I\text{-}Tyr^1]$-SST-14 的稳定性：$[^{125}I\text{-}Tyr^1]$-SST-14 与细胞制剂保温时标记物会遭受蛋白酶水解而破坏，在 20min 内约超过 50％的 $[^{125}I\text{-}Tyr^1]$-SST-14 降解，如果反应中加入杆菌肽（bacitracin）20min 内几乎没有降解，60min 降解小于 16％，见图 2。

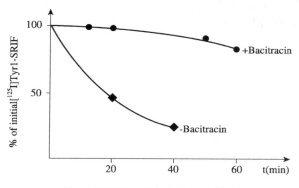

图 2　杆菌肽对标记物降解的影响

4. pH、温度、Ca²⁺浓度对受体结合的影响

（1）pH 对受体结合是非常敏感的，结合的最佳 pH 在 7.5 左右，pH<6.0 或>9.0 结合率降低约 75%，结果见图 3。

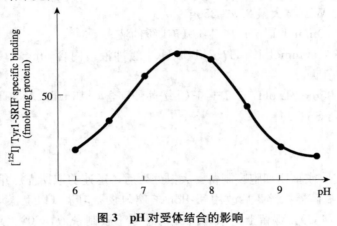

图 3　pH 对受体结合的影响

（2）温度对受体结合的影响：37℃保温的结合率超过 25℃，保温在 20min 内，结合率是线型上升的，20 至 60min 之间呈缓慢上升并到达平衡，见图 4。

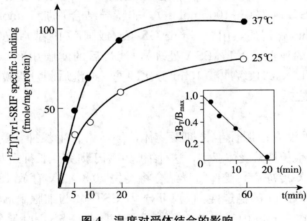

图 4　温度对受体结合的影响

（3）Ca²⁺浓度对受体结合的影响：Ca²⁺强烈抑制 SST 受体结合反应，约 100mmol/L Ca²⁺几乎使受体特异结合完全抑制，但 0.5mmol/L 的 EGTA 可消除 Ca²⁺对受体的抑制作用，见图 5。

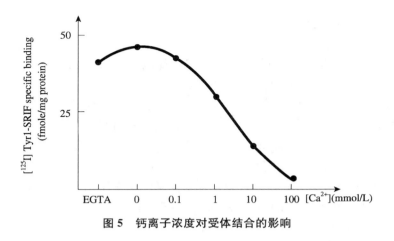

图5 钙离子浓度对受体结合的影响

5. $[^{125}I\text{-}Tyr^1]$-SST-14 对垂体前叶细胞膜：$K_d = 0.9 \pm 0.22$nmol/L，$B_{max} = 104.4 \pm 1.9$fmol/mg 膜蛋白。

（贺师鹏）

参 考 文 献

1. watson S，Arkinstall S（eds）. The G-protein Linked Receptor Facts Book. San Diego：Acdemic Press，1994.

2. Patel YC，Reichlin S. Somastotin in hypothalamus，extrahyothalamix brain，and peripheral tissues of the rat. Endocrinology，1978，102：523 - 530.

3. Enjalbert A，Tapia-arancibia L，Rieutortm，et al. Somatostatin receptors on rat anterior pituitary membranes. Endocrinology，1982，110：1634 - 1640.

4. Andrew J，Ptrack B. Somatostatin receptor binding in rat cerebral cortex. J Bio Chem，1983，258：5525.

5. Koenig JA，Edwardson JM，Humphrey PA. Somatostatin receptor in neuroblastoma cells：operational characteristics. Br J Pharmacol，1997，120：45 - 51.

6. Raynor K，Reisine T. Analogs of somatostin seleclively label distinct subtypes of somatostin receptors in rat brain. J Pharmacol Exp Ther，1989，251：510 - 517.

7. Patel YC，Greenwood MT，Warszynska A，et al. All five cloned human somatostatin receptors Chsst r (1-5) are functionally coupled to adenylyl cyclase. Biochem Biophy Res Commu，1994，198：605 - 612.

干细胞因子受体的放射配基结合分析
(Stem Cell Factor Receptor-RBA)

干细胞因子（stem cell factor，SCF）又称肥大细胞生长因子（MGF）、kit 配基（KL）及 Steel 因子（SLF），是由骨髓微环境中的成纤维细胞、内皮细胞以及肝细胞等产生的一种酸性糖蛋白。SCF 有两种存在形式：一种是可溶型 SCF（sSCF），由 165 个氨基酸组成；另一种是膜结合型 SCF（mSCF），由 248 个氨基酸组成；两种形式的 SCF 均有生物活性。人的 SCF 基因位于第 12 号染色体上，SCF 的主要功能是刺激干细胞及祖细胞增殖和分化，延长其存活期，以及动员干细胞和祖细胞。鼠与人的 SCF 有 83% 的同源性，两者对人造血细胞几乎有相等的生物学活性。

SCF 受体（stem cell factor receptor，SCFR）是分子量约为 145 000 的跨膜糖蛋白（CD117），由位于染色体 W 位点的原癌基因 *c-kit* 编码，又称为 c-kit 受体，属于 III 型酪氨酸激酶（PTK）超家族成员，包括由 5 个类似 Ig 结构组成的胞外结构域、一个疏水性跨膜区及一个具有 PTK 活性的细胞内区，其中激酶结构域由 ATP 结合区和磷酸转移酶区组成。SCFR 广泛分布于各种发育阶段的造血细胞以及其他一些组织细胞，目前已知 SCFR 存在两种亚型，分别为 kit A 与 kit，kit 仅在细胞外结构域中比 kit A 少 4 个氨基酸残基（GNNK），两者同时存在于正常组织中，但含量不同，如人骨髓中 kitA/kit mRNA 的比值约为 1∶5。SCF 与 c-kit 结合后，通过引发该受体同源二聚体化以及受体分子的酪氨酸磷酸化，形成一个可供大量含 SH2 的信号转导分子结合的区域，启动信号事件的级联反应，从而实现 SCF 的生物学活性。

此外，造血细胞、肥大细胞及内皮细胞 c-kit 受体的胞外结构域可在蛋白水解酶作用下，从细胞表面分开成为可溶性的 c-kit 受体，并在正常人血浆中循环。天然的可溶性 kit 和细胞表面 kit 与 SCF 的结合亲和力相差无几。重组的可溶性 c-kit 在体外既可抑制 SCF 诱导的成纤维细胞表面 c-kit 受体的酪氨酸磷酸化，也可特异地阻断 SCF 刺激造血集落生长的能力，提示调节体内 SCF 的生物活性可能是可溶性 c-kit 受体的功能之一。

^{125}I-SCF 的制备

【材料与试剂】

1. 重组人 SCF（rhSCF）。
2. 氯胺-T（Chloramine-T）。
3. Enzymobeads 试剂。
4. Na^{125}I 溶液。
5. 偏重亚硫酸钠。
6. 洗脱缓冲液 I：0.05mmol/L pH 7.5 磷酸钠缓冲液，0.01% BSA。
7. 洗脱缓冲液 II：0.05mol/L pH 7.5 磷酸钠缓冲液，0.01%明胶。
8. Sephadex G-25（1×20 cm）。

【方法】

1. 氯胺-T 法：在 1.5ml 锥形离心管中加入 50μl 0.2 mol/L 磷酸钠缓冲液（pH 7.5）、rhSCF（5 μg /10μl）、Na^{125}I 溶液（1 mCi/10μl），快速加入新鲜配制的氯胺-T 水溶液（5 μg/5μl），置于冰水浴中轻微振荡混匀 1min，立即加入新鲜配制的偏重亚硫酸钠 10 μg/5μl 终止反应。将反应混合物加入经洗脱缓冲液 I 平衡的 Sephadex G-25 柱，用相同溶液洗脱，自动分步收集每管 500μl，每管取 5μl 测定放射性计数，收集第一个放射洗脱峰（^{125}I-rhSCF）液，4℃保存。自身置换法测定标记产品的比活度。

2. LPO 法：在反应管中加入 50μl 含 5 μg rhSCF 的 0.2mmol/L 磷酸钠缓冲液（pH 7.5）、10μl（2 mCi）Na^{125}I、10μl 2.5%β-D-葡萄糖、50μl enzymobeads 试剂（用前蒸馏水浸泡 30min），25℃充分混匀反应 10min，加入 20μl 25mmol/L NaN$_3$ 及新鲜配制的偏重亚硫酸钠水溶液 10μl（50 μg）混匀终止反应 5min。反应混合物经洗脱缓冲液 II 平衡的 Sephadex G-25 柱层析分离结合与游离^{125}I，自动分步收集每管 500μl，每管取 5μl 测定放射性计数，收集第一个放射洗脱峰（^{125}I-rhSCF）液，用含 0.01% BSA 和 0.02% NaN$_3$ 的 0.05mmol/L

PBS（pH 7.5）适当稀释，4℃保存。^{125}I 的标记率约为 80％。

内皮细胞 SCF 受体结合分析

【材料与试剂】

1. 人脐带静脉。

2. 0.5mg/ml 胰蛋白酶。

3. 培养液：RPMI 1640 内含 10％灭活小牛血清、50 μg/ml 内皮细胞生长因子、90 μg/ml 肝素。

4. 结合缓冲液：RPMI 1640 内含 1％BSA、1mmol/L EDTA、0.1％ NaN$_3$、10 μg/ml 松胞菌素 B 和 50mmol/L HEPES（pH7.4）。

5. 苯二甲酸油：邻苯二甲酸二丁酯$_{(v)}$：橄榄油$_{(v)}$＝3：2。

6. ^{125}I-rhSCF。

7. rhSCF。

【方法】

1. 内皮细胞制备：应用胶原酶对人脐带静脉进行处理，得到的内皮细胞转入培养瓶中，37℃、5％CO$_2$ 及饱和湿度条件下培养，当培养细胞贴壁生长约 80％时，用 0.5mg/ml 胰蛋白酶温育消化，PBS 洗涤两次，每瓶细胞一般分 3 份再次于 37℃、5％CO$_2$ 及饱和湿度条件下培养，当细胞长至指数生长期时，利用橡胶淀帚将其刮下，800×g 离心 2min，细胞沉淀用 PBS 洗涤两次，并用结合缓冲液悬浮至实验所需细胞浓度（约 2×10^6/ml），锥虫蓝染色细胞活力＞95％。

2. 受体结合反应：聚丙烯试管中依次加入人脐静脉内皮细胞（1.2×10^5）、终浓度为 8.2 pmol/L～4.4 nmol/L 的^{125}I-rhSCF，终体积用结合缓冲液补足 100μl，15℃轻微振荡温育 4 h，温育结束后，将反应混合物全量移入含有 200μl 苯二甲酸油的 1.5ml EP 管液面，4℃、1500×g 离心 5min，吸取上清液，测定细胞沉淀（结合^{125}I-rhSCF）与上清液（游离^{125}I-rhSCF）的放射性计数，NSB 管中加入 100 倍非标记 rhSCF。结合实验数据经配基程序处理。

单核细胞 SCF 受体结合分析

【材料与试剂】

1. 单核细胞：取自患者骨髓。

2. 淋巴细胞分离液（Ficoll‑泛影葡胺，密度 1.077）。

3. 细胞洗涤液：IMDM 含 5％ FCS（v/v）。

4. 10％二甲亚砜。

5. 结合缓冲液：RPMI 1640 液，1％ BSA，50mmol/L HEPES（pH7.4），0.1％ NaN$_3$，10μg/ml 松胞菌素 B。

6. 苯二甲酸油：邻苯二甲酸二丁酯$_{(v)}$：橄榄油$_{(v)}$＝3：2。

7. ^{125}I-rhSCF。

8. rhSCF。

【方法】

1. 单核细胞的制备：① 取初次确诊为急性原始粒细胞性白血病（AML）患儿的骨髓标

本，无肝素防腐剂保存，骨髓标本用含 5% FCS（v/v）的 IMDM 液稀释 2 倍，将其移入密度为 1.077 的淋巴细胞分离表面，2000 转/分 离心 30～40min，吸取富含单核细胞的中层，用 PBS（pH 7.4）适当稀释，1000 转/分离心 5min，沉淀细胞用 PBS 洗涤两次，并用含 10%二甲亚砜和 90% FCS（v/v）的 IMDM 液悬浮，液氮冷冻保存；② 液氮保存的 AML 骨髓细胞快速融解，1000 转/分 离心 5min，细胞沉淀用含 5% FCS（v/v）的 IMDM 液洗涤 3 次，并于 37℃温育 90min 以清除来自体内黏附于细胞表面的可溶性 SCF 受体，1000 转/分 离心 5min，细胞沉淀用含 5% FCS（v/v）的 IMDM 液悬浮至实验所需细胞浓度，瑞氏法染色单核细胞纯度＞98%，锥虫蓝染色细胞活力＞95%。

2. 受体结合反应：试管中依次加入结合缓冲液、终浓度为 5.6 pmol/L～2.4 nmol/L 的 ^{125}I-SCF、细胞为 2.2×10^5 个，终体积用结合缓冲液补足 $100\mu l$，细胞混合物置于振荡温育箱中 15℃温育 4 h，温育结束后，将反应混合物全量移入含有 $200\mu l$ 苯二甲酸油的 1.5ml EP 管液面，4℃、$1500 \times g$ 离心 5min，吸取上清液，测定细胞沉淀（结合 ^{125}I-rhSCF）与上清液（游离 ^{125}I-rhSCF）的放射性计数，NSB 管中加入 100 倍过量的非标记 rhSCF。^{125}I-rhSCF 与 AML 骨髓单核细胞的结合数据经 Scatachard 分析，结果呈非线性，提示存在高、低两种亲和力 SCF 结合位点，K_d 值分别为 16 pmol/L 与 8 nmol/L，B_{max} 值分别为 510 与 7170 个结合位点/细胞。

可溶性 SCF 受体结合分析

【材料与试剂】

1. 正常人血清。
2. Amicon YM-10 膜。
3. ActiSep 洗脱液。
4. SCF-Actigel（干细胞因子亲和明胶）。
5. 抗 c-kit 多克隆抗体（No. 1855）。
6. 蛋白 A 琼脂糖珠。
7. TNTG 试剂：20mmol/L Tris 液（pH 7.5），150mmol/L NaCl，0.1% Triton X-100，10%甘油。
8. ^{125}I-rhSCF。
9. rhSCF。

【方法】

1. 血清可溶性 c-kit 受体的制备：血清经 Amicon YM-10 膜超滤浓缩 25 倍；将浓缩物加入 SCF-Actigel 中，充分混匀后 4～8℃振荡过夜；取出反应混合物，用 ActiSep 洗脱液洗脱结合在 SCF-Actigel 上的 c-kit 受体；洗脱液经 PBS 充分透析，并用 Amicon YM-10 膜超滤浓缩；浓缩液经无菌过滤，定量受体蛋白含量。

2. 受体结合分析：在 PBS 中加入 2 nmol/L 纯化的可溶性 c-kit 受体制剂、终浓度为 50 pmol/L～7 nmol/L 的 ^{125}I-rhSCF，4℃温育过夜；在反应混合物中加入 $2\mu l$ 抗 c-kit 多克隆抗体（No. 1855）和 $10\mu l$ 蛋白 A 琼脂糖珠形成免疫沉淀，4℃静置 2h，沉淀用 TNTG 洗涤两次，分别测定沉淀（结合 ^{125}I-rhSCF）与上清液（游离 ^{125}I-rhSCF）放射性，NSB 管中加入 100 倍过量的非标记 SCF。数据经 Scatachard 分析，SCF 的 K_d 值为 360 pmol/L。

【说明】

1. SCF 的氨基端部位（31 000）含有 3 个酪氨酸，易于进行碘化反应。虽然 ^{125}I-rhSCF 的制备在早期有学者采用乳过氧化物酶作为氧化剂，但随后的研究表明，常规氯胺-T 法制备的 ^{125}I-rhSCF 与 c-kit 受体的生物结合活性无明显变化，故目前大多采用氯胺-T 法进行标记制备 ^{125}I-rhSCF，标记混合物一般经 Sephadex G-25 柱层析分离纯化，^{125}I-RHSCF 的比活度在 2000～2500 Ci/mmol。

2. 反应条件：应用红白血病细胞株 OCIM1 进行的预实验表明，SCF 在 37℃条件下与细胞结合后迅速出现内移，并可发生降解作用，使受体-配基反应难以达到平衡；时间和温度对受体-配基结合影响实验显示，在 15℃振荡温育 4 h 可使受体达到最大饱和结合；同时还发现，在结合缓冲液中加入 0.1% NaN$_3$ 和 10 μg/ml 的松胞菌素，可将温育时 SCF 的内移程度降至最低（＜20%）。

3. ^{125}I-rhSCF 结合的特性：^{125}I-rhSCF 与细胞结合的 Scatachard 分析显示，结果既有呈线性的单位点受体类型，也有呈非线性的双位点受体类型。单位点受体的 K_d 值为 47～310 pmol/L，B_{max} 值为 610～8560 个结合位点/细胞；双位点受体中高、低亲和力受体的 K_d 值分别为 16～59 pmol/L 与 1.1～65 nmol/L，B_{max} 值分别为 210～2860 个结合位点/细胞与 5400～29 000 个结合位点/细胞。

（李前伟）

参 考 文 献

1. Jr RR. Signaling by Kit protein-tyrosine kinase——the stem cell factor receptor. Biochemical and Biophysical Research Communications, 2005, 337: 1-13.

2. Zeng S, Xu ZH, Lipkowitz S, et al. Regulation of stem cell factor receptor signaling by Cbl family proteins (Cbl-b/c-Cbl). Immunobiology, 2005, 105: 226-232.

3. Turner AM, Bennett LG, Lin NL, et al. Identification and characterization of a soluble c-kit receptor produced by human hematopoietic cell lines. Blood, 1995, 85: 2052-2058.

4. Williams DE, Eisenman J, Baird A, et al. Identification of a ligand for the c-kit proto-oncogene. Cell, 1990, 63: 167-174.

5. Dahlen DD, Lin NL, Liu YC, et al. Soluble Kit receptor blocks stem cell factor bioactivity in vitro. Leukemia Research, 2001, 25: 413-421.

6. Broudy VC, Smith FO, Lin N, et al. Blasts from patients with acute myelogenous leukemia express functional receptors for stem cell factor. Blood, 1992, 80: 60-67.

甾体激素受体的放射配基结合分析
(Steroid Hormone Receptor-BRA)

甾体激素为一类具有环戊烷结构的化合物，即由胆固醇衍生的疏水性小分子，在血液中与专一载体蛋白发生可逆性结合后成可溶状态，当与载体蛋白解离，可通过扩散穿过细胞膜，与胞液中专一的甾体激素受体蛋白可逆地结合。甾体激素与受体的结合作用广泛涉及机体的生长、发育、分化、免疫、代谢及生殖等方面。甾体激素受体为一类存在于靶组织细胞中的功能性蛋白，甾体激素或其代谢物激活后，导致一系列信息传递，调节特异性靶基因的表达，最后产生组织细胞对激素的生理效应。甾体激素受体与相应配基结合具有受体的共有特性。甾体激素受体在与激素结合之前呈寡聚体状态，既可使受体处于较稳定的非活化状态，又可以保证受体与配基的高亲和力结合。不同种属的甾体激素受体的一级结构均有较高的同源性（达85％），而不同受体之间亦具有较高的同源性，其主要结构特点与功能包括：

1. 激素结合区（HBD）：由约250个氨基酸残基组成，位于受体的C端。该区与甾体激素结合是将受体由非DNA结合型转变为DNA结合型的过程的先决条件，此过程又称受体活化（activation）。其活化机制可能是：激素与受体结合后引起受体与热休克蛋白等分子伴侣解离，使热休克蛋白对受体DNA结合区的掩蔽作用被消除，与此同时，激素与受体结合后可以诱导受体构象的改变，从而使DNA结合区充分暴露出来。

2. DNA结合区（DBD）：由约66~68个氨基酸残基组成，其结构特点主要有：①在一级结构上各种甾体激素受体具有最高的同源性。②富含碱性氨基酸如赖氨酸、精氨酸。③具有锌指结构（zinc finger）。甾体激素受体调节靶基因表达的特异性是由DNA结合区决定的，而与激素结合区无直接关系。

3. 热休克蛋白结合区：甾体激素受体在未与激素结合前以寡聚体形式存在，沉降系数为8~10S。该寡聚体复合物存在于细胞质或细胞核内，含有一分子受体、两分子hsp90、hsp70、hsp56等伴侣分子，不具转录活性。当受体与配基结合后，受体与热休克蛋白解离，受体构象改变，沉降系数为4S。此时，受体发生二聚化，并以高亲和力与靶基因相互作用，调节靶基因的转录过程。

4. 核定位信号区（NLS）：引导受体蛋白进入细胞核内的特殊氨基酸顺序。

5. 二聚体化区：甾体激素受体与激素结合后，以二聚体形式与靶基因相互作用。受体二聚体化的区域有两个，分别位于激素结合区和DNA结合区，其中位于激素结合区的二聚体化作用较强，并具有激素依赖性，而DNA结合区的二聚体化作用较弱，且不受激素的调节。

6. 转录激活功能区（AF）：甾体激素受体均含有两个转录激活功能区，一个位于受体分子的N端（AF1），为非激素依赖性的组成性转录激活区；另一个位于受体分子的C端激素结合区内，为激素依赖性的可诱导性转录激活区（AF2），甾体激素受体的每个AF均具有明显的细胞特异性。

常见甾体激素受体及主要物化参数见表1。

表1　常见甾体激素受体主要物化参数

	寡聚体（kDa）	单聚体（kDa）	等电点
雌激素受体（ER）	220	63	5.7
雄激素受体（AR）	280~360	98	5.8
孕激素受体（PR）	270	79	6.5
糖皮质激素受体（GCR）	240~330	94	5.8

甾体激素受体与激素的作用机制较为复杂，主要有膜机制、核机制等。作为一类激素依赖性的转录调节因子，甾体激素受体对靶基因表达的调节作用既可以发生在转录水平，也可以发生在转录后水平，但在靶细胞内通常只有少数基因直接受到甾体激素的调控。其中一些基因的产物可能进一步激活其他基因，引起延缓的次级反应，扩增了激素的初始效应。已有

研究表明，专一甾体激素的结合可以诱导受体发生变构——受体活化，使受体蛋白与分离自不同来源的 DNA 结合的亲和力明显增加。由于甾体激素受体不断地向核内和核外扩散，因此认为这种与 DNA 非专一性结合的增加就是导致大量活化受体聚集在细胞核内的原因。由于甾体激素受体的作用机制非常复杂，在靶细胞内各主要亚组分中的分布与靶细胞对激素的反应性有重要影响。在评价靶细胞的受体状态时通常要分析不同细胞组分如细胞质、细胞核甚至核基质等的受体含量及其结合特性。受体在细胞各组分的表达密度、结合特性及受体蛋白结构的研究随着分子克隆技术的发展已取得了广泛的应用。

人乳腺癌组织雌激素受体的放射配基结合分析

【材料与试剂】

1. 配基：常用的放射性配基为 ^3H 标记的雌二醇，NEN 产品主要有：

①Estrodiol，[2，4，6，7，16，$17-^3H$（N）]-，比活度 $110\sim170Ci$（$4.07\sim6.29TBq$）/mmol。

②Estrodiol，[2，4，6，7，$-^3H$（N）]-，比活度 $70\sim115Ci$（$2.96\sim4.25TBq$）/mmol。也可用 ^{125}I 标记产品，如 3,17β-Estrodiol,16α-^{125}I-，比活度 $2200Ci$（$81.4TBq$）/mmol。

新订购的标记品可不必纯化，通常为了便于使用和保障产品的质量，可用安瓿封口分装成每支 $5\sim10\mu Ci$，按厂家提供的储存条件保存。如保存时间较长，使用前则要按产品说明进行必要的纯化。非标记配基通常采用己烯雌酚（DES）或雌二醇。

2. 缓冲液

TEMD 缓冲液：10mmol/L Tris-HCl，1.5mmol/L EDTA，20mmol/L Na_2MoO_4，5mmol/L $MgCl_2$，6mmol/L 巯基乙醇（pH 7.4）。

STM 缓冲液：50mmol/L Tris-HCl，5mmol/L $MgCl_2$，6mmol/L 巯基乙醇，0.25mol/L 蔗糖（pH 7.4）。

低镁缓冲液：10mmol/L Tris-HCl，0.2mmol/L $MgCl_2$。

高盐缓冲液 A：10mmol/L Tris-HCl，0.2mmol/L $MgCl_2$，1mol/L NaCl。

高盐缓冲液 B：10mmol/L Tris-HCl，0.2mmol/L $MgCl_2$，2mol/L NaCl。

3. DCC 悬液：TEMD 缓冲液，加入 1% 的活性炭、0.1% 葡聚糖 T_{70}，搅拌 4h，负压抽气，4℃保存。注意活性炭在使用前可用浓 HCl 浸泡 $2\sim4h$，再用双蒸水洗涤至中性，烘干备用。

【方法】

1. 乳腺癌组织细胞质的制备：取新鲜的乳腺癌手术标本，切除肿瘤周围的组织，剪碎，按 1∶8（w/v）加入 TEMD 缓冲液，以高速细胞分散器 4000 转/分 匀浆，20 秒/次，共 3 次，每次间隔 15s，匀浆液 4℃、770×g 离心 10min，上清液 4℃、43 000×g 离心 30～40min，所得上清液即为胞浆，沉淀为胞膜（粗膜），也可按膜制剂的制备方法作进一步处理。

2. 细胞核悬液制备：第一次离心后的沉淀以 STM 缓冲液悬浮，细胞尼龙网过滤，4℃、770×g 离心 10min，弃上清液，沉淀以 STM 缓冲液离心洗涤 3 次，所得沉淀再以 STM 缓冲液悬浮即为细胞核悬液（粗核）。

3. 核基质制备：细胞核悬液依次按以下顺序处理：DNAse I 溶液（$20\mu g/ml$ 悬液）22℃消化 30min；LM 缓冲液处理 15min，高盐缓冲液 A、B 分别处理 30min；1% Triton

X-100处理10min。各次处理后均以4℃、750×g离心15min，最后以STM缓冲液离心洗涤3次，所得沉淀即为核基质。可通过镜检观察细胞核及核基质的结构。

4. 内源性雌激素的去除：内源性雌激素水平增高时，可造成受体含量偏低而K_d值增大，因此，在某些病理情况下，尤其是内源性雌激素水平明显升高时，应考虑进行内源性激素的去除，以消除对测定结果的影响。常用的方法有吸附法和温育法。细胞质可采用DCC吸附：将1%的DCC悬液按1：10（v/v）加入胞浆中，4℃吸附20min，3000×g离心15min，取上清液即可进行结合反应。对于细胞或细胞核等有型成分可将制备的悬液置35℃温育15min，离心，弃上清液，取沉淀可进行结合反应。

5. 蛋白及DNA测定：常用Lowry及其改良法测定蛋白浓度，Burton法测定DNA浓度。

6. 受体结合反应

（1）加样：分别设TB、NSB管，样本与不同浓度的标记配基（表2）进行饱和结合反应。

表2 雌激素受体测定加样表（反应体积为0.3ml）

	样本	标记配基	非标记配基
TB	0.2ml	0.1～3.75nmol/L（胞浆）	—
		0.2～10nmol/L（胞核）	
NSB	0.2ml	同上	标记配基浓度×500倍

（2）平衡反应：反应温度越高，结合越快，但解离也越快。雌激素受体的饱和结合反应可选择不同的反应条件，如采用4℃过夜（12～16h），此条件较易控制，稳定性好。也可采用30℃、30min，22℃、2h等平衡反应条件。

（3）结合与游离配基的分离：胞浆受体测定通常采用DCC法进行分离。方法是：各反应管温育结束后，加入1%DCC悬液0.2ml，置4℃吸附20min，每隔5min摇匀一次。4℃、1500×g离心15min，小心吸出上清液，加入闪烁杯中，作均相测量。完整细胞、细胞膜、细胞核等的受体蛋白测定可采用滤膜法、离心洗涤法等。其中滤膜法较为常用，方法是：将各反应管终止反应，玻璃纤维滤膜置于多头细胞收集器内，以冷冻缓冲液为洗液，流速为每管10ml/min，抽滤20～30s，滤膜取出后置80℃红外线烤箱烘干，冷却后放入闪烁杯中，作固相测量。

7. 数据处理：按一般多点饱和实验的方法处理，见本书总论第六章。

兔子宫内膜组织孕激素受体的放射配基结合分析

【材料与试剂】

1. 配基：常用的放射性配基为^3H标记的黄体酮，NEN产品主要有：

①Progesterone，[1，2，6，7，17-^3H（N）]-，比活度100～160Ci（3.70～5.92TBq）/mmol。

②Progesterone，[1，2，6，7，-^3H（N）]-，比活度90～115Ci（3.33～4.25TBq）/mmol。

③^3H-promesterone（^3H-P5020），比活度45～80Ci（1.67～2.96TBq）/mmol。

新订购的标记品可不必纯化，通常为了便于使用和保障产品的质量，可用安瓿封口分装成每支 5～10μCi，按厂家提供的储存条件保存。如保存时间较长，使用前则要按产品说明进行必要的纯化。非标记配基通常采用黄体酮。

2. 缓冲液：TEMDG 缓冲液：10mmol/L Tris-HCl，1.5mmol/L EDTA，20mmol/L Na$_2$MoO$_4$，5mmol/L MgCl$_2$，6mmol/L 巯基乙醇，10％甘油（pH 7.4）。

STM 缓冲液：50mmol/L Tris-HCl，5mmol/L MgCl$_2$，6mmol/L 巯基乙醇，0.25mol/L 蔗糖（pH 7.4）。

低镁缓冲液：10mmol/L Tris-HCl，0.2mmol/L MgCl$_2$。

高盐缓冲液 A：10mmol/L Tris-HCl，0.2mmol/L MgCl$_2$，1mol/L NaCl。

高盐缓冲液 B：10mmol/L Tris-HCl，0.2mmol/L MgCl$_2$，2mol/L NaCl。

3. DCC 悬液：TEMD 缓冲液，加入 1％的活性炭、0.1％葡聚糖 T$_{70}$，搅拌 4h，负压抽气，4℃保存。注意活性炭在使用前可用浓 HCl 浸泡 2～4h，再用双蒸水洗涤至中性，烘干备用。

【方法】

1. 子宫内膜组织细胞质的制备：取新鲜的家兔子宫，剖开，以 TEMDG 缓冲液清洗，用手术刀片小心刮取内膜，按 1：8（w/v）加入 TEMDG 缓冲液，以高速细胞分散器 4000 转/分 匀浆，20 秒/次，共 3 次，每次间隔 15s，匀浆液 4℃、770×g 离心 10min，上清液 4℃、43 000×g 离心 30～40min，所得上清液即为胞浆，沉淀为胞膜（粗膜）。

2. 细胞核悬液制备：第一次离心后的沉淀以 STM 缓冲液悬浮，细胞尼龙网过滤，4℃、770×g 离心 10min，弃上清液，沉淀以 STM 缓冲液离心洗涤 3 次，所得沉淀再以 STM 缓冲液悬浮即为细胞核悬液（粗核）。

3. 核基质制备：细胞核悬液依次按以下顺序处理：DNAse Ⅰ 溶液（20μg/ml 悬液）22℃消化 30min；LM 缓冲液处理 15min，高盐缓冲液 A、B 分别处理 30min；1％Triton X-100 处理 10min。各次处理后均以 4℃、750×g 离心 15min，最后以 STM 缓冲液离心洗涤 3 次，所得沉淀即为核基质。可通过镜检观察细胞核及核基质的结构。

4. 内源性孕激素的去除：内源性孕激素水平增高时，可造成受体含量偏低而 K_d 值增大，因此，在某些病理情况下，尤其是内源性激素水平明显升高时，应考虑进行内源性激素的去除，以消除对测定结果的影响。常用的方法有吸附法和温育法。细胞质可采用 DCC 吸附：将 1％的 DCC 悬液按 1：10（v/v）加入胞浆中，4℃吸附 20min，3000×g 离心 15min，取上清液即可进行结合反应。对于细胞或细胞核等有形成分可将制备的悬液置 35℃温育 15min，离心，弃上清液，取沉淀可进行结合反应。

5. 蛋白及 DNA 测定：常用 Lowry 及其改良法测定蛋白浓度，Burton 法测定 DNA 浓度。

6. 受体结合反应

（1）加样：分别设 TB、NSB 管，样本与不同浓度的标记配基（表 3）进行饱和结合反应。

表 3 孕激素受体测定加样表（反应体积为 0.3ml）

	样本	标记配基	非标记配基
TB	0.2ml	0.1～5.0nmol/L（胞浆）	—
		0.2～10nmol/L（胞核）	
NSB	0.2ml	同上	标记配基浓度×500 倍

（2）平衡反应：反应温度越高，结合越快，但解离也越快。雌激素受体的饱和结合反应可选择不同的反应条件，如采用 4℃过夜（12～16h），此条件较易控制，稳定性好。也可采用 30℃、30min，22℃、2h 等平衡反应条件。

（3）结合与游离配基的分离：胞浆受体测定通常采用 DCC 法进行分离。方法是：各反应管温育结束后，加入 1%DCC 悬液 0.2ml，置 4℃吸附 20min，每隔 5min 摇匀一次。4℃、1500×g 离心 15min，小心吸出上清液，加入闪烁杯中，作均相测量。完整细胞、细胞膜、细胞核等的受体蛋白测定可采用滤膜法、离心洗涤法等。其中滤膜法较为常用，方法是：将各反应管终止反应，玻璃纤维滤膜置于多头细胞收集器内，以冷冻缓冲液为洗液，流速为每管 10ml/min，抽滤 20～30s，滤膜取出后置 80℃红外线烤箱烘干，冷却后放入闪烁杯中，作固相测量。

（4）数据处理：按一般多点饱和实验的方法处理，见本书总论第六章。

人前列腺癌组织雄激素受体的放射配基结合分析

【材料与试剂】

1. 配基：常用的放射性配基为 ^{3}H 标记的睾酮，NEN 产品主要有：

①Androsterone，5α-［9.11-^{3}H］-（^{3}H-睾酮），比活度 70～100Ci（2.59～5.92TBq）/mmol。

②Dihydrotestosterone，-［1，2，5，6，7-^{3}H（N）］（^{3}H-双氢睾酮），比活度 110～150Ci（4.07～5.55TBq）/mmol。

③^{3}H-methyltrienolone（^{3}H-R1881），比活度 45～80Ci（1.67～2.96TBq）/mmol。

新订购的标记品可不必纯化，通常为了便于使用和保障产品的质量，可用安瓿封口分装成每支 5～10μCi，按厂家提供的储存条件保存。如保存时间较长，使用前则要按产品说明进行必要的纯化。非标记配基通常采用睾酮、双氢睾酮、R1881。

2. 缓冲液

TEMDP 缓冲液：10mmol/L Tris-HCl，1.5mmol/L EDTA，20mmol/L Na_2MoO_4，5mmol/L $MgCl_2$，6mmol/L 巯基乙醇，1mmol/L PMSF（苯甲基磺酰氟，pH 7.4）。

STMP 缓冲液：50mmol/L Tris-HCl，5mmol/L $MgCl_2$，6mmol/L 巯基乙醇，0.25mol/L 蔗糖，1mmol/L PMSF（pH 7.4）。

低镁缓冲液：10mmol/L Tris-HCl，0.2mmol/L $MgCl_2$。

高盐缓冲液 A：10mmol/L Tris-HCl，0.2mmol/L $MgCl_2$，1mol/L NaCl。

高盐缓冲液 B：10mmol/L Tris-HCl，0.2mmol/L $MgCl_2$，2mol/L NaCl。

3. DCC 悬液：TEMDP 缓冲液，加入 1%的活性炭、0.1%葡聚糖 T_{70}，搅拌 4h，负压抽气，4℃保存。注意活性炭在使用前可用浓 HCl 浸泡 2～4h，再用双蒸水洗涤至中性，烘干备用。

【方法】

1. 人前列腺癌组织细胞质的制备：取新鲜前列腺癌手术标本，剪碎，加入 TEMDP 缓冲液（1：8，w/v），以高速细胞分散器 4000 转/分 匀浆，20 秒/次，共 3 次，每次间隔 15s，匀浆液 4℃、770×g 离心 10min，上清液 4℃、43 000×g 离心 30～40min，所得上清液即为胞浆，沉淀为胞膜（粗膜）。

2. 细胞核悬液制备：第一次离心后的沉淀以 STMF 缓冲液悬浮，细胞尼龙网过滤，4℃、770×g 离心 10min，弃上清液，沉淀以 STM 缓冲液离心洗涤 3 次，所得沉淀再以 STMP 缓冲液悬浮即为细胞核悬液（粗核）。

3. 核基质制备：细胞核悬液依次按以下顺序处理：DNAse Ⅰ 溶液（20μg/ml 悬液）22℃消化 30min；LM 缓冲液处理 15min，高盐缓冲液 A、B 分别处理 30min；1％ Triton X-100 处理 10min。各次处理后均以 4℃、750×g 离心 15min，最后以 STMP 缓冲液离心洗涤 3 次，所得沉淀即为核基质。可通过镜检观察细胞核及核基质的结构。

4. 内源性雄激素的去除：内源性雄激素水平增高时，可造成受体含量偏低而 K_d 值增大，因此，在某些病理情况下，尤其是内源性激素水平明显升高时，应考虑进行内源性激素的去除，以消除对测定结果的影响。常用的方法有吸附法和温育法。细胞质可采用 DCC 吸附：将 1％的 DCC 悬液按 1：10（v/v）加入胞浆中，4℃吸附 20min，3000×g 离心 15min，取上清液即可进行结合反应。对于细胞或细胞核等有形成分可将制备的悬液置 35℃温育 15min，离心，弃上清液，取沉淀可进行结合反应。

5. 蛋白及 DNA 测定：常用 Lowry 及其改良法测定蛋白浓度，Burton 法测定 DNA 浓度。

6. 受体结合反应

（1）加样：分别设 TB、NSB 管，样本与不同浓度的标记配基（表 4）进行饱和结合反应。

表 4　雄激素受体测定加样表（反应体积 0.3ml）

	样本	标记配基	非标记配基
TB	0.2ml	0.1～5.0nmol/L（胞浆）	—
		0.1～12nmol/L（胞核）	
NSB	0.2ml	同上	标记配基浓度×1000 倍

（2）平衡反应：反应温度越高，结合越快，但解离也越快。雌激素受体的饱和结合反应可选择不同的反应条件，如采用 4℃过夜（12～16h），此条件较易控制，稳定性好。也可采用 30℃、30min，22℃、2h 等平衡反应条件。

（3）结合与游离配基的分离：胞浆受体测定通常采用 DCC 法进行分离。方法是：各反应管温育结束后，加入 1％DCC 悬液 0.2ml，置 4℃吸附 20min，每隔 5min 摇匀一次。4℃、1500×g 离心 15min，小心吸出上清液，加入闪烁杯中，作均相测量。完整细胞、细胞膜、细胞核等的受体蛋白测定可采用滤膜法、离心洗涤法等。其中滤膜法较为常用，方法是：将各反应管终止反应，玻璃纤维滤膜置于多头细胞收集器内，以冷冻缓冲液为洗液，流速为每管 10ml/min，抽滤 20～30s，滤膜取出后置 80℃红外线烤箱烘干，冷却后放入闪烁杯中，作固相测量。

（4）数据处理：按一般多点饱和实验的方法处理，见本书总论第六章。

人大肠癌组织糖皮质激素受体的放射配基结合分析

【材料与试剂】

1. 配基：常用的放射性配基为 ^{3}H 标记的地塞米松，NEN 产品主要有：

①Dexamethasone，[6,7-^{3}H（N）]-，比活度 35～50Ci（1.30～1.85TBq）/mmol。

②Dexamethasone mesylate，[6,7-^{3}H（N）]-，比活度 35～50Ci（1.30～1.85TBq）/mmol。

新订购的标记品可不必纯化，通常为了便于使用和保障产品的质量，可用安瓿封口分装成每支 5～10μCi，按厂家提供的储存条件保存。如保存时间较长，使用前则要按产品说明进行必要的纯化。非标记配基通常采用磷酸地塞米松。

2. 缓冲液

PBS 缓冲液：10mmol/L KH_2PO_4，10mmol/L Na_2HPO_4，0.1mmol/L EDTA（pH 7.4）。

低镁缓冲液：10mmol/L Tris-HCl，0.2mmol/L $MgCl_2$。

高盐缓冲液 A：10mmol/L Tris-HCl，0.2mmol/L $MgCl_2$，1mol/L NaCl。

高盐缓冲液 B：10mmol/L Tris-HCl，0.2mmol/L $MgCl_2$，2mol/L NaCl。

3. DCC 悬液：PBS 缓冲液，加入 1% 的活性炭、0.1% 葡聚糖 T_{70}，搅拌 4h，负压抽气，4℃保存。注意活性炭在使用前可用浓 HCl 浸泡 2～4h，再用双蒸水洗涤至中性，烘干备用。

【方法】

1. 人大肠癌组织细胞质的制备：取新鲜大肠癌手术标本，剪碎，加入 PBS 缓冲液（1∶8，w/v），以高速细胞分散器 4000 转/分 匀浆，20 秒/次，共 3 次，每次间隔 15s，匀浆液 4℃、770×g 离心 10min，上清液 4℃、43 000×g 离心 30～40min，所得上清液即为胞浆，沉淀为胞膜（粗膜）。

2. 细胞核悬液制备：第一次离心后的沉淀以 PBS 缓冲液悬浮，细胞尼龙网过滤，4℃、770×g 离心 10min，弃上清液，沉淀以 PBS 缓冲液离心洗涤 3 次，所得沉淀再以 PBS 缓冲液悬浮即为细胞核悬液（粗核）。

3. 核基质制备：细胞核悬液依次按以下顺序处理：DNAse Ⅰ 溶液（20μg/ml 悬液）22℃消化 30min；LM 缓冲液处理 15min，高盐缓冲液 A、B 分别处理 30min；1% Triton X-100 处理 10min。各次处理后均以 4℃、750×g 离心 15min，最后以 PBS 缓冲液离心洗涤 3 次，所得沉淀即为核基质。可通过镜检观察细胞核及核基质的结构。

4. 内源性糖皮质激素的去除：内源性糖皮质激素水平增高时，可造成受体含量偏低而 K_d 值增大，因此，在某些病理情况下，尤其是内源性激素水平明显升高时，应考虑进行内源性激素的去除，以消除对测定结果的影响。常用的方法有吸附法和温育法。细胞质可采用 DCC 吸附：将 1% 的 DCC 悬液按 1∶10（v/v）加入胞浆中，4℃吸附 20min，3000×g 离心 15min，取上清液即可进行结合反应。对于细胞或细胞核等有形成分可将制备的悬液置 35℃温育 15min，离心，弃上清液，取沉淀可进行结合反应。

5. 蛋白及 DNA 测定：常用 Lowry 及其改良法测定蛋白浓度，Burton 法测定 DNA 浓度。

6. 受体结合反应

（1）加样：分别设 TB、NSB 管，样本与不同浓度的标记配基（表 5）进行饱和结合反应。

表 5　糖皮质激素受体测定加样（反应体积为 0.3ml）

	样本	标记配基	非标记配基
TB	0.2ml	0.1~10nmol/L（胞浆）	—
		0.1~16nmol/L（胞核）	
NSB	0.2ml	同上	标记配基浓度×2000 倍

（2）平衡反应：反应温度越高，结合越快，但解离也越快。雌激素受体的饱和结合反应可选择不同的反应条件，如采用 4℃过夜（12~16h），此条件较易控制，稳定性好。也可采用 30℃、30min，22℃、2h 等平衡反应条件。

（3）结合与游离配基的分离：胞浆受体测定通常采用 DCC 法进行分离。方法是：各反应管温育结束后，加入 1%DCC 悬液 0.2ml，置 4℃吸附 20min，每隔 5min 摇匀一次。4℃、1500×g 离心 15min，小心吸出上清液，加入闪烁杯中，作均相测量。完整细胞、细胞膜、细胞核等的受体蛋白测定可采用滤膜法、离心洗涤法等。其中滤膜法较为常用，方法是：将各反应管终止反应，玻璃纤维滤膜置于多头细胞收集器内，以冷冻缓冲液为洗液，流速为每管 10ml/min，抽滤 20~30s，滤膜取出后置 80℃红外线烤箱烘干，冷却后放入闪烁杯中，作固相测量。

（4）数据处理：按一般多点饱和实验的方法处理，见本书总论第六章。

外周血淋巴细胞糖皮质激素受体的放射配基结合分析

【材料与试剂】

1. 配基：常用的放射性配基为 ^{3}H 标记的地塞米松，NEN 产品主要有：

①Dexamethasone，[6,7-^{3}H（N）]-，比活度 35~50Ci（1.30~1.85TBq）/mmol。

②Dexamethasone mesylate，[6,7-^{3}H(N)]-，比活度 35~50Ci(1.30~1.85TBq)/mmol。非标记配基通常采用磷酸地塞米松。

2. 缓冲液

PBS 缓冲液：10mmol/L KH_2PO_4，10mmol/L Na_2HPO_4，0.1mmol/L EDTA（pH 7.4）。

RPMI-1640 培养液，淋巴细胞分离液。

【方法】

1. 外周血淋巴细胞悬液制备：取新鲜外周血 10~15ml，肝素抗凝，以 PBS 缓冲液（1:1，v/v）稀释，将血液沿已备有淋巴细胞分离液的离心管壁徐徐加入（淋巴细胞分离液与血液体积比为 1:1）。以 4℃、400×g 离心 30min，将白色透明的淋巴细胞层小心吸出，加入等体积 PBS 缓冲液，4℃、400×g 离心 10min，弃上清液反复离心洗涤 3 次，沉淀以 RPMI-1640 悬浮即得淋巴细胞悬液。

2. 内源性糖皮质激素的去除：将细胞悬液 35℃温育 15min，4℃、400×g 离心 5min 离心，弃上清液，取沉淀再以 RPMI-1640 悬浮备用。锥虫蓝染色，镜检细胞存活率大于 98%，调整细胞浓度（2~5）×10^6/ml。

3. 受体结合反应：分别设 TB、NSB 管，样本与不同浓度的标记配基（表 6）进行饱和结合反应。

表 6　糖皮质激素受体测定加样表（反应体积为 0.3ml）

	样本	标记配基	非标记配基
TB	0.2ml	0.5～16nmol/L	—
NSB	0.2ml	0.5～16nmol/L	标记配基浓度×2000 倍

淋巴细胞饱和结合反应可选择不同的反应条件，通常采用 22℃、2.5h，此条件较易控制，稳定性好。也可采用 37℃，30min。

4. 结合与游离配基的分离：完整细胞受体测定可采用滤膜法、离心洗涤法。其中滤膜法较为常用，方法是：将各反应管终止反应，玻璃纤维滤膜置于多头细胞收集器内，以冷冻缓冲液为洗液，流速为每管 10ml/min，抽滤 20～30s，滤膜取出后置 80℃红外线烤箱烘干，冷却后放入闪烁杯中，作固相测量。

5. 数据处理：按一般多点饱和实验的方法处理，见本书总论第六章。

以上各种核受体如果实验目的只是求受体最大结合容量，也可在饱和区选一个配基浓度，用单点法测定，试剂及操作方法和上述的多点饱和法基本相同，数据处理相对简单，见本书总论第六章。

（卢汉平）

参 考 文 献

1. Eriksson H. Steroid hormone recepptors；structure and function. Nobel Symsium No 57. New York：Elservier Science Publllishers，1983.
2. Spenccer VA，Samuel SK，Davie JR. Nuclear maxtrix protein associated with DNA in situ in hormone-dependent and hormone-independent human hreast cancer cell lines. Canceer Res，2000，60：208.
3. Anderson J，ClarK JH，PeeK FJ. Oestrogen and nuclear binding sites：determination of specific sites by 3 H-oestrogen exchange. Biochem，1972，126：561.
4. BarrackER. Localization of steroid hormone receptor in the nuclear matrix. In：ClarkCR, eds. Steroid hormonereceptor. England：Ellis Horwood Chickester，1987：89.
5. Nagasue M，KohnoH，ChangY，et al. Specificity of androgen receptor of hepaticellular carcinoma and liver in hummmans. Hepatogastroenterrology，1991，37：474.
6. Lacabelli S. Glucocorticoid receptor determination in leukemia patients using cytosol and whole-cell assays. Cancer Res，1981，41：3973.
7. Lowery OH，Rosebbrough MJ，Farr AL，et al. Protein measurement with the folin－phenol regent. Jbiol Chem，1958，193：265.
8. 卢建，余应年，徐仁宝. 受体信号转导系统与疾病. 济南：山东科学技术出版社，1999，370－395.

速激肽受体的放射配基结合分析
(Tachykinins Receptor-RBA)

速激肽（tachykinins，TKs）是 C 末端有-Phe-X-Gly-Leu-Met-NH-共同结构肽的总称。

哺乳类动物的速激肽包括 P 物质（substance P，SP）、神经激肽 A（neurokinin A，NKA）和神经激肽 B（neurokinin B，NKB）3 种，分别与相应的神经激肽（neurokinin，NK）受体 NK_1、NK_2、NK_3 结合后，参与气道平滑肌收缩、血浆渗出及黏液分泌的调节。

速激肽是一类含有 10 个或 11 个氨基酸的肽类物质，存在于呼吸道的无髓感觉神经纤维中，局部释放后可激活特异性受体迅速产生收缩气道平滑肌、刺激气道黏膜分泌、引起呼吸道微血管渗漏及免疫细胞和炎症细胞的肺内募集等生物效应。

3 种速激肽受体一级结构均由 400 个左右的氨基酸组成：NK_1 受体由 407 个氨基酸组成；NK_2 受体由 390 个氨基酸组成；NK_3 受体由 452 个氨基酸组成。各型受体和速激肽的亲和性顺序是 NK_1 受体：SP＞NKA＞NKB、NK_2 受体：NKA＞NKB＞SP、NK_3 受体：NKB＞NKA＞SP。速激肽受体可能存在受体亚型。药理学实验提示，存在于豚鼠支气管肺系统的 NK_2 受体亚型不同于存在于大鼠血管系统的 NK_1 受体亚型。NK_2 受体有 NK_{2A} 和 NK_{2B} 两种亚型，NK_{2A} 受体存在于豚鼠的支气管平滑肌，NK_{2B} 受体存在于豚鼠肺泡巨噬细胞。

速激肽受体是有 7 个跨膜结构的 G 蛋白共役型受体。速激肽与相应受体结合，激活 G 蛋白，G 蛋白激活磷脂酶 C，使二磷酸肌醇酯降解成三磷酸肌醇（inositol trisphosphate，IP3）和二酰甘油（DG），IP3 作用于肌浆网膜上的特异性受体，释放细胞内贮存的 Ca^{2+}，DG 通过蛋白激酶 C 打开肌浆膜的 L-型钙通道，细胞内 Ca^{2+} 升高引起相应组织的生理效应。

在呼吸道病理状态下，速激肽受体的变化尤为突出。用羊红细胞注射到鼠的气管内，所致的肺实质免疫性炎症的模型中，支气管肺泡灌洗液中淋巴细胞、粒细胞、巨噬细胞的 NK_1 受体 mRNA 表达明显增加。Peters 等用 Northern 印迹法分析肺内 NK_1 受体 mRNA，显示哮喘豚鼠肺 NK_1 受体 mRNA 表达增加。Bai 等的研究表明，NK_2 受体表达在哮喘患者增加 4 倍、吸烟者增加 3 倍、COPD 患者增加 2 倍；而 NK_1 受体表达在哮喘和 COPD 患者均无变化，吸烟者增加 2 倍。

在制药业中，速激肽受体拮抗剂成为热点，总共包括 NK_1 受体拮抗剂、NK_2 受体拮抗剂、NK_1/NK_2 受体拮抗剂、NK_3 受体拮抗剂、NK_1/NK_2/NK_3 受体拮抗剂五类受体拮抗剂。FK888 是一种选择性 NK_1 受体拮抗剂，能明显抑制激动剂所诱导的豚鼠气道收缩、血浆外渗和气道的黏液分泌。SR48968 是 NK_2 受体拮抗剂中选择性最高、作用最强的非肽类化合物，它能减少中性粒细胞和淋巴细胞在肺中的浸润，口服 100mg 即可明显抑制由 NKA 诱导的支气管收缩。FK224 是一种 NK_1/NK_2 受体拮抗剂，具有强大的 NK_1 和 NK_2 受体拮抗效应。临床试验表明，FK2224 可抑制吸入缓激肽引起的哮喘支气管收缩，但对 NKA 诱发的支气管收缩则不起作用。

NK_1 受体的放射配基结合分析

【材料与试剂】

1. 150nmol 氯胺-T。
2. Bolton-Hunter（BH）试剂：75nmol。
3. 50mmol/L pH 6.5 的硼酸钠缓冲液。
4. $Na^{125}I$。
5. 偏亚焦硫酸钠。

6. C_{18}-15539 分离柱。

7. P物质（SP）、神经速激肽（NK）。

8. ^{3}H-SP（31 Ci/mmol），购自 Amersham UK。

9. 大鼠，雄性豚鼠（约350g），人结肠手术标本。

10. 50mmol/L Tris-HCl 缓冲液（pH7.4）。

11. 多头细胞收集器。

12. Whatman GF/B 滤膜。

13. 受体结合反应缓冲液：50mmol/L pH7.4 Tris-HCl（含0.02% BSA、40μg/ml 制菌素、4μg/ml 胰酶和亮肽素、3mmol/L $MnCl_2$）。

14. 膜受体制备液：10mmol/L pH7.4 HEPES 缓冲液（含0.25mol/L 蔗糖、2mmol/L EDTA、10μg/ml 胃蛋白酶抑制剂、10μg/ml 亮胰酶肽、2mmol/L PMSF）。

15. 〔^{125}I-Tyr^8〕SP（2100 Ci/mmol）。

16. 受体反应缓冲液：50mmol/L pH7.4 Tris-HCl。

【方法】

1. Bolton-Hunter 试剂制备^{125}I-SP（P物质）或神经速激肽（NK）等

（1）^{125}I-BH 的标记：BH 75 nmol、Na^{125}I 4 mCi、氯胺-T 150 nmol，用 pH6.5 50mmol/L 的硼酸盐缓冲液调节总体积为85μl，指弹均匀，室温保持30s，加入偏重亚硫酸钠 150 nmol，再用400μl 1%的 TFA 酸化，HPLC 法分离标记物^{125}I-BH。

（2）^{125}I-BH 与 SP 反应：取 1mCi ^{125}I-BH，氮气吹干，再取50μl 硼酸盐缓冲液溶解约50nmol 的 SP，混合后室温反应30min，在 pH8.5 的弱碱性条件下 BH 水解，最后用300μl 0.1%的 BSA 稀释，C_{18}-15539 柱 HPLC 法纯化连接标记物，制得产品-20℃保存备用。

2. 大鼠脑组织或膀胱组织 NK_1 受体结合反应

（1）组织膜受体制备：大鼠100～300g，快速断头，迅速取出脑组织或膀胱组织，置于20～50倍体积的冰冷 Tris-HCl 缓冲液中，然后粉碎、匀浆（4℃），用上述缓冲液离心 40 000×g 4℃离心3次，每次12min，然后悬于受体反应缓冲液中，测定蛋白质含量。

（2）受体结合反应：试管底部加入适量受体细胞悬液，^{3}H-SP（31 Ci/mmol）浓度范围为0.2～20nmol/L，室温反应30min，非标记配基用1μmol/L SP，用滤膜法快速分离复合物，冷缓冲液淋洗滤膜3次。Whatman GF/B 滤膜事先用0.001%聚乙二醇胺溶液浸泡，以减轻非特异的吸附。

（3）用γ计数器测定滤膜放射性计数，专用软件包进行数据的拟合处理。

3. 豚鼠肺组织 NK_1 受体结合反应

（1）肺组织膜受体制备：雄性豚鼠350g，快速断头，迅速取出肺组织，置于10倍体积的冰冷膜受体制备缓冲液中，粉碎肺组织、匀浆（4℃），分别离心 1000×g 4℃ 10min、10 000×g 4℃ 15min 和 100 000×g 4℃ 40min，每次沉淀物用20倍体积的10mmol/L HEPES 缓冲液洗涤。

将上述沉淀物再次 150 000×g 离心40min，然后将沉淀物悬于受体反应缓冲液中，调节膜蛋白浓度在7～10mg/ml，-80℃存放备用。

（2）气管组织膜受体制备：同上述方法，迅速取出气管组织，置于10倍体积的冰冷缓冲液中，粉碎匀浆（4℃），分别离心 1000×g 4℃ 15min、100 000×g 4℃ 40min，然后悬于50mmol/L Tris-HCl（pH7.4，4℃）缓冲液中，调节膜蛋白浓度在3～8mg/ml，-80℃存放。如保存时间较久，使用时须用含 40％蔗糖的 HEPES 再次梯度离心。

（3）受体结合反应：在试管底部首先加入肺组织细胞膜 75μg，(^{125}I-Tyr^8）-SP（浓度范围为 20～25pmol/L），加入受体反应缓冲液（50mmol/L pH7.4 Tris-HCl，内含 1mmol/L MnCl$_2$），终体积 250μl，NSB 用 1μmol/L SP，室温反应 60min。利用多头细胞收集器快速分离复合物，测滤膜放射性后用专用软件包做数据处理。

【说明】

1. 以上用快速滤膜分离法，其 Whatman GF/B 滤膜事先需用 20mmol/L pH7.4 Tris-HCl（内含 0.1％聚乙二胺和 0.01％BSA）浸泡，以减轻非特异的吸附。

2. 测定蛋白质含量，标准蛋白用 BSA。

3. 该实验的 K_d 值约为 0.0145±0.005 nmol/L。

大鼠、豚鼠及人结肠手术标本 NK$_2$ 受体结合反应

【材料与试剂】

1. 人手术结肠标本。

2. 膜受体制备液：10mmol/L pH7.4 HEPES 缓冲液（含 0.25mol/L 蔗糖、2mmol/L EDTA、10μg/ml 胃蛋白酶抑制剂、10μg/ml 亮肽素、2mmol/L PMSF）。

3. 受体结合反应缓冲液：50mmol/L pH7.4 Tris-HCl（内含 0.02％的抑肽酶）。

4. ^{125}I-NKA：2-〔^{125}I〕-Iodohistidyl）-Neurokinin A（^{125}I-NKA），SA 2000 Ci/mmol。

【方法】

1. 人手术结肠标本受体制备：手术标本约 20～100g，－70℃液氮冷冻保存，实验时取出标本 200g 置于 10 倍体积的冰冷膜受体制备液中，粉碎结肠组织，4℃匀浆，分别离心 1000×g 4℃ 10min、10 000×g 4℃ 15min 和 100 000×g 4℃ 40min，每次沉淀物用 20 倍体积的 10mmol/L pH7.4 HEPESl 缓冲液洗净。将上述沉淀物再次 150 000×g 离心 40min，然后将沉淀物悬于受体结合缓冲液中，调节膜蛋白浓度在 7～10mg/ml，－80℃存放备用。

2. 受体结合反应：在试管底部加入约 250μg 结肠膜蛋白，再加入 50～70 pmol〔^{125}I〕-NKA 即可饱和，缓冲液 Tris-HCl 需加 0.02％的抑肽酶，NSB 用 1μmol /L NKA，25℃温浴反应 60min，用快速收集细胞的方法分离结合物，滤膜用 Whatman GF/B，用冰冷的 Tris-HCl 缓冲液（内含 0.5％BSA）洗涤滤膜，然后测滤膜放射性计数。

【说明】

1. 以上用快速滤膜分离，Whatman GF/B 滤膜事先用 20mmol/L pH7.4 Tris-HCl（内含 0.1％聚乙二胺和 0.01％BSA）浸泡，以减轻非特异的吸附。

2. Men11420 是近年来新发现的选择性 NK$_2$ 受体拮抗剂，它是 Men10627 的糖基化衍生物。Men11420 的结构为环状：{〔天冬氨酸（β-D-N-乙酰糖胺）-天冬氨酸-色氨酸-苯丙氨酸-氨基庚二酸-亮氨酸〕环状（2β-5β）}，它与 NK$_1$ 和 NK$_3$ 受体的亲和力很低，并易溶于水，可用于人的 NK$_2$ 受体分析。

3. 该实验参考 K_d 值约为（0.36±0.07）～（0.47±0.05）nmol/L；B$_{max}$ 约为 2.1±0.1fmol/mg 蛋白。

小鼠组织 NK₃ 受体和放射自显影分析

【材料和试剂】

1. 小鼠或新西兰家兔。

2. 50mmol/L pH7.4 Tris-HCl、10mmol/L pH7.4 HEPES 缓冲液，BSA、制菌素、亮胰酶肽、糜蛋白酶抑制素，4℃。

3. 〔^{125}I-MePHe^7〕-NKB（2200 Ci /mmol）。

【方法】

1. 脑组织放射自显影分析：小鼠快速断头，迅速取出脑组织，常规组织切片处理，要求每片含 NK₃ 受体蛋白约 20μg，将切片放入 10mmol/L HEPES 缓冲液中 15min，然后与 HEPES 配制的含 50pmol/L 的 〔^{125}I-MePHe^7〕-NKB 标记配基室温反应 90min，最后用冰冷的 HEPES 液洗涤切片两次，测切片中的放射性作 RBA 数据分析或作放射自显影术（ARG）分析。NSB 用非标记的选择性 NK₃ 受体激动剂 senktide。

2. 新西兰家兔虹膜括约肌切片 NK₃ 受体 ARG 分析：新西兰家兔放血后，取出眼虹膜括约肌组织，在 −20℃ 制备冰冻切片（20μm），将切片置于 50mmol/L pH7.4 Tris-HCl（4℃，内含 0.02％BSA），室温 22℃ 浸泡 30min，然后再将上述缓冲液配成含 3mmol/L MnCl₂、2μg/ml 糜蛋白酶抑制剂、40μg/ml 制菌素、4μg/ml 亮胰酶肽的溶液；加入〔^{125}I-MePHe^7〕-NKB（2200Ci/mmol），使反应浓度达到 1nmol/L，室温反应 90min，取出冷风晾干。NSB 用 1μmol/L 的非标记 MePHe^7-NKB。ARG 感光材料用 Amersham 公司的 Hyperfilm X 线片，4℃ 曝光 5 天。

【说明】

1. ^{125}I 标记品需要在 −70℃ 乙醇或液氮中保存。^{3}H 标记品冻结后易分解，应在 4℃ 保存。

2. 标记品的吸附，3 价阳离子与亲水性 C 末端容易吸附，储藏配基应加 0.1mol/L 的醋酸。

3. 实验的玻璃用品应硅化处理，玻璃纤维滤膜也需用 0.1％聚乙酰亚胺和 0.02％BSA、0.1％赖氨酸预处理。最好用聚乙烯或聚丙烯塑料试管。

4. 由于 C 末端蛋氨酰胺容易氧化，故应加入 β 巯基乙醇。

（刘志强　强永刚）

参 考 文 献

1. Gandriault G，Vincent JP. Selective labeling of a-or e-amino groups in peptides by the Bolton-Hunter reagent Peptide, 1992，13：1187－1192.

2. Mckee KT，Millar L，Rodger IW，et al. Identification of both NK₁ and NK₂ receptors in guinea-pig airways. Br J Pharmacology, 1993，110：693－700.

3. Buffington CA，Wolfe SA Jr. High affinity binding sites for〔3H〕substance P in urinary bladders of cats with interstitial cystitis. The Journal of urology, 1998，160，605－611.

4. Warner FJ，Comis A，Miller RC，et al. Characterization of the〔125I〕-neurokinin A binding site in the circular muscle of human colon. Journal Pharmacology, 1999，127：1105－1110.

5. Catalioto RM，Criscuoli M，Cucchi P，et al. Men11420, a novel glycosylated bicyclic peptide tachykinin NK₂ receptor antagonist. British Journal of Pharmacology, 1998，123：81－91.

6. 周廷冲. 多肽生长因子基础与临床. 北京：中国科学技术出版社，1992.

7. 史轶蘩. 协和内分泌和代谢学. 北京：科学出版社，1999.

8. Medhurst AD，Parsons AA，Roberts JC，et al. Characterization of NK_3 receptors in rabbit isolated iris sphincter muscle. British Journal of pharmacology，1997，120：93-101.

9. Chung FZ，Wu LH，Tian Y，et al. Two classes of structurally different antagonists display similar species preference for the human tachykinin neurokinin3 receptor. Molecular Pharmacology，1995，48：711-716.

10. Krause JE，Staveteig PT，Mentzer JN，et al. Functional expression of a novel human neurokinin3 receptor homolog that binds 3H-senktide and 125ImePhe7 neurokinin B，and is responsive to tachykinin peptide agonists. Proc Natl Acad Sci USA，1997，94：310-315.

11. Linden DR，Reutter MA，McCarson KE，et al. Time-dependent changes in neurokinin（3）receptors and tachykinins during adjuvant-induced peripheral inflammation in the rat. Neuroscience，2000，98（4）：801-811.

12. 才丽平，方秀斌，于润红. 呼吸道速激肽受体研究进展. 中华结核和呼吸杂志，1998，21（7）：428-429.

13. 梁永杰，田德增，朱辉，等. 速激肽受体拮抗剂对支气管哮喘豚鼠呼吸力学的影响. 中华结核和呼吸杂志，2004，27（10）：700-701.

甲状腺激素受体的放射配基结合分析
（Thyroid Hormone Receptor -RBA）

甲状腺激素（thyroid hormones，THs）为碘化酪氨酸的衍化物，广义的甲状腺激素包括甲状腺素（thyroxin，T_4）、3，5，$3'$-三碘甲状腺原氨酸（triiodothyronine，T_3）、3，$3'$，$5'$-三碘甲状腺原氨酸（rT_3）、二碘甲状腺氨酸（diiodo-tyrosines，DIT）和一碘甲状腺原氨酸（monoiodo-tyrosines，MIT）；狭义的甲状腺激素仅指发挥生理作用的 T_3 和 T_4。THs 由甲状腺滤泡上皮细胞合成，部位在滤泡上皮细胞顶端质膜微绒毛与滤泡腔交界处，合成过程包括：① 血液循环中的碘（I^-）在甲状腺滤泡上皮细胞基膜 Na^+-K^+-ATP 酶的参与下，经钠-碘同向转运体介导主动摄取；② I^- 在甲状腺过氧化物酶（TPO）的作用下被氧化成活性碘或氧化碘中间产物（I^+）；③ 活性碘取代滤胞内甲状腺球蛋白（Tg）上的酪氨酸残基的氢原子，生成 MIT 和 DIT；④ 在 TPO 作用下，一分子 MIT 和一分子 DIT 耦联生成 T_3，两分子 DIT 耦联成 T_4。生成 THs 的 Tg 分子经胞溢作用排至甲状腺滤泡腔中贮存。当甲状腺受到垂体前叶分泌的促甲状腺激素（TSH）刺激后，滤泡上皮细胞经胞饮作用将滤泡腔中的 Tg 分子摄入胞内，随即与溶酶体融合，并在溶酶体蛋白水解酶作用下 Tg 分子水解并释出 T_3、T_4 进入血液。正常人每日释放 T_4 与 T_3 量分别为 75 μg 和 25 μg，血液中的 T_4 均系甲状腺分泌，T_3 中的 70%～90% 来自 T_4 在肝、肾、心等外周组织经脱碘酶作用转化生成。血循环中的绝大部分 THs 以与血浆蛋白结合的无活性形式存在，发挥生理作用的未结合的游离 T_3（FT_3）和游离 T_4（FT_4）分别仅占 T_3 的 0.3%～0.5% 与 T_4 的 0.04%，其中 FT_3 的生物活性约为 FT_4 的 5 倍。THs 通过与其相应受体结合发挥广泛的生理作用，包括促进机体的生长发育、维持机体的物质与能量代谢、保持机体内环境的稳定等。THs 的合成与分泌主要受下丘脑-腺垂体-甲状腺轴的调节、甲状腺激素的反馈调节、甲状腺的自身调节及自主神经功能的影响。

甲状腺激素受体（thyroid hormone receptors，TRs）属于类激素核受体超家族成员，为单链受体，有 TRα 与 TRβ 两种类型。编码人 TRα 和 TRβ 的基因分别定位于染色体 17q11.2 与 3p22-3p24.1，各自含有 9 个与 8 个外显子，其中外显子 3～7 完全相同。由于转录起始位置或选择性剪接的不同，目前发现存在有 TRα1、TRα2、TRα3、TRΔα1、TRΔα2、TRβ1、TRβ2、TRβ3、TRΔβ3 等亚型，其中 TRα1、TRβ1、TRβ2、TRβ3 4 种亚型具有受体功能，其余亚型则无受体功能，但具有受体拮抗剂作用。功能性 TRs 在结构上可分为 6 个区，从氨基端到羧基端依次为 A～F 区，它们组成 4 个功能区域：① 氨基端 A 区和 B 区合称 A/ B 区，为长度不一的高度可变区，与基因转录激活有关，转录激活的区域称为 AF1 区；② C 区构成 DNA 结合区（DBD），具有高度保守性；③ D 区为铰链区，是连接 DBD 和 LBD 的区域，由 3～6 个氨基酸残基组成；④ 羧基端 E/F 区为配基结合区（LBD），该区含有与配基依赖的转录激活有着重要联系的 AF2 区。

TR 在组织中广泛表达，但不同亚型有一定的组织特异性：TRα1 和 TRα2 几乎在所有组织中表达，而 TRα1 mRNA 在心肌、骨骼肌和棕色脂肪中高度表达；TRΔα1 和 TRΔα2 在小肠和肺表达最多，对小肠的发育有重要意义；TRβ1 mRNA 在肝、脑、肾中高度表达，且肝中的表达有昼夜节律性变化；TRβ2 mRNA 特异性表达于垂体前叶和下丘脑，同时在脑和内耳发育过程中也有表达，其在转录水平受 T_3 浓度的调节；在大鼠中发现 TRβ3 存在于肝、肾、肺中，TRΔβ3 则在骨骼肌、心脏、脾和大脑中表达。TRs 以单体、同源二聚体或异源二聚体（TR-TRAP、TR-RXR）等形式识别并结合靶基因启动子的甲状腺激素反应元件（TREs），对基因转录进行调节，从而发挥生物效应。在有 T_3 存在时，TRs 与 T_3 结合，最终激活靶基因的表达；当 TRs 未与配基结合时，维甲酸 X 受体（RXR）与 TRs 形成异二聚体，最终抑制基因转录。此外，近年发现线粒体内存在有两种 TR（简称 mt-TR），大小分别为 28 000（p 28）与 43 000（p 43）。mt-TR 与核 TR 同源，为配基依赖性受体，与线粒体的有氧呼吸、线粒体的基因转录和生成有关。

肝细胞 TR 受体结合分析

【材料与试剂】

1. 雄性 SD 大鼠，体质量 150～200 g。
2. 匀浆液：0.32 mol/L 蔗糖、2mmol/L $MgCl_2$。
3. 清洗液：0.14 mol/L NaCl、3mmol/L $MgCl_2$。
4. TEM 缓冲液：30mmol/L Tris、2mmol/L EDTA、5mmol/L 巯基乙醇、10％（v/v）甘油，pH 8.0，25℃。
5. 提取缓冲液：TEM 缓冲液、0.4 mol/L NaCl、5mmol/L $MgCl_2$。
6. 结合缓冲液：TEM 缓冲液、0.2 mol/L NaCl。
7. ^{125}I-T_3：放射性比活度为 330 Ci/mmol（Abbott Laboratories，North Chicago，Ill）。
8. 非放射性 T_3、AG 1-X8 树脂（200～400 mesh）。
9. 电动匀浆器、γ 计数仪。

【方法】

1. 肝细胞核可溶性受体的制备：利用颈部脱位方式处死 SD 大鼠，立即取适量（4 g）肝组织称重，然后在 0℃ 条件下进行操作。肝组织置于匀浆液中绞碎，转入匀浆器中，加入 3 倍体积的匀浆液，5000 转/分 匀浆 10 次；匀浆液转入到 10 倍体积的 0.32 mol/L 蔗糖中充分混匀，700×g 离心 10min；匀浆沉淀加入相当于肝组织 10 倍体积的 2.4 mol/L 蔗糖充分混匀，28 000×g 离心 45min，除去上清液；细胞核沉淀加入 2 倍体积的清洗液充分悬浮，1000×g 离心 10min，除去上清液；细胞核沉淀加入 2 倍体积的提取缓冲液，旋涡混匀器搅拌 1min，然后置于 4℃ 每隔 5min 旋涡混匀器混匀 15 s，共 45min，悬浮液 4℃、20 000×g 离心 20min；收集上清液，用 TEM 缓冲液 1∶1 稀释。Lowary 法测定细胞核受体蛋白含量，本制备方法每克肝组织平均得到 2mg 蛋白。

2. 受体结合分析：反应管中加入 274μg 增溶的细胞核蛋白质，浓度递增的^{125}I-T_3（0.02～1.0 nmol），结合缓冲液补足 500μl，4℃ 温育 46h；温育结束后，加入 1ml（160mg）AG 1-X8 树脂（200～400 mesh）混匀，并每隔 5min 振摇 1 次，共 20min；1800×g 离心 5min，收集并测定上清液中结合^{125}I-T_3 放射性。各 NSB 管中加入 1μmol（＞1000 倍）的非标记 T_3。结果见图 1。

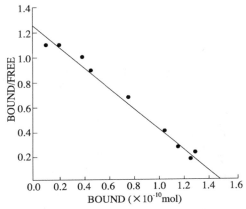

图 1 ^{125}I-T_3 与肝细胞核可溶性受体结合数据 Scatchard 分析。提示存在单一类型受体，$K_d = 0.12$ nmol/L，$B_{max} = 1.08$ nmol 结合位点/mg 细胞核可溶性受体蛋白

GH₁ 细胞 TR 受体结合分析

【材料与试剂】

1. 大鼠垂体肿瘤细胞株 GH₁。

2. 细胞培养基：Ham's F-10，含 15％ 马血清与 2.5％ 胎牛血清（血清甲状腺激素水平正常）。

3. STM 缓冲液：0.25 mol/L 蔗糖、20mmol/L 三羟甲基氨基甲烷（Tris）、1.1mmol/L $MgCl_2$，pH 7.8，25℃。

4. STM-Triton 缓冲液：0.25 mol/L 蔗糖、20mmol/L Tris、1.1mmol/L $MgCl_2$、0.5％Triton X-100，pH 7.8，25℃。

5. ^{125}I-T_3：放射性比活度为 320 Ci/mmol（Abbott Laboratories，North Chicago，Ill）。

6. 非标记 T_3。

7. 电动匀浆器、γ 计数仪。

【方法】

1. GH₁ 细胞培养与制备：GH₁ 细胞于 37℃、95％ 空气、5％CO_2 条件下，在细胞培养基中常规培养，当细胞处于对数生长晚期时，利用细胞帚收集培养细胞，500×g 离心 5min，细胞沉淀连续用 10ml 不含血清的 Ham's F-10 培养液悬浮，500×g 离心 5min，洗涤 3 次，并用同一培养基悬浮、调整至实验所需细胞浓度，锥虫蓝染色细胞活力＞98%。

2. 细胞核的蛋白质、DNA 和 RNA 定量：分别采用 Lowary 法、Burton 法与 Schneider 法测定；分离的 GH_1 细胞核的蛋白质/DNA 比值约为 2.0，RNA/DNA 比值约为 0.22；10^6 个 GH_1 细胞含 13.0 μg DNA。

3. 受体结合分析：反应管中依次加入 $1.5×10^6$ GH_1 细胞、不同浓度 ^{125}I-T_3（0.02～1.0 nmol）的 Ham's F-10 培养基，终体积用不含血清的 Ham's F-10 培养基补足 1.0ml，37℃ 温育 2.5 h，温育结束后 500×g 离心 5min，收集上清液测定激素浓度。此后操作在 0℃ 下进行，细胞沉淀转入匀浆器中，加入 10 倍体积的 STM 缓冲液，5000 转/分 匀浆 15 次；匀浆液 800×g 离心 10min，沉淀加入 10ml STM-Triton 缓冲液悬浮，800×g 离心 10min，共 2 次，测定沉淀结合 ^{125}I-T_3 放射性。各 NSB 管中加入不含血清的 Ham's F-10 培养基配制的 200 倍非标记 T_3。

4. 结果见图 2。

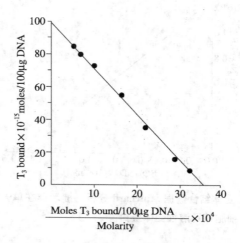

图2　^{125}I-T_3 与 GH_1 细胞核结合数据 Scatchard 分析。提示存在单一类型受体，$K_d=29$ pmol/L，$B_{max}=7800$ 结合位点/细胞核（注：Molarity 为反应达到平衡时离心后上清液 ^{125}I-T_3 的浓度）

【说明】

1. 甲状腺激素受体的 RBA 所用放射性配基（^{125}I-T_3、^{125}I-T_4）可通过商业途径购买。目前，商业公司提供的 ^{125}I-T_3 的比活度可高达 2200 Ci/mmol（Amersham），^{125}I-T_4 可达 930 Ci/mmol（Abbott Laboratories），能够满足受体体外结合分析的要求。然而，使用 ^{125}I-T_4 时，由于 ^{125}I 衰变形成稳定性核素 ^{125}碲（tellurium，Te），^{125}Te 从 T_4 解离实际上导致脱碘；^{125}I-T_4 标记物放置 25 天后，即有 25% 的 ^{125}I 衰变成 ^{125}Te，标记溶液中含有约 9% 的非放射性 T_3，而 T_3 对绝大多数结合位点的结合亲和力是 T_4 的 10 倍，故该水平的 T_3 将显著降低 ^{125}I-T_4 与其受体的结合。因此，在 ^{125}I-T_4 结合研究中，监测标记物中 T_3 的污染和纯化尤为重要，必要时实验前应对 ^{125}I-T_4 标记物进行纯化。纯化可采用 HPLC 或 Sephadex G-25 柱层析，后者用 15mmol/L NaOH-0.5mmol/L NaCl 溶液平衡层析柱（柱床容量为 2ml），取 0.3～0.5ml ^{125}I-T_4 标记物上柱，室温下用 0.1 mol/L NaOH-5mmol/L NaCl 溶液洗脱，分部收集（每管 0.25ml）洗脱液，^{125}I 洗脱峰为 2.0ml，^{125}I-T_3 洗脱峰为 3.25ml，^{125}I-T_4 洗脱峰为 5.25ml。

2. 制备细胞核受体制剂时，经 Triton X-100 处理获得的细胞核不含胞浆成分，不影响细胞核与^{125}I-T$_3$的结合。而通过 2.2 mol/L 蔗糖超速离心（40 000×g）制备的胞核受体制剂，其高亲和力结合^{125}I-T$_3$的数量与 Triton X-100 处理获得的细胞核制剂相似。

（李前伟）

参 考 文 献

1. Flamant F, Gauthier K, Samarut J. Thyroid hormones signaling is getting more complex: STORMs are coming. Mol Endocrinol, 2007, 21: 321 - 333.

2. Flamant F, Samarut J. Thyroid hormone receptors: lessons from knockout and knock-in mutant mice. Trends Endocrinol Metab, 2003, 14: 85 - 90.

3. 罗敏. 甲状腺激素受体研究进展. 第二军医大学学报, 2001, 22: 1059 - 1061.

4. Samuels HH, Tsai JS. Thyroid hormone action: demonstration of similar receptors in isolated nuclei of rat liver and cultured GH$_1$ cells. J. Clin. Invest, 1974, 53: 656 - 659.

5. Seelig S, Schwartz HL, Oppenheimer JH. Limitations in the conventional analysis of the interaction of triiodothyronine with solubilized nuclear receptor sites: in apparent binding of triiodothyronine to nonspecific binding sites. Chem, 1981, 256: 2154 - 2161.

6. Samuels HH, Tsai JS. Thyroid hormone action: demonstration of nuclear receptors in intact cells and isolated nuclei. Proc Natl Acad Sci USA, 1973, 70: 3488 - 3492.

7. Samuels HH, Tsai JS. Thyroid hormone action: demonstration of similar receptors in isolated nuclei of rat liver and cultured GH$_1$ cells. The Journal of Clinical Investigation, 1974, 53: 656 - 659.

8. Seelig S, Schwartz HL, Oppenheimer JH. Limitations in the conventional analysis of the interaction of triiodothyronine with solubilized nuclear receptor sites-inapparent binding of triiodothyronine to nonspecific binding sites. The Journal of Biological Chemistry, 1981, 256: 2154 - 2161.

9. Latham KR, Ring JC, Baxter JD. Solubilized nuclear "receptors" for thyroid hormones: physical characteristics and binding propertles, evidence for multiple forms. The Journal of Biological Chemistry, 1976, 251: 7388 - 7397.

肿瘤坏死因子受体的放射配基结合分析
(Tumor Necrosis Factor Receptor-RBA)

肿瘤坏死因子（tumor necrosis factor，TNF）是介导多向性炎症反应和免疫调节反应的细胞因子，具有广泛的生物学活性。在免疫调节、抗病毒、炎症、内毒性休克以及某些慢性病、恶病质性消瘦和营养不良综合征等细胞反应中，TNF 具有重要作用。

肿瘤坏死因子受体（TNFR）可分为两类：一类称为Ⅰ型 TNFR，或称为 β 型 TNFR，P55；另一类称为Ⅱ型 TNFR，或称为 α 型 TNFR，P75。TNFRβ 分子量为 55 000，TNFRα 分子量为 75 000，两类 TNFR 均为糖蛋白。氨基酸顺序分析显示两类受体胞外区域的氨基酸顺序高度相似，而胞内区域则完全不同。TNFRα 和 TNFRβ 除分子量不同外，在配基结合力、糖基化程度、免疫反应性和蛋白水解肽链图谱等方面均有差异。有学者成功地制备纯化到两株分别只与 TNFRα 或 TNFRβ 相结合的特异性单抗（utr-1 和 htr-9），更加证明了 TNFRα 与 TNFRβ 之间的不同，但是两类 TNFR 均能与 TNF 结合。

TNFR 广泛分布于多种组织中，肝、脾、肾结合量最高，胃肠道结合量稍低。TNFR 存在于多种正常细胞和肿瘤细胞表面，正常细胞如人类成纤维细胞、人胚肺细胞、鼠肝细胞、血管内皮细胞、脂肪细胞等均表达一定水平的 TNFR。不同细胞表面存在的 TNFR 数目和亲和力差别很大（一般每个细胞上有 $10^2 \sim 10^4$ 个 TNFR），并且不同类型细胞的两类膜受体相对密度有较大差异。例如：髓性细胞系以 TNFRα 为主，有些髓性细胞系如 HL-60细胞上也表达少量 TNFRβ，但上皮细胞系 HEp2、MCE7、Hela 等细胞上只有 TNFRβ，而检测不到 TNFRα 的存在。肿瘤细胞表面 TNFR 的数目与其对 TNF 的敏感性有关，一般来说受体数目越高越容易受到 TNF 的损伤，受体数目与瘤细胞敏感性呈正相关，对 TNF 不敏感的瘤细胞，受体几乎测不出。

TNFR 的结构已被克隆出来，TNFRα 的 cDNA 编码 439 个氨基酸，包括 26 个氨基酸组成的单一跨膜区，235 个氨基酸组成的胞外区域和 178 个氨基酸组成的胞内区域。在胞外区也有两个潜在的 N-耦联糖基化位点，分子量为 50 000。TNFRβ 的 cDNA 编码 455 个氨基酸，包括由 29 个氨基酸组成的信号肽、21 个氨基酸组成的单一跨膜区、N 末端 182 个残基（包括 24 个 Cys）组成的胞外区域和 C 末端 223 个残基组成的胞内区域 4 个部分。在细胞外区有 3 个潜在的 N-耦联糖基化位点，N 末端残基是 leu。成熟的人 TNFRβ 有 626 个氨基酸，分子量为 47.5 000。

有多种因素能调节细胞表面 TNFR 的数量和亲和力，能正向调节 TNFR 的有 PHA、ConA、IL-2、IFN-r 等，能负向调节 TNFR 的有 ConC、IL-1 等。研究表明线粒体呼吸链可以下调 TNFR 的表达，主要是通过降低 TNFR 对细胞因子的亲和力，并与细胞内 ATP 水平有密切关系，这种下调能增加细胞对 TNFR 细胞毒性的抵抗力。目前认为通过调节 TN-FR 的数量和亲和力，可以促进或抑制 TNF 对某些靶细胞的生物学作用。许多疾病情况下，如感染性休克、自身免疫性疾病、肿瘤、高热等机体体液中可溶性 TNFR（sTNFR）水平会升高。给正常机体注射内毒素后，可诱导产生高水平的 sTNFR。

TNF 除了对某些肿瘤细胞产生细胞毒性作用外，还调节免疫调控蛋白基因的表达。TNFR 的功能有：一是作为载体内化 TNF，二是激活特定的细胞内部信号传导途径。内化和降解对于 TNF 的细胞毒性作用具有重要意义。TNF 与受体结合，由受体介导的内摄作用使之进入细胞，并引起细胞溶解及细胞毒性。TNFR 本身不具有酪氨酸激酶活性，其信号传导是通过受体介导的磷酸激酶激活，产生第二信使而介导的。TNF 信号从胞膜至胞核的传递反应中，有 G 蛋白、磷酸胆碱特异性磷酸酰酶 c、磷酸酯酶 Az、蛋白激酶 A、蛋白激酶 C、核转录因子参与。TNF 受体后信号传导途径存在多样性，导致了各种类型细胞甚至同一类细胞在不同分化状态下对 TNF 反应存在多样性，从而使 TNF 表现出多种生物学功能。TNF 生物学作用的发挥是由 TNFRα 和 TNFRβ 共同参与介导的，TNF 的许多效应是通过 TNFRβ 起作用，TNFRα 起着信号传导作用。

^{25}I-TNF、^{25}I- rhLT 标记配基的制备

【材料与试剂】

1. 氯甘脲（Iodoegn），三氯甲烷。

2. 无载体 $Na^{125}I$（Amersham 公司产品）。

3. 0.25 mol/L pH6.9 PBS 缓冲液，0.4mol/L pH5.6 醋酸缓冲液，10%FCS 反应液。

4. TNFα 和 TNFm（TNFm 肿瘤坏死因子突变体），重组人肿瘤坏死因子（rhTNF）。

人重组的淋巴毒素 rhLT（由大肠埃希菌产生，纯化后的比活度：每毫克蛋白 120×10^6 单位；小鼠重组 mTNF（mTNF）。

5. Sephadex G-25、G-75。

6. 0.1％明胶和 0.01％硫柳贡。

【方法】

1. ^{125}I-TNF 标记配基的制备（Iodoegn 法）

（1）准确称取 Iodoegn，用三氯甲烷配成 1mg/ml，取 40μl 加入玻璃小试管底部，氮气吹干。

（2）用 0.25 mol/L PBS 缓冲液将 TNFα 或 TNFm 配置成浓度为 5μg/30μl。

（3）取 TNFα 或 TNFm 5μg/30μl 加入试管底部，再加入无载体 Na^{125}I 1mCi/10μl，冰浴反应 10min。

（4）取预先用 0.2％BSA 处理的 Sephadex G-25 以减少标记蛋白的吸附，然后将上述反应产物过柱，洗脱液用含 0.2％BSA PBS 缓冲液。

（5）计算标记物的比活度或用自身取代法确定标记物的比活度（Ci mmol/L）。

2. ^{125}I-TNF 标记配基的制备（乳过氧化物酶标记方法）

（1）用醋酸缓冲液将 mTNF 配置浓度为 5μg/10μl，取 10μg mTNF 于玻璃试管底部。

（2）向试管底部加入无载体 Na^{125}I 1mCi/10μl。

（3）再加入乳过氧化物酶（LPO）15ng/10μl 及新鲜配置的 H$_2$O$_2$ 液 200 ng/10μl，混匀室温反应 7min，然后再加入 H$_2$O$_2$ 液 200 ng/10μl 反应 7min。

（4）加入 10m mol 的巯基乙醇 0.5ml，反应 1min 后再加入载体 NaI。

（5）取预先用 0.2％BSA 处理的 Sephadex G-75 将上述反应产物过柱，洗脱液用 0.4 mol/L pH5.6 醋酸缓冲液。用自身取代法确定标记物的比活度 Ci/ mmol。

3. ^{125}I- rhLT 标记配基的制备

（1）称取 Iodoegn，用三氯甲烷配成 1mg/ml，取 10μl 加入玻璃小试管底部，氮气吹干。

（2）用 0.25 mol/L PBS 缓冲液将 rhLT 配置浓度为 10μg/20μl。

（3）取 rhLT 10μg/20μl 加入氮气吹干的试管中，再加入无载体 Na^{125}I 1mCi/10μl，4 ℃反应 10min。

（4）取预先用 0.2％BSA 处理的 Sephadex G-25（减少标记蛋白的吸附）将上述反应产物过柱，洗脱液用含 0.1％ 明胶（gelatin）和 0.01％ 硫柳贡（thimerosal）的 PBS 缓冲液。

（5）标记物的比活度约为 60μCi/μg，再用自身取代法确定标记物的比活度（Ci/mmol）。

人胃癌细胞 TNF 受体放射配基结合分析

【材料与试剂】

1. RPMI-1640 培养液。

2. 传代胃癌细胞株 MKN28、SGC7901、MKN48，取生长良好的细胞用于实验。

3. 125I-TNF、TNFm。

【方法】

1. 人胃癌细胞的培养：将 MKN28、SGC7901、MKN48 细胞株按常规细胞培养方法饲养，采用 RPMI-1640 培养液加 10％小牛血清于 37℃、5％CO$_2$ 的 CO$_2$ 温箱中培养至贴满瓶底面，收集足量细胞按下列步骤进行。

2. 受体结合反应：轻轻从培养瓶刮取出生长良好的胃癌细胞，或用胰酶（1mg/ml）消化获取细胞，用 PBS 洗涤 2 次，然后用 RPMI-1640＋10％FCS 将胃癌细胞配制成 5×10^6/ml 的悬液，接种于反应管中，每管体积固定为 $100\mu l$，然后加入依次递增的标记配基 $[(0.1\sim2.5)\times10^{-4}\text{nmol}]$，非特异性结合管用未标记的 TNF-m（500 倍于标记 TNF-m）提前温育 20min，所有反应管终末体积均为 $300\mu l$，4℃反应 3h，反应达到饱和后用 $200\mu l$ 4℃的 RPMI-1640 终止反应，3000 转/分 离心 1min、反复洗涤 3 次，吸去上清液，用 γ 计数器测各管的放射活性，根据 Scatchard 作图分析即可求出不同细胞株受体的最大结合量及 K_d 值。该法测得不同细胞株受体的最大结合量及 K_d 值为：MKN28、SGC7901、MKN45 的受体数分别为每 5×10^5 个细胞 4.8×10^{-6} nmol、2.8×10^{-6} nmol、1.6×10^{-6} nmol，K_d 值分别为 2.31×10^{-10} mol/L、2.78×10^{-10} mol/L、2.39×10^{-10} mol/L。

【注意事项】

1. 为了减少胰酶对膜受体蛋白的影响和增大受体与标记的结合率，在处理体外培养的细胞时不采用传统的胰酶消化获取细胞，而是用自制的橡胶刷从培养瓶中刮取细胞直接与标记配基反应。

2. 在分析细胞 TNF 受体数目时，一般是按每 3 个 TNF 分子（TNF 三聚体）与 1 分子的受体的比率计算受体数目，其结果是受体数目显著降低，而最新研究则表明 1 个 TNF 三聚体实质上是与 3 个 TNF 受体结合，即 1 分子 TNF 与 1 分子 TNF 受体结合，在计算 TNF 受体数目时，应予以注意。

3. TNF-m 和 TNF 的 IC_{50} 值分别为 100nmol/L 和 350nmol/L，说明亲和力高于 TNF-m 和 TNF。

人肝细胞 TNF 受体放射配基结合分析

【材料与试剂】

1. ^{125}I- TNF（重组 rhTNF），放化纯度为 93.1％，比活度为 $72.8\mu Ci/\mu g$。
2. 原代培养的人肝细胞株。
3. 重组人肿瘤坏死因子（rhTNF）。
4. 胶原酶。
5. 0.05 mol/L 的 Tris-HCl 缓冲液（pH7.5）。

【方法】

1. 成人肝细胞的分离与培养：胆石症患者手术后获取肝组织，分别以无 Ca^{2+}、Mg^{2+} 离子缓冲液及 0.05％含 Ca^{2+} 胶原酶的溶液灌注肝组织，然后将肝组织剪成碎片，胶原酶 37℃消化 15min 后过滤掉残渣，液体用 $50\times g$ 离心 2min，将获取的肝细胞悬液接种于 12 孔细胞培养板，12h 后收取细胞用于实验。

2. 人肝细胞 TNF 受体结合反应：取浓度为 4×10^6/ml 肝细胞悬液 0.2ml 等量加入平行试管中，每个试管依次递增加入 ^{125}I-TNF 标记配基（比活度 $72.8\mu Ci/\mu g$），20 ng 的标记配基即可达到饱和。然后用 0.05 mol/L（pH7.5）的 Tris-HCl 缓冲液（内含 0.1 的 BSA）将各试管体积调节均等，非特异结合管用 1000 倍量的非标记的 TNF，4 ℃反应 120min，37℃反应 30min 即可达到平衡，反应最佳 pH 为 $7.0\sim8.0$，反应结束后加入冰冷的缓冲液 0.2ml 终止反应，$3000\times g$ 离心 3 次，每次离心后用反应缓冲液悬浮沉淀物，最后测沉淀物的放射性，用 LIGAND 程序做数据处理。

1. 选用 4℃反应 120min 可减少细胞内摄取标记配基的量，减少误差。

2. 采用标记配基^{125} I-TNF 浓度≤20ng/ml 时，测到的细胞膜受体 $K_d = 0.13 \pm 0.02$ nmol/L；若采用标记配基^{125}I-TNF 浓度≥20ng /ml 时，可在同一细胞上测到两种不同的膜受体，其 $K_{d1} = 0.07 \pm 0.01$ nmol/L，$K_{d2} = 0.18 \pm 0.03$ n mol/L 。

人淋巴瘤细胞 U-937 的 TNFβ 受体（或淋巴毒素 LT 受体）分析

【材料与试剂】

1. ^{125}I- rhLT（重组 rhLT，比活度为 60μCi/μg）。

2. 培养的人淋巴细胞 U-937。

3. 重组人淋巴毒素 rhLT。

4. 青霉素、链霉素。

5. IMEM 培养液。

【方法】

1. 人淋巴细胞 U-937 的培养：在 IMEM（Iscove's modified eagle's medium）的培养基中加入胎牛血清、青霉素和链霉素，浓度分别为 10%、100μg/ml 和 100μg/ml，然后将购买的人淋巴细胞系 U-937 株接种于 IMEM 培养基的 F175 培养瓶中，细胞种植密度约 0.25×10^6/ml，37℃、CO_2 培养，当细胞长至（$0.75 \sim 1.0$）$\times 10^6$/ml 时收获细胞用于实验分析。

2. 人淋巴细胞 U-937 rhLT 受体结合反应：取浓度为 1×10^5/0.1ml U-937 细胞，等量加入多个平行试管中，然后每个试管按 $20 \sim 1000$pmol 加入^{125}I- rhLT 标记配基，非特异结合管用 100 倍的 rhLT 或 rhTNF，4℃反应 180min 或 37℃反应 10min 即可达到平衡。

用离心法分离复合物，共离心 3 次，每次离心 $2000 \times g$，5min，3 次离心分别用冰冷的 IMEM 缓冲液和 PBS 缓冲液悬浮沉淀物，最后测沉淀物的放射性，用 LIGAND 程序做数据处理。

实验参考值：K_d 值约为 2×10^{-10} mol/L，B_{max} 约为 12 000 个位点/细胞。

人 Hela S2 细胞及小鼠 L 细胞 TNF 受体分析

【材料与试剂】

1. ^{125}I- mTNF，比活度为 58μCi/μg。

2. 培养的人 Hela S2 细胞及小鼠 L 细胞。

3. 小鼠重组 mTNF。

4. Dulbecco's Medium（GIBCO）培养液。

【方法】

1. 人 Hela S2 细胞及小鼠 L 细胞的培养：在常规 Dulbecco's Medium（GIBCO）培养液中加入 8% 的小牛血清，将细胞接种于培养基中做单层细胞 37℃ CO_2 孵箱培养，收获的细胞用含 1mmol/L EDTA 的 PBS 缓冲液调浓度为 10^7/ml 用于实验。

2. 人 Hela S2 细胞及小鼠 L 细胞 TNF 受体结合反应：取浓度为 1×10^6/0.1ml 的细胞悬液，等量加入多个平行试管中，然后每个试管依次递增加入^{125}I- mTNF 标记配基，约 1.2 ng 的^{125}I- mTNF 即为饱和量，反应总体积控制在 $0.15 \sim 0.2$ml，非特异结合管用 160 倍的 mTNF，4℃反应 4h 即可达到平衡。用离心法分离复合物，最后测沉淀物的放射性，用

LIGAND 程序做数据处理。受体结合常数见表1。

表1 人和小鼠 TNF 受体结合常数

细胞类型	K_d (nmmol/L)	^{125}I- rTNF	rTNF
Hela S2 细胞	0.31	人	人
Hela S2 细胞	0.83	人	小鼠
小鼠 TNF 敏感细胞 L（S）	0.16	小鼠	小鼠
小鼠 TNF 敏感细胞 L（S）	1.40	小鼠	人

可溶性肿瘤坏死因子受体分析

可溶性肿瘤坏死因子受体（sTNFR）实际上是从 TNFβ 受体和 TNFα 受体胞外区脱落下来的一种膜性单链糖蛋白，具有与母体相似的三维空间结构，分子量分别为 30 000 和 40 000。至少目前已知有两种，即 sTNFR1 和 sTNFR2，分别来自 TNFRP55 和 TNFRP75。sTNFR 在尿液和血液中均有发现，它们在体液中仍能与 TNF 结合。

酶联免疫吸附法（ELISA）检测 sTNFR

【材料与试剂】

1. ELISA 平板试剂盒（Maxisorp Nunc，Denmark）。

2. 酶标仪（BioINS CO USA）。

3. 血、尿标本。

4. 辣根过氧化物酶等（Sigma 产品）。

5. 叠氮钠，聚氧乙烯山梨醇。

6. 0.25 mol/L pH7.5 PBS 缓冲液。

7. 抗 sTNFR 血清，羊抗兔 IgG（Biomakor，Israel）。

【方法】

1. 将单克隆抗体包被的 ELISA 平板置于含 0.02％叠氮钠和抗体的 PBS 缓冲液中 37℃反应 2h。

2. 将处理过的 ELISA 平板再置于含 1％BSA、0.02％叠氮钠和 0.05％Tween 20 的 PBS 缓冲液中 37℃反应 2h，以减少非特异结合的影响。

3. 用 0.05％Tween 20 的 PBS 缓冲液清洗 ELISA 平板。

4. 将标本用含 0.65 mol/L NaCl、0.05％Tween 20、0.1％P-40 诺乃清洁剂（Nonidet P-40）和 0.02％叠氮钠的 PBS 缓冲液（pH7.0）系列稀释，然后每孔加入标本 80μl。

5. 室温反应 2h 后用清洗液淋洗 3 次，然后加入 1：500 的兔多克隆抗血清，室温反应 12h，减少相关可溶性受体的干扰。

6. 再次洗涤平板后与接连辣根过氧化物酶的羊抗兔 IgG（Biomakor，Israel）37℃反应 2h。

7. 酶标仪分析数据，该法样品最小可测量浓度为 30 pg/ml。

8. 该方法测得的可溶性肿瘤坏死因子受体（sTNFR）约为：0.79～3.2 ng/mg。

（刘志强　强永刚）

参 考 文 献

1. 孙卫民，王惠琴. 细胞因子研究方法学. 北京：人民卫生出版社，1999.

2. Tsujimoto M，Feinman R，Kohase M，et al. Characterization and affinity crosslinking of receptors for tumour necrosis facture on human cell. Arch Biochem Biophys，1986，249（2）：563－568.

3. 冉瑞琼，孙建中，付华，等. 胃癌细胞肿瘤坏死因子受体放射配基结合分析建立与应用. 肿瘤，1997，17（2）：96－99.

4. 闵伟琪，顾长海. 成人肝细胞膜肿瘤坏死因子受体放射配基结合分析法的建立. 中国免疫学杂志，1995，11（2）：84－89.

5. Stauber GB，Aggarwal BB. Related Articles Characterization and affinity cross-linking of receptors for human recombinant lymphotoxin（tumor necrosis factor-beta）on a human histiocytic lymphoma cell line，U-937. J Biol Chem，1989，264（6）：3573－3576.

6. Smith RA，Kirstein M，Fiers W，et al. Related Articles Species specificity of human and murine tumor necrosis factor. A comparative study of tumor necrosis factor receptors. J Biol Chem，1986，261（32）：14871－14874.

7. Carlino JA，Lin LS，Creasey AA. Related Articles Use of a sensitive receptor binding assay to discriminate between full-length and truncated human recombinant tumor necrosis factor proteins. J Biol Chem，1987，262（3）：958－961.

8. Aderka D，Engelmann H，Hornik V，et al. Increased serum levels of soluble receptors for tumour TNF in cancer patient. Cancer Res，1991，51，5602.

9. 高俐. 肿瘤坏死因子受体研究进展. 白求恩医科大学学报，1998，24（1）：108－110.

转化生长因子 β 受体的放射配基结合分析
(Transforming Growth Factor-β Receptor-RBA)

转化生长因子 β（transforming growth factors-β，TGF-β）的主要作用是调节细胞的生长及分化，诱导细胞外基质的合成及细胞凋亡。TGF-β 通过与特异性细胞表面受体结合而引发其生物学效应。其受体属于单链跨膜含丝/苏氨酸激酶活性类受体，该受体又分为Ⅰ、Ⅱ两个亚型，它们的基本结构相似，均由富含半胱氨酸的胞外结合功能区、跨膜区及含丝/苏氨酸激酶功能域的胞内区组成。TGF-β 是如何激活受体的，现已有了较为详细的了解。TGF-β 首先与Ⅱ型受体（TβR-Ⅱ）结合形成二聚体复合物，随后两个单体Ⅰ型受体（TβR-Ⅰ）分别与 TβR-Ⅱ 二聚体结合形式寡聚体，与 TβR-Ⅰ 结合，从而导致 TβR-Ⅰ 的 GS 结构域磷酸化。TβR-Ⅱ 的丝/苏氨酸激酶活性是固有的（constitutive），而 TβR-Ⅰ 的丝/苏氨酸激酶经由 TβR-Ⅱ 作用，使其 GS 结构域磷酸化后才具激酶活性。若不存在 TβR-Ⅱ 的情况下，TβR-Ⅰ 无法独立地与 TGF-β 结合。TβR-Ⅱ、TβR-Ⅰ 依次与 TGF-β 结合形成四聚体受体复合物，并使 TβR-Ⅰ 丝/苏氨酸激酶激活是 TGF-β 信号转导所必需的。

TGF-β 放射性碘标记

【材料与试剂】

1. 纯的 TGF-β 冻干多肽。

2. 反应缓冲液：1.5mol/L pH 7.5 磷酸盐（PB）缓冲液。

3. $Na^{125}I$。

4. 氯胺-T（$100\mu g/ml$）。

5. 终止反应液（50mmol/L N-acetyltyrosin，60mmol/L KI，1.2g/ml 超纯尿素溶于 1mol/L HAc）。

6. 洗脱液：4mmol/L HCl，75mmol/L NaCl，0.1%BSA。

7. Sephadex G-25 柱（$0.7\times20cm$），用洗脱液平衡。

【方法】

1. 在 $10\mu l$ 1.5mol/L pH 7.5 PB 缓冲液中含 5～$10\mu g$ 纯的 TGF-β。

2. 加 $10\mu l$ 1mCi $Na^{125}I$。

3. 加 $5\mu l$（$100\mu g/ml$）氯胺-T 反应 2min 后，再加 $5\mu l$ 氯胺-T 继续反应 1.5min，每加 $5\mu l$ 氯胺-T 再反应 1min，终止反应加 $20\mu l$（50mmol/L）N-acetyltyrosin、$200\mu l$（60mmol/L）KI、$200\mu l$（1.2g/ml）超纯尿素（1mol/L HAc）为溶剂，5min 后上柱分离。

4. Sephadex G-25（$0.7\times20cm$）柱分离^{125}I-TGFβ 与游离碘，洗脱液为 4mmol/L HCl、75mmol/L NaCl、0.1%BSA。

5. $-20^{\circ}C$分装保存（60～$80\mu Ci/ml$），5 周内保留 93%的结合活性。

【说明】

1. TGF-β 放射性碘标记常用的是氯胺-T 法，标记产物^{125}I-TGFβ 放射性比活度为 80～$160\mu Ci/\mu g$，生物活性保持天然 TGF-β 的 50%～100%，受体结合率在 95%。

2. TGF-β 亦有用固相乳过氧化物酶葡萄糖氧化酶法进行 TGF-β 放射性碘标记，所得 ^{125}I-TGF-β 放射性比活度为 50～$100\mu Ci/\mu g$，生物活性保持天然 TGF-β 的 70%～90%。

3. 标记产物常以 10～$20\mu Ci$ 一份分装保存在$-20^{\circ}C$。

TGF-β 放射配基结合分析

【材料与试剂】

1. ^{125}I-TGF-β：保存在 4mmol/L HCl、0.1%BSA 溶液中，临用前以结合缓冲液稀释为所需放射性浓度。

2. 结合缓冲液：DMEM（Dulbecco's modified Eagle's medium），内含 0.1% BSA、25nmol/L HEPES，pH7.4。

3. 洗涤液：Hanks' 液（内含 0.1%BSA）。

4. 细胞溶解液：1% Triton X-100，10%甘油，20nmol/L pH 7.4 HEPES。

【方法】

1. 单层贴壁细胞

(1) 单层贴壁细胞：在 24 孔板的每孔中置约 10^5个细胞和 1ml DMEM（含 10%小牛血清），CO_2保温箱中生长 24 h，待孔表面约有 90%形成单层贴壁细胞，弃去培养液，改用 1ml 结合缓冲液 $37^{\circ}C$保温 0.5 h，弃去保温液并重复一次，再用洗涤液清洗几次，以移去内源性结合的 TGF-β。

(2) 每孔中加 0.2ml 结合缓冲液，内含 1～500pmol/L（1200～600 000cpm/0.2ml）不等的^{125}I-TGF-β，非特异结合管另再加 10nmol/L TGF-β。

(3) $4^{\circ}C$保温 3 h。

(4) 弃去上清液，用冷的洗涤液洗 4 次，洗净未结合的^{125}I-TGF。

（5）加 0.75ml 细胞溶解液，室温放置 30min，或 37℃放置 30min，令其充分溶解。

（6）取全部细胞溶解液测量放射性。

（7）利用 Scatchard 作图法分析 K_d 值及 B_{max}。

2. 悬浮培养细胞

（1）培养细胞先接种在大瓶中，细胞长成 10^7 以上，细胞收获时，改用无血清 DMEM 培养液 37℃培养以去掉内源性 TGF-β。

（2）用 EDTA 消化，小心吹打成分散的单细胞，离心弃上清液，沉淀的细胞加结合缓冲液，配成浓度为 $10^6/0.2$ml 溶液。

（3）将细胞分装在试管（硅化）中，每个试管加 $10^6/0.2$ml 结合缓冲液，另加 ^{125}I-TGF-β，其浓度为 1～500pmol/L（1200～600 000cpm）不等，非特异结合管加 10nmol/L TGF-β。

（4）4℃保温 3 h。

（5）加 1ml 冷的洗涤液终止反应。

（6）玻璃纤维滤膜收集细胞，10ml 洗涤液分 3 次冲洗。

（7）样品测放射性。

（8）利用 Scatchard 作图法分析 K_d 值及 B_{max}。

【说明】

1. ^{125}I-TGF-β 对非硅化玻璃管及塑料管都有明显吸附，但管壁有单层细胞时吸附就大大减少，因此做悬浮细胞试验时，试管最好要硅化。

2. 反应温度：4℃保温，达到平衡结合所需 3～4h，37℃保温，^{125}I-TGF-β–受体复合物将会入内化（internalization）及它们在胞内要降解，反应不易达到平衡。

3. 悬浮细胞试验时，受体的亲和性明显下降，这可能与细胞的形状变化有关，单层贴壁细胞较为接近细胞正常生长状态，无此现象。

4. 单层贴壁细胞的溶解除用 Triton 溶液外，还可用 NaOH 或甲酸，或胶原酶、1‰ SDS 等处理。

5.（1）NRK-49F 细胞：$K_d=7.8\times10^{-11}$mol/L，$B_{max}=1.9\times10^4$ 个结合位点/细胞

（2）BALB/c3T3 细胞：$K_d=1.4\times10^{-10}$mol/L，$B_{max}=1.5\times10^4$ 个结合位点/细胞

（3）大鼠肾成纤维细胞：$K_{d1}=25$pmol/L，$B_{max}=1.7\times10^4$ 个结合位点/细胞

$K_{d2}=4$nmol/L，$B_{max}=1.8\times10^5$ 个结合位点/细胞

（贺师鹏）

参 考 文 献

1. Frolik CA，Wakefied LM，Smith DM，et al. Characterization of a menbrane receptor for transforming growth factor-β in normal rat kidney fibrolasts. J Bio Chem，1984，259：10995－11000.

2. TucKer RF，Branum EL，Shipley GD，et al. Specific binding to cultured cells of 125I-labeled type β transforming growth factor from humane platelets. Proc Natl Acad Sci USA，1984，81：6757－6761.

3. Massague J，Like B. Cellular receptors for type β transforming growth factor. J Bio Chem，1985，260：2636－2644.

4. Wakefield LM. An assay for type β transforming growth factor. In：Barnes D，Sirbasku DA，eds. Methods in enzymology 146. San diego：Academic Press，INC，1987，167.

5. Massague J. Identification of receptors of type β transforming growth factor. In：Barnes D，Sirbasku DA，

eds. Methods in Enzymology 146. San diego：Academic Press，INC，1987，174.

转铁蛋白受体的放射配基结合分析
（Transferrin Receptor-RBA）

转铁蛋白是单链糖蛋白，人血清转铁蛋白含 698 个氨基酸，分子量为 765 000。它的主要功能是从肠、网状内皮系统和肝细胞转运铁到机体内所有增殖细胞。转铁蛋白被细胞识别是经转铁蛋白受体介导的胞吞作用，仅有双铁结合的转铁蛋白而不是脱辅基形式可以强有力地结合到这些细胞表面的转铁蛋白受体并被摄取。转铁蛋白受体是二硫化物结合的同型二聚体二型跨膜分子，每个单体由大约 760 个氨基酸组成，分子量 95 000，膜外功能域含 671 个氨基酸残基，穿膜区含 28 个氨基酸残基，膜内功能域含 61 个氨基酸残基，每个受体单体结合一个分子的转铁蛋白。转铁蛋白受体在所有增殖的细胞均高表达，受体的分布反映了铁的需求，肝细胞、网织红细胞、红细胞前体细胞（铁的需求与血红蛋白的合成和分化有关，与增殖无关）、脑内的毛细血管内皮亦表达。双铁结合转铁蛋白在中性 pH 结合到转铁蛋白受体，被内化到 pH 大约为 5 的酸性胞内部分，铁被释放，释放了铁的脱辅基转铁蛋白在 pH 为 5 时结合到转铁蛋白受体，被送回到细胞表面（pH 升到 7.4），在中性 pH，脱辅基转铁蛋白失去对受体的亲和力，被释放到循环中，一个新的循环又开始。

转铁蛋白放射性碘标记

转铁蛋白分子中含有多个酪氨酸残基可被碘化，文献报道氯胺- T、Iodogen 为氧化剂都可标记转铁蛋白。Hendrik Fuchs 报道转铁蛋白的 ^{125}I 标记会降低其与转铁蛋白受体的亲和力约 5 倍。双铁结合的转铁蛋白与受体的亲和力明显高于脱辅基转铁蛋白，故多数学者应用铁饱和的转铁蛋白进行碘标记。

【材料与试剂】

1. 脱辅基转铁蛋白（apo-transferrin）。

2. 柠檬酸铁胺。

3. $Na^{125}I$。

4. Iodogen。

5. 0.25mol/L pH 7.2 PB。

6. 0.01 mol/L pH 7.4 PBS。

7. 1% BSA。

8. 0.01 mol/L $NaHCO_3$。

9. PD-10 柱（Sephadex G-25）。

10. whatman No.1 试纸。

11. 展开剂［正丁醇：无水乙醇：50%氨水＝5：1：2（v/v）］。

12. 放射性层析扫描仪（Bioscan）。

【方法】

1. 铁饱和转铁蛋白（Fe-transferrin）：溶于 PBS 的脱辅基转铁蛋白（10mg/ml）与溶于 0.01 mol/L $NaHCO_3$ 的柠檬酸铁胺（0.1mg/ml）室温孵育 4h，过量铁通过 PBS 透析 4℃过

夜移除。铁饱和转铁蛋白的终浓度通过 OD_{454nm} 测定，通常饱和度应在 90％以上。

2. 碘化反应：将 20μg Iodogen 涂于管底，加 100μl 0.25mol/L PB，加 10μl（1mg/ml）Fe-transferrin，加 1mci $Na^{125}I$，室温反应 5min，加 0.01 mol/L PBS 至总体积 500μl 终止反应。

3. PD-10 柱纯化产品：PD-10 柱 20～25ml 0.01 mol/L PBS 淋洗，1％ BSA 饱和，再用 5ml 0.01 mol/L PBS 淋洗，加样品，以 0.01 mol/L PBS 洗脱，最初 2.5ml 弃除，继续收集 2ml 即为纯化产品。毛细管点样于 Whatman No.1 滤纸，正丁醇：无水乙醇：50％氨水＝5：1：2（v/v）展开剂中展开。Bioscan 分析得两峰，Ⅰ峰为^{125}I-Fe-transferrin，Ⅱ峰为游离 $Na^{125}I$，如图 1 所示。

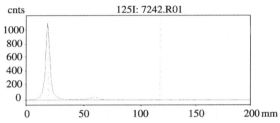

图 1　^{125}I-Fe-transferrin 层析后 Bioscan 分析

4. 放射性比活度估算与放化纯测定

（1）放射性比活度估算：从 0.5ml 反应混合液中准确取 5μl，点样于 Whatman No.1 滤纸，正丁醇：无水乙醇：50％氨水＝5：1：2（v/v）展开剂中展开。放射性层析扫描仪（Bioscan）分析，测量^{125}I-蛋白峰放射性（X）。如果反应中投入 10μg 转铁蛋白（分子量 765 000），按以下公式计算^{125}I-Fe-transferrin 的放射性比活度：

$$S.A = \frac{X\,(\text{cpm})}{E} \times \frac{1}{2.22 \times 10^{12}} \times \frac{76.5 \times 10^{6}}{W}\ (\text{Ci/mmol}) \tag{1}$$

X：^{125}I-蛋白峰放射性，2 648 092cpm；E：放射性测量效率，80％；W：滤纸点样的转铁蛋白质量，0.1μg。将三者代入（1）式，得：

$$S.A = \frac{2\,648\,092}{0.8} \times \frac{1}{2.22 \times 10^{12}} \times \frac{76.5 \times 10^{6}}{0.1}\ (\text{Ci/mmol}) = 1140\text{Ci/mmol} \tag{2}$$

（2）放化纯测定：取经过 PD-10 柱纯化产品 5μl，点样于 Whatman No.1 滤纸，正丁醇：无水乙醇：50％氨水＝5：1：2（v/v）展开剂中展开。放射性层析扫描仪（Bioscan）分析，得两峰，Ⅰ峰为^{125}I-Fe-transferrin，Ⅱ峰为游离 $Na^{125}I$，测量^{125}I-蛋白峰（X）和游离 $Na^{125}I$ 放射性按以下公式计算^{125}I-Fe-transferrin 的放射化学纯度：

$$放化纯 = \frac{X}{Y} \times 100\% \tag{3}$$

X：^{125}I-蛋白峰放射性；Y：滤纸点样总放射性。

【说明】

1. Fe-transferrin 的制备亦可按 Fe：transferrin＝2：1（摩尔比）定量孵育，无须透析，测 OD_{465nm}/OD_{280nm}，通常小于 0.005。

2. 不同文献报道[125]I-Fe-transferrin 或[125]I-transferrin 的放射性比活度差异较大，高者 0.09～0.43mCi/pmol，低者 65Ci/mmol，可按放射自显影、受体放射性分析等不同用途进行调整。铁饱和转铁蛋白和脱辅基转铁蛋白的碘标记方法和结果无明显差异。

Hela 细胞与[125]I-Fe-transferrin 结合反应

【材料与试剂】

1. Hela 细胞。

2. 0.02%EDTA。

3. 反应缓冲液：0.01 mol/L pH7.4 PBS，内含 4% BSA。

4. ^{125}I-Fe-transferrin。

5. Fe-transferrin。

6. 49 型玻璃纤维滤纸。

7. 细胞收集器。地

【方法】

1. Hela 细胞准备：Hela 细胞培养于 50ml 培养瓶内，培养液为含 10%新生牛血清的 DMEM。实验时，去除培养液，0.02%EDTA 消化细胞后，用室温存放的 0.01mol/L PBS 洗细胞两次，每次放入 37℃孵箱保温 10min，以去除内源性配基，最后用 4℃存放的 PBS 洗细胞一次，以反应缓冲液将细胞混悬，制成 $5 \times 10^5/100\mu l$ 的细胞悬液待用。

2. ^{125}I-Fe-transferrin：将[125]I-Fe-transferrin 原液以反应缓冲液稀释至 $25 \times 10^4 cpm/50\mu l$，拟在结合反应中投入的最大放射配基量为 10^6 cpm。

3. Hela 细胞与[125]I-Fe-transferrin 结合反应：采用放射性配基饱和法。分总结合（TB）和非特异结合（NSB）两组，反应在试管内进行，每管细胞（5×10^5）中依次分别加不同量[125]I-Fe-transferrin，非特异结合（NSB）组每管再加约 200 倍（$4\mu g$）Fe-transferrin，每个剂量设 3 个平行管，每组 7 个剂量点，受体结合总体积为 $350\mu l$，4℃反应 90min 或 37℃反应 60min。立即用细胞收集器通过 49 型玻璃纤维滤纸（事先用 1%BSA 饱和）滤过，用 12ml 冰冷的 0.01 mol/L PBS 分 4 次充分冲洗，整个抽滤过程 20s 内完成，γ 计数器测量样品放射性。

4. Scatchard 作图法处理数据，K_d 约为 27nmol/L，B_{max} 约为 （1.8～3.7）$\times 10^6$ 个结合位点/细胞。

【说明】

1. 文献中多以活细胞作为本结合反应的受体来源，在研究受体结合特性的同时，能进行生物效应的测定，所得的结果更能反映受体的生理特点，且能直接给出平均每一个细胞的受体数，可以是完整的单层培养贴壁细胞或游离活细胞。贴壁细胞结合反应多在培养板或培养皿内进行，反应结束后直接在板内冲洗细胞，而后 0.1mol/L NaOH 消化或细胞拭子刮擦，移入试管测量。近年有学者提出，贴壁细胞的贴壁面受体结合不完全，将对结果产生影响，因此，可用 EDTA 消化细胞制成游离细胞悬液，可充分反应，注意消化液勿用胰酶，因为它可破坏转铁蛋白受体的细胞外部分。NH_4Cl 或 CH_3NH_2 预处理的细胞，因为胞内 pH 值升高，转铁蛋白与铁的结合力高于正常，使铁从转铁蛋白释放困难，降低了 Fe-transferrin 的摄取，但并不明显影响转铁蛋白的摄取。

2. 本结合反应，文献中采用的分离方法多为离心法，可能和大多数文献较早有关。同时，不同细胞的转铁蛋白受体与转铁蛋白的亲和力不同，对于 K_d 大于 10^{-8} mol/L 者，不宜选用滤膜法分离。

3. 双铁结合的转铁蛋白比单铁转铁蛋白和脱辅基形式对转铁蛋白受体有更高的亲和力。例如，双铁结合的兔血清转铁蛋白对兔网状内皮细胞的亲和力比它的脱辅基形式高 22 倍，人的双铁转铁蛋白转运铁到网状内皮细胞的能力比它的单铁形式强 7 倍。文献中多以 ^{125}I-Fe-transferrin 作为本结合反应的放射配基，亦有学者将 ^{125}I-transferrin 用作放射配基，也可作出 K_d 及 B_{max}。John H Ward 等报道，作为非标记配基，脱辅基转铁蛋白和双铁转铁蛋白在受体结合反应中与 ^{125}I-Fe-transferrin 同等竞争。

4. 转铁蛋白受体分子量随种属和细胞类型的不同而存在差异。转铁蛋白对不同来源受体的亲和力变化很大，K_d 从 10^{-10} 到 10^{-5} mol/L。例如 Hela 细胞 K_d 为 $18\sim27$ nmol/L，B_{max} 为 $(1.8\sim3.7)\times10^6$ 个结合位点/细胞；人源 T 和 B 淋巴细胞系 K_d 均为 1000 nmol/L，B_{max} 分别为 6×10^4 个和 3×10^4 个结合位点/细胞；K562 细胞 K_d 为 2.5 nmol/L，B_{max} 为 234 900±23 300 个结合位点/细胞（此研究中放射配基为 ^{125}I-transferrin）；人成纤维细胞 K_d 为 1.70±0.17nmol/L，B_{max} 为 22 365±2481 个结合位点/细胞（放射配基为 ^{125}I-transferrin）。产生差异的机制还可能为内源性转铁蛋白的竞争，转铁蛋白结合到其他受体，内化转铁蛋白的部分胞内降解，或转铁蛋白携铁与否及不同的碘标记方法和放射性比活度对分子活性的影响。

（白金柱）

参 考 文 献

1. Larrick JW, Cresswell P. Transferrin receptors on human B and T lymphoblastoid cell lines Biochim. Biophys Acta，1979，483－490.

2. John HW, James PK, Kaplan J. Regulation of hela cell transferring receptors. J Bio Chem，1982，10317－10323.

3. Lamb JE, Ray F, Ward JH, et al. Internalization and subcelluar localization of transferring receptors in hela cells. J Bio Chem，1983，8751－8758.

4. Graziadei I, Kahler CM, Wiedermann CJ, et al. The acute-phase protein α1-antitrypsin inhibits transferring-receptor binding and proliferation of human skin fibroblasts. Biochim Biophys Acta，1998，170－176.

5. Qian ZM, YM P, Tang PL, et al. Transferrin-bound iron uptake by the cultured cerebellar granule cells. Neuroscience Letter，1998，9－12.

6. D'Alessandro AM, D'Andrea G, Ciccio LD, et al. 3′-Azido-3′-deoxythymidine reduces the rate of transferrin receptor endocytosis in K562 cells. Biochim Biophys Acta，1999，232－241.

7. Sun H, Li H, sadler PJ. Transferrin as a metal ion mediator. Chem Rev，1999，99，2817－2842.

8. Fuchs H, Gebner R. Iodination significantly influences the binding of human transferrin to the transferrin receptor. Biochim Biophys Acta，2002，19－26.

尾加压素 II 受体的放射配基结合分析
（Urotensin-II Receptor-RBA）

尾加压素-II（urotensin-II，UII）最初是从鱼的脊髓尾垂体中分离出来的生长抑素样环肽，后来发现广泛存在于哺乳动物体内。大鼠 UⅡ由 14 个氨基酸残基组成，人 UⅡ只有 11 个氨基酸残基，参见图 1。UⅡ在正常生理状态下的作用尚不清楚，在较高浓度下有强烈的心脏兴奋作用和血管、胃肠道、气道平滑肌收缩作用，其效应较内皮素强十余倍。最近发现 UⅡ对血管平滑肌细胞等多种细胞有很强的促增殖作用。1999 年 Ames 等发现体内的一种 G 蛋白偶联的孤儿受体 GPR₁₄ 是其特异性受体，该受体在心血管组织、骨骼肌和脑皮层含量十分丰富。人 UⅡ的相应受体含有 389 个氨基酸、7 个跨膜结构，在染色体 17q 25.3 区编码（公认多态性在第 3 个细胞内环状结构，Ala/Asp 区），与含有 386 个残基的大鼠 GPR14 有 75％ 同源性。UⅡ与表达 GPR14 的细胞，如血管平滑肌细胞和人工构建细胞，结合后可以引起细胞内游离 Ca^{2+} 浓度升高，并形成钙波。

Mouse   Q-H-G-A-A-P-E-C-F-W-K-Y-C-I

Rat   Q-H-G-T-A-P-E-C-F-W-K-Y-C-I

Human   E-T-P-D-C-F-W-K-Y-C-V

图 1　尾加压素Ⅱ放射性碘标记

用合成的 Goby-UⅡ（A-G-T-A-D-C-F-W-K-Y-C-V），^{125}I-UⅡ用 Iodogen 法制备，通过 HPLC 纯化［$C_{18\mu}$-Bondapak 柱，Bondapak C_{18}/Corasil guard 柱，用三氟乙酸/乙腈（TFA/CH₃CN）梯度洗脱（1ml/min），214nm 紫外检测］。对于 ^{125}I-UⅡ，0.5min 的部分用玻璃管收集并测放射性，用 10μl 含有 5％BSA 的水溶液溶解。通过 3 个方面鉴定认为大部分标记物为单碘原子标记。①反应的化学比例为肽：碘＝8：1。②氨基酸分析表明酪氨酸没有被碘化。③所获得的放射性标记物的比活度为 2mCi/nmol，计算分析为纯的单碘物质。

目前，UⅡ和 ^{125}I-UⅡ在美国 Phoenix Pharma 公司已经有成品出售，比活度为 4.625×10^{13}Bq/mmol。

尾加压素Ⅱ受体结合分析

【材料与试剂】

1. 细胞膜制备缓冲液 A：20mmol/L Tris，蔗糖 250mmol/L，EGTA 1mmol/L，pH7.2。细胞膜制备缓冲液 B：20mmol/L Tris-HCl，蔗糖 250mmol/L，pH7.4。

2. 结合反应液：20mmol/L pH7.4 Tris-HCl，2mmol/L MgCl₂，0.25％ BSA，0.25mg/ml 杆菌肽。

【方法】

1. 细胞膜制备

（1）粗制大鼠心肌质膜的制备：剪碎心肌，放入 4℃细胞膜制备缓冲液 A 中，在 Polytron 匀浆器上匀浆（在最大速度一半时匀浆 3 次，每次 5s），再用玻璃匀浆器上下匀浆 10 次，然后 4 层纱布过滤，4℃离心 1000×g，20min，弃上清液，加入细胞膜制备缓冲液 A 悬浮沉淀，重复离心两次，条件同上。最后重悬沉淀，采用考马斯亮蓝法进行蛋白定量，配成 4mg/ml 浓度，储于－70℃备用。并测定质膜标志酶（Na⁺-K⁺-ATPase）活性并进行纯度鉴定。

（2）精制大鼠主动脉质膜制备：取 SD 大鼠的胸主动脉降段、腹主动脉和肠系膜动脉，去除脂肪和结缔组织后放入细胞膜制备缓冲液 B 中，反复冲洗。在 10 倍体积的上述缓冲液中，用 Brinkmann Polytron 匀浆器仔细匀浆 4 次（每次 30s）。匀浆液在 4℃、650×g 离心

10min，之后上清液用纱布过滤，在 4℃、10 000×g 离心 20min。取离心后的上清液，加入适量的 NaCl 和 MgCl$_2$，使其终浓度分别为 0.1mol/L 和 0.2mmol/L。再次 4℃、离心 100 000×g 60min，收集沉淀，在 Tris-HCl 缓冲液（20mmol/L，pH=7.4，含有 MgCl$_2$ 2mmol/L）中混匀。用 Lowry 法或者考马斯亮蓝法进行蛋白定量，调整蛋白浓度到 2mg/ml。分别测定所制备的质膜及组织匀浆中质膜标志酶 Na$^+$-K$^+$-ATPase 的酶活性。

2. 心肌和主动脉组织质膜放射性配基结合反应：将 0.1ml 的结合反应液（内含 100μg 的膜蛋白和 0.5～40 nmol/L 的 ^{125}I-UII）加入试管（预先用 5% BSA 包被）中，非特异结合管加 10μmol/L 未标记 UII。25℃震荡孵育（60 次/分）40～45min 后，加入 2ml 冷的结合反应液终止反应。用 Millipore 将反应产物抽滤到孔径 0.45μm 的醋酸纤维素膜上，2ml 冷的结合反应液冲洗 3 次，γ 计数仪测定 ^{125}I-UII 放射活性。

【结果】

1. 大鼠主动脉细胞浆膜 UII 受体结合的 B$_{max}$ 为 155fmol/mg 膜蛋白，K_d 值为 5.9×10^{-9}mol/L。

2. Wistar 大鼠主动脉细胞浆膜受体结合的 B$_{max}$ 为 24.4pmol/g 膜蛋白，K_d 值为 6.8×10^{-9} mol/L。Wistar 大鼠主动脉球囊成形术后 3 天尾加压素 II 受体的 B$_{max}$ 为 35.0pmol/g 膜蛋白，K_d 值为 6.4×10^{-9} mol/L，在术后第 21 天尾加压素 II 受体的 B$_{max}$ 为 33.3pmol/g 膜蛋白，K_d 值为7.9×10^{-9} mol/L。

3. Wistar 大鼠心肌细胞浆膜受体结合的 B$_{max}$ 为 190.0pmol/g 膜蛋白，K_d 值为 11.7×10^{-9} mol/L。在腹主动脉缩窄导致的大鼠压力超负荷性心肌肥大中早期心肌 UII 受体结合的 B$_{max}$ 为 541.0pmol/g 膜蛋白，K_d 值为 36.0×10^{-9} mol/L；而晚期心肌 UII 受体结合的 B$_{max}$ 为 123.0pmol/g 膜蛋白，K_d 值为 7.9×10^{-9} mol/L。

（张正浩）

参 考 文 献

1. Ames RS，Sarau HM，Chambers JK，et al. Human urotensin-II：a potent vasoconstrictor and agonist for the orphan receptor GPR14. Nature，1999，401：282-286.

2. 张勇刚，陈亚红，马春艳，等．尾加压素的促丝裂作用．中国动脉硬化杂志，2001，9（1）：14-16.

3. Sauzeau V，Le Mellionnec E. Human urotensin II-induced contraction and arterial smooth muscle cell proliferation are mediated by RhoA and Rho-kinase. Circ Res，2001，88（11）：1102-1104.

4. Watanabe T，Pakala R，Katagiri T，et al. Synergistic effect of urotensin ii with mildly oxidized LDL on DNA synthesis in vascular smooth muscle cells. Circulation，2001，104（1）：16-18.

5. 张正浩，张孙曦，李菊香，等．钙信号在尾加压素 II 促血管平滑肌增殖中的作用．北京大学学报（医学版），2002，34（3）：261-265.

6. Itoh H，McMaster D，Lederis K，et al. Functional reeptors for fish neuropeptide urotensin II in major rat arteries. Eur J Pharmacol，1988，149（1-2）：61-66.

7. Kobayashi Y，Lederis K，Rivier J，et al. Radioimmunoassays for fish tail neuropeptides：II. Development of a specific and sensitive assay for and the occurrence of immunoreactive urotensin II in the central nervous system and blood of Catostomus commersoni. J Pharmacol-Methods，1986，15（4）：321-333.

8. 夏春芳，徐少平，张勇刚，等．大鼠主动脉球囊成形术后尾加压素 II 受体的变化．中国病理生理杂志，2001，17（7）：593-597.

9. 张勇刚，杨军，王晓红，等．心肌肥大大鼠心肌尾加压素 II 受体的变化．中国病理生理杂志，2001，17（3）：204-206.

血管升压素受体的放射配基结合分析

（Vasopressin Receptor-RBA）

血管升压素（vasopressin，VP）是一种环形九肽，它广泛存在于中枢神经系统、脑脊液和血液等部位。从脑垂体中可以纯化得到仅有一个氨基酸之差的两种氨基酸序列多肽，第8位是精氨酸的称为精氨酸升压素（arginine-vasopressin，AVP），第8位是赖氨酸的称为赖氨酸升压素（lysine-vasopressin，LVP），它们的分子式如下：

$$
\text{AVP：} \underset{|}{\text{Cys}^1} \!\!-\!\! \text{Tyr}^2 \!\!-\!\! \text{Phe}^3 \!\!-\!\! \text{Gln}^4 \!\!-\!\! \text{ASn}^5 \!\!-\!\! \underset{|}{\text{Cys}^6} \!\!-\!\! \text{Pro}^7 \!\!-\!\! \text{Arg}^8 \!\!-\!\! \text{Gly}^9 \!\!-\!\! \text{NH}_2
$$

$$
\text{LVP：} \underset{|}{\text{Cys}^1} \!\!-\!\! \text{Tyr}^2 \!\!-\!\! \text{Phe}^3 \!\!-\!\! \text{Gln}^4 \!\!-\!\! \text{ASn}^5 \!\!-\!\! \underset{|}{\text{Cys}^6} \!\!-\!\! \text{Pro}^7 \!\!-\!\! \text{Lys}^8 \!\!-\!\! \text{Gly}^9 \!\!-\!\! \text{NH}_2
$$

血管升压素的主要作用是促进肾小管对水的重吸收，减少尿液排出，从而调节体液容积和渗透压的平衡，所以它是一个抗利尿激素。在正常生理状态下血液中的血管升压素浓度很低，几乎不引起血管收缩而导致血压升高，但是大剂量的 AVP 对血压和心率有明显的影响。AVP 对垂体的 ACTH、FSH 有促进释放作用，AVP 还有增强记忆和镇痛等作用。

血管升压素受体有 3 种亚型，即 V_{1A}、V_{1B}、V_2，VP 受体属于 7 次跨膜 G 蛋白偶联受体。人 V_{1A} 的亚型受体由 421 个氨基酸残基组成，而大鼠的 V_{1A} 的亚型受体由 395 个氨基酸残基组成，两者有大于 72% 的同源性；人 V_{1B} 的亚型受体由 424 个氨基酸残基组成，而大鼠的 V_{1B} 的亚型受体由 421 个氨基酸残基组成（V_{1B} 亚型受体又名 V_3 亚型受体）；人和大鼠的 V_2 亚型受体都是由 370 个氨基酸残基组成，两者有 95% 同源性。V_{1A}、V_{1B} 亚型受体偶联的是 $G_{q/11}$ 蛋白，介导磷脂酶 C 激活，启动磷脂酰肌醇信号系统，使胞内 Ca^{2+} 浓度升高，PKC 活性升高。V_2 亚型受体偶联的是 G_s 蛋白，介导腺苷酸环化酶激活，启动环核苷酸信号系统，使胞内 cAMP 水平升高，PKA 活性升高。VP 受体内源性配基是精氨酸升压素（AVP）。

V_{1A} 亚型受体的选择性激动剂有 ［Phe^2、orn^2］ VP。选择性拮抗剂有 SR49059，d（CH_2）$_5$ ［Tyr（Me）^{2}、Arg^8］ VP，SR49059。放射性配基有 ［^{3}H］ SR49059，［^{3}H］ d（CH_2）$_5$ ［Tyr（Me）^{2}、Arg^8］ VP，［^{125}I］ Ho-Phaa、D-Tyr（Me）-Phe-Gln-Arg-Pro-Arg-NH_2。

V_{1B} 亚型受体的选择性激动剂有 d ［D-3-Pal_2］ VP，放射性配基有 ［^{3}H］ VP。

V_2 亚型受体的选择性激动剂有 d ［Val^4、D-Arg^8］ VP。

选择性拮抗剂有 VPA985，SR121463A，OPC31260，d（CH_2）$_5$ ［D-Ile^2、Ile^4］ VP。

放射性配基有 ［^{3}H］ SR121463A，［^{3}H］ desGly-NH_2 ［D-Ile^2、Ile^4］ VP，［^{3}H］ d ［D-Arg^8］VP。

血管升压素受体的放射配基结合反应

一、AVP 受体的放射性配基

早期使用过 AVP 直接 ^{125}I 标记产品（^{125}I-AVP），实验证明它的饱和结合和结合的特异性都有问题。后来改用^{3}H-AVP能观察到高亲和性结合位点，现在测定V_1与V_2两种受体时已广泛使用^{3}H-AVP，它的放射性比活度在$60\sim80$Ci/mmol。当然也可以使用AVP选择性拮抗剂作为V_{1A}亚型受体放射性碘的标记配基，即$[^{125}I]$ HO-Phaa、D-Tyr（Me）-Phe-Gln-Arg-Pro-Arg-NH$_2$。

二、AVP受体的结合反应

【材料与试剂】

1. 膜制备缓冲液A：50mmol/L pH7.4 Tris-HCl，3mmol/L MgCl$_2$，1mmol/L EDTA，250mmol/L 蔗糖，0.1mmol/L PMSF。

2. 膜制备缓冲液B：50mmol/L pH7.4 Tris-HCl，3mmol/L MgCl$_2$，1mmol/L EDTA，0.1mmol/L PMSF。

3. 结合反应缓冲液：10mmol/L pH7.4 Tris-HCl，3mmol/L MgCl$_2$，1mmol/L EDTA，0.1mmol/L PMSF，0.5mg 杆菌肽/ml，1mgBSA/ml。

4. 冲洗缓冲液：50mmol/L pH7.4 PBS，含150mmol/L NaCl、1mg/ml BSA缓冲液。

【方法】

1. 细胞膜制备：取肾髓质，切成小块，加5倍体积冷的膜制备缓冲液A，在匀浆器中匀浆，匀浆液600×g离心20min，弃沉淀，上清液30 000×g离心20min，弃上清液，沉淀悬浮在制备缓冲液B中，再次30 000×g离心20min，弃上清液，沉淀悬浮在制备缓冲液B中，配置成每毫升1g湿重组织，用染料比色法测定膜蛋白含量，分装保存在-80℃备用。

2. 细胞株的细胞膜制备：将V_{1A}、V_{1B}、V_2受体的cDNA转染至COS-1细胞内，在含10%FCS、100U/ml 青霉素、100μg/ml 链霉素的DMEM培养液，5%CO$_2$，37℃，培养72h，弃培养液，加入10mmol/L pH7.4 Tris-HCl缓冲液（含5mmol/L EDTA），收集细胞并匀浆，匀浆液30 000×g离心20min，弃上清液，沉淀悬浮在相同的缓冲液中，用染料比色法测定膜蛋白含量，分装保存在-80℃备用。

3. 饱和结合反应：每条饱和曲线由7～10个浓度点组成，每个浓度点在0.3ml结合反应缓冲液中含100μg左右的肾髓质细胞膜蛋白（如果是细胞株的细胞膜加30μg膜蛋白），加0.1～24.7nmol/L递增的^{3}H-AVP，非特异结合管加1μmol/L AVP，25℃反应45min后，用GF/C玻璃纤维滤膜分离除去游离的^{3}H-AVP，用冷的50mmol/L pH7.4 PBS缓冲液（含1mgBSA/ml）15ml分3次冲洗，滤膜红外灯烤干，用液体闪烁计数仪测量^{3}H放射性，用专用计算机软件程序计算受体的K_d、B_{max}值。

4. 竞争结合反应：每条饱和曲线由7～10个浓度点组成，每个浓度点在0.3ml结合反应缓冲液中含100μg左右的肾髓质细胞膜蛋白（如果是细胞株的细胞膜加30μg膜蛋白）、0.6nmol/L^{3}H-AVP及不同浓度的竞争物（竞争物浓度10pmol/L～1.0μmol/L），非特异结合管加 1μmol/LAVP，25℃反应45min后，用GF/C玻璃纤维滤膜分离除去游离的^{3}H-AVP，用冷的50mmol/L pH7.4 PBS缓冲液（含150mmol/L NaCl、1mg/mlBSA）15ml分3次冲洗，滤膜红外灯烤干，用液体闪烁计数仪测量^{3}H放射性，用专用计算机软件程序计算IC_{50}或K_i。（注：如果竞争物不溶于水，可以溶在DMSO中，则所有反应管中DMSO浓度保持一致。）

【说明】

1. 人V_{1A}、V_{1B}、V_2亚型受体的K_d、B_{max}参考值（表1）。

	V_{1A}	V_{1B}	V_2
K_d（nmol/L）	0.665±0.069	0.275±0.081	2.14±0.66
B_{max}（fmol/mg 膜蛋白）	2180±170	368±28	2660±760

2. AVP 受体激动剂和拮抗剂的化学名称

SR121463A：1-［4-（Ntert-butycarbamoyl）-2methoxybenzene sulphonyl］-5-ethoxy-3-spiro-［4-（2-morpholinoethoxy）cyclohexane］indol-2-one，fumarate；equatorial isomer

OPC31260：5-dimethylamino-1-（4-［2-methylbenzoylamino］benzoyl）-2，3，4，5-tetrahydro-1H-benzazepine

VPA985：5-fluoro-2-methyl-N-［4-（5H-pyrrolo［2，1-c］［1，4］benzodizepin-10（11H）-ylcarbonyl）-3-chlorophenyl］benzamide

SR49059：（2s）-1-（［2R，3s］-［5-chloro-3-［chlorophenyl］-1-［3，4-dimethoxy-sulphonyl］-3-hydroxy-2，3-dihydro-1H-indole-2-carbonyl-pyrrolidine-2-carboxamide

（贺师鹏）

参 考 文 献

1. Barberis C，Mouillac B，Duroux T. Structural bases of vasopressin/oxytocin receptor function. J Endocrinol，1998，156：223－229.

2. Cornett LE. Vasopressin receptors. In：Kalimi MY，Hubbard JR，eds. Peptide hormone receptors. Berlin：Walter de Grayter，1987.

3. Santo M，Tahara A，Sugimoto T. 1-Desamino-8-D-Arginine vasopressin（DDAVP）as an agonist on V1b vasopressin receptor. Biochem Pharmacol，1997，53：1711－1717.

4. Gal CSL，Wagnon J，Garcia C，et al. Biochemical and Pharmacological properties of SR 49059，a new，potent，nonpeptide antaginist of rat and human vasopressin V_{1a} receptors. J Clin Invest，1993，92：224－231.

5. Stassen FL，Erickson RW，Huffman WF，et al. Molecular mechanisms of novel antidiuretic antagonists：analysis of the effects on vasopessin binding and adenylate cyclase activation in animal and human kidney. J pharmacol Exp Ther，1982，223：50.

6. Tahara A，Saito M，Sugimoto T，et al. Pharmcological Characterization of the Human Vasopressin Receptor Subtypes Stably Expressed in Chinese hamster Ovary Cells. Br J Pharmacol，1998，125（7）：1463.

7. Thibonnier M，Auzan C，Madbun Z，et al. Molcular Cloning，Sequenencing，and Functional Expression of a cDNA Encoding the Human V1a Vasopressin Receptor. J Biol Chem，1994，269（5）：3304.

血管内皮生长因子受体的放射配基结合分析
(Vascular Endothelial Growth Factor Receptor -RBA)

血管内皮生长因子（vascular endothelial growth factor，VEGF）是一组由二硫键共价相连的同源二聚体分泌型糖蛋白，包括 VEGF-（A～F）和胎盘生长因子（PIGF）。通常所说的 VEGF 即指 VEGF-A，人 VEGF-A 基因位于染色体的 6p21.3，编码区约有 14 kb，由 8 个外显子和 7 个内含子交替组成；不同外显子拼接产生 6 种不同的 VEGF-A 亚型，分别为

548

VEGF$_{121}$、VEGF$_{145}$、VEGF$_{165}$、VEGF$_{183}$、VEGF$_{189}$、VEGF$_{206}$，相对分子质量为 34～46 000。正常人体肺、肾、肾上腺、肝、胃、心脏等组织器官有 VEGF 的表达；病理条件下，VEGF 在类风湿性关节炎滑膜细胞、糖尿病视网膜血管内皮细胞、多种肿瘤组织（血管内皮细胞、肿瘤细胞）等均有高水平表达。VEGF 的作用主要包括：促进血管内皮细胞分裂生长、出芽并侵入胶原，进而促进血管生成，并维持内皮细胞的生存；促进骨髓单核细胞的趋化，诱导集落形成；抑制成年鼠树状突细胞的发生。VEGF 的表达受氧浓度、多种生长因子（EGF、TGF、PDGF）、激素（ACTH、TSH、GnH）及癌基因等因素的调节。

血管内皮生长因子受体（VEGFR）属于酪氨酸激酶（PTK）跨膜糖蛋白受体家族。目前，发现的 VEGFR 主要有 VEGFR1（flt-1）、VEGFR2（KDR/flk-1）、VEGFR3、NP-1、NP-2 等 5 种，其中 VEGFR1 与 VEGFR2 是最重要的两个亚型，均由含 7 个免疫球蛋白样结构域的胞外区、单个跨膜区及含 PTK 序列的胞内区组成；VEGFR1 与 VEGF 的结合亲和力虽然是 VEGFR2 的 10 倍，但其 PTK 活性却大大低于后者；人 VEGFR2 由 854 个氨基酸组成，其基因位于染色体 4q11～q12。VEGFR1 主要分布在血管内皮细胞、造血干细胞、巨噬细胞和单核吞噬细胞，主要与造血干细胞的生长调节有关。VEGFR2 主要表达于血管内皮细胞和淋巴内皮细胞，并分布在神经元细胞、成骨细胞、造血干细胞、骨髓巨核细胞等细胞，主要发挥刺激内皮细胞增殖、增加血管通透性和促进新血管生成等作用。VEGF 与 VEGFR2 的胞外区特异性结合后，引起受体的二聚化和自身的交互磷酸化，激活胞内区的 PTK，使胞内特定的酪氨酸残基磷酸化，从而发挥受体的生物效应。

^{125}I-VEGF 的制备

一、氯胺-T 法

【材料与试剂】

1. 重组 VEGF$_{165}$（R & D Systems 公司）：Dulbecco's PBS 缓冲液溶解（55.6 μg/ml）。

2. Na^{125}I 溶液（Amersham 公司）：无载体，放射性浓度 200 mCi/ml。

3. 氯胺-T（Aldrich 公司）：使用前 0.5 mol/L 磷酸缓冲液（pH 7.5）现配（1mg/ml）。

4. 偏重亚硫酸钠：使用前 0.5 mol/L 磷酸缓冲液（pH 7.5）现配（2mg/ml）。

5. 平衡洗脱液：Dulbecco's PBS 缓冲液，含 0.5％ BSA、0.01％ Tween 20。

6. PD-10 柱（Sephadex G-25，Amersham 公司）：用前经平衡洗脱液平衡。

7. γ 计数仪。

【方法】

1.5ml EP 管中依次加入 90μl（5 μg）重组 VEGF$_{165}$、5μl（1 mCi）Na^{125}I、40μl 氯胺-T，混匀室温反应 1min，50μl（100 μg）偏重亚硫酸钠终止反应，加入 500μl 平衡洗脱液充分混匀；反应混合物上 PD-10 柱，平衡洗脱液淋洗，分部收集（每管 0.5ml）淋洗液，各管分别取 5μl 测定放射性，作出时间-放射性曲线，收集、合并第 2 个标记物放射峰溶液，分装、-20℃保存。本方法制备的 ^{125}I-VEGF$_{165}$ 比活度达 4000～15 000 Ci/mmol。

二、Iodogen 法

【材料与试剂】

1. 硼酸缓冲液：0.01 mol/L Na$_2$B$_4$O$_7$、0.14 mol/L NaCl，pH 8.2。

2. 重组 VEGF$_{165}$：硼酸缓冲液溶解（10 μg/ml）。

3. Na^{125}I 溶液（Amersham）：无载体，放射性浓度 60 mCi/ml。

4. IODO-GEN 预包被碘化反应管（Pierce 公司）。

5. 平衡洗脱液：50mmol/L PBS（pH 7.5），含 1mg/ml KI 与 1% BSA。

6. PD-10 柱（Sephadex G-25，Amersham 公司）：用前经平衡洗脱液平衡。

7. γ 计数仪。

【方法】

IODO-GEN 预包被碘化反应管中加入 200μl（2 μg）VEGF$_{165}$ 与 10μl（0.3 mCi）^{125}I-Na，充分混匀后室温下温育 5min；室温下，将反应液移入另一只盛有 40μl（含 0.4mg/ml 酪氨酸）硼酸缓冲液的 EP 管内终止反应，加入 200μl 平衡洗脱液，充分混匀后上 PD-10 柱；平衡洗脱液淋洗，分部收集（每管 0.5ml）淋洗液，各管分别取 5μl 测定放射性，作出时间-放射性曲线，收集、合并第 2 个标记物放射峰溶液，分装、－20℃保存。本方法制备的 ^{125}I-VEGF$_{165}$ 比活度达 1.9×10^5 cpm/ng。

人脐静脉内皮细胞 VEGF 受体结合分析

【材料与试剂】

1. 人脐静脉内皮细胞（HUVEC）。

2. 内皮细胞培养基（Clonetics 公司）：碳酸氢盐缓冲的 EBM 介质，含 10 ng/ml 人 EGF、20 μg/ml 内皮细胞生长添加剂、10% FBS、10 μg/ml 庆大霉素、0.25 μg/ml 两性霉素 B。

3. 结合缓冲液：MEM、25mmol/L HEPES、0.2% BSA、1 μg/ml 硫酸肝素、10 μg/ml 亮肽素、10 μg/ml 抗痛素、50 μg/ml 苯甲脒、100 μg/ml 大豆胰蛋白酶抑制剂、10 μg/ml 抑肽素、0.3mmol/L PMSF。

4. 清洗液：MEM、25mmol/L HEPES。用前置于冰水浴中预冷。

5. 细胞裂解液：20mmol/L Tris-HCl（pH 7.4）、100mmol/L NaCl、1mmol/L EDTA、10mmol/L NaI、0.5% IGEPAL CA-630、0.5%去氧胆酸钠、1% BSA、0.1% SDS。

6. ^{125}I-VEGF$_{165}$：比活度 8000 Ci/mmol。

7. 非标记重组 VEGF$_{165}$：用不含 BSA 的结合缓冲液溶解。

8. γ 计数仪。

9. 受体结合分析软件：Prism 软件包（GraphPad Software Inc.，San Diego，CA）。

【方法】

1. 细胞培养：HUVEC 细胞于内皮细胞培养基中，37℃、5% CO$_2$ 饱和湿度条件下常规培养。当细胞处于对数生长晚期时，利用细胞寻收集培养细胞，500×g 离心 5min，沉淀用同一培养基悬浮、调整至实验所需细胞浓度，锥虫蓝染色细胞活力＞98%。

2. 受体结合分析：HUVEC 细胞接种于 12 孔培养板，37℃、5% CO$_2$ 饱和湿度条件下培养 24 h，每孔细胞数为 2×10^5 个；加入 10μl 不同浓度（0.5～3000 pmol/L）^{125}I-VEGF$_{165}$，NSB 管中加入 10μl（30 nmol/L）非标记重组 VEGF$_{165}$，4 ℃振摇温育 4 h；移弃培养液，用冰冷清洗液洗涤 3 次，以除去未结合^{125}I-VEGF$_{165}$；加入 250μl 细胞裂解液，室温振荡温育 30min；将细胞溶解液转入空白试管，置于 γ 计数仪测定结合^{125}I-VEGF$_{165}$放射性（cpm）。实验数据用 Prism 软件包处理，经 Scatchard 作图显示为单位点结合类型，K_d 值为 0.169 nmol/L，

B_{max} 为（49 450±3600）个结合位点/细胞。

牛主动脉内皮细胞 VEGF 受体结合分析

【材料与试剂】

1. 新生牛主动脉。

2. 非标记 VEGF（制备见参考文献9）：用前结合缓冲液溶解。

3. ^{125}I-VEGF：比活度为 $1.0×10^5$ cpm/ng。

4. 结合缓冲液：DMEM 培养基、20mmol/L MHEPES（pH 7.2）、0.1％明胶。

5. 清洗液：50mmol/L PBS（pH 7.4）、1％ BSA。用前0℃预冷。

6. 细胞溶解液：10mmol/L Tris-HCl（pH 7.0）、1％ Triton X-100、1％ BSA。

7. γ 计数仪。

【方法】

1. 新生牛主动脉弓内皮细胞（ABAE 细胞）制备与培养：方法见参考文献10。

2. 受体结合分析：ABAE 细胞于 16mm 孔板中培养生长至完全融合（$5.5×10^5$ 个细胞/孔），用0℃预冷的 50mmol/L PBS（pH 7.4）清洗细胞两次；加入 200μl 结合缓冲液及不同浓度的 ^{125}I-VEGF（终浓度为 55 pg/mL～40 ng/ml），NSB 管中加入终浓度为 100 ng/ml 的非标记 VEGF；充分混匀，4℃温育 2 h；清洗液洗涤细胞 3 次；加入 0.5ml 细胞溶解液，室温激烈振荡温育 30min；取 0.4ml 转入空白试管，γ 计数仪测定放射性。结合实验数据借助 LINAND 软件进行 Scatchard 作图分析，显示为双位点结合类型，高、低亲和力结合位点的 K_d 值分别为 1 pmol/L 与 10 pmol/L，B_{max} 分别为 3000 个结合位点/细胞与 40 000 个结合位点/细胞。

【说明】

早期 VEGFR-RBA 使用的 VEGF 是从条件培养的 AtT-20 细胞分离纯化制备。目前，已能提供商品化的重组 VEGF（如 VEGF$_{165}$），为 VEFGR 的定量研究提供了极大的便利。^{125}I标记 VEGF$_{165}$ 有氯胺－T 与 Iodogen 两种方法，标记 VEGF$_{165}$ 的分离纯化可采用 Sephadex G-25 或 heparin-Sepharose 柱层析，比活度分别高达 15 000 Ci/mmol 与 $1.9×10^5$ cpm/ng。VEGF$_{165}$ 分子在第 21、25、39 和 45 位含有 4 个酪氨酸，当 ^{125}I-VEGF$_{165}$ 比活度为 26±2.5 μCi/μg 时，每两分子 VEGF$_{165}$ 形成的二聚体含有 1 个 ^{125}I 原子。对比研究证实，上述比活度的 ^{125}I-VEGF$_{165}$ 保持了与相同浓度 VEGF$_{165}$ 一致的促有丝分裂活性，表明 VEGF$_{165}$ 分子中 1 个酪氨酸碘化并不影响其与 VEGFR2 的结合及生物活性。

（李前伟）

参 考 文 献

1. 肖扬，焦炳华，缪辉南. 血管内皮细胞生长因子研究进展. 生物化学与生物物理进展，2000，27：131-135.

2. Shibuya M. Vascular endothelial growth factor-dependent and independent regulation of angiogenesis. BMB Rep，2008，41：278-286.

3. Tischer E，et al. The human gene for vascular endothelial growth factor. Multiple protein forms are encoded through alternative exon splicing. J Biol Chem，1991. 266：11947-1154.

4. Neufeld G，Cohen T，Gengrinovitch S. Vascular endothelial growth factor（VEGF）and its receptors.

FASEB J, 1999, 13: 9 - 22.

5. Otrock ZK, Makarem JA, Shamseddine AI. Vascular endothelial growth factor family of ligands and receptors: review. Blood Cells Mol Dis, 2007, 38: 258 - 268.

6. Whitaker GB, Limberg BJ, Rosenbaum JS. Vascular endothelial growth factor receptor-2 and neuropilin-1 form a receptor complex that is responsible for the differential signaling potency of VEGF$_{165}$ and VEGF$_{121}$. J Biol Chem, 2001, 276: 25520 - 25531.

7. Vaisman N, Gospodarowica D, Neufeld G. Characterization of the receptors for vascular endothelial growth factor. J Biol Chem, 1990, 263: 19461 - 19466.

8. Luque A, Carpizo DR, Iruela-Arispe ML, et al. ADAMTS1/METH1 inhibits endothelial cell proliferation by direct binding and sequestration of VEGF165. J Biol Chem, 2003, 278: 23656 - 23665.

9. Plouet J, Schilling' J, Gospodarowicz D. Isolation and characterization of a newly identified endothelial cell mitogen produced by AtT-20 cells. The EMBO Journal, 1989, 8: 3801 - 3806.

10. Gospodarowicz D, Massoglia S, Cheng J, et al. Effect of fibroblast growth factor and lipoproteins on the proliferation of endothelial cells derived from bovine adrenal cortex, brain cortex, and corpus luteum capillaries. J Cell Physiol, 1986, 127: 121 - 136.

血管活性肠肽受体的放射配基结合分析
（Vasoactive Intestinal Peptide Receptor-RBA）

血管活性肠肽（vasoactive intestinal peptide，VIP）是由 28 个氨基酸残基组成的直链小分子神经肽，相对分子量为 3 323 000。VIP 的结构与垂体腺苷酸环化酶激活肽（pituitary adenylate cyclase activating peptide，PACAP）很相似，68％的 N 端氨基酸序列相同，同属于胰高血糖素-胰泌素家族。编码 VIP 的基因为单拷贝基因，定位于第 6 号染色体长臂近末端处，基因长为 8837 bp。VIP 主要分布于中枢胆碱能神经系统突触前神经元和外周肽能神经元支配组织，如心脏、肺、消化和泌尿生殖道、眼、皮肤、卵巢与甲状腺等。在机体绝大多数的淋巴器官同时可发现分泌 VIP 的神经纤维，许多免疫活性细胞如肥大细胞、嗜酸性细胞等也可产生少量的 VIP。VIP 作为神经肽递质的信号分子，参与机体多种功能的信息传递和生理调控，具有广泛的生理效应：① 扩张血管，松弛支气管平滑肌，促进肠道等分泌阴离子和水分；② 调节中枢神经元活动及神经传递；③ 促进胰岛素、胰高血糖素、生长激素等激素分泌；④ 参与机体免疫功能调节；⑤ 刺激糖原及脂肪分解，使血糖及脂肪酸升高；⑥ 调节细胞增殖分化等。

VIP 受体（vasoactive intestinal peptide receptor，VIPR）属于 G 蛋白偶联受体家族，与其他胰液素-胰高血糖素肽家族成员的受体相似，具有 7 个疏水性跨膜结构域。VIPR 分子包括 3 个部分：N 末端胞外域，含有 4 个有效的 N-糖基化部位，连接 3～4 条唾液酸化的 N-型复合寡糖链，形成与 VIP 相结合的位点，对 VIP 亲和力也因此有所不同，表现出一定的异质性；跨膜域，含 7 个疏水的跨膜片段；C 末端胞浆域。目前，VIP 受体包括 VPAC1、VPAC2 和 PAC1 3 种亚型，其中 VPAC1 和 VPAC2 对 VIP 和 PACAP 具有相同的亲和力，而 PACAP 和 PAC1 的结合亲和力是 VIP 的 1000 倍左右，即在人体组织中 VIP 主要高亲和结合于 VPAC1 和 VPAC2 两种受体亚型。人体 VPAC1 基因染色体定位于 3p22，基因长度约为 22kb，由 13 个长度为 42～1400 bp 的外显子和 12 个长度为 0.3～

6.1kb 的内含子组成，编码 457 个氨基酸组成的 VPAC2 蛋白；VPAC2 受体基因从人类胎盘 cDNA 文库中分离得到，基因定位于 $7q36.3$，长度为 117 kb，含至少 13 个外显子，编码 438 个氨基酸组成的 VPAC2 蛋白。

正常情况下，VIPR 广泛存在于人和动物的多种组织器官细胞膜上。其中，VPAC1 在大脑皮质、海马、肝、肺、肠和 T 淋巴细胞有丰富表达，VPAC2 定位表达于丘脑、视交叉上核、胰腺、骨骼肌、心脏、肾、脂肪组织、睾丸和胃，PAC1 主要在大脑表达包括嗅球、丘脑、下丘脑、齿状回、小脑颗粒细胞、肾上腺髓质以及肠嗜铬样细胞。VIPR 与 VIP 结合后，通过 cAMP 依赖的蛋白激酶途径、肌醇磷脂途径和鸟氨酸脱羧酶多胺等途径发挥舒张血管、抗炎、细胞增生、激素分泌、胃动力调节、免疫调节以及平滑肌舒张等生理效应。VIP 受体不仅在人体很多正常组织分布，在很多类型的肿瘤细胞也有高水平表达，并且不同组织来源的肿瘤细胞 VIPR 表达的亚型有所不同。VPAC1 主要高表达于结直肠癌、肺癌、乳腺癌、前列腺癌、膀胱癌、肝癌、胃癌和胰腺导管癌等肿瘤细胞；VPAC2 受体只在很少一部分肿瘤如良性平滑肌瘤中主要表达；PAC1 则主要表达于神经胶质瘤、神经母细胞瘤以及各种非分泌型垂体腺瘤等神经、内分泌系统肿瘤。

^{125}I-VIP 的制备

【材料与试剂】

1. VIP（Sigma 公司）：0.5 mol/L PBS（pH 7.0）溶解。
2. Na^{125}I 溶液（Amersham 公司）：无载体。
3. Chloramine T（氯胺-T）：双蒸水用前现配制，浓度 1mg/ml。
4. 偏亚硫酸氢钠：0.5 mol/L PB（pH 7.7）用前现配制（0.6mg/ml）。
5. SEP-PAK C$_{18}$柱平衡液：含 10%乙腈的 150mmol/L 甲酸铵缓冲液（pH 2.7）。
6. SEP-PAK C$_{18}$柱洗脱液：含 60%乙腈的 150mmol/L 甲酸铵缓冲液（pH 2.7）。
7. SEP-PAK C$_{18}$柱。
8. RP-HPLC 流动相：A 为乙腈，B 为 150mmol/L 甲酸铵缓冲液（pH 2.7）。
9. RP-HPLC。

【方法】

1.5ml EP 管中依次加入 70μl 0.5 mol/L PBS（pH 7.0）缓冲液、10μl（5 μg）VIP、20μl（2 mCi）Na^{125}I、5μl（5 μg）氯胺-T 水溶液，室温下混匀反应 30 s，加入 20μl（12 μg）偏重亚硫酸钠终止反应，加入 1ml 平衡液稀释。用 2ml 平衡液过 SEP-PAK C$_{18}$柱，反应混合物上柱，用 20ml 平衡液过柱，除去未结合^{125}I；用 1ml 洗脱液过柱，收集^{125}I-VIP 标记物，通 N$_2$使标记物体积减为 300μl；RP-HPLC 进一步分离纯化，用 25%乙腈/甲酸盐缓冲液预平衡 RP-HPLC 柱 3min，将浓缩的 SEP-PAK 洗脱标记物进样，流动相 B 梯度为 25%~40%，时间为 30min，流速为 1.5ml/min，自动分部收集每管 0.75ml，每管取 5μl 测定放射性计数，根据时间-放射性淋洗曲线，^{125}I-VIP 的保留时间约为 16min；收集单碘标记 VIP，通 N$_2$除去乙腈，加入适量的 BSA（终浓度为 12mg/ml），分装后冰冻干燥，-48℃保存备用。

人肺组织 VIP 受体结合分析

【材料与试剂】

1. 人正常肺组织。

2. 匀浆缓冲液：10mmol/L Tris、0.25 mol/L 蔗糖、5mmol/L EDTA、0.1mmol/L PMSF、20 μg/ml 的黄豆胰蛋白酶抑制剂、10 μg/ml 的亮抑蛋白酶肽，pH 7.4。

3. 淋巴细胞分离剂。

4. 洗涤缓冲液：25mmol/L Tris、5mmol/L $MgCl_2$，pH 7.4。

5. 清洗液：50mmol/L Tris、0.5mmol/L EDTA、0.2% BSA，pH 7.4。

6. 结合分析缓冲液：25mmol/L Tris、5.0mmol/L $MgCl_2$、0.5% 牛血清白蛋白、0.1% 杆菌肽。

7. ^{125}I-VIP（Amersham 公司）。

8. 非标记 VIP（Sigma 公司）：结合分析缓冲液溶解。

9. 琼脂糖凝胶 CL-4B：使用前经洗涤缓冲液清洗 2 次。

10. Whatman GF/C 滤膜：用前 0.3% 的聚乙烯亚胺浸泡 20 h。

11. 电动匀浆器、γ 计数仪、负压吸引装置。

【方法】

1. 人肺组织细胞膜受体制剂的制备：取支气管肺癌患者肺段切除术后的正常肺组织，迅速用液氮冷冻并于 −70℃ 保存。采用 Schachter 的方法制备肺组织细胞膜，取冷冻的肺组织 20~30 g 置于含有适量匀浆缓冲液的烧杯中，解冻后充分剪碎，转入 Polytron 匀浆器并置于冰水浴中匀浆（设置 10 档，30 s×4）；匀浆液 4℃、1000×g 离心 15min，取上清液经双层医用纱布滤过；滤液 4℃、30 000×g 离心 15min，弃上清液，沉淀用 10mmol/L Tris、0.25 mol/L 蔗糖、5.0mmol/L EDTA、0.1mmol/L PMSF 的缓冲液（pH 7.4）悬浮（每克冰冻湿重组织加 0.5ml 缓冲液）；将膜悬浮液铺于淋巴细胞分离剂上（3.5ml 混悬液：1.5ml 淋巴细胞分离剂），4℃、100 000×g 离心 1 h；收集界面细胞膜成分，用洗涤缓冲液以 1:2 体积稀释混匀，4℃、45 000×g 离心 15min；沉淀悬浮于洗涤缓冲液中，并按 9:1 体积加入琼脂糖凝胶 CL-4B 混匀，4℃、2000×g 离心 4min；仔细吸取上清液，Bradford 法测定膜蛋白浓度；将膜制剂用结合分析缓冲液配制成蛋白浓度为 500~1000 μg/ml，分装 −70℃ 保存备用。

2. 受体结合分析：反应管中依次加入 20μl 膜制剂、10μl 不同活度（终浓度为 0.125~1.25nmol/L）的 ^{125}I-VIP、10μl 结合分析缓冲液或非标记 VIP（终浓度为 1μmol/L），充分混匀，37℃ 温育 15min；反应混合物经 Whatman GF/C 滤膜在负压条件下快速滤过，滤膜用 4.0ml 清洗液（0℃ 预冷）洗涤 3 次；滤膜凉干后置于 γ 计数仪测定放射性（cpm）。实验数据经 Scathard 作图分析，显示单一结合位点，K_d 值为 0.16~0.25 nmol/L，B_{max} 为 183~203 fmol/mg，n=3。

鼠肝癌 H22 细胞 VIP 受体结合分析

【材料与试剂】

1. H22 肝癌腹水瘤小鼠。

2. 非标记 VIP（Sigma 公司）：双蒸水溶解。

3. ^{125}I-VIP：比活度为 491 Ci/mmol，放化纯为 98%。

4. PRMI 1640 培养液。

5. 结合分析缓冲液：50mmol/L pH 7.5 Tris-HCl，含 5mmol/L $MgCl_2$、1mmol/L $CaCl_2$ 与 0.1 mol/L NaCl。

6. 电热恒温振荡仪、低温离心机、γ 计数仪。

【方法】

1. H22 细胞悬液的制备：取接种 H22 细胞 10 d 的腹水瘤小鼠，无菌条件下从腹腔抽取瘤细胞腹水，室温、800×g 离心 5min，吸弃上清液，细胞沉淀用生理盐水洗涤、800×g 离心 5min 两次，最后肿瘤细胞用适量 PRMI 1640 培养液悬浮。0.1% 锥虫蓝染色，计数活细胞（＞95%），调整细胞浓度为 $2×10^6$/ml。

2. 受体结合分析：13×78mm 塑料管中依次加入 50μl（10^5）H22 细胞、10μl 不同浓度（$5×10^3$～$8×10^5$ cpm）^{125}I-VIP，非特异结合管加入 10μl（1 μg）非标记 VIP（终浓度为 1.2 μmol/L），终反应体积用结合分析缓冲液补足 250μl；15℃ 振荡温育 100min，加入 4℃ 预冷结合分析缓冲液 2.5ml 终止反应；4℃、5000×g 离心 10min；吸弃上清液，测定沉淀放射性计数（cpm）。以 ^{125}I-VIP 加入量为横坐标，SB 为纵坐标作出 ^{125}I-VIP 与膜蛋白的饱和结合曲线，饱和结合实验数据经 Scatchard 作图，符合双位点系统特征，高、低亲和力 VIP 结合位点的 K_d 分别为 1.74 nmol/L 与 28.63 nmol/L，B_{max} 分别为 0.27 pmol/10^6 细胞与 5.75 pmol/10^6 细胞。

【说明】

1. 由于肺组织大多受粉尘或二氧化碳颗粒等污染，常规方法制备的肺粗膜受体制剂的非特异结合明显增加。本节所述方法制备的肺组织细胞膜虽然没有进一步计量残存的二氧化碳等污染物的量，但是实验结果表明所得膜受体制剂对实验结果无明显影响。在采用滤膜负压吸引分离结合与未结合 ^{125}I-T_3 时，预先将滤膜用 0.3% 的聚乙烯亚胺浸泡，有助于显著降低非特异结合，使实验结果更加准确。温度对 ^{123}I-VIP 与人结肠腺癌细胞膜结合具有显著的影响，4℃ 时结合反应在 20min 内趋于平衡，特异结合高达（96.4±4.2）%；温度升高至 37℃ 时，受体-配基复合物发生解离，导致特异结合降低。

2. 对比研究发现，人肺组织细胞膜 VIP 结合位点数量少于动物。竞争结合抑制实验证实，动物肺组织 VIP 受体存在另一低亲和力结合位点（K_d 值约为 20～25 nmol/L）。尽管本节中 ^{125}I-VIP 与人肺组织膜受体制剂饱和实验显示单一结合位点，若将 ^{125}I-VIP 增加到 2.0nmol/L，则其实验数据的 Scathard 作图将变成曲线，表明人肺组织 VIP 受体为双结合位点，与人体组织中 VIP 高亲和力结合于 VPAC1 和 VPAC2 两种受体亚型相一致。Busto 等的研究证实，人肺组织中确实存在高、低两种亲和力受体，K_d 值分别为（5.4±3.3）nmol/L 与（197±30.8）nmol/L，B_{max} 分别为（7.1±2.8）pmol/mg 膜蛋白与（138±15.5）pmol/mg 膜蛋白。

3. 受体结合实验证实，人体多种肿瘤细胞表达高、低亲和力两种 VIP 结合位点，如人结肠腺癌细胞 VIPR 的 K_d 值分别为（1.7±0.8）nmol/L 与（4.0±2.1）nmol/L，B_{max} 分别为（18.3±2.9）pmol/mg 蛋白与（91.4±21.9）pmol/mg 蛋白。然而，乳头状甲状腺癌和神经母细胞瘤则表达单一的高亲和力 VIP 受体，其 K_d 值分别为（1.0±0.8）nmol/L 与（2.0±0.7）nmol/L，B_{max} 分别为（2.0±0.9）pmol/mg 膜蛋白与（2.0±0.5）pmol/mg 膜蛋白。

（李前伟）

参 考 文 献

1. Groneberg DA，Hartmann P，Dinh QT，et al. Expression and distribution of vasoactive intestinal polypeptide receptor VPAC（2）mRNA in human airways. Lab Invest，2001，81：749－755.

2. Vaudry D，Gonzalez BJ，Basille M，et al. Pituitary adenylate cyclase-activating polypeptide and its receptors：from structure to functions. Pharmacol Rev，2000，52：269－324.

3. Muller JM，Debaigt C，Goursaud S，et al. Unconventional binding sites and receptors for VIP and related peptides PACAP and PHI/PHM：an update. Peptides，2007，28：1655－1666.

4. Gozes I，Furman S. Clinical endocrinology and metabolism. Potential clinical applications of vasoactive intestinal peptide：a selected update. Best Pract Res Clin Endocrinol Metab，2004，18：623－640.

5. Onoue S，Misaka S，Yamada S. Structure—activity relationship of vasoactive intestinal peptide（VIP）：potent agonists and potential clinical applications. Naunyn Schmiedebergs Arch Pharmacol，2008，377：579－590.

6. Reubi JC. In vitro evaluation of VIP/PACAP receptors in healthy and diseased human tissues. Clinical implications. Ann N Y Acad Sci，2006，921：1－25.

7. Lutz EM，Shen S，Mackay M，et al. Structure of the human VIPR2 gene for vasoactive intestinal peptide receptor type 2. FEBS Lett，1999，458：197－203.

8. Schachter M，Dickinson KE，Miles CM，et al. Characterisation of a high-affinity VIP receptor in human lung parenchyma. FEBS Lett，1986，199：125－129.

9. Martin JM，Darbon H，Luis J，et al. Photoaffinity labelling of the vasoactive-intestinal-peptide-binding site on intact human colonic adenocarcinoma cell line HT29-D4. Synthesis and use of photosensitive vasoactive intestinal peptide derivatives. Biochem J，1988，250：679－685.

10. 李前伟，谭天秩. ^{125}I－VIP 与小鼠肝癌 H22 细胞受体结合特性研究. 第三军医大学学报，2005，27：1113－1116.

11. Busto R，Carrero I，Guijarro LG，et al. Expression，pharmacological，and functional evidence for PACAP/VIP receptors in human lung. Am J Physiol，1999，277：42－48.

12. Leroux P，Vaudry H，Fournier A，et al. Characterization and localization of vasoactive intestinal peptide receptors in the rat lung. Endocrinology，1984，114：1506－1512.

维生素 D 受体的放射配基结合分析
（Vitamin D Receptor-RBA）

维生素 D（vitamin D，VitD）是一组脂溶性类固醇衍生物，其中具有生物活性的 1,25－二羟维生素 D_3 [1，25-$(OH)_2D_3$] 是维持机体钙、磷平衡和骨代谢的主要激素之一。VitD 来源于两个途径：一是在阳光或紫外光照射下，存在于大多数高级动物表皮或皮肤组织中的维生素 D 原（7－脱氢胆固醇）经光化学反应转化生成维生素 D_3；二是通过食物提供。维生素 D_3 被维生素 D 结合蛋白（DBP）转运至肝，经肝线粒体和微粒体中 25－羟化酶（其由细胞色素 p450-CYP27A1 编码）催化作用转化为 25-OH-D_3，后者是维生素 D 的主要循环形式，且其血清水平是反映人体内维生素 D 状况的可靠指示剂。25-OH-D_3 经线粒体 1α－羟化酶（由 p450-CYP27B1 编码）催化进一步转化为 1，25-$(OH)_2D_3$，后者是维生素 D 的主要活性代谢产物，通过与维生素 D 受体结合和介导，在体内发挥包括增加肠道钙磷吸收、提高骨骼矿化、诱导免疫细胞分化、抑制肿瘤细胞增殖、诱导肿瘤细胞分化及抑制血管生成等多种生物效应。机体肾近端小管是 1，25-（OH）$_2$D$_3$ 的主要生成场所，但在免疫细胞、多种组织上皮细胞、骨、甲状旁腺等部位也发现存在 CYP27B1，通过自分泌或旁分泌方式在局部生成 1，25-（OH）$_2$D$_3$。生成的 25-OH-D$_3$ 和 1，25-（OH）D$_3$ 在 24-羟化酶的作用下分别分解为 24，25-（OH）$_2$D$_3$ 和 1，24，25-（OH）$_3$D$_3$，随后排出体外。

维生素 D 受体（vitamin D receptor，VDR）属于类固醇激素/甲状腺激素核受体超家族成员，广泛存在于人体骨骼、肾、肠道、皮肤、肌肉、胎盘、甲状旁腺、胰腺、胃、脑、前列腺、乳腺、免疫细胞等组织和细胞。编码人 VDR 的基因位于第 12 号染色体长臂 1 区 3 带上，全长约 75 kb，由 11 个外显子和 11 个内含子组成。人 VDR 由 427 个氨基酸组成，通常分为 3 个功能域：N 端为可变域，是不依赖于配基的具有组织、细胞特异性的转录激活自主调节功能区，不同受体之间无同源性；中间为 DNA 结合域，识别并结合特定 DNA 序列，为核受体家族的特异性蛋白质；C 端为激素结合域，是与 1，25（OH）$_2$D$_3$ 结合的主要部位，并介导与类视黄醇 X 受体（retinoid X receptor，RXR）形成异二聚体，增强其与维生素 D 反应元件（vitamin D responsive element，VDRE）的结合能力。VDR 介导 1，25-（OH）$_2$D$_3$ 发挥生物学效应的基本原理是：1，25（OH）$_2$D$_3$ 与细胞核内 VDR 结合，使 VDR 构象发生改变，暴露出 DNA 接合区。VDR 与 RXR 形成异源二聚体，同时结合转录因子 II B、II D、RNA 聚合酶、VitD 受体作用蛋白（vitamin D receptor interacting protein）及甾体激素受体共活化物（steroid receptor coactivator）等形成转录复合物，并与靶基因的特定 DNA 序列 VDRE 结合，进而对靶基因的转录、表达进行调控。

大鼠结肠黏膜维生素 D 受体结合分析

【材料与试剂】

1. SD 大鼠。

2. 匀浆缓冲液：10mmol/L Tris-HCl、300mmol/L KCl、1.5mmol/L EDTA、0.5mmol/L DTT，pH 7.4。用前置于冰水浴中预冷。

3. 1，25（OH）$_2$D$_3$（BIOMOL Research Laboratories）：乙醇溶解。

4. H^3-1，25（OH）$_2$D$_3$（Amersham 公司）：比活度 180 Ci/mmol。

5. 分离剂：10mmol/L Tris-HCl（pH 8.0），含 0.25% 活性炭 A、0.025% 葡聚糖 T-20。用前置于冰水浴中预冷。

6. 闪烁液：TP/POPOP。

7. 匀浆器、低温超速离心机、液体闪烁计数仪。

【方法】

1. 大鼠结肠黏膜细胞核受体的制备：实验用 SD 大鼠断头处死，取出结肠，剪开肠腔并用匀浆缓冲液充分清洗，刮取肠黏膜并称重；用匀浆缓冲液以 1∶10（w/v）悬浮于 Polytron-10 匀浆器中，置于冰水浴条件下匀浆 15s×5；匀浆液 4℃、100 000×g 离心 30min，收集上清液，考马斯亮蓝法测定蛋白浓度；调节蛋白浓度为 1mg/ml，分装、−70℃保存。

2. 受体结合分析：13×78mm 圆底塑料试管中依次加入 250μl 细胞核受体制剂、10μl 不同量（9～150 fmol）的 H^3-1，25（OH）$_2$D$_3$（缓冲液稀释），NSB 管中加入 100 倍摩尔量的非标记 1，25（OH）$_2$D$_3$，4℃ 温育 16 h；温育结束后加入 2ml 预冷的分离剂，4℃、

$3000\times g$ 离心 20min；移弃上清液，沉淀加入同等体积闪烁液充分悬浮混匀，转入测量杯，置于液体闪烁计数仪中测定结合放射性。饱和结合实验数据经 Scatchard 分析，显示存在单一结合位点，K_d 值为 0.39 nmol/L，B_{max} 为 48 fmol/mg 蛋白。

前列腺癌 ALVA-31 细胞维生素 D 受体结合分析

【材料与试剂】

1. 前列腺癌 ALVA-31 细胞。

2. RPMI 1640 培养基：含 100 IU/ml 青霉素、100 μg/ml 链霉素、2mmol/L L-谷氨酰胺、10% FBS。

3. 匀浆缓冲液：10mmol/L Tris-HCl（pH 7.4）、300mmol/L KCl、1.5mmol/L EDTA、1mmol/L 二硫苏糖醇、10mmol/L 钼酸钠、1μg/ml 亮肽素、2μg/ml 抑肽素、0.2mmol/L PMSF。用前置于冰水浴中预冷。

4. H^3-1，25 $(OH)_2D_3$（Dupont-NEN 公司）：比活度 160 Ci/mmol。

5. 1，25 $(OH)_2D_3$（BIOMOL Research Laboratories）：乙醇溶解。

6. 缓冲液Ⅰ：50mmol/L Tris-HCl（pH 7.4）、5mmol/L EDTA、5mmol/L 二硫苏糖醇。用前现配制。

7. 分离剂（50%羟磷灰石混悬液）：10 g 羟磷灰石树脂中加入 60ml 缓冲液Ⅰ，轻微振摇，静置 10min，移弃上清液；加入 50ml 缓冲液Ⅰ充分悬浮，静置 10min，移弃上清液，重复此操作 2 次以上；移弃上清液后的羟磷灰石于 0～4℃平衡过夜；将其转入刻度容量瓶内，加入等体积的缓冲液Ⅰ。4℃保存，用前轻微振摇使其充分悬浮。

8. 清洗液：10mmol/L Tris-HCl（pH 7.5）/Triton X-100（v∶v=95∶0.5），用前 4℃预冷。

9. 闪烁液：TP/POPOP。

10. 匀浆器、低温超速离心机、液体闪烁计数仪。

【方法】

1. 前列腺癌 ALVA-31 细胞核受体的制备：ALVA-31 细胞于 RPMI 1640 培养基、37℃、5% CO_2 及饱和湿度条件下常规培养。当培养细胞长至接近完全融合时，利用橡胶淀帚将其刮下，$800\times g$ 离心 5min，细胞沉淀用适量匀浆缓冲液充分悬浮，锥虫蓝拒染活细胞数>95%；细胞悬浮液转入 Dounce 匀浆器，冰水浴条件下匀浆，匀浆液 4℃、$210\ 000\times g$ 离心 35min；收集上清液，Braford 法测定蛋白浓度，缓冲液调节蛋白浓度为 1mg/ml，分装、-20℃保存。

2. 受体结合分析：15×95mm 聚丙烯试管中依次加入 200μl（200 μg 蛋白）ALVA-31 细胞核受体制剂、10μl 不同浓度（0.025～1.0 nmol/L）的 H^3-1，25 $(OH)_2D_3$，NSB 管中加入 500 倍过量的非标记 1，25 $(OH)_2D_3$，充分混匀后室温下温育 45min；加入 0.5ml 分离剂，每 5min 旋涡混匀 1 次，共 15min；4℃、$12\ 000\times g$ 离心 5min；沉淀用 2ml 清洗液旋涡混匀悬浮，4℃、$12\ 000\times g$ 离心 5min，共 3 次；沉淀加入 4ml 乙醇/氯仿（v/v 为 2/1）提取结合 H^3-1，25 $(OH)_2D_3$，转入液闪测量杯，脱水干燥，加入闪烁液充分混匀，置于液体闪烁计数仪中测定结合放射性。饱和结合实验数据经 Scatchard 分析，显示存在单一结合位点，K_d 值为（36±5）pmol/L，Bmax 为（45±2.8）fmol/mg 蛋白。

【说明】

VDR 分析中使用的 H^3-1，25 $(OH)_2D_3$ 可通过商业途径购买，比活度一般为 $150\sim180$ Ci/mmol。1，25 $(OH)_2D_3$ 为脂溶性化合物，可先用适量乙醇溶解，再用 10mmol/L Tris-HCl（pH 7.4）稀释，NSB 管终反应体积中乙醇的含量不能超过 0.5%。H^3-1，25 $(OH)_2D_3$ 与细胞核受体制剂结合反应达到平衡需要的时间与温度有关，主要有 4℃ 温育过夜（16～20 h）或室温（22～25℃）温育 45～60min。目前，结合与游离 H^3-1，25 $(OH)_2D_3$ 的分离主要采用 Wecksler 和 Norman 建立的羟磷灰石改良法，该方法简便、快速、有效，已广泛用于 VDR 动力学和平衡结合研究。

（李前伟）

参 考 文 献

1. NM Maalouf. The noncalciotropic actions of vitamin D: recent clinical developments. Curr Opin Nephrol Hypertens, 2008, 17: 408 - 415.

2. Norman AW. From vitamin D to hormone D: fundamentals of the vitamin D endocrine system essential for good health. Am J Clin Nutr, 2008, 88: 491S - 499S.

3. Holick MF. Vitamin D Deficiency. N Engl J Med, 2007, 357: 266 - 281.

4. Zmuda JM, Cauley JA, Ferrell Re. Molecular epidemiology of vitamin D receptor gene variants. Epidemiol Rev, 2000, 22 : 203 - 217.

5. Zhuang SH, Schwartz GG, Cameron D, et al. Vitamin D receptor content and transcriptional activity do not fully predict antiproliferative effects of vitamin D in human prostate cancer cell lines. Molecular and Cellular Endocrinology, 1997, 126: 83 - 90.

6. Belleli A, Shanyl S, Levy J, et al. A protective role of 1, 25-dihydroxyvitamin D_3 in chemically induced rat colon carcinogenesis. Carcinogenesis, 1992, 13: 2293 - 2298.

7. Wecksler WR, Norman AW. An hydroxylapatite batch assay for the quantitation of 1α, 25- dihydroxyvitamin D_3-receptor complexes. Analytical Biochemistry, 1979, 92: 314 - 323.

关键词索引

A

α螺旋　9，11-13，32，35，48，49，63，66，68，119

α-肾上腺素受体　35

α协同因子　21

阿尔茨海默病　235

B

β参数　21

β-肾上腺素受体　35，37，103，114

报告基因　133，134，177，229，230

饱和曲线　75-77，84，85，108，109，166，167

胞饮　61，125

比活度　91-93，95，105，108，109，111，112，258，264，283

病毒受体　117，119，125，128-134，225

病毒吸附蛋白　117，133

病毒铺覆蛋白印迹技术　130

丙型肝炎病毒　126

表观速率常数　80

表观解离平衡常数　82

表观亲和性　87，88

表面等离子体共振技术　212，218，222

被分析物　213-218

被动转运　60

变构区域　231

变构激动剂　4，238

变构调节剂　3，4，19-23

变构位点　3，4，20，21

变构增强剂　4

表皮生长因子受体　41，43，165，177，232，252

部分激动剂　1，3，17，18，88，233，237

部分反向激动剂　88

不可逆拮抗剂　13，88，89

捕蝇草样功能域　3

C

Ca^{2+}荧光探针　179，180

出胞　61

D

单纯扩散　60

电子晶体学　203-205，211

地址区　232，233

蛋白激酶A　24，25，64，66

蛋白激酶B　66

蛋白质构象　19

蛋白组学　255

多点饱和法　112

多肽受体的显像　279

E

儿茶酚胺-O-甲基转换酶　273

F

^{18}F-多巴　272

发射型计算机断层显像　257

非选择性放射配基　76，77

分子对接　231，237，243，246

放射性配基结合分析法　2

放射性配基　2，91-95，101，102，115，228，257，258，260-263，270，283

放射化学纯度　94

反向激动剂效应　86

反应速率常数　79

反义　146，225，247，249-251，255

反式肽键　9，10

负变构调节剂　4，20

辅助抑制因子　71，72

氟哌啶醇　264，266

氟-18标记的氟代脱氧葡萄糖　269

G

G蛋白偶联受体　3，11-14，22-26，29，35，36，40，44，48，51，63，66，67，99，144，164，225，229，232，238，247

高容量筛选　226

高通量筛选法　228

干扰素　32，45，69，119，126，128，250

孤儿受体　3，51，225，232

固有受体活性　86

寡核苷酸探针　146，148，149，254

构型　5，9，10，30，46，49，99

构象　4，5，8-13，18-22，39，42，60，67，68，70，71，86-88，122，129，131，167，168，175，188，207，208，218，230，231，233，234，236，237，239

供能者　160

共振角　213，214

共振单位　214

光谱尺　162

H

核受体　13，14，29，30，32，51-56，70-72，97-99，101，102，136，218，219，225，232，242，247

亨廷顿病　262

Hill 系数　78，79，111

环核苷酸　31

化学遗传学　226，252，255

核定位功能域　52，55

核酶　225，247，249-251，255

红色荧光蛋白　164，177

候选化合物确认　223

候选化合物扩张　223

活性位点　231

I

^{123}I-碘苯甲酰胺　261

^{123}I-IBZM　265，267，284

^{123}I-β-CIT　268

^{123}I-IMZ　269，270

^{123}I-MIBG　273，276，285

^{123}I 标记的血管活性肠肽　281

IC_{50} 值　84

J

酵母双杂交　131-133

基因敲除　247，251，253-255

基因芯片　225，254，255

拮抗剂　1-4，6，10，12，13，15，16，26，28，

37，72，81-85，88，89，91，92，113，164，175，177，190，218，219，230-236，238-242，246，258，261-263，266，276

静电作用　6-8

静止中介因子　71，72

静息态　87

激动剂　1-4，6，10，12-25，28，33，35-37，39-42，44，46，50，51，81，82，86-89，91，113，144，145，163-165，175，190，191，196-199，218，219，229-238，241-246，258

激动-变构调节剂　4，19，23

激光捕获显微切割技术　153

激光扫描共焦显微镜　159，170-175，178，188，191

间隔区　232，233

结合能　5，8，18，28，37，46，52，73，82，94，125，237，238，242-244，264，265

结合位点　3，4，11-13，19，20，22-24，36-38，41-44，46，49-52，55，67，77，82，91，109，114，115，120，143，206，208，224，231，234-236，251，258，279

结合速率常数　73，79，85，86，100，102，215，218，219

结合焓　214，215

结合口袋　11-13，234，235

间接的药物分子设计　231

继发性主动转运　61

激素　2，3，5，11，14，23，25，26，28，32，35-37，44-46，51-56，59，61，62，71，72，97，104，125，143，149，151-153，164，218-220，225，232，241，247，277-281

竞争性拮抗剂　13，15，81-83，88，89

解离平衡常数　5，6，15-21，43，73，75，77，79，82，84，87，91，102，112，114，185，215，227-229

解离速率常数　40，43，73，79，80，84，85，100，215，218，219

K

K_b 值　6，15

K_d 值　5，6

K_i 值　6

可逆性　5，10，23，28，105，230，262

L

冷冻电子显微镜　96，200，206

蓝色荧光蛋白　164

临界距离　161

离子通道　14，29-31，35，39，47-49，51，60，86，99，128，177，179，206，224，225，232

离子动态变化　173，186

连接子　61，187

连续光学切片　172，173，178，191

流感病毒　117-119，166

流体镶嵌模型　59

绿色荧光蛋白　164，175，177，226，230

M

免疫共沉淀　131

免疫组织化学　136-139，141，144，146，151-153

免疫细胞化学　136，145，158

免疫荧光组织化学　139，140，142-144

免疫酶组织化学　141-143

酶联受体　40，41，56

膜受体　11，13，14，23，25，29-32，35-37，40，44，51，70，72，97，99，102，121，133，136，138，144，188，196，270

模拟肽　233

N

脑源性神经营养因子受体　42

能量转移效率　162，189

内在活性　1，15，238

内在效能　1，4，18，21，22

内源性配基　3，5，20，22，23，28，33，36，37，42，48，50，51，56，91，98，102，104，232

内源性位点　3

内分泌　2，61，62，261，273，275，278，280-282

鸟苷酸环化酶受体　41，44

O

偶联标记法　94

奥曲肽　278，280，282

P

帕金森病　22，260

旁分泌　62

旁分泌信号　62

Q

氢键　6-8，10，12，36，230，236，237，239，240，243

亲和力　1，5，20-26

亲和常数　18-21，73-75，87，159

亲和层析　48，99，133

全反射　212-214

R

γ照相机　258

人类免疫缺陷病毒　130

热休克蛋白　32，52，55，71

入胞　61，64，68，92，129，184

RNA干扰　249，250，254，255

S

三维重建　172

Scatchard方程　74，76

SH2结构域　42，43，65，67-69

闪烁近邻分析　228

噬菌体表面展示　130，131

时间分辨荧光　228，229

渗透　2，60，145，154，156，181，223

神经递质　2，3，23，28，35，61，62，177，231，232，237，260-263，266，268，269，275，276，282-284

神经生长因子受体　32，41，44

双倒数方程　74

双位点系统　75，76

双位点饱和曲线　76，77

受分析体　213-218

受体　1，2，3

受体内化　144，145，196

受体二态模型　87

受体二聚化　71，159，162-165，196，220

受体放射配基结合分析　73，91，98，257

受体密度　84，97-100，105，108-110，112，114，257，258，261，262，264，270，272，

278，281，283

受能者　160 识别位点　3，231

生长抑素受体　51，278-280，282

瘦素　219，220

瘦素受体　219，220

速率理论　1

T

天然物　223，226，227

探测针孔　170-172，178，179

同源建模　231

特异性　1，5，7，8，17，23，25，26

吞噬作用　61，128

W

未知靶点　225

网格蛋白　144

微矩阵技术　249，255

完全反向激动剂　88

完全拮抗剂　1

稳定性　10，14，91，106，128，138，141，
149，172，186，229，251，255，271，274

稳健回归法　77，108，111，112

Woolf 方程　74

X

细胞识别　59，61

细胞间隙连接　61

细胞介电谱　229

先导化合物　223，224，226，241，252，254

先导化合物产生　223

先导化合物优化　223

相关性　5，109，194，232，239，257，267

相对结合亲和力　228，237

休止激动剂　88

效价　1，4，18，88，136，270，280

效能　1，2，4，15-18，21，22，28，87，88，
234

效应器酶　39，40

新药发现　223，224，247

新化合物实体　226

信号转导　2，3，10，13，14，23，25，28-33，
35，41，44，45，47，59，63，65-70，119，
127，165，196

信息分子　47，62，63

信息区　232，233

锌指　53，55，247，249，251，255

锌指蛋白　247，249，251，255

腺苷酸环化酶　2，33，35，38，64，88，197，
263

协同激活因子　56

血小板衍生生长因子受体　41

选择性放射配基　76，77，100，110

虚拟化合物库　242

Y

药物靶点　22，164，224-226

药物靶标　164，247-256

药物的临床前试验　223

药物的分子设计　230

胰岛素受体　13，41，167，168，232

乙型肝炎病毒　122

乙酰胆碱　1，2，11，29-31，35，36，48，49，
62，73，86，109，117，177，205，206，208，
231，235，236，260，262

已知靶点　223

易化扩散　60

荧光共振能量转移技术　159

荧光探剂　159，160，163，164，166，185

荧光蛋白　164，175，177，178，188，189，
226，230

荧光漂白恢复　174，186-188，193

荧光相关光谱　159，192，196

抑制常数　6，82-85

抑制剂　25，26，77，81-83，98-100，113，
147，191，197-199，230，235，239，248-250，
272，275

抑制蛋白　98，144

诱导契合学说　230

应答元件　52，54-56

原发性主动转运　60，61

原位杂交组织化学　146，148，151-153

Z

增强子　55

甾体激素受体协同激活因子　56

占领理论　1，73，86

占领学说　15，16，73，230

照明针孔　　171，172

直接的药物分子设计　　231

正变构调节剂　　4，19，20

正位位点　　3，4，19

正义　　146，250

中性变构配基　　4

肿瘤坏死因子　　32，45，119

主动转运　　60，61

自分泌　　62

自由能　　6

作用模式　　4，234，240

转化生长因子β　　70

转录活化因子　　47

最小二乘回归法　　77，108，109，111，112

最小曝光技术　　201

编后语

经过一年多时间的努力，《受体研究技术（第 2 版）》终于面世了。在此过程中得到了北京大学医学出版社等的多方支持。本书第 2 版的出版体现了老中青科学工作者的通力协作和严谨的科学精神。在本书的作者中除了三位年过七旬的老科学家外，其余的都是各单位一线的骨干中青年科学工作者，他们个个身兼国家各种科研项目，在紧张工作之余为本书撰写书稿。其中我们特别约请了三位长期在美国大学、公司及大药厂工作的华裔科学家，他们将自己熟悉的方法和宝贵的工作经验写成论文，奉献给本书，使其更具特色。

另外，尤其要感谢的是张礼和院士在繁忙的工作中为本书作序。

还应提及我们的四位年青同事——韦日生、黄立新、黄金铭、王传社，他们在本书编写过程中做了大量事务性的工作，对他们的辛勤劳动表示感谢。

最后还应该对为本书出版而付出辛勤劳动的各位同仁表示诚挚感谢。

贺师鹏　胡雅儿　夏宗勤

2010 年端午

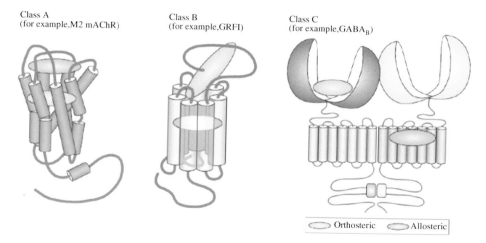

Class A
(for example, M2 mAChR)

Class B
(for example, GRFI)

Class C
(for example, GABA$_B$)

Orthosteric   Allosteric

彩图 1-1 正位位点及变构位点在 G 蛋白偶联受体上的定位

（引自 Conn PJ，et al. Nature Reviews，2009，8：41-54）

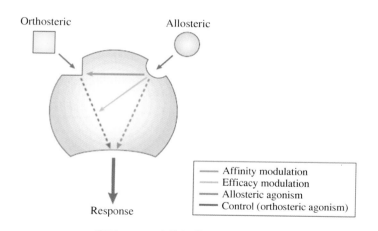

Orthosteric

Allosteric

Response

—— Affinity modulation
—— Efficacy modulation
—— Allosteric agonism
—— Control (orthosteric agonism)

彩图 1-2 变构调节剂的作用模式

（引自 Conn PJ，et al. Nature Reviews，2009，8：41-54）

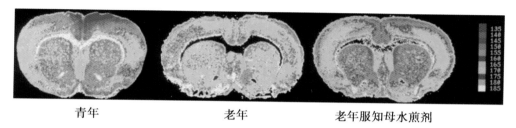

青年   老年   老年服知母水煎剂

彩图 6-9 大鼠脑切片 M 受体的放射自显影图．配基为 ^{3}H-QNB，右侧不同颜色的小方块是伪彩代表的灰度刻度，从红色往下至白色表示相对灰度由深变浅。

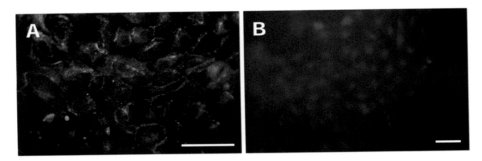

彩图 8-1　A. 用免疫荧光组织化学间接法显示角质细胞生长因子受体（keratinocyte growth factor receptor，KGFR）定位于 MDCK 细胞的细胞膜。B. 在 KGFR 抗体孵育液中加入过量 KGFR，染色结果为阴性。标尺：**50μm**

［引自 Yuan，et al. Gastroenterology 2002，122（Suppl）：866］

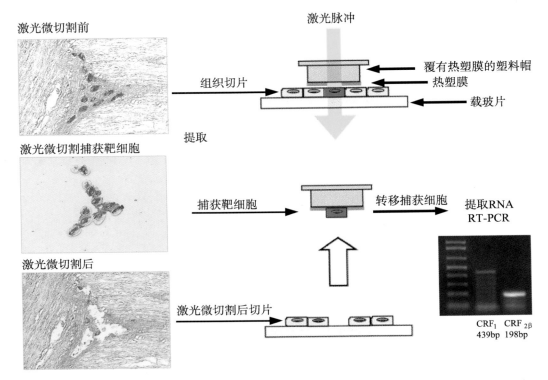

彩图 8-4　组织化学染色（cuprolinic blue）显示大鼠结肠肌间神经丛神经元，用 Arcturus Engineering Pixell II ® 激光捕获切割系统获取标记神经元，经 RNA 提取及 RT-PCR，检测大鼠促肾上腺激素释放因子（corticotrophin releasing factor，CRF）受体 CRF1 和 CRF2β 的基因表达

［引自 Yuan，et al. Neurogastroenterology & Motility. 2007，19（11）：923-936］

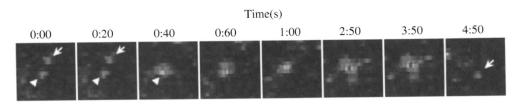

彩图 9-6　可视化研究 EGF-EGFR 的二聚化过程

［引自 Y Sako，et al. Nature cell biology，2000，2（3）：168-172］

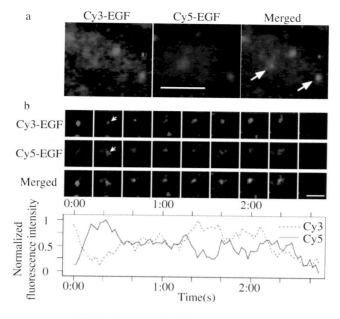

彩图 9－7　EGF 的单分子 FRET 成像

（引自 Y Sako，et al. Nature cell biology，2000，2（3）：168－172）

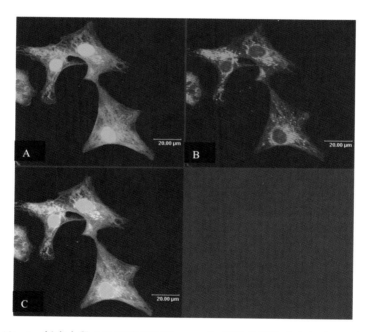

彩图 10－5　新生大鼠心肌细胞 IP3 和 ryanodin 受体的配体荧光复合物双标记图

A：为 Fluorescein-labeled Heparin 配体荧光复合物标记的 IP3 受体；B：为 BODIPY TR-X ryanodine配体复合物标记的 ryanodin 受体；C：为 A 和 B 合成图，可提供 IP3 受体和 ryanodin 受体分布的空间关系

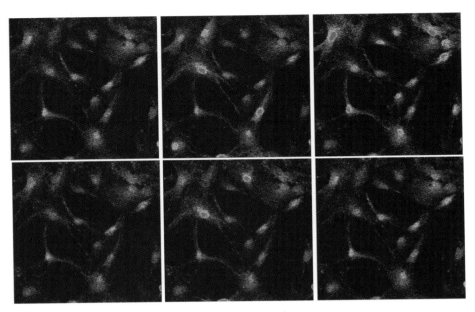

彩图 10-8　为大脑皮层培养神经细胞内 Ca²⁺ 由 fluo-3 标记后的荧光图像及在谷氨酸作用下 Ca²⁺ 浓度随时间动态变化的序列图像。细胞内越亮（白）的部位，表示 Ca²⁺ 浓度越高，越暗（红黑）表示 Ca²⁺ 浓度越低，蓝色表示已达到仪器测量的最高亮度即饱和值，浓度为最高

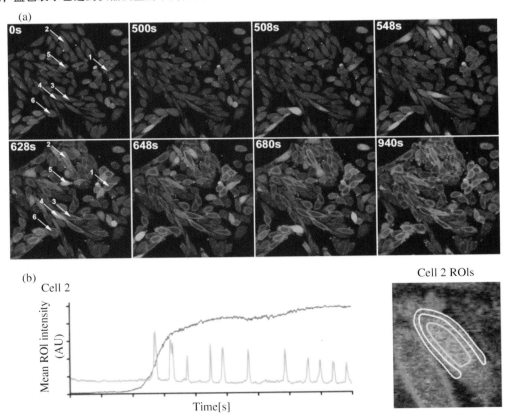

彩图 10-14　（a）A3 腺苷受体激动剂 ABEA-X-BY630 可以和 A3 腺苷受体结合且定位在细胞膜上，如图中红色荧光所示。并导致细胞内游离钙水平的增加，如绿色荧光所示。（b）图 a 所选 6 个细胞（箭头所指）中第 2 个细胞在激动剂 ABEA-X-BY630A3 作用下细胞内钙变化时间曲线（绿色曲线），红色为激动剂 ABEA-X-BY630 与 A3 腺苷受体结合时间曲线。